tome
Z

5 Erkrankungen

D

6 Tabellen zur Arzneimitteltherapie

E

F

7 Anhang

HEXAL MEMO MED

2. Auflage

von
Dr. med. Sönke Müller, Bammental

unter Mitarbeit von
Dr. med. Jutta Kossat, Aschau

URBAN & FISCHER
München • Jena

Zuschriften und Kritik an:
Urban & Fischer, Lektorat Medizin, Karlstr. 45, 80333 München

Anschriften der Autoren:

Dr. med. Sönke Müller
Fischersberg 26
69245 Bammental
e-mail: Soenke.Mueller@t-online.de
http://www.notfallseminare.de

Dr. med. Jutta Kossat
Hainbach 34
83229 Aschau

Wichtiger Hinweis für den Benutzer:
Die Erkenntnisse in der Medizin unterliegen laufendem Wandel durch Forschung und klinische Erfahrungen. Herausgeber und Autorin dieses Werkes haben große Sorgfalt darauf verwendet, daß die in diesem Werk gemachten therapeutischen Angaben (insbesondere hinsichtlich Indikation, Dosierung und unerwünschten Wirkungen) dem derzeitigen Wissensstand entsprechen. Das entbindet den Benutzer dieses Werkes aber nicht von der Verpflichtung, anhand der Beipackzettel zu verschreibender Präparate zu überprüfen, ob die dort gemachten Angaben von denen in diesem Buch abweichen, und seine Verordnung in eigener Verantwortung zu treffen.

Die Deutsche Bibliothek – CIP-Einheitsaufnahme
Ein Titeldatensatz für diese Publikation ist bei Der Deutschen Bibliothek erhältlich.

2. Auflage 2002

02 03 04 05 06   5 4 3 2 1

Um den Textfluß nicht zu stören, wurde bei Patienten und Berufsbezeichnungen die grammatikalisch maskuline Form gewählt. Selbstverständlich sind in diesen Fällen immer Frauen und Männer gemeint.

Planung: Dr. med. Felicitas Claaß, München
Projektmanagement: Dr. med. Felicitas Claaß, München
Lektorat: Anja Deinzer, Erlangen
Herstellung und Satz: Kadja Gericke, Arnstorf
Zeichnungen: Jörg Mair, Herrsching
Druck: Appl, Wemding
Bindung: Großbuchbinderei Monheim
Umschlaggestaltung: prepress-ulm.com
Bildquelle: Photodisc

ISBN 3-437-21600-7

Aktuelle Informationen finden Sie im Internet unter der Adresse:
http://www.urbanfischer.de

Vorwort

Die überaus positive Resonanz auf die Bücher Hexal Memomed und Hexal Memomed Innere Medizin und viele konstruktive Anregungen haben uns veranlaßt, gemeinsam mit dem Verlag Urban & Fischer ein Werk zu realisieren, das beide Themenbereiche umfaßt – HEXAL MEMOMED, 2. Auflage.

Hexal Memomed behandelte nahezu alle fachübergreifenden ärztlichen Technik- und Managementfragen. Dieses Konzept wurde nun erweitert um diagnostische und therapeutische Fragen und Entscheidungen in der Inneren Medizin. So entstand mit HEXAL MEMOMED, 2. Auflage, ein wertvolles Informationspaket für alle allgemeinärztlichen und internistisch tätigen Ärzte. Die unverändert klare Gliederung und die daran orientierte mehrfarbige Gestaltung des Buches ermöglichen den schnellen Zugriff auf die gesuchte Information. Viele Stichwörter, Abbildungen und Tabellen wurden neu aufgenommen; das Layout präsentiert sich in moderner, didaktisch optimierter Form.

Wir wünschen HEXAL MEMOMED, 2. Auflage, daß es häufig zum Wohle des Patienten zu Rate gezogen wird und dabei ebenso breite Zustimmung findet wie Hexal Memomed und Hexal Memomed Innere Medizin.

Dr. Andreas Strüngmann
Hexal AG

1 Praxis

1 Praxis

1.1 Checkliste Erstgespräch und Anamnese

Trotz aller technischen Fortschritte bleiben Anamnese, Inspektion und körperliche Untersuchung die Grundlage jeder Diagnose und differentialdiagnostischen Überlegung. Ziel der Anamneseerhebung ist es, aus der Vielzahl der Patienteninformationen diejenigen Leitsymptome herauszuarbeiten, die für die Diagnosefindung wegweisend sind. Dies geschieht durch
- Zuhören, Fragen, Beobachten und schließlich durch
- Integration der aufgenommenen Informationen.

TIP

Vorformulierte Diagnosen (vom Patienten oder einweisenden Arzt) niemals einfach übernehmen!

Für das *Erstgespräch* sollten einige Grundregeln beachtet werden:
- Durchführung baldmöglichst nach der Aufnahme
- ruhiger Raum ohne Zuhörer
- Auftreten gegenüber dem Patienten stets freundlich, ruhig, geduldig und verständnisvoll.

BEACHTE

Der Patient ist kein Gegenstand, an dem möglichst schnell technische Untersuchungen durchgeführt werden sollen, sondern ein Gegenüber, dessen Vertrauen erworben werden muß und dessen Ängste gemindert werden müssen!

ANAMNESEERHEBUNG

AKUT

Keine Verschleppung von Erstmaßnahmen bei akuten Erkrankungen, keine Verschleppung von sofort erforderlichen diagnostischen Maßnahmen durch Verzögerung der Anamneseerhebung an das Ende des Routineklinikbetriebs! (Also noch zu Zeiten, in denen Labor, Röntgen etc. noch besetzt sind, Zeiten, in denen Kollegen und Oberarzt noch ohne großen Aufwand herbeizubekommen sind!)

Das Erheben der Krankheitsvorgeschichte gliedert sich formal in die folgenden Abschnitte:

Jetzige Anamnese

Erfragen der jetzigen Beschwerden und ihrer Entwicklung in der letzten Zeit.
- Art, Lokalisation und, wenn möglich, die Organzugehörigkeit des Beschwerdekomplexes herausfinden
- Die Hauptbeschwerde (Leitsymptom) muß von der Nebenbeschwerde (wegweisendes Nebensymptom) getrennt werden, ohne letztere zu vernachlässigen! Als *Hauptbeschwerde* bezeichnet man die im Vordergrund stehenden Klagen, die das Lebensgefühl, die Arbeitsfähigkeit oder die Leistungsfähigkeit besonders stark beeinträchtigen
- Wichtig ist es zu erfahren, unter welchen Bedingungen die Beschwerden auftreten, sich verschlimmern oder verschwinden. Besteht eine Abhängigkeit vom Essen, von der Tageszeit, von Bewegung, von Körperhaltung, von seelischer Belastung, von Jahreszeiten oder vom Wetter?

MEMO

Leitsätze zur Erhebung der *jetzigen Anamnese*:
- „Welche Beschwerden haben Sie zu uns/zum Arzt geführt?"
- „Was würde Ihre Beschwerden am meisten verschlimmern?"

Frühere Anamnese
Erfragen früherer Erkrankungen und diagnostischer Maßnahmen. Gezielte Fragen nach früheren Erkrankungen, nach ambulanten und stationären Behandlungen, nach Unfällen und Verletzungen, nach vorausgegangenen Medikationen.

MEMO
Leitsätze zur Erhebung der *früheren Anamnese*:
- „Sind Sie schon einmal ernsthaft krank gewesen?"
- „Waren Sie schon einmal im Krankenhaus?"

Familienanamnese
Erfragen aktueller oder früherer Erkrankungen von Familienmitgliedern (Eltern, Großeltern, Geschwister, Kinder).
Gezielte Fragen nach endokrinen Problemen oder Stoffwechselstörungen (Diabetes mellitus, Hypercholesterinämie, Schilddrüsenerkrankungen) bzw. nach Erkrankungen bei Blutsverwandten, die auf das Vorliegen einer Arteriosklerose/Hypertonie schließen lassen (Herzinfarkt, Schlaganfall) oder nach psychiatrischen Erkrankungen (z.B. endogene Depression).

MEMO
Leitsätze zur Erhebung der *Familienanamnese*:
- „Woran und in welchem Alter sind Ihre Großeltern/Eltern gestorben bzw. ernsthaft erkrankt?"
- „Haben Sie Geschwister, haben Sie Kinder, wie alt sind diese? Liegen bei diesen irgendwelche ernsthaften Erkrankungen vor?"
- „Hat jemand in Ihrer nahen Verwandtschaft ähnliche Beschwerden/Erscheinungen, wie Sie sie jetzt haben?"

Soziale Anamnese
Erfragen des sozialen Umfeldes (Familie, Beruf, besondere Belastungen).
Fragen nach Familienstand, nach Anzahl und Alter von Kindern, nach erlerntem und zur Zeit ausgeübtem Beruf, nach Zeitpunkt und Ursache für eine Berentung, nach besonderen Belastungen innerhalb der Familie (Krankheiten, Pflegefälle, größere Spannungsfelder) oder im Beruf.

Vegetative Anamnese
Systematisches Abfragen von Körperparametern und möglichen Störungen der verschiedenen Organsysteme.
Checkliste zur Erhebung der vegetativen Anamnese:
- Größe
- Gewicht und auffällige Gewichtsveränderungen: Eine Adipositas besteht, wenn der Anteil der Fettmasse am Körpergewicht bei Männern 20% und bei Frauen 25–30% übersteigt. Die Sollgewichtsformel nach Broca (Sollgewicht in kg = Körperlänge in cm minus 100. Verminderung des so gefundenen Wertes bei Frauen um 15%, bei Männern um 10%) wird heute durch den „Body Mass Index" (BMI) ersetzt:

MEMO
„Body Mass Index" [kg/m^2] = Gewicht in kg/Körpergröße in m^2
- Normalgewicht = BMI 20–25
- Übergewicht = BMI 25–30
- Fettsucht = BMI > 30

- Appetit (vermehrt? vermindert? Ekel vor bestimmten Speisen?)
- Durst (Versuch der Quantifizierung der Trinkmenge/Tag)
- Schlaf (Schlafdauer? Ein- oder Durchschlafstörungen? vermehrtes Schlafbedürfnis?)
- Stuhlgang (Menge, Häufigkeit, Konsistenz, Farbe, Schleim-/Blutbeimengungen?)
- Wasserlassen (Häufigkeit bei Tag? bei Nacht? Farbe des Urins?)

- Husten und Auswurf?
- Körpertemperatur (anhaltende Erhöhungen über 37,5 °C? wann und wie gemessen?)
- Menstruation (Schwangerschaft sicher ausgeschlossen?)
- Medikamenteneinnahme
- Alkohol- und Nikotinverbauch
- Sexualleben.

1.2 Checkliste körperliche Untersuchung

INSPEKTION VON HAUT, SCHLEIMHÄUTEN UND HAUTANHANGSGEBILDEN

Neben dem Erfassen und dem Beurteilen von Hautläsionen, insbesondere von Effloreszenzen (s. Kap. 4.17), kann die Betrachtung von Haut und Schleimhäuten wertvolle diagnostische Hinweise geben.

Haut

Blässe? Blasses Nagelbett? Blasse Lid-/Bindehaut? Blasse Schleimhäute? (Anämie?) Blaßgelbliche Haut? (Anämie? Ikterus? Nierenerkrankungen?) Rote Haut? (Polyzythämie? Hypertonie? Rosazea?) Blaurote Haut (Zyanose? Cor pulmonale? Polyglobulie? Herzfehler?) Hautpigmentationen? (M. Addison? M. Wilson? Hämochromatose?) Ödeme? (Herzinsuffizienz? Venöse Insuffizienz? Lymphödem?) Xanthome? Xanthelasmen? (Fettstoffwechselstörungen?) Teleangiektasien? (Polymyositis? M. Osler-Rendu-Weber?) Spider-Naevi? (Leberzirrhose?)

Hände

Palmarerythem (Leberzirrhose?), Uhrglasnägel, Trommelschlegelfinger? (pulmonale Erkrankungen?) Periphere Zyanose? (Herzinsuffizienz?)

Haare

Spröde, atrophisch? Alopezie (krankhafter Haarausfall)?

KOPF UND HALS

Augen

- *Allgemein*: Ptosis (hängendes Oberlid)? Exophthalmus? Enophthalmus? Bulbusbeweglichkeit? Nystagmus? Strabismus (Schielen)? Augeninnendruck (grobe Beurteilung mit Fingerkuppen bei geschlossenem Lid)?
- *Pupillen*: Direkte und konsensuelle Lichtreaktion (reflektorische Reaktion der Pupille des abgeschirmten Auges bei Belichtung des anderen Auges)? Konvergenz (gleichsinnige Augenbewegung nach innen mit Akkomodation und Pupillenverengung beim Betrachten eines nahe vor dem Auge gelegenen Gegenstandes)? Isokorie (gleiche Weite der Pupillen)?
- *Skleren/Kornea*: Ikterus? Blutung? Kornealringe?
- *Augenhintergrund*: Papille, Makula (Exsudate, Blutungen, Zysten).

Ohren

- Äußere Inspektion, Otoskopie
- Einfacher Hörtest (Zahlenflüstern), Luft- und Knochenleitung (Weber, Rinne)

Weber-Versuch: Aufsetzen einer schwingenden Stimmgabel auf die Mitte des Scheitels. Bei Schalleitungsstörung (z.B. infolge Mittelohrerkrankung) wird der Ton auf der kranken Seite stärker empfunden, bei Schallempfindungsstörung (z.B. bei Innenohrerkrankung) auf der gesunden Seite (Abb. 1.1).

MEMO

Schalleitungsstörung:	Weber ins kranke Ohr lateralisiert
Schallempfindungsstörung:	Weber ins gesunde Ohr lateralisiert

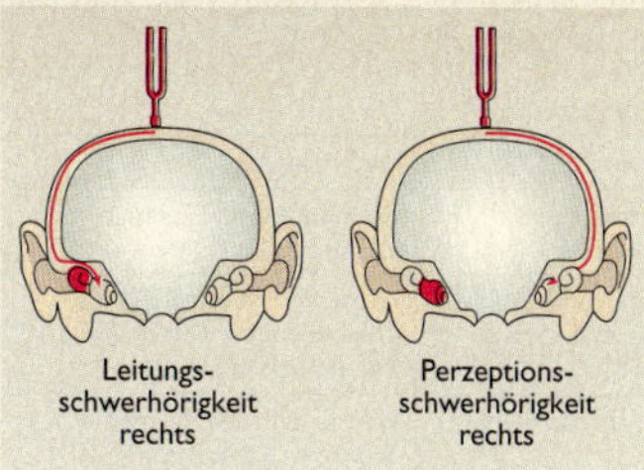

Abb. 1.1 Weber-Versuch.

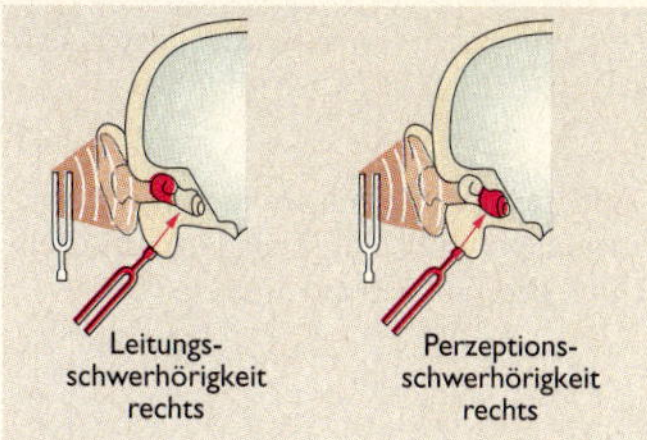

Abb. 1.2 Rinne-Versuch.

Rinne-Versuch: Aufsetzen einer schwingenden Stimmgabel auf den Warzenfortsatz bzw. Halten vor den Gehörgang. Normalerweise ist die Luftleitung ca. doppelt so lang wie die Knochenleitung („Rinne positiv"). Bei Mittelohrschwerhörigkeit ist die Knochenleitung länger als Luftleitung: „Rinne negativ"; bei Innenohrschwerhörigkeit ist die Luftleitung empfindlicher und anhaltender als die Knochenleitung, aber beide Leitungsarten sind verkürzt: „Rinne positiv" (Abb. 1.2).

Nase

Naseneingang, Scheidewand, Sekret: Blutig? Eitrig? Nasennebenhöhlen: Druck- oder Klopfschmerz?

Mund

Lippen: Ulzerationen? Fissuren? Rhagaden? Zahnfleisch: Entzündung? Hyperplasie? Zunge: Farbe? Beweglichkeit? Auflagerungen? *Pharynx*: Entzündung? Beläge? Tonsillen, Seitenstränge.

Hals

Allgemein: Schwellungen? Beweglichkeit? *Lymphknoten*: Schwellung? Schmerzen (submandibulär, zervikal, nuchal, supraklavikulär)? *Schilddrüse*: Knoten? Struma? *Gefäße*: Arterien (Pulsationen? Auskult. Geräusche?), *Venen*: Füllungszustand? Paradoxe Pulsationen?

THORAX

Inspektion

Form: Faßthorax? Trichterbrust? *Atembewegungen*: Symmetrisch? Einziehungen bei Inspiration?

Mammae

Symmetrie? Einziehungen? Apfelsinenhaut? Indurationen? Knoten?

Atmung

Stridor? Dyspnoe? Pathologischer Atmungstyp?

Palpation

Allgemein: Instabiler Thorax? Hautemphysem? („Schneeknistern"). Stimmfremitus: palpatorisches Erfassen von Vibrationen (Leitfähigkeit des Thoraxgewebes) durch symmetrisches Auflegen der Hände auf den Rücken des Patienten, der dann mehrmals mit tiefer Stimme „99" sagen muß. (Das Vibrieren ist bei Pneumothorax, Pleuraerguß u. -schwarte herabgesetzt, bei Pneumonie verstärkt.)

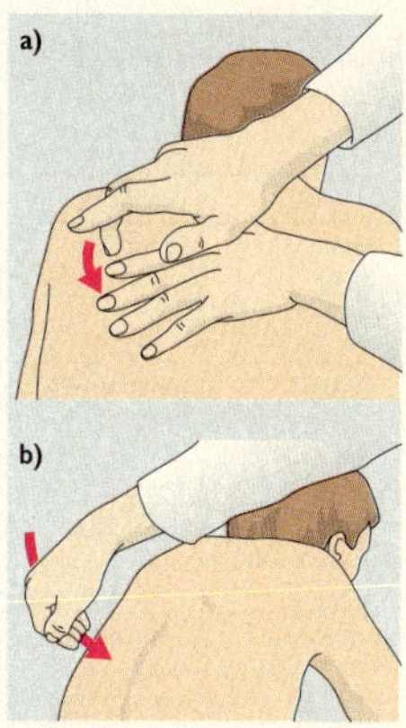

Abb. 1.3 Fingerhaltung bei abgrenzender (a) und vergleichender (b) Perkussion.

Perkussion (Abb. 1.3)

- Abgrenzende Perkussion zur Bestimmung der Lungengrenzen

Tab. 1.1: Perkussion.

Klopfschall	Synonym	Eigenschaften	Vorkommen
normal	sonor	lang, laut und tief	Normalbefund
gedämpft	Schenkelschall	leise, kurz und hoch	über luftleeren Organen wie z. B. Leber, Herz, Pleuraerguß
verstärkt	hypersonor	tiefer, länger und lauter als der normale Schall	vermehrter Luftgehalt wie z. B. bei Lungenemphysem, Pneumothorax
paukentonartig, fast musikalisch	tympanitisch	fast musikalisch, hohl klingend	normal z. B. über Magenblase und bei starkem Meteorismus

- Vergleichende Perkussion zur Aufdeckung krankhafter Prozesse durch symmetrischen Vergleich (Tab. 1.1)

Auskultation der Lunge

Der Patient soll während der Auskultation tief mit leicht geöffnetem Mund atmen. Grundsätzlich sind alle Abschnitte der Lunge vergleichend zu auskultieren, jede Stelle sollte in In- und Exspirationsphase abgehört werden (Tab. 1.2 und 1.3).

Tab. 1.2 Auskultationsbefunde der Lunge.

Atemgeräusch	Eigenschaften	Vorkommen
vesikulär	praktisch nur während der Inspiration hörbar (Bläschenatmen)	Normalbefund
abgeschwächt		bei Infiltration, verminderte Entfaltung
fehlend		bei Pneumothorax, Pleuraerguß
verschärft, „Bronchialatmen"	laut, fauchend, auch im Exspirium hörbar, beim Gesunden nur über Trachea und Hauptbronchien	bei beginnenden infiltrativen Prozessen (z. B. beg. Pneumonie)
pfeifend, „Stridor"	in- und exspiratorisch	Verlegung der oberen Luftwege

Tab. 1.3 Typische Auskultations- und Perkussionsbefunde.

	Thorax-inspektion	Perkussion	Stimm-fremitus	Atem-geräusch	Neben-geräusche
Normal	unauffällig	sonor	normal	vesikulär	keine
Bronchitis (ohne Obstruktion)	unauffällig	sonor	normal	vesikulär	trocken, grob-/mittelblasig, eher inspiratorisch
Asthma (Obstruktion)	symmetrisch überbläht	hypersonor, Zwerchfell tief, wenig verschieblich	vermindert	abgeschwächt, Exspiration verlängert	Brummen, Giemen, Pfeifen, betont exspiratorisch
Infiltrat (Pneumonie)	unauffällig	umschriebene Dämpfung	verstärkt	umschrieben, Bronchialatmen	feucht klingend, überwiegend inspiratorisch
Erguß	symmetrisch oder asymmetrisch	Dämpfung (lageabhängig)	fehlt	abgeschwächt bis fehlend	keine
Pleura-schwarte	Asymmetrie	Dämpfung (lage-unabhängig)	vermindert	abgeschwächt bis fehlend	keine

Tab. 1.3 Fortsetzung.

	Thorax-inspektion	Perkussion	Stimm-fremitus	Atem-geräusch	Neben-geräusche
Fibrose	symmetrisch	weniger sonor, Zwerchfell hoch u. wenig verschieblich	normal bis verstärkt	verschärft	meist feinblasig, klingend, end-exspiratorisch
Pneumo-thorax	Asymmetrie (bes. bei Span-nungspneumo-thorax)	hypersonor, evtl. Media-stinalver-lagerung	fehlt	fehlt	keine

HERZ UND KREISLAUF

Puls

Frequenz (Tachykardie > 100, Bradykardie < 60), Rhythmus (regelmäßig, unregelmäßig, Pulsdefizit), seitengleich?

Blutdruck

Passende Manschette (sollte 3/5 des Oberarms bedecken, unterer Manschettenrand mind. 3 cm von Ellenbeuge entfernt, bei zu schmalen Manschetten falsch hohe RR-Werte), beide Arme messen, Seitendifferenz > 20 mmHg pathologisch, Hypertonie, anhaltend erhöhter Blutdruck (RR > 140/90 mmHg)? Hypotonie (RRsystol. < 100 mmHg)? Hypertonieeinteilung (Tab 1.4.).

Tab. 1.4 Einteilung der Hypertonie gemäß WHO.

	Systolische Werte (mmHg)	Diastolische Werte (mmHg)
Grenzwerthypertonie	140–160	90–95
Labile Hypertonie	RR-Werte meist nur bei körperlicher/seelischer Belastung erhöht	
Hypertonie	> 160	95–110
Schwere Hypertonie	> 180	> 110
Maligne Hypertonie	Stark erhöhte diastol. Werte > 120 mit Organkomplikationen (Retinopathie, Niereninsuffizienz u.a.)	
Hypertensive Krise	> 200/120 mit neurologischen und/oder kardialen Komplikationen	

BEACHTE

Bei Hemiplegikern nicht an der gelähmten Seite, bei Dialysepatienten nicht am Shuntarm messen! Bei Kindern und bei Adipösen spezielle Manschetten verwenden!

Herzinspektion, -palpation, -perkussion

- *Herzgröße*: orientierende Beurteilung (immer wieder üben!)
- *Herzspitzenstoß*: normal im 5. ICR in der MCL; bei Linksherzhypertrophie nach außen unten verlagert, evtl. hebend
- *Pulsationen*: z.B. bei Mitralinsuffizienz rechts vom Sternum, bei Hyperthyreose in mehreren Interkostalräumen
- *Schwirren* (Hand flach mit leichtem Druck präkordial auflegen): als mögl. Hinweis für Klappenstenosen oder Herzfehler

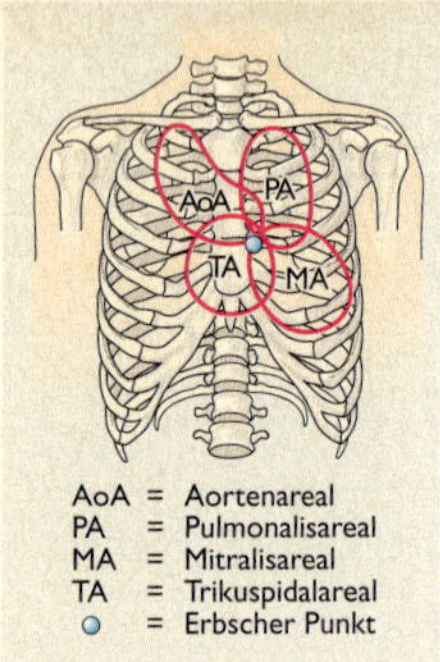

Abb. 1.4 Auskultationspunkte des Herzens.

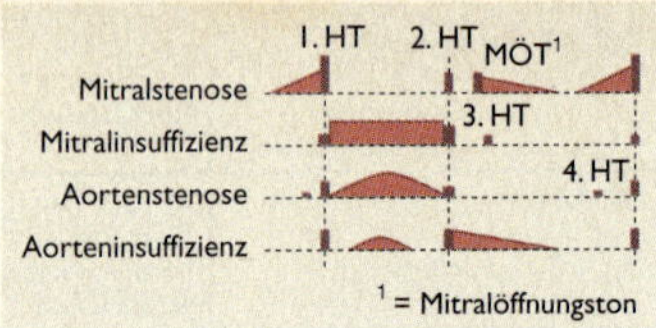

Abb. 1.5 Auskultationsbefunde bei Herzklappenfehlern.

Herzauskultation (Abb. 1.4 u. 1.5)
- *Herztöne*: Anzahl? Laut/leise? Rein/gespalten?
- *Herzgeräusche*: Wo? Systolikum/Diastolikum?
- *Rhythmus*: Arrhythmien? Extrasystolen?

Gefäße
- *Pulse*: Tastbar? Seitengleich? (Abb. 1.6)
- *Geräusche*: Karotiden, Femoralarterien, Abdominalgefäße
- *Venen*: Varikosis? Besenreiservenen?

Ratschow-Lagerungsprobe: Methode zur Beurteilung des *Kompensationsgrades bei arteriellen Durchblutungsstörungen der unteren Gliedmaße*. Liegender Patient führt mit senkrecht erhobenen (gestützten) Beinen kreisende Fußbewegung aus (ca. 2 min). Bei unzureichend kompensiertem Arterienverschluß starkes, meist seitenbetontes Abblassen des Fußes, vorzeitige Ermüdung, evtl. ischämiebedingter Schmerz. Anschließend Beine abwärts halten: minutenlange Verzögerung der reaktiven Hyperämie und der Wiederauffüllung der Venen (normal nach 8 s). Bei sehr schlecht kollateralisierten Gefäßverschlüssen heftige Nachrötung nach Minuten.

Trendelenburg-Test (Abb. 1.7): Methode zur Prüfung der *Funktionsfähigkeit des Klappensystems der Vena saphena magna und ihrer Kollateralen* (V. saphena parva, Vv. perforantes): am stehenden Patienten Aufsuchen der Einmündung der Vena saphena magna in die V. femoralis. Patienten hinlegen lassen. Nach Ausstreichen der Venen am hochgehobenen Bein Kompression

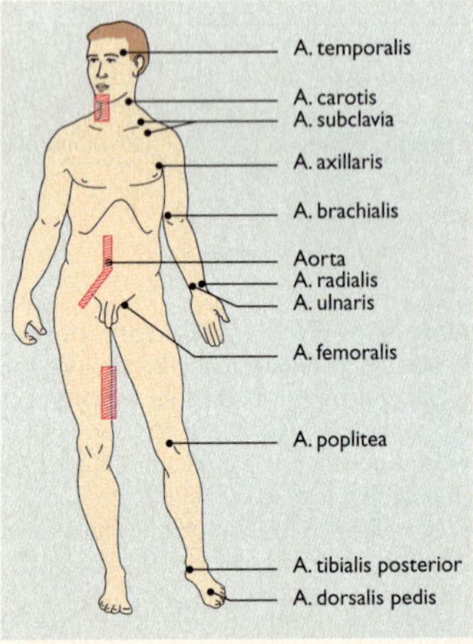

Abb. 1.6 Palpations- und Auskultationspunkte der großen Arterien.

der V. saphena magna nahe ihrer Mündung mit Stauschlauch. Patienten aufstehen lassen und Venen während der nächsten 10–15 s beobachten, dann Kompression der V. saphena magna entfernen, weiter beobachten.
Normalerweise bei intakten Venenklappen unter Kompression fehlende oder nur langsame Füllung von der Peripherie her, nach Lösen der Kompression langsame Füllung von distal nach proximal (Trendelenburg negativ).
Eine rasche Füllung von proximal nach distal trotz Stauung spricht für eine Insuffizienz der V. saphena parva oder der Vv. communicantes (Trendelenburg positiv). Eine rasche bzw. zusätzliche Füllung der Venen von der Leiste her nach Lösen der Kompression spricht für eine Insuffizienz der Vena saphena magna.

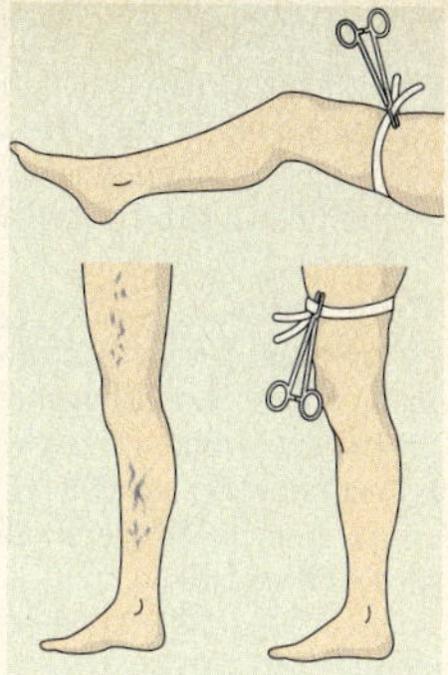

Abb. 1.7 Trendelenburg-Test.

Perthes-Test (Abb. 1.8): Methode zur Prüfung der *Durchgängigkeit der tiefen Venen*. Bei Varikose des Beins leichtes Abschnüren (Gummibinde) oberhalb der Varizen am Stehenden, dann – durch Kniebeugen oder Umhergehen – rhythmische Kontraktion der Wadenmuskulatur; bei offenen Vv. communicantes und perforantes entleeren sich die gestauten Varizen (Normalbefund). Bei Insuffizienz der tiefen Venen ausbleibende Varizenentleerung (pathologisch, Abb. 1.8 links).
Gehtest: Messung der schmerzfreien/maximalen Gehstrecke in der Ebene.

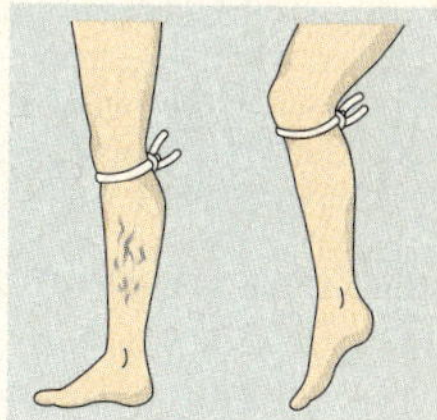

Abb. 1.8 Perthes-Test.

ABDOMEN

Inspektion

Hautfarbe? Bauchdecken eingezogen oder vorgewölbt? Behaarungstyp? Striae? Narben? Naevi? Venenzeichnungen (Caput medusae)? Hernien? Tumor?

Palpation (Abb. 1.9)

Orientierend gesamtes Abdomen. Resistenzen? Abwehrspannung? Bei Schmerzen: mit sanftem Druck immer an vermutlich nicht schmerzhafter Stelle beginnen (Überwindung der Bauchdeckenspannung und der Abwehrhaltung), langsames Annähern an evtl. schmerzhafte Region. Untersuchung einzelner Organe: Leber: Größe, Oberfläche (glatt? höckerig?), Druckschmerzhaftigkeit der Leber? Milz: nur bei Vergrößerung palpabel.
Gallenblase normalerweise nicht, bei Empyem, Hydrops am unteren Leberrand tastbar. Bei Cholezystitis druckschmerzhaft.

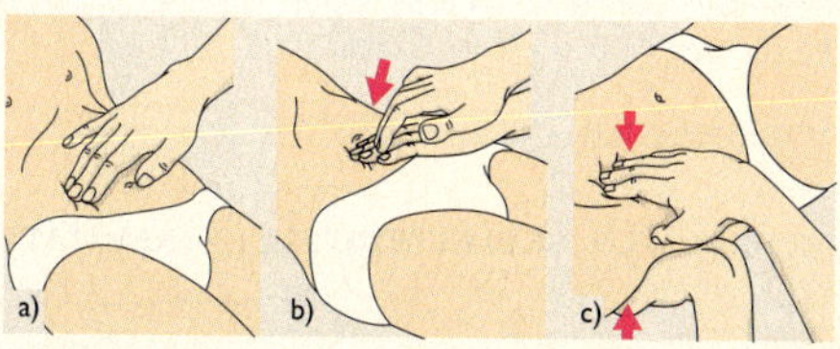

Abb. 1.9 Palpation des Abdomens. a) orientierende Palpation, b) Palpation mit beiden Händen, c) bimanuelle Palpation (nach [25]).

Körperliche Untersuchung Praxis

TIP

Leberpalpation durch Sechsfingerpalpation: Die drei mittleren Finger jeder Hand nebeneinander an den Rippenbogen legen, Patienten tief ein- und ausatmen lassen, beim Ausatmen mit den Fingern in die Bauchdecken mit hineingehen, um beim Einatmen das Anstoßen des Leberrandes zu tasten (Abb. 1.10). Milzpalpation am besten durch bimanuelle Palpation (Abb. 1.9c).

Perkussion

Orientierend gesamtes Abdomen zur Größenbestimmung von Abdominalorganen. Bestimmung der Milzgröße mit leiser Perkussion. Leberdämpfung bei normaler Größe rechts in Höhe 7. ICR, Übergang in tympanitischen Schall an Rippenbogenrand in der Medioklavikularlinie, zum Nachweis von Flüssigkeit oder Luft. Besondere Bedeutung zur Feststellung von *Aszites* (Abb. 1.11).

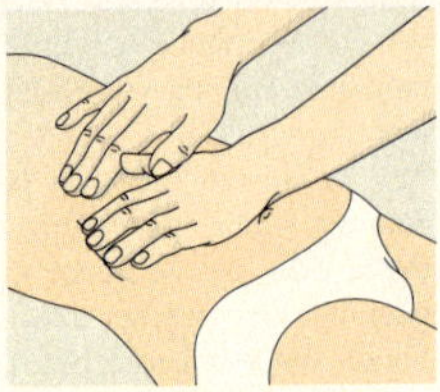

Abb. 1.10 Leberpalpation mit Sechsfingerpalpation (nach [25]).

Auskultation

Beurteilung der Peristaltik: gesteigert bei Irritation der Mukosa z.B. bei Gastritis, Enteritis, aber auch als Hyperperistaltik bei partieller oder vollständiger Obstruktion, Plätschergeräusche bei Stenosen, Sistieren der Peristaltik bei Irritationen des Peritoneums (entzündliche Prozesse) und bei paralytischem Ileus.
Kratzauskultation zur Größeneinschätzung der Leber.

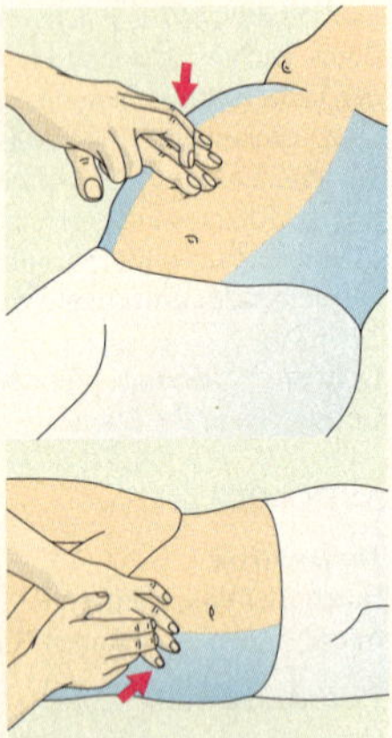

Abb. 1.11 Feststellung eines Aszites durch wechselnde Dämpfung bei Perkussion in Rücken- und Seitenlage.

REKTALE UNTERSUCHUNG

Aufklärung des Patienten. Zuhilfenahme von Handschuhen, Fingerling und Gleitmittel (z.B. Vaseline). Patient stehend, besser: Knie-Ellenbogen-, Steinschnitt- oder Seitenlage. Nach der rektalen Inspektion (Analekzem? Rektalprolaps? prolabierte Hämorrhoiden? Marisken?) werden das Darmlumen, der Douglas-Raum sowie beim Mann routinemäßig die Prostata (Konsistenz, Größe, Resistenz, Oberfläche) abgetastet und beurteilt.

ÄUSSERES GENITAL

Mann: Phimose? Balanitis? Ausfluß? Palpation Skrotum (Hoden und Nebenhoden): Varikozele? Tumor? Hernie (direkt/indirekt)? Inguinale Lymphknoten?
Frau: Durch Gynäkologen.

NIEREN

Nierenlager klopfempfindlich? Nierenpalpation bimanuell (Abb. 1.9c): Pathologische Resistenzen im Bereich der Nieren?

WIRBELSÄULE (s. Kap. 1.4)

MUSKULATUR, SKELETTSYSTEM, EXTREMITÄTEN (s. Kap. 1.4)

1.3 Checkliste neurologische Untersuchung

Die neurologische Untersuchung eines Patienten muß nach einem klaren Checksystem ablaufen. Dieses umfaßt neben der äußeren Inspektion unter neurologischem Aspekt (orientierender Neurostatus) die Überprüfung der *Hirnnerven*, der *Eigen- und Fremdreflexe*, die Suche nach *Pyramidenbahnzeichen*, die Kontrolle von *Muskeltonus und -kraft*, die Überprüfung von *Koordination und Sensibilität* sowie die gezielte Suche nach häufigen neurologischen Krankheitssymptomen.

ORIENTIERENDER NEUROSTATUS

Bewußtseinslage

Störungen des Bewußtseins reichen von der passageren Desorientiertheit über die Somnolenz bis hin zum Koma (Tab. 1.5).
Eine weitere Skala zur Quantifizierung von Bewußtseinsveränderungen, die sich v.a. im Notarztdienst durchgesetzt hat, ist die Glasgow-Coma-Scale (s. Kap. 3.1.2).

Tab. 1.5 Einteilung der Tiefegrade einer Bewußtseinsstörung.

Bewußtseinslage	**Untersuchungsbefund**			
bewußtseinsklar	örtlich, zeitlich u. zur Person orientiert			
somnolent	schläfrig, kann durch Reize geweckt werden, ist dann auch orientiert			
soporös	im Tiefschlaf, kann nur durch starke Reize kurzzeitig zum Bewußtsein gebracht werden			
komatös	nicht erweckbar, Pat. hat Augen geschlossen			
	Motorik	**Pupillen**	**Augenbewegungen**	**Synonyme**
Grad I	gezielte Beugereaktion	normal	intakt	„light coma", MHS I
Grad II	Verlangsamung, abnorme Flexion, Parese, Anfälle	normal/leichte Anisokorie	intakt	MHS II
Grad III	Strecksynergismen mind. einer Extremität	normal oder Anisokorie	Störung mögl. (Divergenz)	MHS III (= Mittelhirnsyndrom)
Grad IV	fehlend, schlaff, hypoton	bds. reaktionslose Dilatation	fehlend	Bulbärhirnsyndrom

Psychischer Status

Eine erste grobe Basisuntersuchung soll Informationen darüber geben, inwieweit bei dem Patienten evtl. ein psychiatrisches Krankheitsbild mit von Bedeutung ist.
Mit möglichst einfachen Fragen wird geklärt, ob der Patient räumlich, zeitlich, zur Situation und zur eigenen Person *orientiert* ist, inwieweit sein *Kurz-* und sein *Langzeitgedächtnis* intakt sind und inwieweit eine auffällige Beeinträchtigung der *Stimmungslage* (depressiv? euphorisch? der Situation nicht angepaßt?) vorliegt.
Sinnestäuschungen (Halluzinationen), *Wahnvorstellungen* und *Affektstörungen* lassen sich bei der Erstuntersuchung in Abhängigkeit von der Ausprägung oft nur schwer erkennen.
Auffälligere psychopathologische Befunde sind:

- Verwirrtheit (s. Kap. 1.15.2)
- Angst-/Erregungszustand (s. Kap. 3.1.13)
- Delir (s. Kap. 3.1.17).

Sprache

Ist der Patient dazu in der Lage, sich klar und verständlich zu artikulieren, oder liegen Sprachstörungen *(Dysarthrien)* oder Formen einer *Aphasie* vor (Tab. 1.6)?

Tab. 1.6 Formen der Aphasie.

Form der Aphasie	Sprachproduktion	Sprachverständnis
motorische Aphasie (Broca)	deutlich reduziert	wenig beeinträchtigt
sensorische Aphasie (Wernicke)	gut bis überschießend	deutlich gestört
amnestische Aphasie	flüssig, aber Wortfindungsstörungen	nicht gestört
globale Aphasie	deutlich reduziert	deutlich gestört

MEMO

Aphasie ist nicht gleichzusetzen mit der Unfähigkeit zu sprechen!

HIRNNERVEN

Die Untersuchung der Hirnnerven soll in erster Linie Hinweise auf isolierte oder multiple Schädigungen im Bereich des Gehirns und des Schädels erfassen (Tab. 1.7).

Tab. 1.7 Hirnnervenprüfung (nach [22]).

Hirnnerv	Funktion	Ausfall
N. I (N. olfactorius)	Riechen	Anosmie
N. II (N. opticus)	Sehen (Sehbahn)	Visusstörung b. Läsion i. vorderen Abschnitt d. Sehbahn (N. opticus; unterschiedliche Gesichtsfeldausfälle b. Läsion der Sehbahn u. Sehrinde)
N. III (N. oculomotorius)	äußere Augenmuskeln (ohne M. obliquus sup. u. M. abducens), M. sphincter pupillae u. M. levator palpebrae	Doppelbilder in Blickrichtung des gelähmten Muskels, die schräg versetzt sind, wenn M. obliquus inf. mitbetroffen (kompl. äußere Okulomotorius-Parese)
N. IV (N. trochlearis)	M. obliquus sup.	Doppelbilder, schräg versetzt, beim Blick des betroffenen Auges
N. V (N. trigeminus)	sensibel: 3 Äste (V_1–V_3) Gesicht u. z.T. d. Nasen-Rachen-Raum motorisch: Kaumuskeln u. Mundöffner	unterschiedl. Sens.-Störungen i. d. verschied. Arealen; Kieferabweichungen bei einseit. Ausfall der Kiefermuskulatur
N. VI (N. abducens)	M. rectus lat.	Abduktion des Augapfels u. damit parallel nebeneinander stehende Doppelbilder beim Blick zur gelähmten Seite, d.h. konjugierte Blicklähmung nach der geschädigten Seite bzw. Déviation conjuguée nach der gesunden Seite hin
N. VII (N. facialis)	mimische Muskulatur d. Gesichts; Tränen- u. Speicheldrüsen, Geschmacksempfindung vord. ⅔ d. Zunge	Störung der Mimik (Stirnrunzeln, Nasenflügeln, Augenschließen etc.), path. Schirmer-Test (Tränen, s.u.), Geschmacksstörungen
N. VIII (N. vestibulocochlearis)	Gehör u. Gleichgewicht	(einseit.) Hör- und/oder Gleichgewichtsstörungen mit u. ohne Schwindel (Rinne- und Weber-Test, s. Kap. 1.6)
N. IX (N. glossopharyngeus)	motorisch: Schluckmuskulatur sensibel: Mittelohr, Pharynx, Zungengrund Geschmack: hintere ⅓ Zunge	Schluckstörungen (Kulissenphänomen: Abweichen der Uvula u. der hint. Rachenwand zur gesunden Seite nach Auslösung d. Würgreflexes), Geschmacks- und Sensibilitätsstörungen

Tab. 1.7 Fortsetzung.

Hirnnerv	Funktion	Ausfall
N. X (N. vagus)	mot.: Gaumensegel, Kehlkopfmuskulatur vegetativ: parasympathische Innervationen (u.a. Herz, Magen)	Heiserkeit (Stimmbandlähmung), Schluckstörung (s.o.); Herzrhythmusstörungen
N. XI (N. accessorius)	M. sternocleidomastoideus u. oberer Anteil M. trapezius	meist Akzessorius-Teilparese (Läsion am Hals) mit Parese Trapeziusanteil (Scapula alata)
N. XII (N. hypoglossus)	Zungenmuskulatur	periphere Läsion: Parese u. Atrophie d. betroffenen Seite, Abweichen der Zunge zur gelähmten Seite zentrale Läsion: Abweichen kontralateral zum zentralen Herd

REFLEXE

Eigenreflexe (propriozeptive Reflexe)

Die sensiblen Rezeptoren als Ursprung der reflexogenen Zone liegen in den Muskelspindeln: monosynaptischer Reflexbogen (Abb. 1.12).
Kennzeichen: Auslösung nach dem Alles-oder-Nichts-Prinzip. Unermüdbarkeit. Erleichterte Auslösung (Bahnung) durch Jendrassik-Handgriff (kräftiges „Fingerhakeln" mit beiden Händen). Störungen der Pyramidenbahnen führen zu einer Steigerung, periphere Nervenschädigungen zu einer Abschwächung der Eigenreflexe.

Kloni

Läßt sich durch einen raschen Dehnungsreiz (z. B. ruckartiges Verschieben der Patella nach distal) eine rhythmische Kontraktion von Muskelgruppen als Zeichen einer Daueranregung des zugehörigen monosynaptischen (Eigen-)Reflexbogens auslösen, so spricht man von Kloni. Ein unerschöpfbarer (= konstanter) und ein seitendifferenter erschöpfbarer Klonus gelten als *Pyramidenbahnzeichen*.

Reflex	Auslösungsart	Effekt
Bizepsreflex (BSR): Schlag auf den Daumen, der auf der Bizepssehne liegt	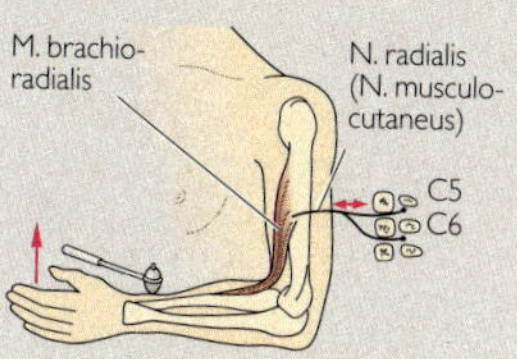	Bizepskontraktion mit Beugung im Ellenbogengelenk
Radiusperiostreflex (RPR): Schlag auf d. dist. Radiusende nahe Proc. styloideus. Handstellung bzw. Pro- u. Supination	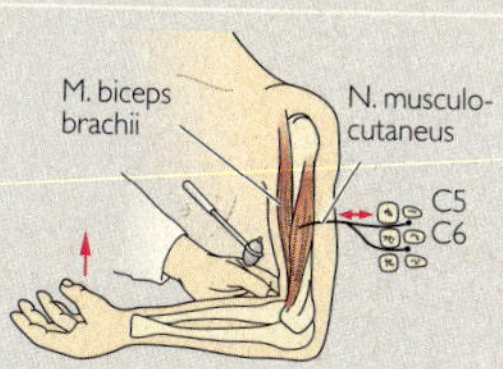	leichte Beugung des Unterarmes im Ellenbogengelenk

Abb. 1.12 Muskeldehnungsreflexe (nach [22]).

Reflex	Auslösungsart	Effekt
Trizepsreflex (TSR): Schlag auf Trizepssehne i. d. Nähe d. Olekranons	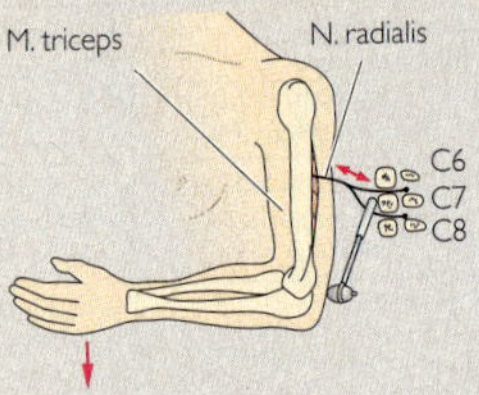	Streckung des Unterarms
Patellarsehnenreflex (PSR): Schlag auf Quadrizepssehne bei angehob. Bein im Liegen oder entspanntem Unterschenkel im Sitzen	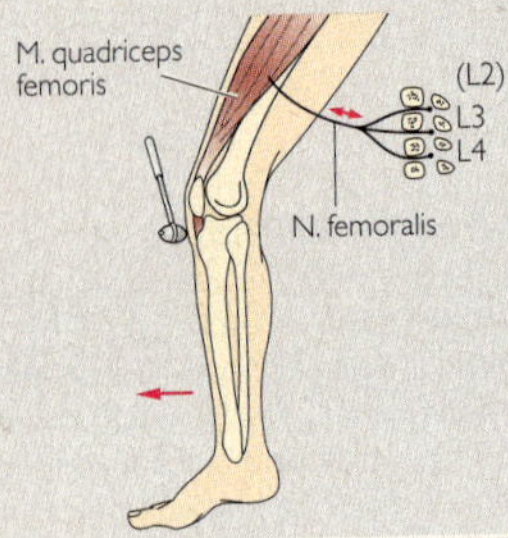	Streckung des Beines im Kniegelenk
Achillessehnenreflex (ASR): bei entspannten, i. Knie gebeugtem Bein und lockerem Fußgelenk, Schlag a. Achillessehne	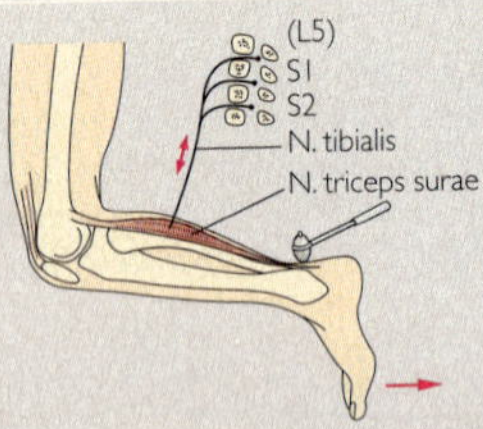	Plantarflexion des Fußes
Trömner-Reflex: schnelle Bewegung gegen Kuppen d. leicht gebeugten Finger 2-5 durch Untersucher	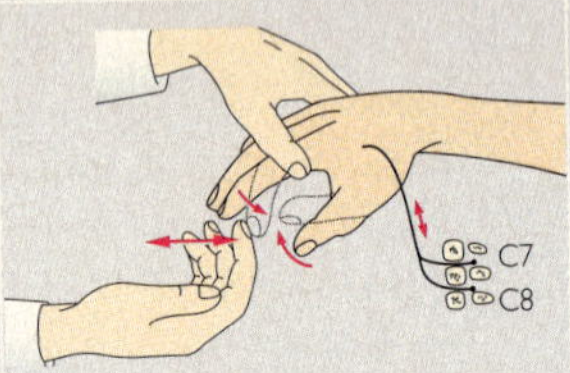	Beugung d. Finger einschl. Daumens; pathol. nur bei Seitendifferenz
Knipsreflex: Knipsen am Fingernagel des 3. u. 4. Fingers	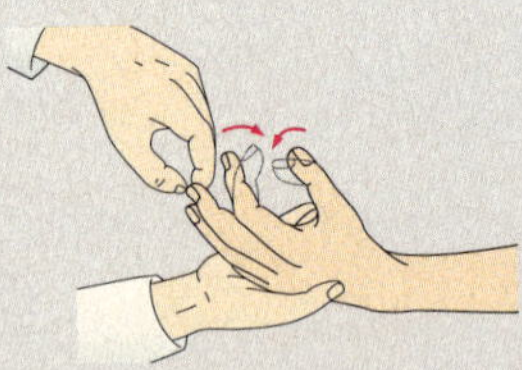	Beugung d. Finger einschl. Daumens; pathol. nur bei Seitendifferenz

Abb. 1.12 Fortsetzung.

Fremdreflexe (exterozeptive Reflexe)

Sensible Rezeptoren liegen nicht im Erfolgsorgan, sondern an der Haut: polysynaptischer Reflexbogen. *Kennzeichen*: Reflexstärke abhängig von Reizstärke, Ermüdbarkeit. Verlust der Fremdreflexe ist ein wichtiger Indikator für eine Pyramidenbahnschädigung (Abb. 1.13).

Pathologische Reflexe, Pyramidenbahnzeichen

Schädigungen der Pyramidenbahn (Tractus corticospinalis) bzw. des ersten motorischen Neurons führen zu Störungen der Feinbewegungen, zu Schwäche der Willkürbewegungen, zu Massenbewegungen und ggf. auch zu spastischer Tonussteigerung. Bei der neurologischen Untersuchung lassen sich eine Steigerung der Eigenreflexe, eine Abschwächung oder Verlust der Fremdreflexe sowie pathologische Reflexe (sog. *Pyramidenbahnzeichen*) finden (Abb. 1.14).

Reflex	Auslösungsart	Reflexerfolg	Wurzelsegment
Bauchhautreflex: Bestreichen der Bauchhaut von außen nach innen (schwierig bei Adipösen)	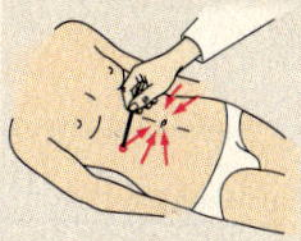	Anspannung der Bauchmuskulatur, ggf. Verschiebung des Nabels	Th 6–12
Kremaster reflex: Bestreichen der Innenseite Oberschenkel	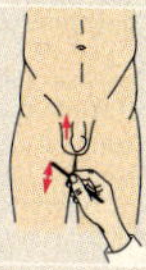	träge Anhebung des ipsilat. Hodens	L1–L2
Analreflex: bei auseinandergezogenen Gesäßfalten leichtes, rasches Bestreichen der Perianalhaut	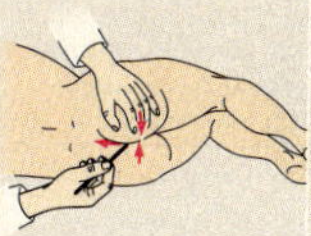	sichtbare Kontraktion des Anus	S3–5

Abb. 1.13 Fremdreflexe (nach [22]).

Bezeichnung	Auslösung	Antwort
Babinski	Bestreichen des lateralen Fußrands	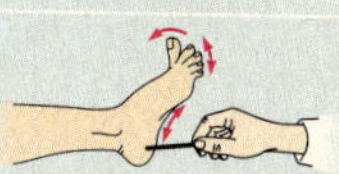
Oppenheim	Kräftiges Bestreichen der Tibiavorderkante von oben nach unten	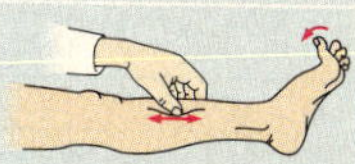
Gordon	Kompression („Kneten") der mittleren Wadenmuskulatur	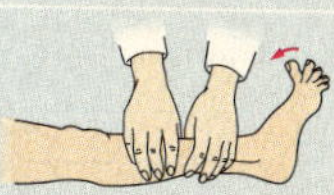

Abb. 1.14 Pyramidenbahnzeichen.

DEHNUNGSSCHMERZ UND MENINGISMUS

Bei radikulären oder meningealen Läsionen lassen sich typischerweise Dehnungsschmerzen und/oder Meningismus nachweisen (Abb. 1.15 u. Tab. 1.8).

TONUS

Der Muskeltonus wird geprüft, indem Hand-, Ellenbogen- und Kniegelenk des Patienten passiv mehrmals gebeugt und gestreckt werden. Der Untersuchte soll dabei die Muskulatur möglichst locker lassen (was nicht einfach ist!). Achten Sie besonders auf anhaltenden, durchgehenden *Widerstand* (Spastik) oder auf das *Zahnradphänomen* (ruckartige Bewegungen oft als Hinweis auf Parkinsonismus). Ein *totaler Tonusverlust* ist das Kennzeichen einer peripheren oder einer frischen zentralen Parese.

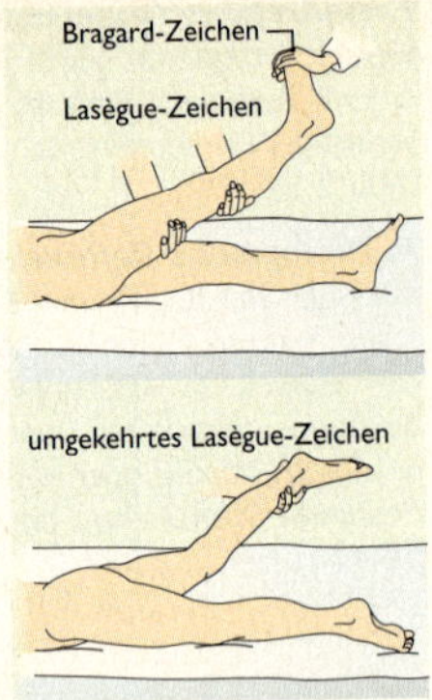

Abb. 1.15 Dehnungszeichen: Lasègue und Bragard.

Tab. 1.8 Dehnungszeichen (Meningismus und radikuläre Läsionen).

Bezeichnung	Auslösung	Antwort	Bedeutung
Lasègue	Anheben d. gestreckten Beines beim auf dem Rücken liegenden Pat.	radikuläre Schmerzen	Kompression der Wurzeln L4 bis S1 oder meningeale Reizung (bds. positiv!)
umgekehrter Lasègue	passives Heben des Beines beim auf dem Bauch liegenden Pat.	radikuläre Schmerzen	Kompression der Wurzeln L1 bis L4
gekreuzter Lasègue	wie Lasègue	Schmerzen auf der Gegenseite der Dehnung	ausgeprägte kontralaterale Wurzelkompression
Bragard	wie Lasègue; zusätzlich passive Dorsalextension des Fußes	Zunahme der radikulären Schmerzen	wie Lasègue
Kernig	wie Lasègue	Beugung im Kniegelenk	meningeale Reizung
Brudzinski	passive Beugung des Kopfes	Beugung im Kniegelenk	meningeale Reizung

KRAFT

Bei der äußerlichen Inspektion der Muskulatur soll bereits auf Atrophien, Seitendifferenzen und Faszikulationen geachtet werden. Die Kraftprüfung kann orientierend nach dem Schema in Tabelle 1.9 vorgenommen werden.

Tab. 1.9 Schema zur Überprüfung der Kraft.

Kraftgrad	Merkmale
5	normale Kraft
4	Bewegung gegen leichten Widerstand möglich
3	Anheben von Gliedmaßenabschnitten gegen die Schwerkraft möglich
2	Bewegung nur unter der Aufhebung der Schwerkraft möglich
1	Muskelkontraktionen sichtbar, jedoch keine Bewegung auslösbar
0	keine Muskelaktivität auslösbar

KOORDINATION

Mit den folgenden Untersuchungen soll versucht werden, einen Überblick über die motorische Koordinationsfähigkeit des Patienten zu erhalten (Tab. 1.10).

Tab. 1.10 Untersuchungen zur Koordinationsprüfung.

Art der Untersuchung	Durchführung und Interpretation
Finger-Nase-Versuch	in weit ausholender Bewegung führt der Patient die Zeigefingerspitze exakt auf die Nasenspitze
Finger-Finger-Versuch	weit ausholend sollen die Zeigefinger beider Hände mit ihren Fingerkuppen miteinander in Berührung gebracht werden
Knie-Hacken-Versuch	in weitem Bogen führt der Patient die Ferse des senkrecht hochgehobenen Beines auf das Knie des anderen Beines, anschließend soll die Ferse zügig auf dem Schienbein des gestreckten Beines nach distal geführt werden
Diadochokinese	der Patient soll alternierende Bewegungen ausführen wie beim Einschrauben einer elektrischen Birne oder die Finger rasch bewegen wie beim Klavierspiel oder beim Schreibmaschineschreiben
Romberg-Versuch	der Patient steht frei mit dicht aneinandergestellten Füßen (ohne Schuhwerk) im Raum; der Untersucher steht „auffangbereit" in der Nähe und fordert den Patienten auf, die Augen zu schließen; normalerweise müßte der Patient sicher stehen, allenfalls darf ein leichtes Schwanken auftreten. Stärkeres Schwanken und Fallneigung sind Ausdruck von Koordinationsstörungen im Bereich der Tiefensensibilität
Unterberger-Tretversuch	mit geschlossenen Augen tritt der Patient langsam für ca. 2 min auf der Stelle. Bei unilateraler, vestibulärer oder zerebellärer Störung kommt es zu einer rosettenartigen Drehung zur kranken Seite hin (Befund muß reproduzierbar sein!)

SENSIBILITÄT

Zur Erhebung eines brauchbaren Sensibilitätsbefundes benötigt man nicht nur Zeit und Geduld, sondern man ist v.a. auf die Mitarbeit des Patienten angewiesen. Wenn die Anamnese keine anderen Hinweise ergibt (Schmerzen, Parästhesien), kann sich die Routineuntersuchung deshalb auf einige wenige Körperregionen – auf alle Fälle jedoch im Seitenvergleich – beschränken, etwa auf Stirn, Hand- und Fußrücken.

BEACHTE

Eine Sensibilitätsprüfung ist bei Bewußtseinsgetrübten und erregten Patienten sinnlos.

Die Überprüfung der Berührungsempfindlichkeit erfolgt mit einem Wattebausch, der um ein Holzstäbchen gewickelt ist, die Überprüfung der Schmerzwahrnehmung mit spitzem Ende oder stumpfem Kopf einer Nadel (spitzer und stumpfer Reiz). Zur segmentalen und peripheren Innervation siehe Abbildung 1.16.

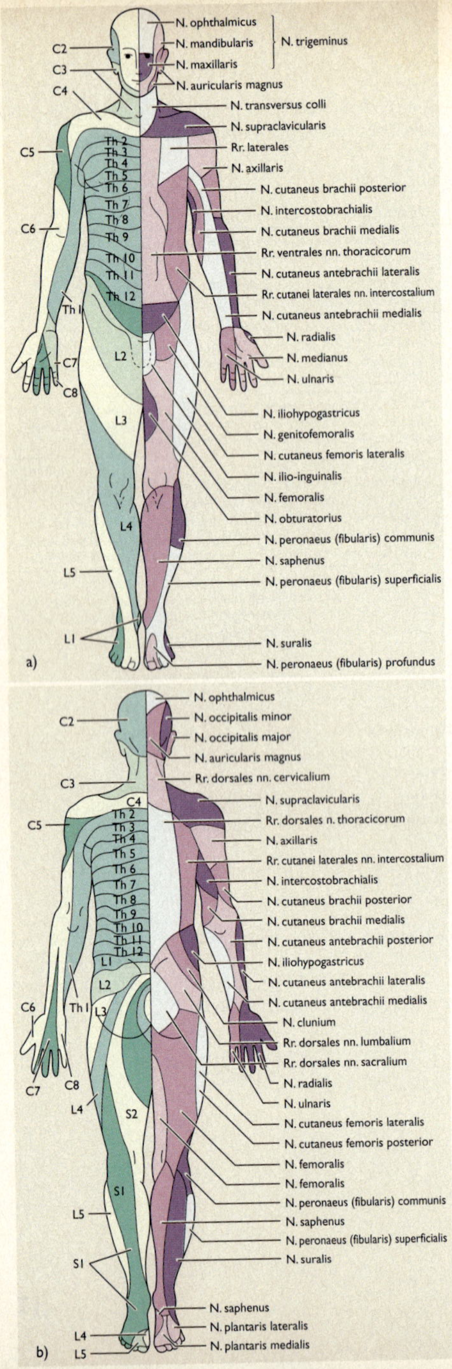

Abb. 1.16 a + b
Segmentale und periphere Innervation der Haut.

1.4 Checkliste orthopädische Untersuchung/ Bewegungsapparat

INSPEKTION UND PALPATION

Körperhaltung? Gangbild? Gelenkschwellungen, -fehlstellungen? Deformitäten (Längendifferenz, Kontrakturen, Atrophie)? Hautbefunde (Psoriasiseffloreszenzen, Narben, Verschieblichkeit, Überwärmung, Rheumaknoten)? Krepitation, Reiben und Knirschen der Gelenke? Druck-/Klopfschmerz? Haut- u. Muskeltonus? Äußere Verletzungszeichen?

FUNKTIONSPRÜFUNGEN UND MESSUNGEN

Beweglichkeit (Neutral-Null-Methode, s.u.), Umfangsdifferenzen, Kraft- u. Stabilitätsprüfung, schmerzhafte Bewegungseinschränkungen? Seitendifferenzen?

Neutral-Null-Methode (Syn.: Nulldurchgangsmethode) (Abb. 1.17): Bestimmung u. Dokumentation des möglichen Ausmaßes (in Winkelgraden) von Gelenkbewegungen in den Normalebenen unter Bezugnahme auf eine definierte Nullstellung („anatomische Normalstellung": aufrecht, Arme hängend, Daumen nach vorne, Füße geschlossen parallel, Blick nach vorne).

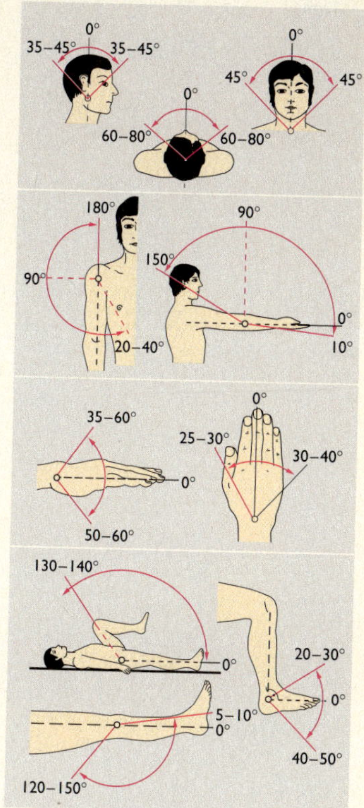

Abb. 1.17 Neutral-Null-Methode.

WIRBELSÄULE

Stauch-/Klopfschmerz? Form: Skoliose? Kyphose? (Abb. 1.18), Bewegungseinschränkung? Wurzelkompressionszeichen (Dehnungsschmerzen? Hypästhesien? Paresen?).

Schober-Zeichen: Untersuchung zur Objektivierung einer Bewegungseinschränkung der Lendenwirbelsäule: Aufbringen je einer Hautmarkierung über dem Dornfortsatz S1 u. 10 cm darüber; normalerweise vergrößert sich der Abstand der Hautmarken bei maximaler Vorneigung auf ca. 15 cm.

Ott-Zeichen: Markierung HWK 7 und 30 cm darunter (normal: Verlängerung auf 38 cm).

Fingerbodenabstand (FBA): Maß für

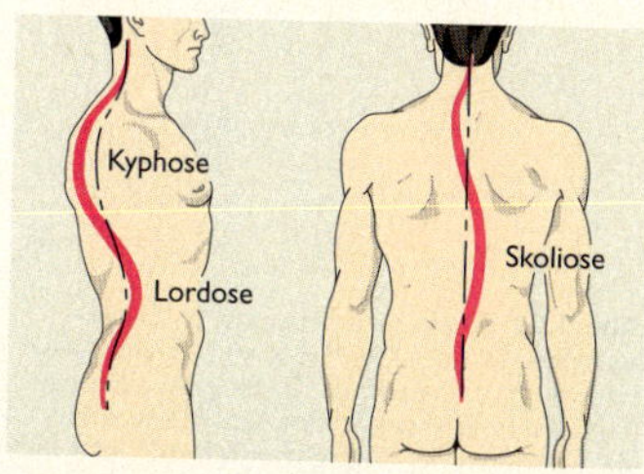

Abb. 1.18 Skoliose und Kyphose.

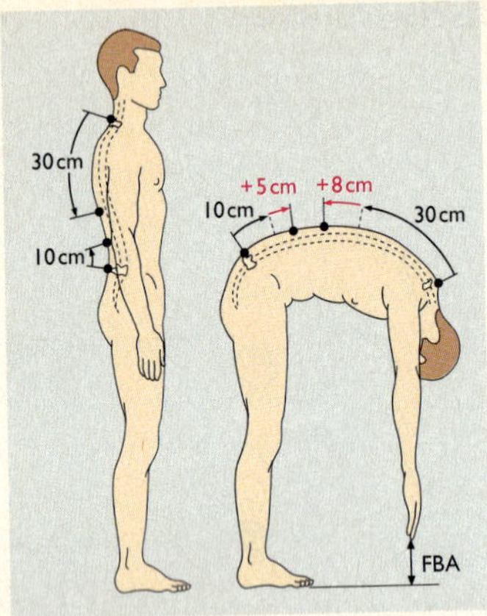

Abb. 1.19 Schober-Zeichen, Ott-Zeichen und FBA.

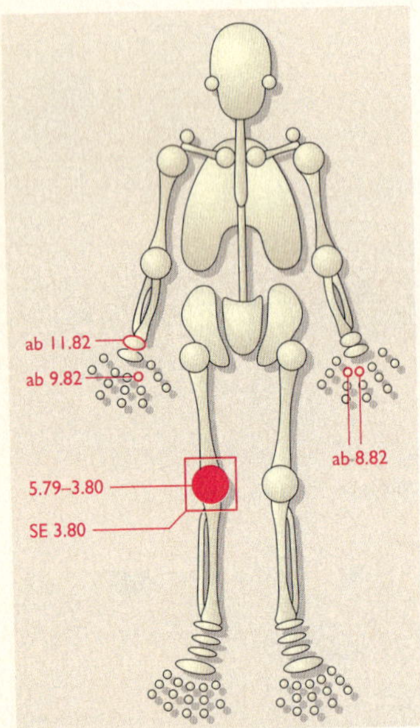

Abb. 1.20 Beispiel für Dokumentation Gelenkanamnese und -befund. (Ab Mai 1979 schmerzlose Schwellung re. Kniegelenk. März 80 Synovialektomie [SE], dann beschwerdefrei. Seit Aug. 82 Schmerzen und Schwellung der Fingergrundgelenke 2 und 3 links, seit Sep. 82 auch des Fingergrundgelenkes re. Ab Nov 82 Schmerzen re. Handgelenk).

die Gesamtbeweglichkeit der Wirbelsäule, Angabe in Zentimetern bei maximaler Rumpfbeugung mit gestreckten Knien (Abb. 1.19).

DOKUMENTATION

Exakte Dokumentation des Verlaufes anhand Schemazeichnung wie in Beispielbefund in Abbildung 1.20.

SPEZIELLE GELENKUNTERSUCHUNG

Hand und Finger

Gelenkbefallsmuster (symmetrisch, asymmetrisch, Lokalisation)? Derbe Verdickungen (Arthrose), fluktuierend-weiche Schwellungen (Arthritis), Rheumaknoten? Deformierungen (z. B. Ulnardeviation), Achsenstellung des Handgelenks? Nagelveränderungen, Sehnenknirschen und -springen, Muskelatrophien? Karpaltunneltest?

Ellenbogen

Typische Druckschmerzpunkte über den Epikondylen, Bursitis olecrani? Rheumaknoten? Schwellung?

Schulter

Typische Druckschmerzpunkte über Supraspinatus-/Deltoideussehnenansatz, Bursitis subdeltoidea/subacromialis? Bewegungsschmerz bei Elevation über 90°? Impingement-Phänomen und schmerzhafter Bogen (schmerzhafte Abduktion zwischen 60° und 90°), Schulterhochstand?

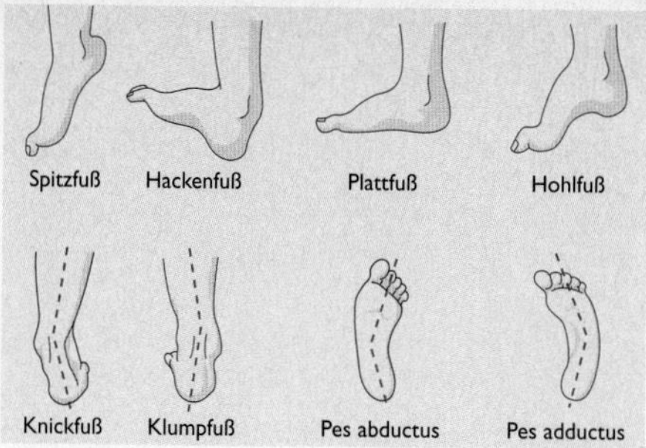

Abb. 1.21 Fußfehlstellungen.

FÜSSE UND SPRUNGGELENKE

Fehlstellungen (Senk-, Spreiz-, Platt-, Hohlfuß; Krallen-, Hammerzehen, Hallux valgus, Abb. 1.21–1.23) Schwellungen? (Druck-)Schmerz? Akut nach Trauma (häufig: Supinationstrauma) oder chronisch (DD: Arthrose)? Schmerz bei Belastung? Bei Bewegung? Schwellung und Hämatom über Außenknöchel (DD: Außenbandruptur, Fraktur)? Ödeme? Pulsstatus!

MEMO

Achillessehnenruptur: Typischer Unfallhergang: Plötzlicher, peitschenhiebartiger Schmerz (oft ohne adäquates Trauma) im Fersenbereich, oft verbunden mit schnalzendem Geräusch, Schmerzen beim Gehen und beim Stehen. Sicht- und tastbare Delle oberhalb der Ferse. Zehenstand ist nicht mehr möglich.

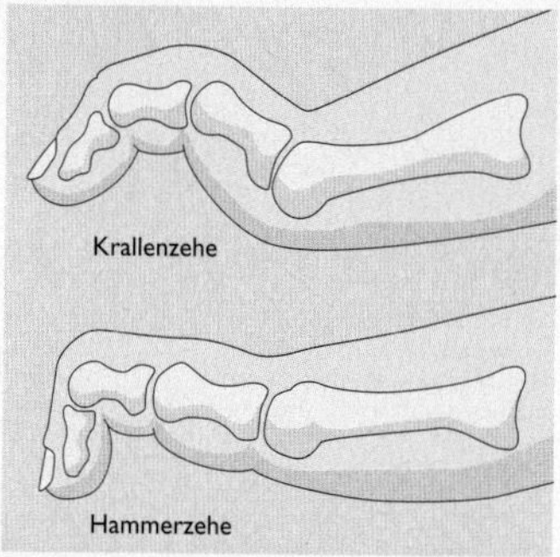

Abb. 1.22 Krallen- und Hammerzehen nach [19].

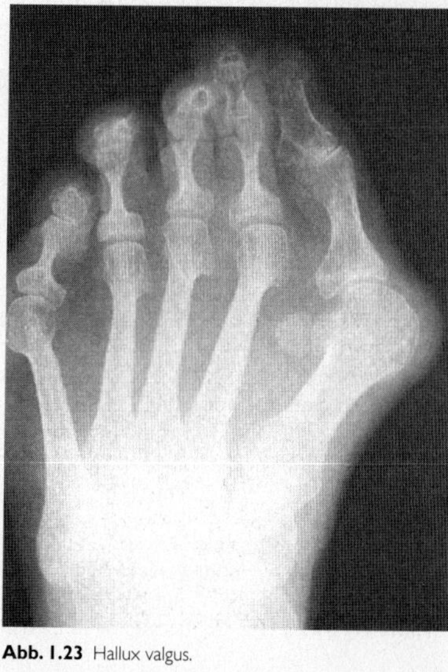

Abb. 1.23 Hallux valgus.

Kniegelenk
Varusfehlstellung (O-Beinstellung)/ Valgusfehlstellung (X-Beinstellung)? Schwellung/Erguß (tanzende Patella)? Derbe Verdickung (Gonarthrosis deformans)? Bursitis prae- und infrapatellaris? Muskelatrophie? Druck- und Bewegungsschmerz: Menisken (Steinmann I u. II, Abb. 1.24 und 1.25)? Seitenbänder (Abb. 1.26)? Kreuzbänder (Schubladenphänomen, Abb. 1.27)?

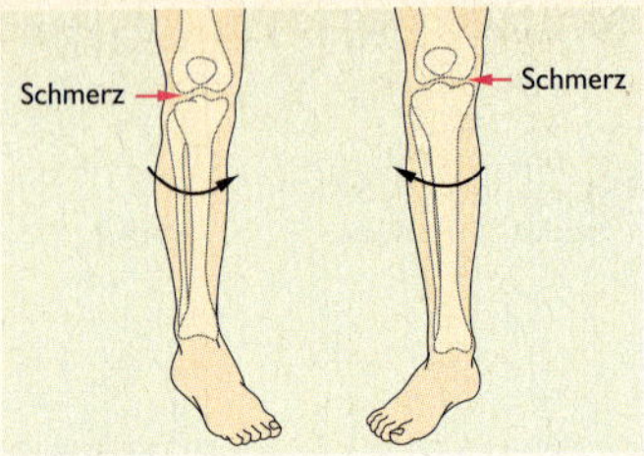

Abb. 1.24 Steinmann-Zeichen I: Schmerzhafte Innenrotation bei Außenmeniskusschäden, schmerzhafte Außenrotation bei Innenmeniskusschäden.

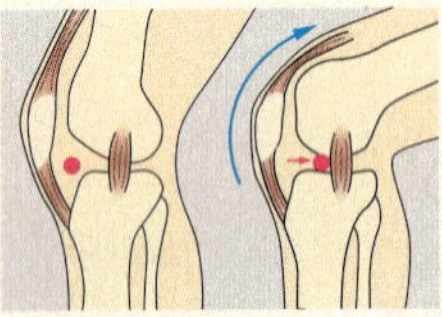

Abb. 1.25 Steinmann-Zeichen II: Bei Meniskusverletzung wandert mit zunehmender Unterschenkelbeugung das zunächst vorn angegebene Druckempfindlichkeitsmaximum in Richtung Kniekehle.

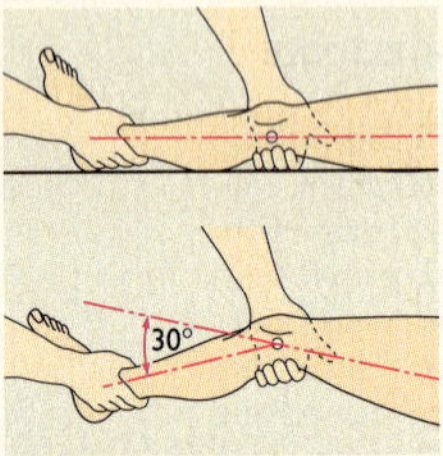

Abb. 1.26 Überprüfung der Seitenbandstabilität: Bei gestrecktem Knie ist ein Aufklappen nicht möglich, wenn das Kreuzband intakt und das Seitenband gerissen ist (a). In 30°-Beugung ist das Kniegelenk auf der Seite des gerissenen Seitenbandes aufklappbar, da sich das vordere Kreuzband entspannt.

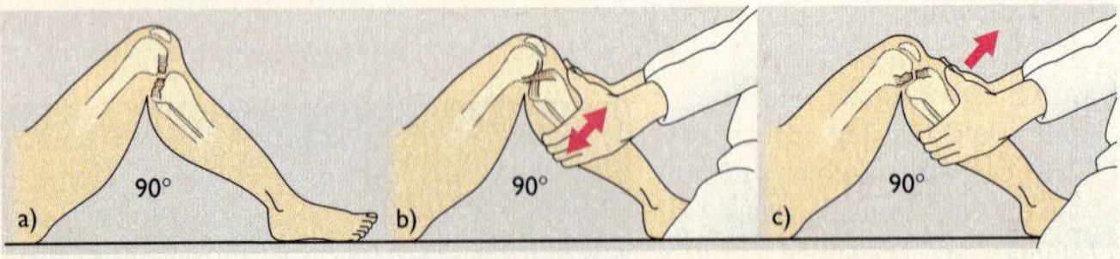

Abb. 1.27 Schubladentest: a) Bei isolierter hinterer Kreuzbandläsion „Nach-hinten-Hängen" des Tibiakopfes (spontane hintere Schublade). b) Erhöhte Beweglichkeit, wenn der Untersucher die Tibia nach ventral oder dorsal drückt, ist Hinweis auf Kreuzbandläsion (klassischer Schubladentest). c) Ruptur des vorderen Kreuzbandes (positive vordere Schublade).

Hüftgelenk
Beckenschiefstand? Druckschmerzpunkt am Trochanter major? Lasègue-Zeichen?

MEMO

Schenkelhalsfraktur: Sehr häufige, aber auch häufig übersehene Fraktur bes. bei älteren Menschen (Osteoporose); häufig nach (banalem) Sturz auf die Hüfte. Meistens mediale Schenkelhalsfraktur (> 85%). Schmerz in Ruhe, Bein kann nicht mehr belastet werden, Fehlstellung: verkürztes und außenrotiertes Bein.

Iliosakralgelenk
Mennell-Zeichen: Schmerzen im Iliosakralgelenk, ausgelöst durch senkrechten Druck auf beide Darmbeine in Rückenlage bzw. durch Beinüberstreckung (Hyperextension) im Hüftgelenk bei Lagerung auf der Gegenseite: Hinweis auf Entzündung bzw. degenerativen Schaden (u.a. bei Bechterew-Krankheit).

1.5 Checkliste OP-Vorbereitung/ Narkosevorbereitung

INDIKATION ZUR OPERATION

Jede Operation muß medizinisch indiziert sein, der zu erwartende Nutzen muß für den Patienten größer als die zu erwartenden Risiken oder Schäden sein.
In Abhängigkeit von der Dringlichkeit eines operativen Eingriffs lassen sich verschiedene *Dringlichkeitsstufen* unterscheiden. Bei Stufe I und II läßt sich die präoperative Vorbereitung oft nur in reduziertem Umfang durchführen (Tab. 1.11). Begleiterkrankungen können oft nur registriert, aber nicht optimal therapiert werden.

Tab. 1.11 Dringlichkeitsstufen chirurgischer Eingriffe.

Dringlichkeit	Merkmale	Besonderheiten	Vorbereitungszeit
Stufe I	Soforteingriff	ohne OP schnellste vitale Beeinträchtigung anzunehmen (z. B. akute Blutungen)	Minuten
Stufe II	dringlicher, nicht geplanter Eingriff	ohne OP Verschlechterung bis hin zur vitalen Bedrohung möglich, Defektheilung wahrscheinlich (z. B. Ileus, Frakturen)	Minuten bis Stunden
Stufe III	dringlicher, geplanter Eingriff	ohne OP Verschlechterung zu irgendeinem Zeitpunkt wahrscheinlich (z. B. Bypass-OP, Karzinom-OP)	Tage bis Wochen
Stufe IV	nicht dringlicher, geplanter Eingriff	ohne OP keine akute Verschlechterung wahrscheinlich, konservatives Beobachten birgt keine höheren Risiken (z. B. symptomlose Cholelithiasis, Hernien)	Wochen bis Monate

BEACHTE

- **Immer wenn die Gabe von Blutkonserven nötig werden kann, muß auf die besonderen Risiken von Fremdkonserven hingewiesen werden, die Begriffe „Hepatitis" und „Aids" müssen ausdrücklich genannt werden!**
- **Bei komatösen, alkoholisierten oder sonst einwilligungsunfähigen Patienten darf bei dringlichen Eingriffen von einer mutmaßlichen Einwilligung ausgegangen werden.**
- **Bei Minderjährigen Einverständnis der Erziehungsberechtigten einholen**

ROUTINEUNTERSUCHUNGEN

Selbst in Notfallsituationen muß zur besseren Einschätzung des perioperativen Risikos soweit irgend möglich ein Mindestmaß an Untersuchungen durchgeführt werden. Dazu gehören:

- *Narkoserelevante Anamnese*: letzte Nahrungsaufnahme, Allergien, Medikamentenunverträglichkeiten, vorbestehende Krankheiten, aktuelle Medikation, Unverträglichkeit früherer Narkosen (auch Familienangehörige), Blutungsneigung, Schwangerschaft, Nikotinabusus
- *Körperlicher Status*: Herz-Kreislauf-System (RR, Puls, Belastbarkeit, Dyspnoe, Ödeme?), Atmungsorgan (Auskultation), Gewicht/Größe
- *Standardlabor* bei asympt. Patienten (Routineeingriff): Hämoglobin, Hämatokrit, Serumkalium und -natrium, Blutzucker, Leberenzyme: GPT und γ-GT, Serumkreatinin und -harnstoff, Blutgruppe ggf. zusätzl. Gerinnungsparameter, insbes. Quick, PTT, Gesamteiweiß (alle Werte nicht älter als eine Woche!)

- *EKG*: routinemäßig Standard-Ruhe-EKG mit allen Ableitungen bei Patienten > 40 J. (grundsätzlich bei V.a. Herz-Kreislauf-Erkrankungen).
- *Rö-Thorax*: routinemäßig bei Patienten > 40 J. (grundsätzlich bei V.a. Herz-Kreislauf- oder pulmonalen Erkrankungen).

AKUT

In Situationen, in denen jeder Aufschub der Operation den Patienten vital gefährdet, muß auf die o.g. Untersuchungen verzichtet und der Patient unverzüglich operiert werden.

ZUSATZUNTERSUCHUNGEN BEI EINGRIFFEN DER DRINGLICHKEITSSTUFEN III + IV

- *Lungenfunktion*: kleine Spirometrie (s. Kap. 2.7.5) mit Vitalkapazität (VC) und Einsekundenkapazität (FEV1), arterielle Blutgasanalyse (bei allen Fällen mit V.a. eingeschränkte Lungenfunktion; evtl. Anästhesist fragen!)
- *Erweitertes Labor* (bei entsprechender Vorgeschichte): z.B. Diff.-BB, Schilddrüsenwerte, Medikamentenspiegel (z.B. Digitalis, Antiepileptika), HIV-Test (schriftl. Einwilligung des Pat. erforderlich!), Hepatitisserologie
- Bei jungen Frauen u.U. *Schwangerschaftstest*

NARKOSE BEI VORBESTEHENDER MEDIKATION (Tab. 1.12)

Tab. 1.12 Vorbestehende Medikation und Narkose/Operation.

Wirkstoff	**Mögliche narkoserelevante Besonderheiten/Probleme bei Dauertherapie** (im Zweifel mit entspr. Facharzt und/oder Anästhesist absprechen)
Azetylsalizylsäure	Gerinnungsstörungen durch Thombozytenaggregationshemmung, 5 Tage vor OP absetzen
Antiarrhythmika	Kardiodepression, Herzrhythmusstörungen, evtl. Potenzierung nicht depol. Muskelrelaxanzien. Normalerweise keine präoperative Absetzung
Antibiotika	evtl. Potenzierung nicht depol. Muskelrelaxanzien
Antidepressiva	*trizyklische Antidepressiva:* Potenzierung von Atropin, Barbituraten, Katecholaminen, 3 Tage vor OP absetzen *MAO-Hemmer:* Potenzierung von Hypnotika, Narkotika, Muskelrelaxanzien, Sympathomimetika, 2–3 Wochen vor OP absetzen
orale Antidiabetika	wenn möglich und erforderlich (Nü-BZ > 140 mg/dl) zur besseren Steuerbarkeit auf Insulin umstellen! Biguanide 2 Tage vor OP absetzen (Gefahr der Laktatazidose)
Antihypertensiva	bis auf reserpinhaltige Präparate (RR-Abfall u. Bradykardie intraoperativ) normalerweise keine präoperative Absetzung
orale Antikoagulanzien	je nach Primärindikation der Antikoagulanzientherapie: präoperativ absetzen, u.U. sogar antagonisieren und auf Heparin umstellen (Kardiologen fragen!)
Antikonvulsiva	präoperativ nicht absetzen! Wechselwirkungen mit Barbituraten beachten
Betablocker	i.d.R. nicht, niemals abrupt absetzen (Entzugssyndrom: Rhythmusstörungen, Angina pectoris, Myokardinfarkt)
Kalziumantagonisten	Potenzierung von Inhalationsanästhetika u. Muskelrelaxanzien. Bei Koronarpatienten nicht absetzen
Levodopa	6–12 h vor OP absetzen, DHB®, Haloperidol und Halothan vermeiden!
Lithiumsalze	Antagonisierung der Sympathomimetika. 24 h vor OP absetzen
Ovulationshemmer	erhöhte Emboliegefahr: einige Wochen vor OP absetzen (umstritten! Alternativ: niedr. dos. Heparinprophylaxe)

MEMO

Bei elektiven Eingriffen mit zu erwartenden Blutverlusten sollte grundsätzlich abgeklärt werden, ob eine präoperative Eigenblutspende (zur intraoperativen Retransfusion) möglich ist.

PRÄMEDIKATIONSVISITE

Der Anästhesist muß den Patienten möglichst am Abend vor der Operation sehen. Ihm obliegen die Beurteilung narkosespezifischer Risikofaktoren und die Festlegung des Anästhesieverfahrens (ggf. mit dem Chirurgen) und der individuellen Prämedikation (*Ziel*: Anxiolyse, Sedierung, ggf. Analgesie) sowie die Aufklärung des Patienten über das Anästhesieverfahren.

BEACHTE

Dem Stationsarzt obliegt es, dafür zu sorgen, daß die routinemäßig erforderlichen präoperativen Befunde zur Prämedikationsvisite vorhanden und kompetent befundet sind (z. B. EKG, Rö-Thorax). Dem Anästhesisten sollte die Möglichkeit zur Rücksprache mit dem Stationsarzt gegeben sein!

PERIOPERATIVE THROMBOSE-, EMBOLIE- UND INFEKTIONSPROPHYLAXE

Bei mittleren und größeren operativen Eingriffen muß in aller Regel eine Thromboseprophylaxe mit Heparin (z. B. 3 × 5000 IE unfraktioniertes Heparin s.c.; Beginn > 2 h vor OP, niedermolekulare Heparine s.u.), unterstützt durch physikalische Maßnahmen (Hochlagern der Beine, Thromboseprophylaxestrümpfe), durchgeführt werden (Tab 1.13)!

Tab. 1.13 Thromboseprophylaxe mit niedermolekularen Heparinen (Details der Anwendung immer noch mal in spezifischer Gebrauchsanweisung eruieren!).

Wirkstoff	Markenname	Thromboseprophylaxe niedriges/mittleres Risiko	hohes Risiko
Dalteprin	Fragmin	2500 IE	5000 IE
Enoxaparin	Clexane	2000 IE	4000 IE
Nadroparin	Fraxiparin	2850 IE	5700 IE
Certoparin	Mono Embolex	3000 IE	k.A.
Tinzaparin	Innohep	3500 IE	k.A.

BEACHTE

Ohne eine entsprechende Thromboseprophylaxe ist bei ca. 50% aller operierten Erwachsenen mit einer tiefen Beinvenenthrombose zu rechnen!

Eine *perioperative Infektionsprophylaxe* ist bei Eingriffen indiziert, die nicht absolut steril durchgeführt werden können (z. B. Magen-Darm-Chirurgie, urologische und gynäkologische Chirurgie, Gelenkimplantate usw.). Bei der Auswahl des Antibiotikums ist das zu erwartende Keimspektrum zu berücksichtigen (z. B. Dickdarmchirurgie: Anaerobier; HNO-Chirurgie: Staph. aureus usw.).

Die *Endokarditisprophylaxe* ist erforderlich bei Patienten mit künstlichen Herzklappen und bei abwehrgeschwächten Patienten mit Herzläsion (z. B. Dialysepatient mit Mitralklappenprolaps). Applikation und Wahl des Antibiotikums abhängig von der Art des operativen Eingriffs sowie des zugrundeliegenden Risikos (Absprache mit Kardiologen und Chirurgen) (Tab. 1.14).

Tab.1.14 Endokarditis: Risiko- und Prophylaxeschema.

Keine Endokarditisprophylaxe notwendig bei	Geringeres Endokarditisrisiko	Hohes Endokarditisrisiko
Mitralklappenprolaps ohne Mitralinsuffizienz Z.n. Aorto-koronarem Bypass Z.n. Schrittmacher- oder Kardioverterimplantation Z.n. operiertem Herzfehler ohne Restbefund nach dem ersten postoperativen Jahr	Angeborere Herzfehler (außer Vorhofseptumdefekt vom Sekundumtyp) Erworbene Herzklappenfehler Operierte Herzfehler mit Restbefund Mitralklappenprolaps mit Mitralinsuffizienz Hypertrophe obstruktive Kardiomyopathie	Herzklappenprothese Z.n. bakterieller Endokarditis Kongenital-zyanotische Vitien
	Prophylaxeschema	**Prophylaxeschema**
	Einmalige Antibiotikagabe Bei Eingriffen Oropharynx, Gastrointestinal-, Urogenitaltrakt: Amoxicillin 3 g oral (> 70 kg KG) bzw 2 g oral (< 70kg KG), 1 h vor dem Eingriff Bei Penicillin-Unverträglichkeit Clindamycin (nur bei Oropharynx-Eingriffen) 600 mg oral, 1 h vor dem Eingriff oder Vancomycin 1 g i.v. als Infusion über mind. 1 h, spätestens 1 h vor dem Eingriff oder Teicoplanin 800 mg i.v., 1 h vor dem Eingriff	Ein- bis zweimalige Antibiotikagabe Bei Eingriffen Oropharynx, Gastrointestinal-, Urogenitaltrakt: Amoxicillin 3 g oral (> 70 kg KG) bzw 2 g oral (< 70 kg KG), 1 h vor dem Eingriff, weitere 1 g oral, 6 h nach dem Eingriff Bei Penicillin-Unverträglichkeit Clindamycin (nur bei Oropharynx-Eingriffen) 600 mg oral, 1 h vor dem Eingriff, weitere 300 mg, 6 h nach dem Eingriff oder Vancomycin 1 g i.v. als Infusion über mind. 1 h, spätestens 1 h vor dem Eingriff oder Teicoplanin 800 mg i.v., 1 h vor dem Eingriff

1.6 Checkliste Kostenübernahme durch Kostenträger

KRANKENKASSEN

Die Kosten für jede medizinisch notwendige Dienstleistung eines Krankenhauses oder eines niedergelassenen Vertragsarztes werden normalerweise von der zuständigen Krankenkasse (gesetzliche Krankenkasse, Privatversicherung) übernommen.
Arbeiter oder Angestellte sind ebenso wie ihre Familienangehörigen in der Regel bei einem Jahreseinkommen von z.Zt. bis zu 78 300 DM über den Arbeitgeber automatisch in einer gesetzlichen Krankenversicherung versichert. Alle Selbständigen und Personen mit einem höheren Einkommen können sich entweder freiwillig bei einer gesetzlichen Krankenkasse oder bei einer privaten Krankenkasse versichern.

CHIPKARTE

Der Nachweis des Vorhandenseins einer Versicherung erfolgt bei den gesetzlichen Krankenkassen über die Versichertenkarte („Chipkarte").

Inhalt Chipkarte: nur Daten, die für die Abrechnung wichtig sind (Kassen- und Versichertennummer, Versichertenstatus [z.B. Rentner], Name, Anschrift und Geburtsdatum). Keine Informationen über den Gesundheitszustand des Versicherten (Datenschutzrecht). Auch die privaten Krankenversicherungen geben nach und nach Chipkarten aus. Im übrigen besitzen fast alle Privatkassen entsprechende Formulare, die den Versicherungsschutz bestätigen und die es der Krankenhausverwaltung ermöglichen – ebenso wie bei den gesetzlichen Krankenkassen – direkt mit der Kasse abzurechnen.

PFLEGESÄTZE

In den Pflegesätzen eines Krankenhauses, die jedes Jahr mit den Kostenträgern anhand der Bilanzen und der gesetzlichen Vorgaben festgelegt werden, sind normalerweise alle medizinischen, pflegerischen und verwaltungstechnischen Kosten enthalten.

EIGENBETEILIGUNG

Gesetzlich Versicherte, die das 18. Lebensjahr vollendet haben, müssen für den Krankenhausaufenthalt pro Tag eine Eigenbeteiligung von 22/19 DM alte/neue Bundesländer (jedoch für max. 14 Tage im Jahr) leisten. Bei Kuren – AHB max. für 14 Tage – beträgt die Eigenbeteiligung 30/25 DM (alte/neue Bundesländer), außerdem werden zwei Tage pro Kurwoche auf den Urlaub angerechnet (Stand 6/01).

REZEPTE UND REZEPTGEBÜHREN

Während eines stationären Krankenhausaufenthaltes dürfen keine Medikamente über Rezept zu Lasten der Krankenversicherung verordnet werden (Medikamente sind in den Pflegesätzen enthalten und werden über die Klinikapotheke bezogen), nur bei der Entlassung in eingeschränktem Maße (z.B. Verordnung spezieller physikalischer Maßnahmen nach Operation). Grundsätzlich nur erlaubt, wenn die Weiterverordnung durch den Hausarzt nicht unmittelbar möglich.
Die Rezeptgebühren müssen von allen über 18jährigen bezahlt werden, die Höhe richtet sich nach der Packungsgröße (N1 = kleine Packung = 8 DM; N2 = mittelgroße Packung = 9 DM; N3 = große Packung = 10 DM).
Bei Heilmitteln (z.B. Massagen) müssen 20% der Kosten, bei Hilfsmitteln (z.B. Bandagen) 25% der Kosten vom Versicherten selber getragen werden.

FAHRTKOSTEN

Fahrt- und Transportkosten, die die Eigenbeteiligung von 30 DM je Fahrt übersteigen, werden grundsätzlich nur bei Fahrten zur stationären Behandlung (also nicht bei der Heimfahrt!) von der gesetzlichen Kasse übernommen. Ausnahmeregelungen (z.B. ambulantes Operieren oder vor- und/oder nachstationäre Behandlung) direkt mit der Kasse abklären und schriftlich vereinbaren.

ZUZAHLUNGEN ALLGEMEIN

Soziale Komponente: Kinder sind von Zuzahlungen vollkommen befreit. Versicherte mit Einkommen unter 1764 DM (Verheiratete: 2425 DM) müssen keine Zuzahlungen aufbringen. Alle Zuzahlungen sind für alle GKV-Versicherten auf max. 2% des Bruttoeinkommens begrenzt (z.B. Jahresbruttoeinkommen 40 000 DM, max. Zuzahlungen pro Jahr 800 DM). Zuzahlungen sind für alle chronisch Kranken auf max. 1% des Bruttoeinkommens begrenzt (z.B. Jahresbruttoeinkommen 40 000 DM, max. Zuzahlungen pro Jahr 400 DM) und entfallen ab dem 2. Jahr vollständig.

D-ARZT

Der D-Arzt (*Durchgangsarzt*) ist in der Regel Chirurg oder Orthopäde, der aufgrund der Vorschriften der gesetzlichen Unfallversicherung von einer Berufsgenossenschaft zur Durchführung des sog. D-Arzt-Verfahrens (Kernstück der berufsgenossenschaftlichen Heilbehandlung) bei allen im Rahmen einer beruflichen Tätigkeit aufgetretenen Verletzung bestellt ist. Als Arbeitsunfälle gelten auch alle Unfälle, die sich auf Dienstfahrten und auf dem direkten Weg von und zur Arbeitsstelle ereignen, sowie alle Schul- und Kindergartenunfälle.
Aufgaben: Untersuchung und Erstversorgung des Verletzten. Ggf. Weiterleitung zur stationären Behandlung bzw. an Ärzte anderer Fachrichtungen. Schriftliche Fixierung der getroffenen Maßnahmen im „D-Arzt-Bericht“.

MEMO

Bagatellverletzungen müssen nicht zum D-Arzt überwiesen werden (aber trotzdem Berichtspflicht an die zuständige BG!), sofern keine AU vorliegt und die Behandlungsdauer 1 Woche voraussichtlich nicht überschreitet.

BEACHTE

Nahezu alle chirurgischen Abteilungs-/Chefärzte einer Klinik besitzen die D-Arzt-Berechtigung. Sobald es Hinweise auf einen berufsbedingten Unfall gibt (z.B. auch Unfälle auf der Fahrt zu und von der Arbeit – „Wegeunfälle“), muß das D-Arzt-Verfahren eingeleitet werden!

HÄUSLICHE PFLEGE EINES ERKRANKTEN KINDES

Bei der häuslichen Pflege eines *erkrankten Kindes unter zwölf Jahren* erhält jeder Ehepartner als Arbeitnehmer bis zu 10 Arbeitstage/Kalenderjahr (bei Alleinerziehenden bis zu 20 Tage) Krankengeld, insofern keine andere zum Haushalt gehörende Person das Kind versorgen kann.
Kann eine Person aufgrund einer akuten schweren Krankheit den Haushalt (mit Kind unter 12 Jahren) nicht mehr weiterführen und kann kein anderer Angehöriger des Haushalts diese Aufgabe übernehmen, so übernimmt die Krankenkasse die *Kosten für eine Haushaltshilfe* für bis zu 4 Wochen (in Ausnahmefällen noch länger).

REHABILITATION

Definition: alle medizinischen, beruflichen und sozialen Maßnahmen, die dazu beitragen sollen, einen Menschen mit einer angeborenen oder erworbenen Behinderung zu fördern oder seine Fähigkeiten wiederherzustellen oder diese bei einem drohenden Verlust zu erhalten.
Träger der Rehabilitationsmaßnahmen sind

- die gesetzlichen Kranken-, Unfall- und Rentenversicherungen (LVA, BfA)
- die Bundesanstalt für Arbeit
- die Sozialhilfeträger
- die Kriegsopferversorgung und -fürsorge.

Anschlußheilbehandlung (AHB)

Definition: besondere Form der medizinischen Rehabilitation mit dem Ziel einer möglichst guten Weiterbetreuung unmittelbar nach einer akuten Erkrankung (z.B. Herzinfarkt) und möglichst vollständigen Rehabilitation.
Die *Kosten* für die AHB werden normalerweise von den Trägern der Rentenversicherung übernommen. Der Antrag muß möglichst frühzeitig im Krankenhaus gestellt werden, da es eine Bedingung ist, die stationäre Weiterbehandlung in einer Reha-Einrichtung möglichst sofort, spätestens aber 14 Tage nach der Entlassung aus der stationären Behandlung anzutreten.

PFLEGEVERSICHERUNG (s. Kap. 1.15.3)

Berechtigte: Personen, die wegen einer körperlichen, geistigen oder seelischen Krankheit oder Behinderung für die gewöhnlichen und regelmäßig wiederkehrenden Verrichtungen im Ablauf des täglichen Lebens auf Dauer (mindestens für 6 Monate) in erheblichem oder höherem Maße Hilfe bedürfen (z.B. im Bereich der Körperpflege, der Ernährung, der Mobilität, der hauswirtschaftlichen Versorgung), erhalten je nach Ausmaß des Hilfsbedarfs und ihrer entsprechenden Einstufung in die *Pflegestufen I bis III* Leistungen aus der seit dem 1.1.1995 eingeführten gesetzlichen Pflegeversicherung.
Leistungen: materielle Unterstützung (Sach- und Geldleistungen) sowohl bei der häuslichen Pflege als auch bei der stationären Pflege. Die Anträge dafür sind bei der zuständigen Krankenkasse zu stellen, die Begutachtung zur Einstufung der Pflegebedürftigkeit wird in der Regel durch Ärzte des Medizinischen Dienstes – auch im Krankenhaus – vorgenommen.

1.7 Checkliste Befund- und Verlaufsdokumentation

Alle für die Behandlung eines Patienten wichtigen Umstände müssen aufgezeichnet (*Dokumentationspflicht*) und aufbewahrt werden (*Aufbewahrungspflicht*; Frist: in der Regel 10 Jahre, evtl. 30 Jahre). Die Dokumentation muß dabei *aus juristischer Sicht* so umfassend und verständlich sein, daß ein Dritter auch noch nach Jahren nachvollziehen kann, was am Patienten wann, warum und mit welchem Ziel getan wurde.

BEACHTE

Auch wenn in einer Klinik grundsätzlich der Chefarzt für die Tätigkeit seiner ärztlichen Mitarbeiter die letzte Haftung übernimmt, so gilt für jeden Arzt, daß auch dem „kleinsten Assistenten" aus juristischer Sicht kein grober Behandlungsfehler (d.h. Fehler, der unter jeglicher Mißachtung geltender Standards erfolgt) unterlaufen darf.

Die in der Pflege eingesetzten *Dokumentationssysteme* (z.B. Optiplan, Kardex) sollten die Basis für eine derartige Dokumentation darstellen. Eine ordnungsgemäße Führung muß auch von ärztlicher Seite überwacht werden.

TIP

Anweisungen des Arztes sollten entweder handschriftlich von ihm selbst in das Dokumentationssystem eingetragen oder zumindest abgezeichnet werden.

KRANKENGESCHICHTE

Definition: die durch den Arzt und das Hilfspersonal vom Patienten und/oder von seinen Angehörigen in Erfahrung gebrachten *Informationen über den bisherigen Gesundheitszustand* (einschließlich bekannter Diagnosen, Heilmaßnahmen etc.; Anamnese) und die *aktuelle Gesundheitsstörung*. Im weiteren Sinne die Gesamtheit der in den Krankenunterlagen, Arztbriefen etc. dokumentierten Daten des Patienten (evtl. einschließlich des aktuellen Vorgangs und der Epikrise). Auch Bezeichnung für das Krankenblatt (die ärztlichen Aufzeichnungen eines aktuellen Krankheitsgeschehens).
Der Teil der Krankengeschichte, der den *aktuellen stationären Aufenthalt* betrifft, muß anhand einer schriftlichen Dokumentation (Kugelschreiber benutzen!) jederzeit nachvollziehbar sein. Unabdingbar ist die exakte Dokumentation aller medikamentösen Maßnahmen (jede noch „so kleine, banale Tablette" muß notiert werden, jedes An- und Absetzen von Medikamenten muß mit Datum, ggf. auch mit Uhrzeit und Handzeichen fixiert sein), die *Aufklärung* über invasive Eingriffe und therapeutische Maß-

nahmen, selbstverständlich auch die *Ablehnung* von Maßnahmen durch den Patienten. Komplikationen und die daraufhin eingeleiteten Maßnahmen dürfen auf keinen Fall „unter den Tisch fallen", sondern sollten besonders klar und ausführlich dokumentiert werden.

1.8 Checkliste Angehörigengespräch

BEACHTE

Prinzipiell gilt die ärztliche Schweigepflicht auch gegenüber Angehörigen (ausgenommen z.B. Erziehungsberechtigten), d.h., die Weitergabe von Informationen über den Gesundheitszustand des Patienten ist grundsätzlich nur mit dessen Einverständnis möglich (s. Kap. 1.14.3)!

Die Einbindung der Angehörigen in das Therapie- und Betreuungskonzept kann unterstützend sein, manchmal aber das Gegenteil bewirken.

TIP

Das Herantasten an das richtige Maß der Einbindung Angehöriger in die Behandlung bzw. das notwendige Maß der Abgrenzung ist eine wichtige ärztliche Aufgabe, die oft große Anforderungen an seine zwischenmenschlichen Kompetenzen stellt.

Damit ein Angehörigengespräch nicht für alle Beteiligten zu einem unbefriedigenden Chaos wird, sollten gewisse organisatorische und inhaltliche Voraussetzungen geschaffen werden:

- Planen Sie die Zeit für Angehörigenkontakte in Ihr Tages-/Wochenprogramm ein (zweckmäßigerweise an die Besuchszeiten ankoppeln!).
- Sorgen Sie für eine passende Räumlichkeit mit störungsarmer Atmosphäre (nicht auf dem Flur, Aufenthaltsraum usw. Ideal: „Vieraugengespräch" im Arztzimmer).
- Informieren Sie den Patienten darüber, daß Sie mit seinen Angehörigen sprechen wollen, holen Sie sich – wenn möglich – sein Einverständnis, bieten Sie ihm an, ihn über das Gespräch hinterher zu informieren.

Überlegen Sie sich vor dem Gespräch, welche *Ziele* Ihr Gespräch verfolgen soll:

- Information, Aufklärung über den Zustand und evtl. Prognose des Patienten geben?
- Weitergabe von Informationen, die der Patient vielleicht selbst noch gar nicht weiß?
- Beruhigung, Tröstung und Unterstützung besorgter oder trauernder Angehöriger?
- Kennenlernen des familiären Umfelds? Sichtbarmachen positiver wie auch negativer Einflüsse des Umfeldes auf die Behandlung?
- Einbindung von Angehörigen in ein Behandlungskonzept während und/oder nach dem stationären Aufenthalt?

Achten Sie während des Gesprächs darauf, daß

- Angehörige nicht nur zuhören müssen, sondern auch die Möglichkeit erhalten sollen, ihr Anliegen darzustellen.
- Angehörige (in der Regel) keine Mediziner sind und das Sprachniveau sich ihrer Verständnisebene anpassen sollte (eigene Unsicherheiten nicht durch „Latinismen" übertünchen!).
- Angehörige in erster Linie nicht Störfaktoren, sondern besorgte Menschen sind mit all ihren Ängsten und Sorgen (aber auch mit Vorurteilen, falschen Informationen, Aggressionen etc.) und entsprechend ernstgenommen werden müssen.

TIP

Versuchen Sie sich am besten zwischendurch selbst, in die Situation eines Angehörigen zu versetzen, um sich klarzumachen, was ein Mensch in dieser Lage möchte (z.B. einen freundlichen, kompetent wirkenden Gesprächspartner; ein Gegenüber, das einen ernst nimmt; einen klaren Gesprächsstil).

1.9 Umgang mit Schwerstkranken und mit Sterbenden

Ein Sterbender ist „ein Kranker oder Verletzter mit irreversiblem Versagen einer oder mehrerer vitaler Funktionen, bei dem der Eintritt des Todes in kurzer Zeit zu erwarten ist" (Bundesärztekammer 1993). Sterbender im weiteren Sinne ist ein Kranker aber schon früher, dann nämlich, wenn seine Ahnung zur inneren Gewißheit wird, wenn er fühlt, „ich sterbe". Sterbebegleitung kann demnach Minuten, Stunden, Tage oder Wochen und Monate dauern.

MEMO

Auch wenn die Idealvorstellung, zu Hause versterben zu können, allgemein vorherrscht, sieht die Realität doch anders aus: Etwa 80% der Menschen in unserem Kulturkreis versterben im Krankenhaus!

Die Konfrontation mit dem Sterben und Tod gehört damit zum Alltag des Klinikarztes, eine entsprechende Schulung findet aber in der Regel nicht statt.
Hilfreich im Umgang mit dem Sterbenden, aber auch im Umgang mit den eigenen Reaktionen kann die Kenntnis der Sterbephasen sein.

STERBEPHASEN (NACH ELISABETH KÜBLER-ROSS)

- *Phase 1 „Nicht-wahrhaben-Wollen":* Der Patient kann die Wahrheit noch nicht ertragen: Die Krankheit wird abgeleugnet („Irrtum", „Verwechslung"), neue Untersuchungen werden gefordert. Das Leugnen des Patienten sollte in dieser Phase uneingeschränkt akzeptiert werden, kein Insistieren auf dem „besseren Wissen"!
- *Phase 2 „Zorn":* Der Patient gesteht Krankheit und Tod ein, hat aber gleichzeitig Angst und entwickelt Neid auf die Lebenden. Aggressionen werden aufgebaut, niemand macht etwas richtig (Arzt, Pflegepersonal, Angehörige). Den Zorn des Patienten in dieser Phase nicht persönlich nehmen, Hinwendung und Aufmerksamkeit nicht aus Gegenaggression und zur „Bestrafung" streichen!
- *Phase 3 „Verhandeln":* Der Patient erkennt die Unvermeidbarkeit des Todes, versucht aber z.B. mit Gott Lebensspanne und Schmerzfreiheit etc. durch „Wohlverhalten" auszuhandeln.
- *Phase 4 „Depression":* Der Patient kann durch die Schwere der Krankheit nichts mehr leugnen, der drohende weitere Verlust von Lebensqualität, der bevorstehende Verlust von Mitmenschen etc. stürzt ihn in tiefe Trauer. Die Trauer zulassen, Trauerarbeit unterstützen, Hilfe bei der Bewältigung noch zu erledigender Dinge anbieten.
- *Phase 5 „Zustimmung":* Der Patient kann sein Los annehmen, seine Emotionen sind ausgesprochen, er kann in ruhiger Erwartung dem Tod entgegensehen. Den Patienten zwar in Ruhe, aber nicht alleine lassen! Keine hektische Betriebsamkeit.

HILFE BEIM STERBEN

BEACHTE

In aussichtslosen Fällen ist es oft erforderlich und sinnvoll, die medizinischen Maßnahmen zu reduzieren und dafür die sozial-pflegerische Betreuung zu betonen.

- Deshalb abklären, ob für den Patienten quälende Diagnostik und Therapieformen (z.B. Chemotherapie, Bestrahlung, Blutentnahmen, parenterale Ernährung) abgesetzt werden können.
- Klagen über Schmerzen immer ernst nehmen und für Schmerzfreiheit sorgen!
- Dafür sorgen, daß ggf. keine Reanimation vorgenommen wird.
- Dafür sorgen, daß der Patient in Ruhe (Einzelzimmer) sterben kann.
- Angehörige über Möglichkeit des Sterbens offen informieren, ihre Anwesenheit nicht durch Beharren auf Besuchszeiten erschweren.

TIP

- Konfrontation mit eigenen Ängsten zulassen, Umgang mit Krankheit und Tod in themenbezogenen stations- oder krankenhausinternen Fortbildungen, Balint-Gruppen etc. erarbeiten.
- Den Tod eines Patienten nicht automatisch mit pflegerischem oder ärztlichem Versagen gleichsetzen.

1.10 Checkliste Eigenschutz

Der Eigenschutz zur Vermeidung von berufsbedingten Infektionen und Verletzungen sollte nicht nur im eigenen Interesse zur Selbstverständlichkeit werden, sondern gehört rechtlich gesehen auch zu den Sorgfaltspflichten eines jeden Arbeitnehmers im medizinischen Bereich (Unfallverhütungsvorschriften der Berufsgenossenschaft).

BEACHTE

Eine grobe Nichtbeachtung kann im Schadensfall zu einer Einschränkung des Versicherungsschutzes führen!

GRUNDSÄTZLICHE HYGIENE- UND SCHUTZMASSNAHMEN

Jeder Krankenhaus- oder Praxismitarbeiter, der mit potentiell infektiösen Patienten oder Materialien in Berührung kommen kann, sollte

- konsequent virusdichte Handschuhe (Latex-Handschuhe) bei jedem möglichen Kontakt mit Körpersekreten tragen.
- Mundschutz und ggf. Schutzbrille bei möglicher Entstehung von Spritzern tragen.
- „Mund-zu-Mund"- bzw. „Mund-zu-Nase-Beatmung" vermeiden. Im Krankenhaus und in der Praxis sollten Atemmasken o.a. sofort greifbar sein.

TIP

- Latex-Handschuhe gehören in die Kitteltasche so selbstverständlich wie das Stethoskop!
- Zur *Kontaminationsvermeidung bei Notfällen* sollte man auch im Rahmen des Infektionsschutzes wissen, wo sich die *Notfallkoffer* auf den jeweiligen Stationen befinden! Notlösung: einfachste Beatmungshilfen wie z.B. den Life-Key (Fa. Ambu) in der Kitteltasche.

NADELSTICH- UND SCHNITTVERLETZUNGEN

Gefahr droht durch die Kontamination mit infektiösen Materialien, insbesondere mit Blut im Rahmen von Nadelstichverletzungen und im Rahmen von Schnittverletzungen im operativen Bereich.
Die Hauptverletzungsgefahr für Nadelstichverletzungen droht

- beim Zurückstecken in die Schutzkappe.
- beim Abziehen vom Konus.
- beim Herumliegenlassen gebrauchter Kanülen.
- beim Einwerfen in nicht verschlossene Behälter.
- bei der Verwendung von nicht durchstichfesten und bruchsicheren Sammelbehältern.

Entsorgung von kontaminierten Kanülen

- Spitze und scharfe Materialien (Kanülen und geöffnete Glasampullen) müssen in geeigneten bruch- und durchstichsicheren Behältern gesammelt und der fachgerechten Entsorgung zugeführt werden.
- Die Behälter müssen eine genügend große Einwurföffnung, auch für Flügelkanülen, haben und eine Abstreifvorrichtung für Kanülen vorweisen. Sie müssen von ihrer Größe her auch lange Kanülen aufnehmen und verschließbar sein.

BEACHTE

Ein Abziehen der Kanülen mit der Hand muß in jedem Fall unterbleiben. Die Spritze muß nach Gebrauch unmittelbar in ein geeignetes Sammelbehältnis entsorgt werden, oder die Kanüle wird unmittelbar nach Gebrauch in ein geeignetes Sammelbehältnis abgestreift. Dabei nicht in die Öffnung der Sammelbehälter fassen!
Niemals Nadel zurück in die Schutzhülle stecken! Um nicht mit „blanker Nadel" vom Patienten bis zum Entsorgungsbehälter zu laufen, hilft die Mitnahme einer (Einmal-)Nierenschale ans Krankenbett.

Verhalten nach Stich- bzw. Schnittverletzungen mit HIV- kontaminierten Instrumenten

MEMO

Aus mehreren prospektiven Studien hat sich ergeben, daß die Infektionsrate nach transkutaner Stich- oder Schnittverletzung mit nachweislich HIV-kontaminierten Instrumenten bei ca. 0,4% liegt. Die Prävalenz einer Serokonversion hängt offenbar auch vom Stadium des „Spenders" ab.

TELEFON

Aktuelle Richtlinien zu den Sofortmaßnahmen nach Verletzungen an möglicherweise HIV-kontaminierten Instrumenten finden sich im Internet auf den Seiten des Robert-Koch-Institutes unter www.rki.de.

- Inspektion der Verletzung: Wie tief? Blutgefäße eröffnet?
- Bei geringem Blutfluß diesen durch Kompression und gleichzeitiges zentrifugales Auspressen der Gefäße oberhalb der Stichverletzung verstärken (kein Quetschen direkt im Einstichbereich!), möglichst > 1 min bluten lassen!
- Unverzügliche Reinigung der Wunde unter fließendem Wasser und mit Seife, anschließend Desinfektion mit einem virusinaktivierenden Hautdesinfektionsmittel bzw.
- Gründliches Spülen der kontaminierten Haut-/Schleimhautareale mit Wasser, mit Hautantiseptika mit einem Ethanolgehalt > 80 Vol.-%, unvergälltem Ethanol 80 Vol.-% (Mundschleimhaut) oder Jodopur-haltigen Präparaten auf Ethanol-Basis (z.B. Betaseptic, Freka Derm farblos bei Wunden).
- Inspektion des Instruments, mit dem die Verletzung verursacht wurde: sichtbare äußere Kontamination mit Blut?
- Ärztliche Entscheidung: Liegt tatsächlich eine HIV-Exposition vor? Medikamentöse Postexpositionsprophylaxe sinnvoll (siehe hierzu Tab. 1.15)?
- D-Arzt-Verfahren einleiten
- HIV-Testung des Patienten („Spender") mit Einverständnis
- HIV-Testung des Verletzten an den Tagen 0, 90 und 180.

Tab. 1.15 Entscheidungskriterien zur Durchführung einer Postexpositionsprophylaxe (PEP).

PEP empfehlen bei
• perkutaner Verletzung mit kontaminierter Hohlraumnadel oder Messer (nach Kontakt mit Körperflüssigkeiten mit hoher Viruslast wie z.B. Blut, Liquor, Punktatmaterial, Organmaterial, Viruskulturmaterial), insbesonderes bei: – tiefer Verletzung (meist Schnitt) – sichtbarem Blut auf dem Instrument – Nadel nach intravenöser Infusion – Patient mit Vollbild Aids oder hoher Viruslast
PEP anbieten bei
• oberflächlicher Verletzung (z.B. chirurgische Nadel) • Kontakt von Schleimhaut oder verletzter/geschädigter Haut mit Material mit hoher Viruslast
PEP nicht empfehlen (aber auf Wunsch durchführen) bei
• perkutanem Kontakt mit Urin oder Speichel • Kontakt von intakter Haut mit Blut • Haut- oder Schleimhautkontakt mit Urin oder Speichel

Medikamentöse Postexpositionsprophylaxe (PEP), bei Entscheidung dafür schnellstmögliche Einnahme der Initialdosis (möglichst innerhalb von 30 min, spätestens innerhalb von 2 h!):

- 250 mg Zidovudin (z. B. Retrovir) plus
- 150 mg Lamivudin (z. B. Epivir) plus
- 800 mg Indinavir (z. B. Crixivan)

Ab der zweiten Dosis von Indinavir auf die empfohlenen Abstände zur Nahrungsaufnahme achten (eine Stunde vor und zwei Stunden nach Einnahme keine fett- oder proteinreichen Mahlzeiten!). Bei Frauen im gebärfähigen Alter Schwangerschaft ausschließen!

Durchführung und Überwachung der medikamentösen Postexpositionsprophylaxe immer in Zusammenarbeit mit einem in der HIV-Behandlung erfahrenen Arzt. Dauer der Prophylaxe mindestens 2 Wochen, besser 4 Wochen nach folgendem Regime:

- 2 × 250 mg/d Zidovudin (z. B. Retrovir) plus
- 2 × 150 mg/d Lamivudin (z. B. Epivir) oder auch als Fertigkombination Combivir 2 × 1 Tbl./d plus
- 3 × 800 mg/d Indinavir (z. B. Crixivan) oder 3 × 750 mg Nelfinavir (z. B. Viracept)

Die *Wirkung einer prophylaktischen Medikamenteneinnahme* ist nicht gesichert, insbesondere zur Prophylaxe mit der Dreierkombination liegen praktisch noch keinerlei Erfahrungen vor. Ihre Wirksamkeit wird in erster Linie aufgrund der vorliegenden positiven Erfahrungen bei der Verminderung der Viruslast und einer offensichtlichen Verminderung der Virusreplikation bei HIV-Infizierten propagiert.

Für die prophylaktische AZT-Einnahme ist aus Tierversuchen bekannt, daß eine AZT-Einnahme das Risiko der Infektion reduziert, nicht jedoch beseitigt. In der Literatur sind mehrere Fälle eines AZT-Versagens bei prophylaktischer Gabe, also eine Serokonversion trotz AZT, beschrieben. Alle prospektiven, kontrollierten Studien zur Frage der Wirksamkeit von AZT in der Prophylaxe sind abgebrochen worden, da die erforderlichen Probandenzahlen für die Ermittlung eines signifikanten Unterschieds einer Verum- gegen eine Placebobehandlung nicht zu erreichen waren. Diskutiert werden sollte die Chemoprophylaxe nur, *wenn der „Spender" definitiv HIV-infiziert ist.*

TIP

Die Medikamente für eine Chemoprophylaxe sollten jederzeit innerhalb von zwei Stunden verfügbar sein. Jeder Beschäftigte sollte wissen, auf welchem Wege und wo im Ernstfall die Medikamente erhältlich sind! Ebenso sollte ein kompetenter Ansprechpartner (z.B. eine in der HIV-Behandlung erfahrene Einrichtung) bereits vor einem Ernstfall kontaktiert sein, um bereits vorab Entscheidungen für den Notfall mitzutragen und Vorgehensweisen festzulegen.

Verhalten nach Stich- bzw. nach Schnittverletzungen mit HBV-kontaminierten Instrumenten

- Bei einem Ungeimpften sofortige aktive/passive Simultanimpfung.
- Bei einem Geimpften (Teilgeimpften) ohne Erfolgskontrolle: Ist eine Anti-HBs-Bestimmung sofort möglich und negativ oder ist eine Anti-HBs-Bestimmung nicht möglich, sofortige aktive/passive Simultanimpfung.
- Bei einem Geimpften, bei dem nach Impfung Serokonversion und einmal schützende Anti-HBs-Konzentrationen nachgewiesen wurden: Ist eine Anti-HBs-Bestimmung sofort möglich und negativ (oder < 10 IE/l Serum-Anti-HBs) oder ist die Bestimmung nicht durchführbar, erfolgt die aktive Auffrischimpfung.
- Bei einem Geimpften mit nachgewiesenem Anti-HBs von > 10 IE/l: keine weitere Maßnahme erforderlich.

1.11 Checkliste ambulantes Operieren/ Tageschirurgie

Die Bedeutung und die Anzahl von ambulant durchgeführten Operationen sowohl im niedergelassenen als auch im stationären Bereich nimmt stetig zu. Auch aus juristischen Gründen ist deshalb eine klare Vorauswahl der sich anbietenden Operationsverfahren und der geeigneten Patienten zur Abschätzung des Risiko-Nutzen-Verhältnisses erforderlich.

Kriterien geeigneter Operationen

- minimales Risiko einer Nachblutung
- minimales Risiko postoperativ auftretender respiratorischer Komplikationen
- keine spezielle postoperative Pflegebedürftigkeit
- rasche Flüssigkeits- und Nahrungsaufnahme postoperativ möglich

Patientenauswahl und organisatorische Vorraussetzungen

- Bereitschaft des Patienten, sich ambulant operieren zu lassen
- Vorhandensein einer verantwortlichen Person für den Heimtransport und einer postoperativen Überwachung in den ersten 24 Stunden
- Vorhandensein einer Wohnung mit Minimalstandard (Heizung, Licht, Bad, Toilette) und eines Telefons
- Einsicht in den geplanten Eingriff und die Nachsorge, schriftliche Einwilligungserklärung
- körperlich und physisch stabiler Patient (bes. bei chron. Erkrankungen wie Diabetes, Asthma, art. Hypertonie), ggf. nach anästhesiolog. Voruntersuchung, keine Adipositas per magna
- Kinder > 3 Monate (nach anästhesiolog. Voruntersuchung)
- geeignete Räume und Einrichtung für ambulante OPs, Parkmöglichkeiten, Verfügbarkeit von Rollstühlen
- erfahrene Anästhesisten (Fachärzte), erfahrenes und qualifiziertes OP- und Pflegepersonal

ANÄSTHESIOLOGISCHE VORUNTERSUCHUNG

- gründliche Anamnese
- gründliche körperliche Untersuchung
- Auswertung der vom Patienten mitgebrachten oder im Krankenhaus erhobenen Vorbefunde
- In Abhängigkeit von den erhobenen Befunden, dem Alter des Patienten und der Art des geplanten Eingriffes evtl. *ergänzende Untersuchungen*: Labor (z.B. Hb/Hk, Kalium, SGOT, SGPT, γ-GT, alkalische Phosphatase, Quick, PTT, Thrombozyten), EKG, Rö-Thorax

ENTLASSUNGSKRITERIEN

- stabile Vitalzeichen für mind. 1 Stunde, Orientierung nach Ort, Zeit etc. nicht beeinträchtigt
- ausreichende Schmerztherapie mit oralen Analgetika
- kein/kaum vorhandene Übelkeit/Erbrechen, Fähigkeit, oral Flüssigkeit aufzunehmen
- minimale Blutung bzw. Wunddrainageverlust
- schriftliche und mündliche Instruktion für alle relevanten Aspekte der postnarkotischen und postoperativen Nachsorge, Hinweis/Warnung davor, innerhalb der nächsten 24 h ein Fahrzeug zu führen, Vertragsabschlüsse jeglicher Art vorzunehmen oder Alkohol bzw. Sedativa einzunehmen
- notfallmäßige Kontaktadresse muß mitgegeben werden

1.12 Checkliste Praxis/Arzttasche/Notfallkoffer

Die Ausstattung einer Arzttasche wird individuell – in Abhängigkeit von Aus- und Weiterbildung, lokalen Umständen, Art des Einsatzgebietes und Organisationsform des Notdienstes/Notarztdienstes – erfolgen. Gewisse gemeinsame Standards wird man jedoch hinsichtlich einer Grundausstattung an Instrumentarium und an Medikamenten erwarten.
Für den Notfallkoffer existieren dagegen verbindliche – DIN-Norm bedingte – Mindestausstattungsrichtlinien, die aber selbstverständlich individuell erweitert werden können.

NOTFALLAUSSTATTUNG FÜR DIE ÄRZTLICHE PRAXIS

Die effektive Versorgung eines Notfallpatienten setzt gewisse Mindestanforderungen an die Praxisausrüstung. Die Tabelle 1.16 führt in alphabetischer Reihenfolge einige wichtige Bestandteile auf.

Tab. 1.16 Empfehlungen zur Mindestausstattung in Praxen.

Absaugkatheter, evtl. manuelle Absaugpumpe
Ampullensäge
Beatmungsbeutel mit Atemmasken für Erwachsene/Kinder (alternativ: Weichkissenmaske)
Blutdruckmeßgerät
Blutzuckermeßgerät (alternativ: Blutzuckerstix)
Einmalhandschuhe
Einmalkanülen (z. B. gelb, grün)
Einmalspritzen (5 ml, 10 ml)
Guedel-Tuben
Infusionslösung (Ringer-Lactat-Lösung/isotonische Kochsalzlösung)
Intubationsbesteck (optional):
Laryngoskop mit Spateln Größe 3 + 4; Endotrachealtuben Größen 5, 6, 7, 8, Magillzange, Blockerspritze
Medikamentenset (s.u.)
Pflaster
Sauerstoffgerät (1–2 l O_2-Flasche mit Nasensonden/Gesichtsmasken)
Schere
Stauschlauch
Stethoskop
Tupfer
Venenverweilkanülen (z. B. Braunülen, Vygonülen 1× blau, 1× rosa, 1× grün)

MEDIKAMENTENEMPFEHLUNGEN FÜR DIE ÄRZTLICHE PRAXIS

(Minimalausstattung: Tab 1.17 und Tab 1.18)

Tab. 1.17 Medikamente zur oralen und rektalen Verabreichung.

Genericum	Handelsnamen (Auswahl)	Indikation	Standard-dosierung
Adrenalin (Epinephrin) Inhal-Lsg./Pumpspray	Infectokrupp Inhal	allergische Reaktion, Bronchospastik	2 Sprühstöße zur Inhalation, alle 5 min wiederholen
Calcium Brausetbl.	Calcium 1000 Hexal	milde Allergie; Hyperventilation	500 mg–1000 mg
Diazepam Tr.	Valiquid/Diazepam ratio Tr.	Erregungszustand	2–5 mg
Dimeticon Susp.	Sab Simplex Susp.	Spülmittelvergiftung, Meteorismus	1–5 Teelöffel
Glukose	Traubenzucker	Hypoglykämien	4–5 Teelöffel in Wasser auflösen

Tab. 1.17 Fortsetzung.

Genericum	Handelsnamen (Auswahl)	Indikation	Standarddosierung
Nifedipin Tr.	Nifehexal Lsg.	Hypertonie	5–10 mg
Nitrogylcerin Spray	Nitrolingual Spray	Angina pectoris	2 Hub sublingual
Paracetamol	Paracetamol Hexal 125/250/500 mg	Fieber, Schmerzen	125/250/500 mg
Prednison	Rectodelt Supp.	Rectiole	30/100 mg
Salbutamol/Fenoterol Dosieraerosol	Sulbuhexal/Berotec Spray	Bronchospastik, Asthmaanfall	2 Hub zur Inhalation
Theophyllin Brausetbl.	Euphyllin quick 200	Asthmaanfall	1 Tbl. in Wasser auflösen u. trinken
Tilidin/Naloxon Tr.	Tilidalor Lsg.	starke Schmerzen	50–100 mg

Tab. 1.18 Medikamente zur parenteralen Verabreichung.

Genericum	Handelsnamen (Auswahl)	Indikation	Standarddosierung
Adrenalin	Suprarenin Amp. 1:1000 1 ml = 1 mg	Anaphylaxie; Herz-Kreislauf-Stillstand Inhalt der Amp. immer auf 10 ml verdünnen!	Anaphylaxie: 1–3–5 ml der verdünnten Lsg. i.v. Herz-Kreislauf-Stillstand: initial 10 ml der verdünnten Lsg. i.v.
Atropinsulfat	Atropin; Amp 1 ml = 0,5 mg	Bradykardie; Asystolie	1–2 Amp. i.v.
Azetylsalizylsäure	Aspisol Injektionsfl. 0,5 g	V.a. Myokardinfarkt; instabile AP; Schmerzen	0,5–1 g i.v.
Butylscopolamin	Buscopan Amp. 1 ml = 20 mg	Gallenkolik, Spasmen	1 Amp. langsam i.v.
Clemastin Dimetinden	Tavegil Amp. 5 ml = 2 mg Fenistil Amp. 4 ml = 4 mg	allergische Reaktion	1 Amp. langsam i.v. 1 Amp. langsam i.v.
Dexamethason	Fortecortin 100 mg	anaphylaktischer Schock, schwere allergische Reaktion schwerer Asthmaanfall	1 Amp. langsam i.v.
Furosemid	Furorese Amp. 2 ml = 20 mg	Lungenödem, akute Herzinsuffizienz	1–2 Amp. i.v.
Glucose 40%	Glucose 40% Amp.	Hypoglykämie	20–100 ml i.v.
Heparin-Natrium	Heparin Amp. 1 ml = 5000 IE	V.a. Myokardinfarkt; V.a. Lungenembolie; V.a. arteriellen Verschluß	1 Amp. i.v.
Lidocain	Xylocain 2% ; Amp 5 ml = 100 mg	Hochgrad. Herzrhythmusstörung: Kammertachykardie, Kammerflimmern	1 Amp. langsam i.v.
Metoclopramid	MCP Hexal Amp. 2 ml = 10 mg	Übelkeit, Erbrechen	1 Amp. langsam i.v. oder i.m.
Prednison	Rectodelt Supp.; Rectiolen 30/100 mg	Bronchospastik, Asthma bronchiale, Pseudokrupp	
Prednisolon	Solu-Decortin-H 250 mg Trockenamp.	Anaphylaxie, Status asthmaticus	1 Amp.langsam i.v.

Tab. 1.18 Fortsetzung.

Genericum	Handelsnamen (Auswahl)	Indikation	Standard-dosierung
Theophyllin	Euphylong 200 Amp. 10 ml = 200 mg	Bronchospastik, Asthmaanfall	1 Amp. langsam i.v.
Tramadol	Tramadolor 100 mg	Schmerzen	1 Amp. langsam i.v.
Triflupromazin	Psyquil; Amp. 1 ml = 10 mg	Übelkeit, Erbrechen, Unruhezustände	1 Amp. langsam i.v.
Urapidil	Ebrantil; Amp. 10 ml = 50 mg	arterielle Hypertonie	½-1 Amp. langsam i.v.
Verapamil	Verahexal; Amp. 2 ml = 5 mg	supraventrikuläre Tachykardie, Tachyarrhythmia absoluta	1 Amp. langsam i.v.

AUSSTATTUNG DER NOTARZTKOFFER

Die Basisausstattung der „Notfall-Arztkoffer“ bzw. der „Notfall-Arztkoffer für Säuglinge und Kleinkinder“ ist in DIN-Normen festgelegt. Diese Koffer müssen von jedem NEF, RTW und NAW mitgeführt werden und sollen eine Kompatibilität der verwendeten Geräte sichern. Eine darüber hinausgehende Ausstattung, welche die örtliche Gegebenheiten berücksichtigt (z.B. spezielle Vergiftungs- oder Verletzungsgefahren durch Industrie) ist natürlich möglich und sinnvoll.

Basisausstattung Notfall-Arztkoffer nach DIN 13232

(Tab. 1.19)

Die Aufteilung auf zwei Koffer (z.B. Atmung und Kreislauf) ist möglich. Einen Vorschlag zur Bestückung des Notfallkoffers mit Medikamenten macht Tabelle 1.20.

Tab. 1.19 Ausstattung Notfall-Arztkoffer nach DIN-Norm.

Respiratorisches System

- tragbare Sekretabsaugpumpe, Absaugkatheter
- Beatmungsbeutel mit Nicht-Rückatemventil, Beatmungsmasken
- Oropharyngealtuben, Nasopharyngealtuben
- Punktionskanülen für Spannungsthorax
- Laryngoskope
- Endotrachealtuben (mit und ohne Blockung)
- Führungsstäbe für Endotrachealtuben
- Magillzangen
- Tubusklemme, Blockerspritze
- Gleitmittel
- Stethoskop
- Heftpflaster

Herz-Kreislauf-System

- Blutdruckmeßgerät
- elastische Staubinde
- periphere Venenverweilkanülen
- Cava-Katheter-Sets
- Infusionslösungen, Volumenersatzmittel
- Natriumbikarbonat
- Infusionsgerät
- Einmalspritzen, Einmalkanülen

Chirurgisches Instrumentarium

- sterile Handschuhe
- Verbandstücher, Wundschnellverband
- Skalpelle
- Arterienklemme
- Mullbinden, Heftpflaster

Sonstiges

- Händedesinfektionsmittel, Hautdesinfektionsmittel
- Metallfolie (Rettungsdecke)
- Diagnostikleuchte, Reflexhammer
- Blutzucker-Teststreifen

Arzneimittel

Die Auswahl der Arzneimittel erfolgt nach der Maßgabe des verantwortlichen Arztes, die DIN-Norm gibt lediglich die Arzneigruppen vor wie z.B. Arzneimittel mit vorwiegender Wirkung auf das respiratorische/kardiozirkulatorische System, Antikonvulsiva, Antiallergika, Analgetika, Spasmolytika, Sedativa, Arzneimittel zur Intubation und Durchführung einer Narkose, Arzneimittel zur Therapie von Vergiftungen (Antidote).

Tab. 1.20 Vorschlag für Medikamenten- und Infusionsliste für den Notfallkoffer.

Handelsname	Wirkstoff	Darreichungsform	Dosis
Alupent	Orciprenalin	Ampulle 1 ml Ampulle 10 ml	0,5 mg 50 mg
Atropin 0,5 mg	Atropinsulfat	Ampulle 1 ml	0,5 mg
Aspisol	Azetylsalizylsäure	Injektionsflasche	0,5 g
Auxiloson	Dexamethason	Dosieraerosol	1 Hub = 125 µg
Beloc	Metoprolol	Ampulle	5 mg
Brevibloc	Esmolol	Ampulle 10 ml	10 mg
Bricanyl	Terbutalin	Ampulle	0,5 mg
Buscopan	Butylscopolamin	Ampulle 1 ml	20 mg
Calcium 10%	Calcium	Ampulle	0,23 mmol
Dopamin	Dopamin	Ampulle 10 ml	200 mg
Dobutrex	Dobutamin	Trockensubstanz	250 mg
Dormicurn	Midazolam	Ampulle 3 ml	15 mg
Ebrantil	Urapidil	Ampulle 10 ml	50 mg
Effortil	Etilefrin	Ampulle	10 mg
Euphylong	Theophyllin	Ampulle 10 ml	200 mg
Fenistil	Dimetinden	Ampulle 4 ml	4 mg
Fortecortin	Dexamethason	Fertigspritze 10 ml	100 mg
Furorese	Furosemid	Ampulle 2 ml	20 mg
Glucose 40%	Glukose	Ampulle 10 ml	4 g
Haldol	Haloperidol	Ampulle 1 ml	5 mg
Heparin	Heparin-Natrium	Ampulle 1 ml	5000 IE
Hypnomidate	Etomidat	Ampulle 10 ml	20 mg
Ketantest/ Ketanest S	Ketamin/(S)-Ketamin	Ampulle 5 ml Ampulle 2 ml Stechflasche	50 mg/25 mg 100 mg/50 mg 500 mg/250 mg
Lysthenon 1%	Suxamethoniumchlorid	Ampulle 5 ml	50 mg
MCP Hexal	Metoclopramid	Ampulle 2 ml	10 mg
Morphin	Morphin	Ampulle 1 ml	10 mg
Narcanti	Naloxon	Ampulle 1 ml	0,4 mg
Nifehexal	Nifedipin	Kapsel	10 mg
Nitrolingual-Spray	Nitroglycerin	Spray	1 Hub = 0,4 mg
Norcuron	Vecuronium	Trockensubstanz 4 mg	4 mg
Novodigal	Acetyldigoxin	Ampulle	(?)
Paracetamol Hexal	Paracetamol	Suppositorien 125/250/500	125 mg/ 250 mg/500 mg
Psyquil	Triflupromazin	Ampulle 1 ml	10 mg
Rectodelt Supp.	Prednison	Rectiole	30 mg/100 mg
Salbuhexal	Fenoterol	Dosieraerosol	1 Hub = 0,2 mg
Suprarenin	Epinephrin	Ampulle	(?)
Ultracarbon	Kohle, medizinische	Granulat zur Herstellung von 400 ml Suspension	50 mg
Valium	Diazepam	Ampulle	10 mg
Verahexal	Verapamil	Ampulle 2 ml	5 mg

Tab. 1.20 Fortsetzung.

Handelsname	Wirkstoff	Darreichungsform	Dosis
Tramadolor	Tramadol	Ampulle 2 ml	100 mg
Trapanal	Thiopental	Trockenampulle zu lösen in 20 ml	500 mg
Xylocain 2%	Lidocain	Ampulle 5 ml	100 mg

1.13 Checkliste Reiseberatung/Flugtauglichkeit

Angesichts der ca. 40 Millionen Deutschen, die jährlich eine Auslandsreise unternehmen – davon ca. 7 Millionen in das außereuropäische Ausland – bleibt es nicht aus, daß der Arzt immer häufiger von seinen Patienten zur Art und Umfang Ihrer Reisetauglichkeit befragt wird. Die untenstehenden Richtlinien sollen dabei helfen, die Aussagen zur Reisetauglichkeit nicht nur auf eine juristisch und ethisch solide Basis zu stellen, sondern auch einheitliche und inhaltlich fundierte Empfehlungen geben zu können (Tab. 1.21–1.26).

Tab. 1.21 Empfehlungen zur Dauer von Flugverboten nach operativen Eingriffen.

Bauchraum	
Appendektomie	10 Tage
Herniotomie	10 Tage
Pneumoperitoneum	6 Wochen
gastrointestinale Blutung	2–3 Wochen
CHE (Cholezystektomie)	6 Wochen
Gastrektomie	6 Wochen
Darmresektion	6 Wochen
sonstige viszeralchirurgische Eingriffe	10 Tage
Nephrektomie	6 Wochen
TUR (Transurethrale Prostataresektion)	3 Wochen
ESWL (Extrakorporale Stoßwellenlithotripsie)	8–10 Tage
diagnostische Laparotomie	3 Tage, kein Restgas intraabdominell (sonographische Kontrolle)
laparoskopische Eingriffe allgemein	mindestens 10 Tage, kein Restgas intraabdominell (sonographische Kontrolle)
endoskopische Polypektoryile	1 Woche
Brustraum	
diagnostische Thorakotomie	1 Woche
Lobektomie	12 Wochen
Pneumektomie	6–9 Monate
Gefäßoperation	
Aneurysma	1 Woche
periphere Gefäßoperation	12 Wochen
PTA (periphere Ballondilatation)	3 Tage
Herz	
Angioplastie (Ballondilatation)	3 Tage
• mit Stenteinlage	3 (14) Tage
herzchirurgischer Eingriff (CABG bzw. Bypass, Klappen, Septumdefekte, Transpositionen)	2–3 Wochen (ggf. 10 Tage nach Rückfrage beim behandelnden Kardiochirurgen und med. Dienst)
Schädel	
Pneumenzephalus (z. B. Liquorfistel)	Kein Flug
Tumorexstirpation	6–12 Monate
Angioplastiken	6–12 Monate
SDH/EDH (subdurales oder epidurales Hämatom)	6 Wochen (danach Arztbegleitung)

Tab. 1.21 Fortsetzung.

HNO	
Operationen im Mittelohrbereich	10 Tage
Tonsillektomie	2–3 Wochen (Kinder evtl. bereits nach 7 Tagen)
Unterkieferdrahtfixation	nicht flugreisetauglich, ggf. tauglich, wenn Drahtschneider oder Schnelllösevorrichtung
Augen	
Netzhautblutung	1 Monat
• schwer	3 Monate
• frisch	Beurteilung durch Facharzt
Kataraktoperation	4 Wochen
Netzhautablösung	bei Gasplombe bis zur vollständigen Resorption nicht flugreisetauglich
penetrierende Augenverletzungen	7 Tage
intraokuläre Eingriffe	7 Tage

Tab. 1.22 Empfehlungen zur Dauer von Flugverboten nach Frakturen, bei Anämie und Infektionserkrankungen.

Flugreisetauglichkeit nach Frakturen	
Flüge < 2 h	24 h, bei gespaltenem Gips oder Gipsschiene
Flüge > 2 h	48 h, bei gespaltenem Gips oder Gipsschiene
Flugreisetauglichkeit bei Anämien	
Hb < 9–10	nicht flugreisetauglich, evtl. Auftransfusion, O_2-Gabe während des Flugs
Sichelzellanämie, Sichelkrise	10 Tage
Flugreisetauglichkeit bei Infektionskrankheiten	
allgemein	im akuten Stadium nicht flugreisetauglich
Sinusitis und Otitis media	im akuten Stadium nicht flugreisetauglich
offene Tuberkulose	nicht flugreisetauglich
anbehandelte Tuberkulose	nach Sputurilkonversion oder 14 Tage tuberkulostatischer Therapie

Tab. 1.23 Flugreisetauglichkeit bei Herz-Kreislauf-Erkrankungen.

KHK	
• CCS I (keine Beschwerden)	keine Einschränkung
• CCS II (Beschwerden bei 30–100 W)	im Allgemeinen flugreisetauglich
• CCS III (Beschwerden bei 50 W über 1 min)	bedingt flugreisetauglich, O_2
• CCS IV (Beschwerden in Ruhe)	ausnahmsweise flugreisetauglich, ärztl. Begleitung, O_2
• instabile Angina Pectoris	keine Flugreisetauglichkeit
Myokardinfarkt	
• unkompliziert/leicht	6 Wochen, ggf. 10 Tage (nach Rücksprache mit behandelndem Kardiologen)
• schwer	10 Wochen (wenn ohne Begleitung)
Angioplastie (Ballondilatation)	3 Tage
• mit Stenteinlage	3 (14) Tage
Herzchirurgischer Eingriff (CABG, Klappen, Septumdefekte, Transpositionen)	2–3 Wochen (ggf. 10 Tage nach Rückfrage beim behandelnden Kardiochirurgen)
Herzinsuffizienz	
• NYHA I (keine Beschwerden)	keine Einschränkung
• NYHA II (Beschwerden bei stärkerer körperlicher Belastung)	im allgemeinen flugreisetauglich
• NYHA III (Beschwerden bei leichter körperlicher Belastung)	bedingt flugreisetauglich, O_2
• NYHA IV (Beschwerden in Ruhe)	nur ausnahmsweise flugreisetauglich, sofern ärztl. Begleitung und O_2
• dekompensiert	keine Flugreisetauglichkeit

Tab. 1.23 Fortsetzung.

Cor pulmonale	nur bedingt flugreisetauglich, ggf. O_2
Schrittmacher	Flugreisetauglich nach vorheriger Kontrolle, Schrittmacherausweis wg. Sicherheitskontrolle mitführen
AICD (automatic implantabie cardioverter defibrillator)	Flugreisetauglich nach vorheriger Kontrolle (Firmenniederlassung im Urlaubsland sollte bekannt sein bei evtl. Problemen)
AV-Block ab Grad III	keine Flugreisetauglichkeit
bradykarde Rhythmusstörungen • mit Synkopen	 keine Flugreisetauglichkeit
SA-/AV-Block	bedingt flugreisetauglich je nach Kammerfrequenz (kardiologische Beurteilung), ggf. O_2
supraventrikuläre Arrhythmien (SVT, WPW)	bedingt flugreisetauglich, anfallskupierende Medikation griffbereit im Handgepäck
ventrikuläre Rhythmusstörungen • < Lown IIIb • ≥ Lown IIIb	 im allgemeinen flugreisetauglich (cave Aggravierung durch Hypoxämie! Ggf. Hypoxietest) nicht flugreisetauglich
maligne Arrhythmien	nicht flugreisetauglich
arterieller Hypertonus • RR > 200/120 mmHg	je nach Sekundärkomplikationen keine Flugreisetauglichkeit
Myokarditis, Endokarditis	bedingt flugreisetauglich je nach Klinik und kardiologischer Beurteilung
Perikarditis	4 Wochen
Vitien/mechan. Bioprothese, Septumdefekte	im allgemeinen flugreisetauglich, wenn bei leichter Belastung beschwerdefrei

Tab. 1.24 Flugreisetauglichkeit bei HNO-Erkrankungen.

akute Otitis media	nicht flugreisetauglich
akute Sinusitis	nicht flugreisetauglich
Operationen im Mittelohrbereich	10 Tage
Tonsillektomie	7 Tage bei Kindern, 3 Wochen bei Erwachsenen (höheres Nachblutungsrisiko)
Unterkieferdrahtfixation	nicht flugreisetauglich, ggf. tauglich, wenn Drahtschneider oder Schnellösevorrichtung

Tab. 1.25 Flugreisetauglichkeit bei neurologischen Erkrankungen.

schwere Commotio	neurologische Beurteilung
Zerebralsklerose	nur mit Begleitperson (cave Ischämiereaktion, Desorientiertheit)
apoplektischer Insult • rezidivierend	10 Tage bis 6 Wochen nach Primärereignis, je nach Klinik keine Flugreisetauglichkeit
Subarachnoidalblutung	10 Tage
zerebrales Anfallsleiden • nach Grand-mal-Anfall	Attest des behandelnden Arztes nötig, evtl. Sedierung vor Flug, evtl. antiepileptische Medikation steigern 24 h
multiple Sklerose	je nach Klinik (s. u. Behinderungen)
Querschnittslähmung • Tetraplegie	nach Rehabilitation abhängig von Residualzustand evtl. flugreisetauglich je nach Klinik (s. u. Behinderungen)
Bandscheibenprolaps	je nach Klinik (s. u. Behinderungen)

Tab. 1.26 Flugreisetauglichkeit bei Schwangerschaft, für Neu- und Frühgeborene.

Schwangerschaft	bei komplikationslosem Verlauf bis zur 36. SSW Flug ohne Einschränkungen möglich
• komplizierte Schwangerschaft	bis zur 32. Woche flugreisetauglich
• letzter Monat	keine Flugreisetauglichkeit
• Risikoschwangerschaft	keine Flugreisetatiglichkeit
• habituelle Abortneigung	keine Flugreisetauglichkeit
Neugeborene	48 h, wenn komplikationslose Geburt
Frühgeborene	keine Flugreisetauglichkeit

1.14 Arzt und Recht

1.14.1 Blutalkohol und Arzt

Die Blutentnahme ist ein Eingriff, der nach Straftaten von der Staatsanwaltschaft und von der Polizei angeordnet werden kann. Häufigster Grund ist die Feststellung der Fahrtüchtigkeit bzw. deren Beeinflussung durch Alkohol-, Medikamenten- oder Drogenkonsum. Ein Tatverdächtiger muß die Entnahme durch den Arzt dulden, sie kann auch unter Zwang erfolgen. Die Untersuchungen und die Entnahme von Blutproben dürfen stets nur von einem Arzt vorgenommen werden.

Verpflichtet zu einer Blutentnahme sind nur Klinikärzte, bei denen eine entsprechende Vereinbarung im Dienstvertrag vorhanden ist. Ist dies nicht der Fall – also für jeden niedergelassenen Arzt geltend – kann die Blutentnahme abgelehnt bzw. im Fall der Blutentnahme eine Rechnung gestellt werden (entsprechende Formulare werden von der Polizei mitgebracht).

BEACHTE **Die Annahmediagnose Trunkenheit kann zum Übersehen anderer lebensbedrohlicher Erkrankungen oder Verletzungen führen! Bei jeder Bewußtseinsstörung muß differentialdiagnostisch auch an eine Hypoglykämie gedacht werden. Deshalb immer BZ-Bestimmung zur Sicherheit durchführen! Nach Unfällen Alkoholisierter ist genau zu überprüfen, ob Hinweise für ein Schädel-Hirn-Trauma vorliegen!**

BLUTPROBENENTNAHME

Die Blutentnahme erfolgt möglichst mittels eines Vakuum-Blutentnahmesystems (z.B. Venüle® oder Biotube®), das von der Polizei mitgebracht wird. Dabei ist zu beachten:

- Die Hautdesinfektion darf nicht mit alkoholischer Lösung erfolgen. Dem Entnahmeset liegen deshalb stets Sublimat- oder Oxycyanat-Tupfer bei.
- Das Blutentnahmesystem funktioniert nach dem Vakuumprinzip, eine Kontamination des Untersuchungsmaterials ist so nicht möglich, ein Umfüllen entfällt.
- Die Blutentnahme ist möglichst durch eine sog. ärztliche Berauschungsprüfung zu ergänzen. Diese besteht in dem Ausfüllen eines Fragebogens und der Durchführung von orientierenden Koordinationstests (Finger-Finger-Probe, Nasen-Finger-Probe, Kontrolle von Gangbild und Drehnystagmus, Schriftprobe, Romberg-Versuch).
- Bei Leichen hat die Blutentnahme stets aus einer freigelegten Oberschenkelvene (V. femoralis) (nicht aus blutenden Wunden oder Blutlachen!) zu erfolgen.

Eine grobe Orientierung über den Zusammenhang zwischen Blutalkohol und Trunkenheitssymptomen geben die nachfolgenden Richtwerte:

0–0,5‰	nicht betrunken
0,5–1,0‰	zur Hälfte funktionelle Einbußen
0,5–1,5‰	gestörte Konzentration
1,5–2,0‰	betrunken
2,0–3,0‰	teilweise schwere Vergiftung
3–5‰	Koma, vitale Gefährdung möglich
5‰	letale Dosis (Alkoholintoxikation)

MEMO

Der stündliche Abfall der Blutalkoholkurve beträgt mindestens 0,1‰ pro Stunde. Eine absolute Fahruntüchtigkeit für ein motorisiertes Kraftfahrzeug besteht ab 1,1‰ und wird – auch ohne Unfall – als Straftat gewertet (z.B. mindestens 12 Monate Führerscheinentzug!). Werte zwischen 0,5 und 1,1‰ werden – ohne Unfall – als Ordnungswidrigkeit eingestuft. Im Falle eines Unfalls können sich bereits Werte ab 0,3‰ als nachteilig/strafbar für den Unfallbeteiligten auswirken!
Für Drogen (Cannabis, Heroin, Morphin, Kokain, Ecstasy) am Steuer gilt seit 1998 ein nahezu generelles Verbot, Verstöße werden wie Alkoholverstöße bei der 0,5‰ Regelung geahndet.

Der Drogennachweis wird in aller Regel über Urinproben durchgeführt, diese können auch ohne ärztliche Anwesenheit/Überwachung von der Polizei gefordert werden.

1.14.2 Aufklärungspflicht

Es besteht eine ethische und rechtliche Verpflichtung des Arztes zur Aufklärung des Patienten über diagnostische und therapeutische Maßnahmen und deren Risiko.

TIP

Jede Art der ärztlichen Einwirkung auf einen Menschen kann im rechtlichen Sinne als eine Körperverletzung gewertet werden, die durch eine rechtswirksame Einwilligung des Patienten gedeckt sein muß. Rechtswirksamkeit besteht aber nur dann, wenn der Patient durch die Information des Arztes eine Entscheidung für oder gegen die Behandlung abwägen kann.

PRAXIS DER AUFKLÄRUNG

- Der Patient muß höchstpersönlich aufgeklärt werden.
- Die Aufklärung muß rechtzeitig erfolgen, d.h., der Patient muß zum Zeitpunkt der Aufklärung noch in vollem Besitz seiner Erkenntnis- u. Entscheidungsfähigkeit sein (Ausnahme: z.B. Bewußtlosigkeit).
- Stil u. Ausdrucksweise der Aufklärung müssen dem Alter und Bildungsstand des Patienten angepaßt sein.

Eine Aufklärungspflicht kann nur dann entfallen,

- wenn der Patient erklärtermaßen oder stillschweigend auf eine Aufklärung verzichtet (schriftliche Dokumentation!).
- wenn eine Verständigung mit dem Patienten nicht möglich ist (z.B. bei Bewußtlosigkeit), die Behandlung aber nicht verzögert werden kann; im letzteren Fall wird von der mutmaßlichen Einwilligung des Patienten ausgegangen.

BEACHTE

Die Aufklärung hat außer in Notfällen zumindest einen Tag vor einem Eingriff und auf keinen Fall nach der Prämedikation zu erfolgen.

Die wichtigsten Inhalte der Aufklärung und die Tatsache, daß eine Aufklärung erfolgte, sollten schriftlich festgehalten (am besten auf entsprechenden Formblättern) und vor Zeugen vom Patienten durch Unterschrift bestätigt werden. Kinder und Jugendliche zwischen dem 14. und 18. Lebensjahr können selbst einwilligen, sofern sie fähig sind, die Bedeutung der Maßnahme zu erkennen. Ansonsten ist ebenso wie bei entmündigten Patienten die Einwilligung des Erziehungsberechtigten/Vormundes einzuholen.

BEACHTE

Nach neuerer Rechtsprechung werden bei planbaren größeren Eingriffen die Aufklärung und die Einwilligung beider Elternteile empfohlen.

DIAGNOSEAUFKLÄRUNG

Die *Pflicht zur Aufklärung* über die Diagnose besteht bei ausdrücklichem Wunsch des Patienten oder wenn die Unkenntnis der Diagnose den Patienten in seiner weiteren Entwicklung erheblich behindert.

1.14.3 Schweigepflicht

Die Schweigepflicht ist die für Ärzte, Zahnärzte, Apotheker und ärztliches Hilfspersonal geltende Verpflichtung zur Verschwiegenheit über alles ihnen bei Ausübung ihres Berufes Bekanntgewordene. Sie gilt insbesondere für alle Informationen über den Gesundheitszustand, für wirtschaftliche, berufliche und private Angelegenheiten des Patienten.

- Die Schweigepflicht gilt gegenüber jedermann, also auch gegenüber den Angehörigen volljähriger Patienten oder Ärzten, die nicht mit der Behandlung befaßt sind.
- Bei Minderjährigen ist abzuwägen, in welchem Umfang die Sorgeberechtigten über Geheimnisse des Patienten zu informieren sind.
- Der gesetzlichen Krankenkasse hat der Arzt nur zu offenbaren, was zur Prüfung der Leistungspflicht notwendig ist.
- Gegenüber dem Arbeitgeber kann nur der Patient von der Schweigepflicht befreien.
- Die Schweigepflicht gilt auch nach dem Tode des Patienten fort.

MEMO

Es gibt gesetzliche Bestimmungen (Meldepflichten), die den Arzt zur Offenbarung eines Patientengeheimnisses zwingen: bei Seuchen und übertragbaren Krankheiten nach dem Infektionsschutzgesetz, bei Geschlechtskrankheiten, wenn sich der Patient der Behandlung entzieht, bei Körperbehinderung von Minderjährigen, wenn ihre Behandlung vernachlässigt wird, bei Berufskrankheiten und -unfällen, bei einem drohenden Tötungsdelikt, bei der Leichenschau bei V. a. auf unnatürlichen Tod.

1.14.4 Infektionsschutzgesetz

Seit dem 1.1.2001 ist ein neues Infektionsschutzgesetz (IfSG) in Kraft, das nun zwischen Krankheiten und Krankheitserregern differenziert. Dadurch konnte die Liste der namentlich meldepflichtigen Erkrankungen von 40 auf etwa die Hälfte reduziert werden, weiterhin wurde dadurch die Hauptlast der Meldepflicht auf Laboratorien und Untersuchungsstellen verlagert (Tab 1.27).

Tab. 1.27 Meldepflichtige Krankheiten nach § 6 IfSG.

Meldepflichtige Krankheiten nach § 6 IfSG (Meldung innerhalb von 24 h an das zuständige Gesundheitsamt!)	
1. Bei Krankheitsverdacht, Erkrankung und Tod: • Botulismus • Cholera • Diphterie • humane spongiforme Enzephalopathie (außer familiär-hereditäre Formen) • akute Virushepatitis • enteropathisches hämolytisch-urämisches Syndrom (HUS) • virusbedingtes hämorrhagisches Fieber • Masern • Meningokokken-Meningitis oder -Sepsis • Milzbrand • Poliomyelitis • Pest • Tollwut • Typhus abdominalis/Paratyphus • Tuberkulose	2. Akute infektiöse Magen-Darm-Erkrankungen oder Lebensmittelvergiftungen, bei • im Lebensmittelbereich Beschäftigten • Häufungen (zwei oder mehr Fälle) 3. Verdacht auf eine über das übliche Ausmaß hinausgehende Impfreaktion 4. Verletzung durch ein tollwutkrankes oder -verdächtiges Tier sowie Berühren eines solchen Tieres 5. Andere Erkrankungen, wenn sie bedrohlich sind oder gehäuft auftreten

1.14.5 Checkliste Rezept/Betäubungsmittelrezept

REZEPTAUSSTELLUNG

Verschreiben dürfen Ärzte, Zahnärzte und Tierärzte. Spezielle Vordrucke sind nur für Krankenkassen- und Betäubungsmittelrezepte Vorschrift. Ein Rezept umfaßt:

- Vor-, Zuname, Krankenkasse und Anschrift des Patienten
- Name, Berufsbezeichnung, Anschrift des Verschreibenden (Stempel), eigenhändige Unterschrift und Datum
- das Kürzel „Rp." (nicht vorgeschrieben)
- Name des Arzneimittels, Darreichungsform (z.B. Tabl., Saft, Supp.), Menge des Wirkstoffs (z.B. 1 mg) pro abgeteilter Arzneiform, Stückzahl (in Zahlen oder z.B. 1 OP bzw. N1 als kleinste Packungseinheit)

VORAUSSETZUNGEN FÜR DAS VERSCHREIBEN VON BETÄUBUNGSMITTELN

Alle Personen, die zur Ausübung des ärztlichen Berufs berechtigt sind, dürfen im Rahmen der ärztlichen Behandlung Betäubungsmittel für den Bedarf eines Patienten, für die Praxis oder für eine Krankenhausstation verschreiben.

ANFORDERUNG VON BTM-REZEPTEN/BTM-ANFORDERUNGSSCHEINEN

Betäubungsmittelrezepte und -anforderungsscheine (Abb. 1.28) sind amtliche Formblätter, die ausschließlich vom Bundesamt für Arzneimittel und Medizinprodukte herausgegeben werden und von dort vom niedergelassenen Arzt (Rezepte) bzw. vom ärztlichen Leiter einer Klinik (Anforderungsscheine) unter Nachweis der Funktion und der Approbation (beglaubigte Kopie bei erster Anforderung) kostenlos angefordert werden können. Anforderungen sind zu richten an

Bundesinstitut für Arzneimittel und Medizinprodukte, Bundesopiumstelle
Friedrich-Ebert-Allee 38, 53113 Bonn
Tel: 0228 207511 (Zentrale) 0228 2075150 (Information) Fax: 0228 2075210

Erst-Anforderung von Betäubungsmittelrezepten
(Bitte Hinweise und Erläuterungen auf der Rückseite beachten!)

Nur für Vermerke des BGA

Ich bitte um Zusendung von Betäubungsmittelrezepten unter der folgenden Anschrift Ⓐ

Hausmann — Name, ggf. Geburtsname | Dr. med. — Titel
Jörg — Vorname (Rufname) | 10.11.50 — Geburtsdatum | abgegeben am
Neustraße 10 — Straße, Hausnummer
60123 — PLZ | Frankfurt/M. — Ort | 069/987456 — Telefon der Praxis, Klinik usw.

Ich bin aufgrund meiner
☒ Approbation/Bestallung vom 10.07.76
erteilt durch Regierungspräsident NRW
nach deutschem Recht Ⓑ (Bundesärzteordnung / Gesetz über die Ausübung der Zahnheilkunde /Bundestierärzteordnung)
☐ bis zum ______ befristeten Erlaubnis,
erteilt durch ______

berechtigt zur Ausübung
☒ des ärztlichen Berufs
☐ der Zahnheilkunde
☐ des tierärztlichen Berufs

In eigener Praxis — Art der Berufsausübung Ⓒ
Allgemeinmedizin — ggf. Fachrichtung bzw. Gebietsbezeichnung Ⓓ

An das
Bundesgesundheitsamt
Institut für Arzneimittel
Bundesopiumstelle
Genthiner Straße 38
1000 Berlin 30

4.7.01 — Datum | Jörg Hausmann — Eigenhändige ungekürzte Unterschrift Ⓔ

Abb. 1.28 Anforderungsschein für BtM-Rezepte.

Das BtM-Rezept für die Praxis (Abb. 1.29) entspricht in seinem Aufbau im wesentlichen einem Standardkassenrezept, weist aber eine besondere Farbgebung (weißes Papier mit orangefarbenem Druck) auf und besteht aus drei Teilen: Original (Teil I) und zwei Durchschlägen (Teil II und III).

- Teile I und II werden dem Patienten zur Vorlage in der Apotheke ausgehändigt.
- Teil III verbleibt beim Arzt (3 Jahre aufbewahren und auf Verlangen der zuständigen Landesbehörde zur Einsicht zusenden).

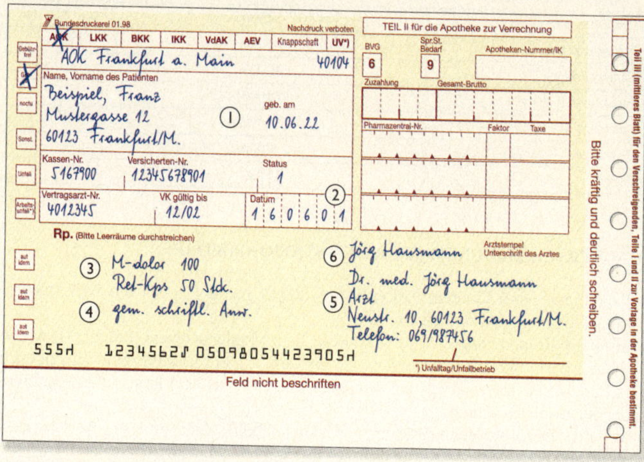
Bundesdruckerei 01.98
Nachdruck verboten
AOK | LKK | BKK | IKK | VdAK | AEV | Knappschaft | UV*)
AOK Frankfurt a. Main 40104
Gebühr frei
noctu
Sonst.
Unfall
Arbeitsunfall*)
Name, Vorname des Patienten
Beispiel, Franz
Mustergasse 12
60123 Frankfurt/M.
geb. am 10.06.22
① ②
Kassen-Nr. 5167900
Versicherten-Nr. 12345678901
Status 1
Vertragsarzt-Nr. 4012345
VK gültig bis 12/02
Datum 1 6 0 6 0 1
Rp. (Bitte Leerräume durchstreichen)
aut idem
③ M-dolor 100 Ret-Kps 50 Stck.
④ gem. schriftl. Anw.
⑥ Jörg Hausmann
Arztstempel Unterschrift des Arztes
⑤ Dr. med. Jörg Hausmann Arzt Neustr. 10, 60123 Frankfurt/M. Telefon: 069/987456
555H 1234562J 050980544239005H
*) Unfalltag/Unfallbetrieb
Feld nicht beschriften
TEIL II für die Apotheke zur Verrechnung
BVG 6
Spr.St. Bedarf 9
Apotheken-Nummer/IK
Zuzahlung
Gesamt-Brutto
Pharmazentral-Nr.
Faktor
Taxe
Bitte kräftig und deutlich schreiben.
Teil III (mittleres Blatt) für den Verschreibenden, Teile I und II zur Vorlage in der Apotheke bestimmt.

Abb. 1.29 BtM-Rezept für die Praxis.

Handschriftlich muß auf den BtM-Rezepten nur noch die Unterschrift des Arztes sein, alle anderen Angaben (Patientendaten, Ausstellungsdatum, Arzneimittelbezeichnung, Darreichungsform, Gebrauchsanweisung bzw. Einnahmeverordnung, Name und Anschrift des Arztes) können maschinenschriftlich oder per Computerausdruck erstellt werden.

MEMO BEACHTE

Beim BtM-Rezept sind die Höchstmengen für den Zeitraum innerhalb von 30 Tagen zu beachten: z.B. 20 000 mg Morphin pro Patient für den Zeitraum von bis zu 30 Tagen, bei Überschreitungen muß das Rezept mit dem Buchstaben „A“ (Ausnahme) versehen werden. Innerhalb von 30 Tagen dürfen auf einem BtM-Rezept bis zu zwei Betäubungsmittel kombiniert werden.

Eine komplette Liste der BtMVV-pflichtigen Medikamente und ihrer verordnungsfähigen Höchstmengen findet sich in den violetten Seiten der „Roten“ bzw. der „Gelben Liste“.

BTM-VERSCHREIBUNG FÜR DEN PRAXISBEDARF

- Die BtM-Verschreibung für den Praxisbedarf erfolgt auf normalem BtM-Rezept.
- Es ist keine Gebrauchsanweisung erforderlich.
- Es gelten die monatlichen Verschreibungshöchstmengen (Tab. 1.28).

Tab. 1.28 Verschreibungshöchstmengen ausgewählter BtM-Rezept-pflichtiger Schmerzmittel.

Schmerzmittel	Verschreibungshöchstmenge (mg/30 d)
Buprenorphin (Temgesic®)	150
Hydromorphon (Dilaudid®)	600
Levomethadon	1500
Morphin (z. B. M-dolor®)	20000
Opium, eingestelltes	4000
Opiumextrakt	2000
Opiumtinktur	40000
Pentazozin (Fortral®)	15000
Pethidin (Dolantin®)	10000
Piritramid (Dipidolor®)	6000
Tilidin	18000

BTM-VERSCHREIBUNGEN FÜR DEN STATIONSBEDARF

- Betäubungsmittel für den Stationsbedarf dürfen nur auf speziellen BtM-Anforderungsscheinen verschrieben werden.
- Anforderungsberechtigte Ärzte (Krankenhaus-, Abteilungsleiter) dürfen BtM-Anforderungscheine nur als ganze Hefte (30 Belegsätze) an die Leiter von Teileinheiten (z. B. Stationsärzte) weitergeben. Hierüber ist ein formloser, 3 Jahre aufzubewahrender Nachweis zu führen.
- Auf den BtM-Anforderungsscheinen dürfen mehrere Zeilen für das Verschreiben eines Betäubungsmittels verwendet werden, Leerzeichen sind zu streichen.
- Im Gegensatz zur BtM-Verschreibung in der Praxis gibt es für den Stationsbedarf keine Verschreibungshöchstmengen!
- Wie bei den BtM-Rezepten können mit der 10. Novellierung der BtMVV erkennbare Fehler auf Anforderungsscheinen korrigiert werden. Die Korrekturen müssen auf allen 3 Teilen des Anforderungsscheines durchgeführt und jeweils durch den verschreibenden Arzt mit seiner Unterschrift bestätigt werden.

NOTFALL-REZEPTE (Abb.1.30)

- In einem Notfall darf der Arzt die dem Notfall entsprechende Menge starker Opioide auf einem Normal-Rezept verschreiben.
- Das Rezept ist mit der Aufschrift „Notfall-Verschreibung“ zu kennzeichnen.
- Der Arzt ist verpflichtet, der abgebenden Apotheke unverzüglich ein BtM-Rezept nachzureichen.
- Dieses Rezept ist vom Arzt mit dem Buchstaben „N“ zu kennzeichnen.

NACHWEIS ÜBER VERBLEIB UND BESTAND

Der Arzt ist verpflichtet, einen lückenlosen Nachweis über den Zugang und die Abgänge von Betäubungsmitteln zu führen.
Wichtig: Für jedes Betäubungsmittel sowie für jede Darreichungsform und Wirkstärke eines Betäubungsmittels ist ein separater Nachweis zu führen!
Zur Nachweisführung stehen wahlweise Karteikarten oder EDV-gestützte Formulare zur Verfügung. Die Eintragungen selbst können vom Personal durchgeführt werden, die Prüfung auf Richtigkeit obliegt dem jeweils verantwortlichen Arzt. Die Prüfung erfolgt monatlich und wird mit Namenszeichen und Prüfdatum dokumentiert.
Alle Aufzeichnungen (Karteikarten oder EDV-Ausdrucke) sind vom Arzt 3 Jahre, von

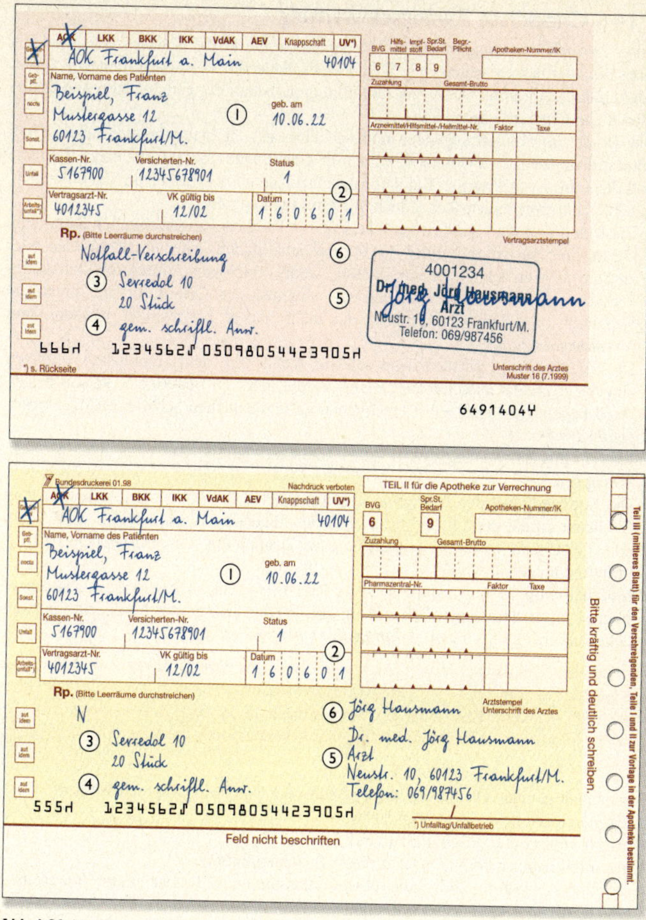

Abb. 1.30 Notfall Verschreibung.

der letzten Eintragung gerechnet, aufzubewahren und auf Verlangen der zuständigen Behörde zur Prüfung vorzulegen.

Zu beziehen sind diese amtlichen Formblätter bei:

Bundesanzeiger Verlagsgesellschaft mbH Postfach 10 05 34, D-50445 Köln

AKTUELLSTE NEUERUNGEN IN DER BTM-NOVELLE VOM 1.7.2001

Ärzte dürfen die von ihnen ausgestellten Rezepte für Alten- und Pflegeheime selbst in der Praxis vorlegen oder an Praxismitarbeiter delegieren und die Präparate in Empfang nehmen. Auf diese Weise kann der Arzt bei solchen Patienten, denen ein verantwortungsvoller Umgang mit den Arzneimitteln nicht zuzutrauen ist (z.B. altersverwirrte Patienten) den direkten Zugriff auf die BtM-pflichtigen Arzneien verhindern.

1.14.6 Checkliste Zwangseinweisung

Unter Zwangseinweisung versteht man die Aufnahme in die geschlossene Abteilung eines Krankenhauses gegen den Willen eines Patienten bei angenommener Selbst- oder Fremdgefährdung. Die Zwangsunterbringung bedarf der gerichtlichen Anordnung (durch Ländergesetze geregelt).

Die *Landesunterbringungsgesetze* unterscheiden sich in dem vorgeschriebenen administrativen Weg, dem Gesetzestext, den Bestimmungen über die stationäre Therapie und die vom psychiatrischen Krankenhaus einzuhaltenden Fristen zum Teil erheblich. Inhaltlich entsprechen sie sich jedoch in folgenden Punkten:

- Die Unterbringung von Personen, die an einer Psychose, an psychischen Störungen, die in ihrer Auswirkung einer Psychose gleichkommen, einer Suchtkrankheit oder an Schwachsinn leiden, ist nur zulässig, wenn und solange durch ihr krankhaftes Verhalten gegen sich oder andere eine gegenwärtige Gefahr für die öffentliche Sicherheit oder Ordnung besteht, die nicht anders abgewendet werden kann (*Fremdgefährdung*).
- Die Unterbringung ist auch dann zulässig, wenn nach dem krankhaften Verhalten eine nicht anders abwendbare Gefahr besteht, daß die betreffende Person Selbstmord begeht oder sich selbst erheblichen gesundheitlichen Schaden zufügt (*Eigengefährdung*).
- Jede Zwangseinweisung bedarf eines ärztlichen Attests, das nicht älter als vom Vortag sein darf.
- Die Notwendigkeit der Zwangseinweisung muß bei der stationären Aufnahme vom Klinikarzt erneut geprüft und bis 24 Uhr des folgenden Tages aufgehoben werden, falls nicht vom zuständigen Gericht eine Zustimmung zur einstweiligen Unterbringung mitgeteilt wurde.
- Innerhalb von 10 Tagen muß, falls der Patient noch nicht inzwischen entlassen ist oder sich zur freiwilligen Behandlung entschieden hat, in der Klinik eine persönliche *Anhörung durch den zuständigen Amtsrichter* erfolgen.

BEACHTE

Das Zeugnis des einweisenden Arztes erfordert eine persönliche Untersuchung des Patienten und darf sich nicht nur auf die Angaben von Angehörigen oder Nachbarn beschränken. Die Untersuchungsbefunde und die Diagnose müssen wörtlich und für den Amtsrichter nachvollziehbar und überzeugend aufgeführt werden.

Beispielhaft gängige Diagnosen, die eine sofortige Unterbringung rechtfertigen:

- Suizidversuch bzw. akute Suizidalität
- psychomotorischer Erregungszustand
- paranoid-halluzinatorisches Syndrom (z.B. Schizophrenie)
- delirantes Syndrom und akute Bewußtseinsstörung (z.B. bei akuter Intoxikation durch Alkohol, Tabletten oder Drogen)
- Verwahrlosung
- stuporöses Syndrom.

1.14.7 Checkliste Leichenschau/Totenschein/Obduktion

Zur Todesfeststellung wird das Vorliegen *sicherer Todeszeichen* (Totenstarre, Totenflecken und Leichenfäulnis) gefordert. Bewußtlosigkeit, Atemstillstand, Pulslosigkeit, Reflexlosigkeit, Auskühlung und sogar ein Null-Linien-EKG werden in der Rechtsmedizin als *unsichere Todeszeichen* gewertet (Tab. 1.29).

TOTENBESCHEINIGUNG (LEICHENSCHAUSCHEIN)

Der Leichenschauschein ist ein landesrechtliches Dokument (Bundesländer haben unterschiedliche Formulare!), das von dem Arzt, der die Leichenschau vornimmt,

Tab. 1.29 Sichere Todeszeichen.

sichere Todeszeichen	Kennzeichen
Totenstarre	Auftreten nach ca. 30 min bis zu 2 h, häufig zuerst an den Kiefergelenken, volle Ausprägung nach ca. 8 h
Totenflecken	Auftreten frühestens nach ca. 30 min an abhängenden Körperpartien oder im Nacken, Konfluieren nach ca. 2 h, umlagerbar bis zu 6 h
Leichenfäulnis	Beginn häufig am Unterbauch (Grünverfärbung), Auftreten stark temperaturabhängig

ausgefüllt werden muß. Er besteht aus einem *offenen Teil für amtliche Zwecke* und einem *vertraulichen Teil für medizinische Angaben* zur Todesursache (dieser Teil ist die Grundlage für die amtliche Todesstatistik!).

Der *offene Teil* enthält üblicherweise folgende Angaben:
- Personalien des Toten (Name, bei Frauen auch Geburtsname, Vorname, Geburtsdatum, Geburtsort, Wohnort)
- Ort und Zeitpunkt des Todes bzw. der Todesfeststellung
- Anhaltspunkte für übertragbare Krankheit i. S. des Infektionsschutzgesetzes
- Anschrift und Unterschrift des Arztes.

Der *vertrauliche Teil* enthält üblicherweise folgende Angaben:
- Todesursache
- Natürlicher Tod? Nichtnatürlicher Tod? Ungeklärte Todesursache?

BEACHTE **Die neuen Bestattungsverordnungen (z.B. in Baden-Württemberg seit dem 1.11.2000 in Kraft getreten, in Bayern ab 01.07.2001) schreiben vor, daß sich der Arzt durch eine gründliche Untersuchung der entkleideten Leiche bei ausreichender Beleuchtung Gewißheit über den Eintritt des Todes, über Todeszeitpunkt, Todesursache und Todesart zu verschaffen hat. Falls dies am Auffindungsort der Leiche nicht möglich ist, kann eine Überführung an einen geeigneten Ort durchgeführt werden, sofern es sich um eine natürliche Todesursache gehandelt hat.**

TIP Ist im Rahmen *einer notärztlichen Tätigkeit* außerhalb des Krankenhauses eine Todesbescheinigung auszufüllen, so empfiehlt es sich bei Unkenntnis der Vorgeschichte, zunächst nur eine *vorläufige Todesbescheinigung* auf einem nicht amtlichen Formular auszufüllen. Die endgültige Leichenschau sollte dann von dem bisher behandelnden Arzt (z.B. Hausarzt) durchgeführt werden. Bei unklaren oder unnatürlichen Todesursachen soll dann von der Staatsanwaltschaft entschieden werden, ob eine Sektion angeordnet werden muß.

Für Notärzte und Ärzte des Ärztlichen Bereitschaftsdienstes z.B. in Bayern und Baden-Württemberg gibt es konkret die Möglichkeit, eine „Vorläufige Todesbescheinigung" auf speziellen Formblättern auszustellen. Wenn eine Vorläufige Todesbescheinigung ausgestellt wurde, dann muß die Person, welche die Leichenschau veranlaßt hat, einen weiteren Arzt für die endgültige Todesbescheinigung hinzuziehen. Sollten bei der Untersuchung zur „Vorläufigen Todesbescheinigung" – und natürlich genauso bei der endgültigen Todesbescheinigung – Anhaltspunkte für einen nichtnatürlichen Tod gefunden oder eine ungeklärte Todesursache festgestellt werden oder handelt es sich um die Leiche eines Unbekannten, so muß der erste dies feststellende Arzt wie bisher unverzüglich die Polizei hinzuziehen.

BEACHTE **Jeder Todesfall durch Unfall, durch Selbstmord, durch strafbare Handlungen oder sonstige Gewalteinwirkung (auch Gifte, Strahlen, Naturereignisse) ist ein nichtnatürlicher Tod! Das gilt auch für Situationen wie z.B. Tod durch**

BEACHTE

Pneumonie im Gefolge einer Bettlägerigkeit nach Sturz. Die Feststellung eines nichtnatürlichen oder eines ungeklärten Todes muß der örtlich zuständigen Polizeibehörde oder Kriminaldienststelle gemeldet werden.

OBDUKTION

Eine Obduktion kann nur nach Aufklärung und Einwilligung der Angehörigen erfolgen. Erzwingbar ist die Obduktion nur bei Seuchenverdacht (nach amtsärztlichem Gutachten), bei nichtnatürlichem Tod auf Anweisung der Staatsanwaltschaft und vor einer Feuerbestattung, sofern die Todesursache nicht anders geklärt werden kann.

1.15 Alte Patienten

1.15.1 Zur Bedeutung der Geriatrie in Gesellschaft und Gesundheitssystem

WHO-Klassifikation von Alter

- älterer Mensch 60- bis 75jährig
- alter Mensch 75- bis 90jährig
- sehr alter Mensch 90- bis 100jährig
- langlebiger Mensch > 100jährig

MEMO

- Rasche Zunahme des Anteils älterer, insbesondere hochbetagter Menschen an der Bevölkerung.
- Bedarf an stationärer Behandlung verdoppelt sich durchschnittlich bei > 60jährigen alle 10 Jahre für Akutkrankheiten, alle 5 Jahre für chronische Krankheiten, somit sind diese sozioökonomisch von großer Bedeutung. Ein typisches Problem des geriatrischen Patienten ist die Multimorbidität und damit zumeist Polypharmakotherapie.

BEDEUTUNG

Der Anteil älterer Menschen, d.h. der Personen über 60 Jahre, hat in den letzten Jahren in allen Industrieländern aufgrund höherer Lebenserwartung und zurückgehender Geburtenraten ständig zugenommen. Er beträgt zur Zeit in Deutschland ca. 20% der Gesamtbevölkerung, wobei bis zum Jahre 2030 mit einer Zunahme bis auf 35% zu rechnen ist. Insbesondere die Zahl der über 80jährigen wird bis Ende dieses Jahrhunderts um 50% zunehmen (Abb. 1.31).

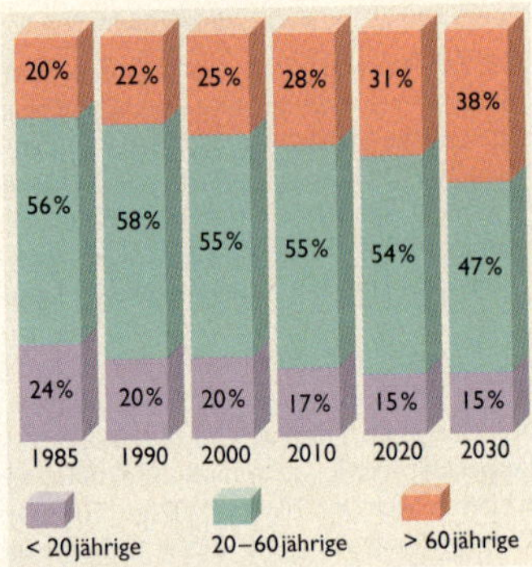

Abb. 1.31 Prozentuale Verteilung der Altersgruppen in der Bevölkerung zwischen 1985 und 2030 (nach [26]).

PHYSIOLOGISCHE VERÄNDERUNGEN DER ORGANFUNKTIONEN MIT ZUNEHMENDEM ALTER

- *Herz und Kreislauf*: Verlangsamung der Kreislaufreflexe (Gefahr der orthostatischen Dysregulation: Sturzgefahr!), Einschränkung des Herzschlagvolumens, Abnahme der Kontraktionskraft des Herzens (Herzinsuffizienz).

- *Lunge*: Abnahme der Elastizität der Lunge (Altersemphysem), Reduktion der Lungenfunktionsparameter, abnehmende Erregbarkeit des Hustenreflexes (Entstehung pulmonaler Affektionen).
- *Verdauungssystem*: Zahnverlust und damit Einschränkung der Kaufunktion, verminderte Sekretion der Drüsen, verminderte Durchblutung, Neigung zu Obstipation, auch durch Veränderung der Darmflora, Verlängerung der Transitzeit, Koprostase, Ileus.
- *Nieren und harnableitende Wege*: verminderte Leistungsfähigkeit der Nieren (Gefahr der Medikamentenkumulation), signifikante Abnahme der Kreatinin-Clearance (Tab. 1.30), Verkürzung der Drangzeit und Abnahme des Fassungsvermögens (nächtliches Aufsuchen der Toilette, Inkontinenzbeschwerden).
- *Stoffwechsel und Ernährung*: Veränderung von Nährstoffbedarf und Ernährungsgewohnheiten (Abb. 1.32), Reduktion des Grundstoffwechsels: Zunahme der Fettmasse, Verminderung des intrazellulären Kaliums.
- *Homöostase*: Abnahme der Regulationskapazität der Homöostase: geringeres Durstgefühl, Gefahr der Dehydratation, schnelles Sättigungsgefühl.
- *Skelett und Muskulatur*: Reduktion der Muskelmasse und Muskelkraft, Verminderung der Knorpelschicht der Gelenke (Arthrose), Abnahme des Mineralgehalts der Knochen, Osteoporose (s.a. Kap. 1.15.2), Zunahme von Frakturen.
- *Gehirn*: Abnahme der zerebralen cholinergen Transmission, Reduktion der Gehirndurchblutung, Abnahme des Gehirngewichts (nachlassende Gedächtnisleistung, zerebrovaskuläre Insuffizienzen, Demenz).

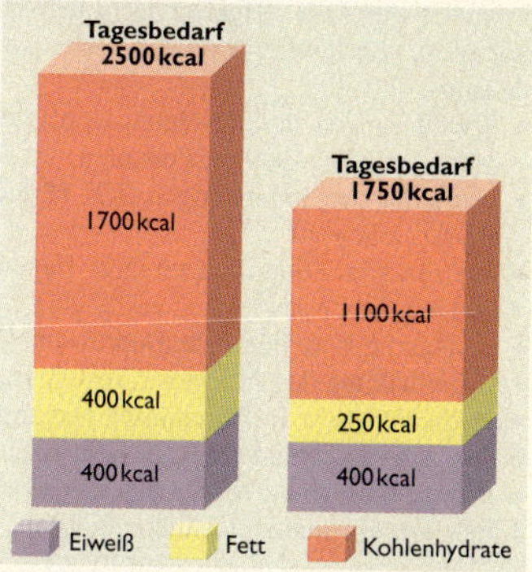

Abb. 1.32 Änderung des Energie- und Nährstoffbedarfs des älteren Menschen im Vergleich zum jüngeren Erwachsenen (nach [26]).

Tab. 1.30 Kreatinin-Clearance in Abhängigkeit vom Alter.

Alter in Jahren	Kreatinin-Clearance (ml/min)	Alter in Jahren	Kreatinin-Clearance (ml/min)
60–69	42–110	80–89	30–72
70–79	38–90	90–100	22–58

1.15.2 Häufige Probleme und Beschwerden älterer Patienten

Nachfolgend werden folgende Probleme und Beschwerden älterer Patienten in alphabetischer Reihenfolge mit diagnostischen und therapeutischen Hinweisen beschrieben:

- Beweglichkeitsstörungen
- Dekubitus
- Demenzsyndrom
- Depression
- Harninkontinenz
- Hörprobleme
- Osteoporose

- Prostatahyperplasie
- Schwäche
- Schwindel
- Stuhlinkontinenz
- Verwirrtheit.

BEWEGLICHKEITSSTÖRUNGEN

Beim alten Menschen kommt es häufig zu Bewegungseinschränkungen, die je nach Ausprägung die Unabhängigkeit des Betroffenen einschränken und schließlich in der Immobilität mit all ihren physischen, psychischen und sozialen Folgen enden können *(Immobilitätssyndrom)*.

Ursachen

Die Ursachen für eine Bewegungseinschränkung sind vielfältig, banale somatische Erkrankungen (z.B. Nagelverwachsungen an den Fußzehen) finden sich ebenso wie komplexe somatische, psychische oder psychosomatische Geschehen. Wichtige Gründe sind:

- Veränderungen des Bewegungsapparates, Muskel- und Knochenkrankheiten (z.B. Arthrosen, Osteoporose, Frakturen)
- neurologische Erkrankungen (z.B. M. Parkinson, Polyneuropathien, Tumoren, Hirninfarkt, -blutung)
- internistische Erkrankungen (z.B. Herzinsuffizienz, KHK, pAVK, pulmonale Erkrankungen, Adipositas)
- psychische Ursachen (z.B. Depression, Demenz, allgemeine Unsicherheit, regressive Grundhaltung des Patienten, „Versorgungsanspruch“)
- Medikamente (z.B. Tranquilizer, Sedativa, Hypnotika, Antidepressiva)
- Seh- oder Hörbehinderungen (z.B. Katarakt, Altersschwerhörigkeit)
- nicht altersgerechte Wohnung (z.B. steile Treppen)
- fehlende Hilfsmittel (Gehhilfe, Rollstuhl, Haltegriffe im Badezimmer etc.).

Therapie

Die Therapie zielt ab auf eine Behandlung der Grunderkrankung bzw. auf eine symptomatische Linderung der Beschwerden und eine verbesserte Ausstattung mit adäquaten Hilfsmitteln.

DEKUBITUS

Definition

Meist superinfizierte Nekrosen- und Geschwürbildung der Haut oder der Schleimhaut als Folge chronischer örtlicher Druckeinwirkung und daraus resultierender örtlicher Mangeldurchblutung, begünstigt durch Kachexie, allgemeine Dystrophie etc. Prädilektionsstellen sind Hautregionen über Knochenvorsprüngen (Abb. 1.33)!

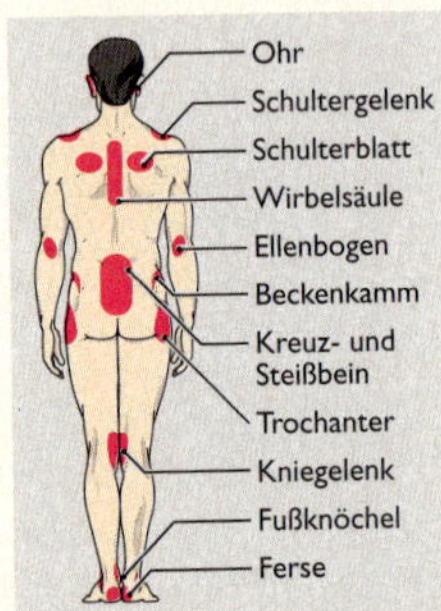

Abb. 1.33 Dekubitusgefährdete Körperstellen.

MEMO

Die Inzidenz für Dekubitalulzera beim immobilen Patienten ist hoch, sie liegt in geriatrischen Kliniken und Pflegeheimen zwischen 5 und 14%!

Risikofaktoren

- Krankheiten oder Zustände, welche die nächtlichen Spontanbewegungen im Schlaf reduzieren
  - hohes Fieber (> 39 °C)
  - Schenkelhalsfraktur, Querschnittslähmung
  - Lähmungen nach zerebrovaskulärem Insult
- Malnutrition, Kachexie, aber auch Adipositas
- Durchblutungsstörungen (z. B. pAVK)
- Ödeme (z. B. bei chronischer venöser Insuffizienz, Herzinsuffizienz)
- lokale Reizungen/Druckbelastungen durch Gegenstände/Materialien im Bett (z. B. Katheterschlauch, Falten im Bettlaken etc.)
- nicht sachgerechte Lagerung
- Bewegungsminderung bei Depression oder Demenz.

Stadieneinteilung

- Stadium 1: Rötung
- Stadium 2: Blasenbildung
- Stadium 3: Nekrose
- Stadium 4: Druckgeschwür (Ulkus)
- Stadium 4a: oberflächlicher Defekt bis an die Muskulatur
- Stadium 4b: tiefer Defekt bis in die Muskulatur
- Stadium 4c: tiefer Defekt bis an Knochen- oder Gelenkstrukturen, u.U. mit Knochenbeteiligung.

Dekubitusprophylaxe

- Erkennen dekubitusgefährdeter Patienten
- prophylaktische Druckentlastung durch 2- bis 3stündliches Umlagern: z. B. 30°-Rückenlage-Seitenlage rechts, evtl. Bauchlage-Seitenlage links
- Ausrüsten geriatrischer Kliniken und Pflegeheime mit weichen Matratzen mit einer Eindruckhärte von 230 N und einer Stauchhärte von < 1,5 kPa
- Mobilisation des Patienten
- Hautpflege: verunreinigte Haut säubern, Wasser-in-Öl-Pflegemittel, rückfettende Seifen.

Pflege

Seitenlagerung nur ca. 30°, da Dekubitusgefahr an Trochanteren.
Vorsicht! Lagerungsringe erschweren Blutzufluß!

Allgemeine Behandlungsmaßnahmen

- *Druckentlastung*: Auflagedruck vermindern durch Freilagerung bzw. regelmäßiges Umlagern
- bilanzierte Nährstoff- und Flüssigkeitsaufnahme
- soweit möglich, Mobilisation des Patienten, zumindest Bettgymnastik
- Haut trocken halten (besonders bei Inkontinenz, Fieber, Schwitzen), Hautpflege.

Lokale Maßnahmen

- *Weiße oder gerötete Druckstellen* (Aufliegeflecken): Druckentlasten und regelmäßig kontrollieren
- *Blasen*: beobachten, bei Rückgang der Blase keine Abtragung; bei Auftreten von Entzündungszeichen steriles Abtragen, kurzfristige Behandlung mit desinfizierenden (z. B. Betaisodona®) oder adstringierenden Lösungen (z. B. Mercuchrom®) bis zum Austrocknen

Beachte

Haut sollte nicht zu trocken und rissig werden, da dadurch erneute Infektionen begünstigt werden.

- *Trockene, oberflächliche Wunden*: trocken halten, Umgebung leicht massieren.

- *Nässendes Ulkus*: 3- bis 4mal täglich desinfizieren (z.B. Betaisodona®), feuchte Verbände (z.B. mit Ringer-Lösung).
- *Eitrig, fibrinös belegtes Ulkus*: enzymhaltige Salben zur Wundreinigung (z.B. Fibrolan®, Varidase® N), feuchte Verbände.
- *Nekrosen:*
  - Nekrosenabtragung: chirurgisches Débridement
  - enzymatische Wundreinigung
  - Granulationsförderung z.B. durch 10%ige NaCl-Lösung: Feuchthalten der Wunde.
- *Wundinfektion*: evtl. systemische Antibiotikagabe nach Antibiogramm, kein Aufbringen lokaler antibiotischer Therapeutika.

PFLEGE

In der Reinigungsphase 4- bis 6mal täglich Verbandwechsel, in der Granulationsphase 3mal täglich.

DEMENZSYNDROM

Definition

- Verlust erworbener intellektueller Fähigkeiten, v.a. des Kurz- und Langzeitgedächtnisses
- Beeinträchtigung des abstrakten Denkens
- Beeinträchtigung des Urteilsvermögens
- Beeinträchtigung höherer kortikaler Funktionen (Aphasie, Apraxie, Agnosie)
- Veränderung der Persönlichkeit als Folge einer Hirnschädigung
- die neue Demenz-Klassifikation beinhaltet Störungen der Alltagsaktivitäten, die mindestens ein halbes Jahr bestehen (ICD-10 oder DMS IV-R).

Diese Veränderungen führen zum sozialen und evtl. beruflichen Autonomieverlust.

MEMO

Die Demenz wird aufgrund der hohen Inzidenz (bis zu 24% bei den über 80jährigen) das wahrscheinlich größte gesundheitspolitische Problem der nächsten Jahre werden.

Differentialdiagnose

- Differentialdiagnose der verschiedenen Demenzformen (Tab. 1.31)
- Differentialdiagnose zwischen Alzheimer- und vaskulärer Demenz (Tab. 1.32)

Verlauf und Prognose

Die Prognose der Demenz vom Alzheimer-Typ und von der vaskulären Demenz, d.h. die mittlere Lebenserwartung vom Auftreten der ersten Symptome bis zum Tod, beträgt 7–8 Jahre. Mit Hilfe der FEST(Funktionserfassungs-Stadieneinteilungs)-Skala nach Reisberg läßt sich das Stadium der Demenz erfassen (Tab. 1.33).

DEPRESSION

Ätiologie

Die Inzidenz für das Krankheitsbild der Depression wird für ältere Menschen mit 12–15% angegeben (bei Vorliegen von Demenz oder Schlaganfall bis zu 50%). Frauen sind vermehrt betroffen. Für die hohe Erkrankungshäufigkeit werden folgende Determinanten postuliert:

- Streßbelastung und negative Erfahrung des Alterns, Verlust der Selbstverfügbarkeit, unter Umständen erscheint das Leben reduziert auf ein trostloses Warten auf den Tod.
- kognitive Abbauprozesse (Gedächtnis, Konzentration)
- Prämorbidität (vorausgegangene Erkrankungen und depressive Episoden)
- soziale Isolation, Vereinsamung, Verlust von sozialen und familiären Kontakten
- finanzielle Einbußen
- Drogen- und Alkoholkonsum.

Tab. 1.31 Differentialdiagnose der Demenz.

Erkrankung	Alter	Klinik	Diagnostik
Demenz vom Alzheimer-Typ (DAT) (ca. 60%)	> 60 Verdoppel. der Inzidenz ab d. 60. Lj. alle 5 Jahre!	neuropsychologische Ausfälle, Merkfähigkeitsstörungen, Perseveration, erhaltene Fassade; biochemisch findet sich eine Verminderung fast aller neurogenen Transmitter, insbes. Acetylcholin im synaptischen Spalt	Die DAT ist eine Ausschlußdiagnose! Mit Sicherheit läßt sich die Diagnose erst post mortem stellen (Alzheimer-Fibrillen, senile Plaques, Beta-A4-Amyloid) CT zeigt temporor parietale Ausfälle, Stadieneinteilung (s. Tab. 1.33)
vaskuläre Demenz (VD) (ca. 5%) (Multiinfarkt-demenz)	> 60	schubweiser, fluktuierender Verlauf, Affektlabilität, Kurzzeitgedächtnisstörungen, nächtliche Verwirrtheit, neurolog. Herdzeichen	CT (SPECT, MRT, PET) zeigen multiple Infarkte, Ischämie-Score nach Hachinski (s. Tab. 1.32)
Mischformen DAT/VD		klinische Symptome von beiden Erkrankungen	Diagnose mit Sicherheit erst post mortem
Pseudodemenz bei Depression		selten Vollbild einer Demenz, anamnest. Hinweise auf Depression	testpsycholog. Untersuchungen
subkortikale Enzephalopathie Binswanger	> 50	wie VD, meist Hypertonus, Gangapraxie, Blasenstörung	CT, MRT zeigen Marklagerentmarkung und/oder subkortikale lakunäre Infarkte
Aids-Demenz-Komplex	meist > 20	progressive Einbuße kognitiver Fähigkeiten, Apathie, Kopfschmerzen, Koordinationsstörungen, Tremor	EEG verlangsamt, HIV-Test positiv
Creutzfeldt-Jakob-Krankheit	> 40	neuropsychologische Störungen, Bewußtseinsstörungen, Myoklonien, Pyramidenbahnzeichen, extrapyramidale Symptome, Epilepsie, rasche Progredienz	EEG zeigt Radermecker-Komplexe (hypersynchrone träge Abläufe im EEG)
Hydrocephalus communicans	jedes Alter	Blasenfunktionsstörung, Gangapraxie, Paraspastik der Beine	CT zeigt Hydrocephalus internus > externus
Frontalhirntumor	jedes Alter	oft Stauungspapille, Kopfschmerz, neurolog. Herdzeichen, Epilepsie	CT zeigt Tumor
Schädel-Hirn-Trauma	jedes Alter	Traumaanamnese	CT
Morbus Whipple	meist > 30	Stör. der Okulomotorik, Myoklonien, abdominelle Beschwerden	Dünndarmbiopsie
toxische Enzephalopathie	jedes Alter	oft Polyneuropathie, Veränd. von Haut, Schleimhaut und Anhangsgebilden	z. B. Lösungsmittel, Alkohol, Blei, Psychopharmaka
metabolische Ursachen und Endokrinopathien	jedes Alter	internistische Symptome	Ausschluß Hypo-/Hyperthyreose, Urämie, Hypoparathyreoidismus, Karzinoide
Begleitsymptom bei neurologischen Krankheiten	je nach Grunderkrankung	z. B. Chorea, Parkinson, Enzephalitis, LE	von Grundkrankheit abhängig

Tab. 1.32 Ischämie-Score nach Hachinski zur differentialdiagnostischen Abgrenzung von Alzheimer-Demenz und vaskulärer Demenz.

Merkmal	Punkte
1. plötzlicher Beginn der Erkrankung	2
2. schrittweise Verschlechterung	1
3. wechselhafter Verlauf der Symptomatik	2
4. nächtliche Verwirrtheit	1
5. Persönlichkeit ist eher erhalten	1
6. Depression	1
7. somatische Beschwerden	1
8. emotionale Inkontinenz	1
9. anamnestisch Hypertonie	1
10. anamnestisch Schlaganfall/ Schlaganfälle	2
11. Vorliegen einer extrazerebralen Arteriosklerose	1
12. neurologische Herdsymptome	2
13. neurologische Herdzeichen	2
Bewertung	
primäre Alzheimer-Demenz	0–4 Punkte
Mischformen	5–6 Punkte
Multiinfarktdemenz	7–18 Punkte

Tab. 1.33 Stadien der Alzheimer-Krankheit nach Reisberg (1986) (FEST = Funktionserfassung-Stadieneinteilung) (nach [21]).

FEST-Stadium	Charakteristika	Diagnose
1	keine Funktionseinschränkung	normaler Erwachsener
2	Klagen darüber, Gegenstände zu verlegen, subjektive Wortfindungsstörungen	beginnende DAT*
3	Störungen bei anspruchsvoller Tätigkeit (fällt auch den Arbeitskollegen auf)	beginnende DAT
4	braucht Hilfe bei anspruchsvollen Arbeiten (z. B. Einkaufen, persönliche Buchhaltung)	milde DAT
5	braucht Hilfe bei der Wahl der Kleidung	mäßig schwere DAT
6a	Schwierigkeiten, sich richtig anzukleiden	mittelschwere DAT
6b	benötigt Hilfe beim Baden	
6c	Schwierigkeiten beim Toilettengang	
6d	Harninkontinenz	
6e	Stuhlinkontinenz	
7a	Vokabular auf ca. 6 Wörter beschränkt	schwere DAT
7b	verständliches Vokabular auf 1 Wort begrenzt	
7c	Verlust des Gehvermögens	
7d	Verlust des Sitzvermögens	
7e	kann nicht mehr lachen	
7f	kann den Kopf nicht mehr aufrecht halten	

* DAT = Demenz vom Alzheimer-Typ

Diagnostik

Ob ein depressives Syndrom vorliegt, kann mit wenigen allgemeinen Fragen festgestellt werden:

- Können Sie sich noch freuen? (depressive Verstimmung)
- Fällt es Ihnen schwer, Entscheidungen zu treffen? (Entschlußlosigkeit)
- Haben Sie noch Interesse an Ihren früheren Hobbys? (Antriebsarmut)
- Neigen Sie in letzter Zeit vermehrt zum Grübeln? (depressive Denkinhalte)

- Plagt Sie das Gefühl, Ihr Leben sei sinnlos geworden? (Sinnlosigkeit, evtl. Suizidalität)
- Fühlen Sie sich müde und schwunglos? (Vitalitätsverlust)
- Wie steht es mit Ihrem Schlaf? (Schlafstörungen)
- Spüren Sie irgendwelche Schmerzen, haben Sie körperliche Beschwerden? (vitale Störungen und somatische Symptome)
- Haben Sie wenig Appetit oder an Gewicht verloren? (Appetitlosigkeit).

Einteilung depressiver Störungen (Tab. 1.34)

Tab. 1.34 Einteilung depressiver Störungen nach ICD-10.

Bipolare affektive Störung	**F31**
gegenwärtig mittelgradige oder leichte depressive Episode	F31.3
gegenwärtig schwere depressive Episode ohne psychotische Symptome	F31.4
gegenwärtig schwere depressive Episode mit psychotischen Symptomen	F31.5
Depressive Episode	**F32**
leichte depressive Episode	F32.0
mittelgradige depressive Episode	F32.1
schwere depressive Episode ohne psychotische Symptome	F32.2
schwere depressive Episode mit psychotischen Symptomen	F32.3
andere depressive Episode	F32.8
nicht näher bezeichnete depressive Episode	F32.9
Rezidivierende depressive Störung	**F33**
gegenwärtig leichte Episode	F33.0
gegenwärtig mittelgradige Episode	F33.1
gegenwärtig schwere Episode ohne psychotische Symptome	F33.2
gegenwärtig schwere Episode mit psychotischen Symptomen	F33.3
gegenwärtig remittiert	F33.4
andere rezidivierende depressive Störungen	F33.8
nicht näher bezeichnete rezidivierende depressive Störungen	F33.9
Anhaltende affektive Störungen	**F34**
Zyklothymie	F34.0
Dysthymie	F34.1

HARNINKONTINENZ

Definition

Zustand, bei dem ein objektiv nachgewiesener unfreiwilliger Harnverlust zu einem sozialen und hygienischen Problem wird. Die Aussage „Harninkontinenz" ist also die Beschreibung eines funktionellen Symptoms und keine konkrete Diagnose. Die Inzidenz der Harninkontinenz beträgt bei

- über 60jährigen 10–30%
- 80jährigen ca. 40%
- in geriatrischen Institutionen bis zu ca. 60%.

MEMO

25–50% der Altenheimaufnahmen sind direkt oder indirekt durch Inkontinenz verursacht bzw. mitverursacht!

Formen der Harninkontinenz (s.a. Kap. 4.16)

Nach den Vorschlägen der International Continence Society unterteilt man die Inkontinenz in fünf Hauptformen:

- *Streßinkontinenz* (Belastungsinkontinenz): Insuffizienz der Verschlußmechanismen von Blasenhals und Harnröhre unter Belastung (Husten, Pressen, Niesen)
- *Urge-(Drang-)Inkontinenz*: plötzlicher starker, zwanghafter (imperativer) Harndrang, der dazu führt, daß der Patient die Toilette nicht mehr erreichen und ein Einnässen nicht verhindern kann
- *Reflexinkontinenz* (z.B. Querschnittspatient): der Patient hat auf die Blasenfunktion keinen willkürlichen Einfluß mehr, Urinabgang ohne Harndrang

- *Überlaufinkontinenz*: mechanische Abflußstörung (z.B. Prostatavergrößerung, Tumor oder Harnröhrenverengung) oder funktionelle Austreibungsschwäche durch Überdehnung des Blasenmuskels oder Nervenschädigungen (z.B. bei Diabetes mellitus)
- *extraurethrale Inkontinenz.*

Ätiologie/Klinik/Therapie

Die Ursachen der verschiedenen Inkontinenzformen und die daraus resultierende Symptomatik sind in Kap. 4.16 zusammengefaßt.

Diagnostik

Die Diagnostik einer Harninkontinenz erfolgt sinnvollerweise nach dem in Abbildung 1.34 dargestellten Stufenschema.

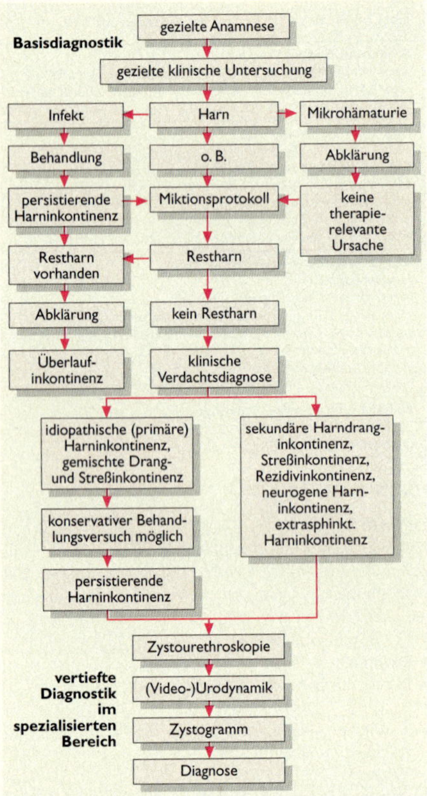

Abb. 1.34 Stufendiagnostik der Harninkontinenz (aus [8]).

HÖRPROBLEME

In der Geriatrie sind 9% der Patienten Hörgeräteträger, weitere 46% geben an, Hörprobleme zu haben.

MEMO

> Bei alten Menschen, die nicht in einem Heim leben, steht die Schwerhörigkeit (meist Altersschwerhörigkeit: Presbyakusis) nach der Hypertonie und den Krankheiten des Bewegungsapparates an dritter Stelle der chronischen Leiden.

Abgesehen von der Belastung des Patienten durch seine Behinderung kann es zu Mißverständnissen und Verstimmungen mit der Umgebung kommen, z.B.:

- Schwerhörige reden laut, was als Unhöflichkeit mißverstanden werden kann.
- Sie bewegen sich geräuschvoller, weil sie die von ihnen verursachten Geräusche selbst nicht hören können (z.B. im Krankenzimmer mit anderen Mitpatienten).
- Anweisungen, z.B. der Krankenschwester oder des Arztes, werden nicht befolgt, weil sie nicht verstanden wurden und die eigene Eitelkeit daran hindert, noch einmal nachzufragen.

Erkennen der Hörbehinderung

Bei der Altersschwerhörigkeit ist der Beginn oft schleichend. Die Empfindlichkeit des Gehörs nimmt etwa ab dem 20. Lebensjahr kontinuierlich ab, wodurch der Übergang zu einer Schwerhörigkeit nicht auszumachen ist. Betroffene gestehen die Behinderung vor sich selbst oft nicht ein und versuchen, ihre Schwerhörigkeit aufgrund der mangelnden Akzeptanz in ihrer Umgebung (Verständnislosigkeit, Mitleid, Bevormundung) oder aus persönlichen Gründen (Eitelkeit; Angst, Selbständigkeit zu verlieren) zu tarnen:

- Vermeidung von Telefonanrufen: viele Briefe schreiben, weite Wege zurücklegen
- Vermeidung von Konversation: Vortäuschung von Müdigkeit, Zerstreutheit, Desinteresse
- Vorwürfe an die Umgebung: Leute nuscheln, reden zu leise
- Verstimmungen: Reizbarkeit, Ärger, Depression.

MEMO

Folge dieser Konflikte ist dann der Rückzug aus der Gesellschaft aufgrund von Minderwertigkeitsgefühlen und Depression.

Diagnose

- Betroffene hören v.a. hohe Töne schlecht oder nicht mehr (Haus- und Telefonklingel!).
- Die Verständlichkeit der Sprache hängt stark mit Konsonanten hoher Frequenzen zusammen; da diese nicht mehr gehört werden, bestehen Verständnisprobleme (v.a. Frauen- und Kinderstimmen).
- Die Diskriminierung von Sprache aus einem lärmenden Hintergrund ist bei Altersschwerhörigkeit erschwert („Party-Effekt"; verhindert meist die Teilnahme an Gruppengesprächen).
- Oft erschwert auch ein begleitendes Ohrensausen (Tinnitus) das Hörvermögen.
- Das genaue Ausmaß der Hörschädigung wird mittels Audiometrie ermittelt.

Allgemeine Verhaltensregeln im Umgang mit dem Schwerhörigen

- Helle Umgebung, damit der Schwerhörige das Gesicht seines Gesprächspartners deutlich sehen kann.
- Hintergrundgeräusche, die sich störend auf das Gespräch auswirken, und visuelle Ablenkung (auffällige Raumausstattung) vermeiden.
- Der Gesprächspartner sollte nah genug sitzen, daß ein Gespräch in normaler Lautstärke möglich ist.
- Der Gesprächspartner sollte darauf achten, daß sein Gesicht deutlich sichtbar ist, damit der Schwerhörige ggf. zusätzlich vom Gesicht ablesen kann.
- Der gesprochene Text sollte kurz und einfach sein.

MEMO

Verstehen und Ablesen ist für den Hörbehinderten sehr anstrengend und erfordert höchste Konzentration und Kraft. Alter und Krankheit erschweren das Verstehen.

Nach der Versorgung des Schwerhörigen mit einem Hörgerät (binaurale Hörgeräteversorgung!) kann zwar eine Verbesserung erreicht werden; dies garantiert jedoch noch nicht ein subjektives besseres Befinden des Patienten in seinen Hörsituationen. Der Betroffene muß lernen, mit dem Gerät umzugehen und sich mit dem Hörtraining zu befassen (z.B. Übergang stiller zu lärmender Umgebung).

Probleme beim Umgang mit dem Schwerhörigen

- Recruitment: Kleine Lautstärken werden noch nicht, größere jedoch als unverhältnismäßig laut empfunden; für die Umgebung des Schwerhörigen erscheint es, als sei er launisch, wenn er einmal um lauteres Sprechen bittet, dann sich aber wieder beklagt, weil es ihm zu laut ist. Reaktionen der Umgebung führen dazu, daß der Schwerhörige vorgibt, verstanden zu haben, und nicht mehr nachfragt.

- Es kann zu Mißverständnissen kommen, wenn der Schwerhörige einmal hört, ein andermal nicht hört, was die anderen sprechen. Die Mitmenschen empfinden dies als ungebührliche Manipulation, und es kommt zu entsprechenden Reaktionen.

Umgang mit dem Schwerhörigen in Klinik und Praxis

BEACHTE

Das Unvermögen des Schwerhörigen, Informationen aufzunehmen und zu verarbeiten, wird mitunter als Desorientiertheit oder Verwirrtheit fehlinterpretiert. Werden deshalb die intellektuellen Fähigkeiten des Patienten unterschätzt, führt dies u.U. zu unangemessenem Ton und ungenügender Information des Patienten. Dieser erhält den Eindruck, daß er nicht ernstgenommen und über ihn verfügt wird.

Das Gespräch und die Untersuchung des Patienten sollten in ruhiger Umgebung und ohne Zeitdruck erfolgen. Oft erschweren aus Hygienegründen geflieste Räume die akustischen Verhältnisse.

- Bei merkwürdigem Verhalten nach Hörfähigkeit fragen (oft reagiert der Betroffene mit Erleichterung, wenn er direkt danach gefragt wird).
- Hörbehinderung in der Krankenakte deutlich sichtbar vermerken und am Krankenbett mit einem Symbol auf die Behinderung hinweisen.
- Kommunikation mit dem Schwerhörigen nur mit Blickkontakt, bei Untersuchungen (z. B. Röntgen) und Behandlungsmaßnahmen (z. B. Hydrotherapie), für die das Hörgerät herausgenommen werden muß, Handzeichen mit dem Patienten vereinbaren.
- Dafür sorgen, daß das Hörgerät während des Klinikaufenthaltes getragen wird bzw. daß Angehörige das Gerät mitbringen. Schwerhörige Patienten lassen ihre Hörgeräte manchmal zu Hause mit der Begründung, sie könnten allein nicht damit umgehen oder könnten sie im Bett nicht tragen.
- Klinikpersonal sollte mit Technik und Umgang mit dem Hörgerät vertraut sein.
- Darauf achten, daß der schwerhörige Patient ggf. von den Lippen ablesen kann (Hörtaktik).
- Bei Kommunikationsproblemen Papier und Bleistift auf dem Nachttisch bereithalten.
- Nachts sollte die Pflegekraft zur Erleichterung des Ablesens mit der Taschenlampe ihren Mund beleuchten.

Tab. 1.35 Allgemeine Risikofaktoren, die bei Frauen und Männern eine Osteoporose auslösen können oder als Teilursachen in Betracht zu ziehen sind (aus [8]).

Bewegung	geringe körperliche Aktivität, langfristige Bettruhe, Paraplegie, Hemiplegie, Raumfahrt
Ernährung	lebenslange geringe Kalziumzufuhr, phosphat-, protein- und faserreiche Kost
Genußmittel	chronischer Alkoholkonsum, Zigarettenrauchen, Coffein
Genetik	weiße Hautfarbe oder asiatische Herkunft, familiäre Osteoporosehäufigkeit, grazile Skelettanlage (Vitamin-D-Rezeptor-Gen?)
endokrine Erkrankungen	Hypogonadismus, Cushing-Syndrom, Hyperthyreose, primärer Hypoparathyreoidismus, Hyperprolaktinämie, Akromegalie, idiopathische Hyperkalzurie, Diabetes mellitus
maligne Erkrankungen	Plasmozytom, myelo- und lymphoproliferative Erkrankungen, diffuse skelettale Metastasierung
Medikamente	Kortikoide, Heparin, Thyroxinüberdosierung, Laxanzien, Antikonvulsiva, Lithium, GnRH-Analoga, Gluthetimid
gastrointestinale Erkrankungen	Magenresektion, Morbus Crohn, Colitis ulcerosa, Pankreasinsuffizienz, Leberzirrhose
Kollagenstoffwechselkrankheiten	Osteogenesis imperfecta, Marfan-Syndrom, Ehlers-Danlos-Syndrom
sonstige Krankheiten	Niereninsuffizienz, Asthma bronchiale, chronische Polyarthritis, Morbus Crohn und andere entzündlich-immunologische Systemerkrankungen

MEMO

Hörbehinderte Menschen können Hintergrundgeräusche kaum wahrnehmen, die gelegentlich auch eine Warnfunktion haben. Sie erschrecken leicht, wenn jemand unerwartet vor ihnen steht oder sie anfaßt.

OSTEOPOROSE

Epidemiologie

Die Osteoporose ist eine systemische Skeletterkrankung des höheren Lebensalters. Sie zählt heute zu den großen Volkskrankheiten, deren Häufigkeit in Zukunft weiter steigen wird. Die Krankheit verursacht erhebliche Kosten und Einbußen der Lebensqualität für die Betroffenen.

MEMO

Etwa 30% aller Frauen werden nach der Menopause an symptomatischer Osteoporose erkranken (etwa 10% der Männer derselben Altersklasse). In Deutschland wird geschätzt, daß bis zu 10% der Bevölkerung, also bis zu 8 Mio. Personen, davon betroffen sind.

Ätiopathogenese

MEMO

Chronische Schmerzen, Wirbelsäulendeformität und Extremitätenfrakturen tragen zu Hinfälligkeit und Abhängigkeit des Osteoporosekranken bei. 15–20% sind nach Überleben einer Oberschenkelhalsfraktur Pflegefälle. Die Sterblichkeit nach Oberschenkelhalsfraktur schwankt in westlichen Industrieländern zwischen 10 und 20%.
„Genetische Ausgangslage und unterschiedliche positive und negative Einwirkungen im Verlauf von Kindheit, Jugend und Erwachsenenalter auf das Skelett hinterlassen ihre Spuren an der Knochensubstanz. Insofern sind vorhandene Knochenmasse und daraus resultierendes Frakturrisiko in jeder Lebensphase stets auch ein Abbild der Biographie des Individuums" (aus [8]).

Bis zum 30. Lebensjahr erreichen beide Geschlechter die maximale Knochenmasse (peak bone mass [PBM]). Nach dem Aufbau des Skeletts bis zur Skelettreife (Modelling) erfolgt eine regelmäßige Materialerneuerung des Knochengewebes (Remodelling = Kopplung von osteoklastärer Knochenresorption und osteoblastärer Knochengewebsformation).
Nach dem 40. Lebensjahr kommt es bei allen Menschen zu einer langsamen Verminderung der Knochenmasse (physiologischerweise um 0,5% pro Jahr). Frauen haben in den ersten 10 Jahren nach der Menopause einen deutlich stärkeren Knochenverlust (2% und mehr! Postmenopausale Osteoporose).
Bei der Osteoporoseentstehung im höheren Lebensalter (senile Osteoporose) ist eine mehr oder weniger ausgeprägte negative Knochenbilanz zu verzeichnen. Allgemeine Risikofaktoren, welche die PBM und das Remodelling negativ beeinflussen können, sind in Tabelle 1.35 aufgeführt.
Wichtige Teilkomponente im Alter ist die nachlassende Nierenfunktion, die nicht nur zu einer Reduktion der Kreatinin-Clearance, sondern auch zu einer verminderten Synthese von Vitamin-D-Metaboliten führt. Kalziummangel, Kalziummalabsorption und Vitamin-D-Mangel führen bei älteren Patienten zu einem milden sekundären Hyperparathyreoidismus: Durch erhöhte Parathormonwerte versucht der Körper, den Serum-Ca-Spiegel im mittleren Normbereich zu halten, dadurch Abbau von kortikalem Knochengewebe.

Klinik

- Das Krankheitsbild wird bestimmt durch Wirbelkörperfrakturen, die zu Rumpfverkürzung, Habitusveränderungen und akuten und chronischen Schmerzen führen.

- Darüber hinaus kann es nach Stürzen (s.u. „Stürze") komplizierend zu extravertebralen Frakturen kommen. Oberschenkelhalsfrakturen und pertrochantäre Femurfrakturen sind charakteristische Frakturen im Alter, die mit Zunahme des Anteils älterer Menschen an der Gesamtbevölkerungszahl immer mehr an Bedeutung gewinnen.

Diagnostik (s. Kap. 5.8.15)

- Nachweis bestehender Frakturen (z.B. Wirbelkörperimpressionsfrakturen im Röntgenbild, anamnestische Angabe zu sonstigen Frakturen)
- Nachweis einer signifikanten Verminderung der Knochenmasse und eines erhöhten Frakturrisikos (z.B. Rahmenkonturierung der Wirbelkörper)
- Bestimmung der Knochendichte (Osteodensitometrie)
- Ausschluß anderer generalisierter Osteopathien mit erhöhter Frakturrate: Osteomalazie, Hyperparathryreoidismus, Skelettkarzinose, maligne hämatologische Erkrankungen, Skelettmetastasen, Spondylitis, M. Paget, primäre Knochentumoren
- Laboruntersuchungen: Zeichen eines Vitamin-D-Mangels (niedrig normales Kalzium, leicht erhöhte alkalische Phosphatase, Hypokalzurie), Zeichen eines sekundären Hyperparathyreoidismus (Messung von 25-Hydroxy-Vitamin-D_3 und Parathormon), Differenzierung zwischen Vitamin-D-Mangel bzw. Mangel an Calcitriol und Resistenz gegen dieses Hormon (Kreatinin-Clearance und 1,25-Dihydroxy-Vitamin-D_3)

Osteoporoseprävention

Eine Osteoporoseprävention ist in allen Lebensphasen möglich (Tab. 1.36).

- regelmäßige körperliche Aktivität
- kalziumreiche Kost (1000–1500 mg/d)
- Sonnenlichtexposition
- Vitamin D (400–1000 E/d)
- Substitution von Sexualhormonen
- ggf. Anabolikagabe

Tab. 1.36 Möglichkeiten der Osteoporoseprävention in verschiedenen Lebensphasen (nach [8]).

1. Erreichen einer hohen Peak bone mass	• hohe Ca^{++}-Zufuhr in Kindheit und Jugendalter (ca. 1000 mg/d) • regelmäßige körperliche Aktivität • Vermeiden von Risikofaktoren für eine negative Kalzium- oder Skelettbilanz
2. Vermeiden hoher Verlustraten nach PBM	• Ca^{++} mit Nahrung und/oder Supplemente (1000–1500 mg/d) • tägliches Gymnastikprogramm • regelmäßige Sonnenlichtexposition • Vermeiden von Risikofaktoren für Knochenverlust • postmenopausal: Östrogen-/Gestagensubstitution (HST) • bei Kontraindikationen gegen HST: Ca^{++} plus Vitamin D; Tibolon, Raloxifen etc. • Frauen und Männer mit Osteopenie: Ca^{++} plus Vitamin D, Calcitonin-Nasenspray, Low-dose-Fluorid, Bisphosphonate, D-Metaboliten
3. Erhaltung der Knochenmasse im Alter	• Basis der Prävention: Kalzium plus Vitamin D • zusätzliche Prävention: Auswahl aus 2., entsprechend individueller Situation

Risikominderung von Stürzen

- Muskeltraining und Verbesserung der Koordination und des Gangbildes durch Physiotherapie und gezielte Gymnastik („Ein weniger unbeholfener Sturz hat ein geringeres Frakturrisiko")
- Patientenberatung über die Gefahr sedierender Medikamente
- Tragen eines Hüftprotektors.

Therapie der manifesten Osteoporose (s. Kap. 5.8.15)

- Schmerztherapie, Beschwerdeminderung durch physikalische Therapie, Krankengymnastik und Analgetika, ggf. Calcitonin
- Analgesie bei frischen Wirbelfrakturen
- Kräftigung der Rücken- und Bauchmuskulatur („Die eigene Muskulatur kann die Wirbelsäule besser halten als ein Korsett")
- Kalziumsubstitution und Vitamin D (400–1000 E/d)
- Fluorid-Kalzium- oder Calcitonin-Kalzium-Schemata
- Östrogene bzw. Östrogen-Gestagen-Zufuhr
- Anabolika (z.B. 50 mg Nandrolon-Decanoat plus niedrig dosierte Substitution von Vitamin D und Kalzium).

PROSTATAHYPERPLASIE

MEMO

> Die Prostata gilt als das am häufigsten erkrankende Organ im menschlichen Körper. Histologische Veränderungen im Sinne einer Prostatahyperplasie sind vereinzelt schon bei 30jährigen Männern zu finden, bei den über 80jährigen ist in nahezu 100% eine Hyperplasie nachzuweisen.

Durch die an sich „gutartige" Größenzunahme kann es infolge der anatomischen Gegebenheiten oft zur Harnröhrenobstruktion und zu Miktionsstörungen kommen. Betroffene Patienten scheuen sich oft aus Schamgefühl, den Arzt zu konsultieren, und können erst mit zum Teil irreparabler Schädigung an der Niere einer Behandlung zugeführt werden.

Symptomatik

Typische Symptome der Obstruktion sind:

- abgeschwächter Harnstrahl
- verzögerter Miktionsbeginn
- verlängerte Miktionszeit mit Nachträufeln
- Gefühl der unvollständigen Blasenentleerung
- Harnverhalt.

Zusätzlich kann es aufgrund der Obstruktion zur Blaseninstabilität mit reduzierter Blasen-Compliance und irritativen Symptomen kommen:

- gesteigerte Miktionsfrequenz
- Nykturie
- imperativer Harndrang
- Urge-Inkontinenz
- Hämaturie.

Diagnostik

- Ausführliche Anamnese (Harnwegsinfektionen, Diabetes mellitus, neurologische Krankheiten, Medikamente [Anticholinergika, Sympathomimetika, Antitussiva])
- digital rektale Untersuchung (Patient in Knie-Ellenbogen-Lage oder stehend und tief nach vorn gebeugt)
- Urinanalyse (zum Ausschluß einer Harnwegsinfektion oder eines Blasenkarzinoms)
- Beurteilung der Nierenfunktion (Niereninsuffizienz bei etwa 10% aller Männer mit symptomatischer Prostatahyerplasie)
- Symptomen-Score (IPSS = Internationaler Prostata-Symptomen-Score) für die Therapieentscheidung (bei geringen Beschwerden Aufklärung des Patienten und Abwarten, bei ausgeprägtem Krankheitsbild Operation)
- Untersuchungen zum Ausschluß eines Prostatakarzinoms (transrektale Prostatasonographie, Tumormarker).

Therapie

Bei Patienten mit geringfügiger Symptomausprägung Aufklärung, Verzicht auf therapeutische Maßnahmen, regelmäßige Kontrolluntersuchungen. Die medikamentöse Therapie umfaßt:

- Phytotherapeutika: Brennesselwurzeln, Früchte der Sägepalme, Kürbissamen, Präparationen aus Roggenpollen
- 5α-Reduktasehemmer (z.B. Finasterid): Suppression der Dihydrotestosteron-Konzentration durch Hemmung der 5α-Reduktase
- α-adrenerge Rezeptorenblocker (Terazosin, Alfuzosin, Doxazosin)
- Operation (transurethrale Resektion, transurethrale Inzision, offene Adenomektomie).

SCHWÄCHE

Definition

Subjektiv empfundene oder objektiv nachweisbare Einschränkung der psychophysischen Leistungsfähigkeit.

MEMO

Eine objektive Fremdbeurteilung der „Schwäche" ist aufgrund des subjektiv sehr unterschiedlichen Empfindens mit daraus resultierendem erheblich voneinander abweichendem klinischem Beschwerdebild sehr schwierig.

Insbesondere im Alter ist eine interindividuelle Vergleichbarkeit aufgrund unterschiedlichster Multimorbidität und unterschiedlichster sozialer Situation kaum möglich!

Ursachen

Das Ursachenspektrum für das Symptom Schwäche ist groß, neben den durch den Altersprozeß bedingten physiologischen, individuell mehr oder weniger ausgeprägten Veränderungen spielen folgende Faktoren eine bedeutende Rolle:

- Ernährung und Wasserhaushalt (Tab. 1.37)

MEMO

Malnutrition ist die häufigste Krankheit im Alter: 65% der hospitalisierten und 50% der in Pflegeheimen lebenden Patienten leiden an Malnutrition.

Tab. 1.37 Krankheitsbegünstigender Einfluß von Fehlernährung im Alter (nach [8]).

gestörtes Ernährungsverhalten	schwächeauslösende Erkrankung
verminderte Flüssigkeitsaufnahme	Dehydratation Hypotonie Hypernatriämie
Unterernährung (Kalorien, Proteine)	Immunschwäche/Infektanfälligkeit Anämie Demenz Immobilität Dekubitalulzera
Überernährung (Kalorien, Fett)	Adipositas Hypertonie Diabetes mellitus Typ II
Ballaststoffmangel	Obstipation Divertikulitis
Vitaminmangel (B, D)	Osteoporose Anämie Demenz
Mangel an Spurenelementen (Zink, Eisen, Selen, Magnesium)	Immunschwäche/Infektanfälligkeit Wundheilungsstörungen Anämie Myopathie

- Verlust an Muskel- und Knochenmasse
- Organkrankheiten, deren erstes klinisches Symptom häufig Schwäche ist (Tab. 1.38).

Tab. 1.38 Nach Organen geordnete Verteilung typischer Krankheitsbilder im Alter, deren erstes klinisches Symptom häufig Schwäche ist (nach [8]).

betroffene Organe/Organsysteme	typische Erkrankungen
Herz/Gefäße	chronische Herzinsuffizienz „stummer" Myokardinfarkt periphere arterielle Verschlußkrankheit
Lunge/Bronchialsystem	Pneumonie chronische Bronchitis Emphysem
endokrine Organe	Diabetes mellitus Typ II Dehydratation Hyper-/Hypothyreose Hyperparathyreoidismus
Nervensystem	Demenz Depression Neuropathie/ALS transitorisch ischämische Attacken (TIA) Apoplex Parkinson-Syndrom
Knochenmark/Immunsystem	Anämie Myelodysplasie
Urogenitaltrakt	Zystitis Prostatakarzinom
Gastrointestinaltrakt	Maldigestion/Malabsorption Anorexie Kandidose
generalisierte Entzündungen	Polymyalgie/Arteriitis

SCHWINDEL (s.a. Kap. 4.29)

Schwindel- und Drop-Anfälle sind in ca. 6% Auslöser von Stürzen. Unter dem Begriff „Schwindel" werden Symptome wie Schwächegefühl, Balanceschwierigkeiten, Fallneigung, aber auch rotatorische Vertigo und Bewußtseinstrübung subsumiert. Drop-Attacks sind eine besondere Form einer vertebrobasilären Insuffizienz, bei welcher der Patient ohne Bewußtseinsverlust („die Beine haben plötzlich nachgegeben") zu Boden fällt.

Ätiologie

- Innenohrerkrankungen
- zerebrale und zerebelläre Durchblutungsstörungen
- zervikale Spondylosen und Arthrosen mit Einengung der Blutgefäße
- Absinken der kardialen Auswurfleistung.

Therapie

- Behandlung des Grundleidens.

STÜRZE

MEMO

Die Sturzhäufigkeit nimmt mit dem Alter stark zu, sie stellt bei den über 65jährigen Menschen die häufigste Unfallursache dar (Tab. 1.39)! Nicht selten kommt es durch den Sturz zur Schenkelhalsfraktur, die in 15–20% der Fälle zu Pflegebedürftigkeit (s.a. Abschn. „Osteoporose") führt.

Tab. 1.39 Altersabhängige Inzidenz der Stürze.

Alter in Jahren	> 1 Sturz pro Jahr
65–75	26%
80–85	42%
> 90	56%

Ätiologie

- *Umfeldbedingte Ursachen*:
  - steile Treppen
  - schlechte Beleuchtung
  - glatte Fußböden, Schnee, Glatteis
  - rutschende Teppiche, Teppichfalten
  - freie Elektrokabel
  - instabile, zu niedrige Stühle
  - ungeeignete Schuhe
  - fremde Umgebung (Krankenhaus, Heim)
  - Alkohol
- *Organische Erkrankungen und/oder altersbedingte organische Veränderungen*:
  - Muskelschwund mit z.T. unproportionalem Kraftverlust (z.B. starkes Nachlassen der Muskelkraft der Dorsalflektoren der Füße)
  - degenerative Gelenkerkrankungen mit Bewegungseinschränkungen und Destabilisierung von Gang und Haltung
  - Rückgang der Balancefähigkeit durch Rückgang der propriozeptiven Empfindlichkeit und Verzögerung von Reflexabläufen z.B. auch im Rahmen von peripheren Neuropathien
  - Sehschwäche
  - Dysregulation des Blutdrucks (etwa 20% aller Menschen über 65 Jahren leiden an einer orthostatischen Hypotonie!)
  - erhöhte Synkopenhäufigkeit durch andere Erkrankungen (s.u. Synkope)
- *Medikamente*: erhöhte Kollaps- bzw. Synkopenhäufigkeit durch Benzodiazepine, Digitalis, Diuretika, Antidepressiva, Antihypertensiva, Anticholinergika, Antiparkinsonmittel, Antiepileptika, Vasodilatanzien

Therapie

- Schaffung eines altersgerechten Umfeldes mit Beseitigung der o.g. Hindernisse
- Behandlung zugrundeliegender Erkrankungen

STUHLINKONTINENZ (s.a. Abschn. „Harninkontinenz")

Unfähigkeit, den Stuhl willentlich bis zur gewünschten Defäkation zurückzuhalten. Die Stuhlinkontinenz ist für den betroffenen älteren Menschen und sein Umfeld eine große Belastung, die zu unüberwindbaren Problemen führen kann.

Ätiologie

- *Primäre Stuhlinkontinenz*
  - Operativ (z.B. Z.n. Fisteloperation, Krebsoperation)
  - erworben (z.B. Rektumprolaps, Hämorrhoiden, anorektale Infektionen)
  - neurologisch (zerebral: Apoplex, Demenz, Hirnmetastasen, spinal: Metastasen, Tumor, MS)
  - psychisch bedingt
- *Sekundäre Stuhlinkontinenz*
  - Diarrhoe (ungewöhnliche Ernährung? viel Obst? Fruchtsäfte, Alkohol, Kaffee?)
  - Laxanzienabusus

– Medikamente (z.B. Antibiotika, Sedativa, Psychopharmaka)
– chronische Obstipation mit Koprostase („paradoxe Diarrhoe“)
– maligne, entzündliche Erkrankungen
– villöse Adenome.

Diagnostik

- Anamnese (Stuhltagebuch)
- allgemeine klinische Untersuchung (Hirnleistungsstörungen? neurologische Ausfälle?)
- rektale Inspektion und rektal-digitale Untersuchung (Fissuren? Sphinktertonus? Hämorrhoiden?)
- Sensibilitätsprüfung in den Dermatomen S2–S5, Analreflex
- Labor (BB, Stuhl auf okkultes Blut, BKS, pathogene Keime?)
- Proktoskopie/Rektoskopie, ggf. Koloskopie
- EMG mit Nadelelektroden (Defäkographie).

Therapie

- Behandlung der Grunderkrankung
- Ernährungsumstellung
- medikamentöse Therapie (z.B. Opiatnebenwirkung nutzen; Loperamid nur ausnahmsweise)
- Kontinenztraining
- pflegerisch aktivierende Maßnahmen bei zerebralen Störungen
- kontrollierte Darmentleerung (Stuhlentleerung zu best. vorgegebenen Zeiten ggf. induziert durch Medikamente/Hilfsmittel)
- Hilfsmittelversorgung (Vorlagen mit Netzhosen, Windelhosen, Fäkalkollektoren)
- konservative Behandlungsmethoden (Beckenbodentraining, Biofeedback-Training).

SYNKOPE (s.a. Kap. 4.32)

Synkopen sind Sekunden andauernde Bewußtseinsverluste, die mit einem kompletten Tonusverlust und einer Reaktionslosigkeit der betroffenen Person verbunden sind. Der Anteil von Synkopen am Zustandekommen von Stürzen wird eher als gering eingeschätzt.

Ursachen

- kardiale Ursachen
- Pulmonalembolien
- Änderung des Reflexverhaltens: Husten-, Defäkations- oder Miktionssynkopen
- Dysregulation des Blutdrucks
- vasovagale Synkopen
- zentralnervöse Ursachen
- metabolische Synkopen.
- iatrogen induzierte Synkopen.

Therapie

- Behandlung der Grunderkrankung
- Prophylaxe von Stürzen.

AKUTE VERWIRRTHEIT (DELIRSYNDROM)

Chronische Verwirrtheit siehe Abschnitt „Demenzsyndrom“.
Verwirrtheitszustände treten mit zunehmendem Lebensalter häufiger auf, besonders gefährdet sind Personen ab dem 70. Lebensjahr mit multiplen Erkrankungen. Der akute Verwirrtheitszustand (Delirsyndrom) kann beim älteren Menschen als Vorbote oder Begleiterscheinung verschiedener dementieller Erkrankungen auftreten, er kann aber auch völlig unabhängig von einer Demenz bei einer Vielzahl von anderen Krankheiten auftreten.

Ätiologie

Wichtige delirinduzierende Krankheitszustände in der Geriatrie sind:

- *Infektionen*: begleitend bei fast jeder Infektion möglich! Hohe Inzidenz besonders bei Harnwegs- und Lungeninfekten!
- *Metabolische und endokrine Störungen*: Elektrolytstörungen (Na, K, Ca), Diabetes mellitus (Hypo-, Hyperglykämie), Hypo-, Hyperthreose, Hyperparathyreoidismus, Niereninsuffizienz, Urämie, Leberinsuffizienz.
- *Malnutrition*: generelle Malnutrition, Eiweißmangel, Phosphat-, Zink-, Folsäure-, Vitamin-B_{12}-, Vitamin-B_1-Mangel.
- *Kardiovaskuläre Ursachen*: Dehydratation (häufig!), Anämie, Herzinsuffizienz, (stummer) Myokardinfarkt, Hypo-/Hypertension, zerebrale Vaskulitis, Riesenzellarteriitis.
- *Intrakranielle Prozesse*: Hirntrauma, Tumoren, Gehirnabszeß, Insult (ischämisch und hämorrhagisch), Demenz, M. Parkinson, Epilepsie.
- *Respiratorische Ursachen*: Hypoxie, z.B. bei Pneumonie, Asthma, Lungenödem, Lungenembolie.
- *Medikamente*: Analgetika, Antiarrhythmika, Antidepressiva, Antidiarrhoika, Antihistaminika, Antikonvulsiva, Antiparkinsonmittel, Antiphlogistika, Cimetidin, Digitalisglykoside, Diuretika, Gyrasehemmer, Insulin, Kortikosteroide, Muskelrelaxanzien, Sedativa und Tranquilizer, Spasmolytika, Vasodilatatoren, zentral wirksame Antihypertensiva.
- *Gastrointestinale Ursachen*: Perforationen: Ulkus, Divertikel (oft oligosymptomatisch), Cholezystitis, Cholelithiasis, Pankreatitis, Gastroenteritis, Tumoren, Obstipation.

Diagnostik und Differentialdiagnose

MEMO

Grundsätzlich ist jeder akute Verwirrtheitszustand als Notfallsituation anzusehen, der einer sofortigen und sorgfältigen Abklärung, Überwachung und Betreuung bedarf.

Da aber ein großer Teil akuter Verwirrtheitszustände beim alten Menschen auf der „Demaskierung“ einer Demenz beruht, ist der Versuch der Unterscheidung zwischen einem dementiellen Krankheitsbild und einem Verwirrtheitszustand anderer Genese bereits im Anfangsstadium von großer therapeutischer Bedeutung (Tab. 1.40).

Therapeutische Maßnahmen

- Behebung einer ggf. auslösenden Ursache:
  - Ausgleich einer Exsikkose
  - Ausgleich einer Elektrolytstörung
  - Behandlung einer Herzinsuffizienz
  - Behandlung einer Pneumonie oder eines Harnwegsinfekts
- Absetzen von potentiell delirauslösenden Medikamenten
- bei schwächer ausgeprägten Verwirrtheitszuständen vorsichtiger Einsatz von Tranquilizern zur Durchbrechung des Circulus vitiosus von Verwirrtheit – Ängstlichkeit – stärkerer Verwirrtheit
- bei stärker ausgeprägter Verwirrtheit (sehr unruhiger, evtl. aggressiver Patient)
  - Sedierung mit Neuroleptika, z.B. Melneurin®, Haloneural®, Proneurin®, Levium®
    - konsequente Überwachung zur Vorbeugung möglicher Folgen der Verwirrtheit (z.B. Verletzungen, Stürze)

1.15.3 Pflege, Betreuung, soziale Rehabilitation

Die Versorgung alter, erkrankter Menschen wird derzeit durch fünf Institutionen und Einrichtungen gewährleistet.

Tab. 1.40 Unterscheidungskriterien zwischen einem Verwirrtheitszustand auf der Grundlage eines dementiellen Krankheitsbildes und anderer Krankheitsbilder (aus [8]).

Delir	beginnende Demenz
akuter oder subakuter Krankheitsverlauf (Stunden oder Tage)	über längere Zeit (teilweise über Jahre)
schneller und häufiger Wechsel des klinischen Bildes (teilweise Stunden)	langsame Veränderungen (teilweise über Monate)
Aufmerkksamkeit deutlich reduziert	nur im fortgeschrittenen Stadium reduziert
gesteigerter Wachheitsgrad bis zur psychomotorischen Erregtheit oder herabgesetzter Wachheitsgrad bis zur Apathie	in der Regel unauffällig
oft Halluzinationen (meist Sehstörungen, aber auch akustische Störungen)	wenn vorhanden, im Sinne eines richtigen Wahnsystems
Orientierung in der Regel herabgesetzt	abhängig vom Stadium des dementiellen Prozesses
Bewegungsstörungen durch Tremor, Koordinationsstörungen und erhöhten Muskeltonus	in der Regel fehlend
Dysgraphie in der Regel vorhanden	am Krankheitsbeginn fehlend
Störungen des autonomen Systems häufig (z.B. Herz, Blase)	in der Regel fehlend

STATIONÄRE GERIATRISCHE VERSORGUNG

- Vollstationäre und teilstationäre Einrichtungen (Abb. 1.35)
- Altenhilfebereich in Altenpflegeheimen
- im niedergelassenen Bereich in Form von ambulanter medizinischer Versorgung
- häusliche Pflege
- ambulante Rehabilitation und Tagespflege.

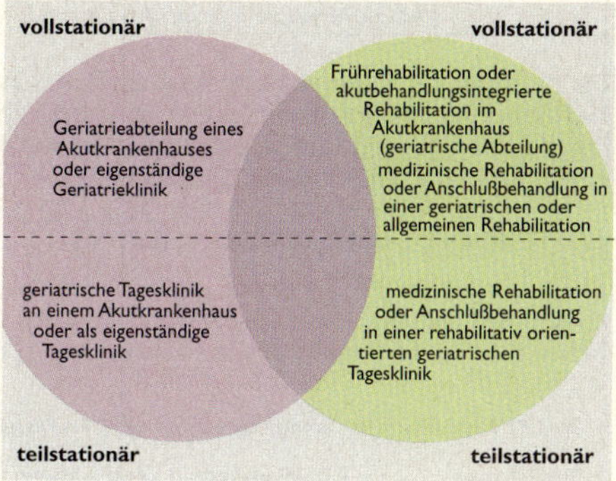

Abb. 1.35 Vollstationäre und teilstationäre Einrichtung zur Behandlung geriatrischer Patienten (aus [8]).

FINANZIERUNG

Die Kosten der stationären geriatrischen Akutbehandlung sowie der stationären medizinischen Rehabilitation (insofern der Patient nicht mehr erwerbsfähig ist) werden von den Krankenversicherungen übernommen. Bei vollstationärem Aufenthalt besteht bis zu einer bestimmten Einkommensgrenze eine Zuzahlungspflicht für den Patienten je stationärem Aufenthaltstag (z.Zt. DM 17,– [West], DM 14,– [Ost]).

MEMO

Die Pflegesätze in der teilstationären Behandlung liegen bei ca. 60% des vollstationären Pflegesatzes.

Die Leistungen für die häusliche, teilstationäre und Kurzzeitpflege sowie für die vollstationäre Pflege in Pflegeeinrichtungen werden in bestimmten Grenzen von der 1.1.1995 eingeführten sozialen Pflegeversicherung (s.u.) übernommen. Träger der sozialen Pflegeversicherung sind die Pflegekassen, die bei jeder Krankenkasse eingerichtet sind.

PFLEGEVERSICHERUNG

Personen, die wegen einer körperlichen, geistigen oder seelischen Krankheit oder Behinderung für die gewöhnlichen und regelmäßig wiederkehrenden Verrichtungen im Ablauf des täglichen Lebens (= Grundpflege) auf Dauer (mindestens für 6 Monate) in erheblichem oder höherem Maße Hilfe bedürfen (z.B. im Bereich der Körperpflege, der Ernährung, der Mobilität, der hauswirtschaftlichen Versorgung), erhalten je nach Ausmaß des Hilfsbedarfs und ihrer entsprechenden Einstufung in die Pflegestufen 1–3 (Tab 1.41) über die gesetzliche Pflegeversicherung materielle Unterstützung (Sach- und Geldleistungen) sowohl bei der häuslichen als auch bei der stationären Pflege.

Tab. 1.41 Pflegeversicherung: Je nach Ausmaß des Hilfebedarfs werden die Pflegebedürftigen in 3 Stufen eingeteilt.

Pflegestufe 1	erhebliche Pflegebedürftigkeit: Hilfe ist notwendig mindestens einmal täglich bei wenigstens zwei Bereichen aus dem Alltagsbereich (z.B. Ernährung, Mobilität) sowie mehrfach in der Woche bei hauswirtschaftlichen Besorgungen tägl. insges. ≥ 45 min
Pflegestufe 2	Schwerpflegebedürftigkeit: Hilfe ist notwendig mindestens dreimal täglich zu verschiedenen Tageszeiten bei Körperpflege, Ernährung oder Mobilität, zusätzlich mehrmals in der Woche bei hauswirtschaftlichen Besorgungen tägl. insges. ≥ 120 min
Pflegestufe 3	Schwerstpflegebedürftigkeit: Hilfebedarf ist so groß, daß jederzeit eine Pflegeperson unmittelbar erreichbar sein muß (Pflege rund um die Uhr) tägl. insges. ≥ 240 min

Die Richtlinien der Spitzenverbände der Pflegekassen haben „Zeitkorridore" für die Verrichtung der Grundpflege festgelegt, anhand derer Stufen der Pflegebedürftigkeit festgelegt wird. (Art und Schwere einer Erkrankung sind demnach ohne Belang für die Einstufung, es zählt lediglich die im Einzelfall tatsächlich erforderliche Hilfe.) (Tab. 1.42).

LEISTUNGEN DER PFLEGEVERSICHERUNG

Die Leistungen der Pflegeversicherung werden auf Antrag und ab Antragsstellung gewährt und umfassen Pflegesachleistungen, die durch Pflegefachkräfte oder Pflegepersonen (auch Angehörige) erbracht werden (Tab. 1.43 u. Tab. 1.44).

Tab. 1.42 Zeitkorridore der Grundpflege zur Festlegung des Pflegebedarfs.

Verrichtung	Zeitkorridor in Min.	Verrichtung	Zeitkorridor in Min.
Waschen		Darm-/Blasenentleerung	
• Ganzkörper	20–25	• Wasserlassen	2–3
• Oberkörper	8–10	• Stuhlgang	3–6
• Unterkörper	12–15	• Richten der Bekleidung	2
• Hände und Gesicht	1–2	• Windeln nach Wasserlassen	4–6
Duschen	15–20	• Windeln nach Stuhlgang	7–10
Baden	20–25	• Wechseln kleiner Vorlagen	1–2
Zahnpflege	5	• Wechseln/Entleeren von Urinbeutel	2–3
Kämmen	1–3	• Wechseln/Entleeren eines Stomabeutels	3–4
Rasieren	5–10		

Tab. 1.42 Fortsetzung.

Verrichtung	Zeitkorridor in Min.	Verrichtung	Zeitkorridor in Min.
mundgerechte Essenszubereitung (z. B. Ffleisch schneiden)	2–3	Gehen (nur für Verrichtungen der Tabelle)	Individuell
Nahrungsaufnahme • oral (bis 3x tägl.) • Sondenkost (i.d.R. einmal tägl.)	 15–20 15–12	Transfer (z. B. Rollstuhl, Toilette)	I
Aufstehen, Zu-Bett-Gehen	1–2	Treppensteigen (nur für Verrichtungen der Tabelle)	Individuell
Umlagern	2–3	Verlassen/Wiederaufsuchen der Wohnung (z. B. wegen Arztbesuchen, KG, Behörde)	Individuell
An-/Auskleiden • Ankleiden gesamt • Ankleiden Ober-/Unterkörper • Entkleiden gesamt • Entkleiden Ober-/Unterkörper	 8–10 5–6 4–6 2–3		

Tab. 1.43 Leistungen der Pflegeversicherung bei häuslicher Pflege.

	Pflegesachleistungen durch Pflegefachkräfte **• Grundpflege** **• hauswirtschaftliche Versorgung** ***(Wert)***	**Pflege durch Pflegepersonen (also auch Angehörige)** ***(Pflegegeld)***
Pflegestufe 1	Euro 384,–	Euro 205,–
Pflegestufe 2	Euro 921,–	Euro 410,–
Pflegestufe 3	Euro 1432,– (in Härtefällen bis zu Euro 1918,–)	Euro 665,–

Tab. 1.44 Leistungen der Pflegeversicherung bei vollstationärer Pflege.

	Leistungen
Pflegestufe 1	Euro 1023,–
Pflegestufe 2	Euro 1279,–
Pflegestufe 3	Euro 1432,– (in Härtefällen bis zu Euro 1688,–)

Die Anträge für die Leistungen der Pflegeversicherung sind bei der zuständigen Krankenkasse zu stellen, die Begutachtung zur Einstufung der Pflegebedürftigkeit wird in aller Regel durch Ärzte des Medizinischen Dienstes – auch im Krankenhaus – vorgenommen.

MEMO

Die Pflegeversicherung will vorrangig die häusliche Pflege und die Pflegebereitschaft von Angehörigen und Nachbarn unterstützen. Der Pflegebedürftige soll dadurch möglichst lange in seinem gewohnten häuslichen Umfeld bleiben können!

Weitere Leistungen der Pflegeversicherung sind:

- Kurzzeitpflege bis zu Euro 1432,–/Jahr (maximal 4 Wochen Ersatzpflege bei Verhinderung der Pflegeperson).
- Kombination von Pflegesachleistungen und Pflegegeld ist möglich.

- Wenn häusliche oder teilstationäre Pflege nicht möglich ist, haben Pflegebedürftige Anspruch auf Pflege in vollstationären Pflegeeinrichtungen. Die pflegerischen Aufwendungen dürfen dabei einen Betrag von Euro 1432,– monatlich (in Härtefällen bis zu Euro 1688,–) nicht überschreiten, die Kosten für Unterkunft und Verpflegung müssen vom Versicherten selbst getragen werden.

2 Technik

2 Technik

2.1 Basistechniken

2.1.1 Hygienetechniken

Desinfektion hat das Ziel, totes oder lebendes Material in einen Zustand zu versetzen, in dem es nicht mehr infizieren kann. Erreicht wird dies mittels Verminderung der Keimzahl durch Abtötung oder Inaktivierung aller Krankheitserreger (pathogene Bakterien, Viren, Protozoen) mit chemischen Mitteln (Desinfektion) oder physikalischen Verfahren.

HÄNDEDESINFEKTION

BEACHTE

Die *hygienische Händedesinfektion* ist die einfachste und wirksamste – aber auch die am häufigsten vernachlässigte – Maßnahme zur Verminderung der Keimübertragung von Arzt und Pflegepersonal zum Patienten.

Die Verwendung von Einmalhandschuhen und das Händewaschen allein können die hygienische Händedesinfektion nicht ersetzen!

Die hygienische Händedesinfektion wird am einfachsten mit handelsüblichen Desinfektionslösungen (in aller Regel 70- bis 80%iger Isopropylalkohol, z.B. Sterillium®, Desderman®, Desmanol®) durchgeführt (ca. 3 ml Lösung auf den Händen und Unterarmen einreiben und ca. 30 s bis zum Trocknen einwirken lassen).
Sie ist indiziert:

- bei Arbeitsbeginn auf Station
- nach Arbeitspausen und Toilettengang
- vor und nach jeder Tätigkeit direkt am Patienten.

TIP

Visiten sind die beste Gelegenheit zur Keimverschleppung! Deshalb von Bett zu Bett hygienische Händedesinfektion! Händedesinfektionsmittel auf jedem Visitenwagen!

BEACHTE

Neben der Keimverschleppung über Hautkontakt ist auch an die Übertragung durch Untersuchungsgeräte, die Patientenkontakt haben, zu denken (z.B. Sonographie, EKG).

CHIRURGISCHE HÄNDEDESINFEKTION

Vor allen chirurgischen Eingriffen muß eine chirurgische Händedesinfektion wie folgt vorgenommen werden:

1. 5 min gründliches Händewaschen mit warmem, fließendem Wasser, Seife (aus Wandspender mit Ellenbogen- oder Fußbedienung!) und „frischer“ Nagelbürste. Strikte Zeiteinhaltung durch Kurzzeitwecker!
2. Abtrocknen mit sterilem Handtuch (von distal nach proximal)
3. 2maliges Einreiben der Hände und Unterarme mit je 5 ml Desinfektionslösung aus Wandspender, Dauer jeweils 3–5 min
4. Hände bis zum Anziehen der sterilen Handschuhe steril halten (Weghalten vom Körper und entsprechende Vorsicht!).

BEACHTE

Falls Kontakt mit unsterilem Material, nochmalige chirurgische Händedesinfektion! Auch wenn es niemand gesehen hat.

HAUTDESINFEKTION

Vor allen Eingriffen, die eine intakte Hautoberfläche beschädigen können (Injektion, Punktion, Operation), ist eine Hautdesinfektion *gesetzlich vorgeschrieben*. Die genaue Durchühürung dieser Hautdesinfektion richtet sich nach dem Infektionsrisiko des Eingriffs.

Stufenschema zur Hautdesinfektion

- *Kategorie I* (geringes Infektionsrisiko: intra-, subkutane und intravenöse Injektionen und Blutentnahmen): Hautdesinfektionsmittel (Spray oder getränkter Tupfer) auftragen, Einwirkungszeit von ca. 30 s abwarten.
- *Kategorie II* (mittleres Infektionsrisiko: intravenöse Verweilkanülen/-katheter, intramuskuläre Injektionen, Blutkulturen): Reinigen der Haut mit Desinfektionsmittel und sterilem Tupfer. Erneutes Auftragen des Desinfektionsmittels nach ca. 30 s und Abwischen der Haut mit sterilem Tupfer.
- *Kategorie III* (hohes Infektionsrisiko: Operationen, Punktionen an Körperhöhlen, insbesondere Gelenkpunktionen): Reinigung der Haut, ggf. Enthaarung und Entfettung. Desinfektionsmittel mindestens 3mal von innen nach außen kreisend auftragen und jeweils 3 min einwirken lassen. Nur sterile Tupfer verwenden. Zum Eingriff sterile Handschuhe und Mundschutz tragen!

2.1.2 Injektionstechniken

ALLGEMEINES

Vorteile

Schneller Wirkungseintritt (innerhalb von Sekunden bei der i.v. Injektion, innerhalb von 10–15 min bei der i.m. Injektion, innerhalb von 20–30 min bei der s.c. Injektion), kein unkalkulierbarer Wirkstoffverlust (z.B. durch Resorptionsstörung im Verdauungstrakt), exakte Dosierbarkeit, Anwendung auch beim bewußtseinsgestörten Patienten oder beim Patienten mit Schluckstörungen, Umgehung des Magen-Darm-Trakts.

Komplikationen

Unverträglichkeitsreaktionen (allergische Reaktionen), Schäden durch falsche Injektionstechnik (Schmerzen, Hämatome, Nervenverletzungen, Gefäßschädigungen bis zum Gefäßverschluß, Gewebeschädigung bis zur Nekrose, lokale und/oder generalisierte Infektionen).

AKUT **Jede Injektion kann zu einer allergischen Reaktion bis hin zum anaphylaktischen Schock führen! Schnelles Auftreten – auch ohne Vorboten – immer möglich!**

Durchführung

Auswahl des geeigneten Medikamentes sowie der Injektionsart und -ortes und entsprechender Kanüle. Aufklärung des Patienten. Hautdesinfektion. Nochmaliges Überprüfen, ob richtiges Medikament aufgezogen wurde! An Eigenschutz denken (Handschuhe, Entsorgungsbox für Kanülen) (Abb. 2.1).

BEACHTE **Die Verantwortung dafür, daß das richtige Medikament in der richtigen Spritze ist, trägt immer derjenige, der das Medikament appliziert. Eine unbeschriftete Spritze oder eine Spritze, neben der nicht die dazugehörige Ampulle eindeutig zuordenbar steht, muß verworfen werden!**

INTRAKUTANE INJEKTION (I.C.)

Indikationen

Intrakutantests u. Injektionsimpfung (z.B. BCG-Impfung), Quaddelung.

Verwendung		Länge [mm]		Außendurchmesser [mm]		Farbe	Gauge	Größe	
Insulin, s.c.		20	12–16	0,40	0,40–0,42	grau	27	20	–
Insulin, s.c.		25	12	0,45		braun	26	18	–
s.c.		25		0,55		lila	24	17	
s.c.		25		0,66		blau	23	16	
s.c., i.m.		30–32		0,60–0,65		violett	23	14	
s.c., i.m.		30–32		0,70		schwarz	22	12	
i.v., i.m.	i.m.	40	50–60	0,80		grün	21	2	–
i.v., i.m.	tief i.m.	40	70	0,90		gelb	20	1	–
Aufziehkanüle, Blutentnahme		30		1,10		weiß	19	–	

Abb. 2.1 Überblick über die verschiedenen Einmalkanülen und ihre Verwendungszwecke.

Kontraindikationen
Entzündungen, Ödeme, Hauterkrankungen, Störungen der Durchblutung im Injektionsgebiet.

Material
Kurze Kanülen mit geringem Spitzendurchmessser (Farben: grau, braun, lila).

Injektionsorte
Als Injektionsort gesamtes Integument möglich; möglichst nur in das Korium.

Durchführung
- flach zur Hautoberfläche einstechen
- Haut erscheint bei der intrakutanen Injektion weißlich.

SUBKUTANE INJEKTION (S.C.)

Indikationen
Nur für wasserlösliche Mittel.

Kontraindikationen/Material
Siehe i.-c.-Injektion.

Injektionsorte (Abb. 2.2)

Gefahren und Komplikationen
Schädigung des subkutanen Gewebes, Hämatome.

Durchführung
Hautdesinfektion, Hautfalte mit Daumen und Zeigefinger abheben, einstechen (bei kurzen, 12mm-Kanü-

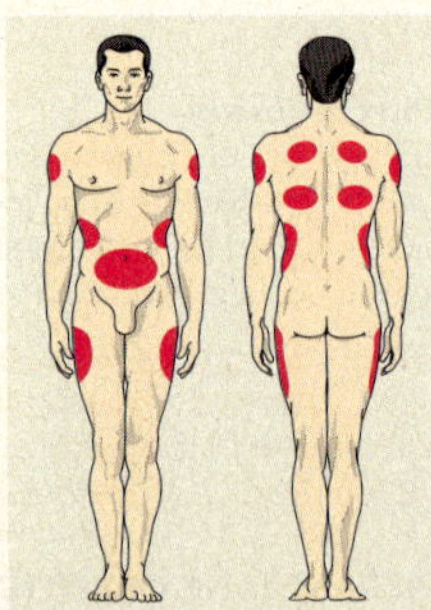

Abb. 2.2 Injektionsorte für subkutane Injektionen.

len senkrecht, bei längeren Kanülen schräg im Winkel von ca. 45°), nicht aspirieren, langsam injizieren, Kanüle zügig entfernen (Abb. 2.3).

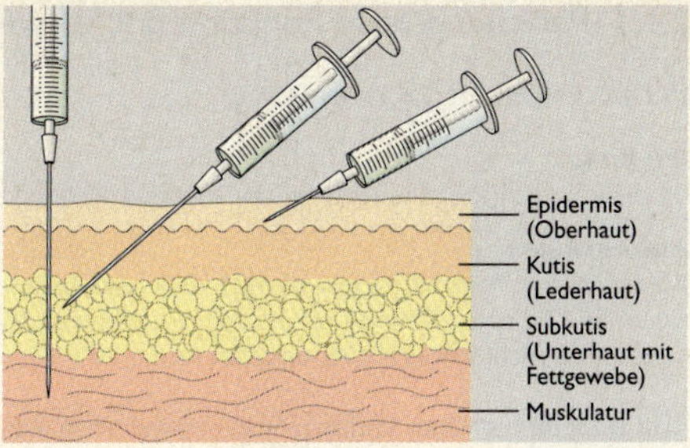

Abb. 2.3 Injektionstechniken: intramuskulär, subkutan, intrakutan (v.l.n.r.).

INTRAMUSKULÄRE INJEKTION (I.M.)

Wirkung
Schneller als bei s.-c.-Injektion, aber später als bei i.-v.-Injektion, länger anhaltend.

Indikationen
Besonders für Depotpräparate; geeignet für wasser- und fettlösliche Mittel, auch für Impfstoffe.

Kontraindikationen
Siehe s.-c.-Injektion, zusätzlich: erhöhte Blutungsneigung (z.B. auch orale Antikoagulanzientherapie) und V.a. Myokardinfarkt (Verfälschung der Enzymdiagnostik, macht Lysetherapie unmöglich!).

Material
Ausreichend lange Nadel wählen! Bei Adipösen z.B. 50–60 mm für intragluteale Gabe!

Injektionsorte (Abb. 2.4):

- möglichst tief in einen Muskel, meist in Gesäßmuskel (ventrogluteal)
- insbesondere bei Säuglingen: M. vastus lateralis
- Oberarm-Injektion in den M. deltoideus (ca. 5 cm unterhalb des Akromions/der Schulterhöhe). Cave: nicht für ölige Lösungen sowie für Injektionsmengen von mehr als 2 ml.

Gefahren und Komplikationen
Bei Injektion an falscher Stelle Gefahr von Nervenschäden (v.a. Ischiadikuslähmung); bei versehentlicher intraarterieller Gabe: Embolia cutis medicamentosa, weiterhin Spritzenabszeß, Fettgewebsnekrose, Blutung.

Durchführung

- Hautdesinfektion nach Kategorie II
- Kanüle zügig senkrecht bis in die gewünschte Tiefe einstechen
- Aspirationsversuch zum Ausschluß einer Gefäßpunktion
- langsam (max. 2 ml/min) injizieren
- Kanüle rasch zurückziehen, Injektionsort mit Tupfer komprimieren und kreisend massieren, um die Verteilung des Medikaments im Muskel zu unterstützen.

MEMO Die i.-m.-Injektion ist die Injektion mit der höchsten Infektionsgefahr (Spritzenabszeß, immer kunstfehlerverdächtig!)

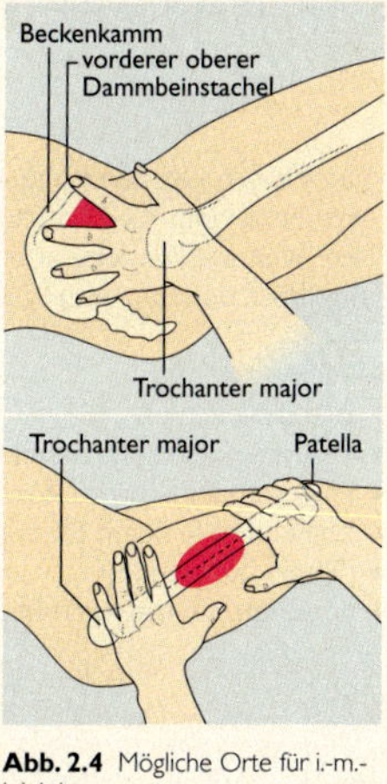

Abb. 2.4 Mögliche Orte für i.-m.-Injektionen.

2.1.3 Periphervenöse Punktion und Verweilkanüle

INTRAVENÖSE INJEKTION (I.V.)

Wirkung
Da direkt in den Kreislauf eingebracht, sofortige Wirkung ohne Resorptionsverlust.

Indikationen
Wasserlösliche Präparate (einschließlich Blut und Blutersatzlösungen), immer dann, wenn eine schnelle Wirkung erforderlich ist, wenn andere Injektions- oder Applikationsformen nicht möglich oder unsicher sind.

TIP

Vor jeder intravenösen Injektion, insbesondere wenn ein Medikament sehr langsam appliziert werden muß, wenn der Patient sehr unruhig ist oder wenn möglicherweise mehrere Injektionen hintereinander erfolgen müssen: vorzugsweise Flügelkanüle oder eine Venenverweilkanüle verwenden!

Material
Stauschlauch, Spritze, Kanülen: z.B. gelbe (= Nr. 1) oder grüne (= Nr. 2), Tupfer.

Injektionsorte
Große Vene in Ellenbeuge, am Unterarm oder Handrücken (Abb. 2.5), V. jugularis externa, im „Notfall": Fußrücken (Thrombosegefahr!), V. femoralis (Ultima ratio).

Gefahren und Komplikationen
Paravenöse Applikation (Schwellung, Schmerzen), intraarterielle Injektion (Schmerzen, Parästhesien), allergische Reaktionen, Hämatome.

Durchführung
- Staubinde proximal des Punktionsortes so anlegen, daß der arterielle Zufluß noch vorhanden ist (arterielle Pulse sollten tastbar sein).

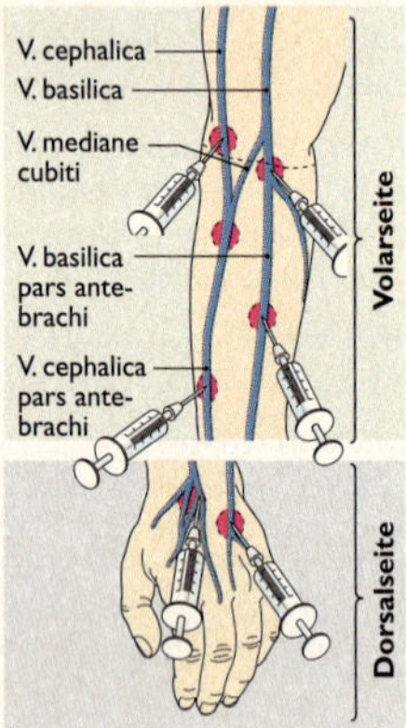

Abb. 2.5 Punktierbare große Venen an Hand und Unterarm.

TIP

Die idealen Druckverhältnisse beim Stauen der Venen erhält man durch die Verwendung einer RR-Manschette als Stauschlauch: RR-Manschette anlegen, RR messen, Wert merken, erneut auf einen Wert zwischen systolischem und diastolischem Blutdruck aufpumpen und als Stauung belassen.

- Vene palpieren
- Hautdesinfektion
- Fixierung der Haut nach distal durch leichten Zug
- Punktion der Vene im Winkel von ca. 30° zur Hautoberfläche
- Lagekontrolle durch Blutaspiration
- Öffnen der Stauung
- grundsätzlich langsame Injektion (ca. 1–3 ml/min).

BEACHTE

Jede Schmerzäußerung des Patienten während der Injektion muß ernstgenommen werden, die Injektion im Zweifelsfall sofort abgebrochen werden (nicht nach dem Motto „die paar Milliliter kriegen wir schnell noch rein" handeln!).

MEMO

Bei Verdacht auf *intraarterielle Applikation* von Pharmaka:
- Injektion sofort abbrechen, Kanüle liegenlassen
- intraarterielle Injektion von 10 ml Kochsalz, 10 ml Lidocain 1%, 5000 IE Heparin und 75 mg Methylprednisolon
- Oberarzt/Chefarzt hinzuziehen!

Versehentliche Punktion der Arterie am häufigsten in der Ellenbeuge.

Vorgehen bei schwierigen Venenverhältnissen (s. a. Kap. 2.6.1)
- Arm des Patienten hängen lassen, Arm reiben, geplante Injektionsregion beklopfen, mit Alkoholtupfer abreiben (Alkohol wirkt dilatierend!), Patienten „pumpen“ lassen (mehrmals die Hand zur Faust ballen lassen), warmes Armbad nehmen lassen, bei dünnen, oberflächlichen Venen evtl. auch Aufsprühen von Nitroglyzerin-Spray (Dilatation!)
- Wenn trotz aller Tricks und aller Geduld nach zwei bis drei Versuchen keine Vene getroffen wurde, Kollegen ranlassen!

TIP

Die Venenpunktion mit Flügelkanülen *(Butterflykanülen)* ermöglicht die sichere Applikation (kann fixiert werden, man hat zwei Hände zum Hantieren) von mehreren Injektionen oder von Kurzinfusionen und sollte insbesondere bei schwierigen Venenverhältnissen zur Anwendung kommen (Abb. 2.6).

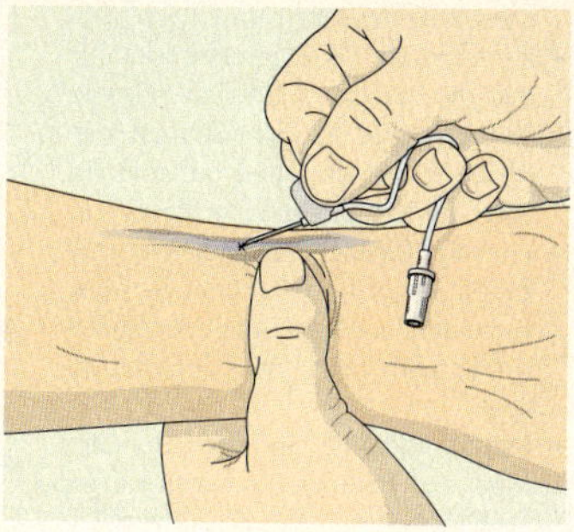

Abb. 2.6 Anwendung einer Butterflykanüle bei schwierigen Venen: Die linke Hand „fixiert“ die Vene im subkutanen Fettgewebe.

PERIPHERVENÖSE VERWEILKANÜLE (BRAUNÜLE®)

AKUT

Jeder Notfallpatient sollte einen sicheren periphervenösen Zugang erhalten!

Material
Plastikverweilkanüle (z.B. Braunüle®, Vygonüle®, Abb. 2.7).

Indikationen
Intravenöse Applikation von Pharmaka, Infusionen.

Injektionsorte
Siehe i.-v.-Injektionen.

Farbe	Größe [Gauge]	Außendurchmesser [mm]	Durchfluß [ml/min]	
			Wäßrige Lösung	Blut
Blau	22	0,8	31	18
Rosa	20	1,0	54	31
Grün	18	1,2	80	45
Gelb	17	1,4	125	76
Grau	16	1,7	180	118
Braun	14	2,0	270	172

Abb. 2.7 Übersicht Plastikverweilkanülen.

TIP

Der venöse Zugang sollte möglichst weit peripher (also beginnend mit den Handrückenvenen) gelegt werden. Die Kubitalvenen sollten geschont werden: Bewegungseinschränkung für den Patienten. Infusionsstop bei gebeugtem Ellenbogen. Evtl. spätere Plazierung zentralvenöser Katheter!

Durchführung (Abb. 2.8 u. 2.9)

- Staubinde proximal des Punktionsortes so anlegen, daß der arterielle Zufluß noch vorhanden ist (arterielle Pulse sollten tastbar sein)
- bei schwierigen Venenverhältnissen zusätzlich: Arm reiben, geplante Injektionsregion beklopfen, mit Alkoholtupfer abreiben (Alkohol wirkt dilatierend!), Patienten „pumpen" lassen (mehrmals die Hand zur Faust ballen lassen)
- Vene im subkutanen Gewebe durch Anspannen der Haut über der Punktionsstelle fixieren
- Punktion der Vene: Punktionskanüle und die darüber befindliche Plastikverweilkanüle in einer Einheit vorschieben, bis die Vene punktiert ist (Blut am Kanülenende sichtbar)
- Punktionskanüle und Plastikverweilkanüle ungefähr 3–5 mm in die Vene vorschieben, so daß auch die Kunststoffkanüle sicher im Gefäßlumen liegt
- Punktionskanüle in unveränderter Lage mit Daumen und Zeigefinger festhalten und die Plastikverweilkanüle weiter in die Vene vorschieben

TIP

Geringe Widerstände beim Vorschieben können durch Venenklappen hervorgerufen und mit sanftem Druck oder besser durch gleichzeitiges Einspritzen z. B. von Kochsalzlösung überwunden werden. Stärkere Widerstände deuten eher auf eine Fehllage bzw. Perforation hin!

- Stauung lösen
- Vene proximal der Einstichstelle abdrücken und Stahlmandrin entfernen
- sichere Fixation durch „Zügelpflaster" oder Schlitzpflaster (Abb. 2.10)
- Infusion anschließen; freier Rückfluß von Blut aus der Kanüle (wird im Schlauch sichtbar) bzw. eine ausbleibende Schwellung unter laufender Infusion belegt die korrekte Kanülenlage.

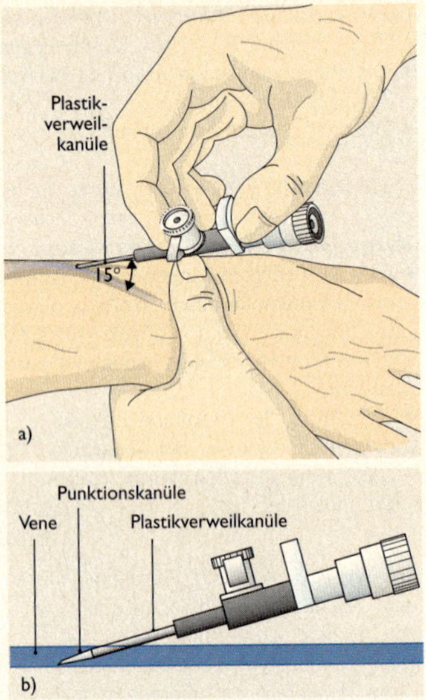

Abb 2.8 Punktionstechnik mit Verweilkanüle (a). Intravasale Situation (b).

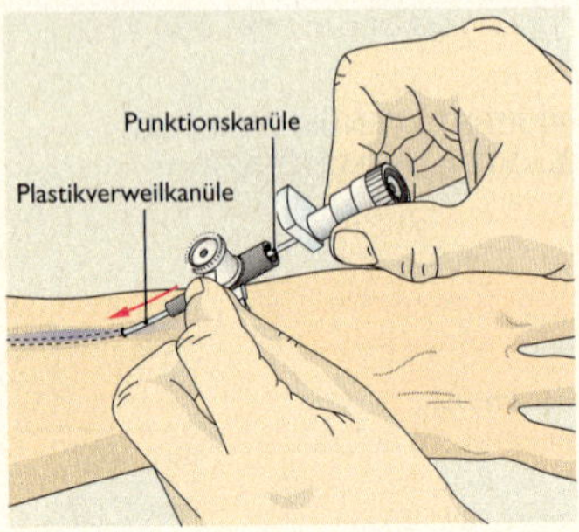

Abb. 2.9 Vorschieben der Verweilkanüle in die Vene.

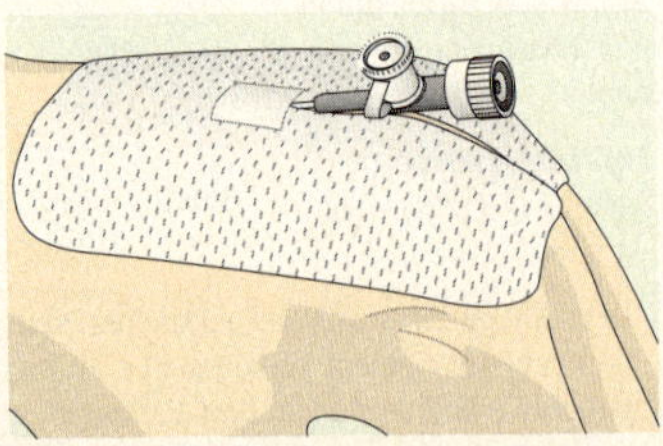

Abb. 2.10 Fixierung der Verweilkanüle.

TIP

Vor Punktion mit der „dicken Nadel" eine kleine subkutane Quaddel mit Lokalanästhetikum (ca. 1 ml) mit gesonderter Spritze und dünner Nadel am Punktionsort zu setzen (30 s warten!) macht für den Patienten die Prozedur weniger unangenehm und den Arzt zum Helden.

2.1.4 Zentraler Venenkatheter (ZVK)

Als zentrale Venenkatheter (ZVK) werden solche Katheter bezeichnet, deren Spitze intrathorakal in einer großen, klappenlosen, herznahen Vene liegen: idealerweise vorhofnah in der V. cava superior bzw. inferior.

Mögliche Zugangswege

- *„Langer" peripherer Weg*: Venenzugang mit einem langen (ca. 70 cm) Katheter über eine periphere Vene, vorzugsweise über die V. basilica oder V. cephalica.
- *„Kurzer" Weg*: Venenzugang mit einem kurzen (ca. 30 cm) Katheter über die V. subclavia, die V. jugularis externa oder die V. jugularis interna.

TIP

Die Auswahl der Punktionsstelle erfolgt nach Stellung der Indikation und dem Ausschluß von Kontraindikationen, grundsätzlich gilt jedoch: Je weiter peripher die Punktion durchgeführt wird, desto weniger ist mit schwerwiegenden Komplikationen zu rechnen!

Indikationen

Fehlende periphere Punktionsmöglichkeit, hypovolämischer oder kardiogener Schock, sicherer Zugang für parenterale Ernährung, Zufuhr von hyperonkotischen oder anderen venenwandreizenden Substanzen, ZVD-Messung, zur Dialyse bei fehlendem Shunt, als Schleuse für Pulmonaliskatheter oder für passagere intrakardiale Schrittmacher.

Material

Auf Vollständigkeit achten: Hände- und Hautdesinfektionsmittel, Lokalanästhetikum (z.B. 1%iges Lidocain), 10-ml-Spritze mit NaCl 0,9% zum Spülen des Katheters, sterile Tupfer, steriles Skalpell, sterile Handschuhe, sterile Abdecktücher, Kathetersystem (je nach Indikation und Art des Hauses, z.B. Bard-I-Cath®, Cavafix®, Certofix® u.a.).

Durchführung (Prinzip)

- *Steriles Arbeitsfeld schaffen*: Chirurgische Händedesinfektion, sterile Handschuhe, Mundschutz, evtl. steriler Kittel, sterile Abdecktücher. Punktionsstelle auswählen und desinfizieren. Lokalanästhesie über der Punktionsstelle. Punktion durchführen (s.u.), Katheter vorschieben, fixieren, Punktionsstelle reinigen, desinfizieren und steril verbinden.
- *Lagekontrolle*: Bei Kathetern mit inliegendem Mandrin diesen erst nach der Röntgenkontrolle entfernen. Bei fehlendem Mandrin und schlechter Darstellbarkeit: Applikation von ca. 1–2 ml Rö-Kontrastmittel.

  Richtige Lage: Untere V. cava superior, ca. 2 cm oberhalb der Einmündung in den rechten Vorhof oder hoch im rechten Vorhof (im Rö-Bild ca. 2 Querfinger unterhalb des Sternoklavikulargelenkes).

TIP

Beim beatmeten Patienten nach Lagerung und steriler Abdeckung nochmals kontrollieren, ob auch keine Diskonnektionen von Beatmungsgerät oder Zugängen vorliegen.

BEACHTE

Vorgeschobenen Katheter niemals über liegende Punktionsnadel zurückziehen. Gefahr der Abscherung!

KANÜLIERUNG DER V. BASILICA UND V. CEPHALICA

Vorteile

Kein Pneumothoraxrisiko, geringe Blutungsgefahr.

Nachteile

Hohe Infektionsrate, hohes Thromboserisiko, Erfolgsquote nur ca. 60%.

Anatomie und Punktion

Bevorzugt (medial liegende) V. basilica, da sie weniger anatomische Varianten als V. cephalica hat und in flacherem Winkel in die V. subclavia mündet (s. Abb. 2.5).

Durchführung

Steriles Arbeitsfeld schaffen (s.o.), Arm gestreckt und abduziert lagern, Länge des Katheters abschätzen (Länge zur V. subclavia = Entfernung von Punktionsort bis zum Übergang vom Manubrium zum Corpus sterni), Punktion der Vene, Vorschieben des Katheters, Katheter auf Durchgängigkeit prüfen, Fixierung (Dachziegelpflaster oder Hautnaht), Röntgenkontrolle zur Lage des Katheters. Mandrin entfernen!

TIP

Beim wachen Patienten großzügige Lokalanästhesie über der Punktionsstelle mit kleiner Nadel. Durch Helfer den Arm fixieren lassen. Bei der Punktion Haut und Vene nicht in einer Bewegung punktieren: zunächst flach die Haut durchdringen (zweite Hand spannt die Haut über der Punktionsstelle), anschl. die Venenwand steiler punktieren (Zurückfließen von Blut), dann Absenken der Kanüle und im Lumen vorwärtsschieben.

KANÜLIERUNG DER V. JUGULARIS INTERNA

Vorteile

Minimales Pneumothoraxrisiko (Bevorzugung gegenüber Subklavia-Zugang bei beatmeten Patienten).

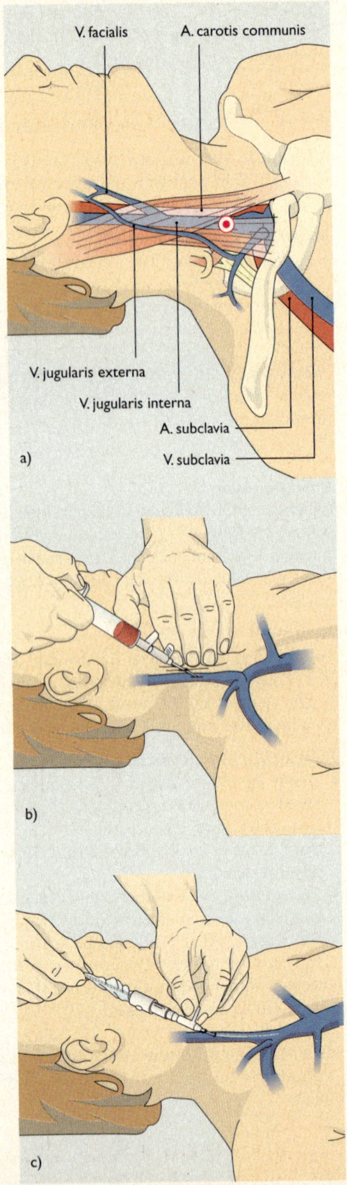

Abb. 2.11 Katheterisierung der V. jugularis interna: a) topographische Anatomie, b) Punktion der Vene, c) nach Entfernen der Metallkanüle Vorschieben des Katheters über Kunststoffkanüle.

Nachteile

Risiko der Punktion der A. carotis (in 2–10% der Fälle!). Keine Punktion der V. jug. int. nach SHT oder intrakranieller Blutung (u.U. nach A.-carotis-Punktion Hämatom mit Kompression des venösen Abflusses und nachfolgender Erhöhung des intrakraniellen Drucks)!

Anatomie und Punktion

(Abb. 2.11)

Durchführung

- Die rechte Halsseite sollte bevorzugt werden (direkter Weg zum re. Vorhof), Patienten in die Trendelenburgsche Lage bringen (Senken des Oberkörpers um ca. 20° durch Kippen des Bettes, dadurch bessere Venenfüllung und geringere Luftemboliegefahr); steriles Arbeitsfeld schaffen
- Dreieck aufsuchen, das von den beiden Köpfen des M. sternocleidomastoideus gebildet wird (punktiert wird möglichst kaudal in der Dreiecksspitze)
- A. carotis tasten und nach medial fixieren
- Punktionsnadel in einem Winkel von 30° zur Haut in kaudaler Richtung unter den lateralen Rand des M. sternocleidomastoideus vorschieben, dabei kontinuierliche Aspiration, bis venöses Blut frei zurückfließt.

TIP

- Beim wachen Patienten großzügige Lokalanästhesie im Bereich der Punktionsstelle. Evtl. mit gelber Einmalnadel (20 G, 4 cm) zugleich Aufsuchen der V. jug. int. (unter Aspiration) zur Klärung der anatomischen Verhältnisse. Anschließend Punktion mit dicker Punktionsnadel (muß griffbereit liegen).
- Keine „Kurskorrekturen" mit der Punktionsnadel in der Tiefe (Nadelspitze kann Gefäße oder Nerven verletzen, „durchschneiden"). Nadel immer erst bis unter Hautniveau zurückziehen.

KANÜLIERUNG DER V. JUGULARIS EXTERNA

Vorteile

Kein Pneumothoraxrisiko, kein hohes Blutungsrisiko, Zugang auch für Plastikverweilkanülen geeignet.

Nachteile

Bei ca. 10–15% aller Patienten läßt sich die Vene kaum oder nicht auffinden. Venenkatheter läßt sich oft nur schlecht oder gar nicht vorschieben.

Anatomie und Punktion

(Abb. 2.12)

Durchführung

Patient liegt möglichst flach, Kopf tief lagern und zur Gegenseite drehen (Cave: V. a. HWS-Trauma!), bei Hypovolämie Vene am Oberrand der Klavikula zur Stauung abdrücken. Punktion erfolgt von kranial her in Höhe des mittleren Drittels des M. sternocleidomastoideus an der Kreuzung Vene und Muskel.

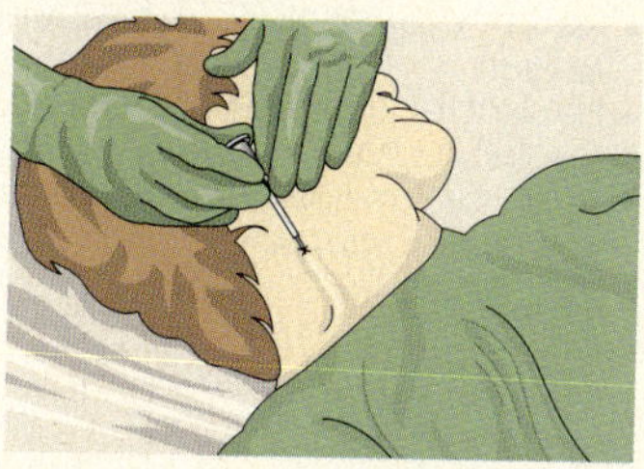

Abb. 2.12 Punktion der V. jugularis externa.

KANÜLIERUNG DER V. SUBCLAVIA

Vorteile

Relativ einfache Punktion, Vene auch im Schock immer offen.

Nachteile
Pneumothoraxgefahr (1–2% aller Punktionsversuche!), Fehlpunktion der A. subclavia (ca. 1% aller Punktionsversuche).

Anatomie und Punktion
(Abb. 2.13)

Durchführung
- Rechte Halsseite bevorzugen
- Patient liegt möglichst flach oder in Trendelenburgscher Lage (Senken des Oberkörpers um ca. 20°, dadurch bessere Venenfüllung und geringere Luftemboliegefahr), Arme angelegt, Kopf von der Punktionsstelle abgewandt, evtl. Schultern unterpolstern
- Steriles Arbeitsfeld schaffen.

BEACHTE

Beatmete Patienten zur Punktion kurzzeitig vom Respirator abhängen (vorher für 10 min 100% O_2)! Kontraindikationen (Lungenemphysem, extreme Kachexie, extreme Adipositas, Thoraxdeformitäten, Antikoagulanzientherapie) nochmals überprüfen!

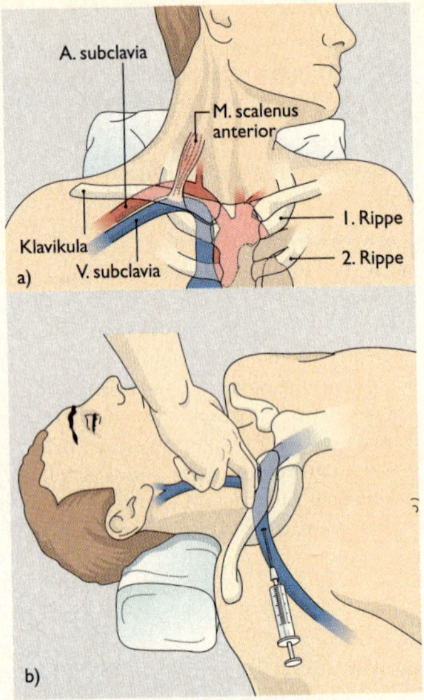

Abb. 2.13 Anatomische Orientierung (a) und Punktion der V. subclavia (b).

- Beim infraklavikulären Zugang: Punktionsstelle im Bereich der Klavikulamitte bzw. etwas medial davon unmittelbar infraklavikulär
- Beim nicht bewußtlosen Patienten: Lokalanästhesie lateral der Medioklavikularlinie 2–3 cm unterhalb der Klavikula (dabei evtl. auch Probepunktion der Subklavia!)
- Punktion immer mit aufgesetzter und zur Hälfte mit physiologischer Kochsalzlösung gefüllter Spritze!
- Punktionsnadel unter sanfter Aspiration direkt am Unterrand der Klavikula flach in Richtung Oberrand des Sternoklavikulargelenks der Gegenseite vorschieben (d.h., die Nadel wird an der Dorsalseite der Klavikula entlanggeführt)
- Nach 4–7 cm müßte die V. subclavia erreicht sein (problemloses Aspirieren von Blut möglich)
- Plastikteil der Kanüle geringfügig vorschieben
- Metallteil des Punktionsbestecks entfernen
- Kanüle zur Vermeidung einer Luftembolie bis zum Einführen des Venenkatheters mit dem Daumen zuhalten.

BEACHTE

Nach jedem Punktionsversuch im Subklaviabereich muß genauestens nach Anzeichen eines Pneumothorax gesucht werden, die Punktion der Gegenseite sollte unter stationären Bedingungen erst nach radiologischer Kontrolle der Lunge vorgenommen werden!

KANÜLIERUNG DER V. FEMORALIS

Vorteile
Einfache Punktion, kein Pneumothoraxrisiko, Zugang auch unter Reanimationsbedingungen möglich (kein Unterbrechen der Maßnahmen erforderlich!), alternativer Notfall-Zugang bei Kindern mit schwierigen Venenverhältnissen.

Nachteile
Punktion der A. femoralis möglich (ca. 5% aller Versuche), Thrombosegefahr (bei Verweildauer länger als 3 Tage ca. 10%).

Anatomie und Punktion
(Abb. 2.14) Der Punktionsort liegt ca. 3 cm unterhalb des Leistenbands und ca. 1–2 cm medial der zu palpierenden A. femoralis. Letztere wiederum läßt sich in der Mitte einer gedachten Linie zwischen Spina iliaca superior anterior und Symphyse unterhalb des Leistenbands auffinden.

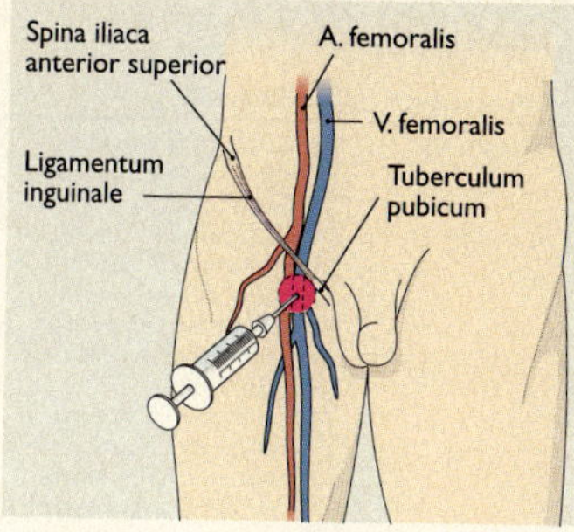

Abb. 2.14 Anatomie und Punktionsstelle der V. femoralis.

Durchführung
- A. femoralis mit den Fingern der nicht punktierenden Hand unterhalb des Leistenbands von lateral her tasten
- Mit der anderen Hand Punktion parallel zur A. femoralis in einem 45°-Winkel zur Haut und mit Stichrichtung Schulter bzw. Mitte des Leistenbands
- In ca. 2–4 cm Tiefe müßte die Vene erreicht sein
- Zum Vorschieben einer Verweilkanüle oder eines Katheters der Verlaufsrichtung der V. femoralis anpassen, indem man die Nadel etwas nach medial schwenkt und parallel zur Hautoberfläche nach unten absenkt.

2.2 Infusion und Transfusion

2.2.1 Infusionstechniken

Die Verantwortung für die korrekte Durchführung einer Infusionstherapie liegt immer beim anordnenden Arzt. Er sollte sich über die technischen Hilfsmittel zur Infusionstherapie informieren, damit er mögliche Fehler erkennen und auch selbst korrigieren kann (Tab. 2.1).

BERECHNUNG DER INFUSIONSGESCHWINDIGKEIT

Mit Hilfe der Tropfgeschwindigkeit (Abb. 2.15) läßt sich die Einflußdauer einer Infusion relativ gut vorbestimmen. Die Berechnung basiert auf folgender Annahme:
- 1 ml Flüssigkeit entspricht 20 Tropfen
- 1 Tropfen/min entspricht 3 ml Flüssigkeit/h

$$\text{Tropfen/min} = \frac{\text{Infusionsmenge (ml)} \times 20\ \text{Tropfen}}{\text{Infusionsdauer (min)}}$$

oder

$$\text{Tropfen/min} = \frac{\text{Infusionsmenge (ml)}}{\text{Infusionsdauer (Std.)} \times 3}$$

Abb. 2.15 Berechnung der Tropfgeschwindigkeit.

Tab. 2.1 Indikationen für die unterschiedlichen Infusionstechniken.

Infusionsart	Indikation	Vorteile	Risiken
periphervenös	Applikation von wasserlöslichen Präparaten, immer dann, wenn eine schnelle Wirkung erforderlich ist, wenn andere Injektionsformen oder Applikationsformen nicht möglich oder unsicher sind	technisch einfach, schnell und überall durchführbar	paravenöse Applikation (Schwellung, Schmerzen), intraarterielle Injektion (Schmerzen, Parästhesien), allergische Reaktionen, Hämatome

Tab. 2.1 Fortsetzung.

Infusionsart	Indikation	Vorteile	Risiken
zentralvenös	fehlende periphere Punktionsmöglichkeit, hypovolämischer oder kardiogener Schock, sicherer Zugang für volle parenterale Ernährung, Zufuhr von hyperonkotischen oder anderen venenwandreizenden Substanzen, ZVD-Messung, zur Dialyse bei fehlendem Shunt, als Schleuse für Pulmonaliskatheter oder für passagere intrakardiale Schrittmacher	sichere Applikation aller erforderl. Substanzen sowie großer Infusionsmengen möglich	aufwendige Vorbereitung von Patient und Material erforderlich, Infektions-, Thromboserisiko, Komplikationen bei Punktion (z.B. Pneumothorax)
mit techn. Hilfsmitteln (Infusomat, Perfusor)	immer dann, wenn Medikamente und Infusionen in streng kontrollierter, exakter Menge verabreicht werden müssen	hohe Genauigkeit auch bei geringsten Volumina (Perfusor)	Bedienung und technische Besonderheiten müssen zum Auffinden von Fehlerquellen bekannt sein. Paravasate. MedGV beachten!

In Tabelle 2.2 sind einige Einstellungsbeispiele aufgeführt.

Tab. 2.2 Einstellungsbeispiele (Tropfen/min und ml/h für verschiedene Infusionsmengen).

	100 ml		250 ml		500 ml		1000 ml	
Zeit (Std.)	**Tr./ min**	**ml/h**	**Tr./ min**	**ml/h**	**Tr./ min**	**ml/h**	**Tr./ min**	**ml/h**
1	33	100,0	83	250,0	–	–	–	–
2	17	50,0	42	125,0	83	250,0	–	–
3	11	33,3	28	83,3	56	166,7	–	–
4	8	25,0	21	62,5	42	125,0	83	250,0
5	7	20,0	17	50,0	33	100,0	67	200,0
6	6	16,7	14	41,7	28	83,3	56	166,7
8	4	12,5	10	31,3	21	62,5	42	125,0
10	–	10,0	8	25,0	17	50,0	33	100,0
12	–	8,3	7	20,8	14	41,7	28	83,3
24	–	–	–	10,4	7	20,8	14	41,7

INFUSIONSWERKZEUGE

Einfache Hilfsmittel zur Einstellung der korrekten Infusionsgeschwindigkeit sind Durchflußregler oder Tropfenzähler, die zwischen Infusionssystem und Venenkatheter angebracht werden und an denen sich die gewünschte Infusionsmenge pro Minute einstellen läßt.

Infusionspumpen sind elektrische Infusionsgeräte, die entweder über ein Pumpsystem oder über eine elektronisch gesteuerte Schlauchklemme am Infusionsschlauch sowie über einen Tropfensensor die exakte Dosierung einer Infusionsflüssigkeit in einer Zeiteinheit ermöglichen. Bei Infusionspumpen werden zwar die normalen Infusionsflaschen, aber spezielle *Infusionsschlauchsysteme* (die von Hersteller zu Hersteller unterschiedlich und nicht kompatibel sind) verwendet. Die Dosierung wird in ml/h angegeben.

Perfusoren/Spritzenpumpen sind elektrische Infusionsgeräte, die mittels einer Spritzenpumpe die Applikation *genau berechneter Mengen* gelöster Substanzen über einen festen Zeitraum ermöglichen. Die Perfusorenspritzen haben üblicherweise einen Inhalt von 50 ml. Die Dosierung auf der Pumpe wird in ml/h angegeben, d.h. die für Medikamente üblichen Angaben in mg/kg KG/min oder mg/kg KG/h bzw. die Gesamthöchstmenge pro Tag müssen umgerechnet werden (s.a. Tab. 2.3).

PERFUSOREINSTELLUNG WICHTIGER MEDIKAMENTE (Tab. 2.3)

Tab. 2.3 Perfusoransätze und -einstellungen.

Handelsname	Substanz (Generic) A bis Z	Menge in 50 ml NaCl	1 ml = mg	1 ml/h = µg/min	Dosierung
Suprarenin®	Adrenalin	5 mg (altern. 10 mg)	0,1 (0,2)	**1,7 (2,4)**	0,02–0,1–1,0 µg/kg/min
Catapresan®	Clonidin	0,75 mg		**0,25**	10–50–150 µg/h
Nepresol®	Dihydralazin	50 mg	**1**		2–7,5 mg/h (max. 100 mg/d)
Dobutrex®	Dobutamin	250 mg	5	**83,3**	2,5–10–15 µg/kg/min
Dopamin® Dobutamin Hexal®	Dopamin	250 mg	5	**83,3**	0,5–3-5 µg/kg/min (Nierendosis) bzw. 3–6–10 µg/kg/min (Kreislaufdosis)
Rohypnol®	Flunitrazepam	50 mg	**1**		2–4 mg/h
Lasix®, Furorese®	Furosemid	500 mg	**10**	167	10–60 mg/h (bei ausgeprägter Niereninsuff. 50–100 mg/h). Max. 1500 mg/d
NitroPohl®	Glyceroltrinitrat	50 mg	**1**	16,7	1–6 mg/h (0,3–1,8 µg/kg/min)
Heparin	Heparin	10 000 IE	200 IE		125–1000 IE/h
Hydrocortison	Hydrocortison	250 mg	**5**		
Insulin	Insulin	100 IE (50 IE)	2 IE (1 IE)		BZ 150–180 mg/%
Dormicum®	Midazolam	75 mg	**1,5**		1,5–15 mg/h
Kalium	Kaliumchlorid	50 mval	1 mval		nach Labor
Morphin	Morphin	500 mg	10	1–4 mg/h	
Adalat®	Nifidepin	5 mg	0,1	1,7	0,63–1,25 mg/h
Arterenol®	Noradrenalin	5 mg	0,1	1,7	0,02–0,1–1,0 µg/kg/min
Alupent®	Orciprenalin	10 mg	0,2	3,3	0,15 – 0,43 µg/kg/min
Euphyllin®	Theophyllin (verschied. Amp.-größen im Handel)	200/ 500 mg	**4/10**		0,3–0,7 mg/kg/h (Serumspiegelkontrolle). Zuvor Initialdosis 4–5 mg/kg langsam i.v. (über 20–30 min)
Trapanal®	Thiopental-Na	2,5 g	**50**		50–250 mg/h Max. 1000 mg/d

Tab. 2.3 Fortsetzung.

Handelsname	Substanz (Generic) A bis Z	Menge in 50 ml NaCl	1 ml = mg	1 ml/h = µg/min	Dosierung
Ebrantil®	Urapidil	100 mg	**2**		2–20 mg/h
Isoptin®, Verahexal®	Verapamil	50 mg	1	16,7	3–5 (max. 10) mg/h Max. 100 mg/d
Xylocain®	Lidocain	1000 mg	**20**		2–4 mg/min

Es gibt u.U. unterschiedliche Perfusoransätze in den Kliniken/Stationen. Die Dosierungen sind oft nicht nur nach Vorgabe, sondern nach Wirkung einzustellen. Aufkleber mit Substanzname und Angabe der Verdünnung auf die Perfusorspritze!

TIP

Adalat® vor Licht schützen! *Katecholamine* in separatem Lumen (Mehrlumenkatheter!). *Barbiturate* in separatem Lumen! *Dormicum®* und *Barbiturate* nicht mit Aminosäuren in einem Lumen!

TIPS ZUR INFUSION

- Parenterale Applikation von Substanzen (Infusion) ist nicht ohne Nebenwirkungs- oder Anaphylaxierisiko! Grundsätzlich entsprechende prophylaktische Maßnahmen treffen und mit dem Pflegepersonal abstimmen (Tab. 2.4)
- Vor jeder Manipulation an einem venösen Zugang hygienische Händedesinfektion durchführen
- Zentrale Venenkatheter nicht abstöpseln, da dann erhöhte Gefahr von Thrombenbildung im Kathetersystem. Infusionsprogramm so berechnen, daß Infusionen kontinuierlich laufen
- Infusionsbestecke mit allen Verbindungsstücken, Dreiwegehähnen etc. alle 24 h erneuern (bei der Verwendung von Bakterienfiltern nach spätestens 72 h)
- Einstichstelle unter Beobachtung halten, am besten transparente Folienverbände verwenden. Regelmäßiger Verbandwechsel!

Tab. 2.4 Hauptrisiken von Infusionen.

Komplikation	Symptome	Maßnahmen
allergische Reaktion	Hautrötung, Juckreiz, Ausschlag, Atemnot, Unruhe, Angst, Schockzeichen	Infusion sofort abstellen, Venenzugang aber belassen! RR- und Pulskontrolle, bei Schockzeichen Schocktherapie usw. entspr. dem Verlauf
Luftembolie	plötzliche Dyspnoe, Zyanose, Thoraxschmerz, Tachykardie	Venenzugang verschließen, Patienten in Kopftieflage
Thrombophlebitis	Entzündungszeichen im Venenverlauf, Schmerzen	Katheterwechsel, Venenpflege
Sepsis	Fieber, Schüttelfrost	Blutkultur, Entfernung des Venenkatheters

2.2.2 Volumenersatz

ALLGEMEINES

Volumenersatz ist indiziert bei allen Formen von Flüssigkeits- und Blutverlusten, insbesondere bei hypovolämischem Schock (Tab. 2.5).

Tab. 2.5 Abschätzung des Schweregrades beim hypovolämischen Schock.

Volumenverlust	% des Gesamtvolumens	Schweregrad	Klinik
0–500 ml	0–10%	kein Schock	keine
500–1200 ml	10–25%	leichter Schock	Tachykardie, kompensierter RR-Abfall, periphere Vasokonstriktion
1200–1800 ml	25–35%	mäßiger Schock	fadenförmiger Puls 100–120/min, RR syst. 90 mmHg, Schwitzen, Angst, Unruhe, vermind. Urinausscheidung
1800–2500 ml	35–50%	schwerer Schock	Puls > 120/min, RR syst. < 60 mmHg, Zentralisation, Verwirrtheit, Anurie

BEACHTE

Volumenersatz rasch und in ausreichender Menge. Kontinuierliche Kontrolle der Herz-Kreislauf-Funktion und metabol. Parameter (RR, Puls, ZVD, Hb, Hkt, ggf. Serumlaktat). Angestrebtes Ziel: RR_{syst} > 100 mmHg, ZVD > 5 cmH_2O.

Für den Volumenausgleich sollten in erster Linie bilanzierte Elektrolytlösungen (physiol. NaCl oder Ringer-Laktat) und/oder Plasmaexpander (Hydroxyäthylstärke-, Gelatine- oder Dextran-Präparate) eingesetzt werden. Bei normalen Ausgangswerten können ansonsten gesunde Patienten bis zu einem Blutvolumenverlust von 25–30% primär mit kristalloiden und kolloidalen Lösungen behandelt werden. Bei der Zufuhr von Kristalloiden sollte pro 4 Einheiten 1 Einheit kolloidale Lösung zugeführt werden, um den kolloidosmotischen Druck aufrechtzuhalten. Größere Blutverluste (über 25–30% des gesamten Blutvolumens, Abfall des Hämatokrits auf ca. 25% bzw. Abfall des Hb auf ca. 8 g/dl) sind in der Regel eine Indikation zur Gabe von Erythrozytenkonzentraten oder – in Ausnahmefällen – Vollblut (Kap. 2.2.3).

KRISTALLOIDTHERAPIE

Elektrolytlösungen

Physiologische Kochsalzlösung (0,9%ig) und Ringer-Laktat-Lösung. Volumeneffekt ca. 25% des infundierten Volumens.

Niedermolekulare Glukoselösungen

Glucose 5% wird rasch metabolisiert. Danach keine osmotisch wirksame Substanz, sondern freies Wasser! Nicht für den Ersatz isotoner Flüssigkeitsverluste aus dem Extrazellularraum geeignet (Gefahr der Hyponatriämie bei gleichzeitig minimalem Volumeneffekt). Nur bei Spezialindikationen: z. B. überwiegender Verlust von „freiem Wasser".

BEACHTE

Zur Beseitigung eines Schockzustands infolge Volumenmangels muß im Vergleich zur Gabe kolloidaler Plasmaersatzmittel mehr als das Zwei- bis Vierfache von Elektrolytlösungen infundiert werden. Durch die Zufuhr großer Volumina von Elektrolytlösungen wird aber im Vergleich zu kolloidalen Plasmaersatzmitteln die Gefahr des Lungenödems und im weiteren Verlauf auch die Gefahr der Entwicklung eines ARDS erhöht. Durch Herabsetzung des kolloidosmotischen Drucks des Blutes kann außerdem die Entwicklung eines Hirnödems gefördert werden. Elektrolytlösungen stellen daher beim hämorrhagischen und beim Volumenmangelschock allenfalls eine additive Maßnahme dar, sie können keinesfalls die Infusion von kolloidalen Plasmaersatzmitteln bzw. Blut ersetzen.

KOLLOIDTHERAPIE

Indikationen

Volumenverluste aller Art (Blutungen, Verbrennung, Schock). Man unterscheidet Plasmaexpander und Plasmaersatzmittel. *Plasmaexpander* (Dextrane, Hydroxyäthylstärke, 20%iges Humanalbumin) sind kolloidale Lösungen, deren onkotischer Druck höher ist als der des Plasmas. Sie bewirken einen Einstrom interstitieller Flüssigkeit in das Gefäßsystem, so daß ihr Volumeneffekt größer ist als die zugeführte Menge. *Plasmaersatzmittel* (5%iges Humanalbumin und Gelatinepräparate) sind indifferente, isoosmotische Präparate zur Auffüllung des Kreislaufs.

Dextrane

Dextrane sind hochmolekulare Glykopolysaccharide, die je nach ihrem mittleren Molekulargewicht in leicht hyperonkotische Lösungen (mittleres Molekulargewicht von 40 000) und stärker hyperonkotische Lösungen (mittleres Molekulargewicht von 60 000) eingeteilt werden.

BEACHTE

- **Lebensbedrohliche anaphylaktoide Reaktion nach Dextran. Häufigkeit von etwa 0,03% aller Dextrananwendungen. Prävention nach dem Prinzip der Haptenhemmung durch Vorinjektion von monovalentem Hapten ist obligat (Patient erhält vor einer Infusion von Dextran 20 ml Promit® langsam über 1–2 min intravenös injiziert). Grundsätzlich sind die ersten 10–20 ml der Infusionslösung immer langsam und nur unter besonderer Überwachung zu infundieren, bei Unverträglichkeitserscheinungen ist die Infusion sofort zu unterbrechen.**
- **Dextrane sind bei Patienten mit Gerinnungsstörungen kontraindiziert.**

Gelatine

Gelatinepräparate sind Polypeptid-Polymerisate. Dem Blut isoonkotisch ist eine 3%ige Gelatine-Lösung. Die Häufigkeit schwerer anaphylaktoider Reaktionen liegt bei 0,038%. Eine prophylaktische Therapie mit einem Haptenpräparat existiert nicht.

Hydroxyethylstärke (HES)

Hydroxyethylstärke in einer 6%igen Lösung ist dem Blut isoonkotisch. Anaphylaktoide Reaktionen kommen in einer Größenordnung von 0,006% vor, eine prophylaktische Therapie mit einem Haptenpräparat existiert nicht. HES ist ein gutes Volumenersatzmittel und wirkt aggregationshemmend auf Thrombozyten und Erythrozyten, Kontraindikation ist die Niereninsuffizienz.

Humanalbumin

Humanalbumin in einer 5%igen Lösung ist dem Blut isoonkotisch, allergische Reaktionen sind äußerst selten. Vor allem für Kleinkinder geeignet. Bei Erwachsenen in erster Linie bei Plasmaverlusten, z.B. Verbrennungen (Tab. 2.6).

Tab. 2.6 Eigenschaften von Kolloidallösungen.

	Präparate	initialer Volumeneffekt	effektive Wirkdauer	Indikationen	Besonderheiten
Dextrane (Molekulargew. ca. 40 000)	Dextran 40, Rheomacrodex® 10%ig, Onkovertin®, Rheofusin®	150%	3–4 h	Verbesserung der Mikrozirkulation	max. 15 ml/kg/d Zur Vermeidung einer Vermind. der Urinausscheidung gleiche Mengen von Elektrolytlösungen wie von Dextran 40 geben
Dextrane (Molekulargew. ca. 60 000)	Macrodex® 6%ig, Onkovertin® 6%ig	105%	6–8 h	traumatischer und hypovolämischer Schock	max. 15 ml/kg/d
Gelatine	Haemaccel® 3,5%, Neo-Plasmagel®, Gelifundol®	80%	2–3 h	Volumenmangel	max. 1500 ml/24 h

Tab. 2.6 Fortsetzung.

	Präparate	initialer Volumeneffekt	effektive Wirkdauer	Indikationen	Besonderheiten
Hydroxyäthylstärke	Plasmasteril® 6%, Expafusin® 6%, HAES® 450	100%	3–4 h	Volumenmangel	
	HAES®-steril 10%ige	130%	6–8 h	Verbess. der Mikrozirkul.	
Humanalbumin	Humanalbin® 5%, Human Albumin 5%	100%	3–4 h (je nach Ind. bis zu 16 h)	Vol.mangel bei Kindern u. Säuglingen, Verbrennungen, Hypoproteinämie	langsame Infusion! hohe Kosten. Blutkomponente!
	Human Albumin 20%			Plasma- bzw. Albuminmangel	bei Anwendung zum Volumenersatz mit geeigneten Elektrolytlsg. entspr. verdünnen.

2.2.3 Bluttransfusion

Die Gabe von Blut bzw. Blutkomponenten verfolgt in der Regel folgende Ziele:
- Aufrechterhaltung der Sauerstofftransportkapazität
- Volumensubstitution
- Normalisierung der Gerinnungsfunktion.

Die Indikation zur Gabe von Blut bzw. Blutkomponenten ist grundsätzlich nur nach gründlicher Abwägung von Nutzen und Risiken zu stellen!

MEMO

- Der menschliche Organismus kann den Verlust von mehr als 30% des Blutvolumens nicht mehr kompensieren, hingegen wird ein Erythrozytenverlust von 65% toleriert!
- Für die Gabe aller zellhaltigen Blutkonserven sowie von Gerinnungsfaktoren besteht eine Aufklärungs- und Dokumentationspflicht (Präparatenamen, Hersteller, Chargenbezeichnung).

BLUTTRANSFUSION OHNE EINWILLIGUNG

Ohne Einwilligung des Patienten keine Transfusion von Blutbestandteilen. Im Notfall kann bei bewußtlosen Patienten transfundiert werden (Ausnahme: Verweigerung des Patienten ist bekannt: z.B. bei Zeugen Jehovas auch für Humanalbumin). Verweigern Erziehungsberechtigte die Transfusion bei Minderjährigen, kann das Vormundschaftsgericht eingeschaltet werden. Ist Eile geboten, so kann sich der Arzt über die Entscheidung der Eltern hinwegsetzen (allgemeine Hilfeleistungspflicht).

BLUTKOMPONENTEN

Die Transfusion von Blutkomponenten ist heute einer Transfusion von Vollblut vorzuziehen. Mit den Blutkomponenten werden spezifische Blutbestandteile (z.B. Zellen, Kolloide, Gerinnungsfaktoren. Tab. 2.7) je nach Indikation zugeführt. Im Rahmen der Substitution von Blutverlusten steht die Gabe von Erythrozytenkonzentraten zur Anhebung der Sauerstofftransportkapazität zunächst im Vordergrund. Durch die Blutkomponentengabe werden die Risiken der Übertragung von Lues, Hepatitis C, HIV-1 und -2 deutlich reduziert, da die Testergebnisse der Spender abgewartet und ggf. kontaminierte Blutspenden noch ausgesondert werden können.

Tab. 2.7 Eigenschaften von Blutkomponenten.

Präparat	Eigenschaften	Indikation/Besonderheiten
Vollblut	Vollblut wird vom Spender direkt in den Sammelbeutel geleitet. 450 ml Blut + 50 ml gerinnungshemmender Stabilisator. Lagerung bei 1–6 °C, Haltbarkeit 21 Tage. Nach 24–28 h keine funktionstüchtigen Thrombozyten mehr vorhanden.	Gabe allenfalls als Frischblutkonserve (< 72 h) z. B. bei Austauschtransfusion diskutabel. Ansonsten nahezu obsolet.
Erythrozytenkonzentrat (EK)	durch Zentrifugation aus Vollblut und Entfernung von 2/3 des Plasmaüberstandes gewonnen. Enthält 200 ml Zellen + 100 ml Plasma. Hk 60–90%. Hb 23–27 g/dl. Lagerung bei 4 °C, Haltbarkeit je nach Stabilisator 3–5 Wo.	Anhebung der O_2-Transportkapazität, Erythrozytenersatz: akute (auch nach Volumensubstitution mit Kolloidallösungen!) und chron. Anämien. Hk-Anstieg je Konzentrat ca. 2–3%. Geringe Kreislaufbelastung
leuko-/thrombozytenarmes Erythrozytenkonzentrat	durch Filterung Entfernung von bis zu 99% der Leukozyten und Thrombozyten	Pat. mit chron. Erythrozytensubstitution (z. B. hämatol.-onkol. Pat., renale Anämie), Pat. mit febriler Transfusionsreaktion in der Anamnese
gewaschenes Erythrozytenkonzentrat	Restplasma durch mehrfaches Aufschwemmen mit 0,9%igem NaCl und Abzentrifugation weitgehendst entfernt. Haltbarkeit max. 24 h	Pat. mit allerg. Transfusionsreaktion in der Anamnese, Pat. mit selekt. IgA-Mangel
Thrombozytenkonzentrat	aus frischem Vollblut mehrerer Spender (4–8) durch Zentrifugation gewonnen. Enthält ca. 5,5 Milliarden Thrombozyten. Lagerung bei Raumtemperatur, Haltbarkeit unter ständiger maschineller Bewegung bis max. 5 Tage	Thrombozytopenie (< 20 000/mm^3), Anstieg je Konserve um ca. 10 000–30 000/mm^3. Infektionsrisiko durch Pooling erhöht! Gefahr der Immunisierung durch Thrombozytenantigene: Bei zu erwartender chron. Substitutionspflicht HLA-Typisierung durchführen und kompatibel transfundieren
Fresh Frozen Plasma (FFP)	bei –80 °C tiefgefrorenes menschliches Plasma. Lagerungszeit des FFP beträgt bis zu 5 Jahre	Aktivität der Gerinnungsfaktoren im FFP erhalten. Indikation: als Komponentensubstitution bei Verlust oder Inaktivierung der Gerinnungsfaktoren V (Proaccelerin) u. VIII (antihämophiles Globulin A), bei schweren Blutverlusten, Massentransfusionen, Polytraumatisierten u. Patienten mit schweren Hepatopathien. Zur Infusion wird das FFP im Warmwasserbad aufgetaut.
Prothrombinkomplex (PPSB)	gefriergetrocknetes Konzentrat aus Prothrombin (Faktor II), Proconvertin (VII), Stuart-Faktor (X) u. antihämophilem Faktor B (IX). Amp. mit versch. Inhalten (200 bis 1000 IE)	Blutungen unter Kumarintherapie, schwere Verbrauchskoagulopathie, schwere Lebersynthesestörungen mit Blutung. Dosierung: Differenz zwischen Quick-Ist-Wert und Quick-Soll-Wert x kg/KG = Anzahl der Substitutionseinheiten zur Erhöhung des Wertes um 20%. Langsam (min. 5 min, besser 30 min mit Perfusor) i.v. geben. Bei Überdosierung Thrombosegefahr!
Antithrombin III	hemmt physiologischerweise alle im Ablauf der Blutgerinnung beteiligten Proteasen (Plasmakallikrein, die Faktoren XIIa, XIa, IXa u. Xa sowie – zunehmend – Thrombin [Faktor IIa]); Wirksamkeit wird durch Heparin verstärkt (Heparin ist bei Fehlen von AT III unwirksam)	AT-III-Mangel, z. B. bei Verbrauchskoagulopathie, erblichem AT-III-Mangel, bei Leberzirrhose, bei Sepsis, bei Verbrennungen. Dosierung: 1 IE/kg KG bewirkt eine Erhöhung des AT-III-Spiegels um ca. 1%. Langsam (min. 5 min, besser 30 min mit Perfusor) i.v.

Tab. 2.7 Fortsetzung.

Präparat	Eigenschaften	Indikation/Besonderheiten
Einzelfaktorenkonzentrate z. B. Faktor I Faktor VIII Faktor IX	gepoolt aus Tausenden von Plasmaspenden (Ausnahme: Recombinate®: gentechnolog. hergestelltes Faktor-VIII-Präparat)	Einsatz nach Indikation, z. B. Verbrauchskoagulopathie (Faktor I), Hämophilie A (Faktor VIII), Hämophilie B (Faktor IX)
Protamin	Eiweißkörper aus Fischsperma gewonnen. Bindet Nukleinsäuren. Anw. als Antagonist nach Heparin-Medikation. Amp. mit 1000/5000 E, 1 E Protamin inaktiviert 1 E Heparin	Heparinüberdosierung, Antagonisierung von Heparin (z. B. nach extrakorporalem Kreislauf). Bei Überdosierung Blutungsneigung.

SICHERHEIT BEI DER BLUTTRANSFUSION

Infektionsrisiko durch Blutprodukte

Folgende serologischen Untersuchungen sind für Blutspender vorgeschrieben: HIV-1/2-Ak, HBsAg, Anti-HCV-Ak, TPHA-Test, GPT.

Ein Infektionsrisiko ist dennoch aufgrund der diagnostischen Lücke (Zeitraum zwischen Infektion und Antikörperbildung z. B. bei HIV mehrere Wochen) nicht restlos auszuschließen (Tab. 2.8).

Tab. 2.8 Infektionsrisiko durch Blutprodukte* (für Deutschland).

HIV	ca. 1 : 1 Mio.	**Hepatitis C**	ca. 1 : 10 000 bis 1 : 30 000
Hepatitis B	ca. 1 : 50 000 bis 1 : 100 000	**CMV**	1 : 10 000

* geschätzte Overall-Risiken für alle Blutprodukte. Frischblut: erhöhtes Risiko; FFP (6 Mon. Quarantäne-Phase): geringes Risiko; Produkte, die einer Virusinaktivierung unterworfen wurden (z.B. Faktoren, Humanalbumin): geringes bis nahe Null-Risiko (Humanalb.).

Bei Präparaten, die aus gepoolten Spenden gewonnen wurden, muß ein höheres Risiko angenommen werden.

AB0-System (Tab. 2.9)

Tab. 2.9 AB0-Blutgruppensystem.

Blutgruppe Empfänger	Genotyp	Häufigkeit in Deutschland etwa	Antigene d. Erythrozyten	Antikörper im Serum	darf erhalten Erythrozytenkonzentrat
A	AA oder A0	44%	A	Anti-B	A, 0
B	BB oder B0	12%	B	Anti-A	B, 0
AB	AB	6%	A und B	keine	AB, A, B, 0 (Universalempfänger)
0	00	38%	weder A noch B (Universalspender)	Anti-A und Anti-B	0

Rhesus-System

Das Rhesus-System ist eine erbliche, der Erythrozytenmembran eigene Blutgruppeneigenschaft, von denen das Antigen D die wichtigste ist.

Rh-positiv (Symbol „Rh" oder „D⁺") sind ca. 85% unserer Bevölkerung, sie können sowohl Rhesus-positive als auch Rhesus-negative Blutkonserven erhalten.

Bei Rh-negativen Personen („rh“ oder „d-“) ist bei der Gabe von Rhesus-positivem Blut oder im Falle der Rh-Sensibilisierung unter einer Schwangerschaft (Rhesus-negative Mutter mit einem Rhesus-positivem Kind) mit der Bildung von Rhesus-Antikörpern zu rechnen, woraus bei einer erneuten Transfusion bzw. einer erneuten Schwangerschaft evtl. ein Transfusionsschaden bzw. ein Morbus haemolyticus neonatorum resultieren kann.

Kreuzprobe

In-vitro-Prüfung der serologischen Blutgruppenverträglichkeit von Spender- und Empfängerblut, indem rote Blutkörperchen des Empfängers mit Serum des Spenders (= Minorprobe) oder Empfängerserum mit Spender-Erythrozyten (= Majorprobe) im Reagenzglas oder auf einem Objektträger zusammengebracht und 20 min bei 37 °C gehalten werden. Eine beim Ablesen der Probe makroskopisch und mikroskopisch (80fache Vergrößerung) erkennbare Verklumpung (Agglutination) = positive Kreuzprobe zeigt eine Blutgruppeninkompatibilität an und ist damit absolute Kontraindikation für eine Transfusion.

BEACHTE

Für die Kreuzprobe werden Spenderblut sowie 5–10 ml zitratfreies, speziell für diesen Zweck abgenommenes Empfängerblut benötigt. Die Kreuzprobe gilt nur für 3 Tage. Wurde die Blutkonserve bis dahin nicht transfundiert, muß die Probe wiederholt werden! Die Kreuzprobe ist gesetzlich vorgeschrieben, ausgenommen sind Notfalltransfusionen bei vitaler Indikation.

Bedside-Test

Mit dem Bedside-Test muß *immer (auch bei Notfalltransfusion!)* unmittelbar vor einer Transfusion und direkt am Patientenbett die *Übereinstimmung von Spender- und Patientenblutgruppe* überprüft und auf einer Testkarte (Abb. 2.16) ärztlicherseits dokumentiert werden. Der Bedside-Test ist keine Kreuzprobe!

- Name, Geb.-Datum des Patienten, Spender-Blutgruppe und Konservennummer auf Testkarte eintragen
- Falls noch nicht vom Hersteller der Karte aufgetragen, je 1–2 Tropfen der Anti-Seren Anti-A (blaue Lösung), Anti-B (gelb), Anti-AB (weiß) und evtl. Anti-D in die drei bis vier Felder der Testkarte tropfen
- Entnahme einer geringen Blutmenge. Je 1 Tropfen Blut in jedes Patienten-Testfeld der Karte geben
- Blut und Antiserum in jedem Testfeld verrühren (z.B. mit kleinem Ampullenkopf, Spatelecke, Nadelverpackung), dabei aber kein Blut von einem Feld in das andere übertragen!
- Ablesen des Ergebnisses nach ca. 1 min und Dokumentation auf der Karte
- Die Ergebnisse des Bedside-Tests müssen mit der Blutgruppe der Blutkonserve übereinstimmen
- Karte unterschreiben (ab AIP aufwärts).

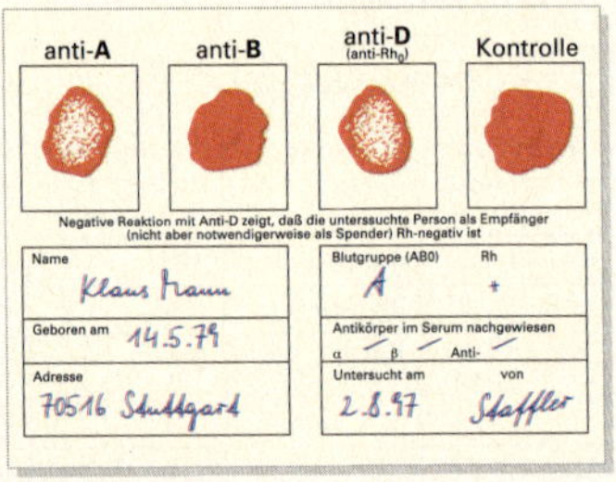

Abb. 2.16 Bedside-Testkarte mit Rh-Faktor-Bestimmung.

MEMO

Häufig wird angenommen, der Bedside-Test müsse auch mit der Blutkonserve durchgeführt werden. Eine Pflicht besteht dazu nicht. Der Test soll Verwechslungen von Patienten-Kreuzblut auf dem Weg in die Blutbank aufdecken!

GRUNDREGELN BEI JEDER TRANSFUSION

- Kühlkette einhalten (Blut nicht aus Kühlschrank oder -box herausnehmen, wenn es nicht zur Transfusion gebraucht wird). Blut gehört in den Blut-Kühlschrank (Vermeidung von Zellschäden durch rüttelfreien Betrieb)
- Vor Transfusion Konserve auf Raumtemperatur aufwärmen (ggf. mit Blutwärmer)
- Auf Übereinstimmung von Konservennummer, angegebenem Empfänger, Blutgruppe, Verfallsdatum der Konserve achten
- Großvolumige Verweilkanüle (Braunüle)! Spezial-Infusionsbesteck mit Filter. Blut nicht mit anderen Lösungen zusammen am selben Zugang!
- Bei Thrombozytenkonzentraten und Immunsupprimierten sowie Chemotherapiepatienten Spezialleukozytenfilter verwenden
- Transfusion nur durch Arzt! Transfusion eigenhändig anschließen. In den ersten 10 min Patienten beobachten; anschließend Überwachung des Patienten (alle 10 min Befinden, Puls, ggf. RR)
- Gesamtdauer einer normalen Transfusion (z. B. Erythrozyten-Konzentrat) sollte bei 1–2 Stunden liegen
- Nach Transfusion leeren Beutel kühl asservieren (bis 24 h zur evtl. Klärung von Unverträglichkeiten).

MASSIVTRANSFUSION

Die rasche Zufuhr vieler Blutkonserven (in der Regel Erythrozytenkonzentrat oder Vollblut) führt zu folgenden Problemen: Abfall der Körpertemperatur, Blutgerinnungsstörungen, Übertragung von Mikroaggregaten, Zitratintoxikation bzw. Hypokalzämie, Hyperkaliämie, Azidose, Mangel an 2,3-Diphosphoglyzerat.
Vorgehen bei Massivtransfusion:

- Alle Konserven erwärmen
- Bei Vollblut: möglichst frisches Blut (nicht älter als 5 Tage) transfundieren
- Ab der 10.–15. Konserve bzw. bei Thrombozytenabfall unter 75 000–100 000/µl Thrombozytenkonzentrate geben
- Ab mehr als 4 benötigter Ery-Konz. FFP geben, 1 FFP pro 2–5 Ery-Konz. geben
- Gerinnungsstatus nach je 5–10 Konserven
- Nach je 5 Konserven Hb, Hkt, BGA (pH, BE), K^+, Na^+, Ca^{2+} kontrollieren
- EKG beobachten (Zeichen der Hypokalzämie bzw. Hyperkaliämie).

TRANSFUSIONSREAKTION

Bei ca. 10% aller Transfusionsempfänger treten Unverträglichkeitsreaktionen auf, die häufigsten Ursachen sind in Tabelle 2.10 dargestellt. Die Einschätzung und Differentialdiagnose der Transfusionsreaktionen ist initial sehr schwer und erst im weiteren Verlauf möglich. Grundsätzlich sollten alle unklaren Beschwerden (Schmerzen, Übelkeit, Juckreiz, Unruhe) oder Hauterscheinungen (Rötung, Blässe, Urtikaria) zu einem Transfusionsstop veranlassen. Die hämolytische Reaktion ist bei 60% der Fälle durch Verwechslungen und Irrtümer verursacht (Klärung oft sofort möglich).

Tab. 2.10 Transfusionsreaktionen.

Reaktion	Inzidenz	Ursachen
Fieber	1:50–1:100	AK gegen Spenderleukozyten
Urtikaria	1:100	Sensibilisierung gegen Spenderplasma
Lungenschädigung	1:5000	Leukoagglutinine im Spenderblut
akute Hämolyse	1:6000	AB0-AK gegen Spendererythrozyten
tödliche Hämolyse	1:100 000	AB0-AK gegen Spendererythrozyten

Symptomatik

Die klinischen Symptome einer schweren Transfusionsreaktion treten schon nach der Gabe von 10–50 ml Spenderblut auf und werden innerhalb weniger Minuten nach Transfusionsbeginn sichtbar:

- Fieber, Schüttelfrost, Hitzegefühl
- Atemnot, Bronchospasmus
- Übelkeit, Erbrechen
- Brust- und Rückenschmerzen
- Blutdruckabfall und Schockgeschehen.

Vorgehen bei Transfusionsreaktion

TELEFON

Jede Transfusionsreaktion mit Kreislauf- oder schweren allergischen Reaktionen (Atemnot, Bronchospasmus) kann rasch (u.U. auch verzögert) zur vitalen Bedrohung werden: Oberarzt hinzuziehen, evtl. Intensivstation verständigen).

- sofortiger Abbruch der Transfusion
- Kortikosteroide (z.B. 1000 mg Prednisolon i.v.), Antihistaminika (s. Kap. 3.1.3), Überwachung der Vitalfunktionen, prophylaktische Schockbehandlung mit Volumentherapie (Kolloidtherapie), Adrenalingabe nach weiterem Verlauf, Prophylaxe des akuten Nierenversagens und der Verbrauchsreaktion
- Abklärung der möglichen Ursache einleiten (Transfusionspräparat asservieren, transfundierte Menge dokumentieren, nochmals Kreuzblut abnehmen, mit Blutbank in Verbindung setzen).

Prävention von Transfusionreaktionen

AB0-Unverträglichkeiten können nur durch allergrößte Sorgfalt aller Mitarbeiter in der Kette Patient–Blutbank–Patient verhindert werden. In den übrigen Fällen (allergische Reaktion, febrile, nicht-hämolytische Reaktion) können bei bekannter Anamnese (!) u.U. vorbehandelte Blutprodukte, Blutfilter oder die Gabe von Antihistaminika sinnvoll sein (vorher mit Transfusionsarzt abstimmen).

2.3 Diagnostische und therapeutische Punktionen und Drainagen

PERIKARDPUNKTION (s. Kap. 2.6.12)

2.3.1 Pleurapunktion

Indikationen

Diagnostische Klärung eines unklaren Pleuraergusses, therapeutische Entlastung.

Vorbereitung

Aufklärung des Patienten.

Material

Auf Vollständigkeit überprüfen: steriles Arbeitsmaterial, auch Braunüle möglich; drei beschriftete Untersuchungsröhrchen (je eines für Klinische Chemie, Pathologie und Mikrobiologie).

Lagerung

Sitzend, die Arme werden nach vorne etwas abgestützt (Tisch/Pflegepersonal).

Durchführung

- sonographische Ergußlokalisation (am besten beim aufrecht sitzenden Patienten)
- Markierung der Punktionsstelle: am *Rücken meist zwischen 5. und 7. ICR* zwi-

schen hinterer Axillarlinie und Scapularlinie (Abb. 2.17)
- Hautdesinfektion, steriles Arbeiten (sterile Handschuhe, Mundschutz)
- Punktion am Oberrand einer Rippe (am Unterrand verlaufen die Interkostalnerven und -gefäße!) unter ständiger Aspiration. Durchtritt durch die Pleura parietalis macht sich als deutlicher Widerstandsverlust bemerkbar (Abb. 2.18)
- Aspiration von intrapleuraler Flüssigkeit
- Spritze mit Nadel zügig *bei Exspiration* zurückziehen, Pflasterkompressionsverband auf die Punktionsstelle.

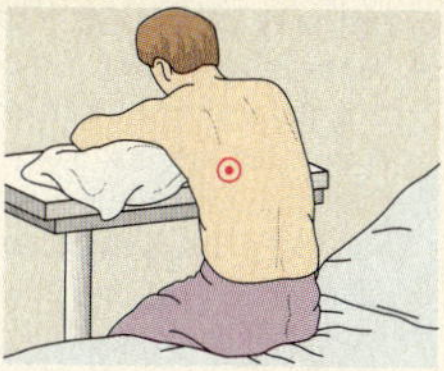

Abb. 2.17 Punktionsstelle bei Pleurapunktion in sitzender Position (nach [30]).

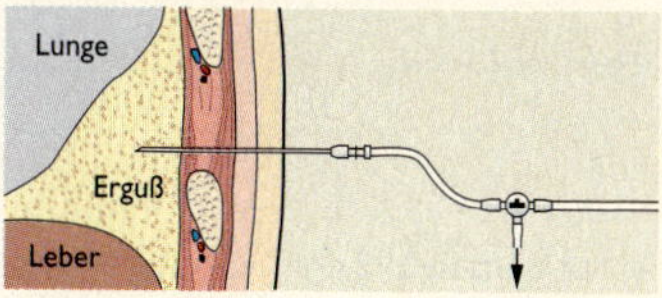

Abb. 2.18 Lage der Punktionsnadel bei Pleurapunktion.

BEACHTE

Maximal 1000 ml in einer Sitzung abpunktieren, da sonst Gefahr eines Postpunktionsödems!

PLEURADRAINAGE
(S. KAP. 2.6.11)

2.3.2 Lumbalpunktion

Indikationen
- Nachweis bzw. Ausschluß einer entzündlichen Erkrankung des ZNS (Meningitis, Enzephalitis, Myelitis, Polyradikulitis, MS)
- Nachweis bzw. Ausschluß einer Subarachnoidalblutung
- diagnostische Maßnahmen (Messung des Liquordrucks, Myelographie, Nachweis spezifischer Antikörper im Liquor, Nachweis von Tumorzellen bei Meningeosis), therapeutische Maßnahmen (Applikation von Chemotherapeutika).

Kontraindikationen
- erhöhter Hirndruck, Stauungspapille
- entzündliche Erkrankungen an Punktionsstelle (Hautinfektion, Osteomyelitis)
- hämorrhagische Diathese, Antikoagulanzientherapie, Thrombozytenaggregationshemmer.

BEACHTE

- **Vor jeder Lumbalpunktion muß durch eine Augenspiegeluntersuchung eine Stauungspapille ausgeschlossen sein!**
- **Vor jeder Lumbalpunktion muß durch die Bestimmung der Gerinnungsparameter und der Blutungszeit (!) eine Gerinnungsstörung ausgeschlossen werden!**

Vorbereitung
- Aufklärung des Patienten (Formblatt verwenden!)
- Instrumentarium richten: Hautdesinfektionsmittel, sterile Abdeckung, evtl. Lokalanästhesie, Punktionsset (Spinalnadeln, z.B. Durchmesser 18–22 G, Länge 60–90 mm), mindestens 3 sterile Liquorröhrchen, evtl. Steigrohr zur Druckmessung.

TIP

Die Verwendung von speziellen „atraumatischen" Punktionskanülen soll durch eine geringere Läsion der Dura und durch ein geringeres Nachlaufen von Liquor den postpunktionellen Kopfschmerz verringern.

Lagerung (Abb. 2.19 u. 2.20)

- Wenn möglich, sollte die Lumbalpunktion im Sitzen durchgeführt werden. Hierzu setzt sich der Patient mit maximal vorgebeugtem Rücken auf die Bettkante (Füße auf einen Hocker stellen lassen), von einer Hilfsperson gestützt.
- Kann der Patient nicht sitzen, legt er sich mit dem Rücken nahe dem seitlichen Rand des Bettes auf die Seite und macht einen Rundrücken, indem er die Knie anzieht und sie evtl. mit seinen Armen umfaßt. Hilfsperson fixiert Patient in dieser Position.

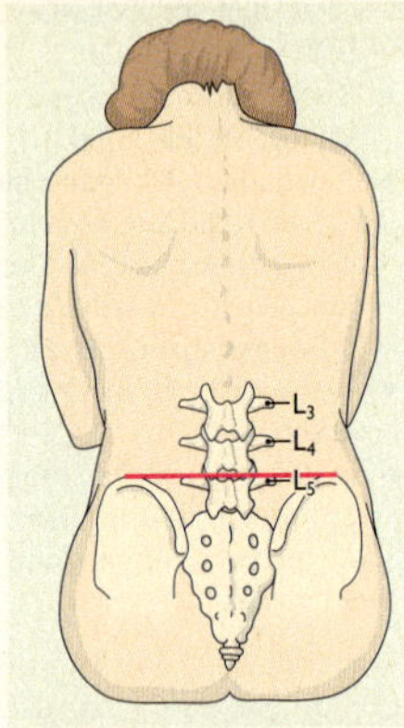

Abb. 2.19 Sitzende Position zur Lumbalpunktion: Die Linie schneidet den 4. Lendenwirbelfortsatz oder den Zwischenraum von L4/L5 (nach [17]).

Durchführung

BEACHTE

Vor der Punktion klären, wieviel Liquor exakt benötigt wird, und nur so viel Liquor entnehmen, wie wirklich gebraucht wird!

- Punktionsstelle aufsuchen: ertasten und markieren (mit Fingernagel ein Kreuz eindrücken, steriler Markierungsstift oder vorsichtig mit einer Kanüle) zwischen den Dornfortsätzen LWK 3/4 oder LWK 4/5 auf dem Schnittpunkt der Verbindungslinie zwischen den Oberkanten der Beckenschaufeln und der Wirbelsäule
- Hautdesinfektion, steriles Abdecken der Haut um die Punktionsstelle herum, sterile Handschuhe anziehen
- Nadel wie eine Spritze halten, unmittelbar über dem unteren Wirbelkörper in das Subkutangewebe einstechen und dann nach kranial (etwa 30°) und streng sagittal in Richtung Bauchnabel vorschieben (Abb. 2.21)
- Ab einer Einstichtiefe von ca. 3–4 cm dringt die Nadel in das Ligamentum flavum ein, sodann wird die Perforation der Dura durch einen Widerstandsverlust beim Vorschieben fühlbar (Abb. 2.22)
- Mandrin entfernen; wenn noch kein Liquor tropft, Mandrin wieder einführen, Nadel 1–2 mm vorschieben, überprüfen, ob Liquor fließt, ggf. öfters wiederholen
- Liquor in die bereitgestellten Reagenzgläschen tropfen lassen (3- bis 4mal jeweils 2–5 ml)
- Nadel entfernen (dazu den sterilen Mandrin wieder zur Hälfte einführen, Pat. tief einatmen lassen), Punktionsstelle mit sterilem Pflaster abdecken.

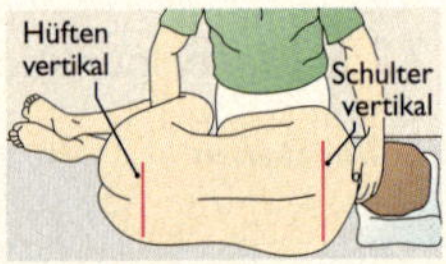

Abb. 2.20 Liegende Position zur Lumbalpunktion (nach [17]).

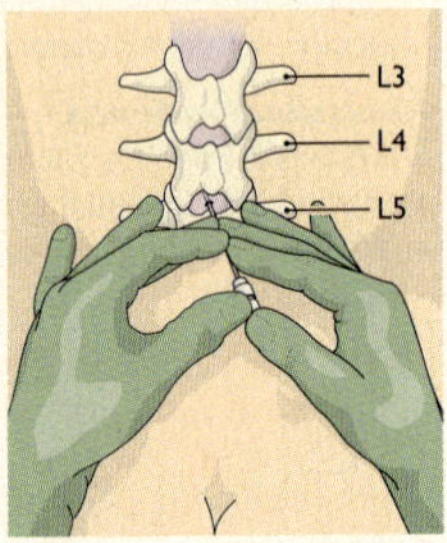

Abb. 2.21 Vorschieben der Spinalnadel.

TIP

Tropft der Liquor nur sehr langsam, hat sich evtl. eine Nervenfaser vor die Nadelöffnung gelegt. Dann Versuch durch leichtes, vorsichtiges Drehen der Nadel, dies zu beheben!

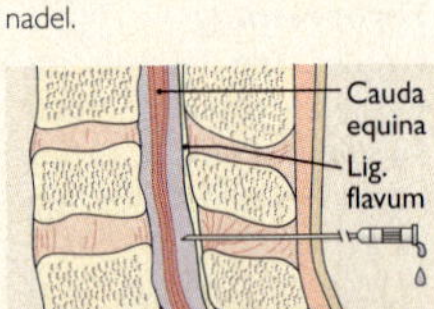

Abb. 2.22 Richtige Position der Spinalnadel.

Nachsorge

Patienten nach seinem Befinden fragen. Strikte Bettruhe für 12–24 h, davon die erste Stunde in Bauchlage. Patienten nochmals auf die in bis zu 30% der Fälle auftretenden Kopfschmerzen hinweisen. Zu reichlichem Trinken (ca. 1 l in den ersten 1–2 h nach der Punktion) animieren (verhindert bzw. verringert Kopfschmerz!). Patienten in den nächsten 1–2 Tagen hinsichtlich Lähmungserscheinungen, Hirnhautentzündungszeichen etc. überwachen.

Beurteilung des Liquors

Direkt am Krankenbett wird die Farbe des Liquors beurteilt (s.a. Kap. 2.4.1).

2.3.3 Aszitespunktion (Peritonealpunktion)

Indikationen

Diagnostische Klärung eines unklaren Aszites, Entlastung eines Aszites, Drainage bei Peritonitis oder bei Abzeß.

Kontraindikationen

Bei ultraschallgeführter Punktion keine; ansonsten Schwangerschaft, große Ovarialzysten, Hydronephrose. Vorsicht bei hämorrhagischer Diathese.

BEACHTE

Vor Aszitespunktion Sonographie des Abdomens durchführen!

Vorbereitung

- Aufklärung des Patienten (Formblatt verwenden!)
- Patient sollte unmittelbar vor der Untersuchung die Blase entleeren (evtl. Blasenkatheter)
- Instrumentarium richten: Hautdesinfektionsmittel, sterile Abdeckung, evtl. Lokalanästhesie
  - zur diagnostischen Punktion: 20-ml-Spritze und Kanüle Nr. 1 (gelb). Alternativ Plastikverweilkanüle mit umgekehrtem Infusionssystem (abgeschnittene Tropfkammer)
  - zur therapeutischen Punktion: Skalpell, Punktionsset mit Trokar, ggf. Nahtmaterial.

Lagerung

Rückenlage oder leichte Linksseitenlage

Durchführung (Abb. 2.23)

- Punktionsstelle aufsuchen: Bereich des Übergangs vom äußeren zum mittleren Drittel einer gedachten Linie zwischen Nabel und Spina iliaca anterior superior links; alternativ entsprechender Punkt auf der rechten Seite. Oder Punkt im Bereich der Mitte einer gedachten Linie zwischen Symphyse und Nabel

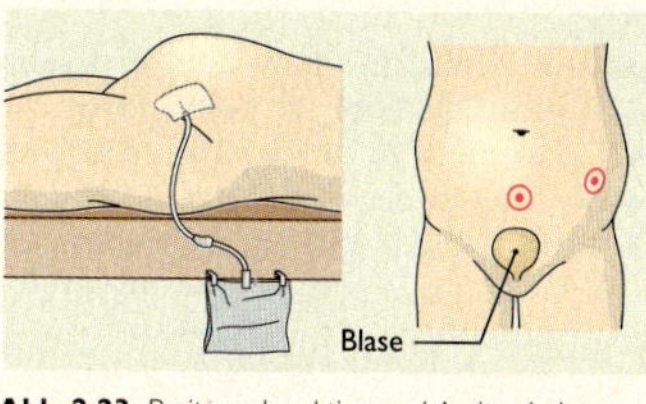

Abb. 2.23 Peritonealpunktion und Aszitesdrainage.

- Hautdesinfektion, steriles Abdecken der Haut um die Punktionsstelle herum, sterile Handschuhe anziehen. Lokalanästhesie
- *Diagnostische Punktion*: 20-ml-Spritze unter Aspiration in die Bauchhöhle einführen, dabei Stichrichtung nach hinten, unten und eher lateral. Überwinden des leichten Widerstandes beim Durchstechen der Faszienschicht, Spritze füllen, Nadel schnell zurückziehen, Klebeverband
- *Therapeutische Punktion*: kleine, ca. 0,5 cm lange Hautinzision mit Skalpell, Trokar nach hinten, unten und eher lateral vorschieben, Patienten dabei Bauchdecke anspannen lassen (pressen!). Widerstand beim Durchstechen der Faszienschicht. Nach Entfernung des Stiletts müßte Aszites im Strahl fließen, Ableitung über Schlauch in Auffangbehälter. Katheter entweder durch Naht fixieren oder entfernen und Einstichstelle mit Naht verschließen, steriler Klebeverband.

BEACHTE

Die abpunktierte Flüssigkeitsmenge sollte wegen der sonst drohenden Kollapsgefahr bei max. 2 l liegen. Ggf. parenterale Zufuhr von Plasmaexpander (z.B. Haemaccel® 3,5%, 150 ml/l Aszites) und/oder Albumin (ca. 6–8 g Albumin/l Aszites).

Nachsorge
Kontrolle der Einstichstelle (Nachblutung? auslaufender Aszites?), Kontrolle des Allgemeinbefindens (RR, Puls. Peritonitiszeichen?).

2.3.4 Implantierbarer Venenkatheter („Port")

Das Port-a-Cath-System ist ein (meistens re. thorakal) vollständig implantierbarer zentraler Venenzugang mit einer Injektionskammer (Port), die aus Titan mit einer Silikonmembran besteht. Der Katheter mündet meist in die re. V. basilica oder re. V. subclavia/jugularis (Abb. 2.24). Die Silikonmembran kann bis zu 5000mal (z.B. mit den speziellen Huber-Nadeln) perkutan angestochen werden und dem Patienten damit zahlreiche Venenpunktionen ersparen (Abb. 2.24).

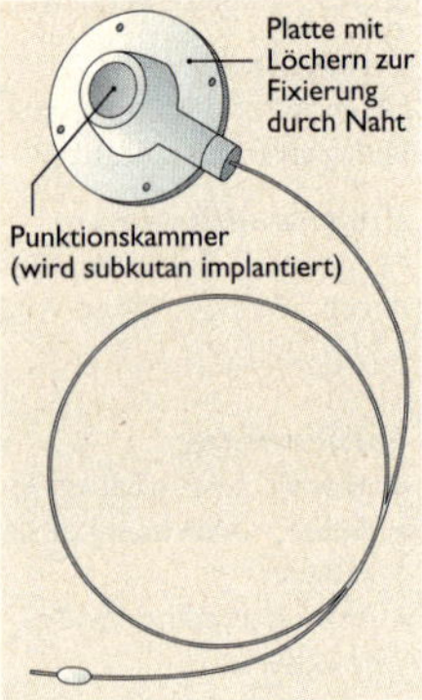

Abb. 2.24 Port-a-Cath-System.

Indikation
Längerfristige parenterale Ernährung, Zytostatikatherapie, Schmerztherapie und dauerhafte Therapie mit venenreizenden Medikamenten.

Injektion in den Port
- Verband entfernen und großflächige mehrmalige Hautdesinfektion
- Ab jetzt obligat steriles Arbeiten!
- Fixieren des Ports mit einer Hand unter der Haut, Lokalisieren der membranösen Seite
- Nadel senkrecht durch Haut und Membran stechen, bis Blockung eintritt, dabei Kontakt zum Portboden vermeiden
- Injektion von 10 ml NaCl 0,9% muß leicht möglich sein, evtl. Probeaspiration von Blut
- Anschließen der Infusion und Durchführung der Injektion
- Nach Abschluß jeder Injektion oder Infusion Spülen des Portsystems mit 2500 IE Heparin (mit 2 ml NaCl 0,9% aufgezogen).

BEACHTE

Gefährliche Komplikationen können sein: Katheterbruch oder Portinfektion!

2.3.5 Magensonden und Magenspülung

MAGENSONDEN

Indikationen und Arten
- Kurzzeitsonden (einläufig, aus PVC oder aus Gummi, Länge 75–120 cm, Durchmesser 12–15 Ch) für diagnostische Zwecke (Aspiration von Mageninhalt, Ermittlung der Sekretproduktion und der Säureverhältnisse im Magen)
- Kurzzeitsonden (s.o.) zur Magenentlastung vor Narkoseeinleitung, zur Entlastung bei Magenatonie, bei Magenbluten, bei Ileus, bei akuter Pankreatitis u.a.
- Verweilsonden (meistens Gastroduodenalsonden, ein- oder zweiläufig, meist aus säurebeständigem Polyurethan oder Silikonkautschuk, Durchmesser 8–12 Ch) zur Sondenernährung

- Magenschlauch (Durchmesser ca. 30 Ch) zur Magenspülung (s.a. Kap. 3.1.15)

Kontraindikationen

Verletzungen des oberen Magen-Darm-Traktes (z.B. Verätzungen). Ösophagusvarizen. Bei Patienten mit SHT und Kiefer- oder Mittelgesichtsfrakturen keine transnasale Plazierung (möglichst unter Sicht oral!). Keine Magensondenanlage bei bewußtlosen, aber nicht intubierten Patienten.

Vorbereitung

- Aufklärung des Patienten, Patient nach Möglichkeit nüchtern lassen, evtl. Nasentropfen zum Abschwellen der Nasenschleimhaut applizieren
- orientierende Abmessung der Sondentiefe (Abb. 2.25)
- Material auf Vollständigkeit überprüfen: Magen- oder Duodenalsonde, Gleitmittel oder Xylocain-Gel, ein Glas Wasser, 50-ml-Spritze, Katheteransatzstück für 50-ml-Spritze, Stethoskop, Pflasterstreifen zum Fixieren.

Lagerung

Aufrecht sitzende Position, Kopf leicht auf die Brust geneigt.

Durchführung

- distales Ende der Sonde mit Gleitmittel versehen
- Sondenende horizontal (!) durch Nasenloch einführen und im Bogen nach hinten unten vorschieben (Abb. 2.26). Beim Durchtritt in den Pharynx kann ein deutlicher Widerstand zu spüren sein, Patient müßte zu diesem Zeitpunkt die Sonde im Rachen verspüren (Würgereiz)
- Patienten zum Schlucken auffordern und Sonde dabei *zügig* um ca. 50 cm vorschieben. Damit der Patient besser schlucken kann, ggf. Wasser (über einen Strohhalm) trinken lassen
- Magensonde bis zur vorher abgemessenen Länge vorschieben
- Lagekontrolle: Stethoskop über Epigastrium aufsetzen, mit der 50-ml-Spritze Luft zügig in die Magensonde insufflieren. Bei korrekter Lage muß ein deutliches Blubbern über dem Magen zu hören sein (Abb. 2.27)
- Magensonde mit Pflaster an der Nase fixieren.

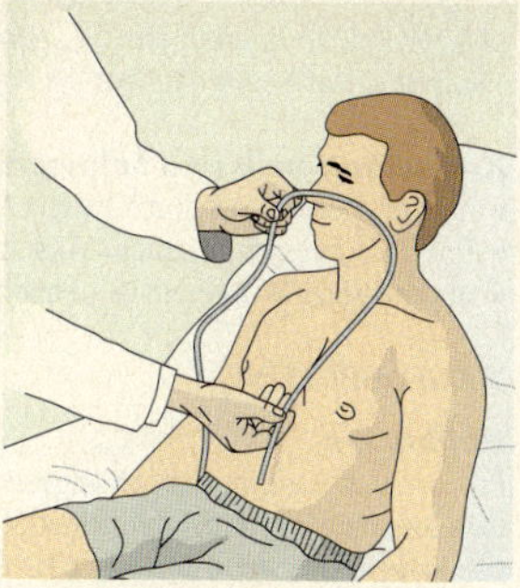

Abb. 2.25 Abmessung der Tiefe der gastrointestinalen Sonde (nach [30]).

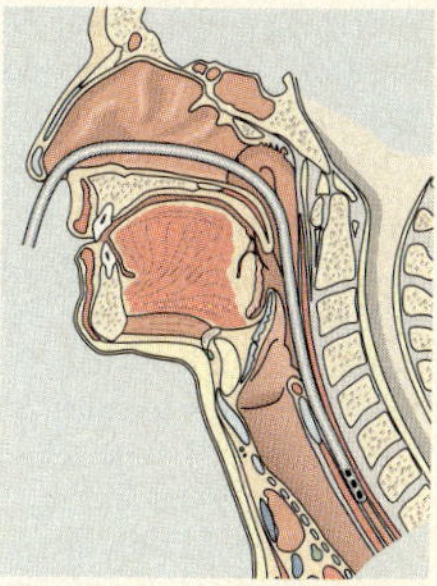

Abb. 2.26 Einführungsrichtung der gastrointestinalen Sonde.

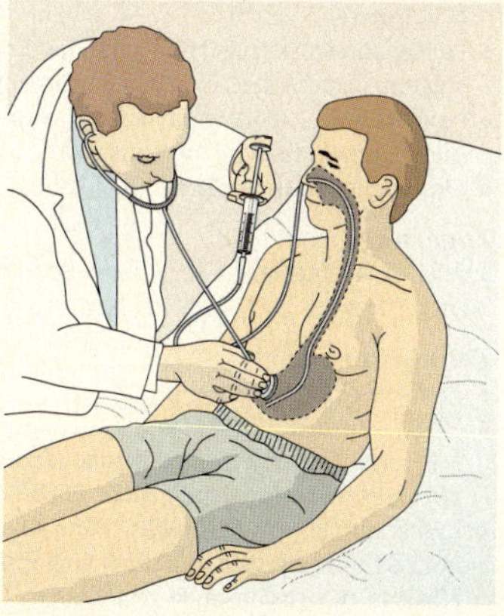

Abb. 2.27 Überprüfen der korrekten Sondenlage (nach [30]).

TIP Magensonden können durch Lagerung im Kühlschrank steifer gemacht werden; das Aufrollen der Sonde im Pharynx kann so besser verhindert werden.

Komplikationen und Schwierigkeiten

- nasotrachealer Vorschub (Patient hustet, wird zyanotisch!)
- Epistaxis bei gewaltsamem Vorschub
- übermäßiger Würgereiz des Patienten.

MAGENSPÜLUNG

Indikation

Primäre Giftentfernung nach Ingestion von Giftstoffen immer sinnvoll, wenn die orale Gifteinnahme nur kurz – maximal 4 Stunden – zurückliegt (Ausnahme: Medikamente, die Magenstase verursachen, z.B. Anticholinergika oder Barbiturate). *Informationen zu empfohlenen Entgiftungsmaßnahmen und Toxizität sind jederzeit über die Giftnotrufzentralen abrufbar.* *S. a. Tab.3.26, S. 231.*

Kontraindikationen

Verletzungen des oberen Magen-Darm-Traktes (z.B. nach Ingestion von Säuren oder Laugen). SHT mit Kiefer- oder Mittelgesichtsfrakturen. Ösophagusvarizen. Bewußtlose, nicht intubierte Patienten. Relative Kontraindikation: Intoxikation mit Schaumbildnern oder organischen Lösungsmitteln.

Vorbereitung

- nach Möglichkeit Aufklärung des Patienten
- Auswahl des richtigen Magenschlauchs (Dicke 10–20 mm)
- Material auf Vollständigkeit überprüfen: Plastiktrichter (1000 ml) mit Gummischlauch und Verbindungsstück, Schlauchklemme, Meßgefäß, 15–150 l körperwarmes Wasser, Auffanggefäß (z.B. Plastikeimer), ringförmiger Beißschutz, lange Gummischürze, Zellstoff, 50-ml-Spritze, Stethoskop, evtl. Neutralisationsmittel (z.B. Ultracarbon®, [Kohle-Compretten®]), und/oder Laxanzien (Glaubersalz, Mannit, Mg-Sulfat), Absauggerät
- venösen Zugang legen, evtl. Atropin (0,5 mg s.c.) zur Abschwächung eines Vagusreflexes geben (nicht bei Kindern, nicht bei HF > 120/min)
- Rachenanästhesie mit Spray, distales Ende des Magenschlauchs mit Lidocain-Gel einreiben
- bewußtlosen Patienten unbedingt vorher intubieren, um Aspiration zu vermeiden
- Monitoring (EKG-Monitor), RR-Messung.

Lagerung

Stabile Linksseitenlage. Beim bewußtlosen, intubierten Patienten auch Rückenlage möglich.

Durchführung

- Beißschutz einführen
- Magenschlauch einführen, Patienten zum Schlucken auffordern und Sonde dabei zügig um ca. 50 cm vorschieben (Abb. 2.28a)
- Lagekontrolle des Schlauchs: Stethoskop über Epigastrium aufsetzen, mit der 50-ml-Spritze Luft zügig in die Magensonde insufflieren. Bei korrekter Lage muß ein deutliches Blubbern über dem Magen zu hören sein

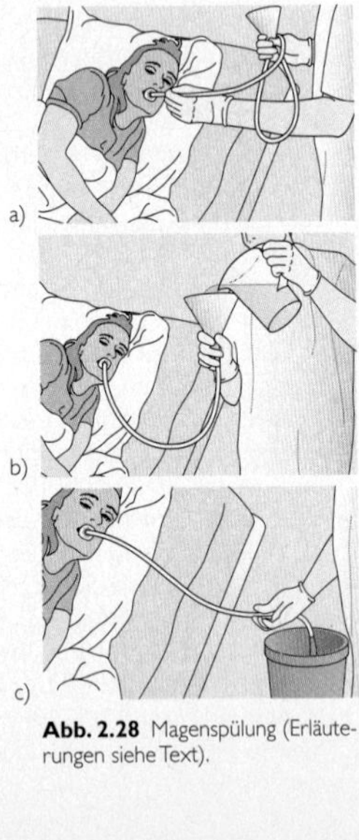

Abb. 2.28 Magenspülung (Erläuterungen siehe Text).

- Trichter auf proximales Schlauchende setzen und über Kopfhöhe des Patienten halten. Trichter mit ca. 500 ml Spüllösung füllen und über Magenschlauch einlaufen lassen (Abb. 2.28b)
- Trichter unter Patientenniveau senken, Spüllösung in Auffangbehälter abfließen lassen. Schlauch sollte dabei nie ganz leer laufen, damit möglichst keine Luft in den Magen gelangt! (Abb. 2.28c)
- Material für die Toxikologie asservieren
- Spülvorgang mindestens 30mal (= 15 l körperwarme Spülflüssigkeit) wiederholen. Nicht beenden, bevor nicht ausschließlich klare Spülflüssigkeit zurückläuft
- Spülflüssigkeit bilanzieren (Einfuhr = Ausfuhr)
- vor Beendigung der Magenspülung ggf. Neutralisationsmittel (z.B. 30 Kohle-Compretten® als Suspension angerührt) applizieren (s.a. Kap. 3.1.15)
- Magenschlauch abklemmen und bei hochgehobenem Trichter zügig entfernen.

2.3.6 Perkutane endoskopische Gastrostomie (PEG)

Indikationen

- längerfristige Sondenernährung (geringere mechanische und psychische Belastung im Vergleich zu langfristig liegender transösophagealer Ernährungssonde)
- Stenosen im Bereich von Mund/Hals/Ösophagus/Mageneingang und Mediastinalbereich
- neurologische und geriatrische Schluckstörungen (z.B. Z.n. Apoplex, SHT, Demenz, M. Alzheimer)
- Tumorkachexie bzw. Anorexie.

Kontraindikationen

Gerinnungsstörungen, Peritonitis, Aszites, Fisteln, Peritonealdialyse. Verwachsungen nach vorausgegangenen Bauchoperationen. Fehlende Möglichkeit der Diaphanoskopie.

Durchführung (Abb. 2.29)

- *Fadendurchzugsmethode* (Methode der Wahl): perkutane Punktion des Magens (Diaphanoskopie mittels Endoskop). Fadendurchzug mit Endoskop nach oral. Katheterdurchzug mittels Faden von oral durch Ösophagus und Magen bis nach außen
- *Direkte Punktionsmethode*: Probepunktion zur sicheren Lokalisation des Magens mittels Diaphanoskopie. Stichinzision der Bauchdecke. Magenpunktion mit Splitkanüle, über die der Katheter eingelegt wird.

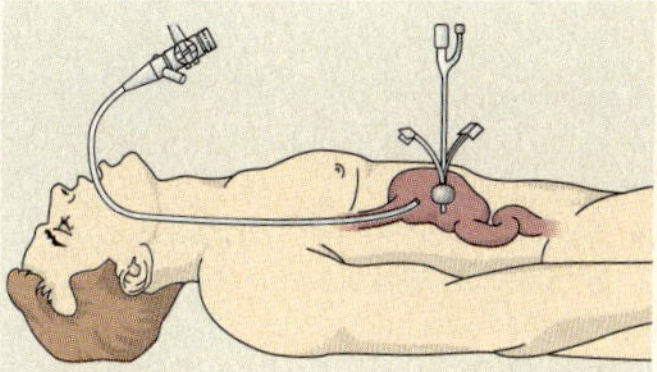

Abb. 2.29 Perkutane endoskopische Gastrostomie.

Komplikationen

Fehlpunktionen z.B. mit gastrokolischer Fistel, lokale Wundinfektion, Pneumoperitoneum und Peritonitis.

BEACHTE

Aseptische Bedingungen! Katheterlagekontrolle mit wasserlöslichem Röntgenkontrastmittel bei Verdacht auf Leckage!

Pflege und Ernährung

Die enterale Ernährung kann bereits wenige Stunden nach PEG-Anlage stufenweise nach Plan, beginnend mit 500 ml Tee, aufgebaut werden. Ernährungsschwestern beraten und stellen sondenspezifische Materialien hierfür zur Verfügung.

Wichtig bei der Pflege ist es, die Halteplatte der PEG nicht zu fest an die Bauchwand anzuziehen, da es sonst zum Auftreten von Nekrosen kommen kann. Der Verbandswechsel sollte aseptisch erfolgen. Die PEG wird mit lauwarmer Flüssigkeit offengehalten, z.B. mit Tee. Bei Verstopfungsgefahr vor und nach Nahrungs- und Medikamentengabe mit je 50 ml Tee/Wasser, bei koninuierlicher Nahrungszufuhr alle 2 h spülen.

2.3.7 Ösophaguskompressionssonden

AKUT

Alle akuten Ösophagus- oder Fundusvarizenblutungen, die nicht primär gastroskopisch sklerosiert oder ligiert werden können, müssen zur temporären Blutstillung mit Ösophaguskompressionssonden versorgt werden.

Die Sonden stehen in zwei Ausführungen, als Sengstaken-Blakemore-Sonde (überwiegend angewendet) und als Linton-Nachlas-Sonde, zur Verfügung.

Sengstaken-Blakemore-Sonde

Kennzeichen der Sengstaken-Blakemore-Sonde (Abb. 2.30a) sind zwei Ballons (großer, ca. 20 cm langer Ösophagusballon, kleiner Magenballon) und drei Lumina (Lumen zum Magenballon, Lumen zum Ösophagusballon, Lumen zum Magen).

Linton-Nachlas-Sonde

Kennzeichen der Linton-Nachlas-Sonde (Abb. 2.30b) sind ein Ballon (birnenförmiger Ballon, der am Übergang Ösophagus/Magen zu liegen kommen soll) und drei Lumina (Lumen zum Ballon, je ein Lumen zum Ösophagus und zum Magen).

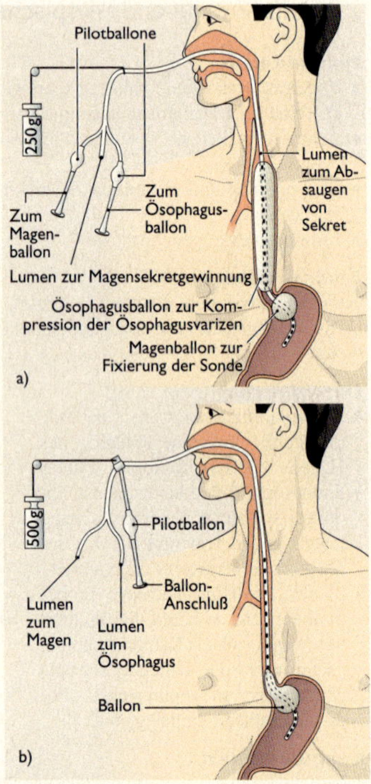

Abb. 2.30 Ösphaguskompressionssonden: a) Sengstaken-Blakemore-Sonde, b) Linten-Nachlas-Sonde.

Vorbereitung

- nach Möglichkeit Aufklärung des Patienten
- Auswahl der Sonde: normalerweise Sengstaken-Blakemore-Sonde, bei V.a. Blutung im unteren Ösophagusanteil oder bei V.a. Blutung von Magenfundusvarizen Linton-Nachlas-Sonde
- Material auf Vollständigkeit prüfen (z.B. Nierenschale, Gleitmittel, 50-ml-Spritze, Glas mit Wasser, Aufhängevorrichtung für den Zug, Gewicht von 250 g [Sengstaken-Blakemore-Sonde] bzw. 500–1000 g [Linton-Nachlas-Sonde]) und Funktionsfähigkeit überprüfen (Ballonprüfung auf Dichtigkeit, Druckmessung in mmHg mit Manometer bei Insufflation des Magenballons)
- distales Ende der Sonde mit Gleitmittel versehen
- entscheiden, ob der Patient endotracheal intubiert werden muß.

Lagerung

Aufrecht sitzende Position, Kopf leicht auf die Brust geneigt.

Durchführung (Tab. 2.11)

Tab. 2.11 Anwendung von Ösophaguskompressionssonden.

Sengstaken-Blakemore-Sonde	Linton-Nachlas-Sonde
Sonde mit ganz entleertem Ballon horizontal durch Nasenloch einführen und im Bogen nach hinten unten vorschieben. Beim Durchtritt in den Pharynx muß meistens ein deutlicher Widerstand überwunden werden. Patient müßte zu diesem Zeitpunkt die Sonde im Rachen verspüren. Patienten zum Schlucken auffordern und Sonde dabei zügig bis zur 50-cm-Markierung vorschieben. Damit der Patient besser schlucken kann, ggf. Wasser über einen Strohhalm trinken lassen	
Lagekontrolle der Sonde: Stethoskop über Epigastrium aufsetzen, mit der 50-ml-Spritze Luft zügig in die Magensonde insufflieren. Bei korrekter Lage muß ein deutliches Blubbern über dem Magen zu hören sein. Idealerweise sollte eine Röntgenkontrolle zur Bestätigung der korrekten Lage durchgeführt werden	
Magenballon mit 100–150 ml Luft füllen	Ballon mit 400–700 ml Luft füllen
proximales Ende des Lumens zwischen aufgesetzter Spitze und Pilotballon mit stumpfer Klemme abklemmen. Sonde vorsichtig zurückziehen, bis ein federnder Widerstand spürbar wird. Ballon müßte jetzt unterhalb der Kardia liegen	
Zugseil an der Sonde befestigen. Freies Ende des Zugseils über die Aufhängevorrichtung am Bett leiten	
Gewicht von 250 g anhängen. Manometer am Ansatz zum Ösophagusballon anschließen	Gewicht von 500–1000 g anhängen
Ösophagusballon aufpumpen, bis der erforderliche Druck (bis zur 6. Stunde meist 30–45 mmHg, danach 25–30 mmHg) erreicht ist	
Fixieren der Sonde an der Nase	
über das Lumen, das im Magen endet, Spülungen mit 0,9%iger NaCl-Lösung so lange vornehmen, bis klare Spülflüssigkeit zurückkommt. Kommt immer weiter frisches Blut, Zug an der Sonde oder Block im Ösophagus erhöhen (bis max. 45 mmHg)	
Blutungskontrolle durch halbstündliches Spülen über den Magenzugang, Hb-Kontrollen	
wenn die Blutung offensichtlich zum Stehen gekommen ist, Druck im Ösophagus alle 3 h um 5 mmHg bis auf minimal 25 mmHg senken	wenn die Blutung offensichtlich zum Stehen gekommen ist, Gewichte pro Stunde um 100 g vermindern
zur Vermeidung von Drucknekrosen Gewicht alle 6 h für 10 min komplett entfernen	
Aspirationsprophylaxe durch Absaugen des Speichels aus dem Mund-Rachen-Raum bzw. durch Absaugen durch das Ösophaguslumen	
wenn Blutung steht, Sonde entblocken, noch einige Stunden liegen lassen, erst dann vollständig entfernen	

Fehler und Komplikationen

- nasotrachealer Vorschub (Patient hustet, wird zyanotisch!)
- Aspiration von Speichel oder Blut bei ungenügender Komprimierung von Ösophagusvarizen oder bei ungenügender Absaugung
- Ösophagusruptur durch zu hohen Druck im Ösophagusballon oder durch Aufblasen des Magenballons noch im Ösophagus, Kardiaruptur durch falsche Plazierung des Magenballons
- Druckulzera im Bereich des Ösophagus durch mangelhafte Druckentlastung.

2.3.8 Katheterisierung der Harnblase

TRANSURETHRALE KATHETERISIERUNG

Katheterarten

Einmalkatheter, Verweilkatheter (mit Blockballon), Spülkatheter (zwei- oder dreiläufig, Blockballon). Kathetergrößen (Tab. 2.12).

Tab. 2.12 Übliche Katheterstärken bei Blasenkathetern.

Harnblasenkatheter	Männer	Frauen	Kinder
in Charrière	14–18	12–14	8–10

Indikation

Harnretention und -verhalt. Messung der Urinausscheidung. Blasenentleerung bei neurogenen Blasenstörungen. Gewinnung nichtkontaminierter Urinproben. Restharnbestimmung (heute weitgehend sonographisch durchgeführt). Spül- bzw. Instillationsbehandlung.

Kontraindikationen

Akute Harnröhren- oder Prostatainfektion. Verletzungen der Harnröhre (z.B. nach Beckentrauma).

Vorbereitung

Aufklärung des Patienten, Auswahl des Katheters (in erster Linie abhängig von der voraussichtlichen Liegezeit des Katheters).

Material

Auf Vollständigkeit überprüfen: Hautdesinfektion (Polyvidon-Iod-Lösung), sterile Abdeckung (Abdecktücher, sterile Handschuhe), Blasenkatheterset (enthält Einschlagtuch zur Verwendung als sterile Arbeitsfläche, wasserundurchlässige Schutzunterlage, steriles Schlitz-/Lochtuch, sterile Handschuhe, anatomische Pinzette, anästhesierendes Gleitgel, Desinfektionsmittel, sechs Kugeltupfer, Auffangschale, Spritze mit 10 ml Aqua dest.).

Lagerung

Flache Rückenlage, evtl. Becken durch Unterlegen eines Kissens etwas anheben. Bei Frauen Beine spreizen und aufstellen lassen, bei Männern Beine leicht geöffnet liegen lassen.

Durchführung (Tab. 2.13 u. Abb. 2.31 u. 2.32)

Komplikationen

Infektionsgefahr (insb. bei Intensivpatienten), Inkontinenz nach Entfernen des Katheters, Schrumpfblase, beim Mann Verletzungen von Harnröhre, Prostata und Samengang.

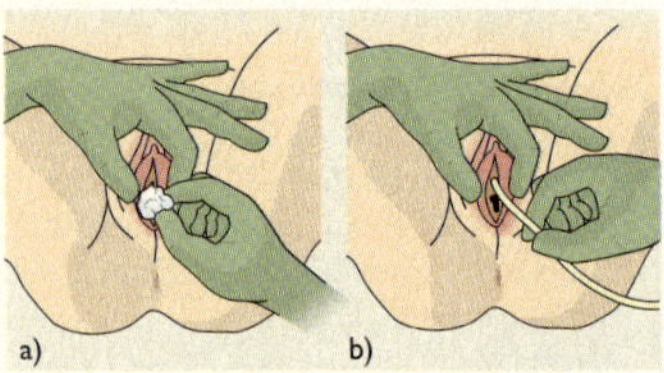

Abb. 2.31 Transurethrale Katheterisierung bei der Frau. a) Desinfektion des äußeren Genitales, b) Einführen des Katheters.

BEACHTE

Treten bei einer Katheterisierung stärkere Widerstände und/oder Schmerzen auf, niemals mit „Gewalt" weitermachen. Ggf. Katheterisierungsversuch mit dünnerem Katheter.

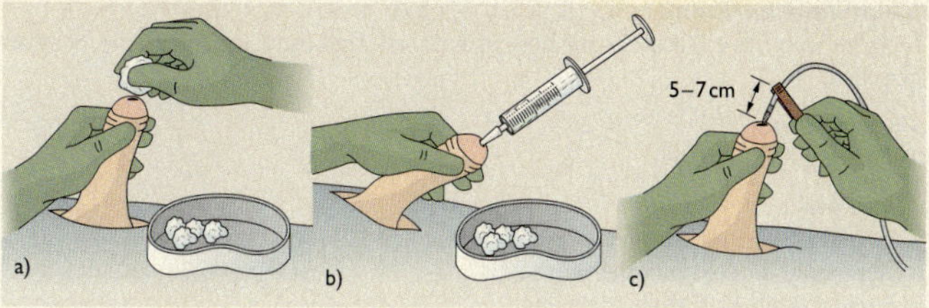

Abb. 2.32 Transurethrale Katheterisierung beim Mann. a) Desinfektion des äußeren Genitales, b) Harnröhrenanästhesie, c) Einführen des Katheters.

Tab. 2.13 Harnblasenkatheterisierung.

<table>
<tr><th>Vorgehen bei der Frau (Abb. 2.31a u. b)</th><th>Vorgehen beim Mann (Abb. 2.32a–c)</th></tr>
<tr><td colspan="2">Katheterset öffnen, sterile Kugeltupfer mit Desinfektionsmittel tränken, Schutzunterlage und Loch-/Schlitztuch vorsichtig entnehmen (ohne daß die übrigen Materialien berührt werden!)</td></tr>
<tr><td>Schutzunterlage unter das Gesäß legen und Schlitztuch so auflegen, daß die Vulva gut zugänglich und sichtbar ist</td><td>Lochtuch so auflegen, daß nur noch Penis freiliegt</td></tr>
<tr><td colspan="2">sterile Handschuhe anziehen
Spritze mit anästhesierendem Gleitgel öffnen
Katheter auf die sterile Arbeitsfläche bereitlegen, Auffanggefäß bereitstellen</td></tr>
<tr><td>mit Desinfektionsmittel getränkte Kugeltupfer mit Pinzette entnehmen und große Schamlippen mit je einem Tupfer von der Symphyse in Richtung Anus desinfizieren. Schamlippen mit einer Hand spreizen (diese Hand verbleibt jetzt bis nach dem Einführen des Katheters in dieser Position), kleine Schamlippen und Harnröhrenmündung mit je einem Kugeltupfer desinfizieren. Letzten Tupfer vor die Vaginalöffnung legen</td><td>mit der einen (normalerweise linken) Hand Penisschaft fassen, Vorhaut zurückschieben, Harnröhrenmündung aufspreizen. Mit Desinfektionsmittel getränkte Kugeltupfer mit Pinzette entnehmen und Glans penis sowie Meatus urethrae mindestens dreimal desinfizieren</td></tr>
<tr><td>Gleitgel auf die Katheterspitze geben</td><td>Gleitgel auf die Harnröhrenmündung und (ca. 10–15 ml) in die Harnröhre geben. Einwirkzeit von ca. 60 s beachten</td></tr>
<tr><td>Katheter mit oder ohne Pinzette in Harnröhre einführen, bis Urin fließt</td><td>Katheter entnehmen, Penis gestreckt nach oben halten und Katheter mit oder ohne Pinzette in Harnröhre einführen. Bei geringem Widerstand nach ca. 10–15 cm Penis absenken und Katheter weiterschieben, bis Urin fließt</td></tr>
<tr><td colspan="2">nicht mehr als 500 ml Urin ablaufen lassen (Gefahr der Blasenblutung)</td></tr>
<tr><td colspan="2">beim Legen eines Dauerkatheters Katheter vor der Blockung noch etwas weiter einführen, damit die Blockung nicht in der Harnröhre geschieht. Blockung mit 5–10 ml Aqua dest. (keine Kochsalzlösung verwenden: kristallisiert, Blockung nicht mehr zu lösen). Katheter vorsichtig etwas zurückziehen, bis federnder Widerstand spürbar ist</td></tr>
<tr><td></td><td>Vorhaut reponieren (ansonsten Gefahr einer Paraphimose!)</td></tr>
</table>

SUPRAPUBISCHE HARNBLASENKATHETERISIERUNG UND -PUNKTION

Synonym: suprapubische perkutane Zystostomie, suprapubischer Blasenkatheter.

Indikation

Akuter Harnverhalt, wenn transurethrale Katheterisierung erfolglos bleibt. Akute Harnröhren- oder Prostatainfektion. Verletzungen der Harnröhre (z. B. nach Beckentrauma). Gewinnung nichtkontaminierter Urinproben. Längerdauernde Urinableitung.

Kontraindikationen

Nicht gefüllte Blase, Verdacht auf Blasenkarzinom, Antikoagulanzientherapie, Schwangerschaft.

Vorbereitung

Aufklärung des Patienten.

Material

- Einmalrasierer, Hautdesinfektion (Polyvidon-Iod-Lösung), sterile Abdeckung, sterile Handschuhe, Lokalanästhesie (z.B. 5 ml Lidocain 1%), Verbandmaterial
- *Zur Punktion*: sterile Spritze, sterile lange Kanüle
- *Zum Legen eines Katheters*: Blasenkatheterset (z.B. Cystofix®, enthält spaltbaren Punktionstrokar, speziellen Katheter mit selbstaufrollender Spitze oder Ballonkatheter, steriles Lochtuch, ein Paar Handschuhe, Skalpell, Fixierplatte, Nahtmaterial, Auffangschale, sterile Spritze und Kanüle, geschlossenes Urinableitungssystem).

Lagerung

Flache Rückenlage, evtl. Becken durch Unterlegen eines Kissens etwas anheben.

Durchführung (Abb. 2.33)

- Palpation der gefüllten Blase, Aufsuchen des Punktionsortes (ca. 2 QF = ca. 4 cm oberhalb der Symphyse in der Medianlinie)
- Bauch- und Schambehaarung rasieren, Haut desinfizieren
- steriles Arbeitsfeld mittels Lochtuch schaffen, sterile Handschuhe anziehen
- Lokalanästhesie (Infiltrationsanästhesie des Subkutangewebes, tiefe Infiltration bis zur Blase durch Vorgehen in senkrechter Stichrichtung)
- Aspiration von Urin zur Überprüfung der richtigen intravesikalen Lage
- bei Probepunktion: Urin entnehmen bzw. geschlossenes Urinauffangsystem anschließen
- zum Katheterlegen: quere Stichinzision (ca. 2 mm Breite) durch Haut und Faszie mit 11er Skalpell 2 Querfinger oberhalb der Symphyse
- Katheter in den Punktionstrokar so einführen, daß die Katheterspitze noch innerhalb des Trokars liegt, Urinauffangsystem anschließen

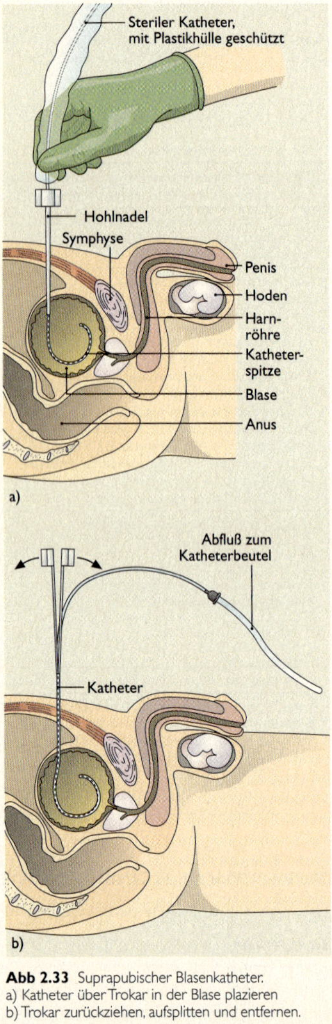

Abb 2.33 Suprapubischer Blasenkatheter.
a) Katheter über Trokar in der Blase plazieren
b) Trokar zurückziehen, aufsplitten und entfernen.

* Trokar in einem Winkel von ca. 80° nach kaudal durch die Stichinzision einstechen, bis Urin fließt. Katheter (bis zur grünen Markierung) vorschieben, Lagekontrolle (bei Druck auf den suprapubischen Bereich verstärkter Urinfluß), Trokar zurückziehen, aufsplitten und entfernen
* Katheter mit Naht an der Bauchdecke fixieren bzw. Ballonkatheter blocken
* Katheter in Fixierplatte einlegen, steriler Verband.

Fehler und Komplikationen

* Blutungen (meist nur harmlose Makrohämaturie für einige Stunden, z.B. durch Verletzung der Blasenhinterwand)
* Darmverletzungen mit Peritonitis bei nicht ausreichend gefüllter Blase und/oder falscher (kranialer) Stichrichtung
* Blasenhals und/oder Prostataverletzungen bei falscher (zu weit kaudaler) Stichrichtung.

2.3.9 Knochenmarkbiopsie

Die Gewinnung von Knochenmark (KM) geschieht entweder über eine *Beckenkammbiopsie* oder über eine *Sternalpunktion* (Tab. 2.14).

Tab. 2.14 Übersicht Knochenmarkpunktion.

	Beckenkammbiopsie	Sternalpunktion
Indikation	hämatologische Erkr., karzinomatöse Erkr., Lipoidosen, zur Verlaufsbeurteilung nach KM-Transplantation	hämatologische Erkr.
Vorteile	als Stanzbiopsie aussagekräftige histologische Untersuchung auch bei primär „trockener" Aspiration (Punctio sicca) möglich	Punktionsstelle leicht aufzufinden
Nachteile	technisch nicht einfach, insb. bei harten Knochen (z.B. bei M. Paget, bei osteoplastischer Metastasierung) oder bei osteoporotischen Knochen (Kompaktaperforation)	rein zytologische Untersuchung (d.h. keine Aussage über Histologie, z.B. Verhältnis Bindegewebe/Zellgehalt, möglich), keine Aussage bei „trockener" Aspiration (Punctio sicca) möglich
Komplikationen	Blutungen aus der Punktionsstelle, postpunktionelles Hämatom	Blutungen aus der Punktionsstelle, Perforation in die großen Gefäße oder in die Lunge als potentiell tödliche Komplikation

BECKENKAMMBIOPSIE

Vorbereitung

Aufklärung des Patienten (Untersuchung kann trotz Lokalanästhesie schmerzhaft werden, da Lokalanästhesie nur bis zum Periost und nicht in den Knochen reicht!), Abklären, ob Prämedikation (z.B. Benzodiazepine) erforderlich/gewünscht sind.
Labor am Untersuchungstag: Gerinnung, BSG, Diff.-BB.

Material

Auf Vollständigkeit überprüfen: Einmalrasierer, Hautdesinfektion, sterile Abdeckung (Abdecktücher, sterile Handschuhe), Lokalanästhesie (z.B. 10 ml Lidocain 1%), Verbandmaterial, Sandsack. *Zur Punktion*: Jamshidi-Stanznadel, 11er-Sklapell, 5-, 10- und 20-ml-Spritzen, 5–10 Objektträger + Deckgläschen, Gefäß zur Aufbewahrung des Stanzzylinders mit 10% gepuffertem Formalin) (Abb. 2.34).

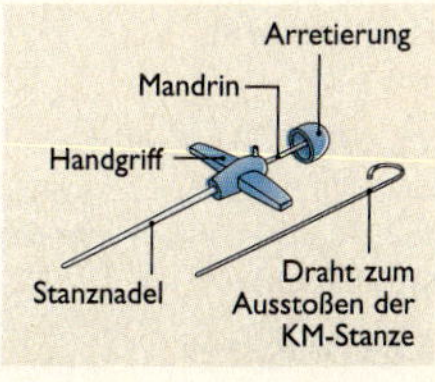

Abb. 2.34 Jamshidi-Nadel zur Beckenkammbiopsie.

Knochenmarkbiopsie Technik

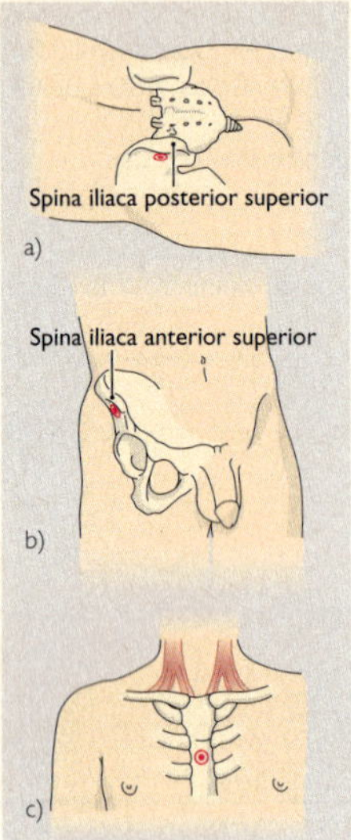

Abb. 2.35 Punktionsorte zur Knochenmarkbiopsie: a) hinterer Beckenkamm, b) vorderer Beckenkamm, c) Sternum (nach [30]).

Lagerung

Punktion des hinteren Beckenkamms (Abb. 2.35a): Bauchlage mit Rolle unter dem Becken oder Seitenlagerung. Punktion des vorderen Beckenkamms (Abb. 2.35b): Seitenlage, Hüfte und Knie leicht gebeugt.

Durchführung (Abb. 2.36)

- Aufsuchen des Punktionsorts
- Haut desinfizieren, sterile Handschuhe anziehen, evtl. steriles Lochtuch auflegen
- *Lokalanästhesie*: zunächst Hautquaddel, dann Infiltrationsanästhesie des Subkutangewebes, tiefe Infiltration bis zum Periost
- Stichinzision (ca. 3 mm Breite) durch die Haut
- Einführen der Jamshidi-Stanznadel mit Stichrichtung ca. 15° nach kranial (Punktion des vorderen Beckenkamms) bzw. ca. 15° nach kaudal (Punktion des hinteren Beckenkamms), Durchstoßen der Kortikalis durch stärkeren Druck und leichte Drehbewegungen; bei nachlassendem Widerstand ist die Knochenmarkhöhle erreicht
- Bei *Biopsie*: Obturator (Mandrin) herausziehen, Hohlnadel ca. weitere 3 cm unter rotierenden Bewegungen in die Spongiosa eintreiben. Zum Abscheren des Stanzzylinders noch einmal rasche Drehbewegungen machen
- Bei ausschließlicher *Punktion* (Aspirationszytologie): Obturator (Mandrin) herausziehen, Spritze aufsetzen und rasch Knochenmark aspirieren (für den Patienten ist dies schmerzhaft: typischer „ziehender“ Schmerz)
- Stanznadel vorsichtig herausziehen, Kompression der Punktionsstelle für mindestens 3 min, steriler Verband, evtl. Sandsack auflegen
- Biopsieprobe mit stumpfem Obturator aus Nadel auf sterile Kompresse herausschieben, Anfertigung von Quetschpräparaten auf Objektträgern.

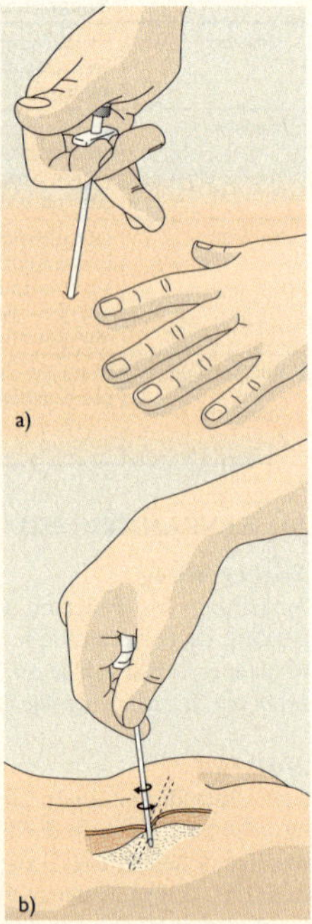

Abb. 2.36 a) Einführen der Jamshidi-Nadel und b) Gewinnung von Knochenmarkbiopsien (nach [30]).

STERNALPUNKTION

Vorbereitung

(s.o.)

Spezielles Material zur Punktion

Einmalknochenaspirationsnadeln (Knochenmark-Aspirationsset mit Abstandhalter, z.B. nach Westerman-Jensen).

Lagerung

Oberkörper etwas hochlagern, so daß das Sternum horizontal liegt.

Durchführung

- *Aufsuchen des Punktionsortes*: lateral der Sternummitte (evtl. sagittales Knochenmarkseptum!) in Höhe des 2. ICR (Abb. 2.35c)
- *Lokalanästhesie*: zunächst Hautquaddel, dann Infiltrationsanästhesie bis zum Periost >5 min einwirken lassen!
- Abstandhalter am Punktionsset entsprechend der ungefähren Eindringtiefe (5–10 mm) einstellen
- Sternum mit zwei Fingern rechts und links abgrenzen (um Abgleiten zu verhindern!), Punktionsnadel senkrecht zur Haut aufsetzen und durch leichte Drehbewegungen bis auf das Periost führen. Mit etwas stärkerem Druck Kortikalis durchbohren, bei plötzlichem Widerstandsverlust ist die Knochenmarkhöhle erreicht
- Obturator (Mandrin) entnehmen, Spritze aufsetzen und sanft aspirieren. Bei korrekter Lage müßte Blut, evtl. versetzt mit Markanteilen, sichtbar werden. Entnahme von ca. 2–3 ml Probenmaterial
- Punktionsnadel vorsichtig herausziehen, Kompression der Punktionsstelle für mindestens 3 min, steriler Verband, evtl. Sandsack auflegen.

2.3.10 Diagnostische Gelenkpunktionen und -injektionen

Voraussetzung für jede Gelenkpunktion und -injektion ist eine sehr *sorgfältige Indikationsstellung*.

BEACHTE

Bei jeder Gelenkpunktion muß sich der Durchführende über die erhebliche Infektionsgefahr und die möglicherweise fatalen Folgen einer Infektion im Gelenkbereich im klaren sein! Der Patient muß über die Risiken der Punktion und die alternativen Möglichkeiten (schriftlich) aufgeklärt sein!

Indikation

- *Diagnostisch*: Abklärung von Gelenkergüssen, Arthrographie
- *Therapeutisch*: Entlastung einer Gelenkkapsel durch Entfernung oder Verringerung eines Hämatoms/Ergusses. Instillation von Medikamenten.

Kontraindikationen

Infektion, Hautschaden oder Hauterkrankung im Bereich der Punktionsstelle. Blutgerinnungsstörungen (z. B. Hämophilie!).

Vorbereitung

Aufklärung des Patienten. Räumliche Voraussetzungen für möglichst keimarme Umgebung schaffen (separater, ggf. vorher noch einmal desinfizierter Behandlungsraum, während der Punktion keine unnötigen Personen im Raum!).

Instrumentarium

- steril verpacktes Material erst unmittelbar vor Gebrauch öffnen
- Voraussetzungen für möglichst keimarme Umgebung schaffen:
  - *Arzt*: steriler Kittel, Mundschutz, hygienische Händedesinfektion, sterile Handschuhe
  - *Patient*: Punktionsbereich nicht rasieren (Mikroläsionen der Haut!), ggf. Haare lediglich kürzen! Hautdesinfektion Kategorie III (s. Kap. 2.1.1).

Durchführung

- Orientierung über die Gelenkanatomie (Rö-Aufnahme in 2 Ebenen; Sonographie)
- Auswahl des Punktionsorts
- bei großlumigen Kanülen Lokalanästhesie entlang dem Punktionskanal mit Lidocain 1% bzw. Mepivacain 1%
- Vorschieben der Kanüle bis in das Gelenk. Aspiration von Synovialfüssigkeit. Dokumentation von Punktatmenge und -aussehen (klar? getrübt? gelblich? blutig?)
- nach Punktion Pflaster auf Einstichstelle, nach Injektion Gelenk durchbewegen.

Nachsorge
Kontrolle des punktierten Gelenks bzw. Anweisung an Patienten, wann er den Arzt aufsuchen soll (zunehmende Schmerzen? Schwellung? Rötung? Überwärmung? Bewegungseinschränkung?).

2.4 Mikrobiologische Materialgewinnung und -verarbeitung

2.4.1 Untersuchung von Liquor

Indikation
Diagnostik und Verlaufskontrolle von Erkankungen des ZNS, insb. Entzündungen, zerebrovaskulären Schädigungen, Tumoren, Liquorzirkulationsstörungen, Demyelinisierung.

Gewinnung des Untersuchungsmaterials
Lumbalpunktion (s. Kap. 2.3.2), Subokzipitalpunktion, Ventrikelpunktion (selten).
Sammelmenge: 5–10 ml (Erwachsener), 3–5 ml (Kind)
Stabilität: Da die Liquorzellen in vitro bei längerer Verwahrung zur Zytolyse neigen, sollte der Liquor innerhalb 1 h nach Entnahme untersucht werden! Zellfreien (zentrifugierten) Liquor bei 4–8 °C lagern.
Erste Beurteilung: makroskopische Betrachtung: Der normale Liquor ist klar, durchsichtig und farblos (s. Tab. 2.15).

TIP

Zur Sicherstellung, daß der Liquor wirklich klar ist, Röhrchen mit Wasser bereitstellen und direkt vergleichen. Klar heißt wasserklar!

Weiterverarbeitung: Bestimmung von Zellzahl und Zellart (Leukozyten? Erythrozyten? Bakterien?), Gesamtprotein, Liquorelektrophorese, Albumin, IgG, Glukose und Laktat, Chlorid, Pilze, Virologie. Weitere Untersuchungen: Teststreifenmethode zum Proteinnachweis.

Tab. 2.15 Beurteilung von Liquorpunktionsflüssigkeit.

Aussehen des Liquors	Beurteilung
klar	Normalbefund
trübe	Zellzahl > 800/3
eitrig	Zellzahl > 3000/3
Spinngewebsgerinnsel	Hinweis auf Eiweißerhöhung oder tuberkulöse Meningitis
xanthochrom (gelblich)	länger zurückliegende Blutung oder Eiweißerhöhung
grüngelb	Bakterienabbaustoffe (z. B. bei Meningitis)
blutig	frische Blutung Dreigläserprobe zur Unterscheidung artifizielle Blutbeimengung oder Subarachnoidalblutung (SAB): bei einer SAB Verfärbung in allen drei Gläsern gleich, Überstand nach Zentrifugation (und falls SAB länger als 6 h her) xanthochrom. Bei artifizieller Blutung nimmt Verfärbung in den Gläsern ab, nach Zentrifugation klarer Überstand
gelbbraun	länger zurückliegende Blutung, starker Ikterus mit Bilirubinübertritt in den Liquor

2.4.2 Abstriche

ALLGEMEINES

Indikationen
Zytodiagnostik. Bakteriologische Diagnostik.

Gewinnung des Untersuchungsmaterials
Entnahme von der Haut-, Schleimhautoberfläche unter Sichtkontrolle mittels Abstrichnadel oder Abstrichöse (Platindraht, durch Ausglühen sterilisierbar), Abstrichspatel oder Abstrichtupfer (auf einem Watteträger oder Holzstäbchen). Der Abstrichtupfer ist normalerweise in einem Glasröhrchen steril aufzubewahren.
Stabilität: zur Anzüchtung von Keimen Untersuchungsmaterial nie eintrocknen lassen.
Lagerung und Transport: bei Raumtemperatur.
Weiterverarbeitung: Bestimmung von Zellzahl und Zellart, Keimanzüchtung, Pilzkultur, Antibiogramm.

RACHENABSTRICH/TONSILLENABSTRICH

- Patient darf vor Entnahme keine Schleimhautdesinfektion durchgeführt haben
- Zunge mit Spatel herabdrücken, für gute Beleuchtung sorgen, Abstrichentnahme aus dem gewünschten Bereich mit Spatel oder Watteträger auf Holzstäbchen
- Berührung anderer Schleimhautbereiche, Kontamination mit Speichel vermeiden.

URETHRALABSTRICH

- Probengewinnung möglichst morgens vor dem ersten Wasserlassen oder frühestens eine Stunde nach dem letzten Wasserlassen. Transportmedium sollte Raumtemperatur haben
- *Männer*: Entnahmestelle nicht desinfizieren. Gegebenenfalls vorhandenen Ausfluß mit Tupfer aufnehmen, ansonsten Abstrichtupfer/Watteträger ca. 2 cm in die Urethra einführen und vorsichtig drehen
- *Frauen*: äußeren Bereich der Urethra mit sterilem Tupfer abwischen, Harnröhre von vaginal her mit sterilem Tupfer komprimieren, dabei ggf. austretendes Sekret mit Watteträger aufnehmen. Läßt sich auf diese Weise kein Sekret gewinnen, Abstrichtupfer/Watteträger ca. 2 cm in die Urethra einführen und vorsichtig drehen.

WUNDABSTRICH

Sekretentnahme mit sterilem Tupfer vom Wundgrund, in steriles Abstrichröhrchen oder in Röhrchen mit Agar-Nährboden bzw. Agar-Bouillon geben.

2.4.3 Trachealsekret

Indikation
Bakteriologische Diagnostik.

Gewinnung des Untersuchungsmaterials
Entnahme von Sekret mit sterilem Absaugkatheter. Verwendung entweder von direkt abgesaugtem Material oder von dem Material, das an der Katheterspitze hängt (Katheterspitze mit steriler Schere abschneiden und in ein steriles Gefäß geben).
Stabilität: Lagerung bei 4 °C.
Weiterverarbeitung: Keimanzüchtung, Tbc-Diagnostik, Pilzkultur, Antibiogramm.

2.4.4 Bronchialsekret

BEACHTE

Die Gewinnung von Bronchialsekret stellt einen aufwendigeren Eingriff dar und sollte möglichst nur beim intubierten Patienten unter EKG-Monitoring (cave Vagusreizung, Bradykardie!) vorgenommen werden.

Zur Auswahl stehen die Bronchiallavage und die bronchoalveoläre Lavage (BAL), letztere ist nur mit dem flexiblen Bronchoskop von einem geübten Untersucher durchführbar.

BRONCHIALLAVAGE

Luftwege mit 5–10 ml steriler Ringer-Laktat-Lösung über sterilen Katheter anspülen, dann absaugen und gewonnenes Aspirat in steriles Röhrchen geben.

BRONCHOALVEOLÄRE LAVAGE (BAL)

Spülung einzelner Lungenabschnitte mit etwa 200 ml isotonischer Kochsalzlösung durch das eingeführte Bronchoskop. Die Zellverteilung in der erhaltenen Spülflüssigkeit gibt Aufschluß über die entzündliche Aktivität einer Alveolitis (z.B. bei Lungenfibrose, Sarkoidose oder exogen-allergischer Alveolitis), ferner Hinweise zur Differentialdiagnose und Therapieindikation von bakteriellen Erkrankungen.

2.4.5 Sputum

Indikation
Zytodiagnostik, bakteriologische Diagnostik (dabei aber relevante Aussagekraft nur bei Nachweis obligat pathogener Keime wie M. tuberculosis oder Pneumocystis carinii).

Gewinnung des Untersuchungsmaterials
Möglichst Morgensputum, d.h. das Sekret aus den tiefen Atemwegen, das sich über Nacht angesammelt hat und nach dem Erwachen abgehustet wird, gewinnen.
Vor dem Abhusten Mund mehrmals mit klarem Wasser ausspülen lassen. Sputum entweder in ein steriles Gefäß (Keimtestung) oder in einen Behälter mit Alkohollösung (Histologie) abhusten lassen.
Stabilität: Lagerung bei 4 °C.
Weiterverarbeitung: Bestimmung von Zellzahl und Zellart, Keimanzüchtung, Pilzkultur, Antibiogramm.

2.4.6 Urin

Zur Untersuchung von Urin ist erforderlich:
- für qualitative Untersuchungen eine Spontanurinprobe
- für quantitative Untersuchungen eine Sammelurinprobe
- für bakteriologische Untersuchungen eine Mittelstrahlurinprobe
- für spezielle Fragestellungen Katheterurin/Blasenpunktionsurin.

SPONTANURIN

Am besten geeignet ist der Morgenurin, da er die Bedingungen, die für eine zuverlässige Beurteilung der Urinbestandteile erforderlich sind, am ehesten erfüllt. Der Urin sollte frisch (d.h. nicht älter als 2 h), ausreichend konzentriert (spez. Gewicht > 1010; der Nachturin ist meist konzentrierter als der Tagesurin) und ausreichend sauer (pH < 6,0) sein.

SAMMELURIN

Zur Durchführung quantitativer Analysen muß der Harn während eines bestimmten Zeitraums (meist 24 h) vollständig gesammelt werden.

Die Harnsammelperiode beginnt in aller Regel morgens um 8 Uhr. Der zu diesem Zeitpunkt entleerte Harn wird noch verworfen. Anschließend wird der Harn bis 8 Uhr am Morgen des nächsten Tages vollständig in einem absolut sauberen 2000-ml-Gefäß gesammelt. Am Ende der Sammelperiode wird die Blase nochmals entleert und diese Portion noch dem Sammelurin hinzugefügt.

MITTELSTRAHLURIN

Bei der Untersuchung des Mittelstrahlurins wird nur eine im *mittleren Abschnitt der Harnentleerung* nach besonders sorgfältiger Reinigung der Eichel bzw. des weibl. Genitales steril aufgefangene Harnportion als Untersuchungsmaterial verwendet.

Indikation
Bakteriologische Urinuntersuchung.

Durchführung
Am besten Morgenurin gewinnen, letzte Miktion mindestens 3 h zurückliegend. Hände mit Seife reinigen, Genitale 2mal mit in Wasser getauchten Tupfern reinigen.
Gewinnung des Untersuchungsmaterials: Erste Urinportion (ca. 50 ml) in die Toilette oder ein Gefäß entleeren, dann möglichst ohne Unterbrechung des Harnstrahls etwa 5–20 ml Harn im vorher griffbereit abgestellten sterilen Transportgefäß auffangen. Restlichen Harn wieder in die Toilette entleeren.
Weiterverarbeitung: Probe gut verschließen, entweder bis zum Transport im Kühlschrank lagern oder sofort in Nährmedienträger (z.B. Uricult®) eintauchen und bei 37 °C bebrüten.

KATHETERURIN/BLASENPUNKTIONSURIN

Die Indikation für eine solche Art der Uringewinnung muß streng gestellt werden, Nutzen und Risiken müssen sorgfältig abgewogen werden (s.a. Kap. 2.3.8).

2.4.7 Stuhl

Neben der makroskopischen Beurteilung des Stuhls (Farbe, Konsistenz, Geruch, Beimengungen) und der Untersuchung auf okkultes Blut (Diätvorschriften etc. in den drei Tagen vor Probennahme beachten!) sind für spezielle Fragestellungen weitere Untersuchungsmethoden erforderlich (Tab. 2.16).

Tab. 2.16 Stuhluntersuchungen.

Art der Untersuchung	Indikation (Auswahl)	Besonderheiten
Stuhlkultur	V. a. bakteriell bedingte Erkrankung	an 3 aufeinanderfolgenden Tagen noch warme Stuhlprobe im sterilen Röhrchen ins Labor senden
Untersuchung auf Parasiten/ Wurmeier	V. a. Wurmerkrankungen	an 3 aufeinanderfolgenden Tagen Stuhlprobe im sterilen Röhrchen ins Labor senden
Fettbestimmung	V. a. Malassimilation	4 Tage lang gesamten Stuhl sammeln, wiegen und ins Labor schicken
Chymotrypsin	V. a. exokrine Pankreasinsuffizienz	2 Tage lang gesamten Stuhl sammeln, wiegen und ins Labor schicken
Rektalabstrich	bakterielle Diagnostik, wenn Stuhl nicht anders zu gewinnen ist	wie Stuhlkultur
Analabstrich	V. a. Wurmerkrankungen, Nachweis von Enterobius-vermicularis-(Oxyuren-)Eiern	frühmorgens Materialgewinnung durch kurzzeitiges Aufkleben von Tesafilm auf die flach gespreizten Perianalfalten, anschließend auf Objektträger kleben

2.4.8 Magensaft

Indikation

Makroskopischer Nachweis von Blutungen, mikroskopischer/mikrobiologischer Nachweis von Mykobakterien. Magensekretionsanalyse bei V. a. Perniziosa, V. a. Zollinger-Ellison-Syndrom.

Gewinnung des Untersuchungsmaterials

Bei nüchternem Patienten Magensonde legen (bei Magensekretionsanalyse doppelläufige Sonde unter Rö-Kontrolle bis an tiefste Stelle des Magens!), Materialentnahme durch Absaugung.

Bei *Magensekretionsanalyse* zunächst 20 min absaugen, Sekret verwerfen, dann Basalsekretion nach 15, 30, 45 und 60 min gewinnen. Zur *Stimulation* Gabe von Pentagastrin (6 µg/kg KG s.c. oder i.m.), nochmalige Aspiration nach 15, 30, 45 und 60 min.

Weiterverarbeitung: mikroskopische Untersuchung bei V.a. Mykobakterien.

Bestimmung der Menge an HCl in den einzelnen Magensaftfraktionen bei Magensekretionsanalyse.

2.4.9 Blutkultur

Bakterienzüchtungsversuch zum Nachweis im Blut vorhandener Infektionserreger.

Indikation

V.a. Sepsis, V.a. Endokarditis, V.a. Fungämie.

Vorbereitung

Mindestens 2 Blutkulturröhrchen/-flaschen auf Station vorgewärmt (37 °C) bereitstellen. Steriles Überleitungssystem (bei direkter Abnahme in die Probengefäße) bzw. sterile 20-ml-Spritze mit drei Nadeln (bei Abnahme mit Spritze) bereitlegen. Sterile Handschuhe, Hautdesinfektionsmittel.

Entnahmezeitpunkt (Tab. 2.17)

Günstigste Zeitpunkte zur Entnahme einer Blutkultur sind

- Phase des Fieberanstiegs
- Fiebermaximum
- im Schüttelfrost
- vor Beginn einer antibiotischen Therapie (kurzfristig mehrfach).

Tab. 2.17 Vorgehen bei Blutkulturen.

Fragestellung/ Indikation	**Abnahmezeitpunkt**	
	vor Therapiebeginn	**nach Therapiebeginn**
V. a. bakterielle Sepsis	2 Blutentnahmen von versch. Lokalisationen: 1. direkt im Fieberanstieg 2. eine Stunde später	am 1. und 2. Therapietag jeweils 2 Blutentnahmen von verschiedenen Lokalisationen, z. B. morgens und abends vor der nächsten Antibiotikagabe
V. a. Pilzsepsis	2 Blutentnahmen von versch. Lokalisationen zeitgleich, möglichst direkt im Fieberanstieg	am 1. und 2. Therapietag jeweils 2–3 Blutentnahmen von versch. Lokalisationen, z. B. vor der nächsten Antibiotikagabe
V. a. Endokarditis	mindestens 3 Blutentnahmen von versch. Lokalisationen (evtl. auch arterielle Entnahme!), möglichst direkt im Fieberanstieg	am 1. Therapietag mindestens 3 Blutentnahmen von versch. Lokalisationen, z. B. jeweils vor der nächsten Antibiotikagabe

Gewinnung des Untersuchungsmaterials
- ausreichende Hautdesinfektion (Kategorie II)
- *Direkte Entnahme in Probengefäß*: Venenpunktion mit Kanüle des Überleitungssystems. Warten, bis Entnahmesystem mit Blut vollständig gefüllt ist, Anstechen der anaeroben Probenflasche, ca. 10 ml Blut (bzw. nach Angabe auf dem Probengefäß) einlaufen lassen. Abklemmen des Überleitungssystems, Anstechen der aeroben Probe, ca. 10 ml Blut (bzw. nach Angabe auf dem Probengefäß) einlaufen lassen, System aus Patientenvene entfernen und in das Probengefäß „leerlaufen" lassen, dabei automatisch auch Luftaspiration
- *Indirekte Entnahme über sterile Spitze*: ca. 20 ml Blut direkt aus der Vene entnehmen, dann 10 ml mit jeweils neuer Kanüle in die Probengefäße einspritzen, bei aerober Probe zum Schluß Spritze von Kanüle absetzen und Luft in das Gefäß einlassen
- Flaschen mit Patientendaten, Datum und Entnahmezeitpunkt beschriften, klinische Fragestellung auf Laboranforderung angeben
- Flaschen entweder sofort ins Labor bringen lassen oder bis zum Transport in Brutschrank (37 °C) stellen.

2.4.10 Punktate

Untersuchungsmaterial
- *Pleuraerguß*: 5–10 ml Pleuraflüssigkeit.
- *Gelenkerguß*: gesamtes punktiertes Material.
- *Aszites*: 10 ml Aszitesflüssigkeit.
- *Liquor*: 2–5 ml Material.

Indikation
- makroskopische Beurteilung (Transsudat/Exsudat/Blutung; Tab. 2.18)
- mikrobiologische Untersuchungen, zytologische Diagnostik (Tumorsuche), Enzymaktivitäten, klinisch-chemisches Labor für spezielle Fragestellungen (z.B. Amylase bei V.a. Pankreaserkrankungen, Rheumafaktoren bei Gelenkergüssen).

Tab. 2.18 Unterscheidung Transsudat vs. Exsudat.

	Transsudat	**Exsudat**
Aussehen	hellgelb, klar und durchsichtig	serös, fibrinös, blutig, eitrig, jauchig, chylös
Gesamteiweiß (GE) **GE-Pleura/GE-Serum**	bis 2,5 g/dl bis 0,5	über 2,5 g/dl über 0,5
LDH **LDH-Serum/LDH-Erguß**	bis 200 U/l bis 0,6	über 200 U/l über 0,6

Gewinnung des Untersuchungsmaterials
- Punktion und Aspiration des zu untersuchenden Punktats mit einer Spritze unter sterilen Bedingungen
- Einbringen des Punktats in ein steriles Röhrchen
- Aufbewahrung und Transport bei Raumtemperatur, bei mikrobiologischen Untersuchungen möglichst sofortige Weiterverarbeitung im Labor.

2.5 Labor

2.5.1 Blut

PROBENGEWINNUNG

Auswahl des geeigneten Untersuchungsmaterials

Ob Vollblut oder bestimmte Blutbestandteile untersucht werden, hängt von der klinischen Fragestellung ab (Tab. 2.19).

Dabei ist zu beachten, daß es bei einigen Laborparametern Konzentrationsunterschiede in den unterschiedlichen Medien gibt (Tab. 2.20 u. Tab. 2.21).

Tab. 2.19 Untersuchung von Blut und Blutderivaten.

Art der Untersuchung	Indikation (Auswahl)	Besonderheiten
Venenblut	nahezu alle Routineuntersuchungen möglich, i.d.R. zur Weiterverarbeitung Zentrifugation	Störfaktoren, z.B. längerer Venenstau, Körperlage, Entnahmezeitpunkt beachten!
arterielles Blut	Blutgasanalysen	Punktion von Arterien (z.B. A. femoralis, A. radialis) notwendig, sofortige Verarbeitung erforderlich
Kapillarblut	Blutungszeit, Blutzucker	Entnahme eines Bluttropfens an Ohrläppchen, Fingerbeere, Fersenkante (Kleinkind)
arterialisiertes Kapillarblut	Untersuchungen zum Säuren-Basen-Haushalt	nach vorheriger Steigerung der Durchblutung an der Entnahmestelle (z.B. durch Erwärmung, Medikamente) Entnahme eines Bluttropfens an Ohrläppchen, Fingerbeere, Fersenkante (Kleinkind)
Plasma	Untersuchungen zur Blutgerinnung (z.B. Thrombinzeit, Quick-Test)	Nativblut wird mit Antikoagulans versetzt, dann nach 10minütigem Stehenlassen 5–10 min zentrifugiert. Der Überstand (= Blut ohne korpuskuläre Bestandteile) wird dekantiert = Plasma
Serum	routinemäßig bei nahezu allen klinisch-chemischen Analysen	Nativblut bis zum Ablauf der Spontangerinnung ca. 30 min stehen lassen, anschließend Zentrifugation. Der Überstand (= Plasma ohne Fibrinogen) = Serum

Tab. 2.20 Konzentrationsunterschiede zwischen arteriellem und venösem Blut.

Laborparameter	Bemerkung
pO_2	arteriell > venös
pCO_2	venös > arteriell
pH-Wert	arteriell: 7,36–7,44; venös: 7,32–7,42
Glukose	venös ca. 10–20 mg/100 ml < arteriell
Hämoglobin	arteriell ca. 0,6 g/dl > venös
Thrombozyten	arteriell > venös > Kapillarblut
Ammoniak	arteriell > venös

Tab. 2.21 Konzentrationsunterschiede zwischen Plasma und Serum.

Laborparameter	Bemerkung
Kalium, LDH, SP, Hämoglobin	Serum > Plasma (werden durch den Gerinnungsvorgang aus den Erythrozyten/Thrombozyten freigesetzt)
Gesamteiweiß	Plasma > Serum

Patientenvorbereitung

Um Fehlerquellen auszuschalten, ist die richtige Vorbereitung des Patienten wichtig. Tabelle 2.22 zeigt einige Parameter, die verschiedene Laborwerte beeinflussen können.

Tab. 2.22 Einflußgrößen auf Laborwerte.

Einflußgröße	Bemerkung
Alter	Unterschiede Kinder/Erwachsene/alte Menschen z. B. AP, Cholesterin, BB
Geschlecht	neben hormonellen Unterschieden auch Unterschiede für z. B. Erythrozyten, Hb, Fe, GOT, GPT, γ-GT, Kreatinin, Harnsäure
Ernährung	nach Nahrungsaufnahme höhere Werte für z. B. Glukose, Cholesterin, Trigylzeride, Harnstoff, Harnsäure
Körperlage	durch Verminderung d. intravasalen Blutvolumens bei Änderung d. Körperlage vom Liegen zum Stehen Konzentrationserhöhung aller korpuskulären (Erythrozyten, Leukozyten, Thrombozyten, Hk), hochmolekularen (Proteine, Enzyme, Lipide) u. proteingebundenen (Hormone, Ca, Fe, Fette) Bestandteile um bis zu 10%!
körperliche Aktivität	schwere körperliche Belastung führt zum Anstieg der aus der Muskulatur stammenden Serumenzyme (CK, Aldolase, Transaminasen, LDH) u. zum Abfall des BZ
Biorhythmen	ausgeprägte Tagesrhythmen z. B. für Steroidhormone, Fe, Glukose, alkal. Phosphatase, GOT, Triglyzeride
Schwangerschaft	Veränderungen durch Anstieg des Plasmavolumens z. B. ↑ Hb; ↑ Leukozyten, Fette; ↓ Ca, Gesamteiweiß, Mg, Fe
Entnahmetechnik	längerer Venenstau o. zu starkes Aspirieren führt zur Hämolyse; zu starkes Drücken/Reiben bei der Kapillarblutentnahme führt zu Volumenfehlern (Einströmen von Flüssigkeit aus dem Interstitium)
Hämolyse	↑ Gesamteiweiß, Fe, Fette, GOT, Bilirubin, Kalium, LDH, SP, GPT, Kreatinin
Transport u. Verwahrung	*Vollblut* für klin.-chem. Untersuchungen nicht längere Zeit unzentrifugiert lassen wg. Diffusion von z. B. Kalium, LDH, SP aus den Erythrozyten ins Serum; *Liquoruntersuchungen* innerhalb 1 h nach Entnahme, sonst Zerfall der Leukozyten; *Differentialblutbild* innerhalb von 3 h nach Entnahme erstellen; *Plasma* u. *Serum* nur bis zu 6 h bei Raumtemperatur, bis zu 24 h bei 4 °C aufbewahren
diagnostische/ therapeutische Maßnahmen	z. B. Einflüsse v. Pharmaka, Palpationen (Prostata: ↑ SP; Mamma: ↑ Prolaktin), Injektionen (↑ CK), Punktionen (↑ Akute-Phase-Proteine)

Materialgewinnung

Auch Fehler bei der Blutentnahme können die Laborwerte verändern, so daß eine Standardisierung notwendig ist (Tab. 2.23).

BEACHTE

Bei unklaren Laborwerten immer auch an Fehler bei der Probenentnahme oder Probenbestimmung denken!

Beurteilung

Plausibilitätsbeurteilung: Vergleich der Ergebnisse untereinander und mit vorausgegangenen Untersuchungen sowie den klinischen Symptomen und der Verdachtsdiagnose, um grobe Fehler auszuschließen (Probenverwechslung, Übertragungsfehler usw.).

Tab. 2.23 Basisprogramm für die Standardisierung der Blutentnahme.

Standardbedingungen	Fehler durch
liegender u. 10–15 min ruhender Patient	Körperlage u. körperliche Aktivität
nüchterner Patient	falsche Ernährungslage
kurz (max. 1 min) gestaute Vene	Hämolyse (zu langer Venenstau)
zw. 8.00 und 9.00 Uhr	Tagesrhythmik
Einwegmaterial aus Kunststoff (z. B. Monovetten®)	Hämolyse, Verunreinigung der Proben
korrekte Beschriftung d. Probe	Verwechslung
Absetzen v. Medikamenten u. Diagnostika v.d. Entnahme (wenn mgl.)	diagnostische u. therapeutische Maßnahmen

Longitudinalbeurteilung: Vergleich der Ergebnisse mit früher gewonnenen Daten desselben Patienten.
Transversalbeurteilung: Vergleich der Ergebnisse mit geeigneten Referenzwerten (früher Normalwerte).

BLUTBILD

Material: EDTA-Blut (auf exakte Füllung des Röhrchens achten, um Verfälschungen des Hkt-Wertes zu vermeiden!
Referenzwerte (Normwerte)
E: Erwachsene, M: Männer, F: Frauen, K: Kinder, NG: Neugeborene, Sgl.: Säuglinge, KK: Kleinkinder
B: Bemerkung

BEACHTE

Die angegebenen Referenzwerte sind nur eine Orientierung. Es sind immer die Referenzwerte des untersuchenden Labors zu beachten!

Kleines Blutbild (BB)

Erythrozyten (Erys)

F: 4,0–5,2 × 10⁶/µl; M: 4,5–5,9 × 10⁶/µl
↓ Anämien, Bildungsstörungen, beschleunigter Abbau, Hämolyse, morphologische Veränderungen
↑ Polyglobulie, Polyzythämie, Dehydratation

Hämoglobin (Hb)

F: 12–16 g/dl (7,4–9,9 mmol/l); M: 13–18 g/dl (8,1–11,2 mmol/l)
↓ Anämie, Hyperhydratation
↑ Polyglobulie, Dehydratation

Hämatokrit (Hkt)

F: 36–46 Vol.-% (0,36–0,46 l/l); M: 41–53 Vol.-% (0,41–0,53 l/l)
↓ Anämie, Hyperhydratation
↑ Polyglobulie, Polycythaemia vera, Dehydratation

MCH (mittlerer korpuskulärer Hb-Gehalt)

26–34 pg (0,40–0,53 fmol/l)
↓ Störungen der Hb-Synthese (mikrozytäre und hypochrome Anämien)
↑ Störungen der Kernreifung/Zellteilung der Erythropoese (makrozytäre und hyperchrome Anämien)

MCHC (mittlere korpuskuläre Hb-Konzentration)

31–37 g/dl Ery (4,81–5,74 mmol/l Ery)
↓ Störungen der Hb-Synthese (mikrozytäre und hypochrome Anämien)
↑ Störungen der Kernreifung/Zellteilung der Erythropoese (makrozytäre und hyperchrome Anämien)

MCV (mittleres korpuskuläres Volumen)

80–94 µm³ (80–94 fl)
↓Störungenen der Hb-Synthese (mikrozytäre und hypochrome Anämien)
↑Störungen der Kernreifung/Zellteilung der Erythropoese (makrozytäre und hyperchrome Anämien)

Leukozyten (Leukos)

E: 4,3–10,0 G/l (4300–10 000/µl); K: bis 1. Tag 9,4–34,0 G/l (9400–34 000/µl); bis 4 Wo. 5,0–20,0 G/l (5000–20 000/µl); bis 4 J. 5,5–15,0 G/l (5500–15 000/µl); bis 10 J. 4,5–13,0 G/l (4500–13 000/µl)
↓ Infektionen wie Typhus, Brucellose, Malaria; foudroyante Sepsis; Virusinfekte wie Influenza, Masern, Röteln; hämatologische Erkrankungen, Knochenmarksschädigung, z.B. durch Medikamente
↑ entzündliche Erkrankungen, Infektionen (v.a. durch Bakterien und Pilze), physikalische und emotionale Stimuli, metabolische Erkrankungen (z.B. Koma), Intoxikationen, CML
B: Veränderungen im Sinne einer Leukopenie/Leukozytose sind v.a. durch Veränderungen der neutrophilen Granulozyten bedingt.

Thrombozyten (Thrombos)

150 000–400 000/µl
↓ Umsatzstörungen: immunologisch: idiopathische thrombozytopenische Purpura (ITP), symptomatische thrombozytopenische Purpura (bei Lupus erythematodes, Hämolyse), durch Isoantikörper (neonatal, posttransfusionell), durch Immunkomplexe (anaphylaktische Reaktion auf Nahrungsmittel, Medikamente, nach Infektionen, Abstoßungsreaktion nach Transplantation), mechanisch: künstliche Herzklappen, Herz-Lungen-Maschine, extrakorporale Dialyse, parainfektiös: durch zirkulierende Bakterien/Viren, Verbrauchskoagulopathie, Hypersplenismus; Bildungsstörungen: Panmyelopathie/Markhypoplasie, Knochenmarksverdrängung (Leukose, Karzinose), Vitaminmangel (Vit. B_{12}, Vit. C), Medikamente, Alkohol, ionisierende Strahlen, splenogene Markhemmung
↑ myeloproliferative Erkrankungen, Splenektomie, schwere Allgemeinerkrankungen (reaktive Thrombozytose)

Differentialblutbild (Diff.-BB)

Beim Differentialblutbild erfolgt eine Differenzierung, morphologische Begutachtung und Auszählung der kernhaltigen Blutzellen (v.a. Leukozyten, aber auch Retikulozyten). Reife Leukozyten werden unterteilt:

- Granulozyten
  - neutrophile: stabkernige und segmentkernige
  - eosinophile
  - basophile
- Monozyten
- Lymphozyten
  - B-Lymphozyten
  - T-Lymphozyten
  - CD4-Helfer-Zellen
  - CD8-Suppressor-Zellen
  - Natural-Killer-Zellen
- Plasmazellen

Neutrophile Granulozyten

2,2–6,3 G/l (2200–6300/µl) bzw. 55–75%

↓ Knochenmarkhypoplasie/-aplasie, leukämische/neoplastische Infiltrationen des Knochenmarks, megaloblastäre Anämien, virale/bakterielle Infekte (z.B. Typhus, Tbc), Sepsis, Hypersplenismus, Autoimmunerkrankungen, Medikamente, Arzneimittelallergie, Kostmann-Syndrom

↑ bakterielle/Pilzinfektionen, Stoffwechselentgleisungen, Gichtanfall, maligne Erkrankungen, Schock, Hämolyse, akute Blutung, Medikamente (Kortikosteroide, Adrenalin, Lithium)

Linksverschiebung: Zeichen einer erhöhten Granulopoese, Vermehrung der Vorstufen (Myelozyten, Metamyelozyten, stabkernige Granulozyten), die normalerweise nicht im peripheren Blut auftauchen; als reaktive (nach schwerer körperlicher Arbeit, akuter Infekt, Azidose, Koma) oder pathologische Linksverschiebung (Erkrankungen des blutbildenden Systems, v.a. Leukämien) (Abb. 2.37)

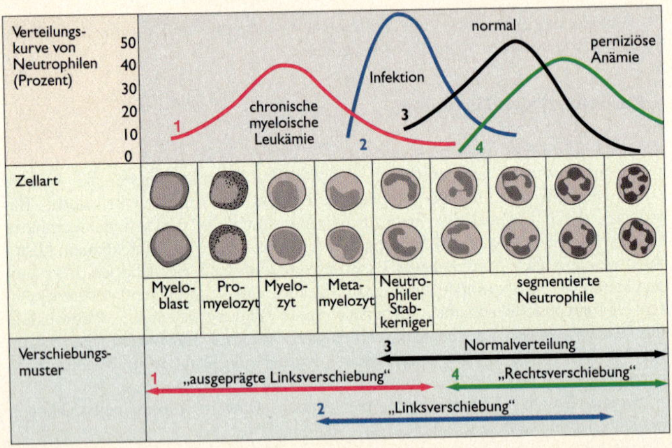

Abb. 2.37 Verteilung der Neutrophilen bei verschiedenen Krankheiten.

Rechtsverschiebung: Vermehrung der (über-)segmentierten neutrophilen Granulozyten, z.B. perniziöse Anämie (Abb. 2.37)

Neutrophile stabkernige Granulozyten

0,12–0,45 G/l (120–450/µl) bzw. 3–5%

Neutrophile segmentkernige Granulozyten

2,0–6,3 G/l (2000–6300/µl) bzw. 50–70%

Eosinophile Granulozyten

0,08–0,36 G/l (80–360/µl) bzw. 2–4%
↓ akuter Infekt, Streß
↑ allergische Erkrankungen (allergisches Asthma, Urtikaria), bestimmte Hauterkrankungen (Pemphigus vulgaris, Dermatitis herpetiformis, Erythema exsudativum multiforme), Parasitenbefall (Trichinose, Echinokokkose, Skabies), bestimmte Infektionen (Scharlach), Löffler-Syndrom, Löfgren-Syndrom, Malignome (M. Hodgkin, metastasierende Karzinome, CML)

Basophile Granulozyten

bis 0,09 G/l (bis 90/µl) bzw. 0–1%
↑ (seltener Befund) CML, Polycythaemia vera

Monozyten

0,08–0,54 G/l (80–540/µl) bzw. 2–6%
↑ monozytäre Abwehr-/Überwindungsphase eines Infekts, best. Infektionen (Mumps, Masern, Varizellen, M. Pfeiffer), hämatologische Erkrankungen (maligne Lymphome)

Lymphozyten

1–3,6 G/l (1000–3600/µl) bzw. 25–40%
↓ absolut: akute Infektphase, Streß, Hyperkortisolismus, angeborene Immundefekte, nach Zytostatika-Therapie; relativ: normale Lymphozytenzahl, aber Lymphozytenanteil < 20–25% bei Granulozytose
↑ absolut: v.a. „lymphozytäre Reaktion" bei Kontakt mit Antigenen, insb. reaktiv bei Infektionskrankheiten (Keuchhusten, Röteln, Mumps, Hepatitis, Viruspneumonie, Pocken, Windpocken, Malaria, Tbc, Syphilis), leukämische Verlaufsformen der lymphatischen Leukämie; relativ: normale Lymphozytenzahl, aber Lymphozytenanteil erhöht bei Granulozytopenie

Retikulozyten

30–100 G/l (30 000–100 000/µl) bzw. 7–20‰
↓ ineffektive Erythropoese (Anämie, Thalassämie, Strahlentherapie, nach Zytostatikatherapie)
↑ gesteigerte Erythropoese (akute/latente Blutung, hämolytische Anämie, akute Hypoxie, nach Eisen-, Vit. B_{12}- bzw. Folsäure-Therapie)

Großes Blutbild

Das große Blutbild umfaßt kleines Blutbild und Differentialblutbild.

COOMBS-TEST

Nachweis inkompletter (blockierender), gegen Erythrozyten des Menschen gerichteter Antikörper (AK) durch ein gegen γ-Globulin und Komplementfaktoren gerichtetes Antiserum (Coombs-Serum, als Anti-Humanglobulin-Serum = AHG-Serum). Der direkte Coombs-Test für den Nachweis bereits an die Erythrozyten-Oberfläche gebundener Antikörper (Autoantikörper; z.B. bei hämolytischen Anämien) erfolgt dadurch, daß zu gewaschenen Probanden-Erythrozyten in physiologischer NaCl-Lösung Anti-Humanglobulin-Serum zugesetzt wird; die Erythrozyten werden im positiven Fall vernetzt und agglutinieren. Der indirekte Coombs-Test dient dem Nachweis freier AK im Probanden-Serum: Probanden-Serum und Test-Erythrozyten werden zusammen inkubiert (37 °C); im zweiten Testschritt werden die nicht agglutinierten, jetzt von inkompletten Ak besetzten Test-Erythrozyten in physiologischer NaCl-Lösung gewaschen und nachfolgend mit Anti-Humanglobulin-Serum versetzt, wodurch ebenfalls Vernetzung und Agglutination ausgelöst werden (Tab. 2.24 u. Abb. 2.38).

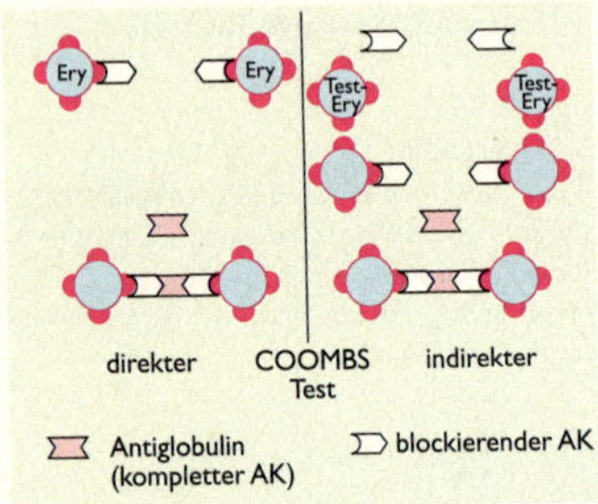

Abb. 2.38 Coombs-Test.

Tab. 2.24 Coombs-Test.

	direkt	indirekt
Referenzbereich	negativ	negativ
Material	5 ml Vollblut	2 ml Serum o. 5ml Vollblut
Indikation/Beurteilung	Nachweis einer In-vivo-Beladung von Erythrozyten mit Antikörpern bzw. Komplement-Komponenten z.B. bei autoimmunhämolyt. Anämie, Transfusionszwischenfällen, M. haemolyticus neonatorum	Nachweis von inkompletten Allo- bzw. Autoantikörpern gegen Erythrozyten, V.a. irreguläre Antikörper
Hinweise	bei positivem Ergebnis Typisierung nach Ig-Klassen u. Komplementfaktoren	Einsatz in der Schwangerschaftsvorsorge (1., 2. u. 6. Schwangerschaftsmonat), OP-Vorbereitung, Blutgruppenserologie

BLUTPARAMETER VON A BIS Z

Material

Referenzwerte (Normwerte)

E: Erwachsene, M: Männer, F: Frauen, K: Kinder, NG: Neugeborene, Sgl.: Säuglinge, KK: Kleinkinder

B: Bemerkung

BEACHTE

Die angegebenen Referenzwerte sind nur eine Orientierung. Es sind immer die Referenzwerte des untersuchenden Labors zu beachten!

AAT

s. α_1-Antitrypsin

ACE (Angiotensin-I-converting-enzyme)

Serum (kein EDTA- oder Citratplasma)
7–20 U/l
↑ Sarkoidose (M. Boeck), Asbestose, Silikose, M. Gaucher, Hyperthyreose, HIV-Infektion

ACTH (adrenokortikotropes Hormon)

EDTA-Plasma (gefroren)
morgens: 10–100 ng/l (2,2–22 pmol/l); abends: 5–20 ng/l (1,1–4,4 pmol/l)
↑ M. Addison (primäre NNR-Insuffizienz), ACTH-produzierende Tumoren (Hypophysentumor, kleinzelliges Bronchialkarzinom), AGS
↓ sekundäre und tertiäre NNR-Insuffizienz

ADH (antidiuretisches Hormon, Vasopressin)

EDTA-Plasma (gefroren)
1–6 pg/ml
↑ paraneoplastisch, renaler Diabetes insipidus, Schwartz-Bartter-Syndrom
↓ Diabetes insipidus centralis, nephrotisches Syndrom, Alkoholabusus

ADNAse B

s. Anti-Streptokokken-DNAse B

AFP (α-Fetoprotein)

Serum
E u. K (ab der 10. Lebenswoche): < 15 µg/l (10 U/ml)
↑ hepatozelluläres Karzinom, Keimzelltumor, Lebermetastasen, gastrointestinale Erkrankungen, fetale Fehlbildungen (Neuralrohrdefekte)
B: AFP ist ein Glykoprotein, das beim Fetus im Gastrointestinaltrakt, in der Leber und im Dottersack gebildet wird. Diaplazentar wird es auch in das mütterliche Serum abgegeben und ist dementsprechend dort in höchsten Spiegeln (3000–4000 mg/l) in der 13.–15. Schwangerschaftswoche zu finden.

ALAT

s. GPT

Albumin

Serum (hämolysefrei)
35–55 g/l (55–70%)
↑ Hyperproteinämie, Dehydratation

↓ Hypoproteinämie, chron. Pyelonephritis, interstitielle Nephritis, Leberzirrhose, akute/chron. Infekte, paraneoplastisch (v.a. Plasmozytom)
s.a. Eiweiß-Elektrophorese

Alkalische Leukozyten-/Neutrophilenphosphatase

s. ALP

Alkalische Phosphatase

s. AP

ALP (alkalische Leukozytenphosphatase) = ANP (alkalische Neutrophilenphosphatase)

EDTA-Blut
10–100%
↑ Osteomyelosklerose, Polycythaemia vera, Myelofibrose, essentielle Thrombozytämie, M. Hodgkin (akuter Schub), perniziöse Anämie, Fieber, Infekte, Entzündungen, Sarkoidose, Gravidität
↓ CML, paroxysmale nächtliche Hämoglobinurie, myelodysplastisches Syndrom (sideroblastische Anämie, refraktäre Anämie mit Ringsideroblasten)

AMA (antimitochondriale AK)

Serum
< 1:30
↑ primäre biliäre Leberzirrhose, chron.-aktive Hepatitis, SLE, medikamenteninduzierter LE, rheumatoide Arthritis, Lues (prim./sek.)

Ammoniak (NH_3)

EDTA-Blut
M: 25–95 µg/dl (14–55 µmol/l); F: 19–82 µg/dl (11–48 µmol/l)
↑ schwere Leberparenchymschäden mit/ohne Enzephalopathie, Leberkoma, Shunt-Operation

α-Amylase

Serum
20–120 U/l (stark abhängig von Bestimmungsmethode)
↑ akute Pankreatitis, Exazerbation einer chron. Pankreatitis, akutes Oberbauchsyndrom mit Pankreasbeteiligung, Pankreaskarzinom, Cholestase, Parotitis, Niereninsuffizienz, Medikamente (Opiate, Narkotika, Steroide, Phenylbutazon, Thiazide, Furosemid), Z.n. ERCP, Extrauteringravidität

Amylase-Isoenzyme

Serum
P-Amylase (Pankreas): 3–38 U/l; S-Amylase (Speichel): 10–90 U/l
s.o.

ANA (antinukleäre AK, ANF)

Serum
< 1:30
↑ Kollagenosen, Vaskulitiden

ANCA (antineutrophile zytoplasmatische AK, Granulozyten-Zytoplasma-AK)

Serum
negativ
c-ANCA: Wegenersche Granulomatose, rapid-progressive GN
p-ANCA: rapid-progressive GN, Panarteriitis, M. Crohn, Colitis ulcerosa, primär sklerosierende Cholangitis

ANF

s. ANA

Anionenlücke

Serum
8–16 mmol/l
↑ vermehrter Anfall von Säuren (z.B. Laktat, Ketonkörper), die Bikarbonat als Puffer verbrauchen (akute/chron. Hypoxie, diabetisches Koma); durch mangelhafte Säureausscheidung (z.B. bei Niereninsuffizienz), Vergiftung (z.B. Salizylate, Methylalkohol)
↓ ausgeprägte Hyperkalzämie und -magnesiämie (als Kationen wirksam), Bromismus, multiples Myelom (Bildung von kationischen Proteinen), Hypoaldosteronismus (Verlust von Na), Plasmozytom
B: Hilfsmittel zur Differenzierung der metabolischen Azidose (Differenz zwischen der Konzentration von Na^+ und der Summe der Konzentrationen von Cl^- und HCO_3^- im Plasma). Bei vermehrten Verlusten von HCO_3^- (z.B. Diarrhoe, Darm-, Pankreasfisteln) bleibt die Anionenlücke durch verstärkte Retention von Cl^- normal.

ANP (alkalische Neutrophilenphosphatase)

s. ALP

Anti-DNAse B

s. Anti-Streptokokken-DNAse B

Antiplasmin

Citrat-Plasma
0,06–0,1 g/l
↓ DIC, Leberparenchymschäden, akute Promyelozytenleukämie

Anti-Streptodornase

s. Anti-Streptokokken-DNAse B

Anti-Streptokokken-DNAse B (Anti-DNAse B, ADNAse B, Anti-Streptodornase)

Serum
< 200 U/l
↑ Infektion mit β-hämolysierenden Streptokokken A
B: Erhöhung der diagnostischen Sensitivität durch Kombination mit ASR. Anti-Streptokokken-DNAse B steigt später an, bleibt jedoch länger erhöht.

Anti-Streptolysin-Reaktion

s. ASR

α_1-Antitrypsin (α_1-AT, AAT)

Serum
150–350 mg/dl (1,5–3,5 g/l)
↑ Malignome, akute Entzündungen (Akute-Phase-Protein), Schwangerschaft, hormonelle Kontrazeptiva
↓ Leberzirrhose, Lungenerkrankungen, angeborener α_1-Antitrypsin-Mangel (s. Kap. 5.3.3)

AP (alkalische Phosphatase)

Serum (kein EDTA- oder Citratplasma verwenden!)
E: 60–170 U/l; NG: 110–450 U/l; Sgl.: 120–720 U/l; KK: 110–650 U/l; K: 130–700 U/l
↑ Leber- und Gallenwegserkrankungen (Verschlußikterus, biliäre Zirrhose, Hepatitis, primäres Leberkarzinom), Knochentumoren/-metastasen, Ostitis deformans, Rachitis, Hyperparathyreoidismus, tubuläres Nierenversagen, Akromegalie, letztes Trimenon der Schwangerschaft
↓ angeborene Hypophosphatasie, Hypothyreose
B: Bei signifikant erhöhten Werten Isoenzyme bestimmen!

AP-Isoenzyme

Serum (kein EDTA- oder Citratplasma verwenden!)
Dünndarm-AP < 5 U/l; Gallengangs-AP < 5 U/l; Leber-AP: F: < 90 U/l; M: < 100 U/l; Knochen-AP: F: < 90 U/l; M: < 100 U/l; K: < 500 U/l
↑ Dünndarm-AP: entzündliche Darmerkrankungen, Leberzirrhose, intrahepatische Cholestase
↑ Gallengangs-AP: Cholestase
↑ Leber-AP: Schäden des Leberparenchyms
↑ Knochen-AP: Knochenmetastasen, Osteomalazie, M. Paget
B: Differenzierung der Gesamt-AP in Isoenzyme nur bei erhöhten Werten sinnvoll

ASAT

s. GOT

ASL

s. ASR

ASR (Anti-Streptolysin-Reaktion, ASL, AST, Streptolysin-AK)

Serum
E: < 200 IE; K: < 150 IE
↑ Infektionen durch ß-hämolysierende Streptokokken, vorwiegend der Gruppe A (z.B. Scharlach, Erysipel, akute Glomerulonephritis, rheumatisches Fieber)
B: Aussagekraft alleine nicht sicher, deshalb Antistreptodornase (ADNase) mitbestimmen.

AST

s. ASR bzw. GOT

α_1-AT

s. α_1-Antitrypsin

AT III (Antithrombin III)

Citrat-Plasma
0,14–0,39 g/l bzw. 70–120%
↑ Antikoagulanzientherapie, Cholestase
↓ angeborener AT-III-Mangel, fortgeschrittener Leberparenchymschaden, Sepsis, nephrotisches Syndrom, DIC, Heparintherapie, hormonelle Kontrazeptiva

Bilirubin, gesamt

E: < 1,1mg/dl; NG bis 24 h: 4,0 mg/dl, 24–48 h: 9,0 mg/dl, bis 5. Tag: < 13,5 mg/dl, Sgl. ab 2. Mon.: < 1,0 mg/dl

BEACHTE

Probe dunkel lagern, Hämolyse vermeiden

Bilirubin, direkt (konjugiert)

E: < 0,3 mg/dl
↑ intra- und posthepatische Cholestase, Leberzirrhose, Virushepatitis, Fettleber, bakterielle oder parasitäre Lebererkrankungen, Medikamente, Vergiftungen

Bilirubin, indirekt (unkonjugiert, frei)

E: < 0,7 mg/dl
↑ Hämolysen, perniziöse Anämie, Icterus neonatorum (physiologisch 2.–3. Lebenstag), M. haemolyticus neonatorum (Rhesus- oder AB0-Inkompatibilität), Transfusionszwischenfälle, Infektionen (z.B. Malaria), Gilbert-Syndrom (M. Meulengracht), Crigler-Najjar-Syndrom

BKS (Blutkörperchensenkungsgeschwindigkeit, BSG)

M: < 50 J. < 15 mm (1 h), > 50 J. < 20 mm (1 h); F: < 50 J. < 20 mm (1 h), > 50 J. < 30 mm (1 h)

↑ akute/chron. Entzündungen, Leukämien, maligne Tumoren, rheumatische Prozesse, Kollagenosen/Vaskulitiden, nephrot. Syndrom, Anämien, Plasmozytom, Gravidität
↓ Polyglobulien, Polycythaemia vera, Sichelzellanämie, Herzinsuffizienz

Blutgasanalyse (BGA)

s. Kap. 2.7.6

Blutkörperchensenkungsgeschwindigkeit

s. BKS

Blutungszeit (Thrombostat)

Citratblut
60–360 s
↑ Thrombozytenfunktionsstörungen, von-Willebrand-Jürgens-Syndrom, Medikamente (z.B. ASS, Dextrane), Urämie
B: Nur grob orientierender Suchtest bei V.a. Thrombopathien, Durchführung im Labor

Blutzucker (BZ)

s. Glukose

BSG

s. BKS

CA 15-3

Serum
< 30 U/l
↑ Mamma-Ca, Ovarial-Ca, Metastasen
B: Gleichzeitige Bestimmung von CEA und MCA sinnvoll.

CA 19-9

Serum
< 30 U/l
↑ Adeno-Ca (Pankreas, Magen, Kolon/Rektum), primäres Leberzell-Ca
B: Gleichzeitige Bestimmung von CEA sinnvoll.

CA 50

Serum
< 17 U/l
↑ Adeno-Ca (Pankreas, Kolon/Rektum), Endometrium-Ca, Leberzirrhose, Pankreatitis
B: Ist CA 19-9 sehr ähnlich.

CA 72-4

Serum
< 6,8 U/l
↑ GI-Tumoren (Magen, Gallenwege, Pankreas, Kolon/Rektum), CML
B: Gleichzeitige Bestimmung von CEA und CA 19-9 sinnvoll.

CA 125

Serum
< 30 U/l
↑ gynäkologische Tumoren (Ovarien, Zervix, Endometrium, Mamma), Pankreas-Ca, Leber-Ca, Schwangerschaft (I. Trimenon), Peritonitis, Leberzirrhose, nekrotisierende Hepatitis
B: Gleichzeitige Bestimmung von CA 15-3, CEA, AFP und β-HCG sinnvoll.

CA 195

Serum
< 10,5 U/l
↑ Pankreas-Ca, Colon-Ca
B: Gleichzeitige Bestimmung von CEA und CA 19-9.

CEA (karzinoembryonales Antigen)

Serum
< 10 µg/l
↑ alkoholtoxische Leberzirrhose, Lungenemphysem, Kolon-, Rektum-, Mamma-, Magen-, Pankreas-, Bronchial-, Ovarial-, Zervix-Ca, medulläres Schilddrüsen-Ca
B: CEA wird in geringsten Mengen in der Kolonschleimhaut produziert, höhere Werte finden sich dort physiologischerweise während der Embryonalentwicklung in der 8.–16. Schwangerschaftswoche.

ChE (Cholinesterase)

Serum
3000–8500 U/l
↑ Fettleber, Diabetes mellitus, Hyperlipoproteinämie Typ IV, exsudative Enteropathie, nephrotisches Syndrom, KHK, Thyreotoxikose
↓ Hepatopathien (infektiös, karzinomatös, zirrhös, medikamentös), Organophosphat-Vergiftungen (Insektizide, z.B. E 605), schwere Erkrankungen (Karzinome, post-operativ, Infektionen, Herzinfarkt, Anämien), Gravidität (II. Trimenon bis 6. Wo. post partum)

Chlorid (Cl)

E: 98–109 mmol/l; K: 95–112 mmol/l
↑ renale tubuläre Azidose, metabolische Azidose, chron. Hyperventilation, chron. Hypoxie, Fieber, Hypoaldosteronismus kompensatorisch bei Diarrhoe, Dünndarm- und Pankreasfisteln
↓ intestinaler HCl-Verlust (Erbrechen), metabolische Alkalose, Hyperaldosteronismus, Cushing-Syndrom, chron. Ateminsuffizienz, Lakritzabusus, Medikamente

Cholesterin

Serum
120–200 mg/dl
↑ Hyperlipoproteinämien, Hypothyreose, Cholestase, nephrotisches Syndrom, Diabetes mellitus, Übergewicht, Gicht, Hyperurikämie
↓ Malabsorption, Malassimilation, Mangelernährung, Hyperthreose, Analpha-/Abetalipoproteinämie
B: Eine Beurteilung des atherogenen Risikos wird erst möglich durch die Bestimmung von HDL- und LDL-Cholesterin.
s.a. Lipid-Elektrophorese

Cholinesterase

s. ChE

CK [Kreatin-(Phospho-)Kinase, CPK]

Serum
10–80 U/l
↑ Herzinfarkt (Leitenzym der Diagnostik: Anstieg beginnt 4–8 h nach Infarktereignis, Maximum nach 16–36 h, Normalisierung der Werte nach 3–6 Tagen); Myokarditis, Muskelverletzungen, M. Duchenne, Polymyositis, Dermatomyositis, Hypothyreose, i.m. Injektionen, intensive sportliche Betätigung, Rhabdomyolysen infolge toxischer Wirkung von Medikamenten, Drogen oder Alkohol, Skelettmuskelerkrankungen
B: Die CK ist ein muskelspezifisches Enzym, das sich in abnehmender Konzentration in Skelettmuskulatur, Herzmuskel und glatter Muskulatur findet. Sämtliche Erkrankungen/Beeinflussungen, die zu einer Zerstörung von Muskelgewebe führen, gehen mit einer Erhöhung der CK einher.

CK-Isoenzyme (Creatinkinase-Isoenzyme, Kreatinkinase-Isoenzyme)

Serum
CK-MM (Skelettmuskel): > 95%, CK-BB (ZNS und glatte Muskulatur): < 0,1%, CK-MB (vorwiegend Herzmuskel): < 5%
↑ CK-MB: akuter Herzinfarkt
↑ CK-BB: Lungen-, Darm-, Harnblasen-, Prostatatumor, Bindegewebserkrankungen
B: Die Bestimmung der CK-MB ist erst dann sinnvoll (aus meßtechnischen Gründen), wenn die Gesamt-CK > 100 U/l ist. Der Anteil der CK-MB an der Gesamt-CK beträgt beim Myokardinfarkt 6–22%. Da sich die CK-MB auch in geringen Konzentrationen im Skelettmuskel und im GI-Trakt findet, können in seltenen Fällen, z.B. bei destruierenden abdominellen Prozessen, gewissen Karzinomen und Myositiden der Skelettmuskulatur, auch ohne das Vorliegen eines Myokardinfarkts erhöhte CK-MB-Werte gemessen werden.

Cobalamin

s. Vit. B_{12}

Coeruloplasmin

Serum
20–60 mg/dl
↑ akute Infekte (Akute-Phase-Protein), Verschlußikterus, Malignome, M. Hodgkin
↓ M. Wilson, exsudative Gastroenteropathie, nephrotisches Syndrom

C-Peptid

Serum
0,3–0,5 ng/ml
↑ Hyperinsulinismus, Hypoglykämie, Diabetes mellitus Typ IIb
↓ Störung der Insulinsynthese
B: Gibt die Syntheseleistung des endokrinen Pankreas wieder.

CPK

s. CK

C-reaktives Protein

s. CRP

CRP (C-reaktives Protein)

Serum
0,07–8 mg/l
↑ akut entzündliche Prozesse (Akute-Phase-Protein), bakterielle Infektionen (z. B. Sepsis, Meningitis), maligne Tumoren, Herzinfarkt, Verbrennungen, Einnahme von Östrogenen/oralen Kontrazeptiva.
↓ Kortikoide und andere immunsuppressive/antiinflammatorische Medikamente
B: CRP reagiert schneller als die anderen Entzündungsparameter wie z. B. BSG oder Leukozyten und ist damit guter Parameter zur Verlaufskontrolle. Ein normaler Wert schließt eine systemische bakterielle Infektion praktisch aus. Bei massiven Entzündungen ist ein Anstieg bis auf das 1000fache möglich.

EBK, gesamt (Eisenbindungskapazität gesamt, TEBK)

Serum
258–436 µg/dl
↑ echter Eisenmangel, Schwangerschaft (durch gesteigerte Transferrin-Synthese)
↓ Hämochromatose, chronische Entzündungen, Proteinverlust, Hb-Synthese-Störungen

Eisen (Fe)

Serum
M: 35–168 µg/dl; F: 23–165 µg/dl
↓ zu geringe Zufuhr mit der Nahrung (Alkoholiker, Vegetarier), gestörte Resorption (Magenresektion, Malabsorption, Zöliakie, M. Crohn), erhöhter Bedarf (Wachstum,

Gravidität, Laktation, chron. Infektionen), vermehrter Eisenverlust (chronische Blutverluste, intravasale Hämolyse, Blutspender), Mangel an Transferrin (z.B. nephrotisches Syndrom, exsudative Enteropathie), Infekte, chronische Entzündungen und Neoplasien (Umverteilung des Serumeisenpools in die Makrophagen)
↑ prim./sek. Hämochromatose, Hyperthyreose, perniziöse/sideroblastische Anämie, Hepatitis, Leberzellnekrosen

Eisenbindungskapazität, gesamt

s. EBK, gesamt

Eiweiß, gesamt

Serum
6,6–8,6 g/dl
↑ Plasmozytom, Makroglobulinämie Waldenström (relativ spätes bzw. nicht immer nachweisbares Symptom), chronisch-entzündliche Erkrankungen (z.B. chronisch aktive Hepatitis, Lues, Lepra, aktiver M. Boeck, Sepsis lenta: Eiweißspiegel liegen selten über 9 g/l), Leberzirrhose (im kompensierten Stadium Erhöhung, im dekompensierten Stadium Übergang in eine Hypoproteinämie), Pseudohyperproteinämien durch Dehydratation (Diuretikatherapie, polyurische Phase des akuten Nierenversagens, Dursten, Diabetes insipidus)
↓ exsudative Enteropathien (z.B. Colitis ulcerosa, M. Crohn) durch Proteinsekretion in den Darm, Malabsorptionssyndrome (z.B. Sprue, Zöliakie, Pankreasinsuffizienz), chronische Durchfälle führen zu Resorptionsstörungen; Schwangerschaft; massive Blutungen, Infusionstherapie (verdünnungsbedingte Pseudohypoproteinämie), Eiweißsynthesestörungen, Hungerzustände, Anorexie, nephrot. Syndrom (Proteinverlust), Verbrennungen

Eiweißelektrophorese (Serumelektrophorese, Proteinelektrophorese)

Serum
Mit Hilfe der Eiweißelektrophorese können die Proteine des Serums in 5 verschiedene Fraktionen unterteilt werden (s. Tab. 2.25 u. Abb. 2.39).
Albumin, α_1-Globulin, α_2-Globulin, β-Globulin, Immunglobulin
B: Immer gleichzeitig Gesamteiweiß i.S. bestimmen!

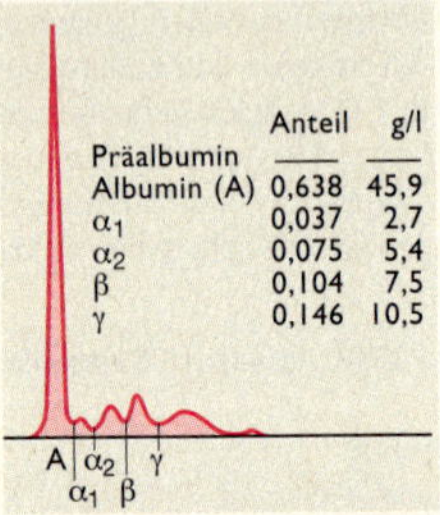

Abb. 2.39 Eiweiß-Elektrophorese. ➢

Tab. 2.25 Fraktionen der Eiweißelektrophorese.

Bezeichnung	gesamt (g/dl)	relativ (%)
Albumin	5,8–7,0	58–70
α_1-Globuline	1,3–3,5	1,3–3,5
α_2-Globuline	5–10	5–10
β-Globuline	8–13	8–13
γ-Globuline	10–19	10–19

Elastase

EDTA-Plasma
60–110 ng/ml
↑ Sepsis, Schocklunge, Polytrauma, Pneumonie, ARDS (Akute-Phase-Protein)

Erythropoetin

Serum
4–20 U/l
↑ nicht-renale Anämie, Polyglobulien, Nieren-, Leberzell-Ca, Myome, Schwangerschaft
↓ renale Anämie, chron. Niereninsuffizienz, Polycythaemia vera

Ferritin

Serum
M: 4–665 μg/l; F: 13–651 μg/l
↑ Hämochromatose, Neoplasien, sideroblastische Anämie, Thalassämie, Leberparenchymschaden
↓ Eisenmangel, Proteinverlust, Gravidität, nach Blutverlust
B: Ferritin ist ein Protein, das in Korrelation zur Reserveeisenkonzentration der Zellen mit Eisen beladen wird und damit einen Rückschluß auf die Eisenvorräte im Körper zuläßt.

α-Fetoprotein

s. AFP

Fibrin-Dimere

Citrat-Plasma
20–400 μg/l
↑ DIC, Thrombembolien, gesteigerte Fibrinolyse, fibrinolytische Therapie

Fibrinogen

Citrat-Plasma
200–500 mg/dl
↑ akute/chron. Entzündungen (Akute-Phase-Protein), Gewebeverletzungen, Tumoren, Urämie
↓ DIC, Thrombembolien, gesteigerte Fibrinolyse, fibrinolytische Therapie, angeborene Hypo-/Afibrinogenämie

BEACHTE

Zu langer venöser Stau führt zu Fehlbestimmungen. Am besten ungestaut abnehmen.

Fibrinogen-Spaltprodukte

s. FSP

Folsäure

Serum
2,3–17 mg/dl
↓ Alkoholismus, Lebererkrankungen, Malabsorption, Neoplasien, Medikamente (ASS, Antikonvulsiva, Methotrexat, orale Kontrazeptiva)

FSP (Fibrinogen-Spaltprodukte)

Citrat-Blut
< 1 mg/l
↑ Hyperfibrinolyse

Gastrin

Serum
20–200 pg/ml
↑ Zollinger-Ellison-Syndrom (Gastrinom), peptische Ulzera, chron.-atrophische Gastritis, Billroth-II-OP

GGT

s. γ-GT

GLDH (Glutamatdehydrogenase)

Serum
F: < 3 U/L; M: < 6 U/l
↑↑ akute toxische Leberschädigung, nekrotische Hepatitis, Verschlußikterus, biliäre Zirrhose, Lebermetastasen, akute Leberstauung (z.B. Rechtsherzinsuffizienz)
↑ chronisch aktive Hepatitis, Leberzirrhose, alkoholtoxische Fettleber
B: Die GLDH ist ein nahezu leberspezifisches Enzym, Aktivitätsanstiege im Plasma entstammen ausschließlich der Leber.

α_1-Globuline

Serum
1–4 mg/ml
↑ Entzündungen, Malignome, Leberzirrhose, Hepatitis
s.a. Eiweißelektrophorese

α_2-Globuline

Serum
5–10 mg/ml
↑ Diabetes mellitus, Porphyrie, Entzündungen, Malignome, Cholestase
↓ chron. Lebererkrankungen, hämolytische Anämien, M. Wilson, Enteropathien
s.a. Eiweißelektrophorese

β-Globuline

Serum
6–12 mg/ml
↑ Hyperlipidämien, Diabetes mellitus
↓ hämolytische Anämien, Karzinome
s.a. Eiweißelektrophorese

Glukose (Blutzucker, BZ)

Serum/EDTA-/NaF-Blut
< 120 mg/dl
↑ Diabetes mellitus, akute und chron. Pankreatitis, Akromegalie, Thyreotoxikose, Cushing-Syndrom
↓ Inselzelltumoren, Glukagonmangel, M. Addison, Überdosierung von Antidiabetika, Hunger, Anstrengung, Alkohol
B: Diagnose, Verlaufs- und Therapiekontrolle des Diabetes mellitus. Blut möglichst frühzeitig nach Abnahme zentrifugieren (sonst falsch hohe Werte).

GOT (Glutamat-Oxalazetat-Transaminase, ASAT, AST)

Serum
M: < 19 IE/l; F: < 15 IE/l
↑↑ akute toxische Leberschädigung, akute Hepatitis
↑ Myokardinfarkt, Z.n. Herz-OP, progressive Muskeldystrophie, Stauungsleber, akute Pankreatitis, Lungenembolie, Mononukleose
B: Hämolyse, Lipämie, Orthostase, langer Venenstau führen zu falsch hohen Werten.

GPT (Glutamat-Pyruvat-Transaminase, ALAT)

Serum
M: < 19 U/L; F: < 15 U/l
↑↑ akute toxische Leberschädigung, akute Hepatitis
↑ Leberzirrhose, chron. aktive Hepatitis, Stauungsleber, Mononukleose, akute Pankreatitis, Lebertumoren/-metastasen, Medikamente (Salizylate, Heparin, Clofibrat)

γ-GT (GGT, γ-Glutamyl-Transferase)

Serum
M: < 28 U/l; F: < 18 U/l; K: bis 14 J. < 20 U/l; Sgl.: < 77 U/l
↑ Cholestase, Fettleber, alkoholtoxische Hepatitis, Cholelithiasis, Cholangitis, Leberzirrhose
B: Die γ-GT ist ein membrangebundenes Enzym und findet sich vor allem in der Leber, in den Epithelien der intrahepatischen Gallenwege sowie in Nieren, Pankreas, Milz und Dünndarm. Die γ-GT reagiert als Indikator des alkoholischen Leberschadens etwa 6- bis 7mal empfindlicher als die Transaminasen. Die wichtigsten Indikationen sind deshalb Leber- und Gallenwegserkrankungen.

Harnsäure

Serum
M: 3,6–8,2 mg/dl; F: 2,3–6,1 mg/dl

↑ prim. Gicht (Enzymdefekt: familiäre Hyperurikämie), sek. Hyperurikämien: Niereninsuffizienz (Ausscheidungsstörung d. Harnsäure), maligne Tumoren u. deren Behandlung mit Chemo-/Strahlentherapie
(massiver Zellzerfall), Leukosen (bes. AML u. ALL), Hungerzustände (vermehrter Abbau von körpereigenem Gewebe), Medikamente (Thiazide, Tuberkulostatika), Schwangerschaftsgestose
↓ idiopathisch, Xanthinurie, Fanconi-Syndrom, Gravidität, Medikamente (Allopurinol, Phenylbutazon, Salizylate, Rö-Kontrastmittel)
B: Die Harnsäure ist das Endprodukt des menschlichen Purinstoffwechsels, der Serumspiegel ist stark von Alter, Geschlecht, Ernährungsgewohnheiten und Nierenfunktion abhängig.

Harnstoff

Serum
10–48 mg/dl
↑ renale Ursachen: akutes und chron. Nierenversagen (erst wenn GFR ca. 30 ml/min); extrarenale Ursachen: prärenale Niereninsuffizienz, Verbrennungen, Exsikkose; postrenale Niereninsuffizienz (Urolithiasis, Prostataerkrankungen, neurogene Störungen), hohe Eiweißzufuhr
↓ schwere Hepatopathie, eiweißarme Kost, Gravidität (III. Trimenon), metabolische Azidose
B: Harnstoff ist zur Nierendiagnostik weniger geeignet als die Bestimmung von Kreatinin bzw. Kreatininclearance.

HbA (Hämoglobin A)

EDTA-Blut
HbA_1: 5,3–5,7%; gute Einstellung: < 8,0%, grenzwertige Einstellung: 8,0–9,5%, schlechte Einstellung: > 9,5%
HbA_{1c}: 4,3–6,1%; gute Einstellung: < 6,5%, grenzwertige Einstellung: 6,5–7,5%, schlechte Einstellung: > 7,5%
B: Langzeitparameter über Blutzuckerspiegel-Verlauf.

HBDH (= LDH1)

68–135 IE/l
↑ Herzinfarkt, Myokarditis, Hämolyse, Lungenembolie
B: LDH1-Isoenzym vor allem in Myokard und Erythrozyten vorkommend
s.a. LDH-Isoenzyme

β-HCG (humanes Choriongonadotropin)

Serum
< 5 U/l; post-menopausal: < 10 U/l
↑ Keimzelltumoren (Seminom, Teratom), Chorionkarzinom, Blasenmole, verschiedene andere maligne Tumoren (nicht obligat), Schwangerschaft (physiologisch)
B: HCG wird in der Plazenta gebildet, seine Konzentration steigt in der Schwangerschaft an und erreicht im 2. Monat der Gravidität ein Maximum.

HDL-Cholesterin

M: 35–55 mg/dl; F: 45–65 mg/dl
Ca. 25% des Gesamt-Cholesterins. Im Gegensatz zu LDL gefäßprotektive Funktion. Je höher das HDL und je geringer das LDL, desto geringer ist das Arteriosklerose- bzw. KHK-Risiko
s.a. Lipidelektrophorese

Immunglobuline

IgA: 90–450 mg/dl
↑↑ monoklonale Gammopathie: IgA-Plasmozytom, α-Schwerkettenkrankheit
↑ Schleimhautinfektionen, Wiskott-Aldrich-Syndrom
IgG: *800–1800 mg/dl*
↑↑ monoklonale Gammopathie: IgG-Plasmozytom
↑ chron. Infektionskrankheiten, Leberzirrhose, Z.n. Impfung
IgM: *70–280 mg/dl*
↑↑ monoklonale Gammopathie: M. Waldenström, Kälteagglutininkrankheit
↑ akute Infektionen, akuter Schub chron. Erkrankungen
IgE: *bis 100 U/ml*
↑↑ Neurodermitis
↑ allergische Zustände

Kalium (K)

Serum
3,6–4,8 mmol/l
↑ Niereninsuffizienz, Hypoaldosteronismus (M. Conn), kaliumsparende Diuretika, massive Hämolyse, Zellzerfall, große Weichteilverletzungen
↓ Alkalose, gastrointestinale Flüssigkeitsverluste (Erbrechen, Diarrhoe, Laxanzienabusus), mangelnde Kaliumzufuhr, renale Kaliumverluste (Diuretika, Hyperaldosteronismus, tubuläre Azidose)

BEACHTE **Zu hohe Werte durch langes Stauen, Hämolyse oder Thrombozytose!**

Kalzitonin (Thyreokalzitonin)

Serum
< 100 pg/ml
↑↑ medulläres Schilddrüsen-Ca
↑ kleinzelliges Bronchial-Ca, Mamma-Ca, Prostata-Ca, C-Zell-Hyperplasie

Kalzium (Ca)

Serum
2,2–2,8 mmol/l
↑ primärer Hyperparathyreoidismus, neoplastisches Syndrom (z.B. Mamma-, Bronchial-Pankreas-Ca), Knochenmetastasen, Immobilisation, Hyperthyreose, M. Paget, M. Addison, Vit.-D- und Vit.-A-Überdosierung, Medikamente (z.B. Thiazide, Lithium), Pankreatitis
↓ Mangelernährung, Malabsorption, Vit.-D-Mangel, Hypoparathyreoidismus, chron. Niereninsuffizienz, akute nekrotisierende Pankreatitis, Medikamente (z.B. Steroide, Furosemid, Antiepileptika)

Kortisol-Tagesprofil

Serum
8 Uhr: 6–24 µg/dl; 12 Uhr: 4–20 µg/dl; 16 Uhr: 1–12 µg/dl; 24 Uhr: 0–5 g/dl
↑ M. Cushing, NNR-Adenom/-Karzinom, ektope ACTH-Produktion
↓ prim. u. sek. NNR-Insuffizienz, Hypophysenunterfunktion

Kreatin

Serum
0,3–0,8 mg/dl
↑ Niereninsuffizienz, Muskeldystrophie/-atrophie, Crush-Syndrom, Diabetes mellitus

Kreatin-(Phospho-)Kinase

s. CK

Kreatinin

Serum
< 1,1 mg/dl
↑ Niereninsuffizienz, Muskeltrauma, Verbrennungen, Crush-Syndrom, Akromegalie
↓ renale Hyperperfusion

Kreatininclearance

Serum + 24-h-Urin
80 – 170 ml/min
↑ Niereninsuffizienz (bereits im kompensierten Stadium)
↓ Fleischzufuhr, starke Muskelarbeit

Kupfer (Cu)

Serum
E: 65–165 µg/l
↑ Infektionen, Kollagenosen, Tumoren, Hämochromatose, Cholestase, Medikamente (Östrogene, orale Antikonzeptiva), Gravidität (III. Trimenon)
↓ M. Wilson, Mangelernährung bei Neu-/Frühgeborenen

Laktatdehydrogenase

s. LDH

LDH (Laktatdehydrogenase)

Serum
120–240 IE/l
↑ Myokardinfarkt, Skelettmuskelerkrankungen, körperl. Belastung, Anämien, Lungenembolie, Niereninfarkt, Glomerulonephritis, hepatobiliäre Erkrankungen, Mononukleose

B: Die LDH ist ein zytoplasmatisches Enzym und kommt ubiquitär in allen Zellen vor. Besonders hohe Konzentrationen findet man im Skelettmuskel, in der Leber und in der Herzmuskulatur, aber auch in Erythrozyten und Thrombozyten.

LDH-Isoenzyme

Serum
LDH1: 16–36%, LDH2: 33–41%; LDH3: 17–29%; LDH4: 5–13%; LDH5: 3–14%
↑ LDH1 + LDH2: Herzmuskelschäden, Hämolyse, gestörte Erythropoese, Niereninfarkt, Keimzelltumor
↑ LDH3: Lungenembolie, Thrombozytenzerfall, Milzinfarkte, Tumoren
↑ LDH4 + LDH5: Leber-/Gallenwegserkrankungen, Skelettmuskelverletzungen, Rechtsherzinsuffizienz, Prostata-Ca, Tumoren

LDH/HBDH-Quotient

Serum
1,38–1,64
Der LDH/HBDH-Quotient spielt bei der Herzinfarktdiagnostik eine wichtige Rolle:
LDH/HBDH < 1,3 v.a. Herzinfarkt
LDH/HBDH > 1,64 v.a. Leberzellschaden

LDL-Cholesterin

Serum
< 160 mg/dl; E: < 135 (kein Risiko), 135–155 (mäßiges Risiko), > 155 (erhöhtes Risiko)
B: Großteil des Gesamt-Cholesterins. Gefäßschädigende Wirkung. Je höher das LDL und je geringer das HDL, desto höher ist das Arteriosklerose- bzw. KHK-Risiko.

Lipase

Serum
< 240 IE/l
↑ akute/chron. Pankreatitis (Anstieg bei akuter Pankreatitis innerhalb von 3–6 h), andere Pankreasschädigungen
B: Die Lipase ist ein pankreasspezifisches Enzym.

Magnesium (Mg)

Serum
M: 1,7–2,5 mg/dl; F: 1,9–2,6 mg/dl
↑ akutes/chron. Nierenversagen, Hypothyreose, Magnesiumzufuhr
↓ verminderte Zufuhr (parenterale Ernährung, Malabsorption, Alkoholismus), renale Verluste (Diuretika, Zytostatika), gastrointestinale Verluste (rez. Erbrechen, Diarrhoe)

Natrium (Na)

Serum
135–144 mmol/l
↑ Fieber, Schwitzen, Diarrhoe, mangelnde Wasserzufuhr, Polyurie, Hyperaldosteronismus

↓ Verluste von gastrointestinaler Flüssigkeit (Erbrechen, Durchfall), akute/chron. Niereninsuffizienz (Niere verliert die Fähigkeit, freies Wasser auszuscheiden, Natrium geht verloren), Verbrennungen, Traumata, Herzinsuffizienz, Diuretika, Syndrom der inadäquaten ADH-Sekretion (SIADH), Schwartz-Bartter-Syndrom.

NSE (Neuronspezifische Enolase)

Serum
< 10–20 ng/ml
↑ Bei kleinzelligem Bronchialkarzinom zur Diagnose (50–70%) und zur Verlaufskontrolle nach Chemotherapie, Erhöhungen auch bei Karzinoiden, neuroendokrinen Tumoren und metastasierenden Seminomen.

PAP, PSP (Prostata-spezifische saure Phosphatase)

Serum
2–6 µg/l
↑ Marker für Erkennung und Progression des Prostatakarzinoms (PSA ist jedoch besser geeignet!) DD: Prostataadenom, Erhöhungen auch nach Manipulationen an der Prostata, deshalb 48 h vorher z.B. keine rektale Untersuchung!

Partielle Thromboplastinzeit

s. PTT

Phosphat (P)

Serum
2,6–4,5 mg/dl
↑ Niereninsuffizienz (GFR < 25 ml/min), Hypo-/Pseudohypoparathyreoidismus, Knochentumoren/-metastasen, Akromegalie
↓ Sepsis, Alkoholismus, Vit.-D-Mangel, Malabsorption, Erbrechen, Diarrhoe, respiratorische Alkalose, renal-tubuläre Defekte
B: Falsch hohe Werte durch Hämolyse.

Plasmathrombinzeit

s. PTZ

Protein C

Serum
70–140%
↓ angeborener Mangel, Vit-K-Mangel, Leberparenchymschäden, Verbrauchskoagulopathie, Kumarintherapie
B: Vitamin-K-abhängige Proteinase mit wichtiger inhibitorischer Wirkung auf die plasmatische Gerinnung. Mangel führt zu erhöhter Thromboembolieneigung.

Protein, gesamt

s. Eiweiß, gesamt

Prothrombinzeit

s. Quick

PSA (prostataspezifisches Antigen)

Serum
< 4 µg/l (labor- u. altersspez. Referenzwerte beachten!)
↑ benigne Prostataveränderungen (z.B. benigne Prostatahyperplasie, Prostatitis), nach Manipulationen (z.B. digitale rektale Untersuchung, Katheterisierung der Blase), Prostata-Ca
B: Das PSA ist in den Ausführungsgängen der Prostata lokalisiert und stellt ein physiologisches Sekretionsprodukt dar. Es ist zwar organspezifisch, es ist jedoch nicht zugleich auch tumorspezifisch. Das PSA stellt zur Verlaufsbeurteilung des Prostatakarzinoms ein gutes Kriterium dar, da eine Tumorprogression durch einen PSA-Anstieg mit relativ hoher diagnostischer Sensitivität angezeigt wird.

PT

s. Quick

PTT (partielle Thromboplastinzeit)

Citrat-Plasma
18–40 s
↑ Hämophilie A und B, Hyperfibrinolyse, schwere Lebererkrankungen, Verbrauchskoagulopathie, Heparintherapie, Vit.-K-Antagonisten
B: Die PTT erfaßt das ganze endogene Gerinnungssystem bis auf den Plättchenfaktor III (dieser wird zur Testdurchführung hinzugegeben) und damit die folgenden Faktoren: XII, XI, IX, VIII (ab hier laufen endogenes und exogenes Gerinnungssystem zusammen), X, V, II, I. Wenn unter Heparintherapie PTT-Verlängerung ausbleibt, AT-III bestimmen!

PTZ (Plasmathrombinzeit, TZ)

Citrat-Blut
17–24 s
↑ Hyperfibrinolyse, Heparintherapie (Ziel: 2- bis 3fach verlängert), Überwachung einer fibrinolytischen Therapie mit Uro-Streptokinase (FSP werden miterfaßt)

Quick (Thromboplastinzeit, Prothrombinzeit, PT)

Citrat-Blut
70–120%
↓ Antikoagulanzientherapie (Heparin, Cumarinderivate), Leberzirrhose, Verbrauchskoagulopathie, Fibrinogenmangel, Hyperfibrinolyse., Vit.-K-Mangel, AT-III-Überschuß

B: Der Quick-Test erfaßt die Gerinnungsfaktoren des exogenen Systems (Faktoren VII, X, V, II, I).

Rheuma-Faktor (RF)

Serum
negativ
↑ chron. Polyarthritis (65–90%, aber nicht spezifisch!), andere Erkrankungen des rheumatischen Formenkreises, Kollagenosen, Endocarditis lenta (ca. 60%).
B: Neg. RF schließt eine Polyarthritis nicht aus; pos. RF findet sich auch bei ca. 5% aller gesunden älteren Menschen.

Saure Phosphatase

s. SP

SCC (Squamous Cell Carcinoma Antigen)

Serum
< 2–3 ng/ml
↑ Plattenepithel-Carcinome der Zervix, Ösophagus, Anus, Lunge, des HNO-Bereichs. Rel. gute Spezifität

Serumelektrophorese

s. Eiweißelektrophorese

SP (saure Phosphatase)

Serum
2–6 μg/l
↑ Prostata-Ca, Prostatitis, Z.n. Manipulation an der Prostata (Palpation, Massage, Blasenkatheterisierung, Zystoskopie u.a.), Erkrankungen des Skelettsystems (M. Paget, Hyperparathyreoidismus, Knochentumoren/-metastasen), Thrombosen, Embolien, Thrombozythämien, megaloblastäre Anämien (durch Freisetzung der SP aus Blutzellen, insbesondere aus Thrombozyten), In-vitro-Hämolyse (die SP aus den Erythrozyten wird mitgemessen).
B: Die SP kommt in fast allen Geweben vor, sie ist ein Gemisch von 5 Isoenzymen, die in unterschiedlichen Konzentrationen aus Thrombozyten, Erythrozyten, Knochen, Zellen des retikuloendothelialen Systems, Prostata (höchste Konzentration), Niere, Pankreas (geringe Konzentration) stammen. Von klinischer Bedeutung ist das Isoenzym 2, die Prostata-SP.

Streptolysin-Ak

s. ASR

T3 (Trijodthyronin)

Serum

0,9–1,8 µg/l
fT3 freier Anteil: 2,5–6 pg/ml
↑ Hyperthyreose
↓ Hypothreose, Medikamente

T4 (Thyroxin)

Serum
45–115 µg/l
fT4 freier Anteil: 8–20 ng/l
↑ Hyperthyreose, M. Basedow, autonomes Adenom, Gravidität, Ovulationshemmer, Dysproteinämie
↓ Hypothreose

TEBK

s. EBK, gesamt

Thromboplastinzeit

s. Quick

Thrombostat

s. Blutungszeit

Thyreokalzitonin

s. Kalzitonin

Transferrin

Serum
M: 210–340 mg/dl; F: 200–310 mg/dl
Transferrin ist das Transportprotein (= totale Eisenbindungskapazität) für Eisen. Bei einem Eisenmangel steigt der Transferrinspiegel an (s.a. Eisenbindungskapazität, gesamt).

Triglyzeride

Serum
< 200 mg/dl
↑ primäre Hyperlipoproteinämien (außer Typ IIa), bes. Typ I und Typ V (Werte oft > 1000 mg/dl), sek. Hypertriglyzeridämien bei Nephro- u. Hepatopathien, Adipositas, Hypothyreose, Diabetes mellitus, Gravidität, Alkoholkonsum, Medikamente (Kortison, Östrogene)
↓ Hunger, konsumierende Erkrankungen, Hyperthyreose, schwere Anämien
B: 12 h Nahrungskarenz vor Blutentnahme

TSH basal (Thyreoidea-stimulierendes Hormon, Thyreotropin)

Serum
basal 0,4–4,5 mIE/l
↑ Hypothyreose
↓ sämtliche Formen der primären, d.h. von der Schilddrüse selbst ausgehenden Überfunktionen (z.B. autonomes Adenom, Autoimmunhyperthyreose) oder exogenen Überdosierung von Schilddrüsenhormon.
B: Parameter zur Dosierung von SD-Hormonen (z.B. Strumabehandlung/-prophylaxe).
Das Thyreoidea-stimulierende Hormon (Thyreotropin, TSH) wird in der Hypophyse unter dem Einfluß von TRH (aus dem Hypothalamus stammend) synthetisiert und ins Blut sezerniert. Es veranlaßt die Schilddrüse zur vermehrten Iodaufnahme und zur Ausschüttung von T3 und T4. Findet sich im Blut eine ausreichende Menge an Schilddrüsenhormonen, so wird die TSH-Ausschüttung über einen negativen Feedback reduziert.

Tumormarker

B: Tumormarker dienen der Therapiekontrolle und Verlaufsbeobachtung bestimmter Tumorerkrankungen, aufgrund ihrer Unspezifität sind sie im Einsatz zum Screening leider nicht geeignet. Dennoch werden bestimmte Marker wie z.B. das PSA für die Prostatakarzinomvorsorge oder das AFP für das Leberzellkarzinom bei Leberzirrhose häufig im Sinne eines Screenings eingesetzt.
Immer sollten Tumormarker im Falle einer erkannten Tumorerkrankung bereits vor jeglicher Therapie bestimmt werden, da dann wirkliche Verlaufskontrollen und Prognoseaussagen ermöglicht werden können.
Die Indikationsbereiche für die einzelnen Tumormarker sind in Tab. 2.26. dargestellt.

Tab. 2.26 Indikationsbereiche für die einzelnen Tumormarker/Verlaufsparameter.

Tumor	hoher Stellenwert	mittlerer Stellenwert
Bronchialkarzinom	CEA, NSE, CYFRA 21-1	SCC
Chorionkarzinom	β-HCG	
Gallenwegskarzinom	CA 19-, CEA	
Keimzellkarzinom	AFP, β-HCG	LDH
kolorektales Karzinom	CEA	CA 19-9
Leberzellkarzinom	AFP	CEA
Magenkarzinom	CEA, CA 72-4	CA 19-9
Mammakarzinom	CEA, CA 15-3	CA 125
Multiples Myelom	$β_2$-MG, Paraprotein, Immunglobuline /Serum+Urin)	
Non-Hodgkin-Lymphom	LDH	TK, $β_2$-MG (in Einzelfällen)
Ösophaguskarzinom	CEA, SCC	
Ovarialkarzinom	CA 125	CA 72-4
Pankreaskarzinom	CA 19-9, CA 50	CEA, CA 125
Prostatakarzinom	PSA	PAP
Schilddrüsenkarzinom, medullär/follikulär	Kalzitonin, Thyreoglobulin	
Plattenepithelkarzinom (Anus, HNO)	SCC, CEA	

TZ

s. PTZ

Vasopressin

s. ADH

Vitamin B_{12}

Serum
175–700 pg/ml (Radioassay)
↓ perniziöse Anämie, Intrinsic-Faktor-Antikörper, atrophische Gastritis, nutritiver Mangel, schwere chron. Leber- und Nierenerkrankungen

2.5.2 Urin

URINSTATUS (TESTSTREIFEN)

Durchführung
1. Teststreifen (z.B. Combur®) wird in frischen (max. 4 h alt), unzentrifugierten Harn kurz (max. 1 s) eingetaucht
2. Teststreifen wird beim Herausnehmen seitlich am Gefäßrand abgestreift, um überschüssigen Harn zu entfernen
3. Vergleich der Reaktionsfarbe mit der Farbskala auf der Packung nach ca. 60 s (alternativ Auswertung mit elektronischem Gerät möglich)

Parameter
Referenzwerte (Normwerte)
E: Erwachsene, M: Männer, F: Frauen, K: Kinder, NG: Neugeborene, Sgl.: Säuglinge, KK: Kleinkinder
B: Bemerkung

Erythrozyten

negativ
Hämaturie: Erkrankungen der Nieren/ableitenden Harnwege (akute Entzündungen, Nierensteine, Tumoren)
Sulfonamid- oder Antikoagulanzien-Therapie
Hämoglobinurie: Hämolysen (z.B. Transfusionszwischenfall), nach Stromschlag, schweren Verbrennungen
B: Warnsignal für Nierenerkankungen oder Karzinom im Urogenitaltrakt!

Leukozyten

negativ
↑ Hinweis für Bakteriurie bzw. Infektionen im Urogenitaltrakt
B: Ist zusätzlich der Nitritnachweis positiv, sollte ein mikroskopischer Nachweis der Bakterien erfolgen bzw. eine Urinkultur angelegt werden.

Glukose

negativ
↑ Diabetes mellitus, Schmerzen, Aufregung, Hyperthyreose, Myokardinfarkt, M. Cushing, Schock, akute Pankreatitis
B: Die Nierenschwelle der Glukose-Rückresorption liegt bei ca. 180 mg/dl. Bei Überschreiten dieser Konzentration kommt es zur Glukoseausscheidung im Urin.

Nitrit

negativ
↑ Infektionen im Urogenitaltrakt
B: Nur frischen Morgenurin testen, da sonst evtl. falsch negativer Befunde.

Proteine

negativ
↑ akute Glomerulonephritis, Hypertonie, Schwangerschaftsgestose, Kälteexposition, übermäßige körperliche Anstrengung

Ketonkörper

negativ
↑ schlecht eingestellter Diabetes mellitus, katabole Stoffwechsellage (z. B. Abbau von körpereigenen Fettdepots beim Fasten), Erbrechen, Diarrhö, Hyperthyreose, Fieber, Schwangerschaft

pH-Wert

4,5–8,0
↓ diabetische Azidose, Fieber, Lungenemphysem, Diarrhoe, Dehydratation
↑ chron. Zystitis, Infektionen des Urogenitaltrakts, Pylorospasmus, akute/chron. Niereninsuffizienz

Urobilinogen

< 1 mg/l
↑ Lebererkrankungen (akute Hepatitis, Leberzellschädigung), Hämolyse (hämolytische Anämie, extravaskuläre Hämolyse, perniziöse Anämie)
B: Urobilinogen entsteht aus Bilirubin im Darm, wo 80% ausgeschieden und 20% rückresorbiert werden, ca. 1% davon erscheint physiologischerweise im Urin. Bei Gallenwegsverschluß ist kein Nachweis von Urobilinogen möglich!

Bilirubin

negativ
↑ Leberzellschädigung (Hepatitis, Zirrhose, Vergiftungen), Gallenwegsverschluß
B: Bilirubin ist normalerweise nicht im Urin nachweisbar, da es in der Leber an Glucuronsäure gekoppelt (konjugiert) und über den Darm ausgeschieden wird.

Spezifisches Gewicht

1,010–1,025
↑ Erbrechen, Diarrhoe
↓ Flüssigkeitsverlust über die Niere, NNR-Insuffizienz, Diabetes insipidus, Glomerulonephritis, Pyelonephritis

URINSEDIMENT

Prinzip
10 ml frischer Morgenurin werden ca. 5 min bei 2000–3000 U/min zentrifugiert, der Überstand dekantiert. Das Sediment wird unter dem Mikroskop betrachtet, die Bestandteile werden pro Gesichtsfeld als Mittelwert aus ca. 20–30 ausgezählten Gesichtsfeldern (Vergrößerung 40:1) angegeben.

Parameter
Referenzwerte (Normwerte)
B: Bemerkung

Erythrozyten

0–1
↑ Erkrankungen der Nieren/ableitenden Harnwege (akute Entzündungen, Nierensteine, Tumoren, Katheter)

Leukozyten

1–4
↑ Infektionen im Urogenitaltrakt, Nierensteine, Tumoren

Plattenepithelien

bis 15
↑ Infektionen im Urogenitaltrakt

Hyaline Zylinder

vereinzelt
↑ stark fieberhafte Infekte, Herzinsuffizienz, Ikterus, Proteinurie

Kalziumoxalate, Urate, Tripelphosphate, Harnsäurekristalle

vereinzelt
↑ Steinleiden

Nierenepithelien

0
↑ Nephritis, Pyelonephritis, nephrotisches Syndrom

Harnzylinder

0
↑ entzündliche Nierenprozesse

Erythrozytenzylinder

0
↑ renale Hämaturie, schwere körperliche Anstrengung

Epithelienzylinder

0
↑ Erkrankungen distaler Tubulusabschnitte, akute tubuläre Insuffizienz, Pyelo-, Glomerulonephritis

Bakterien, Trichomonaden

0
↑↑ Infektionen des Urogenitaltrakts

Hefezellen

0
↑ nach Antibiotika-Therapie (Zerstörung der physiologischen Bakterienflora)

URINPARAMETER VON A BIS Z

Material
Referenzwerte (Normwerte)
E: Erwachsene, M: Männer, F: Frauen, K: Kinder, NG: Neugeborene, Sgl.: Säuglinge, KK: Kleinkinder
B: Bemerkung

BEACHTE

Die angegebenen Referenzwerte sind nur eine Orientierung. Es sind immer die Referenzwerte des untersuchenden Labors zu beachten!

Adrenalin

20 ml 24-h-Urin
E: 4–20 µg/d
↑ Phäochromozytom, Neuroblastom, Hochdruckkrisen
B: Vorher oder parallel dazu Vanillinmandelsäureausscheidung bestimmen!

Albumin

50 ml Urin
< 20 mg/dl
↑ renal parenchymatöse Erkrankungen (V.a. Diabetes mellitus), Infekte
B: Qualitative Bestimmung mit Teststreifen möglich.

Amylase

50 ml 12-h-Urin
32–600 U/l
↑ akute Pankreatitis, Parotitis, Pankreas-Ca, Peritonitis
B: Bei Pankreatitis fällt die Serumamylase schneller ab als die Urinamylase.

Bence-Jones-Protein

50 ml Urin
negativ
↑ Paraproteinämie, multiples Myelom

beta-HCG

s. β-HCG

Bilirubin

20 ml Urin
negativ
↑ Erkrankungen mit erhöhtem Anfall von konjugiertem Bilirubin, da freies Bilirubin nicht nierengängig ist (intra- u. extrahepatischer Verschlußikterus, Hepatitis, Zirrhose)
B: Nachweis immer pathologisch. Qualitative Bestimmung mit Teststreifen möglich.

Chlorid (Cl)

50 ml 24-h-Urin
E: 170–210 mmol/d
↑ massive Salzaufnahme, verstärkte Diurese, renaler Salzverlust, primärer Hyperaldosteronismus
↓ verminderte Salzaufnahme, extrarenale Chloridverluste (Erbrechen, Diarrhoe), exzessives Schwitzen
B: Beurteilung immer im Zusammenhang mit Na^+ und K^+ im Urin und im Serum sowie akutellem Säure-Basen-Haushalt (= BGA).

Cortisol

50 ml 24-h-Urin
E: 20–130 µg/d; K (4 Mon.–10 J.): 2–30 µg/d
↑ M. Cushing, Cushing-Syndrom bei NNR-Adenom/-Karzinom, ektope ACTH-Produktion
↓ Nebenniereninsuffizienz

Eiweiß gesamt

50 ml 24-h-Urin
< 150 mg/d
↑ akute und chron. Nierenerkrankungen, Paraproteinämien, lokale Infekte der ableitenden Harnwege, dekompensierte Rechtsherzinsuffizienz, Fieber, Anämie, Schock.

B: Ausscheidung von mehr als 3,5 g/d beweist einen glomerulären Nierenschaden. Qualitative Bestimmung mit Teststreifen möglich.

Glukose

50 ml 24-h-Urin
< 0,3 g/d
↑ Diabetes mellitus, renaler Diabetes, toxische Nierenschädigung, Schwangerschaftsglukosurie
B: Qualitative Bestimmung mit Teststreifen möglich. 1 g Natriumazid in 24-h-Sammelgefäß, sonst falsch niedrige Ergebnisse.

Hämoglobin, frei

50 ml Urin
< 0,02 mg/dl
↑ hämolytische Anämien, Transfusionszwischenfälle, Arznei- und Nahrungsmittelallergien, Medikamentennebenwirkung
B: Qualitative Bestimmung mit Teststreifen möglich.

Harnsäure

50 ml 24-h-Urin
2,38–4,46 mmol/d
↑ Gicht, Niereninsuffizienz, Leukämie
B: Gleichzeitig Harnsäurespiegel im Serum bestimmen!

β-HCG

50 ml Urin
< 20 U/l
↑ Schwangerschaft, Keimzelltumoren, Chorionepitheliom, Blasenmole
B: Ab der 4. SSW nachweisbar. Qualitative Bestimmung mit Teststreifen möglich.

Homovanillinsäure

10 ml 24-h-Urin (gesammelt über 5–10 ml Eisessig)
E: < 10 mg/d
↑ Neuroblastom, arterielle Hypertonie, Phäochromozytom

Hydroxy-Indolessigsäure

50 ml 24-h-Urin (gesammelt über 10 ml 10%ige HCl)
< 8,5 mg/d
↑ Karzinoid, Bronchial-, Abdominal-, Thyreoidalkarzinom, M. Crohn
B: Genaue Vorschriften für Medikamenten- und Nahrungszufuhr vor und während der Sammelperiode beachten!

Kalium

50 ml 24-h-Urin
E: 2,0–4,0 g/d (> 40 mmol/d)
↑ Hyperaldosteronismus, Alkalose, Kortisontherapie
↓ Malabsorption, Azidose, Diarrhoe

Kalzium

50 ml 24-h-Urin
E: 100–400 mg/d (2,5–7,5 mmol/d)
↑ maligne Tumoren/Metastasen (bes. Knochenmetastasen), Nierensteine, prim. Hyperparathyreoidismus, Cushing-Syndrom, Hyperthyreose
↓ Hypoparathyreoidismus, Niereninsuffizienz
B: Ergänzung zur Serumkalziumbestimmung.

Katecholamine

10 ml 24-h-Urin (gesammelt über 5–10 ml Eisessig oder 10 ml 10%ige HCl)
s. Einzeluntersuchungen
↓ Tumoren des sympathoadrenergen Systems, Neuroblastome, arterielle Hypertonie
B: Die Bestimmung der Katecholamine im Urin ist aussagekräftiger als die Messung im Plasma. Urinsammlung sinnvollerweise während Hochdruckkrisen.
s.a. Noradrenalin
s.a. Vanillinmandelsäure

Natrium

50 ml 24-h-Urin
E: 3,0–6,0 g/d (50–220 mmol/d)
↑ Diuretikatherapie, Hyperaldosteronismus, Niereninsuffizienz (Salzverlustniere)
↓ Niereninsuffizienz (verminderte glomeruläre Filtration), Hyponatriämie
B: Ergänzung zur Serumnatriumbestimmung.

Noradrenalin

10 ml 24-h-Urin (gesammelt über 10 ml 10%ige HCl)
E: 25–105 µg/d
↑ Phäochromozytom, Neuroblastom

Osmolalität

10 ml Urin
400–800 mosmol/kg (min. 50 mosmol/kg, max. 1200 mosmol/kg)
↓ Polyurie durch Tubulusschädigung/ADH-Mangel
B: Beurteilung nur im Zusammenhang mit Natriumbestimmung sinnvoll, da Na^+ fast die Hälfte der Osmolalität ausmacht.

Phosphat

50 ml 24-h-Urin
300–1000 mg/d
↑ prim. Hyperparathyreoidismus, Knochentumoren/-metastasen
↓ Niereninsuffizienz, Hypoparathyreoidismus, intestinale Malabsorption, Vit.-D-Mangel-Rachitis, Akromegalie
B: Zur Beurteilung des Phosphathaushalts gleichzeitig Kalzium und Kreatinin bestimmen.

Porphyrine gesamt

50 ml Urin (lichtgeschützt!)
< 100 µg/d
↑ Porphyrien, akute und chron. Vergiftungen (z.B. Blei, Barbiturate)
B: ein negativer Befund schließt eine Porphyrie nicht sicher aus!

Vanillinmandelsäure

20 ml 24-h-Urin (gesammelt über 10 ml 10%igen Eisessig)
E: < 7,0 mg/d
↑ Phäochromozytom, Neuroblastom, Ganglion, Neurom, Dialysepatienten

2.6 Notfalltechniken

2.6.1 Venöser Zugang und Blutentnahme im Schock

AKUT **Jeder Notfallpatient mit drohendem oder manifestem Volumenmangel muß frühzeitig mehrere, großvolumige und sichere (periphervenöse) Zugänge erhalten! Die Indikation zur Gabe von Volumenersatzmitteln muß frühzeitig und konsequent gestellt werden!**

Klinische Zeichen von Hypovolämie und sympathoadrenerger Gegenregulation:
- Tachykardie
- Hypotonie
- Hyperventilation
- kalte, schweißige und blasse Haut
- Oligo- oder Anurie.

AKUT **Diese klinischen Zeichen sind leider unzuverlässig und lassen sich insbesondere bei jungen Patienten mit einer hohen kardiozirkulatorischen Kompensationsbreite oft trotz eines Verlustes von 15–20% des Blutvolumens äußerlich kaum erkennen. Die zirkulatorische Dekompensation tritt dann oft vermeintlich plötzlich und dramatisch auf!**

PUNKTIONSORTE IM NOTFALL

Peripher
- große Venen an Handrücken, Unterarm und Ellenbeuge (s. Kap. 2.1.3)
- große Venen am Fußrücken und an der Innenseite des Sprunggelenks.

Zentral
- V. jug. externa (gut geeignet auch für Braunülen, s.a. Kap. 2.1.4)

- V. jug. interna u. V. subclavia (s.a. Kap. 2.1.4): keine Braunülen! Gut geeignet zur Volumengabe: Schleuse des Pulmonalarterienkatheters (nur mit Seldinger-Technik zu legen)
- V. femoralis (s.a. Kap. 2.1.4): beim Scheitern anderer Punktionsstellen.

TIP

Der venöse Zugang sollte an der oberen Extremität möglichst weit peripher (also beginnend mit den Handrückenvenen) gelegt werden, die Kubitalvenen sollten möglichst für die Plazierung zentralvenöser Katheter geschont werden!

TIPS ZUR PERIPHEREN VENENPUNKTION

- Optimale Druckverhältnisse beim Stauen der Venen mit RR-Manschette „als Stauschlauch": RR-Manschette anlegen, RR messen, Wert merken, erneut auf einen Wert zwischen systolischem und diastolischem Blutdruck aufpumpen und als Stauung belassen
- Zur Verbesserung der Sichtbarkeit der Venen: Arm reiben, geplante Injektionsregion beklopfen, mit Alkoholtupfer abreiben (Alkohol wirkt dilatierend!), Patienten falls möglich „pumpen" lassen (mehrmals die Hand zur Faust ballen lassen), Arm absenken lassen
- Bei dünnen, oberflächlichen Venen evtl. auch Aufsprühen von Nitrogylzerinspray zur Dilatation der Venen
- Bei Kälte: Hände des Patienten und des Punktierenden aufwärmen
- Möglichst keine Punktion an verletzten, paretischen oder vorgeschädigten Extremitäten
- Bei schlechten Venenverhältnissen sollte man (selbst beim polytraumatisierten Patienten) zunächst nur eine Kanüle mit geringem Durchmesser plazieren: „Besser ein kleiner sicherer intravasaler Zugang als mehrere paravasal liegende große Zugänge!"
- Ein kleiner Zugang kann ggf. durch die Druckinfusion von ca. 150 ml Volumen bei bestehender Stauung zu einer Füllung des peripheren Venensystems genutzt werden
- Bei mißglückter Punktion Stauung belassen, Kanüle nicht entfernen (damit wird oft die Hämatombildung verhindert, andere Vene aufsuchen (von distal nach proximal!) und mit neuer Kanüle erneut punktieren (gilt nur für die Notfallpunktion)!

TIP

Die Infusionsgeschwindigkeit von Kristalloiden, Plasmaexpandern und Blutkonserven läßt sich durch Druckmanschetten beschleunigen. Voraussetzung: sicherer, ausreichend großer Zugang, Kunststoffflaschen.

2.6.2 Herzdruckmassage

Indikation

Klinisch gesicherter Kreislaufstillstand.

Prinzip

- Erzeugung von intrathorakalen Druckschwankungen (sog. Thorax-Pumpmechanismus)
- Komprimierung des Herzmuskels zwischen Brustbein und Wirbelsäule.

Entscheidend ist der wechselnde intrathorakale Druck, der sich auf das Herz und sämtliche intrathorakale Blutgefäße überträgt.

Durchführung (Abb. 2.40)

- *Aufsuchen des Druckpunktes*: beim Erwachsenen 2 Querfinger oberhalb des Proc. xiphoideus in der Medianlinie des Sternums. Druckpunkt markieren (z.B. durch Fingernagelabdruck)

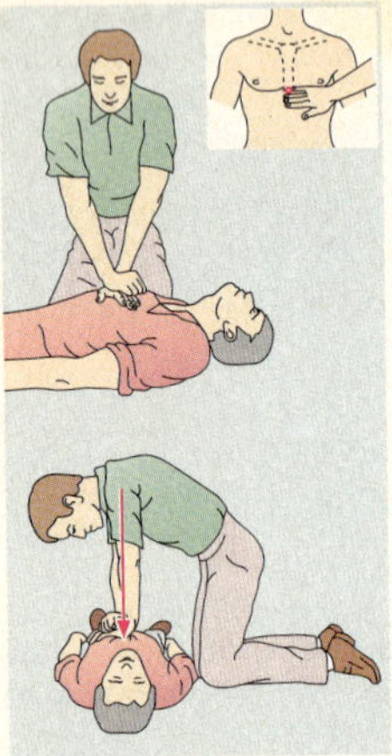

Abb. 2.40 Herzdruckmassage.

- *Aufsetzen der Hände*: Handballen der ersten Hand auf den ermittelten Druckpunkt, zweite Hand parallel oder über Kreuz auflegen.
- Mit den Schultern so über den Patienten beugen, daß der Druck senkrecht von oben über die durchgestreckten Ellenbogen auf den Druckpunkt gegeben werden kann
- *Pumpfunktion*: Sternum beim Erwachsenen mindestens 4–5 cm eindrücken. In der Entlastungsphase Druck ganz vom Thorax nehmen, damit der Thorax in die Ausgangsposition zurückkehren kann. Druck- und Entlastungsphase sollen gleich lang sein
- Zielfrequenz der Herzdruckmassage: 80/min bei Erwachsenen, Kinder 90/min, Säuglinge 120/min.

Kombination mit der Beatmung

- *1-Helfer-Methode*: Herzdruckmassagen/Beatmungen = 15 : 2
- *2-Helfer-Methode*: Herzdruckmassagen/Beatmungen = 15 : 2
- Im Rahmen der Vereinfachung der Reanimationsmaßnahmen wird für beide Verfahren (1- und 2-Helfer-Methode) nur das 15 : 2 Schema empfohlen.

Effektivitätskontrolle

Am sichersten über die Palpation des Femoralispulses, alternativ über die Palpation des Karotispulses.

Komplikationen

Frakturen (Rippen, Sternum), Rupturen (Leber, Milz), Kontusionen (Herz, Lunge), Pneumo- und/oder Hämatothorax.

2.6.3 Defibrillation

Indikation

Kammerflimmern, Kammerflattern, pulslose Kammertachykardie.

MEMO

- Angesichts von 90 000–120 000 Todesfällen in Deutschland jährlich, die auf den plötzlichen Herztod- und dabei ca. 80% auf das Kammerflimmern zurückzuführen sind, ist die Durchführung einer schnellen und effektiven Defibrillation eine grundlegende Notfallmaßnahme. Mit jeder Minute Verzögerung der Defibrillation bei einem Kammerflimmern verringern sich die Erfolgsaussichten zur Wiederherstellung eines Sinusrhythmus um 10%. Eine frühzeitige und technisch korrekt durchgeführte Defibrillation ist deshalb von ebenso hoher Bedeutung wie die Basismaßnahmen und sollte in jeder Klinik und Praxis beherrscht und regelmäßig geübt werden.
- Neue Impulse, Aspekte und auch einfachere Handhabung ergeben sich durch die jetzt auch in Deutschland zunehmend verbreiteten halbautomatischen und vollautomatischen Defibrillatoren, die im Rahmen von Programmen zur Frühdefibrillation (in aller Regel von Nichtmedizinern) eingeführt werden. Mit diesen Gerätschaften sollte sich aber nicht nur der Laie, sondern auch der Mediziner auskennen!

Prinzip

Leitung eines Stromstoßes durch den Körper des Patienten über zwei der Thoraxwand anliegende Elektroden, um eine möglichst große Zahl von Myokardzellen gleichzeitig zu depolarisieren und damit ein Kammerflimmern oder -flattern zu beenden.

Durchführung

- Ableitung eines Monitor-EKG (z. B. über Klebeelektroden oder über Paddels des Defibrillators direkt)
- Ausreichend Elektrodenpaste auf die Defibrillationselektroden oder Gelkissen aufbringen (sonst Verbrennungsgefahr!)
- Einstellung der Defibrillationsenergie: beim Erwachsenen initial 200 J, Steigerung bei der 3. Defibrilllation auf max. 360 J (s. a. Abb. 3.4)
- Gerät laden (meist Knopf an Paddel mit Aufschrift „Charge")
- Helfer vom Patienten und Bett zurücktreten lassen, darauf achten, daß man selbst keinen Kontakt hat
- Plazierung der Defibrillationselektroden so, daß der Stromfluß durch den Herzmuskel möglichst groß ist, am besten 1. Elektrode unterhalb der rechten Klavikula, 2. Elektode in der mittleren Axillarlinie auf Mamillenhöhe (5. ICR) (Abb. 2.41).
- Bei Schrittmacherträgern Paddel nicht über der Batterie aufsetzen!
- Paddel fest aufdrücken
- Gerät entladen (meist durch gleichzeitiges Drücken zweier Knöpfe an den Paddels)
- Erfolgskontrolle: Monitor, Palpation
- Ggf. rasche, erneute Defibrillation (Defibrillation in 3er-Blocks also z. B. initial 200 J-200 J-360 J).

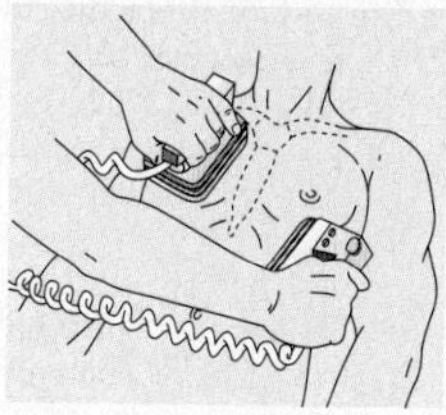

Abb. 2.41 Position der Elektroden bei Defibrillation.

2.5.4 Elektrostimulation und passagerer Schrittmacher

Prinzip

Stimulierung des Herzmuskels zur Überbrückung der Zeitspanne bis zur definitiven Weiterversorgung z. B. mit einem permanenten Schrittmacher.

Indikationen

- *Asystolie*: wenn mechanische und medikamentöse Reanimationsversuche ohne Erfolg bleiben
- *Bradykarde Herzrhythmusstörungen*: wenn medikamentöse Versuche (z. B. Atropin, Orciprenalin oder Adrenalin) ohne Erfolg und eine entsprechende klinische Symptomatik (Herzfrequenz < 40/min, Zeichen der Herzinsuffizienz, Synkope) vorliegt. Beispiele:
  - AV-Block II° und III°. Typische Beispiele: AV-Block II° bei Hinterwandinfarkt mit Symptomatik, AV-Block III° bei Vorderwandinfarkt unabhängig von Symptomatik, AV-Block II° Typ II (Mobitz)
  - neu aufgetretener bifaszikulärer Block (RSB + LAH, RSB + LSB alternierend, RSB + AV-Block I°)
  - bradykardes Vorhofflimmern oder Pausen > 3 s
  - Syndrom des kranken Sinusknotens
  - Syndrom des hypersensitiven Carotissinus
- *Tachykarde Herzrhythmusstörungen*: wenn medikamentöse Versuche ohne Erfolg bleiben und eine entsprechende klinische Symptomatik (klinischer Kreislaufstillstand) vorliegt. Beispiele:
  - Vorhofflattern (Vorhof-overdrive-Stimulation)

– AV-Reentry-Tachykardien (Vorhofstimulation)
– WPW-Tachykardien (Vorhof-oder Ventrikelstimulation).

EXTERNE TRANSTHORAKALE STIMULATION

Prinzip

Anlage von selbstklebenden Schrittmacherelektroden an die Thoraxwand, transthorakale elektrische Stimulation des Herzmuskels.

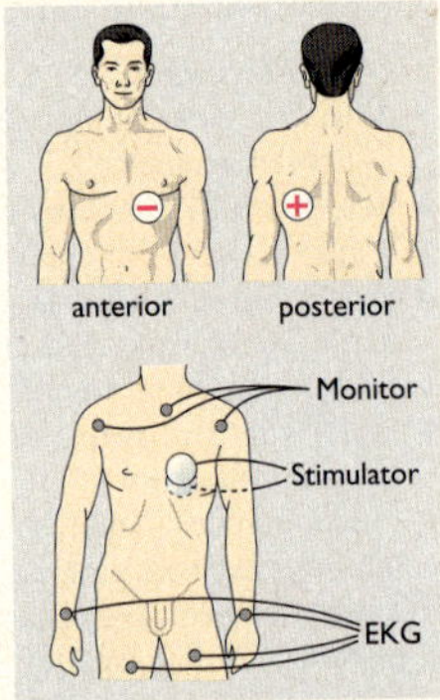

Abb. 2.42 Transthorakale Elektrostimulation.

Durchführung (Abb. 2.42)

- Evtl. Sedierung und Analgesie
- Reinigung der Haut des Patienten mit Wasser
- Korrektes Anbringen der Klebeelektroden
- Die *negative Elektrode* wird präkordial (anterior an der linken Thoraxseite entsprechend z. B. der EKG-Ableitung V_2–V_3) angebracht
- Die *positive Elektrode* wird posterior an der linken Thoraxseite unter der Skapula angebracht
- Auswahl von Stimulationsfrequenz, Stromstärke (40–200 mA), Impulsamplitude (normalerweise ca. 10% höher als Reizschwelle) und Impulsdauer (20–40 ms)
- Erfolgskontrolle über Monitor und periphere Pulse.
- Bei mangelnder Stimulation (z. B. bei Perikarderguß, Faßthorax) kann eine Änderung der Elektrodenplazierung helfen.

MEMO

> Die Anwendung und Bedienung des transkutanen Schrittmachers ist einfach: Stimulationsfrequenz höher als Patientenfrequenz stellen, Stromstärke so lange steigern, bis am EKG eine Stimulation mit nachfolgendem QRS-Komplex sichtbar wird.

Nebenwirkungen/Komplikationen

Unangenehme Muskelkontraktionen und Schmerzen bei hoher Stromstärke. Hautreizung. Cave: Auslösen von Vorhof-/Kammerflimmern.

TRANSÖSOPHAGEALE STIMULATION

Prinzip

Einbringen einer Schrittmacherelektrode in den Ösophagus bis in Vorhofhöhe, transösophageale elektrische Stimulation des Herzmuskels.

Technik

- Durchführung nur unter Monitoring!
- Vorschieben der (unipolaren) Stimulationssonde in den Ösophagus bis in Vorhofhöhe (ca. 35 cm von Zahnreihe), evtl. unter transösophagealem EKG-Monitoring, bis deutliche Vorhof- bzw. Kammeraktionen auftreten.

Nebenwirkungen/Komplikationen

Ösophagusverletzungen. Cave: Auslösen von Vorhof-/Kammerflimmern.

INTRAKARDIALE STIMULATION (TRANSVENÖSER TEMPORÄRER SCHRITTMACHER)

Prinzip

Transvenöses Vorschieben einer Schrittmachersonde bis ins rechte Herzohr (supraventrikuläre Stimulation) bzw. bis an den Boden der rechten Herzkammer (ventrikuläre Stimulation) (Abb. 2.43).

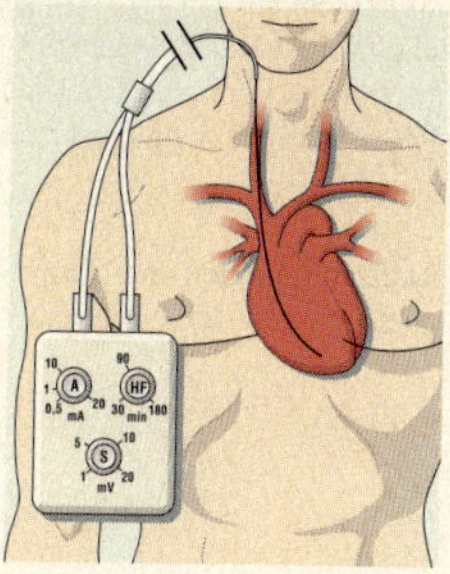

Abb. 2.43 Transvenöser Schrittmacher.

Vorbereitung

- Durchführung nur unter Monitoring und unter Notfallbereitschaft (Defibrillator, Intubationsbesteck, Notfallmedikamente)
- Streng steriles Arbeiten
- Nach Möglichkeit Vorhandensein von Röntgen-Durchleuchtung.

Technik

- Auswahl des Zugangwegs (V. basilica, V. jugularis, V. subclavia)
- Lokalanästhesie im Punktionsbereich
- Punktion mit Punktionsnadel des Kathetersets mit aufgesetzter 10-ml-Spritze, die mit 5 ml NaCl gefüllt ist. Aspiration von Blut zur Lagekontrolle
- Nadel aus Punktionskanüle entfernen, Öffnung mit Daumen verschließen (cave: Luftaspiration!), Aufsetzen des hämostatischen Ventils (Schleuse)
- Katheterkabel über das Ventil bis in den rechten Ventrikel vorschieben. Lagekontrolle über Röntgenaufnahme (Katheter sollte am rechten Herzrand in der Herzspitze liegen) und über EKG-Ableitung an der distalen Schrittmacherelektrode
- Verbindungen zum Schrittmacheraggregat herstellen, Frequenz und Amplitudeneinstellung vornehmen
- Nach endgültiger Bestätigung der korrekten Lage (z.B. durch Rö-Thorax) Fixierung des Schrittmachers durch Annaht.

Nebenwirkungen/Komplikationen

Cave: Auslösen von Vorhof-/Kammerflimmern; Myokardperforation, Thrombophlebitis, Elektrodendislokation, Zwerchfellstimulation.

2.6.5 Sicherung der Atemwege und Maskenbeatmung

Bei jeder akuten Atemstörung gilt das Grundschema:

- Überprüfen der Atmung
- Freimachen und Freihalten der Atemwege
- Ggf. Beatmung ohne oder mit Hilfsmitteln.

FREIMACHEN DER ATEMWEGE

Überstrecken des Kopfes

Der häufigste Grund für eine Verlegung der oberen Luftwege ist das Zurücksinken des Zungengrundes gegen die Rachenhinterwand. Die einfachste und effektivste Methode zur Herstellung freier Atemwege ist deshalb oft das Überstrecken des Kopfes in den Nacken und das Vorziehen des Unterkiefers (Abb. 2.44).

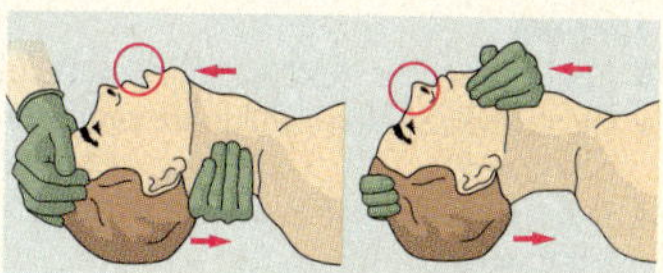

Abb. 2.44 Überstrecken des Kopfes.

ESMARCH-HANDGRIFF

Das Inspizieren der oberen Atemwege, z.B. bei tiefer Bewußtlosigkeit, kann schwierig sein, hilfreich zum Öffnen des Mundes ist hierbei der Esmarch-Handgriff (Abb. 2.45).

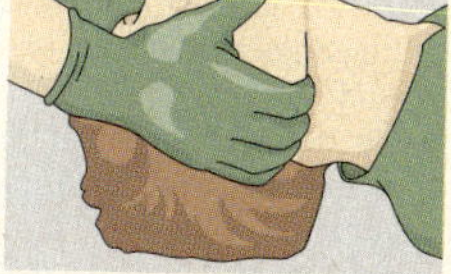

Abb. 2.45 Esmarch-Handgriff.

TIP

Der Esmarch-Handgriff ist sehr schmerzhaft und kann beim Notfallpatienten gleichzeitig zum Freimachen der Atemwege, zur Beurteilung der Spontanatmung (Ohr an den Mund!) und zur Beurteilung des Bewußtseinsgrades (Reaktion auf Schmerzreiz) genutzt werden.

Finden sich Fremdkörper (Prothesen) oder Flüssigkeitsansammlungen im Mund-Rachen-Raum, so müssen diese manuell entfernt bzw. ausgewischt oder abgesaugt werden.

SICHERUNG DER ATEMWEGE

Bei sicher *ausreichender Spontanatmung* kann der bewußtlose Patient in die stabile Seitenlage mit überstrecktem Kopf gebracht werden, sofern kein anderes Hilfsmittel zur Hand ist.
Beim *tief bewußtlosen Patienten* Einführung von Oropharyngealtubus (z.B. Guedel-Tubus; zur Größe s. Tab. 2.27) zum Anheben des Zungengrundes bei noch vorhandener Rest-/Eigenatmung bzw. bei der Maskenbeatmung Guedel-Tubus zuerst mit Spitze nach oben etwa zur Hälfte einführen und unter Drehung um 180° weiter vorschieben (Abb. 2.46).

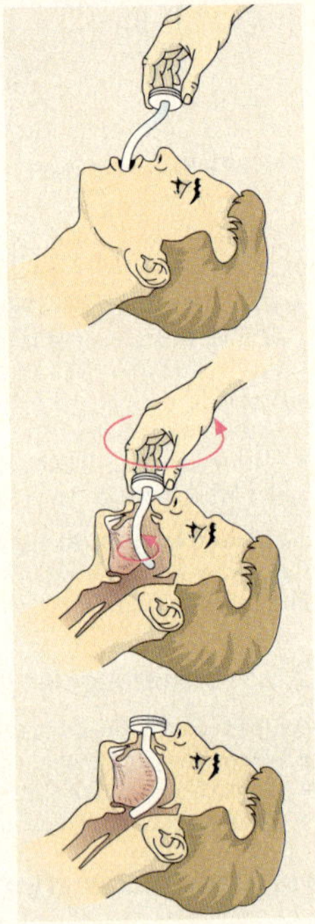

Abb. 2.46 Einlegen eines Oropharyngealtubus.

MASKENBEATMUNG (Abb. 2.47)

Standard-Notfallbeatmungs-Methode bis zur definitiven Weiterversorgung (z.B. Intubation). Mit der Beutel-Beatmung kann sowohl assistiert als auch kontrolliert beatmet werden. Frequenz: 10–16/min. Sicherster Schutz des Helfers vor Kontamination mit Krankheitserregern oder mit Kontaktgiften.

Vorbereitung

Auswahl mehrerer Maskengrößen und Beatmungsbeutel (Erwachsenen- oder Kinderbeutel) vorhalten (Tab. 2.27). Anschluß an O_2-Versorgung (ca. 6 l/min).

Technik

- Überstrecken des Kopfes, Anheben des Unterkiefers
- Nicht festsitzenden Zahnersatz entfernen (und aufbewahren!)
- Beim bewußtlosen Patienten Oropharyngealtubus einführen
- Maske von der Nase her (schmales Ende) über Nase und Mund legen
- Mit Zeigefinger und Daumen der linken Hand Maske gut über Mund- und Nasenöffnung andrücken, gleichzeitig mit den übrigen Fingern der Hand Unterkiefer umfassen und angehoben halten (C-Griff)
- Mit der rechten Hand Beatmungsbeutel komprimieren (langsam und „mit Gefühl", Beutel nicht komplett entleeren. Cave: Ösophagusverschlußdruck ca. 20 mmHg, bei „Aufpumpen" des Magens mit Luft Aspirationsgefahr!)

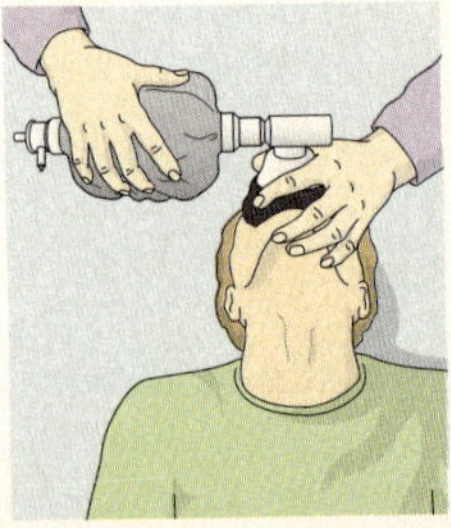

Abb. 2.47 Maskenbeatmung mit Beatmungsbeutel.

- Ggf. eigenen Oberschenkel als Widerlager für den Patientenkopf benutzen
- Optische Überprüfung der Effektivität anhand der deutlichen Thoraxhebungen.

MEMO

Die Maskenbeatmung ist im Notfall effektiv auch über längere Zeiträume möglich. Beim Bewußtlosen (fehlende Schutzreflexe) ist jedoch immer eine Intubation durchzuführen, wenn entsprechendes Know-how und Material vorhanden sind. Auch bei technisch nicht möglicher Intubation kann die Maskenbeatmung als sicherste Überbrückung (bis Hilfe eintrifft) angewendet werden.

2.6.6 Notfallintubation

Die *endotracheale Intubation (naso- oder oropharyngeale Intub.)* ist die etablierte Standardmethode zur Sicherung der Atemwege und zur Durchführung der Beatmung. Eine notfallmäßige bzw. absehbar zeitlich befristete Intubation wird immer als *orotracheale Intubation* durchgeführt.

OROTRACHEALE INTUBATION

Indikationen

- Bewußtlosigkeit mit fehlenden Schutzreflexen, Aspirationsgefahr von Mageninhalt mit nachfolgender Lungenschädigung
- Atemstillstand
- Reanimation bei Herz-Kreislauf-Stillstand
- schwere pulmonale oder myokardiale Insuffizienz
- Polytrauma
- Schädel-Hirn-Trauma

Vorbereitung

- Überprüfen der Ausrüstung zur Intubation (Abb. 2.48 u. Tab. 2.28): Beatmungsmasken (Erwachsene: Nr. 3, 4), Beatmungsbeutel, O_2-Versorgung, Absaugvorrichtung mit Kathe-

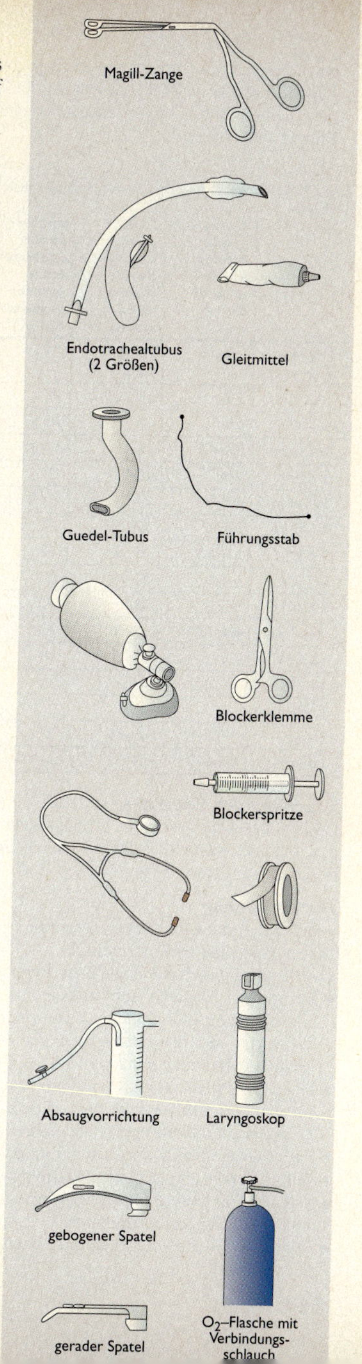

Abb. 2.48 Ausrüstung zur Intubation. ➢

ter, Guedel-Tubus, brennendes (!) Laryngoskop mit gebogenem Spatel (Nr. 3, 4), Endotrachealtuben (ID 8,5 für Männer, ID 7,5 für Frauen, nächstkleineren bereitlegen), Führungsstab, Magill-Zange (Fremdkörperentfernung!), 20-ml-Blockerspritze, Pflaster zum Fixieren).

Tab. 2.27 Größen entsprechend Alter: Trachealtuben, Intubationsspatel, Nasopharyngealtuben und Masken.

	Tubusgröße: Innendurchmesser (mm)	Tubusgröße: Außendurchmesser (Charrière)	Spatelgröße (gebogen: Macintosh/ gerade: Miller)	Abstand Lippe–Tubusspitze (Markierung am Tubus)	Guedel-Tubus	Maskengröße (Rendell-Baker)
Früh-/Neugeborene	2,5/3	10–12/ 12–14	0/1	5,5–8/ 8–9	00–1	0/1
1–6 Mon.	3,5	16	1/1	10	1	1
6–12 Mon.	4,0	18	1/1,5	10–11	1	1
1–2 Jahre	3,5–4,0	16–20	1/1,5	12	2	2
2–3 Jahre	4–5	18–22	1/1,5	13	2	2
3–4 Jahre	4,5–5,0	20–24	1/1,5	14	2	3
4–5 Jahre	5–6	22–26	2/1,5	14	3	3
5–6 Jahre	5,5–6,5	24–28	2/2	15	3	3
6–7 Jahre	6–6,5	26–28	2/2	16	3	3
7–9 Jahre	6,5	28	2/2	17	3	3
10–11 Jahre	6,5–7,0	28–30	2/2	18	3	3
12 Jahre	7,5	32	3/3	18–20	3–4	3–4
14–16 Jahre	8	34	3/3	20–24	3–4	3–4
Erwachsene						
Frauen	7–7,5–8	30–34	3/3	20–24	3–4	3–4
Männer	8–8,5–9	34–36	3–4/3–4	20–24	3–4	3–4

Lagerung des Patienten

Flache Rückenlage, Kopf in Schnüffelstellung bringen, optimalerweise als Jackson-Position (Kopf 5–10 cm erhöht und etwas rekliniert) (Abb. 2.49).

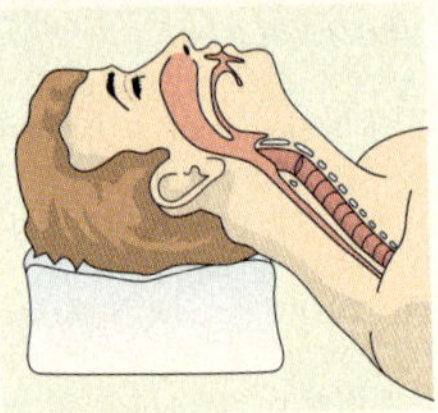

Abb. 2.49 Lagerung zur Intubation.

Durchführung

- Bei Spontanatmung Präoxygenierung (3–5 min) über Maske mit reinem Sauerstoff
- Absaugung einschalten (ggf. Sicht „freisaugen")
- Bei wachen Patienten Kurznarkose: z.B. Etomidat 0,15–0,3 mg/kg = 10–20 mg i.v., Wirkungseintritt nach 20 s, ggf. mit Benzodiazepinen zur Sedierung/ leichten Relaxierung kombinieren (z.B. 5–10 mg Diazepam i.v.)
- Mund des Patienten mit der rechten Hand mittels Kreuzgriff öffnen: Kuppe des gestreckten Daumens auf die unteren Schneidezähne und Kuppe des gebeugten Zeigefingers auf die oberen Schneidezähne aufsetzen, Finger gegeneinander spreizen
- Falls Kreuzgriff nicht erfolgreich: Esmarch-Handgriff (Helfer)
- Aufgeklapptes und eingerastetes Laryngoskop in die linke Hand nehmen
- Laryngoskop vom rechten Mundwinkel her so einführen, daß die Zunge nach links und vorne weggeschoben wird
- Vorgehen bis zum Zungengrund, dann langsam weitergleiten, bis die Epiglottis sichtbar wird

- Die Spitze des Laryngoskopspatels in die Falte zwischen Epiglottis und Zungengrund zu liegen bringen und nach ventral und kranial anheben. Gleichzeitig sanfter Zug des Laryngoskops nach vorne
- Epiglottis müßte dadurch aufgerichtet sein, der Blick auf den Kehlkopfeingang sollte sichtbar sein (Abb. 2.50)

TIP

Druck auf den Kehlkopf (Krikoid) durch eine Hilfsperson (Sellick-Handgriff) ermöglicht oft eine bessere Einstellung der Stimmbänder und vermindert gleichzeitig (durch Verschluß des Ösophagus) die Regurgitationsgefahr.

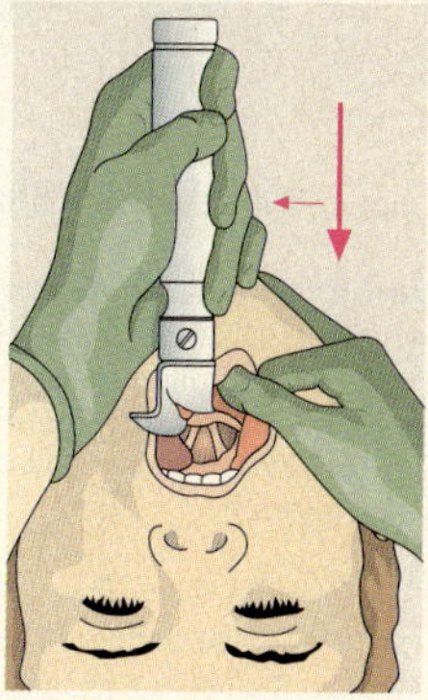

Abb. 2.50 Einstellung des Laryngoskops bei orotrachealer Intubation.

- Tubus mit Führungsstab in die rechte Hand nehmen und rechts am Laryngoskop zwischen den Stimmbändern so vorbeiführen, daß der Cuff vollständig hinter den Stimmbändern verschwindet (er sollte ungefähr 1 cm dahinter zu liegen kommen) (Abb. 2.51)
- Führungsstab entfernen, Tubus mit 5–10 ml Luft blocken.

BEACHTE

Tubus bis zur endgültigen, sicheren Fixierung mit der Hand am Mund fixieren, damit keine versehentliche Extubation erfolgt. Der Tubus läßt sich trotz Blockung oft noch leicht entfernen!

- Lagekontrolle des Tubus durch Abhören (bei gleichzeitig kräftiger Beutelbeatmung durch Helfer): zuerst Magen abhören! Wenn dort keine Luftinsufflation/Fehllage zu hören ist, Auskultation über den Hauptbronchien
- Nach Bestätigung der korrekten Tubuslage Beißschutz (z.B. Guedel-Tubus) einlegen, sichere Fixierung des Tubus mit Pflasterstreifen oder mit Mullbinde.

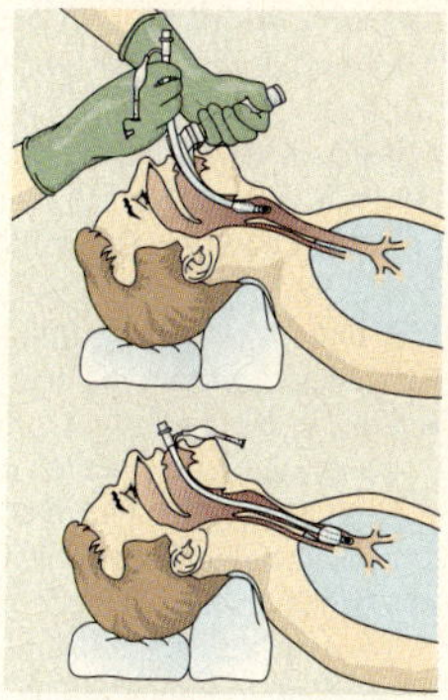

Abb. 2.51 Intubation.

BEACHTE

- **Bei unsicherer Tubuslage: Die versehentliche Ösophagusintubation ist (bei kräftiger Beutelbeatmung) über dem Magen deutlich als grobes Geräusch zu hören. Tubus sofort wieder entfernen („In doubt take it out!") und erneuter Intubationsversuch (ggf. mit Masken-Zwischenbeatmung).**
- **Ein intubierter Patient sollte in der Regel auch (assistiert) beatmet werden. Ist kein Beatmungsgerät zur Hand, wird mit dem Beatmungsbeutel beatmet.**

Komplikationen

- Tubusfehllage
- einseitige Intubation in einen (meist rechten) Hauptbronchus: Tubus entblocken und vorsichtig zurückziehen, blocken, neu auskultieren, ggf. wiederholen, bis seitengleiche Belüftung der Lungen!
- vagale Kreislaufreaktion bei nicht ausreichender Analgo-Sedierung
- Erbrechen, Aspiration, Laryngo- oder Bronchospasmus
- Trachealverletzung durch Führungsstab
- Tubusverlegung.

TIP

- Bei schwieriger Intubation (> 30 s): Mit Maske zwischenbeatmen (Guedel-Tubus nicht vergessen) und Ruhe bewahren. Für gute Sichtverhältnisse sorgen (Speichel, Erbrochenes absaugen!). Im Notfall muß mit (suffizienter) Maskenbeatmung weiterbeatmet werden.
- Um ein wenig Sicherheit in der Intubation zu bekommen, kann man Kollegen aus der Anästhesieabteilung fragen, ob man bei der Narkoseeinleitung „üben" darf.

2.6.7 Maschinelle Beatmung und Notfallrespiratoren

Indikationen zur Beatmung

- präklinisch alle Formen des respiratorischen Versagens (und damit analog den Indikationen zur Intubation)
- grundsätzlich nach Intubation (erhöhter Atemwegswiderstand läßt beim spontan über den Tubus atmenden Patienten die Atemarbeit und den O_2-Verbrauch stark ansteigen!).

MEMO

Leitlinie für Beatmungsnotwendigkeit wenn trotz nicht-invasiver Unterstützung der Atmung (Sauerstoffinsufflation, assistierende Maskenbeatmung):

- Atemfrequenz > 35/min.
- PaO_2 bei FiO_2 0,21 (Raumluft) < 60 mmHg oder < 50 mmHg unter 6 l/min O_2
- $PaCO_2$ > 55 mmHg (Ausnahme: bei chron. Hyperkapnie)
- SaO_2 < 90% (pulsoxymetrisch ermittelt)

Sofortige Beatmung: SHT, instabiler Thorax etc.
Frühzeitige Intubation und Beatmung: akute resp. Insuffizienz bei ARDS, Lungenödem
Rechtzeitige Intubation: bei chron. obstruktiver Lungenkrankung (z.B. Asthma bronchiale) ist Toleranz für Hypoxie und Hyperkapnie durch Gewöhnung erhöht, jedoch drohen muskuläre Erschöpfung durch exzessive Atemarbeit

Die *Entscheidung zur Intubation und Beatmung* kann mit folgenden Regeln als Grundlage getroffen werden:

- *Regel 1*: Die Indikation zur Intubation und maschinellen Beatmung ist immer dann, wenn man an sie denkt, zu erwägen. Das zögerliche Hinausschieben einer Intubation kann für den Patienten bedrohlich werden, wenn die Situation instabil wird und dann notfallmäßig intubiert werden muß!
- *Regel 2*: Im Zweifelsfall die Atemwege sichern! Es ist kein Fehler, eine unsichere Situation durch Intubation und Beatmung erst einmal in den Griff zu bekommen, um dann in Ruhe die Lage zu überdenken!
- *Regel 3*: Die Vorstellung „einmal am Respirator, immer am Respirator" unterstellt, daß Intubation und Beatmung immer eine längere Beatmung nach sich ziehen, was nicht den tatsächlichen Gegebenheiten entspricht.
- *Regel 4*: Die Intubation eines Patienten zeugt nicht von mangelndem Mut. Der Diensthabende, der Angst hat zu berichten „daß er den Patienten anders nicht in den Griff bekommen hat", schadet dem Patienten!

FORMEN DER MASCHINELLEN BEATMUNG

Das *Atemminutenvolumen (AMV)* ergibt sich aus *der Atemfrequenz (AF)* und dem *Atemzug- bzw. Atemhubvolumen (AZV)*.

Formen der Ventilation

- *Spontanatmung* (spontane Ventilation – SV)

- rein maschinelle, kontrollierte Beatmung bzw. Ventilation: *controlled mechanical ventilation – CMV* (gleichbedeutend mit *intermitted positive pressure ventilation – IPPV*)
- Kombination aus Spontanatmung und Beatmung: intermittierend-maschinelle oder auch mandatorische Ventilation (intermittent mandatory ventilation – IMV); SIMV = synchronisited IMV: zusätzlich zeitliche Synchronisation zwischen Spontanatmung des Patienten und fest eingestellten Beatmungshüben des Resipirators.

Die drei Arten der Ventilation können mit oder ohne einen *kontinuierlichen Überdruck* in den Atemwegen erfolgen:

- Bei *Spontanatmung* spricht man von kontinuierlich positivem Atemwegsdruck: *continuous positive airway pressure – CPAP* (früher auch CPPV – continuous positive airway pressure ventilation)
- In Verbindung mit *maschineller Beatmung* (IMV oder CMV) spricht man von positivem endexspiratorischem Druck: *positive endexpiratory pressure – PEEP* (frühere Bezeichnung für IMV bzw. IPPV mit PEEP: cont. posit. airway pressure ventilation, CPPV).

Assistierte und kontrollierte Beatmung

Assistierte Beatmung: Patient triggert (bei Inspiration Druckabfall im Beatmungssystem) die maschinellen Beatmungshübe (mit fester Einstellung des Atemhubvolumens). Respirator hält eingestelltes AMV und gibt ggf. intermittierend Atemhübe ab (IMV, in Regel synchronisiert: SIMV).

Kontrollierte Beatmung: Die Atemfrequenz und das Hubvolumen sind fest eingestellt und werden vom Respirator bestimmt (keine Spontanatmung, Sedierung, ggf. Relaxierung des Patienten).

- Kontrollierte Beatmung (CMV) über längere Zeiträume ergibt sich zumeist aus der Schwere der zugrundeliegenden Störung: z.B. ARDS, Polytrauma, SHT, Thoraxtrauma, Schock mit zirkulatorischer Insuffizienz, Lungenödem, Koma, ZNS-Krankheiten mit Atemlähmung, Vergiftungen, postoperative Ventilationsstörungen
- Die assistierte bzw. augmentierte Beatmung wird immer dann eingesetzt, wenn eine Spontanatmung erwünscht und für den Patienten auch möglich ist (z.B. auch bei der Entwöhnung vom Respirator)
- Das Behandlungsziel ist immer die Stabilisierung der Atmung mit Sicherstellung des Gasaustauschs, solange der Patient nicht selbst dazu in der Lage ist.

Positiv endexspiratorischer Druck (PEEP)

Wirkung von PEEP:

- Beseitigung des Verschlusses von Bronchiolen (Bronchiolenkollaps = „airway closure") und Wiedereröffnung atelektatischer Alveolarbezirke; die funktionelle Residualkapazität nimmt zu
- Verbesserung des Ventilations-Perfusions-Verhältnisses in der Lunge und damit der Reduktion des pulmonalen Rechts-links-Shunts
- Eine Abnahme des interstitiellen Ödems kann durch die PEEP-Beatmung wahrscheinlich nicht erreicht werden
- Steigende positive endexspiratorische Drücke können u.U. selbst wieder negative Effekte auf Gasaustasch und Herzkreislauffunktion (HZV↓, GFR↓) haben. Ggf. Volumengabe und/oder Katecholamintherapie. Die Einstellung des Best-PEEP erfolgt mittels intensiven kardiorespiratorischen Monitorings. PEEP über 15 bis 20 cmH_2O sind selten effektiv
- PEEP führt auch zu einem Anstieg des zentralvenösen (ZVD) und intrazerebralen Drucks (ICP).

RESPIRATORTYPEN

Je nach dem Umschaltmechanismus von In- zu Exspiration werden drei Respirator-Grundtypen unterschieden:

- *Druckgesteuert*: Die Inspirationsphase ist beendet, wenn im Gerät ein vorgegebener Druck erreicht ist. Die Inspirationsphase ist somit abhängig von der Compliance der Lunge. Die Exspiration erfolgt passiv.
- *Volumengesteuert*: Die Inspiration ist beendet, wenn ein vorher eingestelltes Gasvolumen den Respirator verlassen hat. Die Exspiration erfolgt passiv. Im Exspirationsschenkel dieser Geräte ist ein Spirometer eingebaut, welches das Atemzugvolumen des Patienten mißt.
- *Zeitgesteuert:* Umschaltung von Inspiration zu Exspiration erfolgt nach vorgegebener Zeit. Dabei können AZV und Beatmungsdruck innerhalb der eingestellten Druck- und Volumengrenzen ständig variieren.

Notfallrespiratoren

Notfallrespiratoren werden in aller Regel pneumatisch (d.h. über eine O_2-Vorratsflasche) betrieben und sind leicht und handlich. Die gängigen Notfallrespiratoren Medumat compact® und Oxylog® sind zeitgesteuerte, volumenkonstante Kleinrespiratoren und lassen folgende Grundeinstellungen zu:

- Atemminutenvolumen
- Atemfrequenz
- FiO_2 (zumeist nur FiO_2 1,0 oder FiO_2 0,5)

Weiterhin sollte möglich sein:

- eine Zwischenschaltung eines PEEP-Ventils in den exspiratorischen Schenkel
- eine Beatmungsdruckkontrolle über eine entsprechende Druckanzeige.

Der neuere Medumat Elektronik® erlaubt zusätzlich einen assistierten Beatmungsmodus.

Monitoring bei Notfallbeatmung

- Pulsoxymeter
- besser: Kapnometer
- wenn möglich: arterielle Blutgasanalyse (BGA).

Grundeinstellungen eines Beatmungsgeräts (Tab. 2.28)

Tab. 2.28 Initiale Grundeinstellungen eines Beatmungsgeräts.

	Erwachsener	Kind
Atemminutenvolumen	100–120 ml/kg KG/min (z.B. 9–12 l/min)	ca. 150–170 ml/kg KG/min (Kontrolle mit BGA!), jedoch möglichst Einstellung über AZV + AF
Atemzugvolumen	10–15 ml/kg KG	Neugeb./Säugling: 8–**10**–12 ml/kg KG größere Kinder: 10–**12**–15 ml/kg KG
Atemfrequenz	12–16/min	Neugeborenes: 40–50/min Säugling: 30–40/min Kleinkind: ca. 20–30/min Schulkind: ca. 12–20/min
Inspirations-Exspirations-Verhältnis	1:2	1:2
Inspiratorische O_2-Konzentration	bei Notfallindikation prähospital immer mit FiO_2 = 1,0 (= 100% O_2) beginnen, ansonsten in Abhängigkeit von Blutgasen ggf. Reduktion bis FiO_2 = 0,21 (= Raumluft)	
Inspirationsdruck	max. 15–25 cmH_2O, Spitzendruck max. 40 cmH_2O	max. 15–25 cmH_2O, Spitzendruck max. 30–40 cmH_2O
PEEP	4–6 cmH_2O	4–6 cmH_2O

2.6.8 Koniotomie und Tracheotomie

Notfallmäßiger Zugang zu den Atemwegen unterhalb oder im Bereich der Stimmlippen durch Durchstoßen (mittels Trokar = Punktionskoniotomie) oder Querdurchtrennung (notfalls mittels Taschenmesser) der Membrana cricothyreoidea und Einlegen einer Trachealkanüle.

Indikation

Scheitern einer dringend indizierten endotrachealen Intubation (z.B. bei Traumen im Gesichtsbereich mit oropharyngealer Blutung, bei laryngealen Stenosen, bei technisch nicht möglicher Intubation).

Anatomie

Die ca. 1 cm hohe und bis zu 3 cm breite Membrana cricothyreoidea liegt zwischen Ring- und Schildknorpel direkt subglottisch in einem wenig vaskularisierten Bereich. Zur Orientierung wird die leicht auffindbare Prominentia laryngea des Schildknorpels (Adamsapfel) getastet. Diese liegt 2–3 cm kranial der Membrana cricothyreoidea, die kaudal vom ebenfalls palpablen Ringknorpel begrenzt wird. Die Zugänglichkeit zur Membrana cricothyreoidea wird durch Reklination des Kopfes verbessert.

CHIRURGISCHE KONIOTOMIE (KRIKOTHYREOTOMIE)

Fixierung des Schildknorpels und Palpation des zwischen ihm und dem Ringknorpel liegenden Sulcus, der dem Ligamentum cricothyreoideum entspricht.
Nach Hautdesinfektion Längsspaltung der Haut und des subkutanen Gewebes in der Mittellinie auf eine Länge von ca. 1–3 cm. Anschließend Eröffnung des Ligamentum cricothyreoideum durch einen ca. 1 cm langen Querschnitt.
Spreizung der Inzision mit Schere oder einem Spreizer und Einführen z.B. eines Endotrachealtubus (Größe 6,0–7,0). Blockung, Fixierung und steriler Verband (Abb. 2.52).

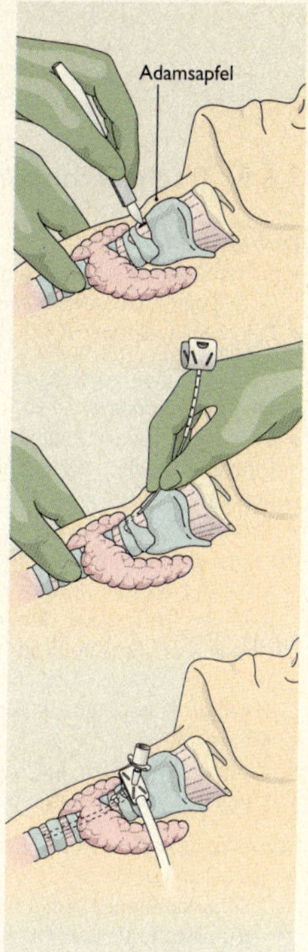

Abb. 2.52 Chirurgische Koniotomie.

PERKUTANE PUNKTIONSKONIOTOMIE (NOTFALLTECHNIK)

Bei dieser Technik kommen spezielle Notfallkoniotomiebestecke (z.B. Quicktrach®, Mini-Trach® II, NU-Trake®) zum Einsatz, die in der Regel nach Seldinger-Technik mit Dilatationskanülen eingesetzt werden.

- Stichinzision (max. 5 mm) über und bis in das Lig. cricothyreoideum. Das Skalpell sollte leicht nach kaudal geneigt geführt werden
- anschließend Punktion der Trachea und Einführung des Trokars (Abb. 2.53).

BEACHTE

Eine präklinische chirurgische Notfall-Tracheotomie sollte aufgrund ihrer hohen Komplikationsrate (65%) nicht mehr durchgeführt werden, sondern durch die Punktionskoniotomie ersetzt werden.

TRACHEOTOMIE

Unter aseptischen Bedingungen durch Chirurgen oder HNO-Arzt elektiv geschaffene Eröffnung der Luftröhrenvorderwand im oberen Drittel zwecks Einführung einer Kanüle als Zugang zu den Atemwegen bei Patienten mit langer Beatmungsdauer.

BEACHTE **Die Tracheotomie ist eine chirurgische Technik und muß dementsprechend von in diesem Fachgebiet Tätigen exakt vorbereitet und erlernt werden.**

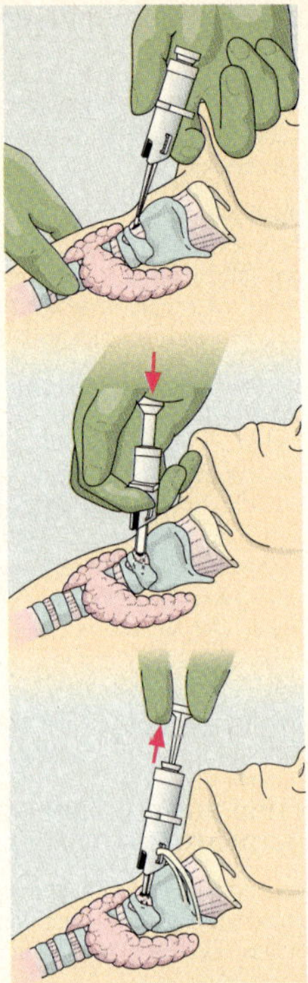

Abb. 2.53 Perkutane Punktionskoniotomie.

2.6.9 Tracheostomaversorgung

Indikationen

- *Langzeitbeatmung*, Verlegung des Kehlkopflumens (z.B. Tumor, Ödeme, Stimmbandlähmung)
- Z.n. Laryngektomie (z.B. bei Tumoren im Kehlkopfbereich).

Trachealkanülen

- *Gebogene Silber- oder Kunststoffkanülen* mit Innenteil (Seele), der zur Reinigung entfernt werden kann
- *Sprechkanülen* (nur bei noch vorhandenem Kehlkopf), die sich mittels Ventiltechnik am äußeren Ende der Kanüle bei der Ausatmung verschließen und die Luft dann durch den gesiebten/gefensterten Teil der Kanüle in Richtung Kehlkopf entweichen lassen. Die Sprechkanülen bestehen ebenfalls aus einem äußeren und einem inneren Rohranteil
- *Kunststoff-Kanülen mit aufblasbarem Cuff* (Blokkungsballon) bei Beatmungspatienten.

Kanülengrößen beim Erwachsenen

- Nach Laryngektomie
  - Silberkanülen: Männer Gr. 12, Frauen Gr. 11
  - Kunststoff: Männer Gr. 10, Frauen Gr. 9
- Nach Tracheotomie zur Langzeitbeatmung
  - Siberkanülen: Männer Gr. 10, Frauen Gr. 9
  - Kunststoff: Männer Gr. 9, Frauen Gr. 8.

AKUT **Jede Atemnot bei Tracheostoma muß als Notfall gelten! Ursache ist häufig eine Verstopfung der Kanüle durch Borkenbildung. Sofortmaßnahme ist das Entfernen zumindest der Innenkanüle, ggf. auch der gesamten Kanüle (dann Offenhalten des Stomas mit Spekulum!).**

2.6.10 Nasentamponade und Nasenbluten

Schwere lebensbedrohliche Blutungen aus der Nase sind selten, jedoch stellt jedes zunächst „unstillbare" Nasenbluten für den Patienten und seine Umgebung ein alarmierendes Geschehen dar. Häufig tritt eine entsprechend Zusatzsymptomatik (z.B. Kollapsneigung) auf.

Blutungen aus den vorderen Abschnitten lassen sich meist durch einfache Maßnahmen beenden, Blutungen aus den hinteren Nasenabschnitten können aufwendigere Interventionen (z.B. durch HNO-Arzt) erforderlich machen.

Symptomatik
- Kräftige, hellrote, oft beidseitige Blutung aus Nase und Rachen
- Persistenz trotz Druck auf die Nasenflügel
- Regurgitation von Blutkoageln.

Vorgehen
- Oberkörper hochlagern
- Kopf nach vorne beugen lassen, damit Blut ggf. aus Nase und Rachen herauslaufen kann und nicht permanent verschluckt wird (Blut ist ein starkes Emetikum!)
- Beide Nasenflügel fest gegen das Septum komprimieren
- Eiskrawatte oder naßkalte Lappen in Nacken und auf Stirn
- RR und Puls kontrollieren, bei hypertensiven Werten ggf. RR-Senkung (z.B. Nifedipin 5–10–20 mg p.o.).

Fast immer gelingt es, allein mit den o.g. Maßnahmen das Nasenbluten in spätestens 10–15 min zum Sistieren zu bringen. Falls nicht, weiteres Vorgehen wie folgt:
- Versuch der Lokalisation der Blutungsquelle (z.B. Absaugen und Inspektion der Nasenlöcher mit Otoskop/Nasenspekulum)
- Wattetamponade mit Tupfern, die mit abschwellenden Nasentropfen (alternativ auch mit 1 Tropfen Adrenalin) getränkt sind, Nasenflügel gegen Septum komprimieren
- Falls auch diese Maßnahmen scheitern: Nasentamponade mit einem pneumatischen System, z.B. Xomed Epistat® (einfacher und praktikabler als posteriore [Bellocq-]Tamponade).

Technik der pneumatischen Nasentamponade (Abb. 2.54)
- Katheter von vorne durch den unteren Nasengang bis zum Anschlag einführen
- Hinteren Ballon mit kalter Flüssigkeit füllen (ca. 10 ml)
- Katheter nach vorne ziehen, bis federnder Widerstand spürbar wird (Ballon liegt jetzt der Choane an)
- Auffüllen des vorderen Ballons mit ca. 30 ml Flüssigkeit
- Bei Persistenz der Blutung ggf. Druck in den Ballons erhöhen und/oder beidseitige pneumatische Nasentamponade.

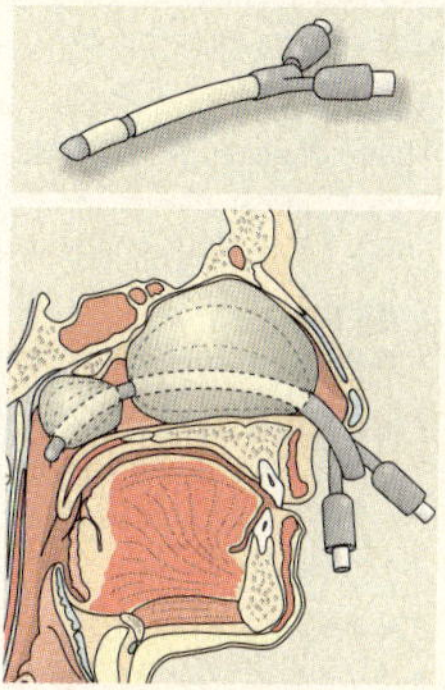

Abb. 2.54 Pneumatische Nasentamponade.

2.6.11 Pleura-und Thoraxdrainage

Zur Drainage der Pleurahöhle kommen in Frage:
- Notfallmäßige Punktion (Entlastung von Luft oder Flüssigkeit)
- Buelau-Drainage (Entlastung von Luft oder Flüssigkeit)
- Monaldi-Drainage (nur Entlastung von Luft).

NOTFALL-ENTLASTUNGSPUNKTION

Indikation
Notfallmäßige Versorgung eines *Spannungspneumothorax*.

Material
Großlumige Verweilkanüle (z.B. Größe 14 G orange oder 16 G grau).

Punktionsstelle
2. oder 3. ICR in der Medioklavikularlinie (MCL) der betroffenen Seite.

Lagerung
Rückenlage, Oberkörperhochlagerung.

Technik
- Aufsuchen der Punktionsstelle (Abb. 2.55)
- Hautdesinfektion
- Ggf. Infiltration der Einstichstelle (3. bzw. 4. Rippe in der MCL) und des Stichkanals mit 3–5 ml Lidocain
- Hautpunktion mit Verweilkanüle, Vorschieben der Kanüle auf dem Oberrand der 3. bzw. 4. Rippe
- Rippe und Interkostalmuskulatur passieren, sobald Pleuraraum erreicht sein könnte, Metallkanüle um ca. 5 mm zurückziehen und Kanüle waagerecht weiterschieben, bis hörbar Luft entweicht
- Metallkanüle herausziehen, Plastikkanüle mit steriler Kompresse abdecken
- In Abhängigkeit von der klinischen Symptomatik weitere Maßnahmen (Thoraxdrainage, Intubation und Beatmung) in Erwägung ziehen.

BÜLAU-DRAINAGE

Indikationen
Spannungspneumothorax, Pneumothorax, Hämatothorax, Drainage eines großen Pleuraergusses oder eines Pleuraempyems mit oder ohne Sog.

Material
Thoraxdrainage-Set (Größe: 24–32 F) mit Wasserschloß, Lokalanästhesie, sterile Handschuhe/Abdekkung, Nahtmaterial, Absaugeinrichtung etc.

Lagerung
Seitenlage auf der gesunden Seite.

Punktionsstelle
4. oder 5. ICR in der vorderen oder mittleren Axillarlinie der betroffenen Seite (nicht tiefer als Mamillenhöhe! (Abb. 2.55).

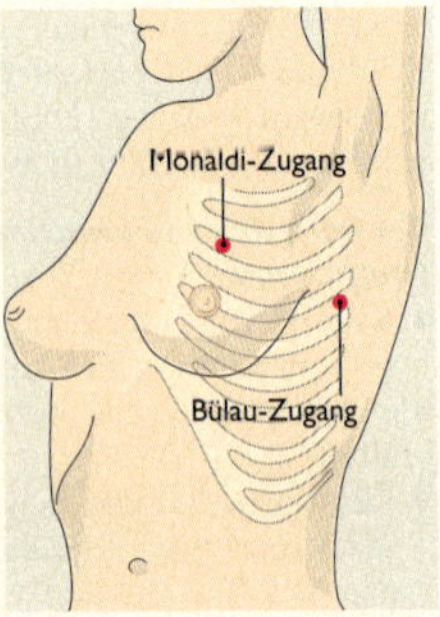

Abb. 2.55 Punktionsstellen zur Entlastungspunktion.

Technik (Abb. 2.56)
- Abspreizen des Armes, Aufsuchen der Punktionsstelle, Hautdesinfektion
- beim wachen Patienten großzügige Lokalanästhesie mit 5–10 ml Lidocain am Rippenperiost der Punktionsstelle und der Haut 1 ICR tiefer
- 2–3 cm lange Hautinzision mit Skalpell parallel der Rippen im 5. oder 6. ICR (also jeweils ca. 1 cm unterhalb der geplanten Pleurapunktionsstelle)
- Einführen einer geschlossenen Präparierschere in die Inzision, Tunnelieren der Weichteile und der Thoraxwandmuskulatur bis auf den Oberrand der 4. oder 5. Rippe
- Spreizen der Interkostalmuskulatur, ggf. bereits jetzt vorsichtiges Durchstoßen der Pleura parietalis (Entweichen von Luft oder Flüssigkeit), Schere geöffnet herausziehen
- Wundkanal mit Zeige- oder Kleinfinger nachtasten, Pleura, falls noch nicht geschehen, mit Finger stumpf perforieren
- Drainageschlauch mit Klemme oder unter Führung des Fingers in den Pleuraraum dirigieren. Mit Tabaksbeutelnaht umstechen
- Wunde steril abdecken, mit mehreren Pflasterstreifen fest fixieren (alternativ durch Hautnaht), wenn verfügbar, Sog anschließen.

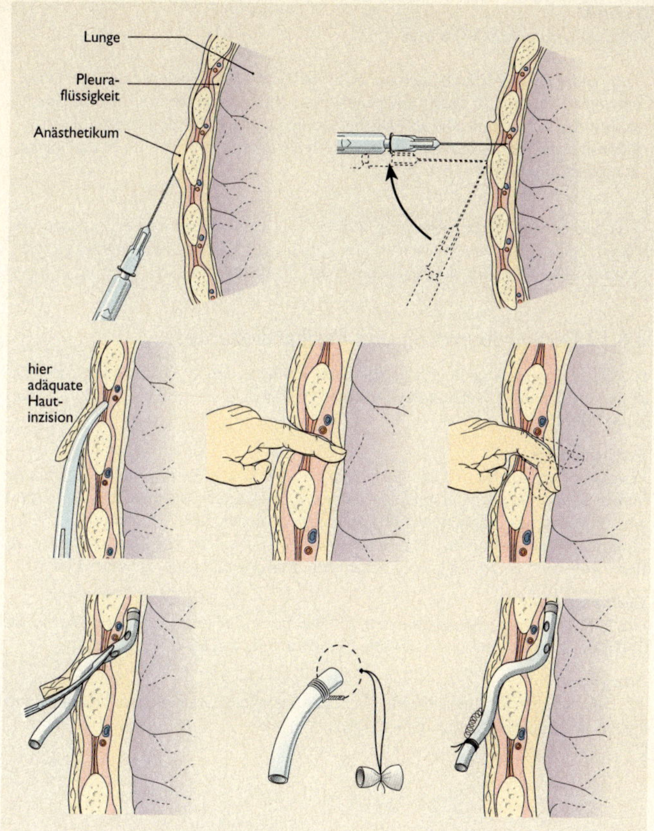

Abb. 2.56 Technik der Thoraxdrainage.

MONALDI-DRAINAGE

Indikationen

Spannungspneumothorax, Pneumothorax, weniger zum Ableiten von Flüssigkeiten geeignet.

Material

Thoraxdrainage-Set (Größe: 24 F), Lokalanästhesie, Nahtmaterial, Absaugeinrichtung etc.

Lagerung

Rückenlage, Oberkörperhochlagerung (ca. 30–45°).

Punktionsstelle

2. oder 3. ICR in der Medioklavikularlinie der betroffenen Seite (mindestens 3–4 Querfinger lateral des Sternumrandes!) (Abb. 2.55).

Technik
Vorgehen wie bei Bülau-Drainage.

MEMO

Zum Einführen der Thoraxdrainage ist in den Sets normalerweise auch ein Trokar enthalten. Dieser wird durch die Hautinzision geführt und dient nach dem Durchstoßen der Pleura parietalis als Schiene für die Drainage. Im Gegensatz zur digitalkontrollierten Thorakozentese ist diese Methode unter Umständen im Notfall jedoch komplikationsreicher.

TIP

Das Risiko einer Lungenverletzung während der Durchführung einer Drainage bei einem beatmeten Patienten wird durch kurzfristiges Stoppen der Beatmung (während der Durchstoßung der Pleura parietalis) deutlich gemindert.

2.6.12 Perikardpunktion und Perikardiozentese

Flüssigkeitsansammlungen im Herzbeutel können durch Behinderung der diastolischen Füllung *(Herzbeuteltamponade)* zu einem kardiogenen Schock (s.a. Kap. 3.1.3) führen.

Pathogenese
Pericarditis exsudativa (virale, bakterielle), rheumatische Perikarditiden, urämischer Perikarderguß, Strahlentherapiefolgen, chylöse Perikarditis, traumatisches oder spontan eingetretenes Hämoperikard (Antikoagulanzientherapie, Blutungskrankheiten, Tumoren, Herzwandruptur, Aortendissektion, Zwischenfälle bei diagnostischen und therapeutischen Eingriffen [z.B. Herzkatheter], postoperativ nach Herzoperationen).

Leitsymptome
Gestaute Halsvenen, RR-Abfall mit enger Blutdruckamplitude, Pulsus paradoxus und Tachykardie, perkutorisch vergrößerte Herzdämpfung mit leisen Herztönen.

Diagnostik
Rö-Thorax nicht sehr aussagekräftig. Echokardiographie! Orientierende Erfassung auch mittels abdomineller Sonographie möglich.

BEACHTE

Nicht jede Pericarditis exsudativa oder jedes Hämatoperikard führt zur Tamponade! Ein Perikarderguß, auch ein großer, ist daher nicht gleichbedeutend mit einer Tamponade, kann aber jederzeit zu einer solchen führen. Überwachung! Allerdings können bereits Flüssigkeitsmengen von 50–100 ml eine lebensgefährliche Tamponade hervorrufen.

Material
5-ml-Spritze mit 12er Nadel, 7 cm lang für Lokalanästhesie, Skalpell, 250-ml-Spritzen, 3-Wege-Hahn, 50 cm Plastikschlauch, 2 Krokodilklemmen mit Verbindungskabel, Punktionskanüle (Seldinger, 12 cm lang), Spiralmandrin 100 cm, Katheter (passend zu Mandrin, 50 cm lang mit 4 Seitenlöchern und Flansch mit Hähnchen), Xylocain® 1% bzw. Lidoject® zur Lokalanästhesie, EKG-Monitor, Defibrillator, Reanimationsgerätschaften.

Vorbereitung
Patienten über geplantes Vorgehen informieren, bequem lagern, Oberkörper 10–30° angehoben. EKG anschließen, venösen Zugang schaffen. Steriles Arbeiten: chirurgische Hautdesinfektion und sterile Abdeckung.

Technik (Abb. 2.57)
- Lokalanästhesie mit Lokalanästhetika ohne Adrenalinzusatz: Xylocain® 1%, Lidoject®, Novocain® 1–2%

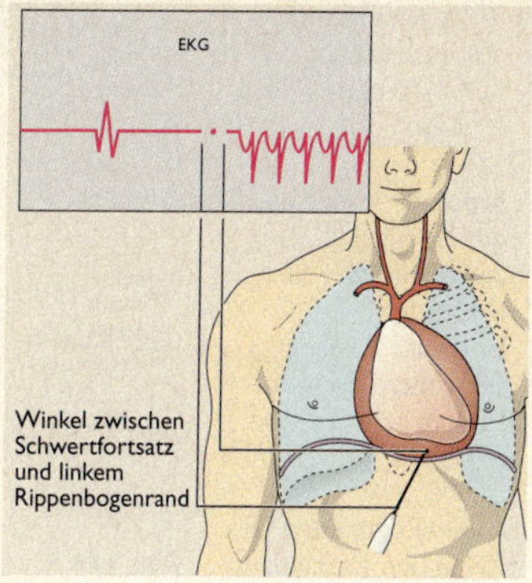

Abb. 2.57 Durchführung der Perikarddrainage.

- Stichinzision im Winkel zwischen Processus xiphoideus und linkem Rippenbogen
- Punktionskanüle mit Innennadel (Seldinger-Nadel) über das Verbindungskabel und Krokodilklemme mit der Wilson-Ableitung (V) des EKG-Geräts verbinden
- Einführen der Kanüle in Richtung auf die mediane Oberkante der linken Skapula unter ständiger Beobachtung des EKG
- Nach Passage des Perikards (spürbarer Ruck) Aspirationsversuch. Wenn erfolgreich, Absaugen nach Entfernung der Innennadel mittels Spritze über 3-Wege-Hahn und Verbindungsschlauch oder mittels Vakuumflasche. Wichtig: Vor der Punktion prüfen, ob alle Verbindungsstücke und Schläuche zueinander passen!
- Falls Kontakt der Nadel mit dem Epikard, im EKG starke ST-Hebungen: Nadel sofort zurückziehen! Während der Passage der Nadel von der Subkutis bis in das Perikard nimmt lediglich die Amplitude von QRS etwas zu. Die starke Deformierung des EKG bei Epikardkontakt ist nicht zu übersehen. Läßt sich Blut aspirieren, so kann aus der EKG-Konfiguration entschieden werden, ob die Nadelspitze noch im Perikard oder bereits intrakardial liegt.
- Bei größeren Ergüssen kann mit Hilfe eines Spiralmandrins ein geeigneter Katheter mittels Seldinger-Technik in den Herzbeutel eingeführt werden. So kann über einen Zeitraum von mehreren Tagen wiederholt Flüssigkeit abgelassen werden. Ist danach noch eine Perikarddrainage erforderlich, so muß die operative Perikardfensterung erwogen werden
- Nach erfolgter Perikardpunktion ist Intensivüberwachung (EKG-Monitor, zentraler Venendruck, Blutdruckkontrollen) für 1–2 Tage erforderlich.

BEACHTE

Falls Punktat blutig, sofortige Hkt.- Bestimmung und Vergleich mit peripherem Hkt. Zur Unterscheidung akzidentielle Ventrikelpunktion und hämorrhagischer Erguß: Erguß gerinnt nicht!

2.7 Apparative Diagnostik

2.7.1 EKG

GRUNDLAGEN UND STANDARDABLEITUNGEN

Die Aktionsströme des Herzens, die als EKG abgeleitet werden, stellen die Summe der Aktionspotentiale des gesamten Reizbildungs- und Erregungsleitungssystems (also z.B. Aktionspotentiale des Sinusknotens, des AV-Knotens, des His-Bündels etc.) dar (Abb. 2.58). Sie können an praktisch jeder Stelle der Körperoberfläche abgeleitet werden, für das Routine-EKG werden im allgemeinen jedoch 12 Standardableitungen angewendet (Abb. 2.59):

- 6 Extremitäten-Ableitungen (Frontalebene)
  - 3 bipolare nach Einthoven (I, II, III)
  - 3 unipolare nach Goldberger (aVR, aVL, aVF)

- 6 Thoraxableitungen (Horizontalebene): unipolar nach Wilson (V1–6).

bipolar = Messung der Potentialdifferenz zwischen zwei Elektroden
unipolar = Messung der Potentialschwankungen an einer Elektrode

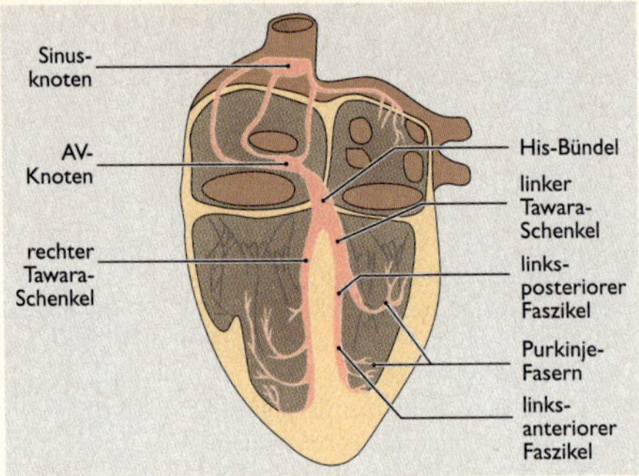

Abb. 2.58 Schematische Darstellung des Erregungsbildungs-/-leitungssystems am Herzen.

Ist die Beurteilung des EKG in den 12 Standardableitungen nicht eindeutig, sind (v.a. bei der Infarktdiagnostik) noch 6 weitere Ableitungen möglich (Abb. 2.60):
- 3 unipolare erweiterte linkspräkordiale Thoraxableitungen (V7–9)
- 3 bipolare Thoraxableitungen nach Nehb
  - Nehb D (dorsal): zwischen 1 und 2
  - Nehb A (anterior): zwischen 1 und 3
  - Nehb I (inferior): zwischen 2 und 3

Die Ableitungspunkte sind genau definiert und müssen im Sinne einer Vergleichbarkeit und Standardisierung möglichst exakt eingehalten werden!

Tip

Zur Verbesserung der Ableitungsqualität Elektroden-Gel/Kontaktspray benutzen. Bei sehr behaartem Oberkörper Haare an der Ableitungsstelle mit Einmalrasierer entfernen! Extremitätenableitungen müssen nicht peripher liegen, sie dürfen z.B. auch am Oberarm oder Oberschenkel befestigt werden!

Elektrode	Ableitungsort	Farbe
1. Elektrode	rechter Arm	rot
2. Elektrode	linker Arm	gelb
3. Elektrode	linkes Bein	grün
4. Elektrode („Erde")	rechtes Bein	schwarz
V_1	4. ICR parasternal rechts	
V_2	4. ICR parasternal links	
V_3	zwischen V_2 und V_4	
V_4	5. ICR in der MCL links	
V_5	vordere Axillarlinie in Höhe von V_4 links	
V_6	mittlere Axillarlinie in Höhe von V_4 links	

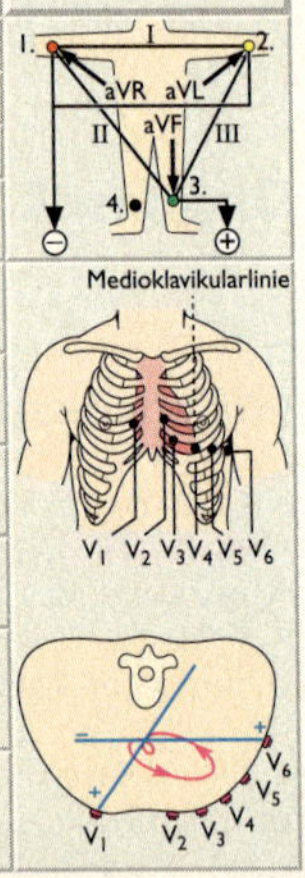

Abb. 2.59 Standardableitungen im Ruhe-EKG.

Elektrode	Ableitungsort	Farbe/ Bemerkung	
V_7	hintere Axillarlinie in Höhe von V_4 links	zusätzliche Informationen über Herzspitze und -hinterwand	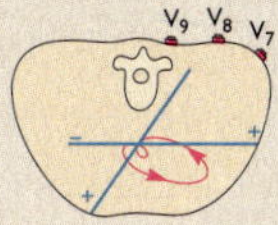
V_8	mittlere Skapularlinie in Höhe von V_4 links		
V_9	Paravertebrallinie in Höhe von V_4 links		
Nehb I	2. Rippe parasternal rechts	rot	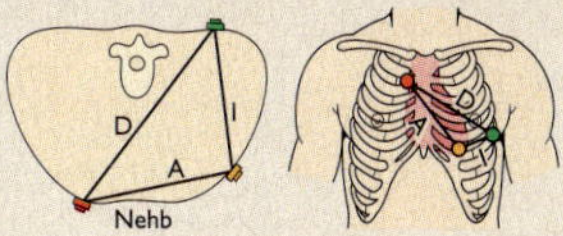
Nehb 2	hintere Axillarlinie in Höhe der Herzspitze	grün	
Nehb 3	Herzspitze	gelb	

Abb. 2.60 Spezialableitungen beim Ruhe-EKG.

Abbildung 2.61 zeigt einen normalen Herzzyklus.
Die P-Welle entspricht dabei der Erregung der Vorhöfe, der QRS-Komplex der Depolarisation der Kammern und die T-Welle der Repolarisation der Kammern.

BEACHTE

- **Die Schreibgeschwindigkeit beträgt normalerweise 50 mm/s. Alle anderen Geschwindigkeiten müssen deutlich auf dem EKG vermerkt werden (z.B. 25 mm/s beim Rhythmusstreifen).**
- **Die Eichzacke (1 mV= 10 mm) muß auf jedem Streifen dabeisein!**
- **Das EKG immer sofort nach Ableitung mit Patientennamen, Datum und Uhrzeit versehen!**
- **Bei unklaren EKG-Befunden (z.B. plötzlicher Änderung des Lagetyps) immer auch an Ableitungsfehler denken. Im Zweifelsfall Wiederholung!**

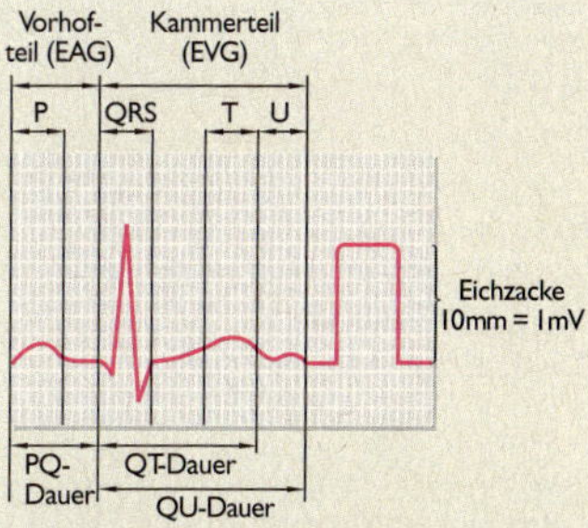

P-Dauer	0,05 – 0,10″
P-Amplitude	< 0,25 mV
PQ-Dauer (AV-Intervall)	0,12 – 0,20″
QRS-Dauer	0,06 – 0,10″
Q-Dauer	< 0,04″
Q-Amplitude	< 1/4 der R-Amplitude
QT-Dauer	frequenzabhängig
T-Amplitude	1/6 – 2/3 der R-Amplitude

Abb. 2.61 Normaler Herzzyklus im EKG.

EKG-AUSWERTUNG

Lagetyp

Grundlage für die Bestimmung des Lagetyps sind die 6 Extremitätenableitungen (I, II, III, aVR, aVL, aVF), da die Herzachse in der Frontalebene liegt (Abb. 2.62). Der Lagetyp läßt sich relativ einfach mit Hilfe des Cabrera-Kreises (Abb. 2.63) bestimmen, wenn man wie folgt vorgeht:

- Ableitung mit der größten R-Zacke → Hauptachse von QRS bzw. der Kammererregung
- Ableitung, in der die positiven Flächen des QRS-Komplexes ca. genauso groß sind wie die negativen → Achse, die senkrecht auf der Hauptachse steht.

Lagetyp/ Ableitungen	Überdrehter Rechtstyp (ab +120°)	Rechtstyp +90° bis +120°	Steiltyp +60° bis +90°	Mitteltyp +30° bis +90°	Linkstyp -30° bis +60°	Überdrehter Linkstyp (ab 30°)
I						
II						
III						
avR						
aVL						
avF						
Bemerkungen		I: tiefes S III: hohes R aV_L: tiefes S aV_F: hohes R	I: kleines S III: hohes R aV_L: R/S ≈ 1 aV_F: hohes R	I, II, III: R ca. gleich hoch aV_L, aV_F: R positiv	I: hohes R III: tiefes S aV_L: hohes R	
Vorkommen physiologisch/ pathologisch	rechtsventrikuläre Hypertrophie, linksposteriorer Hemiblock	Säuglinge, Kinder, rechtsventrikuläre Hypertrophie, Lungenemphysem	Jugendliche, Rechtsherzbelastung, Lungenemphysem	jüngere Erwachsene	Erwachsene, linksventrikuläre Hypertrophie	linksventrikuläre Hypertrophie, linksanteriorer Hemiblock

Abb. 2.62 Schematische Darstellung der Lagetypen in verschiedenen Ableitungen.

Herzfrequenz

Es gibt 3 Möglichkeiten, die Herzfrequenz zu bestimmen:

- EKG-Lineal: Wird an der Spitze der 1. R-Zacke angelegt, die Frequenz kann an der Spitze der auf dem Lineal angegebenen R-Zacke (z. B. dritte R-Zacke) abgelesen werden
- Strecke zwischen zwei R-Zacken in cm → entspricht den Frequenzen 300–150–100–75–60–50 (nach 1 cm, 2 cm, 3 cm usw.) bei 50 mm/s
- Zahl der Herzzyklen in einem 6-s-Abstand × 10 (6 s = 30 cm bei 50 mm/s bzw. 15 cm bei 25 mm/s)
- Die Kästchen zwischen zwei R-Zacken werden ausgezählt, dann wird die Zahl 60 (= Anzahl der Sekunden in einer Minute) durch die ermittelte Zahl geteilt. (50 mm/s: 1 mm = 0,02 s, 10 mm = 0,2 s; 25 mm/s: 1 mm = 0,04 s, 10 mm = 0,4 s).

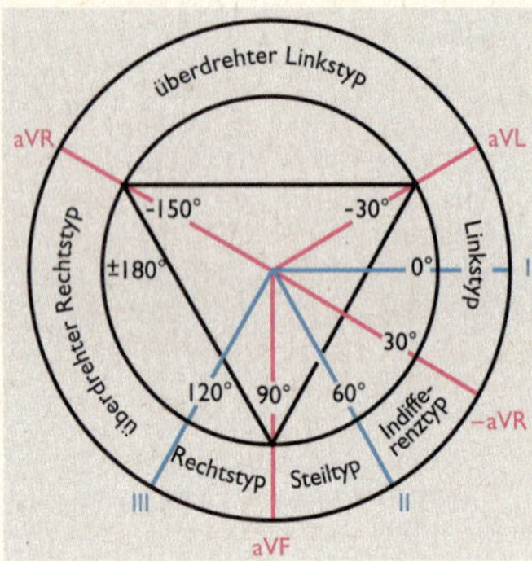

Abb. 2.63 Cabrera-Kreis.

MEMO

Tachykardie: Frequenz > 100/min
Bradykardie: Frequenz < 60/min

Herzrhythmus

Der Rhythmus läßt sich am besten in II und in den Brustwandableitungen ablesen. Die ersten Fragen bei der Beurteilung lauten:

- Ist der Grundrhythmus regelmäßig oder unregelmäßig?

Tab. 2.29 Klassifizierung der Herzrhythmusstörungen nach Lown.

	Grad	
Einfache VES	0	keine VES
	I	monomorphe VES (<30/h)
	II	monomorphe VES (>30/h)
Komplexe VES	IIIa	polymorphe VES
	IIIb	ventrikulärer Bigeminus
	IVa	Couplets (2 VES direkt hintereinander)
	IVb	Salven (≥3 VES hintereinander)
	V	R/T-Phänomen (während der T-Welle einfallendes VES → Gefahr des Kammerflimmerns!)

- Sinusrhythmus? (P-Wellen in normalem, konstantem Abstand vor jedem Kammerkomplex; kein Sinusrhythmus: V.a. Erregungsleitungsstörung)
- Ist der Grundrhythmus durch Extrasystolen (ES) gestört?
- Sind diese Extrasystolen supraventrikulären oder ventrikulären Ursprungs? (supraventrikulär: QRS-Komplex praktisch normal; ventrikulär: schenkelblockartig verbreiterter QRS-Komplex) (Abb. 2.64 u. 2.65).
- Sehen alle Extrasystolen gleich aus? (ja: monomorphe ES; nein: polytope ES) (Tab. 2.29).

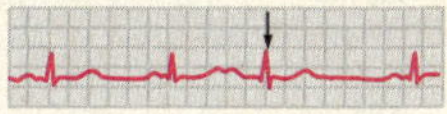

Abb. 2.64 EKG-Streifen mit SVES.

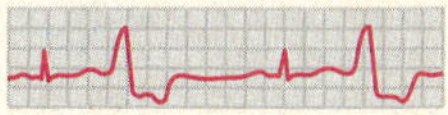

Abb. 2.65 EKG-Streifen mit VES.

Eine etwas genauere Differenzierung von Erregungsleitungsstörungen, die sich im Vorhofbereich abspielen, ist durch die Beurteilung der P-Welle und der PQ-Dauer möglich. Die Frage nach einem AV-Block und/oder nach einer/m Vorhoftachykardie/Vorhofflimmern kann dabei beantwortet werden (Abb. 2.66).

Bezeichnung	EKG-Bild	Bemerkungen	Vorkommen
normales EKG	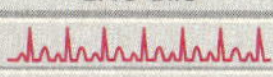	PQ normal	normal
AV-Block I. Grades	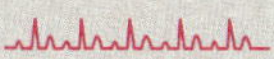	PQ verlängert	Vagotonie, Sportler, Myokarditis, KHK, Digitalisierung, Herzvitium
AV-Block II. Grades (Typ I = Wenkebach-Periodik)	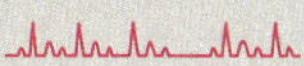	1. PQ verlängert sich zunehmend 2. dann QRS-Ausfall	vegetative Dystonie, KHK, Überdigitalisierung
AV-Block II. Grades (Typ II = Mobitz Typ II)	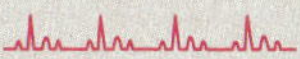	1. nur jede 2. oder 3. Vorhoferregung (P) bewirkt eine Kammererregung (QRS) 2. Bradykardie	Myokarditis, KHK, Kardiomyopathie
AV-Block III. Grades = totaler AV-Block	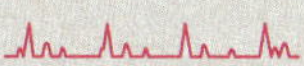	1. P und QRS haben jeweils eigenen Rhythmus 2. deutliche Bradykardie 3. QRS meist verbreitert	Myokarditis, Herzvitium, KHK, Fibrose des Erregungsleitungssystems
Vorhofflattern	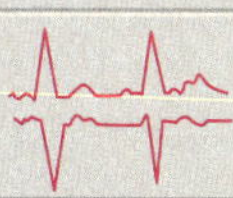	gleichmäßige Flatterwellen in II, III, aV_F, V_1, Vorhoffrequenz ca. 220 – 350/min	KHK, Herzvitien
Vorhofflimmern	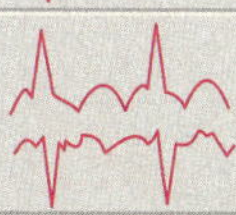	unregelmäßige, atypische Flimmerwellen, Vorhoffrequenz ca. 350–600/min	KHK, Herzvitien, selten idiopathisch

Abb. 2.66 AV-Blockbilder.

P-Welle

Die P-Welle stellt die Erregung der Vorhöfe dar. Für die Beurteilung wichtig sind: Amplitude (< 0,25 mV = 2,5 mm), Dauer (≤ 0,11 s = 5,5 mm), Deformierung. Bei manchen Rhythmusstörungen wie z.B. Vorhofflimmern/-flattern oder sinuatrialer Block fehlt sie. Die wichtigsten Abweichungen sind in Abb. 2.67 dargestellt.

Klassifikation	normales P	P sinsitro-atriale	P dextro-atriale	P biatriale
Bedeutung	normalgroßer Vorhof	Überlastung des linken Vorhofs	Überlastung des rechten Vorhofs	Überlastung beider Vorhöfe
anatomisches Bild mit Vektorrichtung	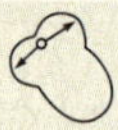	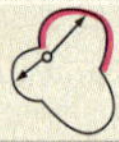	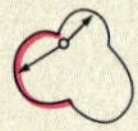	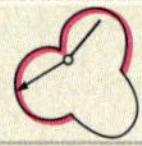
EKG-Veränderungen I II III V_1	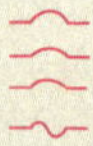	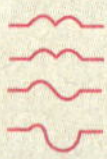	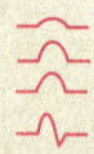	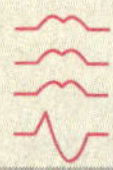
EKG-Merkmale	P in I, II, III < 0,12 s und < 0,2 mV P in V_1 < 0,15 mV	P in I und II doppelgipflig und verbreitert P in V_1 breit-negativ und tief	P in II und III spitz-positiv P in V_1 und V_2 hoch	P in I, II und III breit und hoch (> 0,11 s und > 0,2mV) P in V_1 und V_2 hoch und breit-negativ
häufiges Vorkommen	Normalfall	Mitralvitien, Hypertonie	Herzfehler mit Rechtherz-hypertrophie Cor pulmonale	Mitralstenose mit pulmonaler Hypertonie (schwere Rechts- und Linksherz-hypertrophie)

Abb. 2.67 Veränderungen der P-Welle.

Q-Zacke

Normalbefund: Dauer < 0,04 s, Amplitude < ¼ R-Höhe, normal in V4–6, in I und aVL bei Linkstyp, in II, III, aVF bei Steil- bzw. Rechtstyp. In V1–2 immer pathologisch.

- verbreiterte, plumpe Q-Zacken bei Infarkt (z.B. in I und aVL bei größerem Vorderwandinfarkt, in III und aVF bei Hinterwandinfarkt)
- Q-Zacken auch bei WPW-Syndrom, starker Hypertrophie.

Tab. 2.30 Linksschenkelblock.

	linksanteriorer Hemiblock	**linksposteriorer Hemiblock**	**kompletter Linksschenkelblock**
Befunde	überdrehter Linkstyp	überdrehter Rechtstyp	Linkstyp (normal)
	QI-SIII-Konstellation	SI-QIII-Konstellation	QRS-Komplex > 0,12 s
	kleines Q in I und aVL	hohes R in II, III und aVF	Aufsplitterung von R mit ST-Senkung mit negativem T in I, aVL, V_5 und V_6
	S-Zacken in V_{2-4}	tiefes S in I und aVL	tiefes und breites S in III, aVF, V_1 und V_2
	evtl. ST-Strecken-Senkung in V_5, V_6		
Vorkommen	inferiorer Infarkt, Lungenembolie, Thorax-Deformität u.a.	selten; jugendliches Alter, Herzverlagerung nach rechts, Rechtsherz-belastung	KHK, Myokarditis, Hypertonie, Aortenvitium, dilatative Kardio-myopathie

QRS-Komplex

Der QRS-Komplex stellt die Kammererregung dar. Hier sind Veränderungen zu sehen, die das Reizleitungssystem der Kammern oder das Ventrikelmyokard betreffen.
Kammerhypertrophie (Abb. 2.68).
Schenkelblockbilder (Tab. 2.30, Tab. 2.31 u. Abb. 2.69)

Linksventrikuläre Hypertrophie	**Rechtsventrikuläre Hypertrophie**
(überdrehter) Linkstyp	Rechtstyp
R in V_5 + S in V_1 > 3,5 mV (Sokolow-Lyon-Index)	R in V_1 + S in V_5 > 1,05 mV (Sokolow-Lyon-Index)
R in V_5 oder V_6 > 2,6 mV	R in V_1 > 0,7 mV, S in V_1 < 0,3 mV
tiefes S in V_1 (> 2,4 mV)	S in V_5 und V_6 > 0,7 mV, kleines R in V_5 und V_6
breiter QRS-Komplex	breiter QRS-Komplex
Erregungsrückbildungsstörung in V_{5-6} (T präterminal negativ o. biphasisch, ST-Senkung)	Erregungsrückbildungsstörung in V_{1-2} (T präterminal negativ o. biphasisch, ST-Senkung)
oft inkompletter Linksschenkelblock	oft Rechtsschenkelblock
P sinistro-atriale	P dextro-atriale
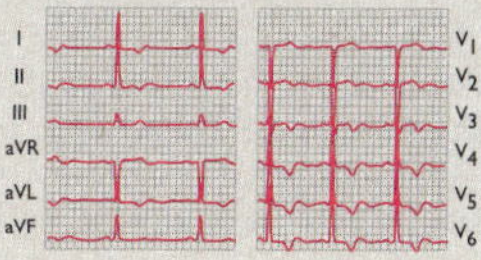	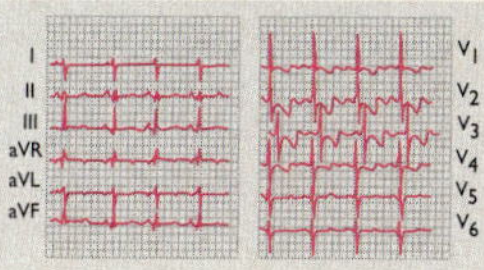

Abb. 2.68 Links- und rechtsventrikuläre Hypertrophie.

Tab. 2.31 Rechtsschenkelblock.

	inkompletter Rechtsschenkelblock	**kompletter Rechtsschenkelblock**	**Rechtsschenkelblock + linksant. Hemiblock (bifaszikulärer Block)**
Befunde	Rechts- oder Linkstyp QRS-Komplex < 0,11 s QRS-Komplex in V_1 M-förmig aufgesplittert S in I, aVR, V_5 und V_6 breit Typ I: rSr'-Form (herzgesund) Typ II: RSR'- oder rSR'-Form (evtl. Rechtsherzhypertrophie) Typ III: rsR'-Form (Rechtsherzhypertrophie)	oft Rechts- oder Linkstyp QRS-Komplex > 0,12 s R in V_1 M-förmig aufgesplittert S in I, aVR, V_5 und V_6 breit und plump	überdehter Linkstyp vollständiger Rechtsschenkelblock
Vorkommen	oft bei Herzgesunden, sonst bei Vorhofseptumdefekt, gelegentlich bei Pulmonalstenose, Mitralstenose, KHK, anteroseptaler Infarkt, Rechtsherzhypertrophie	KHK, Myokarditis, Rechtsherzhypertrophie	z. B. supraapikaler und apikaler Vorderwandinfarkt

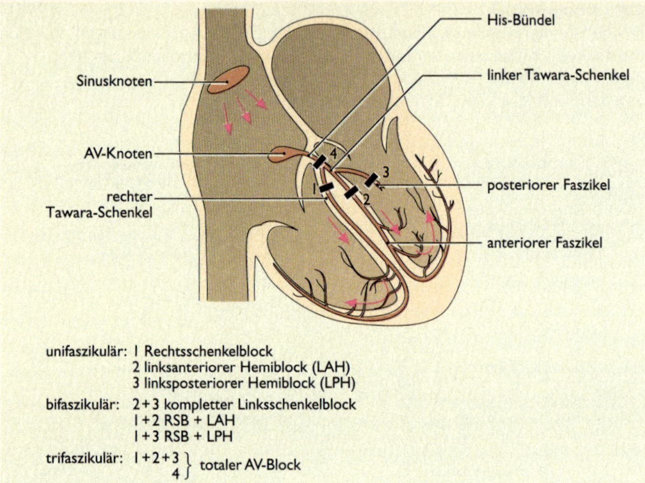

Abb. 2.69 Schema der Schenkelblöcke.

ST-Strecke und T-Welle

Für die Beurteilung der Erregungsrückbildung (v.a. in den Kammern) ist die Bestimmung der ST-Strecke und der T-Welle wichtig. Das Aussehen der ST-Strecke kann von einer großen Anzahl physiologischer und pathologischer Ereignisse beeinflußt werden. Bei der Interpretation sind deshalb immer klinische Angaben mit zu Rate zu ziehen (Abb. 2.70 u. 2.71).

U-Welle

Die nicht regelmäßig dem T folgende Schwankung wird U-Welle genannt. Über ihre Ursache gibt es keine einheitlichen Vorstellungen. Sie ist normalerweise positiv, kann jedoch bei pathologischem Geschehen negativ oder biphasisch erscheinen (Abb. 2.72).

	Vorkommen	EKG-Bild
hohe positive U-Wellen	Vagotonie, Bradykardie, forcierte Inspiration, nach körperlicher Anstrengung, Hypokaliämie, Erkrankungen des ZNS, Hyperthyreose	V_3 $V_{5/6}$ K 3,5 mval/l $V_{5/6}$ K 2,5 mval/l
negative oder biphasische U-Wellen (stets pathologisch!)	Linksherzhypertrophie, Rechtsherzüberbelastung, Angina pectoris, Z.n. Herzinfarkt	$V_{5/6}$ $V_{5/6}$

Abb. 2.72 U-Wellen.

ERGOMETRIE (BELASTUNGS-EKG)

Unter Ergometrie versteht man die kontinuierliche EKG-Registrierung (12-Kanal) unter definierter körperlicher Belastung (Fahrradergometer im Sitzen oder Liegen, Laufband). Aufgrund der hohen Aussagekraft sollte die Indikation zum Belastungs-EKG als nichtinvasive und einfach durchzuführende Untersuchung breit gestellt werden!

Indikationen

- KHK-Diagnostik
- Beurteilung der Belastbarkeit nach Infarkt, nach Herz-OP, nach PTCA etc.
- Abklärung von Herzrhythmusstörungen (belastungsabhängig?)
- Abklärung eines Belastungshypertonus
- Abklärung der generellen körperlichen Belastbarkeit
- Kontrolle der Effektivität einer antianginösen oder antihypertensiven Medikation.

ST-T-Form	Bezeichnung	Vorkommen	Beurteilung
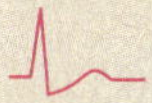	aszendierende ST-Senkung u. abgeflachtes T	Tachykardie, häufig vegetative Dystonie	funktionell
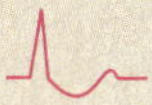	muldenförmige ST-Senkung u. abgeflachtes T	Digitalisierung, evtl. Koronarinsuffizienz	funktionell, evtl. organisch
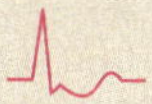	leicht deszendierendes ST u. präterminal negatives bzw. biphasisches T (Roller-coaster-Syndrom)	Elektrolytstörungen (Hypokaliämie, Hypomagnesiämie), Vergiftungen, Koronarinsuffizienz	organisch
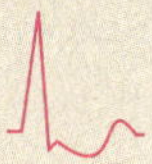	deszendierende ST-Senkung u. präterminal negatives bzw. biphasisches T (Roller-coaster-Syndrom), hohes R	sekundäre Koronarinsuffizienz bei Hypertrophie	organisch
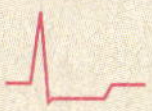	horizontale (ischämische) ST-Senkung und negatives T	Koronarinsuffizienz	organisch
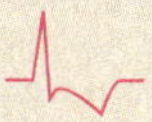	deszendierende (ischämische) ST-Senkung u. spitz-negatives T	Koronarinsuffizienz, Herzinfarkt, Perikarditis	organisch

Abb. 2.70 ST-Strecken-Veränderungen.

T-Form	Bezeichnung	Vorkommen	Beurteilung
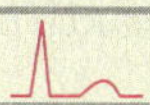	normal hohes T (T> 1/7 von R)	normaler Fall	normal
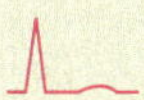	abgeflachtes T (T< 1/7 von R, aber positiv)	vegetative Dystonie, bei jüngeren Menschen, Digitalisierung	meist funktionell
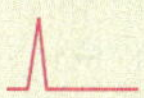	isoelektrisches T	vegetative Dystonie o. Sympathikotonie	funktionell
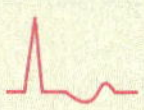	biphasisches T	evtl. Tachykardie oder Sympathikotonie, Koronarinsuffizienz	funktionell o. organisch
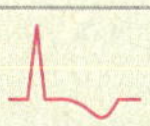	präterminal negatives T	Koronarinsuffizienz, evtl. Hypertrophie	organisch
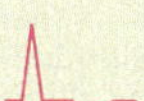	terminal negatives T, spitz-negatives, gleischschenklig negatives T, koronares T	Koronarinsuffizienz, Perikarditis, Myokarditis, infektiös-toxische Myokardaffektion	organisch

Abb. 2.71 Veränderungen der T-Welle.

Kontraindikationen
- frischer Myokardinfarkt (< 4 Wochen)
- instabile Angina pectoris
- dekompensierte Herzinsuffizienz oder Herzinsuffizienz III° oder IV°
- hochgradige, klinisch manifeste Klappenfehler (z.B. Aortenstenose)
- Herzwand-/Aortenaneurysma
- hypertrophisch-obstruktive Kardiomyopathie
- schlecht eingestellter Hypertonus (> 200/120 mmHg in Ruhe)
- akute Peri-, Myo-, Endokarditis
- hochgradige Rhythmus-, Reizleitungs- oder Reizbildungsstörungen (z.B. AV-Block III°, SA-Block)
- Z.n. frischer Thrombose/Embolie (Lungenembolie, apoplektischer Insult, Phlebothrombose etc.)
- schwere Infekte oder Allgemeinerkrankungen.

Durchführung
- Rechtzeitig abklären, ob die Belastung mit oder ohne Medikation durchgeführt werden soll (ggf. Absetzen von Digoxin 8 Tage, Digitoxin 14 Tage, β-Blocker 4 Tage vor der Untersuchung!)
- Aufklärung des Patienten:
  - Art der Untersuchung
  - am Untersuchungstag keine Genußmittel (Kaffee, Tee, Nikotin)
  - leichtes Frühstück ca. 2 h vor Untersuchung
  - Symptome, auf die er achten und die er mitteilen soll (Brustenge, sonstige Schmerzen, Atemnot etc.).
- EKG-Ableitungen anlegen: Extremitätenelektroden an den Rücken (Ergometrie im Sitzen) bzw. an den Thorax (Ergometrie im Liegen), Brustwandableitungen (V_{1-6}) wie gewohnt an die normalen Ableitungsstellen, dazu z.B. Brustgurt, Saugelektroden oder Einmalklebeelektroden verwenden!
- Ruhe-EKG direkt vor der Belastung schreiben und beurteilen (s. Kontraindikationen!)
- Belastungsbeginn mit 25 W (z.B. bei KHK, Z.n. Infarkt), 50 W (Patienten ohne wesentliche Herzerkrankungen) bzw. 75 W (jugendliche Patienten, trainierte Patienten)
- Steigerung alle 2 min um jeweils 25 W (bei gut trainierten Pat. um 50 W) bis zum Erreichen der submaximalen Ausbelastungsfrequenz (= 85% der max. Herzfrequenz; max. Herzfrequenz = 220 – Lebensalter)

MEMO

Negative, d.h. unauffällige Belastungs-EKGs, bei denen nur < 85% der submaximalen HF erreicht wurden, haben hinsichtlich der Aussage zu einer möglichen Belastungsischämie keinen diagnostischen Wert!

- Nachbeobachtung des Patienten mit Dokumentation der Parameter zu den Zeitpunkten 1 min nach Belastung, 3 min nach Belastung, 5 min nach Belastung. Falls erforderlich, solange nachbeobachten, bis vorher neu aufgetretene Ischämiezeichen wieder rückläufig bzw. verschwunden sind.

BEACHTE

- **Unmittelbar vor jeder Ergometrie aktuelles Ruhe-EKG schreiben, um z.B. einen frischen Herzinfarkt auszuschließen!**
- **Notfallkoffer und Defibrillator müssen immer bereitstehen, da Provokation lebensbedrohlicher Zustände möglich!**

Beurteilungskriterien
- ST-Strecken-Senkungen (intramurale Ischämie)
- ST-Strecken-Hebungen (transmurale Ischämie)
- AP-Symptomatik unter Belastung
- Blutdruckverhalten unter Belastung.

Abbruchkriterien

- Angina pectoris, auch ohne ST-Strecken-Veränderungen!
- starke Dyspnoe, Husten, Blässe, Zyanose und Kaltschweißigkeit
- pathologische ST-Strecken-Senkungen ≥ 0,2 mV (auch ohne Stenokardien!)
- neu auftretendes Blockbild (z.B. bifaszikulärer Block oder Linksschenkelblock)
- AV-Block II° oder III°, Vorhofflimmern/-flattern
- Erreichen der Ausbelastungsfrequenz
- RR-Anstieg ≥ 250/120 mmHg
- unzureichender RR-Anstieg (< 5 mmHg/Belastungsstufe)
- zahlreiche Couplets, ventrikuläre Tachykardie
- extremer Pulsanstieg/-abfall.

LANGZEIT-EKG (HOLTER-EKG)

Beim Langzeit-EKG handelt es sich um die kontinuierliche, meist 24stündige EKG-Registrierung mittels Magnetband oder Festspeicher zur Beurteilung von Herzrhythmusstörungen, -frequenz, Erregungsbildung und -leitung (ST-Strecke).

Indikationen

- Herzrhythmusstörungen (Diagnose, Verlaufskontrolle und Therapieüberwachung)
- Koronare Herzkrankheit/Myokardischämie (Diagnose, Verlaufskontrolle und Therapieüberwachung)
- Überprüfung einer Herzschrittmacherfunktion
- Schlafapnoe-Syndrom.

Durchführung

- Nach Reinigung der Hautoberfläche Plazierung der meist 5–7 Elektroden an der Brustwand (jeweilige Anleitung beachten!), Kontrolle des EKG-Bildes, gute Fixierung von Elektroden und Kabel
- Patientenprotokoll über Beschwerden (Herzrasen/-stolpern, Schwindel etc.) und Aktivitäten während der Registrierung.

Auswertung

Analyse normalerweise durch Computer: Ausdruck und Bewertung von Anzahl und Art aufgetretener Extrasystolen (SVES/VES, monotop/polytop, Bigeminus, Couplets, Salven etc.), Frequenzanalyse, ST-Strecken-Analyse, Ausdruck ausgewählter Rhythmusstörungen (wichtig zur Kontrolle, ob nur Artefakte vorliegen!) (s.a. Tab. 2.29).

2.7.2 Echokardiographie (UKG)

Die Echokardiographie ermöglicht die sonographische Darstellung der Anatomie des Herzens (Kammergröße, Wanddicke etc.) und seiner Bewegungsabläufe (Ventrikel-/Vorhofwandbewegungen, Klappenbewegungen etc.). Sie ist ein relativ einfaches, nichtinvasives Verfahren mit hoher Aussagekraft zur Beurteilung der Herzfunktion. Das Herz ist durch die luftgefüllte Lunge sowie den knöchernen Thorax sonographisch schlecht zugänglich. Die für die Plazierung des Schallkopfes geeigneten Stellen (parasternal 2.–5. ICR li., apikal in Höhe der Herzspitze, subkostal im Bereich des Xiphoids, suprasternal in der Fossa jugularis) werden als „Fenster" bezeichnet. Durch Schallkopfneigung kann das Herz in verschiedenen definierten Ebenen untersucht werden.

TM-ECHO (M-MODE, EINDIMENSIONALE ECHOKARDIOGRAPHIE)

Im M-Mode-Verfahren erhält man durch die punktuelle Schallwellenausstrahlung eine Linie durch das Herz, auf der die Reflexe der jeweiligen Grenzstrukturen zu erkennen sind. Durch Auftragung auf eine Zeitachse ergibt sich ein bandförmiges Bild mit den bewegungsabhängigen Änderungen der Grenzstrukturen, die als unterschiedliche

Kurvenverläufe zu erkennen sind (Time-motion-Betrieb). Mit Hilfe des gleichzeitig abgeleiteten EKG kann eine Zuordnung zu den jeweiligen Phasen des Herzzyklus erfolgen (Abb. 2.73).

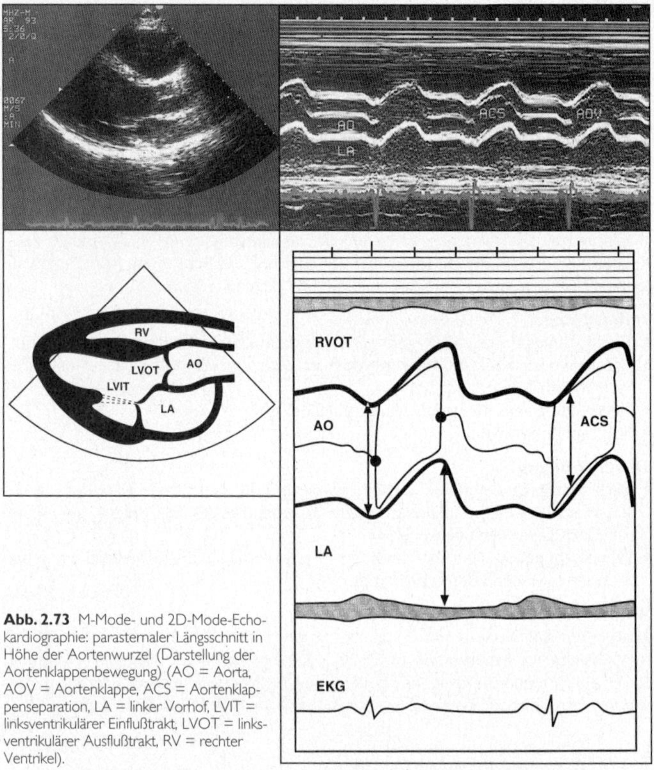

Abb. 2.73 M-Mode- und 2D-Mode-Echokardiographie: parasternaler Längsschnitt in Höhe der Aortenwurzel (Darstellung der Aortenklappenbewegung) (AO = Aorta, AOV = Aortenklappe, ACS = Aortenklappenseparation, LA = linker Vorhof, LVIT = linksventrikulärer Einflußtrakt, LVOT = linksventrikulärer Ausflußtrakt, RV = rechter Ventrikel).

2D-ECHO (ZWEIDIMENSIONALE ECHOKARDIOGRAPHIE)

Durch eine fächerförmige Schallwellenausstrahlung erhält man die Darstellung einer Schnittebene durch das Herz. Die Bewegungsabläufe werden zweidimensional mit einem Multielement-Schallkopf oder -Transducer als Echtzeitdarstellung (Sofortbild) sichtbar. Das 2D-Echo ist jedoch bei raschen Bewegungsabläufen dem M-Mode-Verfahren unterlegen, so daß es unter M-Mode-Kontrolle durchgeführt wird (Abb. 2.73).

DOPPLER-ECHOKARDIOGRAPHIE/FARBKODIERTE DOPPLER-SONOGRAPHIE

Mit Hilfe der Doppler-Echokardiographie können Blutflußgeschwindigkeiten dargestellt werden. Ähnlich dem M-Mode-Verfahren werden die unterschiedlichen Flußgeschwindigkeiten als eindimensionale Kurve entlang einer Zeitachse dargestellt. Im Gegensatz dazu werden bei der farbkodierten Doppler-Sonographie Blutströmung und Morphologie gleichzeitig in einem zweidimensionalen Schnittbild dargestellt. Blut-

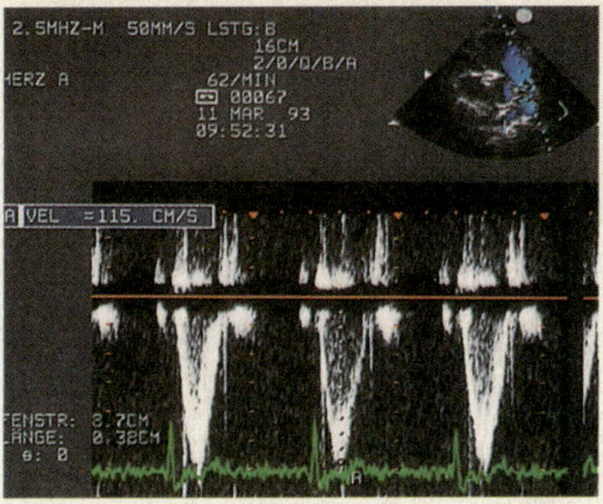

Abb. 2.74 Doppler-Echokardiographie: parasternaler Querschnitt in Höhe der Aortenwurzel (Messung an der Pulmonalklappe).

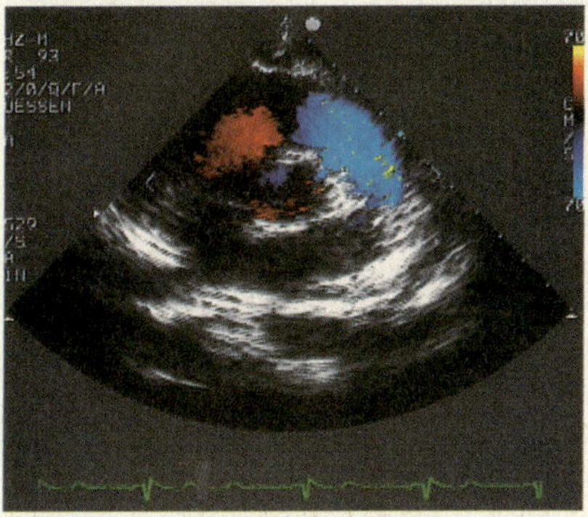

Abb. 2.75 Farbkodierte Doppler-Sonographie: parasternaler Querschnitt in Höhe der Aortenwurzel (Farbumschlag von Rot nach Blau).

flüsse, die sich zum Schallkopf hin bewegen, werden rot kodiert, vom Schallkopf weg werden sie blau kodiert. Dadurch sind Aussagen über intrakardiale Blutflußverhältnisse, eine qualitative und quantitative Bewertung von Klappenfehlern und insbesondere Aussagen über Druckgradienten möglich (Abb. 2.74 u. 2.75).

TRANSÖSOPHAGEALE ECHOKARDIOGRAPHIE (TEE)

Der Schallkopf ist in ein flexibles Endoskop eingebaut und kann über die Speiseröhre auf die Höhe des Herzens vorgeschoben werden. Der Vorteil der Methode besteht in der unmittelbaren räumlichen Nähe und der fehlenden Interposition von Knochen- und Lungengewebe. Die TEE gilt deshalb derzeit als eine der aussagefähigsten Methoden zum Nachweis krankhafter Veränderungen im Bereich des Herzens (z.B. Vorhofthromben, Endokarditis der Mitral- und Aortenklappe, Dissektion der thorakalen Aorta). Selbstverständlich können alle Methoden der Echokardiographie (M-Mode, 2D-Echo, Doppler) angewandt werden.

KONTRASTMITTELECHOKARDIOGRAPHIE

Durch die i.v. Gabe von Kontrastmittel (Suspension von Mikropartikeln) werden die Herzbinnenechos verstärkt. Dadurch kann vor allem das rechte Herz besser beurteilt werden, ebenso ist die Darstellung von Shuntströmungen bei Septumdefekten möglich.

BELASTUNGSECHOKARDIOGRAMM (STRESS-ECHO)

Wie beim Belastungs-EKG mittels Fahrradergometer oder durch i.v. Gabe von Katecholaminen wird die Herzarbeit während der Untersuchung kontinuierlich gesteigert. Die Sensitivität der Methode bei der Diagnostik, v.a. von koronarer Herzkrankheit, liegt höher als die des Belastungs-EKG. Aussagen über das enddiastolische Volumen und die Ejektionsfraktion in Ruhe und unter Belastung lassen sich treffen (z.B. eingeschränkt durch ischämiebedingte Hypokinesien) und bieten damit besser Aufschluß über den Schweregrad einer koronaren Herzkrankheit.

ZEITINTERVALLE DES HERZZYKLUS (Abb. 2.78)

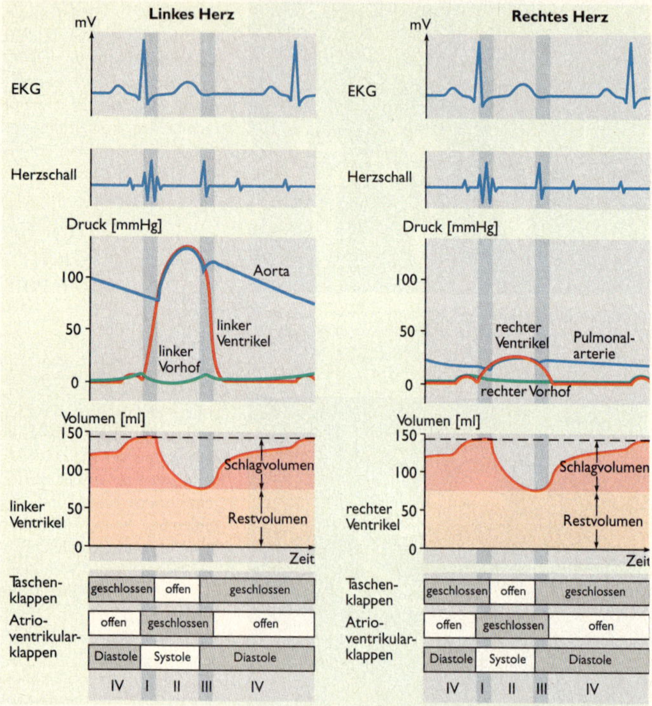

Abb. 2.78 Zusammenhang zwischen EKG, Herzschall und Herzmechanik. Aktionsphasen des Herzzyklus: I Anspannungs-, II Austreibungs-, III Entspannungs-, IV Füllungsphase.

NORMPARAMETER (Tab. 2.32)

Tab. 2.32 Hämodynamische Normparameter.

Parameter	engl.	Berechnung/Messung	physiologischer Wert	Einheit
Herzfrequenz (HF)	heart rate (HR)	Puls, EKG	60–100	min^{-1}
Herzminutenvolumen (HMV)	cardiac output (CO)	SV × HF	5–6	l/min
Herzindex (HI)	cardiac index (CI)	HMV/KO	2,6–4,2	$l/min/m^2$
Schlagvolumen (SV)	stroke volume (SV)	LVEDV–LVESV	60–70	ml/Schlag
Ejektionsfraktion (EF)	ejection fraction (EF)	SV/LVEDV	60–75	%
zentraler Venendruck (ZVD)	central veneous pressure (CVP)	Messung mittels zentralen Venenkatheters	1–10/ 2–12	mmHg/ cmH_2O
mittlerer Druck im rechten Vorhof	mean right atrial pressure (MRAP)	Messung mittels Pulmonalarterienkatheter!	Mitteldruck: 1–5	mmHg

Tab. 2.32 Fortsetzung.

Parameter	engl.	Berechnung/Messung	physiologischer Wert	Einheit
rechtsventrikulärer Druck	right ventricular pressure (RVP)	Messung mittels Pulmonalarterienkatheter!	systol.: 17–32; enddiastol.: 1–7	mmHg
pulmonalarterieller Druck	pulmonary arterial pressure (PAP)	Messung mittels Pulmonalarterienkatheter!	systol.: 17–32; enddiast.: 4–3; Mitteldruck: 9–19	mmHg
pulmonalkapillärer Druck	Wedge-pressure (PCWP)	Messung mittels Pulmonalarterienkatheter (entspricht etwa LVEDP)	5–12	mmHg
linker Vorhofdruck	left atrial pressure (LAP)	Messung mittels Linksherzkatheter	Mitteldruck: 2–12	mmHg
linksventrikulärer (enddiastolischer) Druck	left ventricular (endiastolic) pressure (LVP/LVEDP)	Messung mittels Linksherzkatheter	systol.: 90–140; endiastol. (LVEDP): 5–12	mmHg
arterieller Systemdruck (RR_{art})	arterial pressure (AP)	Messung mittels Riva-Rocci oder blutig mittels art. Verweilkanüle	systol.: 90–140; diastol.: 60–90	mmHg
art. Mitteldruck	mean arterial pressure (MAP)	$(RR_{syst} + 2\ RR_{diast})/3$	70–105	mmHg
totaler peripherer Widerstand	total peripheral resistance (TPR)	(MAP–MRAP)/CO × 80	900–1500	dyn. × sec. × cm^{-5}
koronarer Perfusionsdruck	coronary perfusion pressure	AP_{syst}–LVEDP	60–70	mmHg

KO = Körperoberfläche, LVEDV = linksventrikuläres enddiastolisches Volumen, LVESV = linksventrikuläres endsystolisches Volumen

2.7.3 Herzkatheter

LINKSHERZKATHETER

Der Linksherzkatheter bietet sowohl diagnostische (Koronarangiographie, Bewertung der Hämodynamik, intrakardiale elektrophysiologische und morphologische Diagnostik) als auch therapeutische Möglichkeiten. Vor jeder Katheterisierung sollten nichtinvasive Möglichkeiten ausgeschöpft werden.

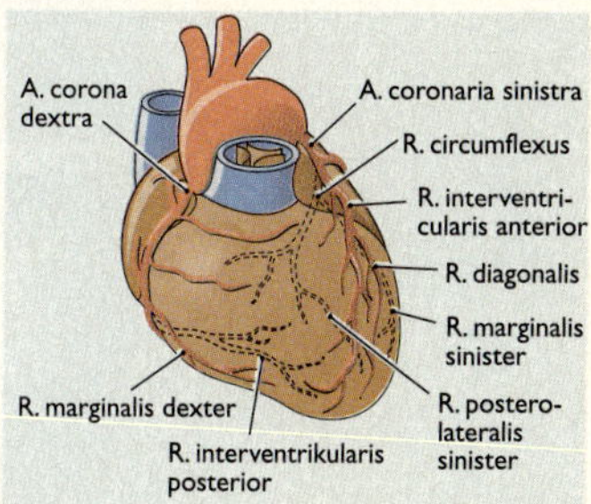

Abb. 2.76 Herzkranzgefäße.

Indikationen

- *Diagnostische Indikationen*, wenn durch nichtinvasive Maßnahmen keine befriedigende Abklärung möglich ist. Beurteilung von:
  - Funktion des linken Ventrikels: Auswurffraktion, Wanddicke, Wandbewegung, Aneurysmabildung?
  - Koronararterien (Abb. 2.76): Ausprägung einer KHK, Herzinfarkt?

– Klappenvitien, Septumdefekte: Ausprägung
– linksventrikuläre Thromben
– Aorta (Aneurysma, Aortenisthmusstenose)

♦ *Therapeutische Indikationen*:
– instabile progrediente Angina pectoris, Myokardinfarkt mit Lysekontraindikation oder nach erfolgloser Lyse
– perkutane transluminale Koronarangioplastie (PTCA): Ballonkatheterdilatation (Abb. 2.77)
– Stent-Implantation: intraluminale Einlage eines Metallgitter-Röhrchens
– lokale Thrombolyse (z. B. mit Urokinase)
– Klappenstenose (Sprengung mittels Ballonkatheter, Valvuloplastie).

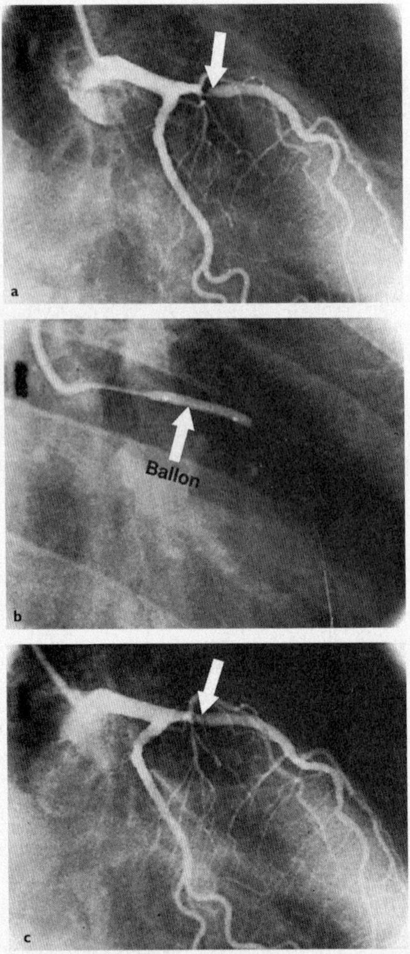

Abb. 2.77 Selektive Koronarangiographie mit perkutaner Ballondilatation einer subtotalen Stenose des Ramus interventricularis anterior: a) Stenose, b) entfalteter Ballon im Bereich der Stenose, c) erfolgreiche Gefäßdilatation.

Kontraindikationen

- Herzinsuffizienz III° oder IV°
- hämorrhagische Diathese
- schlecht eingestellter Hypertonus (>200/120 mmHg in Ruhe)
- floride Infekte
- fehlende therapeutische Konsequenzen
- relative Kontraindikationen: Kontrastmittelallergie, Arrhythmien, Niereninsuffizienz, Hyperthyreose, Schilddrüsen-Ca.

Durchführung

- Voruntersuchungen:
  - Labor: Elektrolyte, CK, BB, Gerinnung, TSH basal, evtl. Kreuzblut
  - aktueller Rö-Thorax (< 1 Woche)
  - aktuelles EKG (am Untersuchungstag).
- Aufklärung des Patienten (Art der Untersuchung, mögliche Komplikationen etc.)
- evtl. Sedierung (z.B. 10 mg Diazepam p.o.)
- Nach Punktion der A. femoralis oder A. brachialis wird der Katheter retrograd über die Aorta in den linken Ventrikel vorgeschoben (unter EKG-Kontrolle).
- Druckmessung (systolisch, diastolisch): Vorhof, Kammer, Gefäße
- Messung der O_2-Sättigung an verschiedenen Stellen
- KM-Darstellung des linken Ventrikels und der Koronararterien
- evtl. therapeutische Maßnahmen (s.o.).

Komplikationen

- arterielle Embolien, Herzinfarkt
- Perikardtamponade, Blutungen
- Arrhythmien
- KM-Allergie
- vasovagale Reaktion.

2.7.4 Bildgebende Verfahren

SONOGRAPHIE

Prinzip

Erzeugung von Querschnittsbildern durch Ultraschallwellen, die im Generator (piezoelektrischer Kristall) des Schallkopfes erzeugt, als kurze Impulse durch die Haut „eingestrahlt" und an Haut- und Gewebe- bzw. Organschichtgrenzen reflektiert werden. Der Schallkopf dient in den Sendepausen auch als Empfänger, der die reflektierten Schallwellen (Echos) in Elektronenstrahlen umsetzt, die nach Verstärkung auf einem Bildschirm sichtbar gemacht werden.

B-Mode-Verfahren

In der klinischen Routinediagnostik wird v.a. das zweidimensionale B-Mode- oder Echtzeitverfahren (Real-time-Technik) verwendet. Die reflektierten Echos werden in verschiedenen Grautönen wiedergegeben (zweidimensionale lichtmodulierte Darstellung der Echos), wobei Strukturen gleicher Echointensität in gleichen Grautönen dargestellt werden.

MEMO

Frequenzen: Grundsatz: Je tiefer/höher die zu beurteilenden Strukturen liegen, desto niedriger/höher sollte die Frequenz sein.
Abdomen und Thorax: 2,5–5 MHz Standard: 3,5 MHz
Schilddrüse, Weichteile, Mamma, Gefäße: 5 MHz
Endosonographie: 7,5 MHz

Systematik der sonographischen Nomenklatur

- Beschreibung der Echos: Stärke (stark/schwach), Größe (fein/grob), Abstand der Echos (dicht/vereinzelt)
- Beurteilung des Echomusters: Verteilung der Echos (homogen/inhomogen)
- Beurteilung der Schallausbreitung: Schallabschwächung (Schatten), relative Schallverstärkung
- Umschriebene Veränderungen.

Vorbereitung

Oberbauchsonographie möglichst nüchtern, bei Bedarf Darmgasreduktion durch Entschäumer (z. B. Sab simplex®) am Vorabend oder am Morgen vor der Untersuchung.

Durchführung

Die orientierende Oberbauchsonographie wird in festgelegten Standardschnittebenen (Abb. 2.79) durchgeführt, wobei die Abdominalorgane in mindestens zwei Ebenen dargestellt werden. Beim Auftreten pathologischer Befunde sind zusätzliche Schnittebenen nötig, um den Befund möglichst genau auch in Beziehung zu den Nachbarorganen darzustellen.

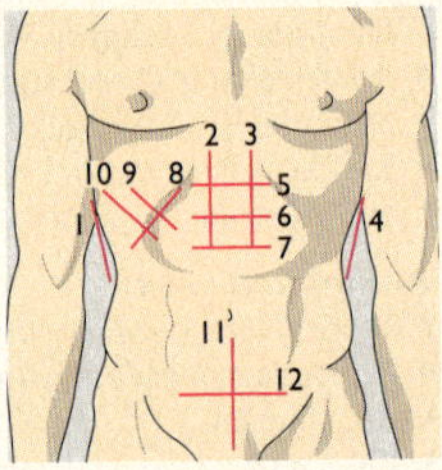

Abb. 2.79 Standardschnittebenen: (1) lateraler Longitudinalschnitt re., (2) Paramedianschnitt re., (3) Paramedianschnitt li., (4) lateraler Longitudinalschnitt, (5) oberer Transversalschnitt, (6) mittlerer Transversalschnitt, (7) unterer Transversalschnitt, (8) Subkostalschnitt, (9) Schrägschnitt re., (10) Interkostalschnitt re., (11) suprapubischer Longitudinalschnitt, (12) suprapubischer Transversalschnitt.

TIP Halten Sie eine bestimmte Reihenfolge der Schnittebenen ein, um nichts zu vergessen!

Organspezifische Normalbefunde

- *Leber*: ca. 10–12 cm MCL, Ventralfläche flach, Dorsalfläche konkav, kaudaler Leberrand spitz ausgezogen; echoarm, homogen
- *Gallenblase*: ca. 6–11 × 2–4 cm, birnenförmig, Wand ca. 1–2 mm (kontrahiert: ca. 3–4 mm); echofreies Lumen mit homogener echoreicher Wand
- *Pankreas*: ca. 12–15 × 2–4 cm, „wurst-", hantel- oder kommaförmig; echoarm, homogen
- *Milz*: variable Größe und Form, Grenzwerte 4 × 7 × 11 cm, Ventralfläche konvex, Dorsalfläche konkav, abgerundete Ränder; echoarm, homogen
- *Niere*: ca. 9–12 × 5–6 cm, bohnenförmig, lateral konvex, medial konkav, Parenchymbreite ca. 1–3 cm; echoarmes, homogenes Parenchym; zentrale, kranzförmig angeordnete Echos (= Mittelechokomplex); glatte Oberfläche
- *Aorta*: Ø < 2,5 cm (altersabhängig), rund, herzsynchrone Pulsationen; echofreies bis echoarmes Lumen
- *V. cava inf.*: Inspiration Ø ↓, Exspiration Ø ↑, oval, Doppelpulsation; echoarmes Lumen.

Pathologische Befunde (Abb. 2.80)

Abb. 2.80 Pathologische Veränderungen und Echomuster bei der Sonographie.

path. Befund	Sonographie	
Abszeß, älter (z. B. Leber)	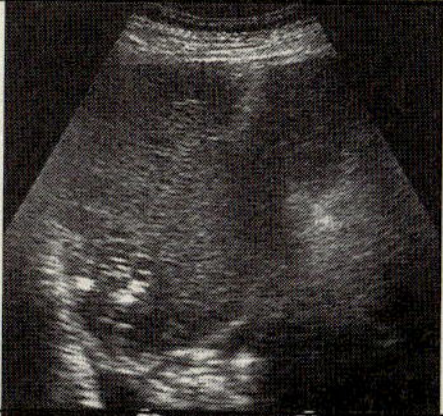	Binnenechos (durch Zelldetritus), Schallreflexion (durch Gaseinschlüsse), dorsale Schallauslöschung (durch Gaseinschlüsse)
Abszeß, frisch (z. B. Leber)	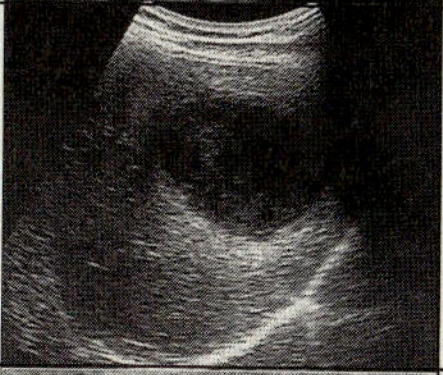	echofrei (wie Zyste, Serom o. Lymphozele)
Appendizitis, akut	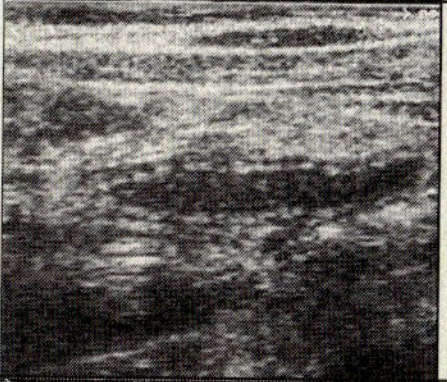	kolbig aufgetriebene Appendix, echoarmes Lumen, keine Peristaltik, aufgehobene Komprimierbarkeit
Aszites	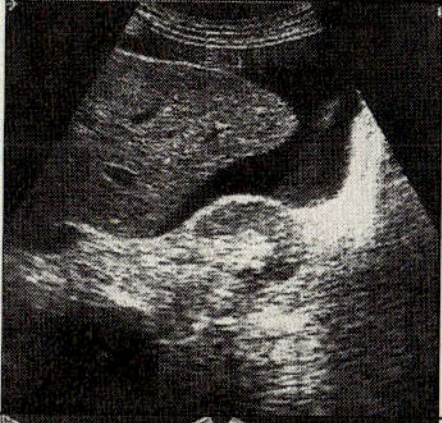	echofrei Unterscheidung zw. Aszites u. frischem Blut nicht immer zuverlässig möglich!
Cholezystitis	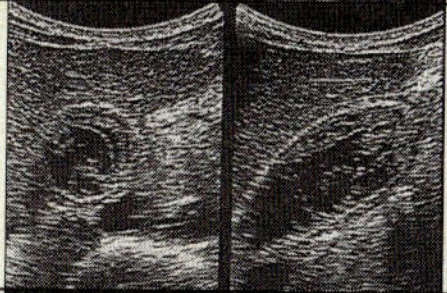	Wandverdickung > 3 mm, echoarmes pericholezystisches Ödem, evtl. entzündl. Exsudation o. Abszeßbildung nach Perforation, häufig Konkrement
Fettleber	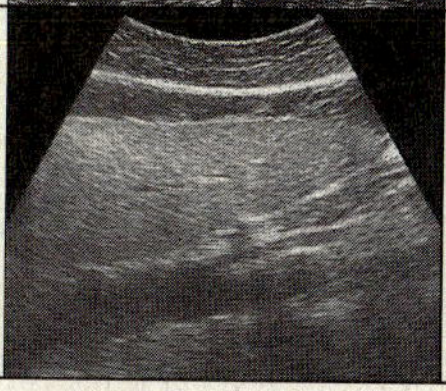	vermehrt echoreich, zunehmend Binnenechos, vergrößerte Leber

Abb. 2.80 Fortsetzung.

path. Befund	**Sonographie**	
Hämangiom (z. B. Leber)	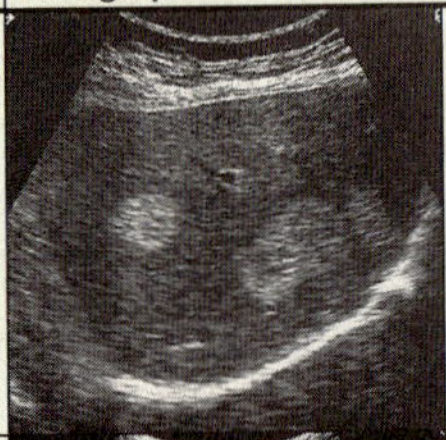	echoreich („Schneeball“, durch die zahlreichen Grenzflächen der Gefäßwände)
Hämatom (z. B. Milz)	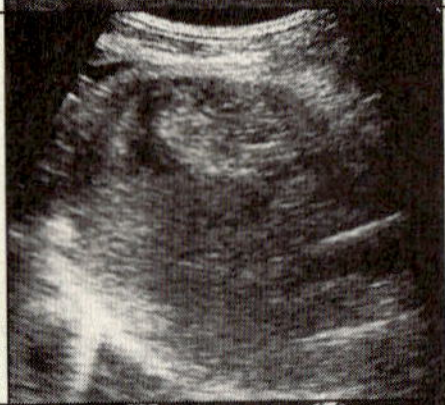	inhomogen, relativ scharf begrenzt
Hydronephrose	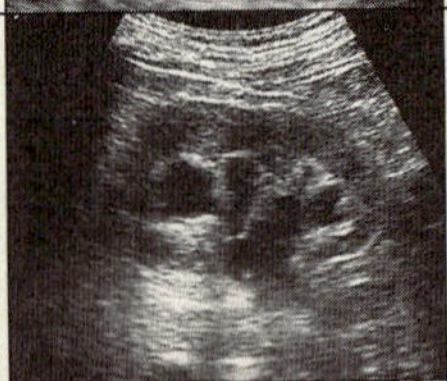	Dilatation d. Kelchsystems, echoarmes Lumen, zunehmende Verschmälerung d. Parenchymsaums
Ileus	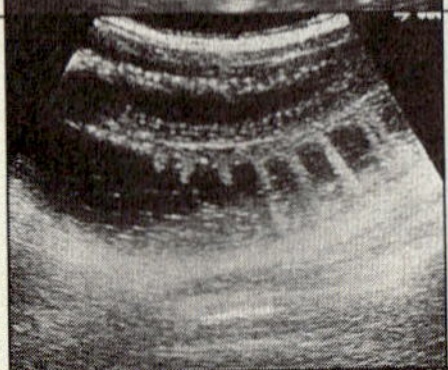	Dilatation durch vermehrten Gas- u. Flüssigkeitsgehalt, gesteigerte o. reduzierte Peristaltik, sichtbare Kerckring-Falten, evtl. peritoneale Flüssigkeit
Invagination	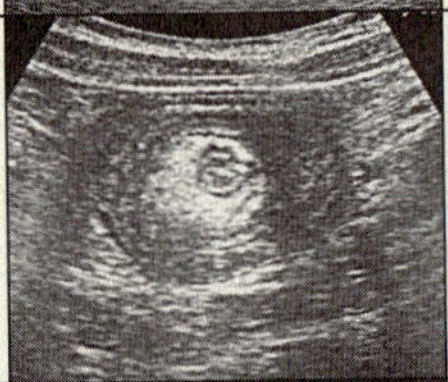	„Kokarden-Phänomen“ (Ring-in-Ring-Struktur), Dilatation, vermehrte Peristaltik in den vorgeschalteten Darmabschnitten, evtl. peritoneale Flüssigkeit
Konkrement (z. B. Niere)	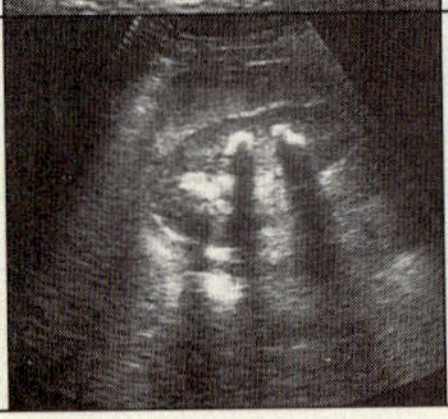	dorsale Schallauslöschung

Abb. 2.80 Fortsetzung.

path. Befund	Sonographie	
Leberzirrhose	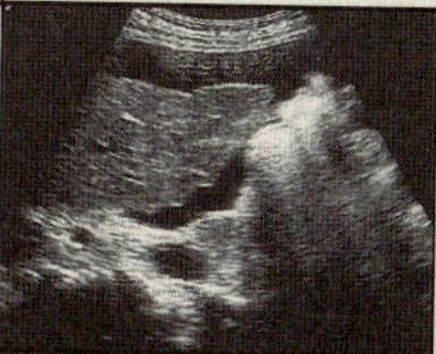	unruhiges Binnenstrukturmuster, vermehrt echoreich, umschriebene echoreiche Regeneratknoten, wellige Oberfläche, verplumpte Portaläste
Luft (z. B. Dünndarm)	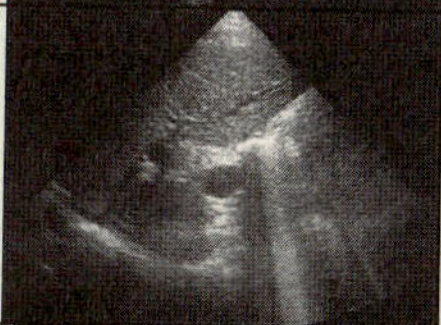	echoreicher Reflex mit dorsaler Schallauslöschung
Metastasen (z. B. Leber)	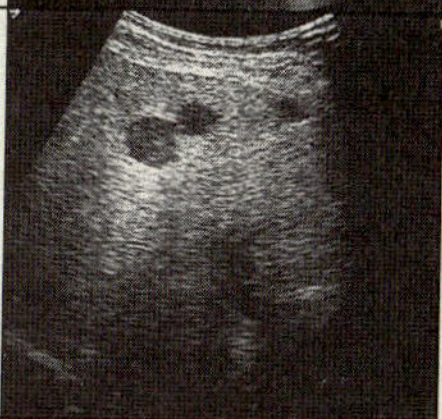	echoarm, echoreich o. isoechogen mit echoarmem Randsaum („Halo“)
Milzinfarkt	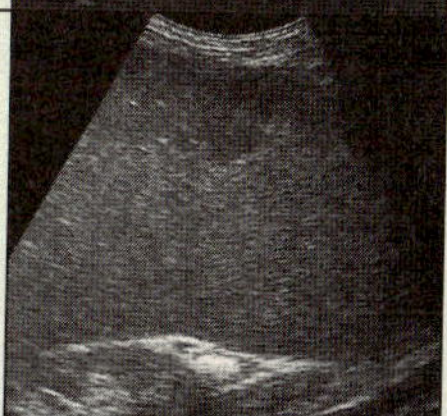	keilförmiges, echoarmes Areal
Nierentumor	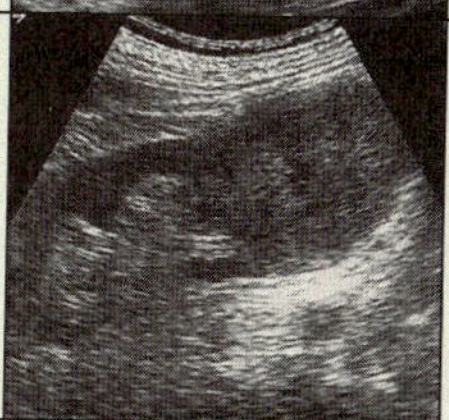	echoarme, echoreiche o. echogleiche, meist schlecht abgrenzbare Raumforderung, evtl. Vorwölbung d. Nierenkontur, evtl. Verdrängung/Verlegung v. Gefäßen/Gangsystemen
Pankreas-Ca.	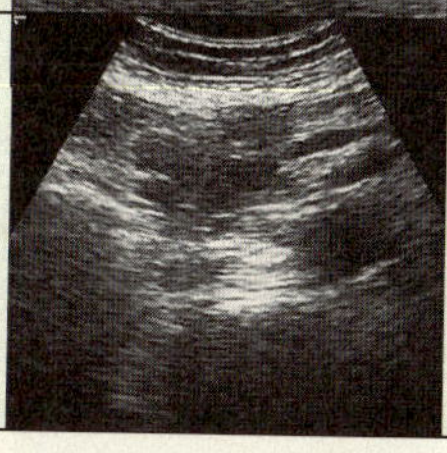	meist unscharf begrenzte, echoarme, homogene Strukturänderung, Vorwölbung d. Organkontur, Verdrängung/Verlegung v. Gefäßen o. Gangsystemen

Abb. 2.80 Fortsetzung.

path. Befund	Sonographie	
Pankreatitis, akut	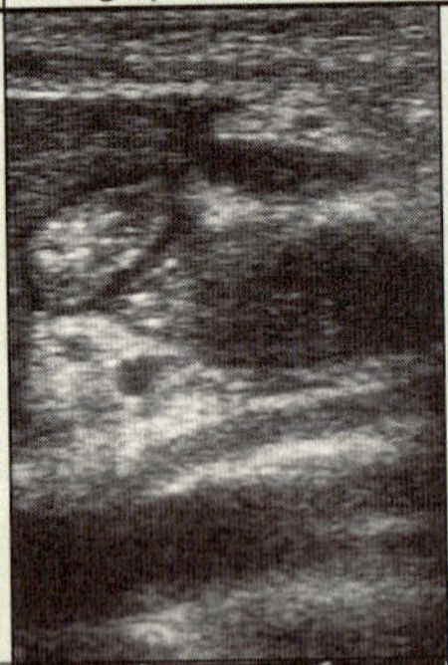	diffus vergrößert, echoarm, unscharf abgrenzbar, homogen o. inhomogen
Pankreatitis, chron.	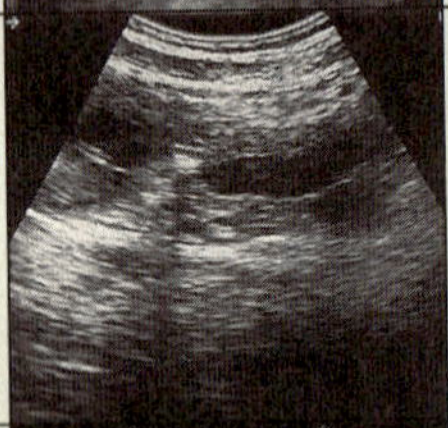	unregelm. Kontur, homogen o. inhomogen, oft fleckförmige echoreiche Bezirke, evtl. Verkalkungen m. Schallschatten, Pseudozysten, erweiterter Ductus pancreaticus
Stauungsleber	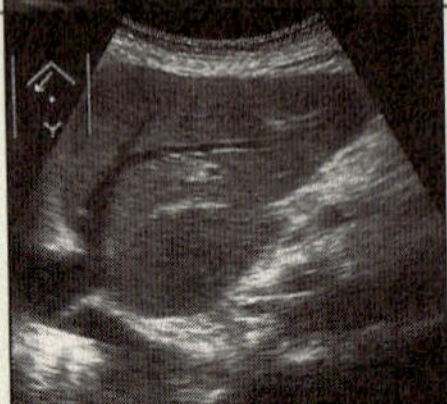	homogen, echoarm, wenige Binnenechos, erweiterte Lebervenen, vergrößerte Leber
Zyste (z. B. Leber)	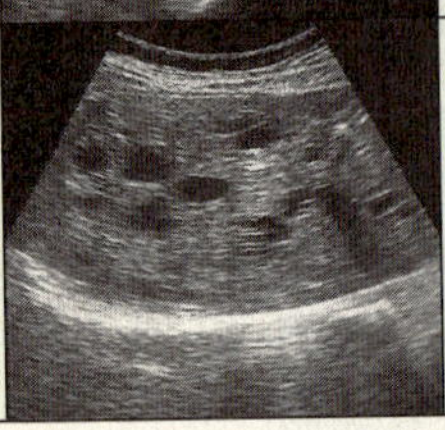	rundlich, echofrei m. dorsaler Schallverstärkung, Wand: dünn, glatt

RÖNTGEN

Thorax

Diagnostische Basisuntersuchung in zwei Ebenen (p.a. Übersicht und linksanliegendes Seitenbild) zur Beurteilung von Lunge, Herz, Ösophagus, Mediastinum und Aorta (Abb. 2.81).

Durchführung: am stehenden Pat. in maximaler Inspiration mittels Hartstrahltechnik (> 100 kV); Ausnahme: „Bett-Lunge" bei Intensivpatienten im Liegen a.p.

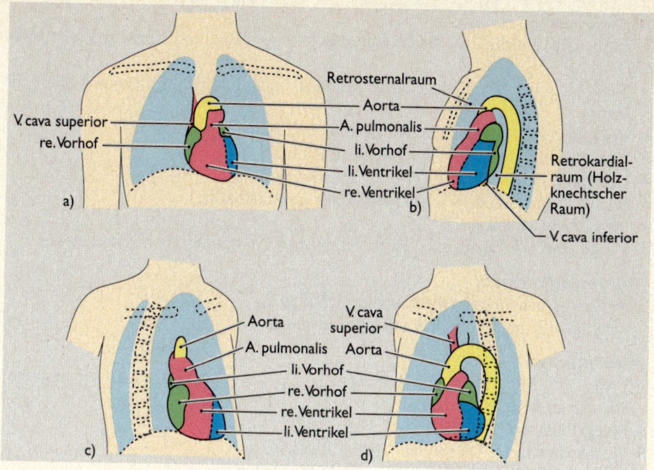

Abb. 2.81 Schematische Darstellung der Thorax-Aufnahme. a) p.a. Strahlengang, b) linksanliegendes Seitenbild, c) rechte vordere Schrägaufnahme, d) linke vordere Schrägaufnahme.

BEACHTE

- **Richtigkeit der Daten überprüfen (Name, Datum, Seitenbezeichnung)**
- **Aufnahmetechnik überprüfen: symmetrische Ausrichtung der Klavikulae, apikale Lungenabschnitte vollständig sichtbar, beide Recessus phrenicocostales sichtbar, Inspirationstiefe (Zwerchfell projiziert sich normalerweise bei maximaler Inspiration auf die 9.–10. Rippe), Belichtung (→ BWS gerade noch durch Herzschatten sichtbar).**

Beurteilung: Alle dargestellten Strukturen müssen beurteilt werden!

- Knöcherner Thorax:
  - HWS/BWS
  - Schultergürtel (Klavikula, Skapula)
  - Rippen (posterior: horizontal; anterior: nach kaudal lateral)
  - Sternum.
- Thoraxorgane:
  - Zwerchfell (Grenzen, Verkalkungen? Hochstand?)
  - Recessus phrenicocostales (Erguß?)
  - Pleura (verdickt?)
  - Lunge (seitengleich belüftet? Stauung? Verschattung? Rundherd? Pneu? Atelektase?)
  - Trachea (Verlagerung? Impression?)
  - Hili (Größe, Form, Lage? vergrößerte Lymphknoten? Verkalkung?)
  - Mediastinum (Breite? vergrößerte Lymphknoten? Verschattungen?)
  - Herz (Größe, Kontur, Lage? Verkalkung?)
  - Aorta und Aortenbogen (Größe, Kontur? Verkalkung?).
- Angrenzende Strukturen:
  - Weichteilmantel der Thoraxwand
  - Hals
  - Abdomen.

TIP

Am besten eignet man sich ein bestimmtes Schema an, nach dem man systematisch eine Thorax-Aufnahme beurteilt.

Normalbefunde:

- Zarte Gefäßzeichnung mit basaler Betonung (aufgrund des hydrostatischen Druckes)
- Physiologischer „Zwerchfellhochstand" rechts (aufgrund der Verdrängung durch die Leber)
- Beide Recessus phrenicocostales sind frei und spitz ausgezogen
- Bronchien nur zentral als Aufhellung erkennbar
- Hilus rechts meist höher (0,75–2,25 cm) als links
- Leichte Deviation der Trachea nach rechts (in Aortenhöhe)
- Bifurkationswinkel 40–70°
- Physiologischer transversaler Herzdurchmesser ≤ ⅓ basaler Thoraxdurchmesser

Abdomenübersicht

Stets in Kombination mit Oberbauchsonographie.

Durchführung: im Stehen oder in Linksseitenlage.

Beurteilung:

- Freie Luft? (Perforation von Hohlorganen, Z.n. Laparatomie/-skopie, penetrierende Bauchwandverletzung u.a.)
- Spiegelbildung?
- Skelett (Frakturen? Osteolysen? andere Defekte?)
- Abdominelle Organe (Abgrenzbarkeit, Lage, Kontur?)
- Verschattungen (Gefäßverkalkungen? Aneurysmen? Phlebolithen? Gallen-/Nieren-/Blasenkonkremente? [verkalkte] Raumforderungen? Fremdkörper? Kontrastmittelreste?)
- Muskeln, v.a. M. psoas (überdeutliche Abgrenzbarkeit: Luft im Retroperitoneum; verwaschene Ränder: retroperitonealer Tumor, Abszeß, Entzündung, Einblutung)
- Zwerchfell und basaler Thorax (Pleuraerguß? Pneu? basale Pneumonie? Zwerchfellruptur/-hernien? Raumforderungen?).

GI-Trakt

Darstellung der Hohlorgane durch Kontrastmittel (KM) als einfache Kontrastmitteldarstellung und Doppelkontrasttechnik durch Insufflation von Luft bzw. Gabe eines Methylzellulose-Wasser-Gemisches (Doppelkontrastdarstellung des Dünndarms nach Sellink), entweder durch orale (Ösophagus, Magen, Dünndarm) oder retrograde (Rektum, Sigma, Kolon, Zökum) KM-Applikation.

Indikationen:

- morphologische Veränderungen (Entzündungen, Fisteln, Ulzera, Narben, Stenosen, Ösophagusvarizen, Divertikel, atrophische/hypertrophische Veränderungen, Briden, Raumforderungen etc.)
- funktionelle Störungen (Störungen der Peristaltik/Motilität)
- Lageveränderungen, Verdrängung von Nachbarorganen.

Kontraindikationen: V.a. Perforation, V.a. Peritonitis, paralytischer Ileus.

Durchführung:

- Für Untersuchungen des GI-Traktes muß der Patient nüchtern sein, für die KM-Untersuchung des unteren GI-Traktes sind sorgfältige Abführmaßnahmen (Laxanzien, reichliche Flüssigkeitszufuhr, Nahrungskarenz) bereits am Vortag einzuleiten
- Vor der Untersuchung Ausschluß von freier Luft, Ileus (Durchleuchtung/Abdomenleeraufnahme), Peritonitis (Palpation)
- Applikation des KM (oral/retrograd)
- Darstellung der Organe in
  - Prallfüllung (→ Form, Außenkonturen, Dehnbarkeit, Peristaltik, Impressionen von außen, Ulzerationen, Füllungsdefekte, Faltenabbrüche bei Tumoren etc.)
  - Doppelkontrast (durch Insufflation von Luft Entfaltung des Organs und KM-Niederschlag auf die Schleimhaut → diskrete Schleimhautveränderungen, Polypen etc.).

COMPUTERTOMOGRAPHIE (CT)

Computergesteuerte Schichtaufnahmetechnik mit Röntgenstrahlen, bei der keine Überlagerung der Strukturen wie beim konventionellen Röntgen auftritt. Die Computertomographie als modernes Schnittbildverfahren hat in der Röntgendiagnostik eine Reihe invasiver Verfahren weitgehend verdrängt. In der neurologischen Diagnostik ist sie ebenso nicht mehr wegzudenken (Tumorverdacht, SHT, Abklärung Apoplex) wie zur diagnostischen Abklärung unklarer Raumforderungen und zur Metastasensuche im Thorax-, Abdomen- und Beckenbereich.

MAGNETRESONANZTOMOGRAPHIE (MRT, KERNSPINTOMOGRAPHIE)

Die MRT (auch Kernspinresonanztomographie oder kurz Kernspin) ist ein nichtinvasives bildgebendes Diagnoseverfahren, bei dem unter Nutzung eines Magnetfeldes hoher Feldstärke sowie von in gepulster Form eingestrahlten Radiowellen Protonen der Wasser- und Fettbestandteile im Organismus zur Kernspinresonanz angeregt werden. Sie ermöglicht durch die dargestellten Wasserstoffdichte- und Relaxationszeitunterschiede die scharfe Abgrenzung von Geschwulstbildungen (Neoplasien), Ödemen, Blutungen (Hämorrhagien) oder Nekrosen gegenüber der gesunden Umgebung. Anwendung als Ganzkörperuntersuchung und zur Diagnostik krankhafter Veränderungen, z.B. des ZNS, von Leber, Niere, Pankreas, Harnblase und Auge sowie des Herz- und Kreislaufsystems.

DIFFERENTIALINDIKATION BILDGEBENDER VERFAHREN

(unverbindliche Empfehlungen, abhängig von Klinik des Patienten, Untersucher- und Geräteverfügbarkeit) Rö = konventionelles Röntgen, CT = Computertomographie, MRT = Magnetresonanztomographie, KM = Kontrastmittel, SPECT = single photon emission computerized tomography (Emissionscomputertomographie mit Gammastrahlen), PET = positron emission tomography (Emissionscomputertomographie mit Positronen), DSA = digitale Subtraktionsangiographie.

Schädel/Gehirn

- *Trauma*: Rö, bei SHT gleich CT, im weiteren Verlauf MRT
- *Anfallserkrankung*: MRT, KM-, MR-Angiographie, bei unauffälligem MRT: CT zum Ausschluß von Verkalkungen
- *Entzündliche/demyelinisierende/neurodegenerative Erkrankung*: MRT, SPECT, PET
- *Tumor*: CT, MRT, MR-Angiographie, DSA
- *Infarkt*: MRT, MR-Angiographie, transkranieller Doppler, DSA.

Gesichtsschädel, Augen, Nase, Ohren, Hals

- *Trauma*: Rö, Dünnschicht-CT, MRT, Sonographie, Doppler
- *Entzündliche Erkrankung*: (KM-)CT, (KM-)MRT, Sonographie, nuklearmed. Diagnostik
- *Tumor*: CT, (KM-)MRT, MR-Angiographie, DSA, Szintigraphie (Speicheldrüse, Schilddrüse).

Thorax

- *Trauma*: Rö, CT
- *Entzündliche Erkrankung*: Rö, CT, MRT
- *Tumor*: Rö, CT, MRT.

Herz/herznahe Gefäße

- *Trauma*: Echo, Doppler, Rö
- *Entzündliche Erkrankung*: Echo, Doppler, Rö
- *Tumor*: Echo, Rö
- *Vaskuläre Erkrankung*: (Belastungs-)Echo, Szintigraphie, Koronarangiographie.

Abdomen/Becken

- *Trauma*: Sono, Doppler, Rö (Linksseitenlage), KM-CT, DSA bei V.a. Leber-/Milz-/Nierenkontusion
- *Entzündliche Erkrankung*: Sono, Rö, Rö-(Doppel-)Kontrast-Darstellung von Ösophagus/Magen/Duodenum/Jejunum/Ileum/Kolon, CT, (KM-)MRT bei V.a. retroperitoneale/pelvine Entzündungsherde
- *Tumor*: Sono, Doppler, Rö-(Doppel-)Kontrast-Darstellung, KM-CT, präop. MRT
- *Vaskuläre Erkrankung*: Sono, Doppler, KM-CT, MR-Angiographie, DSA, spezielle nuklearmedizinische Diagnostik.

Gefäße

- *Trauma*: Sono, Doppler, DSA
- *Entzündliche Erkrankung*: KM-CT, (KM-)MRT, spezielle nuklearmed. Diagnostik
- *Tumor*: Sono, Doppler, DSA, KM-CT, präop. (KM-)MRT, MR-Angiographie
- *Degenerative Erkrankung*: Sono, Doppler, DSA.

Muskuloskelettales System

- *Trauma*: Rö, Sono, KM-CT, (KM-)MRT, Szintigraphie
- *Entzündliche Erkrankung*: Rö, Sono, KM-CT, nuklearmed. Entzündungsdiagnostik, (KM-)MRT
- *Tumor*: Rö, KM-CT, (KM-)MRT, DSA, nuklearmed. Diagnostik
- *Degenerative Erkrankung*: Rö, MRT, nuklearmed. Diagnostik.

2.7.5 Lungenfunktion

Die Lungenvolumina (Abb. 2.82) sind abhängig von Geschlecht, Lebensalter, Körpergewicht und -größe. Mit der einfachen Lungenfunktionsprüfung (Lufu) mittels eines Spirographen können eine Vielzahl von Informationen über statische und dynamische Volumina der Lunge gewonnen werden. Die wichtigsten Standardgrößen können mit zwei Atemtests, nämlich der Bestimmung der Vitalkapazität (VC) und der Bestimmung der Ein-Sekunden-Kapazität (forciertes Exspirationsvolumen in der ersten Sekunde, FEV_1), gewonnen werden (Tiffeneau-Wert = $FEV_1/VC \times 100$ [%]). Zur Differentialdiagnose von obstruktiven und restriktiven Ventilationsstörungen (Tab. 2.33).

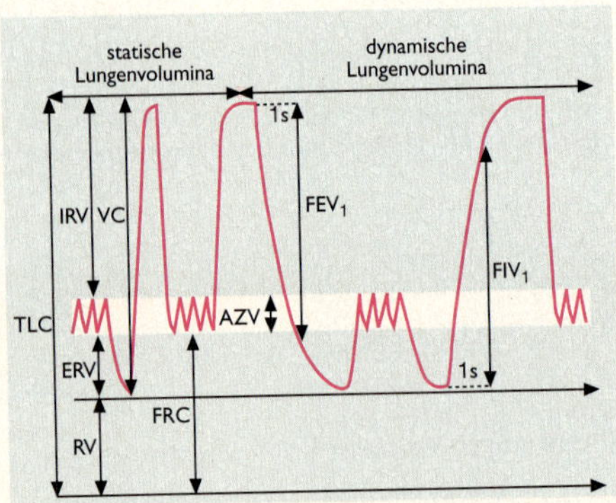

Abb. 2.82 Darstellung der verschiedenen Lungenparameter: *Statische* Lungenvolumina: AZV = Atemzugsvolumen, ERV = exspiratorisches Reservevolumen, IRV = inspiratorisches Reservevolumen, RV = Residualvolumen, FRC = funktionelle Residualkapazität (ERV + RV), TLC = totale Lungenkapazität (VC + RV), VC = Vitalkapazität (IRV + AZV + ERV). *Dynamische* Lungenvolumina: FEV_1 = exspiratorische Ein-Sekunden-Kapazität, FIV_1 = inspiratorische Ein-Sekunden-Kapazität.

Tab. 2.33 Charakteristische Veränderungen der Lungenfunktion bei einigen Erkrankungen (aus [20]).

Test	Restriktive Lungenerkrankungen	Obstruktive Lungenerkrankungen		Neuromuskuläre Erkrankungen	Adipositas
		konventionelle**	zentral, fixierte***		
VC/FVC	↓*	N oder ↓	N	N oder ↓	N oder ↓
TLC	↓*	↑	N	N	↓
RV/FRC	↓/↓*	↑/↑*	N/N	N/N	N/↓*
$FEV_{1\%VC}$	N oder ↑	↓*	↓	N	N
FEF	↓	↓	↓	N	N
MVV	N	↓*	↓	↓*	N
$MEF_{50\%VC}$	N oder ↓	↓	↓*	N	N
$MIF_{50\%VC}$	N	N	↓*	N	N
MIP, MEP	N	N	N	↓*	N
Ventilationsverteilung	± anomal	anomal*	N*	N	N
DL_{CO}	↓*	↓ Emphysem N Bronchitis	N	N	N oder ↓

* besonderes Merkmal, ** z. B. chronisch-obstruktive Atemwegserkrankung,
*** Trachealstenose, N = normal
VC = Vitalkapazität, FVC = forcierte Vitalkapazität, TLC = totale Lungenkapazität, RV = Residualvolumen, FRC = funktionelle Residualkapazität, $FEV_{1\%VC}$ = forciertes exspiratorisches Volumen in der 1. Sekunde in Prozent der VC, FEF = maximale exspiratorische Flußrate, MVV = maximale willkürliche Ventilation (l/min), $MEF^{50\%VC}$ = mittlere exspiratorische Flußrate bei 50% der VC, $MIF_{50\%VC}$ = mittlere inspiratorische Flußrate bei 50% der VC, MIP = maximaler inspiratorischer Druck (cmH_2O), MEP = maximaler exspiratorischer Druck (cmH_2O), DL_{CO} = Diffusionskapazität für CO

2.7.6 Blutgasanalyse (BGA)

Praxis

Arterielle Blutprobe durch direkte Punktion (z. B. A. femoralis oder A. radialis) oder Entnahme aus Verweilkatheter. Luftfreie, heparinisierte Spritze.

Meßgrößen

P_aO_2 (Sauerstoffpartialdruck), P_aCO_2 (Kohlendioxidpartialdruck), pH-Wert, HCO_3^- (Pufferkapazität in Form des Standardbikarbonats), S_aO_2 (Sauerstoffsättigung: berechnet oder mittels Spektralphotometrie gemessen). Normwerte (s. Tab. 2.34).

MEMO

Pulsoxymetrie: unblutige, spektralphotometrische Messung der *Sauerstoffsättigung* mittels eines transkutan (z. B. am Ohrläppchen) angebrachten Meßfühlers.
Kapnometrie: Bestimmung der *CO_2-Konzentration in der endexspiratorischen Ausatemluft* mittels eines Infrarotanalysators.

BEACHTE

Die Pulsoxymetrie zeigt immer nur den prozentualen Anteil des O_2-gesättigten Hb am Gesamt-Hb an („falsche Sicherheit" bei Dyshämoglobien, z. B. bei CO-Vergiftung, Met-Hb-Bildung, Anämie).

Tab. 2.34 Normwerte des Blutgasanalyse.

Meßgröße	Normwert	Bemerkung
$pH_{art.}$	7,36–7,44	
P_aO_2	70–110 mmHg (9,5–14,5 kPa)	altersabhängig: 109 × 0,43 × Alter (Nichtraucher, Raumluft)
S_aO_2	95–97%	O_2-Bindungskurve (s.o.)
P_aCO_2	35–45 mmHg (4,6–6,1 kPa)	
$pCO_{2\,endexspir.}$	25–45 mmHg	korreliert gut mit dem P_aCO_2
HCO_3^-	22–26 mmol/l	
BE	+/– 2,5 mmol/l	

BEACHTE

Im Bereich hoher Sauerstoffsättigungen (98–100%) ist keine direkte Korrelation zu dem P_aO_2-Wert möglich (S-förmiger Verlauf der O_2-Bindungskurve!).

Die unten aufgeführten Parameter erlauben eine Beurteilung des pulmonalen Gasaustausches sowie des Sauerstoffangebotes (Tab. 2.35).

MEMO

Die entscheidende Größe des arteriellen Blutes ist die O_2-Konzentration bzw. der O_2-Gehalt des Blutes, abhängig von: P_aO_2 (mmHg), S_aO_2 (%) und Hb (g/dl).
Das Herzzeitvolumen (HZV bzw. CI) bestimmt dann das O_2-Angebot an die Organe (= O_2-Transportkapazität).

Tab. 2.35 Kardiorespiratorische Parameter.

Parameter		Berechnung/Messung	physiologischer Wert (70-kg-Pat.)
O_2-Gehalt im Blut	C_aO_2	Hb × 1,37 × S_aO_2 + P_aO_2 × 0,0031	20 ml/100 ml (bzw. Vol.-%)
O_2-Transportkapazität	DO_2	HZV × 10 × Hb × S_aO_2 × 1,37	550–750 ml/min/m² KO
	TCO_2	CI × C_aO_2 (CI = Cardiac Index)	950–1250 ml/min
gemischt-venöse Sättigung	S_vO_2	BGA-Probe (oder kontinuierl. Messung) Pulmonalart.-Katheter	70–75%

Gemischt-venöse Sauerstoffsättigung

Mit der gemischt-venösen Sauerstoffsättigung können – mit Einschränkungen – Rückschlüsse auf den Sauerstoffverbrauch und das Herzzeitvolumen gezogen werden. Mögliche Ursachen für eine erniedrigte gemischt-venöse O_2-Sättigung: Hypoxämie, erhöhte Stoffwechselrate, niedriges HZV, Anämie.

Pathologische Blutgasanalysewerte

Störungen des arteriellen Sauerstoffstatus:

- *Hypoxie*: Abnahme des P_aO_2
- *Hypoxygenation*: Verminderung der S_aO_2
- *Hypoxämie*: Abnahme des C_aO_2 (O_2-Gehalt)

Für die Hypoxämie können drei Formen unterschieden werden: hypoxisch, toxisch, anämisch (Tab. 2.36).

Tab. 2.36 Typische Blutgasanalyse-Profile.

Störung	P_aO_2	P_aCO_2	S_aO_2
Hypoxie (herabgesetzter P_aO_2)	↓	↓/↑/N	↓/N
Hypoxämie (Abnahme des C_aO_2)			
– hypoxisch (respiratorische Insuffizienz, s. Tab. 2.32)	↓	↓/↑/N	↓
– toxisch (z. B. CO-Intoxikation)	N/↓	↓/N	↓
– anämisch (z. B. Anämie)	N	↓/N	N
Hypokapnie durch Hyperventilation	↑	↓	N
Hyperkapnie (Hypoventilation)	↓	↑	↓
respirator. Partialinsuffizienz	↓	↓/N	↓
respirator. Globalinsuffizienz	↓	↑	↓

Blutgasanalyse und respiratorische Insuffizienz (Tab. 2.37)

Tab. 2.37 Ursachen der respiratorischen Insuffizienz.

Art der Störung	mögliche Ursachen	P_aO_2	P_aCO_2	S_aO_2
Hypoventilation	gesunde Lunge: zentrale Atemdepression (z. B. SHT, Opioide), neuromuskulär (z. B. Myasthenia gravis, Muskelrelaxanzien) kranke Lunge: z. B. Atemwegsobstruktion, Emphysem, Thoraxtrauma	↓	↑	N/↓
Ventilationsstörung	Obstruktion (z. B. Fremdkörper), Asthma, Emphysem, interstitielle Lungenerkrankungen, Fettsucht	↓	N/↑	N/↓
Rechts-Links-Shunt	funktionell: Atelektasen, Pneumo- u. Hämatothorax, Pleuraerguß, Lungenödem, Pneumonie, ARDS anatomisch: AV-Fistel, intrakardialer Shunt normal: bronchiale, pleurale u. Thebesische Venen	↓	N/↓/↑	N/↓
Diffusionsstörung	Lungenödem, Lungenfibrose, Sarkoidose, Erkrankungen der Lungengefäße, Emphysem	↓	N/↓/↑	N/↓

Säure-Basen-Status (Tab. 2.38)

Tab. 2.38 Störungen des Säure-Basen-Haushalts.

	pH	pCO_2 (mmHg)	HCO_3^- (mmol/l)	BE
metab. Azidose	↓↓	↓	↓↓↓	–
komp. metab. Azidose	normal	↓	↓	
metab. Alkalose	↑↑	↑	↑↑↑	+
komp. metab. Alkalose	normal	↑	↑	
respir. Azidose	↓↓	↑↑↑	↑	+
komp. respir. Azidose	normal	↑	↑	
respir. Alkalose	↑↑	↓↓↓	↓	–
komp. respir. Alkalose	normal	↓	↓	

2.8 Wundversorgung

2.8.1 Vorgehensweise

- *Anamnese*: Verletzungsmechanismus? Verletzungszeit?
- *Inspektion*: Lokalisation? Ausdehnung? Wundrandbeschaffenheit? Begleitverletzungen (Durchblutung, Motorik, Sensibilität)? Blutung? Fremdkörper?
- *Wundvorbereitung*: Reinigung (Spülung mit NaCl, Ringer oder H_2O_2), ggf. Enthaarung, Desinfektion, ggf. Blutstillung
- *Anästhesie*: Regionalanästhesie (s.u.) oder Allgemeinnarkose
- *Wundexzision*: Begradigung der Wundränder durch Ausschneidung, ggf. Abtragung von nekrotischem Gewebe, Blutstillung
- *Wundverschluß*:
  - Primärnaht: < 6–12 h, unkomplizierte, gut durchblutete Wunden, Wunden im Gesichts- und Kopfbereich
  - Verzögerte Primärnaht (Fäden werden gelegt, wenn keine Komplikationen auftreten, nach 3 – 6 Tagen geknüpft, sonst Sekundärheilung): >12 h, infizierte Wunde, Weichteilbeteiligung
  - Sekundärnaht: > 24 h, offene Wundbehandlung, Wundexzision bzw. Exzision des Granulationsgewebes nach 10–14 Tagen, dann Sekundärnaht
  - Offene Wundbehandlung: infizierte, fremdkörperhaltige, gekammerte, Schürf-, Stich-, Biß-, Schußwunden
- *Steriler Verband*, ggf. Ruhigstellung
- *Tetanusschutz* überprüfen! Ggf. Simultanimpfung mit 0,5 ml Tetanol® + 250 IE Tetagam® i.m. bzw. Auffrischimpfung mit 0,5 ml Tetanol® i.m.
- Bei Bißwunden Tollwutverdacht klären!

BEACHTE

Die Wundbehandlung muß stets unter streng aseptischen Bedingungen durchgeführt werden: sterile Handschuhe, sterile Instrumente und Abdeckung!

2.8.2 Regionalanästhesie

Lokalanästhetika (LA) sind Substanzen, die eine reversible Blockade der Erregungsleitung in den Nerven hervorrufen. Die Nervenfasertypen unterscheiden sich in ihrer Empfindlichkeit gegenüber LA. Reihenfolge der Blockade bei steigender LA-Konzentration:

1. Sympathikus: Gefäßdilatation
2. δ-Fasern: Hemmung von Schmerz- und Temperaturempfinden
3. γ-Fasern: Muskeltonus↓, Propriozeption↓
4. β-Fasern: Hemmung von Berührungs-, Druckempfinden und Motorik

Der Zusatz von Vasopressoren (z.B. Adrenalin) erhöht die Wirksamkeit der LA und vermindert die Resorption und damit die systemische Wirksamkeit (s.a. Komplikationen). In Tab. 2.39 sind die wichtigsten LA aufgeführt.

Methoden der Regionalanästhesie

- *Oberflächenanästhesie*: Schleimhautanästhesie durch oberflächliche Applikation von Gel oder Spray (z.B. Nasen-Rachen-Raum, Urethra, Rektum)
- *Infiltrationsanästhesie*: fächerförmige Infiltration/Unterspritzung des OP-Bereichs
- *Intravenöse Regionalanästhesie*: distale i.v. Applikation bei proximaler Blutsperre
- *Periphere Nervenblockade*: Blockierung einzelner Nerven, Nervenstränge oder Nervenplexus durch Umspritzung (z.B. Leitungsanästhesie nach Oberst – Nn. digitales, Ulnarisblock, Interkostalblock, Plexusblock – Plexus brachialis)
- *Periduralanästhesie* (PDA): extradurale Ausschaltung der Nervenwurzeln
- *Spinalanästhesie*: Applikation in den Subarachnoidalraum.

Tab. 2.39 Klinische Anwendung von Lokalanästhetika.

Substanz	Ester (E) Amid (A)	Blockadetechnik Konzentration	Wirkungseintritt Wirkungsdauer	Max. Einzeldosis (mg)
Lidocain (Xylocain®, Lidoject®)	A	O-fl. 4% o. 2% Infiltr. 0,5–1% Nervenbl. 1–1,5% PDA 1–2% spinal 5%	rasch 60–120 min	200 o.A. 500 m.A.
Prilocain (Xylonest®)	A	Infiltr. 0,5–1% Nervenbl. 1% PDA 2%	rel. rasch 90–180 min	400 o.A. 600 m.A.
Mepivacain (Meaverin®, Scandicain®, Mepihexal®)	A	Infiltr. 0,5–1% Nervenbl. 1–1,5% PDA 1,5–2% spinal 4%	rel. rasch 90–180 min	300 o.A. 500 m.A.
Bupivacain (Carbostesin®)	A	Infiltr. 0,25–0,5% Nervenbl. 0,25–0,5% PDA 0,25–0,75% spinal 0,5%	langsam 4–8–12 h (niedrige Konz. kürzer)	150
Etidocain (Duranest®)	A	Infiltr. 0,5% Nervenbl. 0,5–1% PDA 1%	rasch 4–8 h	300
Procain (Novocain®)	E	Infiltr. 1% spinal 2%	langsam 30–45 min	500 o.A. 600 m.A.
Tetracain (Pantocain®)	E	O-fläch. 0,5–1% Infiltr. 0,1–0,2% Nervenbl. 0,1–0,2% PDA 0,25–0,5% spinal 1%	langsam lang	100

o.A. = ohne Adrenalin, m.A. = mit Adrenalin

Komplikationen

- Systemische Wirkung bei Überdosierung oder versehentlich i.v. Applikation:
  - *ZNS*: Taubheit der Zunge, metallischer Geschmack, Seh- und Hörstörungen, Schwindel, Unruhe, Muskelzittern, generalisierte Krämpfe, Koma, zentrale Atemlähmung. Therapie: LA-Zufuhr stoppen, O_2-Gabe, Diazepam 2,5–5 mg i.v.
  - *Herz-Kreislauf-System*: RR↓, Bradykardie bis Herzstillstand. Therapie: LA-Zufuhr stoppen, Schocklagerung, Volumensubstitution, O_2-Gabe, Katecholamine (z.B. Adrenalin 0,5–1 mg i.v.), gegebenenfalls kardiopulmonale Reanimation (s. Kap. 3.1.1)
- Anaphylaktische Reaktion (allergische Dermatitis, Asthmaanfall) bis hin zum Schock, v.a. bei esterartigen LA (Therapie s. Kap. 3.1.3).
- Kardiovaskuläre NW durch Zusätze (z.B. Adrenalin): RR↑, Tachykardie.

2.8.3 Chirurgische Naht

- Möglichst exakte Adaptation der Wundränder als Voraussetzung für die primäre Wundheilung
- *Nahtmaterial* (Tab. 2.40)
- *Fadenstärke*: Die gebräuchlichste Stärkebezeichnung ist USP. In Tab. 2.41 sind die Fadenstärken (in USP), die für die jeweiligen Nähte verwendet werden, aufgelistet.

Tab. 2.40 Art und Anwendung des Nahtmaterials.

Material		Resorption	Indikation
Metall	Hautklammern, Metallklips	nein	Hautnaht, Gefäßligatur, kombinierte Schneide- u. Klammernahtgeräte i. d. Darmchirurgie
Seide	geflochtener Naturseidefaden	nein	Hautnaht
Catgut	Dünndarm v. Rind/Schaf	8–12 Tage	Schleimhautnaht
Kunststoff			
Polyglycolsäure	Vicryl®, Dexon®	6 Wochen	Gefäßligatur, -umstechung, Magen-Darm-, Faszien-, Muskel-, Subkutannaht
Polydioxanon	PDS	12 Wochen	Bandnaht
Polypropylen, Polyester, Polyamid	monofil: Prolene®, Miralene®, Ethilon®, Seralon gezwirnt: Mersilene®	nein	Hautnaht, Intrakutannaht
Klebstoffe			
Klebestreifen	Steristrips®	nein	kleine oberflächl. Hautwunde ohne mechan. Belastung, zusätzl. Wundrandadaptation i. Komb. m. Naht
Gewebekleber	Fibrinkleber, Histoacryl	ja	Adaptation/Abdichtung v. Parenchymdefekten, zuätzl. Wundabdichtung i. Komb. m. Naht

Tab. 2.41 Verwendete Fadenstärken.

Naht	Fadenstärke	Naht	Fadenstärke
Haut (Rumpf, Extremitäten)	3–0	Muskel	0 bis 2
Haut (Gesicht, Finger, Kinder)	5–0	Faszie	1 bis 3
Subkutan	3–0	Gefäße	5–0 bis 7–0
Gefäßligatur	2–0	Nerven	8–0 bis 10–0

- *Nadeln*
  - Länge in mm
  - Profil: rund (R), schneidend (S), Trokar (T), Spatel (SP), Lanzette (L)
  - atraumatisch (ohne Nadelöhr), traumatisch (mit Nadelöhr/Patentöhr)
  - gerade (G), 1/4-Kreis (V), 3/8-Kreis (D), 1/2-Kreis (H), 5/8-Kreis (F)
- *Nahttechnik* (Abb. 2.83): Abstand zwischen den einzelnen Nähten ca. 1–1,5 cm, Entfernung vom Wundrand ca. 0,5–1 cm
- *Knoten* (Abb. 2.84).

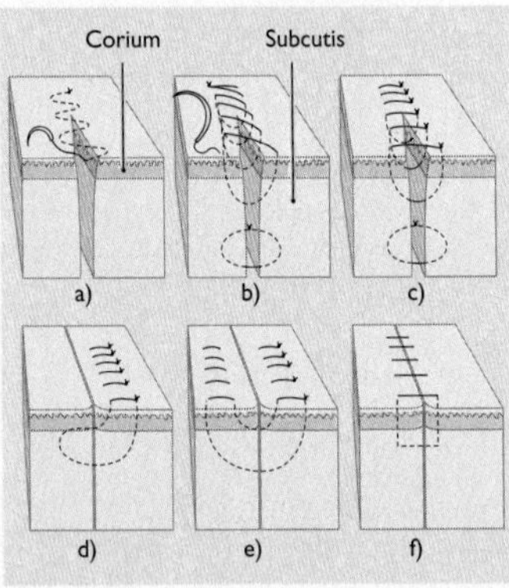

Abb. 2.83 Hautnähte. a) fortlaufende Intrakutannaht mit gesonderter Subkutannaht, b) fortlaufende überwendliche Hautnaht = Kürschnernaht, c) Einzelknopfnaht, d) Rückstichnaht nach Allgöwer, e) Rückstichnaht nach Donati, f) maschinelle Klammernaht.

Abb. 2.84 Knotenformen: a) einfacher Knoten, b) doppelter/chirurgischer Knoten, c) Schifferknoten, d) Weiberknoten (i.d. Chirurgie ungeeignet), e) Schlüpfknoten als Zwischenstadium bei schwierigen Nähten in der Tiefe oder durch Spannung. Der rote umschlingende Faden muß anschließend straff angezogen werden, um den schwarzen durchlaufenden Faden abzuknicken und dadurch einen Fadenverlauf, wie in c) dargestellt, zu erreichen.

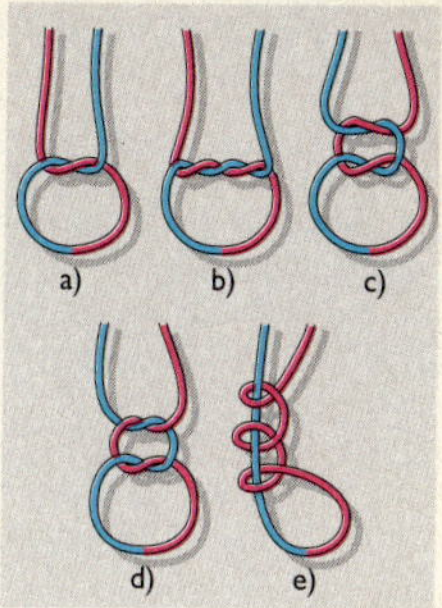

2.8.4 Wunddrainage und Verbandwechsel

DRAINAGE

Funktion: Ableitung von Sekret, Blut und/oder Eiter zur Verhinderung einer Hohlraumbildung, nach Wundverschluß zur besseren Adaptation der Wundränder und Verminderung der Gefahr der Abszeßbildung. Drainageformen:

- *Saugdrainage*: forcierter Sekretabfluß durch Unterdruck im Auffangbehälter
  – Redon-Drainage (Subkutangewebe): Entfernung nach 2–3 Tagen
  – Bülau-Drainage (Pleurahöhle, s. Kap. 2.6.11)
- *Saug-Spül-Drainage*: Einbringen von Spülflüssigkeit und gleichzeitiges Absaugen (z.B. bei Abszessen)
- *Ablaufdrainage*: Sekretabfluß in einfachen Beutel oder Verband.

BEACHTE

- **Auffangbehälter müssen sich stets unter Patientenniveau befinden!**
- **Zug auf den Drainageschlauch oder Abknickung ist durch geeignete Sicherung zu vermeiden (Fixation durch Hautnaht, geeignete Befestigung des Auffangbehälters)!**
- **Tägliche Dokumentation von Menge, Farbe und Konsistenz des Sekrets!**
- **Immer auf Sterilität und freien Abfluß achten!**

VERBANDWECHSEL

Jede Diskontinuität der Haut birgt die Gefahr der Keimverschleppung in tiefere Schichten in sich. Daher sollten offene Wunden, frische Nähte und Drainageöffnungen durch einen sterilen Verband abgedeckt werden. Verbandwechsel mindestens alle 2 Tage (je nach Sekretion); bei stark sezernierenden Wunden/Drainageöffnungen saugfähiges Verbandmaterial verwenden. Bei jedem Verbandwechsel muß die Wunde gereinigt (z.B. Entfernung von getrocknetem Sekret) und desinfiziert werden.

AKUT

Beim Verbandwechsel stets die umliegenden Hautbezirke inspizieren, um bei Reizungen bzw. Allergie auf Klebeverbände („Pflasterallergie") frühzeitig auf andere Fixierungsmöglichkeiten zu wechseln (z.B. elastische Binden, Schlauch- oder Netzverbände).

FÄDENZIEHEN

Faustregeln zum Fädenziehen:
Rumpf: nach 10–14 Tagen
Extremitäten nach 8–10 Tagen, streckseitig nach 10–12 Tagen,
Kopf und Gesicht: nach 7–10 Tagen,
Kinder: nach 5–7 Tagen

2.9 Parenterale und Sondenernährung

2.9.1 Ziele der Ernährungstherapie

Die klinische Ernährungstherapie eines kranken Menschen muß gleichrangig, frühzeitig und am Anfang eines jeden Behandlungskonzepts ihren Stellenwert bekommen, da fortgeschrittene oder unbehandelte Formen von deutlicher Mangelernährung die Prognose des Patienten verschlechtern und den Erfolg anderer Behandlungsformen mindern.

MEMO

Hospitalisierte Patienten zeigen in 20–60% eine relevante Mangelernährung; besonders häufig sind Tumorpatienten betroffen.

Zielsetzung der Ernährungstherapie bei chronisch und kritisch Kranken:
- Erhalt oder die Wiederherstellung des Eiweißbestandes im Organismus
- Vermeidung eines weiteren Verlusts an Körperzellmasse
- Vollständige Nährstoff- und Energieversorgung
- Vollständige Flüssigkeits- und Elektrolytversorgung bzw. deren Korrektur
- Verminderung potentiell unerwünschter Folgen bei Mangelernährung (z.B. Wundheilungsstörungen, Infektionen).

MEMO

1 kcal = 4,14 kJ 1 kJ = 0,239 kcal

Energiebedarf
Grundumsatz: Basalenergiebedarf liegend, 12 h nach der letzten Nahrungsaufnahme, bei 20 °C Raumtemperatur:
- *22–28 kcal/kg KG/d* (abhängig von Gewicht, Körpergröße, Geschlecht, Alter)
- mit dem Alter Abnahme um ca. 20%

Energieverbrauch (EV): Der Basalbedarf erhöht sich aktivitäts- und krankheitsbedingt auf
- *30–40 kcal/kg KG/d* bei problemlosem postoperativem Verlauf nach mittelschweren abdominalchirurgischen Eingriffen oder bei internistischen Intensivpatienten
- *40–60 kcal/kg KG/d* bei langzeitbeatmeten Patienten mit SHT, Sepsis oder Verbrennungen höheren Grades (weiteren Anstieg des EV durch ausreichende Analgesie und Sedierung sowie suffiziente Beatmungstechniken vermeiden!).

Strategien der Ernährungstherapie
Enterale und parenterale Ernährungstechniken sind sich ergänzende Verfahren. Bei intakter intestinaler Motorik und Resorption ist der enteralen Ernährung immer der Vorzug zu geben, mit zunehmender funktioneller Einschränkung des Gastrointestinaltrakts oder bei labilen Stoffwechselverhältnissen erfolgt die Ernährung kombiniert oder im Extremfall (postoperative und sepsisassoziierte gastrointestinale Motilitätsstörung, Kurzdarm) allein parenteral (Abb. 2.85).
- *Vorteile der enteralen Ernährung*: risikoarme und physiologische Applikation der Nahrung. Erhalt der intakten Darmmukosa (und der immunologischen Kompetenz des Darmes). Physiologische Ulkusprophylaxe. Geringere Komplikationsrate. Geringere Kosten
- *Vorteile der parenteralen Ernährung*: labile Stoffwechselverhältnisse und Defizite besonders bei kritisch Kranken können individuell durch Zufuhr einzelner Bestandteile ausgeglichen werden
- *Kriterien für die einzuschlagende Ernährungsstrategie* (Abb. 2.85):
  - Dauer der Nahrungskarenz bzw. der künstlichen Ernährung
  - aktueller Ernährungszustand
  - Schwere und Dauer der Grunderkrankung

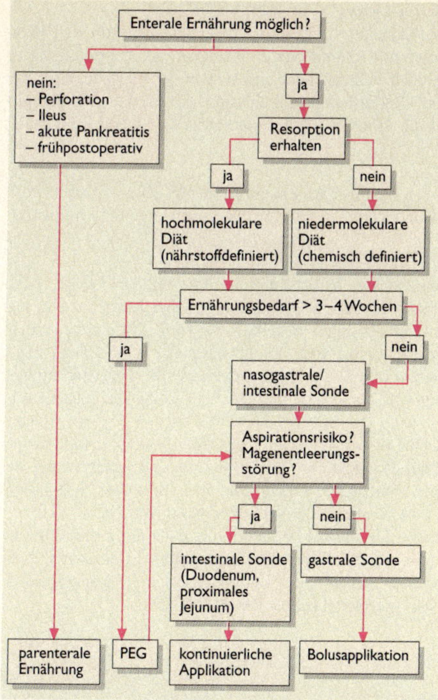

Abb. 2.85 Enterale oder parenterale Ernährung (aus [18]).

– intestinale Resorptions- und Digestionsleistung
– Stoffwechselstörungen/Störungen von Organfunktionen/metabolische Stabilität.

2.9.2 Enterale Ernährung

Effektivste und risikoärmste Nährstoffzufuhr bei stabilen Stoffwechselverhältnissen und intaktem Gastrointestinaltrakt.

Indikationen

Intensivpatienten mit Verbrennungen, Sepsis, Polytrauma. Postoperativ überlappend mit parenteraler Ernährung; chronische Pankreatitis; Hindernisse und Stenosen im HNO-Bereich oder oberen GI-Trakt. Langzeiternährung bei neurologischen Erkrankungen mit Schluckstörungen, Anorexia nervosa, Tumorkachexie, Geriatriepatienten.

Kontraindikationen

Paralytischer oder mechanischer Ileus, Sepsis, die vom GI-Trakt ausgeht, akute Pankreatitis, Peritonitis, Kurzdarmsyndrom, toxisches Megakolon bei Colitis ulcerosa, postoperativ nach Eingriffen am GI-Trakt.

Applikationswege

- *Nasogastrale Sonde*: s. Kap. 2.3.5
- *Nasoduodenale Sonde*: Spezialsonde mit Mandrin und Gewicht an der Spitze (Einlage mittels spontaner Passage oder Endoskop). Ind.: Magenatonie (z.B. postoperativ), Magenausgangsstenose, erhöhtes Aspirationsrisiko. Immer Applikation mit Pumpe.
- *Perkutane endoskopische Gastrostomie (PEG)*: s. Kap. 2.3.6.
- *Witzel-Fistel*: chirurgische Anlage, wenn PEG nicht möglich
- *Feinnadelkatheterjejunostomie (FKJ)*: Spezialset mit Hohlnadel und Seldinger-Draht. Nach größeren abdominalchirurgischen Eingriffen.

Applikationsmodus

- Applikation von 100–300 ml in 2–10 min; mit Wasser oder Tee nachspülen!
- Nach Applikation Magensonde vorübergehend abklemmen oder Auffangbeutel hochhängen
- *Ernährungspumpe*: Dauerapplikation über 24 h bei Duodenalsonden.

Klassifikation der Sondennahrung

Von der Industrie angebotene bilanzierte Diäten sind bedarfsdeckend für den Nährstoff-, Spurenelement-, Elektrolyt- und Vitaminbedarf. Sie eignen sich zur vollständigen Ernährung, da sie in ihrem Gehalt definiert sind und sich in der Tagesdosis an den Empfehlungen der Deutschen Gesellschaft für Ernährung orientieren. Die Energiedichte liegt meist bei 1 kcal/ml. Hochkalorische Sondenlösung enthält 1,5 kcal/ml (z.B. Biosorb 1500®).

MEMO

Bei ungestörter Stoffwechsellage sollte die Proteinzufuhr 15–20%, der Fettanteil 25–30% und der Anteil an Kohlenhydraten 50–60% der täglich zugeführten Energie betragen.

- Die preisgünstigere hochmolekulare, ballaststoffarme *Standard-Sondenkost* (nährstoffdefiniert) ist nahezu plasmaisoton (ca. 300 mosmol/l) und kann bei normaler Digestions- und Resorptionsleistung gegeben werden. Sie enthält Kohlenhydrate als Oligo- und Polysaccharide (Maltodextrine). Als Eiweißquelle wird Milch-, Soja-, Eiklar- und auch Fleischprotein in intakter Form verwendet. Die Fette entstammen im allgemeinen Pflanzenölen. Die Minimalzufuhr von 10 g essentiellen Fettsäuren ist dabei gesichert.
- *Ballaststoffhaltige Sondenkost* (> 20 g/d) bietet meist eine höhere Kaloriendichte (1,3–1,5 kcal/ml) und erhöhte Eiweißzufuhr und ist für eine Langzeiternährung von katabolisch schwerstkranken Patienten geeignet. Die meisten dieser Diäten sind geschmacklich akzeptabel und können daher auch getrunken werden.
- *Modifizierte nährstoffdefinierte Sondenkost* ist für Kranke mit primärer und sekundärer Einschränkung der Resorption entwickelt worden. Diese ist ähnlich wie die Standarddiäten zusammengesetzt, enthält zum Teil mittelkettige Triglyzeride (MCT) als Fettkomponente und ist in jedem Fall laktosefrei (Tab. 2.42).

Tab. 2.42 Beispiele für spezielle Sondendiäten zur enteralen Ernährung.

Sondenkost-Beispiel	Vorteile	Indikation
Salvipeptid nephro®	Eiweiß- u. Energiekomponente getrennt. Je nach Situation kann Eiweiß- bzw. Wasser-/Elektrolytanteil modifiziert werden	Niereninsuffizienz
Salvipeptid liquid MCT®, Peptisorb®, Survimed®, Precene MCT®	MCT-haltige, niedermolekulare Diäten bei verminderter Digestions- und Resorptionsleistung	Pankreasinsuffizienz, chron. entzündl. Darmerkrankungen, Kurzdarmsyndrom
Fresubin hepa®	reduzierter Eiweißgehalt, mehr verzweigtkettige A-Säuren	Leberinsuffizienz
Modulen lipid®, Pulmocare®	erhöhter Fettanteil führt zu Verschiebung des resp. Quotienten	Lungenversagen
Fresubin diabetes®, Salvimulsin diabetes®	ballaststoffreiche Kost, KH-Komponente besteht aus Stärke u. Xylit bzw. Fruktose	Diabetes mellitus

- *Niedermolekulare (chemisch definierte) Sondenkost* kann bei allen Formen der Maldigestion und Malassimilation (chronisch entzündliche Darmerkrankungen, Pankreasinsuffizienz, Kurzdarm-Syndrom) eingesetzt werden. Sie ist arm an Fett, ballaststofffrei und wegen der osmotisch wirksamen Proteinhydrolysate gering hyperosmolar (Aminosäuren, Di- und Tripeptide, Oligopeptide). Solche Oligopeptid-Diäten, welche spezifische Transportsysteme für Di- und Tripeptide nutzen, werden nahezu vollständig im oberen Gastrointestinaltrakt resorbiert. Die geschmackliche Akzeptanz dieser Nahrung ist so schlecht, daß die Anlage einer Sonde erforderlich ist (intrajejunale Ernährung) (Tab. 2.42).

- *Mittelkettige Triglyzeride (MCT)* werden direkt resorbiert (unabhängig von Pankreaslipase und Mizellenbildung durch Gallensäuren) und direkt über die Blutbahn transportiert (Chylomikronenbildung, Transport über Lymphe entfällt). Günstig bei Pankreasinsuffizienz, Dünndarmresektion, Zöliakie, gestörtem Lymphabfluß. Nicht bei Ketoazidose oder Leberzirrhose verwenden (Tab. 2.42).
- Bei Bedarf können den Lösungen orale *Elektrolyte oder Spurenelemente* zugesetzt werden.

TIP

Nach längerer Nahrungskarenz langsamer „Aufbau" der enteralen Sondenernährung mit kleinen Applikationsmengen (zunächst 6 × Bolus von 50 ml) und allmählicher Steigerung der Gesamtmenge über mehrere Tage.

2.9.3 Parenterale Ernährung

Die parenterale Ernährung wird bei Patienten eingesetzt, die nicht enteral ernährt werden können. Dabei wird zwischen einer relativ kurzfristigen Ernährung über einige Tage und einer längerfristigen Ernährung über mehrere Wochen sowie einer dauerhaften künstlichen Ernährung über Monate und Jahre (heimparenterale Ernährung) unterschieden.

SUBSTRATE DER PARENTERALEN ERNÄHRUNG

Kohlenhydrate

- Glukose (4,1 kcal/g) ist neben Fett der wichtigste Energielieferant des Organismus
- Mindestbedarf: ca. 150 g/d (ausschließliche Glukoseverstoffwechslung in Erythrozyten, ZNS; Baustein für Glukoproteine)
- Glukosezufuhr im Rahmen parenteraler Ernährung: 4–6 g/kg KG/d
- Kohlenhydratzufuhr normalerweise nicht über 6 g/kg KG/d (ca. 350–400 g/d), da mehr nicht verstoffwechselt wird.

BEACHTE

Bei eingeschränkter Glukoseverwertung nach Traumen, großen Operationen, bei Sepsis oder Diabetes mellitus führt die Zufuhr nicht angepaßter Glukosemengen zu erheblicher Hyperglykämie.

Bei eingeschränkten Stoffwechselbedingungen (Postaggressionsstoffwechsel, Hypoxie, Organinsuffizienz) soll die Zufuhr bei maximal 200–300 g/d liegen.
Die Applikation von Insulin führt bei nicht durch diabetes- bzw. sepsis- oder traumabedingten Stoffwechselbesonderheiten und bei Überwiegen insulinantagonistischer Hormone, welche die Hyperglykämie erklären, zwar zu einem Abfall des Blutglukosespiegels, jedoch nicht zu einer Zunahme der Glukoseoxidation, d.h. nicht zu einer gesteigerten Bereitstellung von Energie. Eine Adaptation mit Reduktion der parenteralen Glukosezufuhr unter Kontrolle des Blutzuckerspiegels ist hier erforderlich (s.u.).

MEMO

Fruktose- und Sorbit-haltige Lösungen sollten nach der Empfehlung der Deutschen Arzneimittelkommission nicht mehr zur parenteralen Ernährung eingesetzt werden. Xylit als Glukoseaustauschstoff ist unbedenklich.

Fette

Fettinfusionen sind ein konzentrierter blutisotoner Energielieferant (9,3 kcal/g), die als 10- bis 30%ige Lösung angeboten werden (1,1–3,0 kcal/ml). Sie enthalten einen hohen Anteil an langkettigen essentiellen n-3- und n-6-Fettsäuren (Bausteine von Zellmembranen und Vorstufen von Prostaglandinen und Leukotrienen).
Insbesondere Patienten mit Glukoseverwertungsstörung (niedriger Insulinbedarf) und respiratorischer Insuffizienz (geringere CO_2-Produktion) profitieren von Fettgaben.

Tab. 2.43 Kontraindikationen der parenteralen Fettzufuhr.

allgemein	bei akut-lebensbedrohlichen Erkrankungen
Fettstoffwechselstörungen, gravierende hämorrhagische Diathesen, entgleister Diabetes mellitus, Schwangerschaft im ersten Trimenon	Schock, Herzinfarkt, apoplektischer Insult, Embolie, Koma unklarer Ursache

Einige Krankheitsbilder (Sepsis, Polytrauma, Leberinsuffizienz, entzündliche Darmerkrankungen) haben eine bevorzugte Fettverwertung.

- 30–40% der Gesamtkalorien sollen in Form von Fetten zugeführt werden (ca. 1–2 g Fett/kg KG/d)
- Die Fettinfusion erfolgt über mindestens 12 h
- Eine Hypertriglyzeridämie von > 600 mg/dl ermöglicht keine Fettverwertung mehr.

Die *Kontraindikationen* für Fettinfusionen sind in Tabelle 2.43 dargestellt.

Aminosäuren

Wichtige Bausteine für die Synthese von Körperproteinen. Da der Organismus keine Speicherproteine besitzt und da alle Eiweiße in einem ständigen Gleichgewicht von Auf- und Abbau stehen, kommt es bei ungenügender Aminosäurezufuhr zu einer verstärkten Proteolyse und damit zum Verlust von Muskel- und Funktionsproteinen (Enzyme, Transporteiweiß).

Aminosäurelösungen enthalten ein Gemisch aus essentiellen und nichtessentiellen Aminosäuren. Ihre Zusammensetzung entspricht einem hochwertigen Nahrungsprotein und ist meistens einer berechneten Verstoffwechslungsrate angepaßt. Für Krankheitsbilder mit primären Aminosäurenimbalancen (Leber- und Niereninsuffizienz) gibt es Speziallösungen. Der Bedarf an Aminosäuren im Infusionsregime richtet sich nach der Katabolie und Stoffwechsellage des Organismus:

- Bedarf bei Gesunden: ca. 0,8–1 g/kg KG/d
- Bedarf bei schwerer Katabolie (große Operationen, Sepsis, Polytrauma): ca. 1,5 bis 2,5 g/kg KG/d.

Aminosäureinfusionen, die als 3,5- bis 15%ige Lösung verfügbar sind, sollen nie allein, sondern immer in Kombination mit Kohlenhydraten infundiert werden, um einen größtmöglichen proteinsparenden Effekt zu erzielen.

Elektrolyte und Wasser

Ein normaler Wasser- und Elektrolythaushalt ist Grundlage für eine erfolgreiche Ernährungstherapie. Der Bedarf variiert von Tag zu Tag entsprechend den Verlusten. Die Korrektur erfolgt nach Serum-Elektrolytkontrollen.

- *Flüssigkeitsbedarf*: ca. 40 ml/kg KG/d. Bei Älteren 30 ml/kg KG/d. Bei Herzinsuffizienz Reduktion (u.U. nur 10–15 ml/kg KG/d). Bei gesteigertem Flüssigkeitsverlust (z.B. Verbrennung, Schwitzen, Verluste in Peritoneum oder GI-Trakt) u.U. erheblich mehr (bis zu 500 ml/h!)
- *Natrium*: Na^+ ist wichtigstes Kation im Extrazellularraum und trägt wesentlich zur osmotischen Konzentration bei. Bedarf: 1,0–1,5 mmol/kg KG/d
- *Kalium*: Bei kaliumfreier Ernährung und im Hungerzustand betragen die Verluste 10–50 mmol Kalium/d. Mit Beginn der Kohlenhydratzufuhr und bei Anabolie ist der Kaliumbedarf bei normaler Nierenfunktion erhöht (bis 2 mmol/kg KG/d)
- *Phosphate*: Die Phosphatzufuhr muß wegen des erhöhten Bedarfs zu Beginn einer kohlenhydratreichen Ernährung auch angepaßt werden
- *Kalzium*: sollte nicht zusammen mit Phosphat infundiert werden (Präzipitate!). Die empfohlene tägliche Elektrolytsubstitution ist aus Tabelle 2.44 ersichtlich.

Vitamine und Spurenelemente

Multi- und Einzelvitaminpräparate sind als Infusionszusätze verfügbar. Wasser- und fettlösliche Vitamine werden getrennt appliziert, zum Teil erfordern sie wegen ihrer Labilität Lichtschutz (Vitamin B und C; nicht bei Kurzinfusion).

Fettlösliche Vitamine werden in der Regel mit Beginn der Fettzufuhr substituiert. Neuere Präparate (Vitalipid Adult®) enthalten auch Vitamin K. Der Bedarf an Spurenelementen ist bis heute weitgehend unbekannt. Ihre Zufuhr hat Bedeutung bei der Langzeiternährung. Bei Wundheilungsstörungen, Diarrhöen und Fisteln wird eine frühe *Zinksubstitution* empfohlen (bis 15 mg/d). Selen sollte nur vorsichtig appliziert werden (Serumspiegel?).

Bedarf der Substrate bei der totalen parenteralen Ernährung

(Tab. 2.44)

Tab. 2.44 Mittlerer Bedarf der Substrate einer totalen parenteralen Ernährung.

Bestandteil	Bedarf /kg KG/d	Menge/24 h (70 kg)	Beginn mit
Wasser	30–40 ml	2,1–2,8 l	
Glukose	1,5–3,0 g	210–280 g	1,5–3,0 g/kg KG/d
Aminosäuren	1,0–2,0 g	70–140 g	1,0 g/kg KG/d
Fette	1,0–1,5 g	70–100 g	bis 1,0 g/kg KG/d
Kalorien	22–35 kcal	1500–2500 kcal	
Natrium	1,0–1,5 mmol	70–100 mmol	
Kalium	0,5–1,0 mmol	35–70 mmol	
Chlorid	1,0–2,0 mmol	70–140 mmol	
Phosphat	0,2–0,3 mmol	14–20 mmol	
Kalzium	0,2–0,3 mmol	14–20 mmol	
Magnesium	0,1–0,2 mmol	7–14 mmol	
Zink	0,05–0,07 mmol	3,5–5 mmol	

PERIPHERVENÖSE ERNÄHRUNG (PVE)

Kurzfristige Deckung des Wasser- und Elektrolytbedarfs

Z. B. nach kleineren operativen Eingriffen, bei gutem Allgemeinzustand. max. 1–2 Tage

- Fertiglösungen: Beispiele siehe Tabelle 2.45

Tab. 2.45 Beispiele für Fertiglösungen zur kurzfristigen Deckung des Wasser- und Elektrolytbedarfs (Werte für 1 Liter).

Inhaltsstoffe	Ringer-Laktat	Tutofusin®	Normofundin® G-5	Bedarf (70-kg-Pat.)
Glukose			50 g/l	
Xylit				
AS				
Brennwert			200 kcal/l	1500–2500 kcal
Wasser	1000 ml	1000 ml		2,1–2,8 l
Natrium	130 mmol/l	140 mmol/l	100	70–100 mmol
Kalium	5 mmol/l	5 mmol/l	18	35–70 mmol
Chlorid	120 mmol/l	150 mmol/l	90	70–140 mmol
Phosphat				4–20 mmol
Kalzium	1,8 mmol/l	2,5 mmol/l	2	14–20 mmol
Magnesium		1,5 mmol/l	3	7–14 mmol

- Alternativ: Einzelkomponenten (NaCl 0,9%, Glukose 5%) mit Elektrolyt-(Kalium-) Zusätzen
- Infusionsmenge 2000 bis max. 3000 ml (Flüssigkeitsbedarf 40 ml/kg KG/d).

Kurzfristige periphervenöse (hypokalorische) Ernährung

Mit der Zugabe von *Aminosäuren* kann der Bedarf an Proteinbausteinen kurzfristig gedeckt werden (Verringerung einer neg. Stickstoffbilanz). Damit die infundierten Aminosäuren nicht allein zur Glukogenese verwandt werden, wird zusätzlich der minimale Kohlenhydratbedarf als *Glukoselösung* infundiert. Mit der gleichzeitigen peripheren Gabe von *Fetten* kann die Kalorienzufuhr gesteigert werden. *Indikation*: kurzfristige Ernährung bei vorübergehender Nahrungskarenz, z.B. nach mittleren operativen Eingriffen, bei gutem Allgemeinzustand. max. 2–3 Tage. *Kontraindikationen*: manifeste Mangelernährung, schwerer metabolischer Streß, hoher Bedarf an Energie und osmotisch wirksamen Elektrolyten; bei erforderlicher Flüssigkeitsrestriktion oder absehbarer Langzeiternährung.

- Bei Lösungen mit einer *Osmolarität über 800 mmol/l* (Reizung der Venenwand!) muß über einen ZVK infundiert werden (s. Etikett der Infusionslösung, z.B. Glukoselösung > 5%)
- *Fertiglösungen* mit Glukose und Aminosäuren zur kurzfristigen Ernährung bei vorübergehender Nahrungskarenz (Beispiele siehe Tabelle 2.46)
- Alternativ: Einzelkomponentengabe (Elektrolytlösungen, Glukose 5–10%, AS-Lösungen 6–7,5%)
- Zusätzlich evtl. Fettlösungen 10–20% (500 ml im Bypass)
- Maximal 200 g Kohlenhydrate/d
- Ca. 1,2 g Aminosäuren/kg KG/d
- Elektrolyttagesbedarf evtl. als Zusatz in Glukose- oder AS-Lösungen (Vorsicht: Hohe Konzentrationen reizen die Venenwand, z.B. Kalium > 20 mval/l zentralvenös geben)
- Infusionsmenge 2000 bis max. 3000 ml (Flüssigkeitsbedarf ca. 40 ml/kg KG/d).

ZENTRALVENÖSE ERNÄHRUNG (ZVE)

Ziel ist die bedarfsdeckende Zufuhr von Nährstoffen hoher Konzentration.

Indikationen

Mangelernährung, schweres Postaggressionssyndrom, langfristige Ernährung, massive Resorptionsstörung (Kurzdarm-Syndrom), akute Pankreatitis, Hoch-Dosis-Chemo-

Tab. 2.46 Beispiele für Fertiglösungen zur kurzfristigen Ernährung bei vorübergehender Nahrungskarenz (Werte für 1 Liter).

Inhaltsstoffe	AKE 1100 mit Glukose	salviamin® 2,5 G-E	Bedarf (70-kg-Pat.)
Glukose	60 g/l	50g /l	210–280 g
Xylit			
AS	30 g/l	25 g/l	70–140 g
Brennwert	360 kcal/l	300 kcal/l	1500–2500 kcal
Wasser	1000 ml	1000 ml	2,1–2,8 l
Natrium	50 mmol/l	50 mmol/l	70–100 mmol
Kalium	25 mmol/l	25 mmol/l	35–70 mmol
Chlorid	80 mmol/l	75 mmol/l	70–140 mmol
Phosphat		10	4–20 mmol
Kalzium	3,0 mmol/l	3,0 mmol/l	14–20 mmol
Magnesium	3 mmol/l	4 mmol/l	7–14 mmol
Zink	0,022 mmol/l	0,046 mmol/l	0,05–0,07 mmol

therapie (Knochenmarktransplantation), Verbrennung (> 30% der Körperoberfläche), Polytrauma, Multiorganversagen, entzündliche Darmerkrankung.

Kontraindikationen

Funktionsfähiger GI-Trakt, Ernährung < 5 Tage, Ablehnung durch den Patienten.

Risiken

U.a. Kathetersepsis (2–4%), Entgleisungen der Wasser-Elektrolyt-Haushalts, Hypervolämie mit Herzinsuffizienz (insb. bei fehlerhafter Infusionsgeschwindigkeit: Infusionspumpe! S. Kap. 2.2.1).

Hinweise zur Durchführung der ZVE

- Die erforderlichen Flüssigkeitsvolumina sind geringer als bei der PVE (hypertone Lösungen)
- *Einzelkomponenten* (Glukose 20–40%, Xylit 5–20%, AS-Lösungen 10–15%), siehe Tabelle 2.47
- Zusätzlich *Fettlösungen* 20% als Kalorienträger (ca. 1–3 g/d, Infusion über 12 h)
- Maximal 300–400 g Kohlenhydrate/d. Bei Bedarf Glukoseaustausch mit Xylit (max. 200 mg/d)
- Ca. 1,2 g Aminosäuren/kg KG/d
- Tagesbedarf an Elektrolyten und Spurenelementen evtl. als Zusatz in Glukose- oder AS-Lösungen (Kalium besser über Perfusor/Spritzenpumpe)
- Vitamine als Kurzinfusion über 1–2 h (z.B. in 100 ml Glukose 5%)
- Infusionsmenge 2000 bis max. 3000 ml (Flüssigkeitsbedarf ca. 40 ml/kg KG/d)
- Alternativ können *fertige Kombinationslösungen* (Aminosäuren, Kohlenhydrate, Elektrolyte), *ergänzt um Fett- und Elektrolytlösungen*, eingesetzt werden (Tab. 2.48).

Sonderfälle

- *Leberinsuffizienz*: erhöhter Anteil verzweigtkettiger Aminosäuren (z.B. Aminofusin Hepar®). Bei fulminantem Leberversagen Energiezufuhr ausschließlich mit Glukose

Tab. 2.47 Beispiel für Energie-, Aminosäuren- und Wasserzufuhr mit Einzelkomponenten.

Substrat	Gehalt	Brennwert
Glukose 40%	250 g/500 ml	ca. 800 kcal
Fettlösung 20%	100 g/500 ml	ca. 1000 kcal
AS-Lösung 10%	50 g/500 ml	ca. 200 kcal
NaCl 0,9%	1000 ml	
Summen	2500 ml	ca. 2000 kcal
Bedarf	2,1–2,8 l	1500–2500 kcal
Zusätze zur parenteralen Ernährung		
Kalium	0,5–1,0 mmol/kg KG/d (evtl. Perfusor)	
Natrium	1,0–1,5–2,0 mmol/kg KG/d (Reduktion bei Herzinsuffizienz)	
Chlorid	1,0–2,0 mmol/kg KG/d	
Kalzium	0,2–0,3 mmol/kg KG/d, z.B. 1 Amp. Ca-Gluconat (= 4,5 mval Ca) langsam i.v. (!! nicht mit Phosphat!!)	
Phosphat	0,2–0,3 mmol/kg KG/d	
Magnesium	0,1–0,2 mmol/kg KG/d, z.B. 1–2 Amp. Magnesium (4–8 mmol)	
Vitamine	1 Amp. Multibionta®/Vitintra® zur Infusion (A_1; B_1; B_2; B_6; C; E) im tägl. Wechsel mit 1. Amp. Vitalipid Adult®/Vitintra® in Fettlösung (Vit. A, D, E, K)	
Spurenelemente	nur bei langfristiger Ernährung: 1 Amp. Addel®	
Insulin*	Ziel: BZ 90–170 mg/dl, 2–4 I.E./h über Perfusor, evtl. Fettzufuhr steigern	

* Insulin nur bei diabetischer Stoffwechsellage, nicht bei Glukoseverwertungsstörungen (z. B. Sepsis)

- *Niereninsuffizienz*: Speziallösungen mit überwiegend bzw. ausschließlich essentiellen Aminosäuren (z.B. aminomel® nephro salvia). Verminderte Fettclearance: Reduktion der Fettzufuhr. Vitamingabe auf 1×/Wo. reduzieren.

ÜBERWACHUNG DER PARENTERALEN ERNÄHRUNG

Folgende Parameter müssen im Rahmen einer parenteralen Ernährung kontrolliert werden: Gewicht, Flüssigkeitsbilanz (Urinausscheidung!), ZVD, Puls, arterieller RR, Atemfrequenz, Temperatur (je nach Ausgangszustand mehrmals, aber mind. 1×/d). Laborkontrollen (Tab. 2.49).
Die Angaben gelten für Patienten, die kein weiteres Monitoring aufgrund ihrer Grunderkrankung benötigen. Patienten mit eingeschränkter Organfunktion (z.B. Herz-, Nieren- oder Leberinsuffizienz) oder intensivüberwachungspflichtige Patienten bedürfen u.U. stündlicher Kontrollen der genannten Parameter.

BESONDERHEITEN BEI POSTOPERATIVER ERNÄHRUNG (POSTAGGRESSIONSSTOFFWECHSEL)

- Postaggressionsstoffwechsel führt zu gesteigerter Katabolie (abhängig von der Größe des Eingriffs)
- In den ersten Stunden postoperativ (bzw. am OP-Tag) nur Wasser- und Elektrolytzufuhr
- In den ersten Tagen postoperativ Adaptation der Glukosezufuhr (stufenweiser Aufbau von Glukosezufuhr!)
- Anschließend bedarfsgerechte normale Kalorienzufuhr

Tab. 2.48 Beispiele für Fertigkombinationslösungen zur parenteralen Ernährung (Werte für 1 Liter).

Inhaltsstoffe	Amonomix® I	Nutriflex® combi	Bedarf (70 Kg)
Glukose	200 g/l	100 g/l	210–280 g
Xylit	–	50 g/l	–
AS	50 g/l	50 g/l	70–140 g
Brennwert	1000 kcal/l	800 kcal	1500–2500 kcal
Wasser	1000 ml	1000 ml	2100–2800 ml
Natrium	50 mmol/l	60 mmol/l	70–100 mmol
Kalium	30 mmol/l	30 mmol/l	35–70 mmol
Chlorid	100 mmol/l	60 mmol/l	70–140 mmol
Phosphat	15 mmol/l	15 mmol/l	4–20 mmol
Kalzium	2,5 mmol/l	4,0 mmol/l	14–20 mmol
Magnesium	2,5 mmol/l	5,0 mmol/l	7–14 mmol
Zink	0,04 mmol/l	0,1 mmol/l	0,05–0,07 mmol

Tab. 2.49 Richtwerte für Laborkontrollen bei parenteraler Ernährung.

Laborwert	Kontrollintervall
Blutzucker	erste 48 h alle 4–6 h, bei stabilem BZ: 2×/d
K, Na, Ca, Harnstoff, Laktat, Triglyzeride	1×/d (Intensivstation: bis 6×/d)
Phosphat, Albumin	3×/Wo. (Intensivstation: 1×/d)
Triglyzeride, Leberwerte	3×/Wo. (Intensivstation: 1×/d)
Magnesium, Quick	1×/Wo. (Intensivstation: 1×/d)
Blutbild	1×/Wo. (Intensivstation: 1×/d)
Zink	3×/Wo., bei gastrointestinalen Sekretverlusten 1×/Wo.

- Enge Kontrolle des BZ: evtl. Reduktion der Glukosezufuhr (oder Glukose/Xylit 1:1). Bei KH-Zufuhr von weniger als 3g/kg KG und weiter erhöhten BZ-Werten Insulingabe
- Bei starker Erhöhung der Triglyzeridwerte (mehr als 10% über der oberen Norm) Reduzierung der Fettzufuhr.

2.10 Impfungen

2.10.1 Vorbemerkungen

PASSIVE IMMUNISIERUNG

Eine passive Immunisierung erfolgt mit präformierten Antikörpern. Es resultiert eine vorübergehende „Leihimmunität" (ähnlich der diaplazentar erworbenen Leihimmunität).

Präparate

Für die passive Immunisierung stehen zur Verfügung:

- *Humanes, normales Immunglobulin* (homolog) = Standardimmunglobulin (SIG, aus einem Plasmapool von mindestens 1000 Spendern gewonnene Proteinlösung): Die SIG-Präparate müssen i.m. appliziert werden (cave: schwere Kreislaufreaktionen durch Komplementverbrauch bei i.v. Gabe möglich!). Es gibt auch Immunglobulinpräparate mit Anreicherung bestimmter Ig-Klassen (z.B. IgM, IgA)
- *Homologe (humane) Immunglobulinpräparationen* zur i.v. Applikation: Diese Präparationen sind schneller wirksam und höher dosierbar
- *Homologe (humane) spezielle Immunglobuline* (frühere Bezeichnung: Hyperimmunglobuline): Von geeigneten Spendern gewonnen, besitzen diese einen garantierten Antikörpergehalt gegen definierte Erreger oder Toxine; meist handelt es sich um i.m. applizierbare Präparate (z.B. gegen Hepatitis B, Tollwut, Röteln, Tetanus), teils auch um i.v. applizierbare Präparationen (z.B. gegen Zytomegalie)
- *Heterologe (tierische) Immunglobuline*: Von entsprechend immunisierten Tieren gewonnene Antiseren, die nur eingesetzt werden dürfen, wenn humane Präparate nicht zur Verfügung stehen, z.B. gegen Diphtherie, Gasbrand, Botulismus, Schlangengifte u.ä. (cave: strenge Indikationsstellung, Durchführung entsprechend der im Beipackzettel genannten strengen Vorsichtsmaßnahmen!).

Generelle Indikationen für Immunglobulingaben

Einsatz als prä- oder postexpositionelle Prophylaxe gegen Infektionserreger und Toxine, die erwiesenermaßen neutralisierbar sind durch SIG oder die speziellen Immunglobuline, wenn eine erfolgreiche aktive Immunisierung nicht (mehr) durchgeführt werden kann. Heterologe Immunglobuline dürfen nur bei strenger Indikation und Fehlen entsprechender Präparate humaner Herkunft eingesetzt werden (Tab. 2.50).

Tab. 2.50 Vorgehen bei der passiven Immunisierung.

Immunisierung gegen	Standard-Gammaglobulin	spezielles Immunglobulin
Masern	0,2–0,4 ml/kg KG	–
Varizellen	–	25 E/kg KG
Röteln	–	bis zum 5. Tag post exp. 0,3 ml/kg KG; mindestens 15 ml
Hepatitis A	0,05 ml/kg KG	–
Hepatitis B	–	0,5–10 IE/kg KG (i.v. Präparat)
Tollwut	–	20 E/kg KG
Tetanus	–	250–500 IE insgesamt
Zytomegalie	–	1–2 ml/kg KG i.v.

AKTIVE IMMUNISIERUNG

Die aktive Immunisierung geschieht durch Antigengabe, die eine spezifische Antikörperproduktion im Geimpften induziert. Bei einer Reihe von Erregern ist es darüber hinaus wichtig, daß ein Impfstoff in der Lage ist, eine zellvermittelte Immunantwort auszulösen. Zur aktiven Immunisierung können zwei Gruppen von Impfstoffen verwendet werden:

- *Lebendimpfstoffe*: Die Erreger sind noch in der Lage, sich zu vermehren und die Wirtszelle zu infizieren, eine manifeste schwere Erkrankung kann jedoch nicht mehr hervorgerufen werden
  - Gelbfieberimpfung
  - Masernimpfung
  - Mumpsimpfung
  - Polioimpfung nach Sabin (oral)
  - Rötelnimpfung
  - Typhusimpfung (oral)
  - Tuberkuloseimpfung (BCG-Impfung)
  - Varizellenimpfung
- *Totimpfstoffe*: Zur Anwendung kommen Bakterien- oder Virusbestandteile, abgetötete Erreger und denaturierte, entgiftete Toxine, z.B. bei
  - Tetanusimpfung
  - Diphtherieimpfung
  - Hepatitisimpfung.

SIMULTANIMPFUNG

Unter einer Simultanimpfung versteht man die gleichzeitige passive und aktive Immunisierung gegen das gleiche Antigen zur Überbrückung der Zeitspanne bis zur eigenen Antikörperbildung durch die aktive Immunisierung (z.B. gleichzeitige Gabe von Tetanusimmunglobulin und Tetanusimpfstoff bei nicht vorhandenem Tetanusschutz).

KONTRAINDIKATIONEN

Die generellen Kontraindikationen (z.B. Allergien gegen Bestandteile von Impfstoffen, primäre und sekundäre Immundefekte) sind jeweils individuell abzuklären, besonderer Aufmerksamkeit bedürfen dabei die Lebendimpfstoffe (Beipackzettel lesen und beachten!).

DOKUMENTATION

- Jede Impfung muß vollständig mit Datum, Impfstoffcharge und Inokulationsart sowie ggf. mit den anamnestischen Angaben dokumentiert werden (Impfpaß!)
- Der Impfling oder dessen Eltern müssen im Gespräch auf mögliche Impfkomplikationen hingewiesen werden. Zur mündlichen Aufklärung Standardinhalte verwenden, die in den Aufklärungsmerkblättern für Impfungen im Kindesalter enthalten sind und über das Deutsche Grüne Kreuz (Schuhmarkt 4, 35037 Marburg) zu beziehen sind
- Impfkomplikationen müssen ebenfalls sorgfältigst dokumentiert werden. Letzteres kann von erheblicher Bedeutung für den Geimpften sein, da ihm bei Impfschäden nach öffentlich empfohlenen Impfungen Versorgungsansprüche aus der öffentlichen Hand erwachsen. Nach dem neuen Infektionsschutzgesetz (§ 6 Abs.1 Nr.3 IfSG) muß bereits der Verdacht auf eine das übliche Ausmaß einer Impfreaktion hinausgehende Schädigung gemeldet werden. Die Kriterien zur Abgrenzung einer üblichen Impfreaktion von einer über das Maß hinausgehenden Impfreaktion werden von der STIKO derzeit noch erarbeitet.

IMPFUNGEN WÄHREND DER SCHWANGERSCHAFT

- *Lebendimpfstoffe*: Mit Ausnahme der Polio-Schluckimpfung (Sabin) sind alle Lebendimpfungen in der Schwangerschaft prinzipiell kontraindiziert. Eine Gelbfieberimpfung vor unvermeidbarer Exposition kann durchgeführt werden, da Fruchtschäden bislang nicht beobachtet worden sind
- *Totimpfstoffe* sind bei entsprechender Indikation (Reise, Verletzung, Epidemie) nach dem I. Trimenon möglich und zum Teil wünschenswert (z. B. Tetanus-Schutzimpfung der Schwangeren in Afrika zur Vermeidung von frühkindlichen Tetanusfällen). Mit bekanntermaßen reaktogenen Impfungen (z. B. Cholera) sollte man vor allem im I. Trimenon sehr zurückhaltend sein
- *Passive Immunisierungen* mit homologen Immunglobulinen sind immer möglich.

ZEITLICHE ABSTÄNDE ZWISCHEN IMPFUNGEN

- Totimpfstoff: Zwischen Impfungen mit Totimpfstoff sind keine Zeitabstände erforderlich
- Lebendimpfstoff: Zwischen einzelnen Lebendimpfungen sind in der Regel Zeiträume von 3–4 Wochen erforderlich. Die Einzelheiten für jeden Impfstoff sind dem Beipackzettel zu entnehmen!

2.10.2 Impfungen für Säuglinge, Kinder und Jugendliche

(Tab. 2.51)

BEACHTE

Achtung: Das selbständige Mischen von Einzelimpfstoffen in einer Spritze ist verboten.

Tab. 2.51 Impfkalender für Säuglinge, Kinder und Jugendliche (STIKO, Stand Juli 2001).

Impfstoff/ Antigenkombinationen	Alter in vollendeten Monaten						Alter in vollendeten Jahren	
	Geburt	2	3	4	11–14	15–23 siehe[1)]	4–5 siehe[1)]	9–17 siehe[1)]
DTaP*		1.	2.	3.	4.			
DT/Td**							A	A
aP								A
Hib*		1.	siehe[2)]	2.	3.			
IPV*		1.	siehe[2)]	2.	3.			A
HB*	siehe[3)]	1.	siehe[2)]	2.	3.			G
MMR***					1.	2.		

Um die Zahl der Injektionen möglichst gering zu halten, sollten vorzugsweise Kombinationsimpfstoffe verwendet werden. Impfstoffe mit unterschiedlichen Antigenkombinationen von D/d, T, aP, HB, Hib, IPV sind bereits verfügbar. Bei Verwendung von Kombinationsimpfstoffen sind die Angaben des Herstellers zu den Impfabständen zu beachten.

1) Zu diesen Zeitpunkten soll der Impfstatus überprüft und gegebenenfalls vervollständigt werden.
2) **Antigenkombinationen, die Pertussiskomponente (aP) enthalten, werden nach dem für DTaP angegebenen Schema benutzt.**
3) Zur postexpositionellen Hepatitis-B-Immunprophylaxe bei Neugeborenen siehe www.rki.de.
A Auffrischimpfung: Diese sollte möglichst nicht früher als 5 Jahre nach der vorhergehenden letzten Dosis erfolgen.
G Grundimmunisierung aller noch nicht geimpften Jugendlichen bzw. Komplettierung eines unvollständigen Impfschutzes.
* Abstände zwischen den Impfungen mindestens 4 Wochen; Abstand zwischen vorletzter und letzter Impfung mindestens 6 Monate.
** Ab einem Alter von 5 bzw. 6 Jahren wird zur Auffrischimpfung ein Impfstoff mit reduziertem Diphtherietoxoid-Gehalt (d) verwendet.
*** Mindestabstand zwischen den Impfungen 4 Wochen.

2.10.3 Impfempfehlungen für Erwachsene (Tab. 2.52)

Tab. 2.52 Indikations- und Auffrischimpfungen (STIKO, Stand Juli 2001):
R = Reiseimpfung, **A** = Auffrischungsimpfung, **I** = Impfung

Krankheit	Kategorie	Indikation bzw. Reiseziel	Anwendungshinweise (Packungsbeilage/Fachinformationen beachten)
Cholera	**R**	Auf Verlangen des Ziel- oder Transitlandes; nur noch im Ausnahmefall; eine WHO-Empfehlung besteht nicht.	Nach Angaben des Herstellers
Diphtherie	**A**	Alle Personen bei fehlender oder unvollständiger Grundimmunisierung, wenn die letzte Impfung der Grundimmunisierung oder die letzte Auffrischimpfung länger als 10 Jahre zurückliegt	Die Impfung gegen Diphtherie sollte in der Regel in Kombination mit der gegen Tetanus (Td) durchgeführt werden Eine begonnene Grundimmunisierung wird vervollständigt, Auffrischimpfung in 10jährigen Intervallen
	I	Bei Diphtherie-Risiko (Gefahr der Einschleppung, Reisen in Infektionsgebiete) Überprüfung der Impfdokumentation; bei fehlendem Impfschutz ist die Impfung besonders angezeigt für • medizinisches Personal, das engen Kontakt mit Erkrankten haben kann • Personal in Laboratorien • Personal in Einrichtungen mit umfangreichem Publikumsverkehr • Aussiedler, Flüchtlinge und Asylbewerber aus Gebieten mit Diphtherie-Risiko, die in Gemeinschaftsunterkünften leben, sowie für das Personal dieser Einrichtungen (siehe entsprechende Impfempfehlungen) • Bedienstete des Bundesgrenzschutzes und der Zollverwaltung • Reisende in Regionen mit Diphtherie-Risiko	Nichtgeimpfte oder Personen mit fehlendem Impfnachweis sollten 2 Impfungen im Abstand von 4–8 Wochen und eine 3. Impfung 6–12 Monate nach der 2. Impfung erhalten. Eine Reise in ein Infektionsgebiet sollte frühestens nach der 2. Impfung angetreten werden. Bei bestehender Diphtherie-Impfindikation und ausreichendem Tetanus-Impfschutz sollte monovalent gegen Diphtherie geimpft werden.
	A	• bei Epidemien oder regional erhöhter Morbidität	Entsprechend den Empfehlungen der Gesundheitsbehörden
FSME (Frühsommer-meningo-enzephalitis)	**I**	Personen, die sich in FSME-Risikogebieten aufhalten, oder Personen, die durch FSME beruflich gefährdet sind (z. B. Forstarbeiter, Exponierte in der Landwirtschaft, exponiertes Laborpersonal)	Grundimmunisierung und Auffrischimpfungen nach Angaben des Herstellers (Altersbegrenzung beachten)
		Risikogebiete in Deutschland sind zur Zeit insbesondere:	Entsprechend den Empfehlungen der Gesundheitsbehörden;
		Bayern: südlicher Bayerischer Wald, Niederbayern entlang der Donau ab Regensburg (besonders Region Passau) sowie entlang der Flüsse Paar, Isar (ab Landshut), Rott, Inn, Vils, Altmühl	Hinweise zu FSME-Risikogebieten – veröffentlicht im *Epidemiologischen Bulletin* des RKI, Ausgabe 16/2001 – sind zu beachten.
		Baden-Württemberg: gesamter Schwarzwald (Gebiet zwischen Pforzheim, Offenburg, Freiburg, Villingen, Tübingen, Sindelfingen); Gebiete entlang der Flüsse Enz, Nagold und Neckar sowie entlang des Ober-/Hochrheins, oberhalb Kehls bis zum westlichen Bodensee (Konstanz, Singen, Stockach)	Die postexpositionelle Gabe von spezifischem Immunglobulin wird nicht generell empfohlen. Sie kann jedoch bei Erwachsenen und Jugendlichen über 14 Jahren erwogen werden, wenn eine Zeckenexposition sicher nicht länger als 96 Stunden zurückliegt (s.a. *Epid.Bull.* 8/2001)
		Hessen: Odenwald, LK Marburg-Biedenkopf	
		Rheinland-Pfalz: LK Birkenfeld	
		(Saisonalität beachten: April–November)	

Tab. 2.52 Fortsetzung.

Krankheit	Kategorie	Indikation bzw. Reiseziel	Anwendungshinweise (Packungsbeilage/Fachinformationen beachten)
FSME (Fortsetzung)	R	Aufenthalte in FSME-Risikogebieten außerhalb Deutschlands	
Gelbfieber	R	Entsprechend den Impfanforderungen der Ziel- oder Transitländer (tropisches Afrika und Südamerika mit endemischem Gelbfieber), ferner sind die Hinweise der WHO zu Gelbfieber-Infektionsgebieten zu beachten	Einmalige Impfung in den von den Gesundheitsbehörden zugelassenen Gelbfieber-Impfstellen; Auffrischimpfung in 10jährigen Intervallen
Haemophilus influenzae Typ b (Hib)	I	Personen mit anatomischer oder funktioneller Asplenie	
Hepatitis A (HA)	I	1. HA-gefährdetes Personal* medizinischer Einrichtungen (z.B. Pädiatrie, Infektionsmedizin) 2. HA-gefährdetes Personal in Laboratorien (z.B. Stuhluntersuchungen) 3. Personal* in Kindertagesstätten, Kinderheimen u.ä. 4. Personal* in psychiatrischen Einrichtungen oder vergleichbaren Fürsorgeeinrichtungen für Zerebralgeschädigte oder Verhaltensgestörte 5. Kanalisations- und Klärwerksarbeiter 6. Homosexuell aktive Männer 7. Personen mit substitutionspflichtiger Hämophilie 8 Kontaktpersonen zu an Hepatitis A Erkrankten (Riegelungsimpfung) 9. Personen in psychiatrischen Einrichtungen oder vergleichbaren Fürsorgeeinrichtungen für Zerebralgeschädigte oder Verhaltensgestörte 10. Personen, die an einer chronischen Lebererkrankung leiden und keine HAV-Antikörper besitzen * Unter „Personal" sind hier medizinisches und anderes Fach- und Pflegepersonal sowie Küchen- und Reinigungskräfte zu verstehen.	Grundimmunisierung und Auffrischimpfung nach Angaben des Herstellers Eine Vortestung auf HA-Antikörper ist bei vor 1950 Geborenen sinnvoll sowie bei Personen, die in der Anamnese eine mögliche HA aufweisen bzw. längere Zeit in Endemiegebieten gelebt haben. Bei einer aktuellen Exposition von Personen, für die eine Hepatitis A ein besonderes Risiko darstellt, kann zeitgleich mit der ersten Impfung ein Immunglobulin-Präparat gegeben werden.
	R	Reisende in Regionen mit hoher Hepatitis-A-Prävalenz	
Hepatitis B (HB)	I	Präexpositionell: 1. HB-gefährdetes medizinisches und zahnmedizinisches Personal; Personal in psychiatrischen Einrichtungen oder vergleichbaren Fürsorgeeinrichtungen für Zerebralgeschädigte oder Verhaltensgestörte; andere Personen, die durch Blutkontakte mit möglicherweise infizierten Personen gefährdet sind, wie z.B. betriebliche oder ehrenamtliche Ersthelfer sowie Mitarbeiter von Rettungsdiensten, Polizisten, Sozialarbeiter und Gefängnispersonal mit Kontakt zu Drogenabhängigen 2. Dialysepatienten, Patienten mit häufiger Übertragung von Blut oder Blutbestandteilen (z.B. Hämophile), Patienten vor ausgedehnten chirurgischen Eingriffen (z.B. Operationen unter Verwendung der Herz-Lungen-Maschine) 3. Patienten mit chron. Lebererkrankungen sowie HIV-Positive, die HB_SAg-negativ sind	Hepatitis-B-Impfung nach den Angaben des Herstellers; im allgemeinen nach serologischer Vortestung bei den Indikationen 1. bis 6.; Kontrolle des Impferfolges ist für die Indikationen unter 1. bis 4. erforderlich. Auffrischimpfung entsprechend dem nach Abschluß der Grundimmunisierung erreichten Antikörperwert (Kontrolle 1–2 Monate nach 3. Dosis): • bei Anti-HB_S-Werten < 100 IE/l umgehend erneute Impfung (1 Dosis) und erneute Kontrolle • bei Anti-HB_S-Werten ≥ 100 IE/l Auffrischimpfung (1 Dosis) nach 10 Jahren

Tab. 2.52 Fortsetzung.

Krankheit	Kategorie	Indikation bzw. Reiseziel	Anwendungshinweise (Packungsbeilage/Fachinformationen beachten)
Hepatitis B (HB) (Fortsetzung)	I	4. Durch Kontakt mit HB_SAg-Trägern in der Familie gefährdete Personen 5. Patienten in psychiatrischen Einrichtungen oder Bewohner vergleichbarer Fürsorgeeinrichtungen für Zerebralgeschädigte oder Verhaltensgestörte 6. Besondere Risikogruppen, wie z.B. homosexuell aktive Männer, Drogenabhängige, Prostituierte, länger einsitzende Strafgefangene 7. Durch Kontakt mit HB_SAG-Trägern in Gemeinschaft (Kindergärten, Kinderheime, Pflegestätten, Schulklassen, Spielgemeinschaften) gefährdete Personen	Bei Fortbestehen des Infektionsrisikos Auffrischimpfungen in 10jährigen Intervallen
	I	Postexpositionell • Medizinisches Personal bei Verletzungen mit möglicherweise erregerhaltigen Gegenständen (z.B. Nadelstichexposition) • Neugeborene HB_SAg-positiver Mütter oder von Müttern mit unbekanntem HB_SAG-Status	Siehe Immunprophylaxe bei Exposition (Tab. 2.54)
Influenza	I	Personen über 60 Jahre Kinder, Jugendliche und Erwachsene mit erhöhter gesundheitlicher Gefährdung infolge eines Grundleidens, wie z. B. chronische Lungen-, Herz-Kreislauf-, Leber- und Nierenkrankheiten, Diabetes und andere Stoffwechselkrankheiten, Immundefizienz, HIV-Infektion) Personen mit erhöhter Gefährdung, z.B. medizinisches Personal, Personen in Einrichtungen mit umfangreichem Publikumsverkehr)	Jährliche Impfung, vorzugsweise im Herbst (September–November) mit einem Impfstoff mit aktueller, von der WHO empfohlener Antigenkombination
	A	Wenn Epidemien auftreten oder aufgrund epidemiologischer Beobachtungen befürchtet werden	Entsprechend den Empfehlungen der Gesundheitsbehörden
Masern	I	Ungeimpfte bzw. empfängliche Personen in Einrichtungen der Pädiatrie, in Gemeinschaftseinrichtungen für das Vorschulalter und Kinderheimen Postexpositionell: Ungeimpfte bzw. einmal geimpfte Kinder mit Kontakt zu an Masern erkrankten Personen; möglichst innerhalb von 3 Tagen nach Exposition	Einmalige Impfung, vorzugsweise mit MMR-Impfstoff
Meningokokken-Infektionen (Gruppen A, C, W135, Y)	I	Gesundheitlich Gefährdete: Personen mit Immundefekt, insbesondere Komplement-/Properdindefekte, Hypogammaglobulinämie; Asplenie	Bei Kindern < 2 Jahren konjugierter MenC-Impfstoff (dabei Empfehlungen des Herstellers zum Impfschema beachten) und nach vollendetem 2. Lebensjahr im Abstand von 6–12 Monaten durch 4-valenten Polysaccharid-Impfstoff (PS-Impfstoff) ergänzen. Eine Impfung von Personen nach dem vollendeten 2. Lebensjahr mit konjugiertem MenC-Impfstoff, im Abstand von 6–12 Monaten, gefolgt von einer Impfung mit 4-valentem PS-Impfstoff.

Tab. 2.52 Fortsetzung.

Krankheit	Kategorie	Indikation bzw. Reiseziel	Anwendungshinweise (Packungsbeilage/Fachinformationen beachten)
Meningokokken-Infektionen (Gruppen A, C, W135, Y)	**R**	Reisende in epidemische/hyperendemische Länder, besonders bei engem Kontakt zur einheimischen Bevölkerung; Entwicklungshelfer (WHO-Hinweise beachten)	Eine Impfung von Personen ab dem vollendeten 2. Lebensjahr mit epidemiologisch indiziertem A, C- oder A, C, W-135, Y-Polysaccharid-Impfstoff Für Kinder < 2 Jahre steht eine Impfprophylaxe mit konjugiertem Impfstoff zur Verfügung, wenn vor einer Krankheit durch Serogruppe C geschützt werden soll.
	R	Vor Pilgerreise (Hadj)	Eine Impfung mit 4-valentem PS-Impfstoff (Einreisebestimmungen beachten)
	R	Schüler/Studenten vor Langzeit-Aufenthalten in Ländern mit empfohlener allgemeiner Impfung für Jugendliche oder selektiver Impfung für Schüler/Studenten	Entsprechend den Empfehlungen der Zielländer
	I	Gefährdetes Laborpersonal (bei Arbeiten mit *N.-meningitidis*-Aerosol!)	Impfung mit 4-valentem PS-Impfstoff Indizierte Wiederimpfungen für alle oben angegebenen Indikationen nach Angaben des Herstellers, für PS-Impfstoff im Allgemeinen nach 3 Jahren
	I	Gehäufte Erkrankungen (Cluster) oder Ausbrüche	Auf Empfehlung der zuständigen Gesundheitsbehörde
Mumps	**I**	Ungeimpfte bzw. empfängliche Personen in Einrichtungen der Pädiatrie, in Gemeinschaftseinrichtungen für das Vorschulalter und Kinderheimen Postexpositionell: Ungeimpfte bzw. einmal geimpfte Kinder mit Kontakt zu an Mumps erkrankten Personen; möglichst innerhalb von 3 Tagen nach Exposition	Einmalige Impfung, vorzugsweise mit MMR-Impfstoff
Pertussis	**I**	Personal in Pädiatrie und Infektionsmedizin sowie in Gemeinschaftseinrichtungen für das Vorschulalter	Einmalige Impfung; bei Vorliegen weiterer Impfindikationen ggf. mit Kombinations-Impfstoff
Pneumokokken-Krankheiten	**I**	Personen über 60 Jahre	Eine Impfung mit Polysaccharid-Impfstoff; Wiederholungsimpfung im Abstand von 6 Jahren
	I	Kinder (ab vollendetem 2. Lebensmonat), Jugendliche und Erwachsene mit erhöhter gesundheitlicher Gefährdung infolge einer Grundkrankheit: 1) Angeborene oder erworbene Immundefekte, wie z. B. Hypogammaglobulinämie, Komplement- und Properdindefekte bei funktioneller oder anatomischer Asplenie bei Sichelzellenanämie bei Krankheiten der blutbildenen Organe bei neoplastischen Krankheiten bei HIV-Infektion nach Knochenmarktransplantation	Kinder (ab vollendetem 2. Lebensjahr), Jugendliche und Erwachsene erhalten eine einmalige Impfung mit Polysaccharid-Impfstoff; bei weiterbestehender Indikation Wiederholungsimpfung im Abstand von 6 (Erwachsene) bzw. frühestens 3 Jahren (Kinder unter 10 J.) Säuglinge und Kleinkinder (vom vollendeten 2. Lebensmonat bis vollendeten 2. Lebensjahr) erhalten Pneumokokken-Konjugat-Impfstoff nach folgendem Schema:

Tab. 2.52 Fortsetzung.

Krankheit	Kategorie	Indikation bzw. Reiseziel	Anwendungshinweise (Packungsbeilage/Fachinformationen beachten)
Pneumokokken-Krankheiten (Fortsetzung)	I	2) Chronische Krankheiten, wie z.B. Herz-Kreislauf-Krankheiten Krankheiten der Atmungsorgane Diabetes mellitus oder andere Stoffwechselkrankheiten Niereninsuffizienz/nephrotisches Syndrom Liquorfistel vor Organtransplantation und vor Beginn einer immunsuppressiven Therapie	• Säuglinge bis zu einem Alter von 6 Monaten erhalten ab dem vollendeten 2. Lebensmonat 3 Impfungen im Abstand von jeweils 1 Monat, gefolgt von einer 4. Impfung im 2. Lebensjahr • Säuglinge im Alter von 7–11 Monaten erhalten 3 Impfungen im Abstand von 1 Monat, gefolgt von einer 3. Impfung im 2. Lebensjahr • Kinder im Alter von 12–23 Monaten erhalten 2 Impfungen im Abstand von 2 Monaten.
	I	Frühgeborene (< 38 W); Kinder mit niedrigem Geburtsgewicht (< 2500 g); Säuglinge und Kinder mit Gedeihstörungen oder neurologischen Krankheiten, z.B. Zerebralparesen oder Anfallsleiden	Zur Erreichung eines optimalen Schutzes soll die Impfserie möglichst unmittelbar nach Vollendung des 2. Lebensmonats begonnen werden. Kinder mit erhöhter gesundheitlicher Gefährdung sollten in Ergänzung der Impfung mit Pneumokokken-Konjugat-Impfstoff im 3. Lebensjahr eine Impfung mit Polysaccharid-Impfstoff erhalten (im Mindestabstand von 2 Monaten nach der letzten Impfung mit Konjugat-Impfstoff)
Poliomyelitis	A	Alle Personen bei fehlender oder unvollständiger Grundimmunisierung	Personen mit drei dokumentierten OPV-Impfungen gelten als vollständig immunisiert. Ungeimpfte Personen erhalten IPV entsprechend den Angaben des Herstellers. Ausstehende Impfungen der Grundimmunisierung werden mit IPV nachgeholt. Eine routinemäßige Auffrischimpfung wird nach dem vollendeten 18. Lebensjahr nicht empfohlen.
	I	Bei Poliomyelitis-Risiko Überprüfung der Impfdokumentation; bei fehlendem Impfschutz ist die Impfung besonders angezeigt für • medizinisches Personal, das engen Kontakt zu Erkrankten haben kann • Personal in Laboratorien mit Poliomyelitis-Risiko • Personen mit engem Kontakt zu Erkrankten • Reisende in Regionen mit Infektionsrisiko (die aktuelle epidemische Situation ist zu beachten, insbesondere die Meldungen der WHO) • Aussiedler, Flüchtlinge und Asylbewerber aus Gebieten mit Polio-Risiko, die in Gemeinschaftsunterkünften leben, sowie das Personal dieser Einrichtungen (siehe entsprechende Empfehlungen)	Impfung mit IPV, wenn die Impfungen der Grundimmunisierung nicht vollständig dokumentiert sind oder die letzte Impfung der Grundimmunisierung bzw. die letzte Auffrischimpfung länger als 10 Jahre zurückliegen
	A	Bei Polio-Ausbruch	Riegelungsimpfung mit OPV entsprechend den Anordnungen der Gesundheitsbehörden

Tab. 2.52 Fortsetzung.

Krankheit	Kategorie	Indikation bzw. Reiseziel	Anwendungshinweise (Packungsbeilage/Fachinformationen beachten)
Röteln	**I**	Ungeimpfte bzw. empfängliche Personen in Einrichtungen der Pädiatrie, der Geburtshilfe und der Schwangerenbetreuung sowie in Gemeinschaftseinrichtungen für das Vorschulalter und in Kinderheimen Seronegative Frauen mit Kinderwunsch Postexpositionell: Ungeimpfte bzw. einmal geimpfte Kinder mit Kontakt zu an Röteln erkrankten Personen; möglichst innerhalb von 3 Tagen nach Exposition	Einmalige Impfung – vorzugsweise mit MMR-Impfstoff – bei Frauen mit nachfolgender Kontrolle des Röteln-Impferfolges
Tetanus	**A**	Alle Personen bei fehlender oder unvollständiger Grundimmunisierung, wenn die letzte Impfung der Grundimmunisierung oder die letzte Auffrischimpfung länger als 10 Jahre zurückliegen	Die Impfung gegen Tetanus sollte in der Regel in Kombination mit der gegen Diphtherie (Td) durchgeführt werden. Eine begonnene Grundimmunisierung wird vervollständigt, Auffrischimpfung in 10jährigen Intervallen.
	I	Postexpositionell	S. Tab. 2.55
Tollwut	**I**	Präexpositionell: Tierärzte, Jäger, Forstpersonal u.a. Personen bei Umgang mit Tieren in Gebieten mit Wildtiertollwut sowie ähnliche Risikogruppen	Dosierungsschema nach Angaben des Herstellers Personen mit weiterbestehendem Expositionsrisiko sollten regelmäßig eine Auffrischimpfung entsprechend den Angaben des Herstellers erhalten.
		Personal in Laboratorien mit Tollwutrisiko	Mit Tollwutvirus arbeitendes Laborpersonal sollte halbjährlich auf neutralisierende Antikörper untersucht werden. Eine Auffrischimpfung ist bei < 0,5 IE/ml Serum indiziert.
	R	Reisende in Regionen mit hoher Tollwutgefährdung (z.B. durch streunende Hunde)	
	I	Postexpositionell	S. Tab. 2.56 und Tab. 2.57
Tuberkulose		Die Impfung mit dem derzeit verfügbaren BCG-Impfstoff wird nicht empfohlen.	
Typhus	**R**	Bei Reisen in Endemiegebiete	Nach Angaben des Herstellers
Varizellen	**I**	1. Seronegative Patienten vor geplanter immunsuppressiver Therapie oder Organtransplantation	Nach Angaben des Herstellers 1 Dosis bei Kindern vor dem vollendeten 13. Lebensjahr; 2 Dosen im Abstand von midestens 6 Wochen bei Kindern ab 13 Jahren, Jugendlichen und Erwachsenen Anmerkung: Impfung nicht unter intensiver immunsuppressiver Therapie durchführen (z.B. in der Anfangsphase der Behandlung), sondern nur unter folgenden Voraussetzungen:
	I	2. Seronegative Patienten unter immunsuppressiver Therapie	
	I	3. Seronegative Patienten mit Leukämie	

Tab. 2.52 Fortsetzung.

Krankheit	Kategorie	Indikation bzw. Reiseziel	Anwendungshinweise (Packungsbeilage/Fachinformationen beachten)
Varizellen (Fortsetzung)			• klinische Remission ≥ 12 Monate • vollständige hämatologische Remission (Gesamtlymphozytenzahl ≥ 1200/mm³ Blut) • Unterbrechung der Erhaltungstherapie vor und nach der Impfung eine Woche
	I	4. Empfängliche Patienten mit schwerer Neurodermitis	
	I	Empfängliche Personen mit engem Kontakt zu den unter Punkt 1 bis 4 Genannten	„Empfängliche Personen" bedeutet: anamnestisch keine Windpocken, keine Impfung und bei serologischer Testung kein Nachweis spezifischer Antikörper
	I	Seronegative Frauen mit Kinderwunsch	
	I	Ungeimpfte 12- bis 15jährige Jugendliche ohne Varizellenanamnese	
	I	Seronegatives Personal im Gesundheitsdienst, insbesondere der Bereiche Pädiatrie, Onkologie, Gynäkologie/Geburtshilfe, Intensivmedizin und der Betreuung von Immundefizienten sowie bei Neueinstellungen in Gemeinschaftseinrichtungen für das Vorschulalter	
		Empfehlungen zur postexpositionellen Varizellen-Prophylaxe Postexpositionelle Varizellen-Prophylaxe durch Inkubationsimpfung: Bei empfänglichen Personen mit Kontakt zu Risikopersonen ist eine postexpositionelle Impfung innerhalb von 5 Tagen nach Exposition* oder innerhalb von 3 Tagen nach Beginn des Exanthems beim Indexfall zu erwägen. Dies ist jedoch keine ausreichende Begründung für den Verzicht auf die Absonderung gegenüber Risikopersonen	Postexpositionelle Prophylaxe durch passive Immmunisierung mit Varizella-Zoster-Immunglobulin (VZIG): Die postexpositionelle Gabe von VZIG wird empfohlen innerhalb von 96 Stunden – nach Exposition*, sie kann den Ausbruch einer Erkrankung verhindern oder deutlich abschwächen.
		*Exposition heißt: • 1 Stunde oder länger mit infektiöser Person in einem Raum • *face-to-face*-Kontakt • Haushaltskontakt	Eine postexpositionelle Varizellenprophylaxe mittels VZIG wird empfohlen für varizellenempfängliche Personen mit erhöhtem Risiko für Varizellenkomplikationen, dazu zählen: • ungeimpfte Schwangere ohne Varizellenanamnese • seronegative immundefiziente Patienten • Neugeborene, deren Mutter 5 Tage vor bis 2 Tage nach der Entbindung an Varizellen erkrankte. Für Applikation und Dosierung von VZIG sind die Herstellerangaben zu beachten!

2.10.4 Postexpositionelle Immunprophylaxe

HEPATITIS-B-IMMUNPROPHYLAXE (Tab. 2.53)

MEMO

Fehlende Impfungen der Grundimmunisierung sind entsprechend den für die Grundimmunisierung gegebenen Empfehlungen nachzuholen.

Tab. 2.53 Hepatitis-B-Immunprophylaxe bei Exposition (modifiziert nach STIKO; Stand Juli 2001).

Impfstatus	Anti-$HbsAg$-Wert	HB-Impfstoff	HB-Immunglobulin
Unbekannt	Unbekannt, nicht innerhalb von 48 h bestimmbar	Ja	Ja
Grundimmunisierung nicht komplett, Impftiter wurde nie kontrolliert oder letzte Impfung liegt > 10 Jahre zurück	Sofortige Testung des Titers, Vorgehen nach Titerhöhe (s.u.), Falls innerhalb von 48 h nicht möglich	 Ja	 Ja
Grundimmunisierung komplett, letzte Impfung liegt weniger als 5 Jahre zurück	Nach Grundimmunisierung > 100 oder in den letzten 12 Monaten kontrolliert und > 100	Nein	Nein
Grundimmunisierung komplett, letzte Impfung liegt mehr als 5 Jahre zurück	Nach Grundimmunisierung > 100	Ja	Nein
Aktueller Anti-Hb_S-Wert ist bestimmbar	> 100 IE/l > 10 – > 100 IR/l < 10 IE/l	Nein Ja Ja	Nein Nein Ja

TETANUS-IMMUNPROPHYLAXE (Tab. 2.54)

Mit dem Ziel, dem praktisch tätigen Arzt die Tetanus-Immunprophylaxe im Verletzungsfall so verständlich wie möglich und einheitlich nahezubringen, wurden die bisherigen STIKO-Empfehlungen in Inhalt und Form den Empfehlungen des wissenschaftlichen Beirats der Bundesärztekammer angeglichen. Statt des monovalenten Tetanus-Impfstoffs sollte grundsätzlich bivalenter Diphtherie-Tetanus-Impfstoff (Td) benutzt werden. Mit der potentiellen Diphtheriegefährdung und der schlechten Immunitätslage der erwachsenen Bevölkerung ist diese Empfehlung begründet.

MEMO

Die Tetanus-Immunprophylaxe ist unverzüglich durchzuführen. Fehlende Impfungen der Grundimmunisierung sind danach entsprechend den für die Grundimmunisierung gegebenen Empfehlungen nachzuholen.

Tab. 2.54 Tetanus-Immunprophylaxe im Verletzungsfall (modifiziert nach STIKO; Stand Juli 2001).

Anzahl der Impfungen	saubere, geringfügige Wunden		alle anderen Wunden[1]	
	Td oder DT[2]	TIG[3]	Td oder DT[2]	TIG
unbekannt	ja	nein	ja	ja
0–1	ja	nein	ja	ja
2	ja	nein	ja	• nein • ja, wenn Verletzung > 24 h zurückliegt
3 oder mehr	• nein • ja, wenn letzte Impfung < 10 Jahre zurückliegt	nein	• nein • ja, wenn letzte Impfung < 5 Jahre zurückliegt	nein

[1] Tiefe und/oder verschmutzte (mit Staub, Erde, Speichel, Stuhl kontaminierte) Wunden, Verletzungen mit Gewebszertrümmerung und reduzierter Sauerstoffversorgung oder Eindringen von Fremdkörpern (z.B. Quetsch-, Riß-, Biß-, Stich-, Schußwunden), schwere Verbrennungen und Erfrierungen, Gewebsnekrosen, septische Aborte

[2] Kinder unter 6 Jahren DT, ältere Personen Td (d.h. Tetanus-Dihtherie-Impfstoff mit gegenüber dem DT-Impfstoff verringertem Diphtherietoxoid-Gehalt)

[3] TIG = Tetanus-Immunglobulin, im allgemeinen werden 250 IE verabreicht, die Dosis kann auf 500 IE erhöht werden; TIG wird simultan mit Td/DT-Impfstoff angewendet.

Tab. 2.55 Postexpositionelle Tollwut-Immunprophylaxe (modifiziert nach STIKO; Stand Juli 2001). Die einzelnen Impfungen und die Gabe von Tollwut-Immunglobulin müssen sorgfältig dokumentiert werden.

	Grad I	**Grad II**	**Grad III**
tollwutverdächtiges **Tier** oder tollwütiges Wild- oder Haustier	• Berühren/Füttern von Tieren • Belecken der intakten Haut	• Knabbern an der unbedeckten Haut • oberflächliche, nichtblutende Kratzer durch ein Tier • Belecken der nichtintakten Haut	• jegliche Bißverletzung oder Kratzwunden • Kontamination von Schleimhäuten mit Speichel (z. B. Lecken, Spritzer)
durch einen **Tollwutimpfstoffköder**	Berühren von Impfstoffködern bei intakter Haut	Kontakt mit der Impfflüssigkeit eines beschädigten Impfstoffköders mit nicht intakter Haut	Kontamination von Schleimhäuten und frischen Hautverletzungen mit der Impfflüssigkeit eines beschädigten Impfstoffköders
Immunprophylaxe (Beipackzettel beachten!)	**keine Impfung**	**Impfung**	**Impfung + simultan mit der 1. Impfung passive Immunisierung mit Tollwut-Immunglobulin (20 IE/kg KG)**

TOLLWUT-IMMUNPROPHYLAXE (Tab. 2.55)

BEACHTE

Möglicherweise kontaminierte Körperstellen und alle Wunden sind unverzüglich und großzügig mit Seife oder Detergenzien zu reinigen, mit Wasser gründlich zu spülen und mit 70%igem Alkohol oder einem Jodpräparat zu behandeln; dies gilt auch bei einer Kontamination mit Impfflüssigkeit eines Impfstoffköders.
Bei Exposition Grad III wird das Tollwut-Immunglobulin soweit möglich in und um die Wunde instilliert und der Rest intramuskulär verabreicht.

Bißwunden sollten nicht primär genäht werden!

Bei erneuter Exposition einer Person, die bereits vorher vollständig mit Tollwut-Zellkulturimpfstoffen geimpft wurde, ist folgendes Vorgehen zu empfehlen (Tab. 2.56).

Tab. 2.56 Vorgehen bei erneuter Exposition einer vollständig mit Tollwut-Zellkulturimpfstoffen geimpften Person (modifiziert nach STIKO, Stand Juli 2001).

letzte Impfung liegt < 1 Jahr zurück	je eine Impfung an den Tagen 0 und 3
letzte Impfung liegt 1–5 Jahre zurück	je eine Impfung an den Tagen 0, 3, 7
letzte Impfung liegt > 5 Jahre zurück	vollständige Immunprophylaxe entsprechend dem Grad der Exposition
bei Impfanamnese mit unvollständiger Impfung oder Impfung mit nicht zugelassenen Impfstoffen	vollständige Immunprophylaxe

MEMO

- Bei gegebener Indikation ist die Immunprophylaxe unverzüglich durchzuführen; kein Abwarten bis zur Klärung des Infektionsverdachts beim Tier. Wird der Tollwutverdacht beim Tier durch tierärztliche Untersuchung entkräftet, kann die Immunprophylaxe abgebrochen oder als präexpositionelle Impfung weitergeführt werden.
- Zu beachten ist die Überprüfung der Tetanus-Impfdokumentation, bei Notwendigkeit gleichzeitige Tetanus-Immunprophylaxe (s. Tab. 2.54).

2.10.5 Impfungen bei HIV-Infektion (Tab. 2.57)

Tab. 2.57 Empfohlene Impfungen bei asymptomatischer und symptomatischer HIV-Infektion (modifiziert nach STIKO, Stand Juli 2001).

Impfstoff	HIV-Infektion asymptomatisch	HIV-Infektion symptomatisch
inaktivierte Impfstoffe/Toxoide	empfohlen	empfohlen
(BCG)	kontraindiziert	kontraindiziert
Polio-Lebendimpfstoff (OPV)	nicht empfohlen[1]	nicht empfohlen[1]
Polio-Impfstoff inaktiviert (IPV)	empfohlen	empfohlen
Masern-Impfstoff	empfohlen	nicht empfohlen[2]
Masern-, MMR-Impfstoff	empfohlen	nicht empfohlen[2]
Mumps-, Röteln- und andere Lebendimpfstoffe	empfohlen	nicht empfohlen
Varizellen	möglich[3]	kontraindiziert

[1] Anstelle von Polio-Lebensimpfstoff wird inaktivierter Impfstoff empfohlen. Dies gilt auch für die Polio-Schutzimpfung von nicht mit HIV infizierten Personen in derselben Wohngemeinschaft

[2] Masern können bei HIV-Infizierten einen besonders schweren Verlauf nehmen. Bei erhöhter Masern-Gefährdung ist deshalb eine Masern- oder MMR-Impfung indiziert. Eine gleichzeitig durchgeführte IgG-Substitution kann den Impferfolg in Frage stellen. Eine Kontrolle des Impferfolges ist in diesen Fällen angeraten. Bei Nichtgeimpften ist im Falle einer Masern-Exposition eine IgG-Gabe zu erwägen.

[3] Die Varizellen-Schutzimpfung kann bei varizellenempfänglichen HIV-infizierten Personen mit noch funktionierender zellulärer Abwehr (≥ 25% der altersentsprechenden CD_4^+-Zellzahl) erwogen werden.

3 Akutmedizin

3 Akutmedizin

3.1 Typische Notfälle

3.1.1 Herz-Kreislaufstillstand

Die Maßnahmen zur kardiopulmonalen Reanimation (CPR) bei Herz-Kreislaufstillstand werden in den folgenden Algorithmen (Abb. 3.1–3.5) gezeigt.

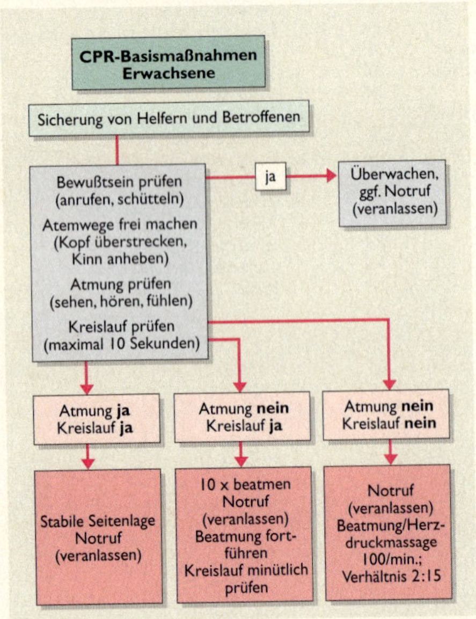

Abb. 3.1 Algorithmus Basismaßnahmen (nach Empfehlungen des Deutschen Beirates für Erste Hilfe und Reanimation der Bundesärztekammer, 2000).

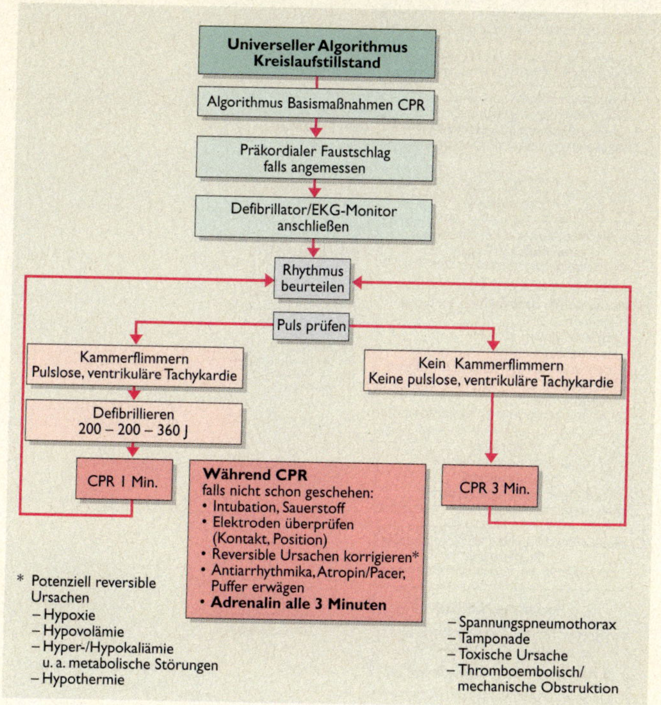

Abb. 3.2 Algorithmus bei Herz-Kreislaufstillstand (nach Empfehlungen des Deutschen Beirates für Erste Hilfe und Reanimation der Bundesärztekammer, 2000).

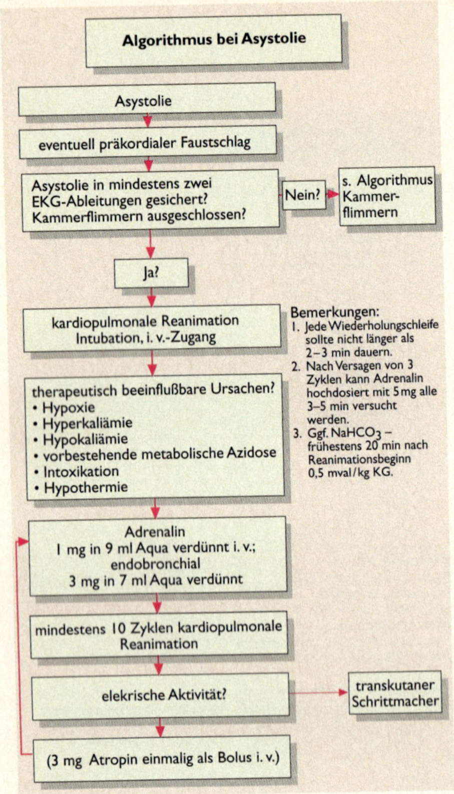

Abb. 3.3 Algorithmus bei Asystolie.

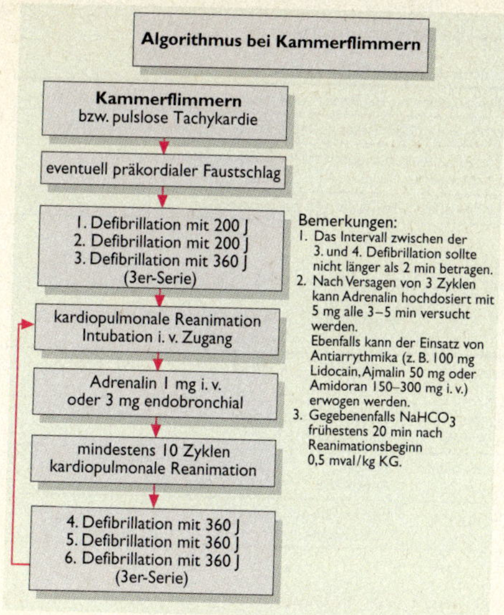

Abb. 3.4 Algorithmus bei Kammerflimmern.

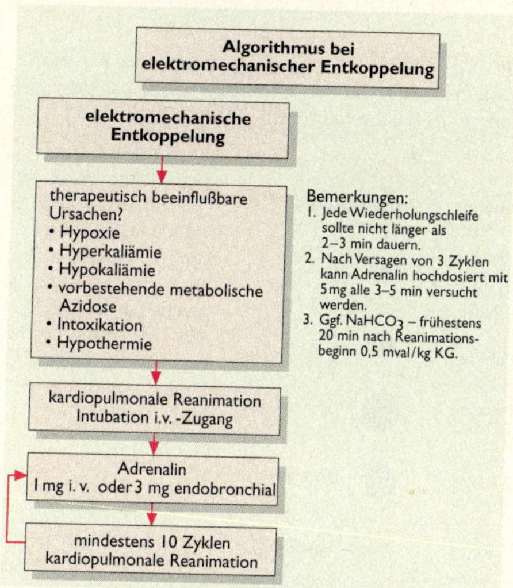

Abb. 3.5 Algorithmus bei elektromechanischer Entkoppelung.

3.1.2 Bewußtlosigkeit und Koma

Störungen des Bewußtseins reichen von der passageren Desorientiertheit über die Somnolenz bis hin zum Koma (Tab. 3.1 u. 3.2) und müssen immer mittels eines klaren diagnostischen Schemas abgeklärt werden.

Tab. 3.1 Einteilung und Terminologie der Bewußtseinsstörungen.

Bewußtseinslage	Untersuchungsbefund
bewußtseinsklar	örtlich, zeitlich und zur Person orientiert
somnolent	schläfrig, kann durch Reize geweckt werden, ist dann auch orientiert
soporös	im Tiefschlaf, kann nur durch starke Reize kurzzeitig zum Bewußtsein gebracht werden
komatös	nicht erweckbar, Pat. hat Augen geschlossen

Tab. 3.2 Einteilung der Tiefegrade einer Bewußtseinsstörung (MHS = Mittelhirnsyndrom).

	Motorik	Pupillen	Augenbewegungen	Synonyme
Grad I	gezielte Beugereaktion	normal	intakt	„light coma" MHS I
Grad II	Verlangsamung, abnorme Flexion, Parese, Anfälle	normal/leichte Anisokorie	intakt	MHS II
Grad III	Strecksynergismen mind. einer Extremität	normal/ Anisokorie	Störung möglich (Divergenz)	MHS III
Grad IV	fehlend, schlaff, hypoton	bds. reaktionslose Dilatation	fehlend	Bulbärhirnsyndrom

Tip Akut

Bei Bewußtseinsstörungen zuerst die Vitalfunktionen des Patienten im Auge behalten und sichern! Anschließend Abklärung der Ursachen und möglichst kausale Therapie.

Mit dem Esmarch-Handgriff (s. Kap. 2.6.5) kann schnell eine Beurteilung der Spontanatmung (Ohr an den Mund des Patienten!) und grobe Beurteilung der Bewußtseinslage (Reaktion auf Schmerzreiz) durchgeführt werden.

Eine weitere Skala zur Quantifizierung von Bewußtseinsveränderungen, die sich vor allem im Notarztdienst durchgesetzt hat, ist die *Glasgow-Coma-Scale*, bei der maximal 15, minimal 3 Punkte erreicht werden können (Abb. 3.6).

Augen öffnen	Punkte
spontan	4 Punkte
auf Anruf	3 Punkte
auf Schmerz	2 Punkte
nicht auf Schmerz	1 Punkt

Motorische Reaktion	Punkte
auf Aufforderung	6 Punkte
auf Schmerz gezielt	5 Punkte
auf Schmerz ungezielt	4 Punkte
Beugesynergismus	3 Punkte
Strecksynergismus	2 Punkte
keine Schmerzabwehr	1 Punkt

Pupillengröße

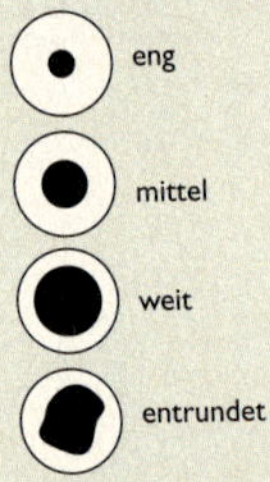

Verbale Antwort	Punkte
koordiniertes Gespräch	5 Punkte
unkoordiniertes Gespräch	4 Punkte
einzelne Wörter	3 Punkte
unverständliche Laute	2 Punkte
keine Antwort	1 Punkt

Pupillengröße	
+	prompt
(+)	verlangsamt
–	keine

Durch Addition sind 3–15 Punkte möglich, je mehr Punkte erreicht werden, um so wacher ist der Patient!

Abb. 3.6 Glasgow-Coma-Scale.

Orientierende Untersuchung

Der schematische orientierende Untersuchungsgang zur Beurteilung einer Bewußtseinsstörung beginnt mit der Überprüfung der *Vitalfunktionen*:

- Bewußtsein eingeschränkt? Bewußtlos?
- Eigenatmung vorhanden?
- Herz-Kreislauffunktion intakt?
- Pupillenform und -reaktion, Bulbusstellung?
- Extremitätenmotorik spontan? Auf Schmerzreiz? Seitendifferenz?
- Schutzreflexe (Schluck- und Würgereflex, Kornealreflex)
- Muskeltonus, Babinski-Zeichen, Eigenreflexe (Seitendifferenz?)

Bei stabilen Vitalfunktionen bzw. nach Stabilisierung der Vitalfunktionen folgt die Abklärung der möglichen Ursache (Tab. 3.4 u. 3.5):

- *Fremdanamnese*: gezielte Fragen nach der Entwicklung des akuten Krankheitsbildes, zur Vorgeschichte, zur Medikamentenanamnese (Insulin?) etc. Als Notarzt ist vor Ort auf Hinweise für Intoxikationen oder Drogenmißbrauch zu achten und Asservate ggf. mitzunehmen.
- *Hautbefund*: Zyanose, Exsikkose, Schwitzen (kardiorespiratorische Ursache, Hypoglykämie, Alkylphosphatvergiftung, Hyperthyreose), Blässe (Schock), heiße, trockene Haut (Thyreotoxikose, diabet. Koma), Ikterus (Coma hepaticum), schmutzig graue Farbe (Coma uraemicum), Gesichtsrötung (Hypertonie, Sepsis), Hautblasen (Intoxikation)
- *Fötor*: Alkoholgeruch (Intoxikation), Azeton-/Obstgeruch (Coma diabeticum), Lebergeruch (Coma hepaticum), Harngeruch (Coma uraemicum), aromatischer Geruch (Intoxikation mit zyklischen Kohlenwasserstoffen), Knoblauchgeruch (Intoxikation mit Alkylphosphaten)
- *Atmung*: Hypoventilation (Intoxikation, Myxödem), Hyperventilation (Thyreotoxikose, Mittelhirnschaden), Kussmaul-Atmung (ketoazidotisches Coma diabeticum, Coma uraemicum), Cheyne-Stokessche Atmung (Intoxikation, Hirndrucksteigerung, CO-Vergiftung)
- *Motorik*: Halbseitenlähmung, Krämpfe, Pyramidenbahnzeichen (fokale zerebrale Läsion), Meningismus (ZNS-Entzündung), Hyperkinesien (metabolisch-endokrinologische oder toxische Hirnschädigung), Muskelfibrillieren (Intoxikation mit Alkylphosphaten)
- *Pupillenbefund*: siehe Tabelle 3.3
- *Notfallabor*: in jedem Fall sofortige BZ-Messung!
- Im weiteren Verlauf schnellstmöglich: *Blutgase, Elektrolyte, Harnstoff, Kreatinin, Leberenzyme, Quick, SD-Werte, Blutbild, Blutalkoholspiegel, toxikologisches Screening.*

Tab. 3.3 Pupillenbefundung im Notfall.

Befund	mögliche Ursachen
Miosis bds.	Symphatikolytika, Parasympathomimetika, Opiate, Hirnstammschädigung, Alkylphosphatvergiftung
Mydriasis bds. mit Lichtreaktion	Parasympatholytika, Alkohol, Kokain
Mydriasis bds. ohne Lichtreaktion	bilaterale Mittelhirnschädigung, z. B. Mittelhirnblutung, Hirninfarkt, Hirntumor
Anisokorie	Apoplex, Hirnblutung, Hirntumor

Die erhobenen Befunde sollten dokumentiert werden.

In Tabelle 3.4 und 3.5 sind die Leitsymptome und die weiterführende Diagnostik der häufigen Ursachen für Bewußtseinsstörungen aufgeführt.

Tab. 3.4 Leitsymptome primär zerebral bedingter Bewußtseinsstörungen (nach [10]).

Erkrankung	Leitsymptome	Leitdiagnostik
Commotio cerebri, Contusio cerebri	Trauma, Bewußtlosigkeit, retrograde Amnesie	neurologische Untersuchung, CT
Eklampsie	Gravidität, Hypertonie, Ödeme, Proteinurie, Krämpfe	Gravidität intakt? RR, Urinstatus, neurologische Untersuchung
Enzephalitis	Fieber, Kopfschmerzen, Lichtscheu, evtl. Paresen, Krämpfe	CT, EEG, RR, Liquor, BB, neurologische Untersuchung
epidurales Hämatom	Trauma, kurzes „freies Intervall", einseitige Pupillenerweiterung	neurologische Untersuchung, CT, Sonographie, BB
Epilepsie	tonisch-klonische Krämpfe, Zungenbiß, Schaum vor dem Mund, Einnässen, Einkoten, Mydriasis, postiktale Verwirrtheit	neurologische Untersuchung, EEG, CT
Hirnabszeß	Herdsymptome, lokale Entzündungen am Kopf, epileptische Krämpfe, Hirndruckzeichen, Fieber	neurologische Untersuchung, CT, Szintigraphie, BSG, BB
Hirntumor	Kopfschmerzen, Hirndruckzeichen, Bradykardie, Gewichtsabnahme, neurologische fokale Störungen	neurologische Untersuchung, CT, Augenhintergrund
Hitzschlag	heiße rote Haut, Nystagmus, fokale Hirndruckzeichen	neurologische Untersuchung, RR
hypertonische Massenblutung	Hemiplegie, schlaffer Muskeltonus, Schnarchen, Sprachverlust, Reflexanomalien, evtl. Krämpfe	neurologische Untersuchung, RR, CT, BB, PTZ, Quick, TZ
Intoxikation	siehe Kap. 3.1.15	siehe Kap. 3.1.15
ischämischer Insult	plötzliche Hemiplegie, Aphasie, schlaffer Muskeltonus, positive Pyramidenbahnzeichen	CT, neurologische Untersuchung, BSG, BB
Meningitis	Meningismus, Kopfschmerzen, Fieber, evtl. neurologische Herdsymptome	neurologische Untersuchung, RR, Liquor, BSG, BB, CT
Sonnenstich	Meningismus, Kopfschmerzen	neurologische Untersuchung, ggf. CT, Liquor
Sinusthrombose	Kopfschmerzen, Erbrechen, fokale Epilepsie, neurologische Herdzeichen, Stauungspapille, Anamnese mit lokaler Entzündung	neurologische Untersuchung, RR, Liquor, EEG, CT, BSG, BB
Subarachnoidalblutung	bei Anstrengung plötzlich heftiger Kopfschmerz, Meningismus, Krämpfe, Pupillenveränderungen	neurologische Untersuchung, RR, CT, Arteriographie, EEG, Liquor, BB
subdurales Hämatom	Trauma, meist ohne freies Intervall, lange Bewußtlosigkeit	neurologische Untersuchung, CT, Liquor, Angiographie

Tab. 3.5 Leitsymptome primär nicht zerebral bedingter Bewußtseinsstörungen (nach [10]).

Erkrankung	Leitsymptome	Leitdiagnostik
Adams-Stokes-Anfall	kurzfristiger Bewußtseinsverlust, evtl. Arrhythmie	EKG, Serumkalium
Coma diabeticum	Exsikkose, Tachykardie, Polyurie, Hypotonie, Kussmaul-Atmung, Azetongeruch, evtl. Bauchschmerzen	BZ, BB, Serumelektrolyte, art. BGA, Osmolarität
Coma hepaticum	Ikterus, Foetor hepaticus, Tremor, Haut-/Schleimhautblutungen	Anamnese, BB, Transaminasen, Bilirubin, PTZ, Quick, Ammoniak, Albumin, Serum-Na., EEG
Coma hypoglycaemicum	Hunger, Übelkeit, kalter Schweiß, Tremor, motorische Ausfälle, evtl. Krämpfe, Verwirrtheit (insgesamt sehr unterschiedliche Symptomatik)	BZ
Coma uraemicum	Herzinsuffizienz, Perikarditis, Hypertonie, Arrhythmien, Krämpfe, Gastritis, gastrointestinale Blutung	Anamnese, EKG, Sonographie, Serumkreatinin, Serumharnstoff, Serumelektrolyte, BB, PTZ, Quick, TZ, art. BGA
Elektrolytentgleisungen	*Hypernatriämie:* Dehydratation, Delir, Muskeltonus erhöht *Hyponatriämie:* Schwäche, Apathie, Unruhe, Kopfschmerzen, Tremor, Krämpfe, Verwirrtheit, Delir *Hyperkalzämie:* Polyurie, Adynamie, Anorexie, Übelkeit, Erbrechen *Hypokalzämie:* Tetanie, leichte Bewußtseinsstörungen *Hyper-/Hypokaliämie:* selten zerebrale Komplikationen, meist kardiale Probleme	EKG, Serumelektrolyte, Serumkreatinin, Serumharnstoff, BB, BZ, Osmolarität, Cortisol-Spiegel
Herzklappenfehler	Aortenstenose, andere höhergradige Aorten-/Mitralvitien mit Herzinsuffizienz	Auskultation, Echokardiographie, Röntgen-Thorax
Herzrhythmusstörungen	Rhythmusstörungen mit kritischem Abfall des HZV	EKG, Serumelektrolyte, BB
hypertensives Karotissinus-Syndrom	Bradykardie/Asystolie durch Reiz an den Karotissinus-Rezeptoren	Provokationstest unter Intensivüberwachung
hypertensive Krise	Kopfschmerzen, fokale neurologische Ausfälle, Hirndruckzeichen, Schwindel, Angina pectoris, Lungenödem, Nasenbluten	RR
hypotone Dysregulation	Schwindel, Übelkeit, Schweißausbruch, *Anamnese:* langes Stehen, abruptes Aufstehen, starkes Pressen, Schreck	Anamnese, RR
Intoxikationen	Schwindel, Bewußtlosigkeit (durch sekundäre zerebrale Durchblutungsstörung oder Sauerstoffmangel)	Anamnese! Drogenscreening

AKUT

- **Bei Bewußtseinsstörung unklarer Genese zunächst immer primär Aufrechterhaltung der vitalen Funktionen nach dem ABC-Schema (s. Kap. 3.3.4).**
- **Eine *kausale Soforttherapie* ist lediglich beim *hypoglykämischen Schock* durch die Gabe von Glucose 40% (zunächst 20 ml i.v.) möglich.**

3.1.3 Schock und Schockformen

ALLGEMEINES

Definition

Globales komplexes Kreislaufversagen, das infolge eines Mißverhältnisses zwischen Herzzeitvolumen und aktuellem Durchströmungbedarf der Organe auftritt, sich zunächst als Störung der Makrozirkulation manifestiert und dann zu Störungen der Mikrozirkulation und deren Auswirkungen führt.

Die wegweisenden Krankheitszeichen sind bei allen Schockformen gleich:

Leitsymptome

- Änderung der Bewußtseinslage: zunächst unruhig, verängstigt, dann Apathie, Somnolenz und Koma
- Tachykardie > 100/min
- Hypotonie: RR_{syst} < 90 mmHg
- Extremitäten kalt-feucht und blaßgrau (Ausnahme Frühphase des anaphylakt. Schock)
- Schleimhäute zyanotisch (wenn Hb ausreichend!)
- Hyperventilation oder Dyspnoe
- Oligurie.

MEMO

Der Schockindex errechnet sich als Quotient aus Puls und RR_{syst}. Wird er größer als 1, so ist von einer Schocksituation auszugehen.

Die Unterschiede hinsichtlich Anamnese und Klinik sind in Tabelle 3.6 aufgeführt.

Tab. 3.6 Differentialdiagnose der verschiedenen Schockformen.

	(Fremd-)Anamnese	körperlicher Befund	Laborwerte
hypovolämischer Schock	Durchfall, Erbrechen, Teerstuhl, hämorrhagische Diathese, Antikoagulanzienbehandlung, Trauma, letzte Menstruation vor 6 Wochen (Extrauteringravidität), Ulkusleiden	kollabierte Venen, äußere oder innere Blutung (rektale Untersuchung, Magensonde)	Hb und Hkt, Elektrolytstörungen, u.U. primäre Gerinnungsstörungen
septischer Schock	Symptome der bakteriellen Infektion, Operationen (urologische, gynäkologische oder Gallen-OP), Katheterismus (Blase, Gefäße), chron. Hämodialyse, Diabetes mellitus, maligne Erkrankung, Kortikosteroid- und Zytostatikatherapie	Fieber, Schüttelfrost, starkes Schwitzen, anfänglich warme Peripherie	meist Leukozytose und Linksverschiebung, Gerinnungsstörung (sekundär)
anaphylaktischer Schock	Sofortreaktion, meist iatrogen durch Medikamente (Penizillin!), jodhaltige Rö.-Kontrastmittel, Seren, kolloidale Plasmaersatzmittel, Lokalanästhetika, Testallergene, Insektenstich	Juckreiz, Urtikaria, Atemnot, Bronchospasmus	Leukopenie
neurogener Schock	Schlaganfall, Rückenmarkstraumatisierung, Sympathektomie	meist ausgeprägte Bewußtseinsstörung, anfänglich warme Peripherie	Hb/Hkt, Gerinnung
kardiogener Schock	schwere Herzkrankheit (koronare Herzerkrankung, Myokarditis, Myokardiopathie, Herzfehler), Lungenembolie, Herzoperation	Tachykardie, Rhythmusstörungen, Zeichen der Herzinsuffizienz, Herzbeuteltamponade (paradoxer Puls)	bei Myokardschädigung, Troponin T, CK, LDH, GOT, D-Dimere

Allgemeine Schocktherapie

- *Schocklagerung*, ggf. stabile Seitenlage. Ausnahmen: Bei ausgeprägter kardialer Insuffizienz, bei Hirndruck und bei Blutungen im Bereich von Kopf und Respirationstrakt sollte der Oberkörper hochgelagert werden
- *Sicherung der Vitalfunktionen*: Freimachen und Freihalten der Atemwege
- *Venöser Zugang* (möglichst ZVK, s. Kap. 2.1.4)
- *Volumenzufuhr*: z.B. Ringer-Laktat-Lsg. oder kolloidale Lösungen

BEACHTE

Volumenzufuhr am ZVD orientieren: Als Richtwert kann ein ZVD von 10 bis 12 cmH_2O gelten, da das Herz im Schock in der Regel einen höheren Füllungsdruck benötigt. Liegt der zentrale Venendruck deutlich unter 10 cmH_2O, ist eine weitere Volumenzufuhr unter Kontrolle von ZVD, art. Blutdruck, wenn möglich Pulmonalarteriendruck und Auskultation von Herz und Lunge, angezeigt. Bleibt der ZVD unter 10 cmH_2O und treten keine Herzinsuffizienzerscheinungen auf, wird die Volumensubstitution fortgesetzt. Die Volumenzufuhr muß verringert oder abgebrochen werden, wenn der ZVD rasch und deutlich über 12 cmH_2O ansteigt, weil dann eine kardiale Insuffizienz anzunehmen ist. Liegt der ZVD primär über 15 cmH_2O (V.a. kardiogenen Schock!), erfolgt keine Volumenzufuhr, sondern die Gabe von vasoaktiven Substanzen mit positiv inotroper Wirkung (s. Tab. 3.11).

- *Sauerstoffversorgung*: Sauerstoffzufuhr: O_2-Maske/-Sonde 4–6 l/min und, wenn erforderlich, frühzeitige Intubation und Respiratorbehandlung einleiten (s. Kap. 2.6.6)
- *Monitoring*: Überwachung der vitalen Funktionen: Puls, Atmung, RR, EKG-Monitor, ZVD (zentraler Venenkatheter!), Pulsoxymetrie, Temperatur und Urinausscheidung (Blasenkatheter!), evtl. Pulmonalarterienkatheter (Pulmonalarteriendruck, PCWP, Herzminutenvolumen und gemischt-venöse O_2-Sättigung)
- *Laboruntersuchungen* (s. Kap. 2.5): Bei V.a. hämorrhagischen (Blutungs-)Schock sofort Blutgruppe bestimmen und Blut kreuzen lassen. Regelmäßige Kontrolle von Blutbild, Thrombozyten und Gerinnungsparameter (Cave: Verbrauchskoagulopathie!), Elektrolyten, Serumkreatinin und -laktat sowie BGA. Bei Verdacht auf septischen Schock wiederholte Entnahme von Blutkulturen!

Weitere Maßnahmen

- Ggf. Magensonde (s. Kap. 2.3.5)
- EKG, Rö-Thorax und Rö-Abdomen, Sonographie, ggf. Echokardiographie
- Augenhintergrund spiegeln (Blutung, septische Metastasen)
- Neurologische Untersuchung (s. Kap. 1.3).

SEPTISCHER SCHOCK

Siehe Kap. 3.1.4

HYPOVOLÄMISCHER SCHOCK

Ursachen

Akute Blutverluste nach außen oder nach innen (Frakturen, Gefäßverletzungen, Läsion parenchymatöser Organe), Plasmatranssudation bei höhergradiger Verbrennung, chronische Verluste von Wasser und Elektrolyten im Rahmen renaler oder gastrointestinaler Erkrankungen. Die Folge ist eine Hypovolämie mit akut vitaler Bedrohung sowie Nieren- und Multiorganversagen (u.U. erst Tage nach dem Ereignis!). Das Ausmaß eines Blutverlustes läßt sich anhand von Tabelle 2.5 abschätzen.

BEACHTE

Die klinischen Zeichen des hypovolämischen Schocks sind leider unzuverlässig und lassen sich insb. bei jungen Patienten mit einer hohen kardiozirkulatorischen Kompensationsbreite oft trotz eines Verlustes von 15–20% des Blutvolumens äußerlich kaum erkennen. Die zirkulatorische Dekompensation tritt dann oft plötzlich, mit dramatischem Verlauf und schlechten Therapieaussichten auf.

Maßnahmen

- Neben den allgemeingültigen Maßnahmen bei Schock steht *die großzügige Volumensubstitution* (s. Kap. 2.2.2) im Vordergrund.
- Für das *Polytrauma* gilt der sofortige und massive Volumenersatz neben der Aufrechterhaltung der Oxygenation/Ventilation als wichtigste Erstmaßnahme!

MEMO

Zur *Notfalltransfusion* bei unbekannter (Empfänger-)Blutgruppe:

Universalspender für *Erythrozyten*:	0 rh neg.
Universalspender für *FFP/Frischplasma*	AB (umgekehrt wie Erythrozyten!)

AKUT

Jeder Notfallpatient mit drohendem oder manifestem Volumenmangel muß frühzeitig mehrere großvolumige und sichere (periphervenöse) Zugänge erhalten! Wenn möglich PAK-Schleuse. Die Indikation zu einer Gabe von Volumenersatzmitteln muß frühzeitig und konsequent gestellt werden!

ANAPHYLAKTISCHER SCHOCK

Die Behandlung des anaphylaktischen Schocks gehört zu den Notfallmaßnahmen, auf die jeder Arzt eingerichtet sein muß. Die erforderlichen Sofortmaßnahmen richten sich nach dem Schweregrad der Überempfindlichkeitsreaktion (Tab. 3.7).

Prävention des anaphylaktischen Schocks

- Vermeidung der Antigenexposition durch sorgfältiges Erheben der Anamnese
- Überwachung von jedem Patienten, der eine Infusion oder Injektion erhält bzw. erhalten hat
- Falls das Risiko eines erneuten Antigenkontaktes nach durchgemachter anaphylaktischer Reaktion besteht (z.B. bei Insektenstichen), ist der Patient mit einem sublingual applizierbaren Katecholamin oder mit einem Pumpspray zur Inhalation (Adrenalin) auszustatten. Zusätzlich sollte der Patient ein injizierbares Katecholamin mit sich führen
- Ggf. Durchführung einer Desensibilisierungstherapie z.B. gegen Insektengifte oder Penizilline.

KARDIOGENER SCHOCK

Ursachen

Myokardinfarkt (bes. Vorderwandinfarkt), Myokarditis, Kardiomyopathie, tachy- oder bradykarde Rhythmusstörungen, Komplikation bei Herzklappenfehlern, nach Herzoperationen, bei Funktionsstörungen von künstlichen Herzklappen, nach diagnostischen Eingriffen. Herzbeuteltamponade, Lungenembolie, Therapie mit neg. inotropen/chronotropen Pharmaka (z.B. Antiaarrhythmika).

MEMO

Der kardiogene Schock beim akuten Myokardinfarkt hat trotz moderner medikamentöser und mechanischer Therapie noch immer eine ausgesprochen ungünstige Prognose (Mortalität ca. 50%).

Leitsymptome

- Feuchte, kühle, zyanotische Haut, insbesondere der Akren

Tab. 3.7 Schweregrade der Überempfindlichkeitsreaktion.

Stadium	Symptome	Therapie
I	leichte Hauterscheinungen, geringe Allgemeinsymptome (Schwindel, Tremor, Kopfschmerzen)	Unterbrechung weiterer Allergenzufuhr, sicherer venöser Zugang, Sauerstoffgabe (O_2-Maske/-Sonde 4–6 l/min)
II	ausgeprägte Hauterscheinungen und Allgemeinsymptome (Übelkeit, Erbrechen, RR-Abfall, Tachykardie, Atemnot)	H_1- und H_2-Rezeptorantagonisten i.v.: Clemastin (Tavegil®) 0,03 mg/kg KG i.v. und Cimetidin (Tagamet®, Cimehexal®) 5 mg/kg KG i.v.; Kortikosteroide (z. B. Prednisolon 100–250 mg i.v.).
III	schwere Reaktion mit Schockzeichen, bedrohlicher Atemwegsobstruktion, Bewußtseinstrübung	• Adrenalin i.v. (vor Kortikosteroiden und Volumenzufuhr!): 1 mg Adrenalin (Suprarenin®-Lösung 1:1000) + 9 ml NaCl 0,9%, fraktioniert verabreichen z. B. 0,5–1 – 3 ml i.v., Dosis kann in Abständen von initial 1–2 min, später 5–10 min, wiederholt werden • bei fehlendem venösem Zugang: *Adrenalin direkt über endotrachealen Tubus:* 3 mg Adrenalin + 7 ml NaCl 0,9%, (vorübergehende, aber nicht ausreichende Alternative: Spray oder Aerosol mit Betarezeptoren-stimulierendem Katecholamin [z. B. Alupent®, Salbuhexal® oder Berotec®]) • in schweren Fällen läßt sich manchmal eine hämodynamische Stabilisierung nur durch kontinuierliche intravenöse Infusion von Adrenalin erzielen (Richtdosen: 1–10 µg/min oder 0,05–0,5 µg/kg KG/min) • bei Persistenz des Bronchospasmus trotz Therapie mit Adrenalin ist die intravenöse Gabe von Aminophyllin (Euphyllin®) indiziert. Als Sättigungsdosis Infusion von 5–6 mg/kg KG über 20 min (beim Erwachsenen)
IV	Herz-Kreislauf-Stillstand	kardiopulmonale Reanimation

- Trübung des Sensoriums (Somnolenz, Unruhe, auch Agitation)
- Arterielle Hypotonie (systolischer Druck < 90 mmHg)
- ZVD über 10 cmH_2O, Lungenstauung, Lungenödem (RG mit Obstruktion)
- Oligo-/Anurie (< 25 ml/h)
- Tachykardie (häufig, vielfach durch Herzrhythmusstörungen überlagert).

Maßnahmen

- *Intensivstation*: EKG, ZVK, arterielle Blutdruckmessung, PAK
- *Lagerung*: bei Lungenödem Oberkörperhochlagerung (wenn RR_{syst} > 90 mmHg); ohne Lungenstauung: Anheben der Beine
- *Sauerstoffzufuhr* (Nasenmaske 6 l/min), ggf. Intubation und Beatmung mit PEEP
- *Sedierung*, Analgesie: Substanzen der Wahl: Morphin (4–8 mg langsam i.v.) und Diazepam (3–5 mg i.v.), beide sind bei wiederholter Gabe nach klinischer Wirkung zu titrieren.
- Therapie von *Herzrhythmusstörungen*:
  - Vorhofflimmern und -flattern: Digitalisierung, ggf. Kardioversion (s. Kap. 5.1.2).
  - Kammertachykardie: Kardioversion (s. Kap. 2.6.3)
  - Bradykardie: 0,5–1 mg Atropin i.v., temporärer Schrittmacher (s. Kap. 2.6.4).
- Herzbeuteltamponade: Perikardpunktion (s. Kap. 2.6.12).
- Akute Herzklappenfunktionsstörungen: ggf. Not-OP
- Akuter Myokardinfarkt: *Lysebehandlung, Notfall-PTCA bzw. frühe Bypass-OP* (s. Kap. 3.1.10).

MEMO

Mit der medikamentösen Therapie versucht man, den linksventrikulären Füllungsdruck (Vorlast), den art. Blutdruck (Nachlast) und das HZV so einzustellen, daß eine optimale Koronarperfusion und ausreichende Gewebeperfusion bei möglichst geringem myokardialem Sauerstoffverbrauch gewährleistet ist. *Zielgrößen:* ZVD 15 cmH_2O, PCWP 18 mmHg, MPAP ca. 25 mmHg, RR_{syst} 95 mmHg, CI über 1,8 $l/min/m^2$.

- *Volumengabe* bei niedrigen Füllungsdrücken (ZVD, PCWP); bei Erfolg (Blutdruckanstieg) wiederholen
- *Diuretika* (Furosemid 20–40–80 mg i.v.) und Vasodilatanzien (Glyzeroltrinitrat = Nitrolingual®-Perfusor, s. Tab. 2.3) bei hohen Füllungsdrücken (ZVD über 18 cmH_2O ZVD, PCWP über 20 mmHg)
- *Sympathomimetika*: Noradrenalin (Arterenol®); u.U. auch Adrenalin (Suprarenin®) und Dobutamin (Dobutrex®, Dobutamin Hexal®) in Komb. mit Dopamin über Perfusor (Dosierungen s. Tab. 2.3). Dobutamin und Dopamin können den myokardialen O_2-Verbrauch erhöhen, daher zurückhaltend einsetzen.
- *Glykoside*: Digitalisierung nur bei Vorliegen von Vorhofflimmern mit absoluter Arrhythmie und rascher Kammerfrequenz, sofern die Arrhythmie nicht sofort beseitigt werden kann. Vorher Ausschluß und ggf. Korrektur einer Hypokaliämie.
- Evtl. Ausgleich einer metabolischen Azidose: *Natriumbikarbonat*-Infusion gemäß des BE (BGA)
- *Intraaortale Gegenpulsation* (intraaortale Ballonpumpe) zur Überbrückung bis zu einem invasiven Eingriff (z. B. Notfall-PTCA oder herzchirurgischen Eingriff).

NEUROGENER/SPINALER SCHOCK

Ursache

Toxische, hypoxische oder traumatische Läsionen des Gehirns oder Rückenmarks. Ausfall der Regulationszentren (primär oder durch Hirndruck) mit akuter Erweiterung der Gefäßperipherie, vermindertem venösem Rückstrom und Abnahme des Herzminutenvolumens. Bei Querschnitt auf Höhe C4 und höher lebensgefährliche Störung von Atmung und Kreislauf.

Klinik

Haut meist warm (periphere Vasodilatation); ausgeprägte Bewußtseinsstörung; im übrigen allgemeine Schocksymptomatik.

Diagnostische Hinweise

Fremdanamnese mit vorangegangener Erkrankung oder Traumatisierung des ZNS (z. B. Unfall, Sympathektomie, Spinal- oder Epiduralanästhesie).

Maßnahmen

- bei Schädel-Hirn-Trauma (s. Kap. 3.2.2)
- bei *Rückenmarksläsionen*
  - Ziel: Beseitigung der relativen Hypovolämie und peripheren Vasodilatation
  - Volumenzufuhr unter ZVD-Kontrolle (s. Kap. 2.2.2)
  - Dopamin-Perfusor 3–6–10 µg/kg KG/min. Wenn nicht ausreichend, zusätzlich Noradrenalin (Arterenol®) 0,02–0,1–1,0 µg/kg KG/min.

3.1.4 Sepsis und septischer Schock

Lebensbedrohliche Allgemeininfektion, die ihren Ausgang von einer Lokalinfektion (Sepsisherd) nimmt. Von dem Sepsisherd werden konstant oder periodisch Krankheitserreger (Bakterien,Toxine oder Pilze) in die Blutbahn abgegeben. Diese rufen schwere subjektive und objektive Krankheitserscheinungen hervor. Als ein Vorstadium der Sepsis wird das sog. *Systemic-Inflammatory-Response-Syndrom* diskutiert. Es stellt eine systemische Reaktion dar, die durch Mediatoren ausgelöst ist, jedoch ohne Nachweis einer bakteriellen Infektion oder Sepsisherdes (*SIRS:* Hyper- oder Hypothermie, Tachykardie und Hyperventilation. Nicht obligate Symptome: Bewußtseinsveränderung, Hypoxämie, erhöhtes Plasmalaktat, Oligurie oder intravasale Gerinnungsstörung).

MEMO

Viren werden außer bei Immunsupprimierten nie zu Sepsiserregern, wohl aber Protozoen und Würmer.

Pathogenese

Häufigste Erreger sind bei den grampositiven Septikämien Staphylokokken (St. aureus), bei den gramnegativen Escherichia coli, Klebsiella, Pseudomonas aeruginosa, Proteus, Enterobacter (Tab. 3.8). Gramnegative Bakterien: 50–70%, grampositive Bakterien: 10–20%, Pilze: 2–5%.

Typische Ausgangspunkte für eine Sepsis: diagnostische und therapeutische Eingriffe (Operationen, Punktionen, Venen-, Blasenkatheter), offene Verletzungen, septischer Abort, Infektionen des Urogenitaltrakts (Urosepsis), Infektionen des Gastrointestinaltrakts (cholangitische Sepsis), Infektionen des Uterus postpartal (Puerperalsepsis). *Gehäuftes Auftreten bei reduzierter Abwehrlage:* beatmete Patienten, Hämodialysepatienten, Diabetiker, Patienten mit Leberzirrhose, malignen Tumoren, Leukämie und unter immunsuppressiver Therapie.

Die pathogenen Bakterien gelangen vom Sepsisherd aus in die Blutbahn, und die von ihnen gebildeten Toxine aktivieren die großen *biologischen Kaskadensysteme* (Komplementsystem, Gerinnungs- und Fibrinolysesystem, Kallikrein-Kinin-System) und setzen Mediatoren frei. Die Endotoxine der Bakterien und die freigesetzten Mediatoren verursachen Funktionsstörungen und morphologische Schädigungen von Endothel- und Organzellen. Infolge dieser Vorgänge kommt es zum *septischen Schock,* den multiplen Organdysfunktionen (*ARDS*, Nierenversagen, Bewußtlosigkeit, Verbrauchskoagulopathie) und terminal zum Multiorganversagen.

Tab. 3.8 Typische Sepsiserreger.

typische Sepsiserreger	häufige Sepsisherde
Staphylokokken	Endokarditis, Katheter, Hautinfektion, Abszeß
Pneumokokken, Streptokokken, Enterokokken	Endokarditis, Harnwege, Gallenwege, Gastrointestinaltrakt
Klebsiella, Enterobacter, Serratia, Proteus, Pseudomonas aeruginosa, Clostridien	Gallenwege, Gastrointestinaltrakt, Abort, Puerperalsepsis
Candida (v.a. bei Immunschwäche)	Venenkatheter, künstliche Herzklappen

MEMO

Bei gramnegativer Sepsis entwickelt sich in ca. 25%, bei grampositiver Sepsis in ca. 11% ein septischer Schock. Letalität des septischen Schocks 41%!

Klinik

- intermittierendes Fieber (tägliche Schwankungen zwischen 37 und 40 °C mit Schüttelfrost und starken Schweißausbrüchen bei Fieberabfall)
- Tachykardie und Hyperventilation
- Hypotonie bis zum Bild des Kreislaufschocks
- Haut zunächst meist heiß, rot und trocken, später kühl, blaß und feucht
- petechiale Hautblutungen (infolge der Verbrauchskoagulopathie)
- evtl. septische Mikroembolien, v.a. an Fingern, Zehen und Retina (Osler-Knötchen)
- Splenomegalie
- Oligo- bis Anurie
- Entwicklung einer Laktatazidose.

BEACHTE

Klassische Symptome wie rezidivierender steiler Fieberanstieg, Schüttelfrost und Milzvergrößerung fehlen häufig! Normale Körpertemperaturen schließen eine Sepsis nicht aus! Bei Säuglingen, alten und/oder abwehrgeschwächten Patienten kann Fieber völlig fehlen!

Diagnostik

- *Vorgeschichte erheben* (instrumentelle Eingriffe, Partus, Harnwegsinfekt, Grunderkrankungen wie Diabetes, Leukämie)
- Wiederholte *Blutkulturen* (mind. 2 aerobe und 2 anaerobe) im Abstand von einer halben bis zu 6 Stunden während des Schüttelfrosts und bei Fieberanstieg
- Kultureller *Erregernachweis* + *Antibiogramm*, serologische und mikroskopische Diagnostik

TIP

Blutkulturabnahme: gründliche Desinfektion der Einstichstelle (1 min PVP-Jod, anschl. waschen mit 70%igem Alkohol), um sekundäre Kontamination zu verhindern! Falls Blutentnahme peripher möglich, Blut nicht aus liegendem Venenkatheter entnehmen! Transport sofort ins mikrobiologische Labor, Aufbewahrung im Brutschrank bei 37–38 °C! (s. a. Kap. 2.4.9)

- Mögliche Eintrittspforte bzw. Verdachtsdiagnose/Grunderkrankung auf dem *Laborzettel* angeben (Endokarditis, Systemmykosen, Brucellosen oder Mykobakteriosen)
- Zusätzlich weiteres geeignetes *Probenmaterial* (z. B. Liquor, Sputum, Trachalsekret, Urin, Punktate) gewinnen
- *Labor*: großes BB (Leukozytose), CRP (↑), BSG (↑), Komplement C3 (↑), Procalcitonin (↑), Serumelektrolyte, Serumkreatinin und -harnstoff (↑), Blutzucker (↑), arterielle BGA (initial Hypokapnie bei Hyperventilation und Hypoxämie), Gerinnungsstatus: Quick, PTT, TZ, AT III (↓), Fibrin(ogen)-Spaltprodukte (↑), Thrombozyten (↓), Serumlaktat (↑). Außerdem: Serumtransaminasen, CK, AP, γ-GT, Bilirubin, Gesamt-Eiweiß. Urinsediment, -kultur, -elektrolyte, -kreatinin, -osmolalität
- *Bildgebende Diagnostik* je nach Vorgeschichte: Rö-Thorax (Pneumonie, *ARDS*), Rö-Abdomen (Ileus), CT-Abdomen, spezielle Röntgenuntersuchungen zur Herdsuche, Sonographie (Harnwege, Gallenwege, Milz, septische Metastasierung), Echokardiographie (Klappendefekte, Thromben)
- Weitere *fachärztliche Konsile* (z. B. gynäkologisches Konsil)
- Bei Entwicklung eines septischen Schocks: Intensivstation und invasives Monitoring.

AKUT

Therapie des septischen Schocks

Bei Verdacht auf septischen Schock muß der Patient auf Intensivstation behandelt werden!

- Großvolumige venöse Zugänge, EKG-Monitor, invasives Monitoring inkl. ZVD-Kontrolle, ggf. Pulmonalarterienkatheter
- O_2-Gabe. Bei Lungenödem und *ARDS*: Intubation und kontrollierte Beatmung mit PEEP (s. Kap. 3.1.5)
- Volumen- und Elektrolytsubstitution unter ZVD-, besser PCWP-Kontrolle
- Bei peripherer Vasodilatation (warme Peripherie!) mit massivem arteriellem Blutdruckabfall: Noradrenalin 0,02–0,1–1,0 µg/kg KG/min (auch unter Inkaufnahme der zumindest theoretisch weiterbestehenden Mikrozirkulationsstörung)
- Bei zunehmender Herzinsuffizienz (ZVD ↑, PCWP ↑; hypodyname Phase): Dopamin (3–6–10 µg/kg KG/min) und/oder Dobutamin (2,5–10–15 µg/kg KG/min) i.v.
- Korrektur der Azidose ($NaHCO_3$) nach BGA: BE × 0,3 × kg/2, Ausgleich nur bis pH = 7,2
- *Streßulkusprophylaxe*: Einstellung des intragastralen pH-Wertes > 3,5–4, Ranitidin initial 50 mg i.v., dann 300 mg/d, oder Sucralfat 4–6 g/d, bzw. Antazidatitration über eine liegende Magensonde

- Bei *Verbrauchskoagulopathie* (disseminierte intravasale Gerinnung = DIC): enge Kontrolle des Gerinnungsstatus (s.o.), Faktorenersatz und Thrombozytenkonzentrat (s. Kap. 2.2.3) in Abhängigkeit vom Stadium der Verbrauchskoagulopathie (Tab. 3.9).

Tab. 3.9 Therapeutisches Vorgehen bei Verbrauchskoagulopathie.

Prophylaxe	Low-dose-Heparinisierung: 2- bis 3mal 5000 IE Heparin/d s.c. oder 300–500 E Heparin/h i.v. als Dauerinfusion. Kein niedermolekulares Heparin oder Heparin-DHE!
Stadium I – Initialphase Thrombozyten leicht vermindert. Fibrinogen, AT III, Quick, PTT normal	500–1000 IE Heparin/h i.v. als Dauerinfusion. Falls der AT-III-Spiegel unter 70% liegt, AT-III-Substitution (Kybernin®)
Stadium II – frühe Verbrauchsphase Thrombozyten, Fibrinogen, AT III vermindert, PTT u. Quick pathol. verändert	AT-III-Substitution (Kybernin® 500–1500 IE). Ziel: AT III über 80% (verkürzte Halbwertszeit! Häufige Kontrollen). Gerinnungsfaktoren-substitution: FFP, Fibrinogen, wenn Konzentration im Blut unter 100 mg%. PPSB-Plasma, falls Quick unter 30%. Erythrozytenkonzentrat bei Anämie. Kein Heparin mehr. Entwickelt sich die Gerinnungsstörung zum Stadium I zurück, wird die Therapie diesem Stadium entsprechend fortgeführt
Stadium III – späte Verbrauchsphase Thromboszyten und Fibrinogen stark vermindert, AT III reduziert, Quick u. PTT hochpathol. verändert bis ungerinnbar	wie im Stadium II, wobei in der Regel höhere Substitutionsdosen erforderlich sind. Frischplasma u. Thrombozytenkonzentrate erst, wenn AT III > 80%. Kein Heparin

BEACHTE

Die Therapie des septischen Schocks muß unbedingt durch häufige Laborkontrollen überwacht werden!

Weitere therapeutische Prinzipien

- Ausreichend lange Antibiotikabehandlung (mindestens 10–14 Tage, bei bakterieller Endokarditis 4–6 Wochen) in hoher Dosierung, bevorzugt mit bakteriziden Antibiotika. Bei unbekanntem Erreger richtet sich die Wahl der Antibiotika nach dem, je nach Eintrittspforte, wahrscheinlichen Erreger (Tab. 3.10)
- Dosisanpassung bei Einschränkung der Nierenfunktion nach Kreatinin-Clearance (v.a. bei Aminoglykosiden und Betalaktam-Antibiotika)

Tab. 3.10 Antibiotikabehandlung der Sepsis bei unbekanntem Erreger.

Ausgangspunkt der Sepsis	häufige Erreger	Wahl der Antibiotika
Urosepsis (ohne Vorkrankheiten/ Eingriffe)	Enterobacteriaceae, meist E. coli	Cefotaxim oder Ciprofloxacin bzw. Levoflaxacin, Fluorchinolon
Urosepsis (nach urologischen Eingriffen)	resistentere gramnegative Stäbchen wie indolpositiver Proteus, Serratia, Enterobacter, Pseudomonas	Cefotaxim + Gentamicin oder Piperacillin + Gentamicin oder Ciprofloxacin bzw. Ofloxacin
Sepsis bei Wunden	Staphylokokken (St. aureus), z.T. auch Streptokokken	Cefuroxim (1,5 g alle 8–12 h)
Sepsis nach Darmchirurgie oder gynäkologischen Eingriffen	Mischinfektionen mit Enterobakterien und Anaerobiern	Cefoxitin + Gentamicin oder Cefotaxim + Metronidazol oder Clindamycin oder Imipenem-Monotherapie (500 mg alle 8 h)
Fremdkörpersepsis (z.B. Venenkatheter)	Staphylokokken (häufig oxicillin-resistente Stämme, St. aureus)	Flucloxacillin (bis 10 g/d i.v.) oder Cefuroxim (2–3mal 1,5 g i.v.) oder Vancomycin (2 g/d i.v.) oder Teicoplanin (400–800 mg/d i.v.)

Tab. 3.10 Fortsetzung.

Ausgangspunkt der Sepsis	häufige Erreger	Wahl der Antibiotika
Sepsis bei myeloischer Insuffizienz	grampositive und gramnegative Keime	Cefotaxim + Azlocillin (oder Piperacillin) + Aminoglykosid oder Imipenem + Aminoglykosid
Puerperalsepsis/ septischer Abort	aerob-anaerobe Mischinfektion	Cefotetan in Kombination mit Gentamicin oder Imipenem-Monotherapie oder Kombination von Mezlocillin oder Cefotaxim mit Metronidazol oder Clindamycin
Cholangiosepsis	Enterobacteriaceae, mikroaerophile und anaerobe Streptokokken nach ERCP oft Pseudomonas aeruginosa	Cefuroxim, Mezlocillin oder Cefotaxim Azlocillin oder Piperacillin oder Imipenem in Kombination mit einem Aminoglykosid (z.B. Tobramycin)
tonsillogene Sepsis	Mischinfektion grampositiver und gramnegativer aerober und anaerober Keime	Cefotetan oder Clindamycin i.v. oder Penicillin G i.v. in hoher Dosierung.
Sepsis bei Endokarditis	(vergrün.) Streptokokken (60–80%), Staphylokokken, E. faecalis, S. aureus, E. coli, Enterobacter u.a.	1. Wahl: Penicillin G 30–40 Mio IE in 4 kJ/24h und Gentamycin 3mal 1 bis 1,5 mg/kgKG 2. Wahl: Cephalosporine Gruppe 3 (und/oder Betalactam-Antibiotika + Aminoglykosid) + Teicoplanin/ Vancomycin
Pilzsepsis		Kombinationstherapie mit Amphotericin B (1. Tag: 1 mg über 6–8 h, 2. Tag 5 mg, 3. Tag 10 mg, dann werden weiterhin täglich 5 mg zugelegt, bis eine optimale Einstellung von 1 mg/kg KG/d erreicht ist, und 5-Fluorocytosin (alle 6 h 25[–50] mg/kg KG)

- Sanierung des Sepsisherdes: Entfernen infizierter Katheter, operative Beseitigung von Sepsisherden (Abstrich/Material zur mikrobiologischen Untersuchung geben)
- Behandlung der Grunderkrankung soweit möglich (Kontrolle eines Diabetes mellitus, Absetzen immunsuppressiver Medikamente etc.).

3.1.5 Lungenversagen (ARDS)

ARDS (Adult oder Acute Respiratory Distress Syndrome, „Schocklunge").
Das *ARDS* ist durch eine diffuse interstitielle Entzündungsreaktion und Infiltrationen der Lunge gekennzeichnet. Es kommt zu einem ausgeprägten Lungenödem, einem konsekutiven Abfall der Compliance und einer Einschränkung des pulmonalen Gasaustausches. Es tritt u.a. auf im Rahmen von Sepsis, Trauma, Schock jeglicher Genese und Intoxikationen (Abb. 3.7). Die Prognose eines einmal voll ausgebildeten *ARDS* ist sehr schlecht (Mortalität > 50%).

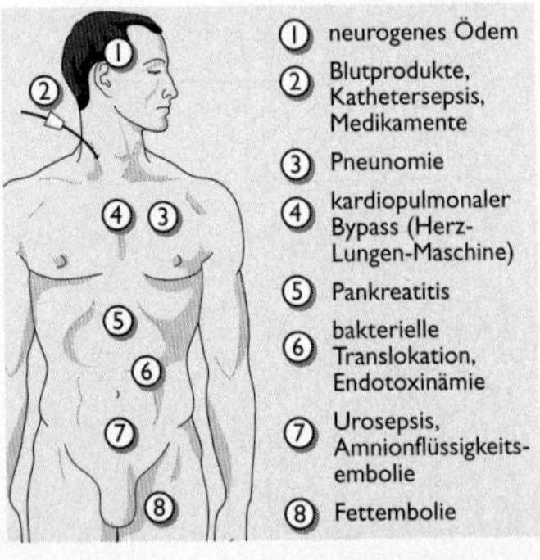

Abb. 3.7 Häufigste Ursachen für *ARDS*.

Klinik

- Zunächst mäßige Hypoxämie mit Hyperventilation und respiratorischer Alkalose (art. BGA: $pO_2\downarrow$, $pCO_2\downarrow$) bei noch normalem Röntgenbild der Lunge
- Dann respiratorische Insuffizienz mit Zyanose bei ausgeprägter Hypoxämie (pO_2 < 60 mmHg trotz O_2-Insufflation), Tachypnoe mit unveränderter respiratorischer Alkalose. *Rö-Thorax*: Zeichen des interstitiellen Ödems

AKUT **Noch vor diesem Stadium sollte die Indikation zur Intubation und kontrollierten Beatmung mit PEEP gestellt werden.**

- Progredientes Lungenversagen mit Koma, Schock und hypoxischem Herzversagen. Rö-Thorax: sog. „weiße Lunge" (Abb. 3.8).

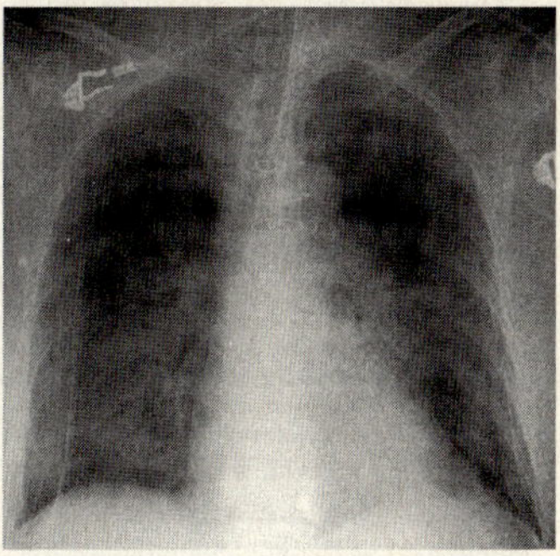

Abb. 3.8 Rö-Aufnahme *ARDS* (75jährige Patientin, Z.n. Sternotomie; beidseitige Thoraxdrainage, Sternumzerklage, Magensonde, ZVK).

MEMO Der Pulmonalarterienkatheter kann zur Unterscheidung des *ARDS* (PCWP zumeist im Normbereich) vom kardiogenen Lungenödem (Linksherzinsuffizienz mit PCWP erhöht) beitragen.

Monitoring

Intensivstation! Kardiorespiratorisches Monitoring: EKG-Monitor, Pulsoxymeter, ZVK (ZVD-Kontrollen), möglichst Pulmonalarterienkatheter (gemischtvenöse O_2-Sättigung, PAP, PCWP, HZV), arterielle RR-Messung (art. BGA), Blasenkatheter (Diuresekontrolle, Flüssigkeitsbilanz), regelmäßig Rö-Thorax im Bett.
Bei Vorhandensein eines COLD-Gerätes: Messung des extravaskulären Lungenwassers.

Therapie

Da die Prognose eines *ARDS* sehr schlecht ist, kommt den *prophylaktischen Maßnahmen* eine zentrale Bedeutung zu.

BEACHTE **Frühzeitige und adäquate Therapie der Krankheitsbilder, die ein *ARDS* auslösen können (Sepsisbehandlung! Schockbekämpfung!). Frühzeitige Erkennung eines drohenden *ARDS* bei Risikopatienten! Deshalb: erhöhte Aufmerksamkeit bei allen *ARDS*-auslösenden Erkrankungen und wachsame Interpretation des klinischen Bildes, der Blutgasanalyse und des radiologischen Befundes!**

Bereits bei Verdacht auf ein beginnendes ARDS frühzeitige Intubation (s. Kap. 2.6.6) und kontrollierte Beatmung mit positiv endexspiratorischem Druck (PEEP) (s. Kap. 2.6.7).

Behandlungsziele bei ARDS:

- Reduktion des interstitiellen Lungenödems
- Verbesserung des pulmonalen Gasaustausches durch Rekrutierung kollabierter Alveolen und atelektatischer Lungenbezirke sowie Erhöhung der FRC (funktionelle Residualkapazität)
- Sicherung der Sauerstofftransportkapazität (O_2-Angebot) und Gewebeoxygenierung bzw. Reduktion des O_2-Verbrauchs (adäquate Analgosedierung, Relaxierung, ggf. Kühlung)

MEMO

Faktoren, die das Sauerstoffangebot an das Gewebe beeinflussen:
1. Herzminutenvolumen (HZV bzw. CI)
2. Hämoglobinkonzentration (Hb)
3. Arterielle Sauerstoffsättigung (SaO_2).
Diese drei Variablen sind im Auge zu behalten und ggf. zu korrigieren, wobei ein ausreichendes O_2-Angebot nicht mit einer gesicherten Gewebeoxygenierung gleichzusetzen ist.

- Die Beatmungstherapie sollte toxische inspiratorische O_2-Konzentrationen (prolongierte FiO_2 > 0,6 führen zu Alveolar- u. Endothelzellschäden) sowie große Atemzugvolumen und hohe Atemwegs(spitzen)drücke (Baro- und Volumentrauma) vermeiden.

Flüssigkeitsmanagement und Infusionsstrategie

MEMO

Bei *ARDS* findet sich ein Lungenödem, dessen Ursache in einer Erhöhung der Permeabilität der endothelialen und epithelialen Schranke liegt.
Die *Infusionstherapie bei ARDS* gestaltet sich problematisch: *Volumenentzug* zur Reduktion pulmonaler Ödembildung und Verbesserung des Gasaustauschs führt oft zu einer Abnahme des Herzzeitvolumens und damit der O_2-Transportkapazität.

Grundsätzlich gilt:
- Negativbilanzierung, jede Flüssigkeitsüberladung vermeiden bzw. zügig behandeln (u.U. unter Katecholaminunterstützung: s. Tab. 3.11 und Tab. 2.3)
- Diurese fördern (stdl. Bilanzierung; ggf. Diuretika)
- ggf. Hämofiltration und Hämodialyse
- Bluttransfusionen mit Blutfilter (Vermeidung des „Thrombozyten-Trapping“ in der pulmonalen Endstrombahn).

Tab. 3.11 Dosierung und Perfusoransätze von Noradrenalin, Dopamin und Dobutamin (weitere Substanzen s. Tab. 2.3).

Handelsname (Beispiel)	Substanz (Genericname)	Menge in 50 ml NaCl	1 ml = mg	1 ml/h = µg/min	Dosierung
Arterenol®	Noradrenalin	5 mg	0,1	1,7	0,02–0,1–1,0 µg/kg/min
Dobutrex®, Dobutamin Hexal®	Dobutamin	250 mg	5	83,3	2,5–10–15 µg/kg KG/min
Dopamin Guilini®	Dopamin	250 mg	5	83,3	0,5–5 (Nierendosis) bzw. 6–10 (Kreislaufdosis) µg/kg KG/min

Sicherung der O_2-Transportkapazität

- Ausreichend hohe Hämoglobinwerte (Hb > 10 g/l). Ggf. Erythrozytengabe
- Sicherung und ggf. Anhebung des Herzzeitvolumens mit Katecholaminen: Dopamin (3–6–10 µg/kg KG/min) und/oder Dobutamin (2,5–10–15 µg/kg KG/min); ZVK, Perfusor!
- Verbesserung des pulmonalen Gasaustausches (Beatmung mit PEEP).

Beatmungstherapie

Die maschinelle Beatmung dient nicht nur der Aufrechterhaltung der Atemfunktion; sie ist wesentlicher Teil der therapeutischen Gesamtstrategie beim *ARDS* (differenzierte Beatmungstherapie).

TIP

Als Faustregel für den noch Unerfahrenen kann die folgende Respirator-Grundeinstellung für eine kontrollierte Beatmung des intubierten und sedierten Patienten gegeben werden:

- Atemzugvolumen: 10–15 ml/kg KG (kann bei zu hohen Spitzendrücken entsprechend erniedrigt werden (bis zu 350 ml)
- Atemfrequenz: 12–16/min (kann wenn nötig entsprechend erhöht werden: < 25/min)
- Atemzeitverhältnis: 1:2 bis 1:1 (In- zu Exspirationsdauer)
- FiO_2: initial 100%, Reduktion in Schritten von 10–20% (in mind. 20minütigem Abstand); so niedrig wie möglich, auf Dauer nicht über 60%
- PEEP 5–15 cmH_2O. Individuell anpassen (max. 15 cmH_2O)
- Begrenzung des endexspiratorischen Beatmungsspitzendrucks auf 30–35 cmH_2O
- Einstellung Respirator: CMV, ggf. druckkontrolliert
- Ziel: P_aO_2 mind. 70 mmHg, S_aO_2 mind. 90%, S_vO_2 mind. 75%, P_aCO_2 max. 45 bis 50 mmHg (u.U. höher)
- *Engmaschige Kontrolle* der respirat. Parameter (art. BGA!) und ggf. Korrektur!

MEMO

Zur Vermeidung von Baro- und Volumentrauma ist die sog. *permissive Hyperkapnie* heute anerkannt: Reduktion des Atemzugvolumens (Senkung hoher Beatmungsvolumina bzw. -drücke) mit Tolerierung von arteriellen CO_2-Partialdrücken (P_aCO_2) bis zu 75 mmHg.
Bei Verlängerung der maschinellen Inspirationsphase mit Umkehrung des *Inspirations-/Exspirationsverhältnisses* (auf 2:1 oder 3:1) kann der Beatmungsspitzendruck gesenkt und die Ventilation verbessert werden (*IRV, inversed ratio ventilation*, am Respirator einstellbar).

Medikamentöse Therapie

- *Analgosedierung*: Intubierte und beatmete Patienten müssen in der Regel sediert, analgesiert und ggf. relaxiert werden; als typische Kombination kommen kurzwirksame Benzodiazepine (z.B. Midazolam-[Dormicum®-]Perfusor: 1,5–15 mg/h) mit einem kurzwirksamen Opiat [z.B. Fentanyl-Perfusor: 0,1–0,5 mg/h]) in Frage (s.a. Tabelle 2.3)
- *Heparin*: Kann in niedriger Dosierung bei *ARDS* empfohlen werden (Low-dose-Heparinbehandlung: 2- bis 3mal 5000 IE Heparin/d s.c. oder 300–500 IE Heparin/h i.v. als Dauerinfusion. Im Rahmen einer Sepsistherapie u.U. Vollheparinisierung; s. Kap. 6.10.1)
- *Acetylcystein* (Mukolytikum und Antioxidans)
- Selektive *Antibiotika*-Therapie (Bronchiallavage mit Antibiogramm).

MEMO

Ambroxol: Keine Verbesserung der Surfactant-Synthese in den Typ-II-Pneumozyten; ebensowenig war die Applikation von Surfactant erfolgreich.
Prostaglandin E_1 (PGE_1): Keine Verbesserung der Überlebensrate bei *ARDS* nachgewiesen
Steroide: Kortikosteroide sind bei *ARDS* nicht hilfreich und sollten daher nicht mehr eingesetzt werden,
weitere *antiinflammatorische Strategien* und diverse *vasoaktive Substanzen*, die den pulmonalen Hypertonus bzw. die pulmonalen Perfusionsfehlverteilungen (Shunts) günstig beeinflussen (z.B. Inhalation von NO), sind zur Zeit in Diskussion.

Lagerung

Durch wechselnde Bauch- bzw. Seitenlage Umverteilung der interstitiellen Flüssigkeit und bessere Ventilation gut durchbluteter Lungenabschnitte.

Extrakorporale Gasaustauschverfahren

Läßt sich das *ARDS* auch unter einem optimierten Behandlungskonzept nicht kontrollieren, sollte ein Spezialzentrum konsultiert werden: ELA (Extracorporal Lung Assistence), ECCO (Extracorporal CO_2-Elimination), ECMO (Extracorporal Membran-Oxygenation).

3.1.6 Pneumothorax

Definition
Anwesenheit von Luft im Pleuraspalt mit totalem oder partiellem Lungenkollaps. Es werden unterschieden:
- *Geschlossener* Pneumothorax: keine durchgängige Verbindung mit der Außenluft
- *Offener* Pneumothorax: Verbindung des Pleuraraums entweder nach innen zu den Lufträumen der Lunge (z.B. als Spontanpneumothorax) oder durch die Brustwand nach außen (z.B. penetrierende Brustwandverletzung).

Ein sog. *Mantelpneumothorax* ist auf der Thorax-Übersichtsaufnahme im Stehen weniger als zwei Querfinger breit.

Ursachen
Traumatisch: Rippenfrakturen, perforierende Thoraxwandverletzungen, Bronchusabriß. *Iatrogen:* Lungenbiopsie, Pleuradrainage, Subklaviakatheter, Reanimation, Überdruckbeatmung etc. *Spontan:* Spontanpneumothorax, typischerweise schlanke Männer, 20.–40. Lebensjahr, meist rechte Lunge betroffen. Auch bei Emphysem, Kavernen, Abszessen.

GESCHLOSSENER PNEUMOTHORAX

Klinik
Nur bei ausgeprägtem Pneumothorax besteht Dyspnoe. Charakteristisch: akuter, meist scharf stechender Thoraxschmerz. Auf der betroffenen Seite: hypersonorer Klopfschall, abgeschwächtes bzw. aufgehobenes Atemgeräusch, herabgesetzte Atembeweglichkeit.

Röntgen
Je nach Ausmaß: sichtbare Organgrenzen der teil- oder völlig kollabierten Lunge. Gegen die Thoraxwand ist der luftgefüllte Raum ohne Lungenstruktur sichtbar (Abb. 3.9).

MEMO

Ein Pneumothorax von weniger als 10% ist u.U. radiologisch nicht sichtbar, führt aber bereits zur Kompression von 50% der betroffenen Lunge.

Therapie
- Bei kleinem Spontanpneumothorax („Mantelpneu") Bettruhe, Beobachtung, Luft sollte in 3–4 Tagen resorbiert sein
- Bei größeren Luftmengen: Bülau-Saugdrainage (s. Kap. 2.6.11)
- Bei Rezidiven evtl. thoraxchirurgischer Eingriff (Emphysemblasenabtragung).

OFFENER PNEUMOTHORAX

Durch die dauerhafte Verbindung des Pleuraraums mit der Außenluft kommt es zum Totalkollaps der Lunge (Komplikation Ventilmechanismus: Eindringende Luft kann nicht mehr entweichen → Spannungspneumothorax, s.u.).

Klinik
Schmerzen und ausgeprägte Dyspnoe, Tachypnoe und Tachykardie. Hypersonorer Klopfschall, aufgehobenes Atemgeräusch, Zyanose, paradoxe Atmung auf der nicht betroffenen

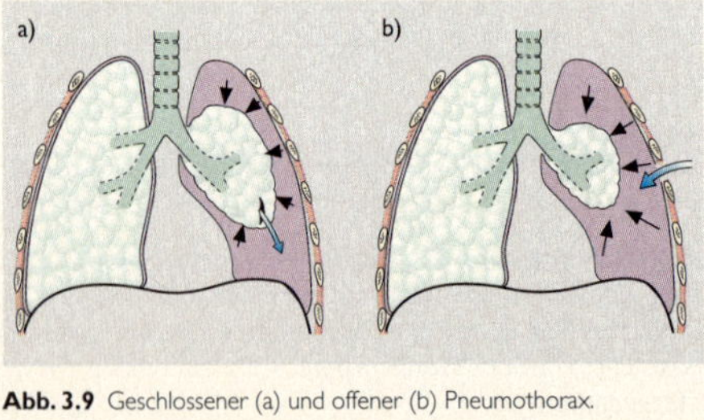

Abb. 3.9 Geschlossener (a) und offener (b) Pneumothorax.

Seite durch Mediastinalpendeln (oder -flattern). Schlürfendes Geräusch und austretende Luft aus der Thoraxwunde.

Röntgen

Völlig kollabierte Lunge. Luftgefüllter Raum ohne Lungenstruktur (Abb. 3.9 b).

AKUT

Der offene Pneumothorax bedeutet Lebensgefahr beim Spontan-Atmenden und erfordert eine unmittelbare Behandlung.

Therapie

- Bei akuter Ateminsuffizienz: sofortige Intubation und Beatmung
- Bülau-Drainage (s. Kap. 2.6.11) mit Sog
- Luftdichter Verschluß der Thoraxwunde mit steriler Gaze und Abdeckfolie bzw. Heftpflasterverband.

SPANNUNGSPNEUMOTHORAX

Akut lebensbedrohliche Komplikationen!

Definition

Durch einen Ventilmechanismus entsteht ein zunehmender Überdruck im Pleuraraum. Dadurch wird das Mediastinum zur gesunden Seite hin verdrängt und herznahe Gefäße werden komprimiert, was wiederum zu einem Abfall des Herzzeitvolumens führt (s. Abb. 3.10 u. 3.11).

- Innerer Spannungspneumothorax: Leck sitzt zwischen Bronchialsystem und Pleura. Häufige Ursache: Beatmung!
- Äußerer Spannungspneumothorax: Leck sitzt zwischen Außenluft und Pleurahöhle.

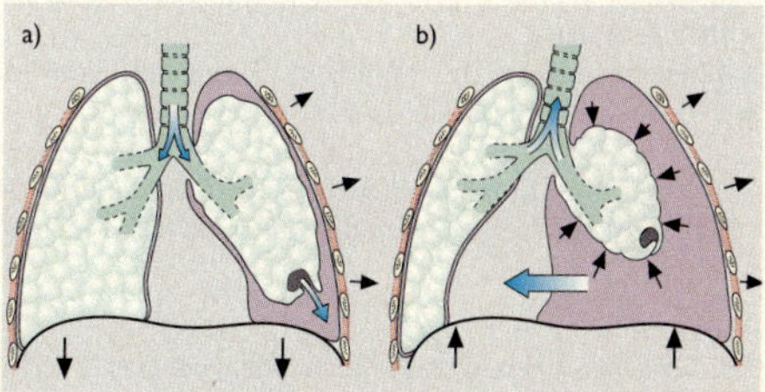

Abb. 3.10 Spannungspneumothorax bei Spontanatmung. Bei Inspiration (a) dringt Luft in den Pleuraraum, die bei Exspiration (b) nicht entweichen kann. Folge: zunehmender Druck auf der betroffenen Seite mit Kompression der intrathorakalen Blutgefäße und des Herzens.

Klinik

- Rasch zunehmende Dyspnoe (u.U. trotz suffizienter Beatmung!)
- Blässe, Zyanose, Unruhe, Angst
- Obere Einflußstauung (Halsvenenstauung)
- Blutdruckabfall (cave: Herzstillstand!), atemabhängige extreme Blutdruckschwankungen
- Anstieg des Beatmungsdrucks bei künstlicher Beatmung
- Hypersonorer Klopfschall, kein Atemgeräusch.

AKUT

Bei Spannungspneumothorax mit Kreislaufdepression: kein Zeitverlust durch Röntgen!

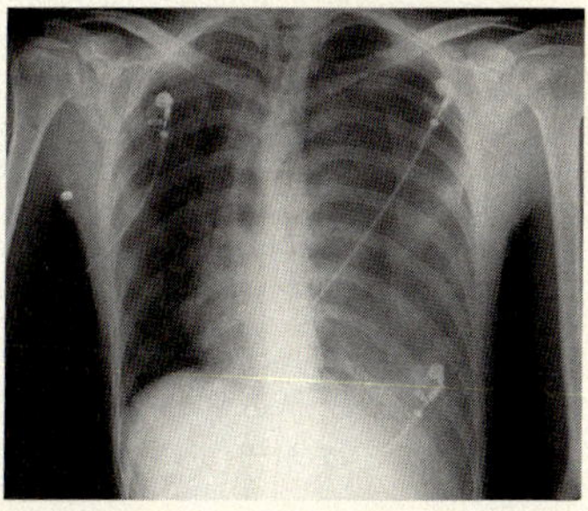

Abb. 3.11 Spannungspneumothorax links.

Therapie

Sofortige Druckentlastung durch Thoraxdrainage (s. Kap. 2.6.11.). Im Notfall: Punktion mit dicker Kanüle (z.B. 12 G im 3. Interkostalraum in MCL).

3.1.7 Fremdkörperaspiration

(bei Kindern s. Kap. 3.3.5)

Definition

Eindringen von Fremdmaterial in den Tracheobronchialtrakt. Verschließt der Fremdkörper die gesamten oberen Luftwege: *Bolusverlegung*. Gefährdet sind alle Personen mit *unzureichenden oder fehlenden Schutzreflexen:*

- bewußtseinsgetrübte bzw. bewußtlose Patienten
- Kinder (1.–3. LJ) und ältere Menschen
- Personen mit neurologischen und/oder muskulären Erkrankungen.

Fremdkörper werden am häufigsten im rechten Hauptbronchus, seltener im linken Hauptbronchus, im Larynx oder in der Trachea nachgewiesen. Bolusverlegung zumeist im Oro- oder Hypopharynx.

Symptome

Abhängig von Größe, Form, Konsistenz und Lokalisation des Fremdkörpers!

Bei *Fremdkörperaspiration:*

- plötzlich einsetzender, heftiger, rezidivierender Husten
- Dyspnoe mit oder ohne Zyanose, Tachypnoe
- Erstickungsanfälle, exspiratorischer Stridor.

Bei *Bolusgeschehen* mit kompletter Verlegung der oberen Atemwege:

- plötzliche Atemnot, Unfähigkeit zu sprechen und zu atmen
- inverse Atmung
- Zunehmende Zyanose mit Entwicklung eines hypoxischen Kreislaufstillstands
- evtl. auch sofortiger Kreislaufstillstand durch vasovagale Reflexe.

TELEFON

Lebensgefahr! Reanimationsbereitschaft! Verständigung von Intensivstation oder Bronchoskopiedienst wegen möglicher Notfallbronchoskopie!

Vorgehen

Das Vorgehen orientiert sich daran, wie weit das Geschehen eskaliert ist:

- Fremdkörperaspiration ohne Erstickungsanfälle:
  - Sauerstoffgabe (O_2-Maske/-Sonde 4–6 l/min)
  - i.v. Zugang, evtl. Medikamente zur Bronchialerweiterung (z.B. Theophyllin), zur Entzündungshemmung/Abschwellung (z.B. Dexamethason) verabreichen
  - schnellstmögliche definitive Abklärung durch Rö-Lunge, Bronchoskopie (in Allgemeinnarkose).
- Mit Erstickungsanfällen und/oder Zyanose:
  - Sauerstoffgabe, zusätzlich zum kräftigen Husten auffordern
  - kräftige Schläge zwischen die Schulterblätter (Pat. nach vorne-unten beugen lassen!)
- Bei Erfolglosigkeit und zunehmender Zyanose trotz O_2-Gabe
  - Heimlich-Manöver (s. Abb. 3.38). Beim Säugling Schläge auf Rücken
  - Versuch der manuellen Fremdkörperentfernung, Einstellen des Larynx mit dem Laryngoskop und (wenn möglich) Entfernung des Fremdkörpers mit Magill-Zange
- Bei eingetretener Bewußtlosigkeit:
  - Intubationsversuch: Durch kräftige Beatmung Luft an dem Fremdkörper vorbeischleusen oder Fremdkörper in einen Hauptbronchus schieben
  - Ultima ratio: Notkoniotomie (s. Kap. 2.6.8).

3.1.8 Asthmaanfall und Status asthmaticus

Symptomatik

Schwere Atemnot mit verlängertem Exspirium, Giemen, Pfeifen u. Brummen (aus

Distanz hörbar), Angst und Unruhe, Tachykardie (fast obligat), Zyanose (häufig), erniedrigter P_aO_2 bei anfänglich erniedrigtem P_aCO_2.
Zeichen akuter Lebensgefährdung: Schnappatmung, fehldende bzw. kaum hörbare Atemgeräusche („silent chest"), Verwirrtheit, Somnolenz, Rechtsherzversagen (rasche Zunahme der Zyanose, evtl. Rhythmusstörungen, Blutdruckabfall), steigender P_aCO_2.

Differentialdiagnosen
Akute Linksherzinsuffizienz (Asthma cardiale), Lungenarterienembolie, Pneumothorax, Aspiration.

Allgemeine Maßnahmen
- Oberkörperhochlagerung
- O_2-Nasensonde (1–2 l/min; cave: bei höher Dosierung atemdepressive Wirkung. Mit BGA-Kontrollen überwachen!)
- Venöser Zugang, Flüssigkeitszufuhr (z.B. 500 ml Ringer-Laktat), cave: Rechtsherzdekompensation!
- Ggf. Intensivstation und EKG-/RR-Monitoring, BGA (stündl.).

Medikamentöse Therapie
- *Inhalative* β_2*-Adrenergika* wie Salbutamol (Sultanol®, Salbuhexal®), Terbutalin (Bricanyl®), Feneterol (Berotec®): mehrere Hübe (bei schwerem Anfall Inhalation oft kaum möglich!)
- *Theophyllin* (Euphyllin®): Ladungsdosis (ohne Vorbehandlung mit Theophyllin): 5–6 mg/kg KG i.v. (binnen 2–20 min): z.B. 1 Amp. (mit 200 mg) wiederholt langsam i.v. (Dosis halbieren bei Vorbehandlung; Dosis höher bei Rauchern)
  Erhaltungdosis: 0,3–0,7 mg/kg KG/h i.v. (Perfusor! S. Tab. 2.3)

BEACHTE **Parenterale Therapie mit Betaadrenergika nur bei jüngeren Patienten und bei HF < 130/min! Besondere Vorsicht bei Patienten, die vorher schon viel Betaadrenergika (Dosierspray!) zu sich genommen haben. Gefahr von tachykarden Rhythmusstörungen, bes. bei Hypokaliämie Gefahr von malignen ventrikulären Herzrhythmusstörungen: auch bei parenteraler Theophyllingabe.**

- β_2*-Adrenergika*
  - *Terbutalin* (Bricanyl®) 0,25 mg s.c. (Tagesdosis: 4–6 × 0,25–0,5 mg s.c.) oder
  - *Reproterol* (Bronchospasmin®) 0,09 mg langsam i.v. (Tagesdosis: 4–6 × 0,09 mg i.v.) oder
  - *Salbutamol* (Sultanol®) 0,5 mg langsam i.v. (Tagesdosis: 4–6 × 0,25–0,5 mg i.v.) oder
  - *Orciprenalin* (Alupent ®) 0,25 mg langsam i.v. oder
  - *Adrenalin* (Suprarenin®) 0,1–0,2 µg/kg KG/min
- *Glukokortikoide*: z.B. 250 mg Prednisolon-Äquivalent (Solu-Decortin®-H, Urbason®) i.v., bei ausbleibender Besserung Wiederholung nach 1–2 h. Sonst 50 mg i.v. in Abständen von 4 h bei nicht ausreichender Wirkung
- *Expektoranzien/Sekretolytika* z.B. Ambroxol (z.B. Ambrohexal® injekt 1–2 Amp. i.v.)
- Ggf. Antibiotika (bei Infiltrationen im Rö-Thorax oder klinischen Infektzeichen)
- Ggf. Vorlast- und pulmonalarteriendrucksenkende Maßnahmen (Nitroglycerin-Perfusor, s. Tab. 2.3).
- Ggf. vorsichtige Sedierung.

Intubation und Beatmung
- Ultima ratio bei Therapieresistenz und vitaler Gefährdung des Patienten
- Intubation unter tiefer Sedierung oder mit Einleitungskurzanästhetikum (s. Kap. 2.6.6)
- Beatmung mit langer Exspirationsphase
- evtl. Relaxation
- bronchoskopische Absaugung und therapeutische Lavage, evtl. Instillation von Suprarenin® 0,1–0,5 mg (in 20 ml NaCl 0,9%).

TELEFON

Spätestens bei Erwägung einer Intubation muß ein erfahrener Kollege hinzugezogen werden.

3.1.9 Lungenembolie

Die Lungenembolie ist weltweit eine der häufigsten Todesursachen. Sie kann als Notfall imponieren; häufig sind leichte, auch schubweise Verlaufsformen („Morbus embolicus"), welche häufig asymptomatisch verlaufen.

BEACHTE

Die Schwierigkeit der sicheren Diagnosestellung allein anhand klinischer Symptome führt zu geschätzten Fehldiagnosen in bis zu 70% der Fälle! Wichtig sind deshalb das „Darandenken", die Kenntnis der prädisponierenden Faktoren und der häufigsten Symptome.

Prädisponierende Faktoren

- venöse Stase (Bettlägerigkeit, Gliedmaßenimmobilisation, z.B. Gips, Herzinsuffizienz)
- postoperative Phase, Z.n. Trauma, Schwangerschaft und Geburt, Adipositas, Varikosis, maligne Erkrankungen, Antithrombin-III-Mangel, hereditäre Thrombophilie (z.B. Faktor V. Leiden) Einnahme oraler Kontrazeptiva, Nikotinabusus
- iatrogene Verursachung über intravasal liegende Fremdkörper (Venenkatheter, Schrittmachersonden)
- bei offenem Foramen ovale sog. paradoxe arterielle Embolie. Fettembolien: überwiegend traumatisch. Luftembolien: traumatisch, iatrogen und bei Gefäß-OP. Fruchtwasserembolie unter der Geburt.

Leitsymptome und -befunde

- *Klinik*: akut einsetzende Symptomatik: Dyspnoe/Tachypnoe (85%), Thoraxschmerzen (85%) evtl. infradiaphragmale Schmerzprojektion (häufig atemsynchrone, stechende Schmerzen durch Pleurareizung), Tachykardie (60%) ggf. mit Arrhythmien, Husten (50%), Angst, Beklemmungsgefühl (60%), Schweißausbrüche (30%), Synkope, Schock (15%); häufig auch Angina-pectoris-Symptomatik bei vorbestehender koronarer Herzkrankheit
- *Auskultation*: initial oft „stille" Lunge (physikalische Zeichen erst nach Ausbildung einer Infarzierung, dann auch Hämoptysen), nachfolgende bronchospastische und feuchte Nebengeräusche. Akzentuierter *Pulmonalisklappenschlußton*
- *EKG*: häufig Sinustachykardie; seltener akute Zeichen der Rechtsherzbelastung mit inkomplettem oder komplettem Rechtsschenkelblock, terminale T-Negativierung rechtspräkordial sowie S-Zacken in V5, V6; noch seltener SI-QIII-Typ (s. Kap. 2.7.1)

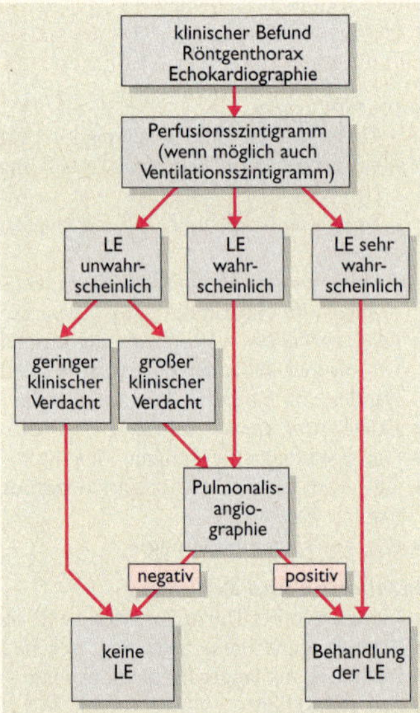

Abb. 3.12 Diagnostisches Vorgehen bei akuter Lungenembolie (LE).

- *BGA*: Hypoxie trotz Hyperventilation ($P_aO_2\downarrow$, $P_aCO_2\downarrow$)
- *Labor:* Fibrinogen-Fibrin-Spaltprodukte (z. B. D-Dimere) finden sich bei der Lungenembolie (und bei der tiefen Beinvenenthrombose) als Folge der körpereigenen Spontanfibrinolyse. D-Dimere finden sich auch nach Ops, bei Tumorpatienten und bei einer Verbrauchskoagulopathie; ein unauffälliger D-Dimer-Test schließt eine Lungenembolie nahezu sicher aus
- *Rö-Thorax*: wenig direkte Hinweise, evtl. Zwerchfellhochstand, evtl. „Kalibersprung“ der Gefäße. Wenig hilfreich!
- *Echokardiographie*: großer re. Ventrikel, kleiner li. Ventrikel, kavale Stauung
- *Perfusionsszintigraphie*: Perfusionsdefekte. Hohe Sensitivität (99%), geringe Spezifität. Perfusionausfall auch möglich bei Obstruktion, Karzinom, Pneumonie, Erguß, Atelektase, Emphysem. Möglichst in Kombination mit Ventilationsszintigramm und Rö-Thorax-Befund beurteilen!
- *Spiral-CT oder Pulmonalarterienangiographie*: bei Verdacht auf schwere Lungenembolie oder bei Unklarheit der bisherigen Befunde (s.o.). Diagnosesicherung bei Angiographie durch direkte Darstellung der Embolie. Messung von ZVD, PAP, PAWP. Katheter liegenlassen für lokale Lysetherapie.

Differentialdiagnosen

Myokardinfarkt (EKG!), Aortenaneurysma (Schmerz!), Spontanpneumothorax, Pneumonie (Röntgen!), Perikardtamponade (Echo!), schwerer Asthmaanfall, Hyperventilationstetanie (P_aO_2 normal).

Therapie

Die Therapie richtet sich nach dem Ausmaß der Lungenembolie, der hämodynamischen Belastung und der Störung des pulmonalen Gasaustauschs. Außerdem sind zu berücksichtigen: vorbestehende kardiopulmonale Erkrankungen, Allgemeinzustand und Alter der Patienten. Als differentialtherapeutische Entscheidungshilfe hat es sich bewährt, die Lungenembolie in 4 Schweregrade einzuteilen (Tab. 3.12).

BEACHTE

Die Verhinderung eines Embolierezidivs ist eine der wichtigsten Sofortmaßnahmen! 70% aller letalen Lungenembolien verlaufen in Schüben!

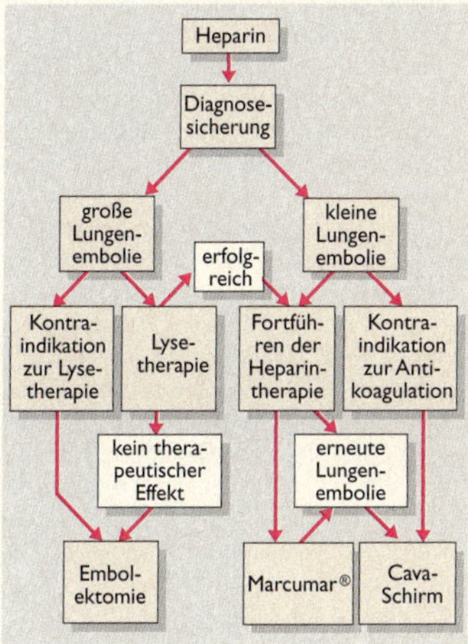

Abb. 3.13 Therapeutisches Vorgehen bei akuter Lungenembolie.

Tab. 3.12 Einteilung der Lungenembolie nach dem Ausmaß der Obstruktion.

Schweregrad	Obstruktion der Lungenstrombahn	art. RR	PAP (mmHg)	Symptomatik
I – kleine Lungenembolie	< 30%	±	±	kurzfristig, leicht, oft asymptomatisch
II – submassiv	30–50%	↓	16–25	anhaltend leicht
III – massiv	> 50%	↓	25–30	anhaltend schwer, u.U. Schock
IV – fulminant	> 70%	↓↓	>30	Schock, meist tödlich

- *Erstmaßnahmen* bei V.a. Lungenembolie:
  - absolute Bettruhe, Oberkörper hochlagern
  - Sauerstoffgabe (O_2-Maske/-Sonde 6–10 l/min)
  - venöser Zugang, evtl. ZVK
  - möglichst arterielle Verweilkanüle (häufige BGA-Kontrollen führen sonst bei Lyse zu größeren Blutungen)
  - Monitor-EKG
  - Sedierung/Analgesie z.B. Diazepam 5–10 mg i.v., Morphin 5–10 mg i.v.
  - Diagnostik einleiten: EKG, ZVD, art. BGA, Rö-Thorax, Echokardiographie, Perfusionsszintigraphie, Pulmonalisangiographie
  - bei respiratorischer Insuffizienz (P_aO_2 < 50 mmHg): Intubation und Beatmung mit PEEP (5 cmH_2O) und 100% O_2
  - Schocktherapie: Volumengabe nach ZVD und Katecholamine mit Perfusor: Dobutamin (Dobutrex®, Dobutamin Hexal®) 2,5–1 µg/kg KG/min; Dopamin, Arterenol® (Dosierung s. Tab. 2.3)
- *Bei begründetem Verdacht und Schweregraden I und II:*
  Heparin 5000–10000 IE i.v. (verhütet appositionelles Thrombuswachstum); anschl. 500–1000 IE/h über 8 Tage (Ziel: PTT auf 1,5- bis 2fache der Norm). *Kontraindikationen*: manifeste hämorrhag. Diathese, frische gastrointestinale oder zerebrale Blutung, maligne arterielle Hypertonie, frische bakterielle Endokarditis
- *Schweregrad III und Schweregrad IV (Schocksymptomatik, Reanimation)*
  Streptokinase: bis zu 1,5 Mio. IE i.v. über 30 min. Anschließend 100000 IE/h über 24 h
  Urokinase: 1,5 Mio. IE i.v. als Bolus. Anschließend 100000 IE/h über 24 h
  Gewebe-Plasminogenaktivator (t-PA): 100 mg i.v. über 2 h. Alternativ 10 mg t-PA als Bolus und dann nochmals 40 mg t-PA über 4 h über Pulmonaliskatheter oder i.v.

Unter kontinuierlicher Lysetherapie Fibrinogenkontrolle (nicht unter 100 mg/dl) durchführen.

Im Anschluß an die Lysetherapie mit Streptokinase Antikoagulation mit *Vollheparinisierung*. Bei Verwendung von Urokinase bereits während der Lyse mit Antikoagulation beginnen.

Erst bei Verschlechterung des Zustands trotz thrombolytischer Therapie oder bei Kontraindikationen zur Thrombolyse muß eine *chirurgische Embolektomie* erwogen werden.

Kontraindikationen der Lysetherapie: chirurgischer Eingriff innerhalb der letzten 10 Tage, schlecht eingestellte arterielle Hypertonie, zerebrovaskulärer Insult innerhalb der letzten 2 Monate, akute Blutungen, hämorrhagische Diathese, schwere Leber- und Niereninsuffizienz, Gravidität, frische bakterielle Endokarditis und proliferative diabetische Retinopathie.

Relative Kontraindikationen: Nephrolitihiasis, Alter des Patienten > 70 J.

3.1.10 Myokardinfarkt

Schwerste Komplikation der koronaren Herzkrankheit. Verschluß mind. eines Koronargefäßes mit nachfolgender Nekrose des dazugehörigen myokardialen Versorgungsgebietes.

Symptomatik

- retrosternale Schmerzen wie bei AP, jedoch wesentlich stärker und länger anhaltend. Evtl. Ausstrahlung in den linken Arm, den Hals-/Unterkieferbereich oder den Oberbauch
- Angst, Unruhe, Vernichtungsgefühl
- Blässe, Kaltschweißigkeit, Übelkeit oder epigastraler Druck, Dyspnoe
- Tachy- oder Bradykardie, Rhythmusstörungen, RR-Abfall, Kollaps.

BEACHTE

- **Bei AP > 20 min muß von einem Myokardinfarkt ausgegangen werden, besonders wenn Glyceryltrinitrat nicht oder unzureichend wirkt!**

BEACHTE

◆ **Bei bis zu 30% der Infarkte fehlt die eindeutige klinische Symptomatik! Im Zweifel muß die Krankenhauseinweisung erfolgen. EKG und die herzspezifischen Enzyme ermöglichen in der Regel die Differentialdiagnose.**

Diagnostik

◆ *Primärdiagnostik*
- *Anamnese*: Schmerzlokalisation, -ausstrahlung, -dauer? Bekannte KHK? Vorangehende instabile AP?
- *EKG* (Abb. 3.14): Zur Sicherung der Infarktdiagnose werden ST-Hebungen in mindestens 2 der 12 Standardableitungen gefordert; diese sollten in den Extremitätenableitungen > 0,1 mV (1 mm) und in den Brustwandableitungen > 0,2 mV (2 mm) betragen. Es lassen sich folgende Infarktlokalisationen unterscheiden:

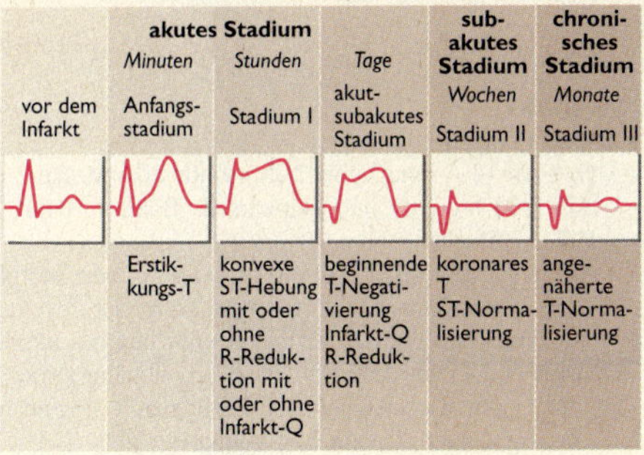

Abb. 3.14 EKG-Infarkttypen.

  - *Hinterwandinfarkt* (Ableitungen II, III, aVF)
  - *Posterolateralinfarkt* (Ableitungen II, III, aVF, V_5, V_6)
  - *Vorderwandinfarkt* (V_1–V_6, I, aVL), der wiederum in Anteroseptalinfarkt (V_1–V_3) und Anterolateralinfarkt (V_4–V_6) unterteilt wird
- *Labor*:
  - *CK und CK-MB* (Myokard-spezifisches Isoenzym der CK). Anstieg 4–8 h nach dem Infarktereignis, Maximum nach 12–18 h. Signifikant ist ein Anteil von > 6% CK-MB bei einer Gesamt-CK > 100 U/l
  - *Troponin-T*: höchste Myokardspezifität, Anstieg 2 h nach dem Infarktereignis
  - *GOT*: Anstieg 4–8 h nach dem Infarktereignis, Maximum nach 16–48 h. Diagnostisch relevant: CK/GOT < 10

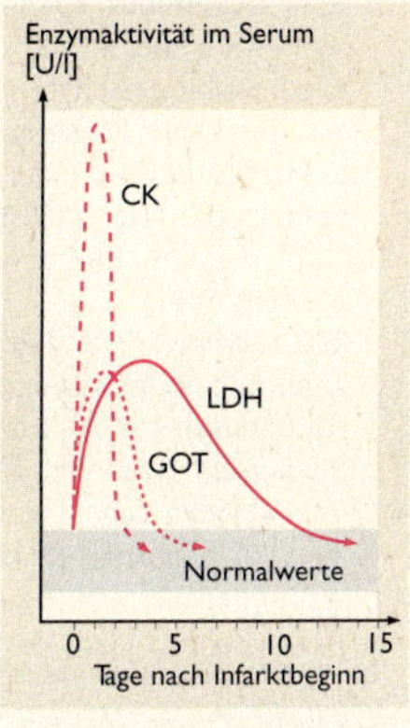

Abb. 3.15 Zeitlicher Verlauf der infarktspezifischen Enzyme.

  - *LDH und α-HBDH* (Myokard-spezifische Untergruppe der LDH). Wichtig für die Spätdiagnose, da sich die LDH erst nach 1–2 Wochen normalisiert. DD: LDH/α-HBDH < 1,3: Herzinfarkt, intravasale oder In-vitro-Hämolyse
  - *Unspezifische Hinweise* auf Gewebsnekrose und Entzündung: Leukozytose (3 h bis 4 Tage nach dem Infarkt), BSG ↑ (1–2 Wochen nach dem Infarkt), BZ↑

◆ *Sekundärdiagnostik*
- *Rö-Thorax*: Herzgröße? Lungenstauung?
- *Transthorakales Echokardiogramm*: Größe und Lokalisation des Infarkts? Bei neu aufgetretenem Herzgeräusch DD: Mitralinsuffizienz bei Papillarmuskelsyndrom oder akuter Ventrikelseptumdefekt?
- *Einschwemmkatheteruntersuchung*: zur Überwachung der Hämodynamik und

Therapiekontrolle bei großen Infarkten. Shuntnachweis durch Oxymetrie bei Ventrikelseptumdefekt
- *Koronarangiographie*: bei akutem Myokardinfarkt indiziert, wenn eine Akutintervention oder eine Herzoperation diskutiert werden.

Differentialdiagnosen

Neben der schweren AP alle mit thorakaler und epigastraler Symptomatik einhergehenden Krankheitsbilder, insbesondere Perikarditis, Pleuritis, Lungenembolie, thorakales Aortenaneurysma.

BEACHTE

Bei Patienten mit V.a. oder gesichertem Herzinfarkt keine i.m. Injektionen!

Therapie

- *Primärtherapie*
  - O_2-*Gabe* (2–6 l/min) über Nasensonde oder Maske
  - *ASS* (250 mg i.v.) und Heparin als Bolus (5000 IE i.v.), dann 1000 E/h (Ziel: PTT 2–2,5fach)
  - *Analgesie*: Morphin (5–10 mg i.v. oder s.c) oder Morphinanaloga
    - Ggf. zusätzlich Nitrate (Umverteilung der Myokardperfusion zugunsten des ischämischen Areals, dadurch Begrenzung des Infarkts und Vorbeugung der myogenen Herzinsuffizienz), Dosierung abhängig von Schmerzen und Stauungszeichen: z.B. Glyceroltrinitrat (Nitrolingual®), Beginn mit 1 mg/h, bei RR_{syst} > 100 mmHg steigern bis auf 2–3(–4) mg/h
  - β-*Blocker* bei Reflextachykardie, tachykarden supraventrikulären Rhythmusstörungen, Hypertonus, prolongiertem Infarktschmerz oder Postinfarkt-Angina: z.B. Metoprolol (Beloc®) 2,5–5 mg langsam i.v. unter Kontrolle von RR und HF, ggf. Wiederholung nach 15 min bis zu einer Gesamtdosis von 15 mg. Bei hämodynamisch unklarer Situation evtl. kurzwirksamer β-Blocker (z.B. Esmolol). KI: schwere Herzinsuffizienz oder kardiogener Schock, Hypotension (RR_{syst} < 100 mmHg), Bradykardie (HF < 50/min), SA-Block, AV-Überleitungsstörungen, AV-Block II. o. III. Grades, PR-Intervall > 0,22 s, Sinusknotensyndrom, Asthma bronchiale, schwere AVK
  - *ACE-Hemmer*: evtl. bei Patienten mit linksventrikulärer Funktionsstörung (klinisch/radiologisch Lungenstauung, 3. Herzton, Tachykardie, linksventrikuläre Auswurffraktion < 40%), jedoch nicht vor 24 h nach dem Infarktereignis! KI: Kreatinin > 2 mg/dl, Hypotonie, Klappeninsuffizienz
- *Thrombolysetherapie*: Die systemische Lyse (Tab. 3.13) sollte zum frühestmöglichen Zeitpunkt, möglichst schon in der Prähospitalphase, durchgeführt werden, sofern

Tab. 3.13 Wirkmechanismus und Dosierung der Thrombolytika (aus [23]).

Lysesubstanz	Wirkmechanismus	Dosierung
Streptokinase	indirekte Plasminogenaktivierung (Plasminogenaktivatorkomplex), nicht fibrinspezifisch	1,5 Mio. E in 60 min
rt-PA	direkte Plasminogenaktivierung, relative Fibrinspezifität	15 mg Bolus + 50 mg in 30 min + 35 mg in 30–60 min (front loaded) oder 100 mg in 180 min
Urokinase	direkte Plasminogenaktivierung, nicht fibrinspezifisch	1,5 Mio. E als Bolus, 1,5 Mio. E in 60 min
APSAC (anisoylierter Plasminogen-Streptokinase-Aktivator-Komplex)	direkte Plasminogenaktivierung nicht fibrinspezifisch	30 E in 5 min

keine Kontraindikationen vorliegen (Tab. 3.14). Bei eindeutiger Klinik und typischen EKG-Veränderungen sollte in keinem Fall auf einen Enzymanstieg gewartet werden! Obwohl die größten Erfolge innerhalb von 6 h zu erwarten sind, ist auch noch bis zu 12 h nach Infarktbeginn ein Vorteil der Lyse gegenüber der konservativ-medikamentösen Therapie nachgewiesen.

Tab. 3.14 Risikokonstellation bei thrombolytischer Therapie (aus [23]).

geringes Risiko
- Zahnextraktion < 2 Wochen
- i.m. Injektion < 2 Wochen
- Z.n. Reanimation < 10 min
- Menstruation
- diabetische Retinopathie
- Hypertonie
- Nierensteine (keine Kolik)

hohes Risiko
- aktives Ulkus
- Punktion nicht kompressibler Gefäße
- Z.n. Reanimation > 10 min
- unkontrollierte Hypertonie (RR_{syst} > 200, RR_{diast} > 110 mmHg)
- Sepsis, Endokarditis
- Schwangerschaft
- Aortenaneurysma
- Ösophagusvarizen
- Malignom
- OP/Trauma oder Organbiopsie < 6 Wochen
- Perikarditis

Kontraindikationen
- aktive innere Blutung
- zerebrale OP/Trauma < 6 Wochen
- zerebraler Insult < 6 Wochen
- zerebraler Tumor
- innere Blutung < 6 Wochen
- Aortendissektion
- hämorrhagische Diathese
- nekrotisierende Pankreatitis

◆ *Invasive Rekanalisation*: (s. Kap. 2.7.3)
  – *Akut-PTCA*, Stentimplantation: kein Standardverfahren! Nur in kardiologischen Zentren durch erfahrene Untersucher. In Frage kommen Patienten, die die Klinik in sehr frühen Infarktstadien erreichen, mit großen Infarkten, mit Kontraindikationen gegen die Thrombolysetherapie und nach erfolgloser Lyse (Rescue-PTCA). Steigerung der Überlebensrate bei Patienten mit kardiogenem Schock (Notfall-PTCA). Ggf. bei Patienten mit erneuter AP oder anderen Ischämiezeichen in der Postinfarkt-Phase
  – *Frühe aortokoronare Bypass-Operation*: Ausnahmeindikation bei Hauptstammstenose, schwerer koronarer Dreigefäßerkrankung, im kardiogenen Schock
◆ *Infarktkomplikationen*
  – *Rhythmusstörungen*
    • bei Kammerflimmern elektrische Defibrillation mit max. 360 Ws (s. Kap. 2.6.3), bei hämodynamisch wirksamer, anhaltender ventrikulärer Tachykardie (HF > 120/min, > 30 s) synchronisierte Kardioversion mit 10–50 Ws. Bei rezidivierendem Kammerflimmern oder anhaltenden ventrikulären Tachykardien ggf. antiarrhythmische Therapie (Tab. 3.15)
    • bei symptomatischer Sinusbradykardie ggf. Atropin (0,5–1 mg, ggf. wiederholt bis 2,0 mg), evtl. passagerer SM. Bei AV-Block II Typ 2 und III, bei neu aufgetretenem bifaszikulärem Block oder Linksschenkelblock passagerer SM

Tab. 3.15 Antiarrhythmika bei ventrikulären Herzrhythmusstörungen in der akuten Infarktphase (aus [23]).

Antiarrhythmikum	Bolusgabe	Dauergabe
Lidocain	100 mg; zusätzlich Bolusgaben bis max. 4 mg/kg KG	20–50 µg/min/kg KG
Ajmalin	25–50 mg in 5 min	2–4 mg/h
Amiodaron	5 mg/kg KG in 5 min	10–20 mg/kg KG /d

- *Akute Linksherzinsuffizienz*
  - bei geringer Funktionseinschränkung Furosemid (20–40 mg i.v.) und Nitroglycerin (3 mg/h i.v.)
  - bei zusätzlichem Hypertonus Nitroprussid (0,5–50 µg/kg KG/min i.v.) unter invasivem hämodynamischem Monitoring
  - kardiogener Schock siehe Kapitel 3.1.3
- *Perikarditis*: Antikoagulation nur bei strenger Indikation. Bei Schmerzen ASS höher dosiert oder NSAR
- bei hämodynamischer Verschlechterung in der 2. oder 3. Woche nach anfänglicher Stabilisierung sind folgende Diffentialdiagnosen zu erwägen:
  - *Papillarmuskelsyndrom*: bei Papillarmuskelabriß meist schwere Mitralinsuffizienz, die nach echokardiographischer und invasiver Diagnostik operativ korrigiert werden sollte. Ggf. Ballonpumpe als Überbrückungsmaßnahme
  - *Ventrikelseptumdefekt*: bei hämodynamischer Instabilität sofortige Operation, verzögerte Operation nur bei hämodynamischer Stabilität und geringem Shuntvolumen. Präoperativ echokardiographische und invasive Diagnostik. Cave: evtl. drastische Verschlechterung der kardialen Situation durch Zuwarten!
  - *Ventrikelruptur*: dramatische Verschlechterung infolge Herzbeuteltamponade, so daß die sofortige Perikardpunktion und kardiochirurgische Versorgung meist zu spät kommen
  - *Linksventrikuläres Aneurysma*: medikamentöse Therapie der aus dem Aneurysma resultierenden Linksherzinsuffizienz, frühzeitig ACE-Hemmer. Bei bedeutsamen ventrikulären Rhythmusstörungen ggf. Katheterablation oder Defibrillatorbehandlung. Selten OP-Indikation. Bei falschem Aneurysma (gedeckte Ventrikelruptur) operative Korrektur.

Nachsorge

- Vor der Entlassung aus dem Akutkrankenhaus erfolgt nach unkompliziertem Infarkt die nichtinvasive Ischämiediagnostik (Ergometrie, ggf. Streßechokardiographie)
- Bei Ischämiezeichen elektive Koronarangiographie
- Medikamentöse Nachbehandlung mit ASS (evtl. auch Ticlopidin oder Clopidogrel) bei allen Patienten. β-Blocker und ACE-Hemmer abhängig vom Ischämiestatus und von der linksventrikulären Funktion
- Ambulante oder stationäre Rehabilitation: Trainingsaufbau und Reduktion von Risikofaktoren
- Regelmäßige Nachuntersuchungen: Anamnese, körperliche Untersuchung, EKG, nichtinvasive Ischämiediagnostik, Überprüfung der linksventrikulären Funktion mittels transthorakaler Echokardiographie.

3.1.11 Hypertensive Krise

Definition und Symptomatik

- *Hypertensive Krise*: krisenhafter Blutdruckanstieg (Blutdruck syst. über 200/diast. über 120 mmHg) ohne weitere Symptome

- *Hypertensiver Notfall*: stark erhöhter Blutdruck mit Folgeerscheinungen wie Hochdruckenzephalopathie (Sehstörungen, Schwindel, Kopfschmerz, Erbrechen, Bewußtseinsstörungen, Krämpfe und neurologische Ausfallserscheinungen), Lungenödem, pektanginöse Beschwerden oder dissezierendes Aortenaneurysma
- *Anamnese*: bekannte Hypertonie? Antihypertensive Therapie? Schwangerschaft (EPH-Gestose)? Nierenerkrankungen? Hinweise auf Phäochromozytom: wechselnde Hypertonie, Tachyarrhythmien im Wechsel mit Bradykardien, Cutis marmorata.

Allgemeine Maßnahmen

AKUT

Beim hypertensiven Notfall sofortige Blutdrucksenkung! Bei der hypertensiven Krise meist orale Antihypertensiva ausreichend. Keine zu schnelle und zu drastische Blutdrucksenkung, insbesondere bei Patienten mit zerebrovaskulären Erkrankungen; bei Apoplex häufig reaktive RR-Erhöhung (erst bei wiederholten syst. Werten über 220 mmHg eingreifen). Bei bekanntem Hypertonus RR-Senkung auf hoch-normale Werte (Zielwert: ca. 170/95 mmHg).

- Oberkörperhochlagerung und Tieflagerung der Beine
- Ggf. Intensivstation und EKG-Monitoring
- Bei Angstzuständen oder Agitiertheit evtl. Sedierung: Diazepam (Valium®) 5–10 mg langsam i.v.

Medikamentöse Therapie

- *Nitroglycerin* (Nitrolingual®) 0,8–1,6 mg (1–2 Kps.) sublingual, Mittel der 1.Wahl bei zusätzlicher Angina pectoris, Linksherzinsuffizienz, Lungenödem
- *ACE-Hemmer oral* z.B. *Captopril (Lopirin®, Captohexal®):* 25 (–50) mg sublingual

Bei nicht ausreichender Wirkung:

- *Urapidil (Ebrantil®)* 12,5–25 mg (= 2,5–5 ml) langsam i.v.
  Alternativ:
- *Clonidin (Catapresan®)* 0,075 mg (= 0,5 ml) langsam i.v. (besser: 1 Amp. auf 5 ml mit NaCl-0,9%-Lsg. verdünnen)

MEMO

Kurzwirksame Kalziumantagonisten z.B. vom Nifedipin-Typ werden zur akuten RR-Senkung nicht mehr empfohlen, da sie zu überschießendem Blutdruckabfall mit koronarischämischen Komplikationen führen können.

Bei noch immer nicht ausreichender Wirkung:

- *Kombination von Clonidin mit Dihydralazin (Nepresol®):* Clonidin wie oben, Dihydralazin 6,25 mg (1 Amp. = 25 mg auf 10 ml verdünnen, 2,5 ml) langsam i.v.; bei noch immer ungenügender Wirkung nochmals gleiche Kombination, aber mit 12,5 mg Dihydralazin.

Bei Lungenödem:

- zusätzlich *Furosemid (Lasix®, Furorese®)* 20–40 mg i.v.

Bei Blutdruckkrisen im Rahmen einer EPH-Gestose:

- ,öglichst Dihydralazin oder Urapidil

Bei Niereninsuffizienz und Überwässerung:

- Hämodialyse bzw. Hämofiltration

Unter intensivmedizinischen Bedingungen:

- ggf. *Dauerinfusionen* mit Nitroglycerin (1–5 mg/h). Alternativ mit Clonidin, Dihydralazin, Urapidil oder in therapieresistenten Fällen mit Nitroprussid-Natrium
- *Nitroprussid-Natrium (Nipruss® [Amp. à 60 mg]):* Infusionsgeschwindigkeit nach Wirkung titrieren (Perfusor! s. Tab. 3.11). Anfangsdosis 20 µg/min. Blutdruckmessungen anfänglich jede Minute erforderlich bzw. kontinuierliche blutige RR-Messung.

3.1.12 Krampfanfall

Ein Krampfanfall ist eine unspezifische zerebral ausgelöste Reaktion (Verhalten, Befinden, komplexe Bewegungen, Handlungen betreffend) auf Störungen unterschiedlichster Genese (Tab. 3.16).
Je nach Alter des Patienten können verschiedene Ursachen im Vordergrund stehen (Tab. 3.17).

Tab. 3.16 Einteilung der Krampfanfälle.

Begriff	Definition
partielle (fokale, lokale) Anfälle	nur einzelne Muskeln oder Muskelgruppen sind von den Krämpfen erfaßt
generalisierte Anfälle	Krämpfe erfassen den ganzen Körper
tonische Krämpfe	langandauernde Muskelkontraktionen
klonische Krämpfe	schnell aufeinanderfolgende Muskelzuckungen
Grand-mal-Anfall	generalisierter klonisch-tonischer Anfall
Status epilepticus	kontinuierlicher epilept. Anfall oder serielle epilept. Anfälle ohne eindeutig abgrenzbares anfallsfreies Intervall
postiktaler Zustand	Z. n. (generalisiertem) Krampfanfall, Pat. ist benommen, desorientiert, retrograde Amnesie für Anfallsereignis, Terminalschlaf

Tab. 3.17 Häufige Ursachen für Krampfanfälle in verschiedenen Altersgruppen.

Altersgruppe	häufige Ursachen
Kindesalter	Fieberkrampf, ZNS-Infektionen, Residualepilepsie (frühkindlicher Hirnschaden), idiopathische Epilepsie, angeb. Stoffwechselerkrankungen, Traumata
10.–25. Lebensjahr	idiopathische Epilepsie, Residualepilepsie, ZNS-Infektionen, Traumata
25.–60. Lebensjahr	chronischer Alkoholismus (Gelegenheitsanfälle), Hirntumoren, Traumata, Residualepilepsie, Entzündungen (Vaskulitis, Enzephalitis)
> 60. Lebensjahr	zerebrovaskuläre Erkrankungen, Hirnmetastasen

Erstmaßnahmen

BEACHTE

Nach einem einzelnen epileptischen Anfall ist eine medikamentöse Akuttherapie unabhängig von der Anfallsklassifikation nicht indiziert! Auch im Anfall selbst ist in aller Regel eine Akuttherapie verzichtbar, da der Anfall normalerweise endet, bevor irgendein Antiepileptikum überhaupt gewirkt haben kann und die sedierende Wirkung die Einschätzung der postiktalen Reorientierung erschwert!

- verletzungssichere Lagerung, gefährliche Gegenstände wegräumen, Kopf auf weiche Unterlage
- bei Bewußtseinsstörung: stabile Seitenlage
- Freihalten der Atemwege (aber: überflüssig und verletzungsträchtig ist der früher weit verbreitete Zungen- oder Beißkeil!), Sauerstoffgabe (O_2-Maske/-Sonde 4–6 l/min)
- Blutzuckerbestimmung (Ausschluß Hypoglykämie)
- bei prolongierten (> 5 min)/seriellen Anfällen/Status epilepticus Diazepam (cave: Atemdepression!):
  - *Erwachsene*: 0,15–0,25 mg/kg KG i.v. (max.10 mg/min!) Maximaldosis 30 mg
  - *Klein- und Schulkinder*: 0,2–0,4 mg/kg KG i.v. (Maximaldosis 20 mg)
  - *Säuglinge*: 0,3–0,5 mg/kg KG i.v. (Maximaldosis 5 mg); wenn kein i.v. Zugang möglich: Diazepam-Rectiolen

- alternativ: Midazolam (cave: Atemdepression!):
  - 5–10 mg langsam i.v. Maximaldosis 15–30 mg (Erwachsene)
  - wenn kein i.v. Zugang möglich: 10–15 mg Midazolam i.m.
- bei Versagen von Benzodiazepinen: Phenytoin (cave: Herzrhythmusstörungen, EKG-Monitoring, verzögerten Wirkungseintritt beachten!):
  - *Erwachsene*: max. 250–500 mg langsam i.v. (max. 25 mg/min!)
  - *Klein- und Schulkinder*: max. 125–250 mg i.v., bei Säuglingen max. 125 mg i.v.
- bei Versagen von Benzodiazepinen und Phenytoin: Phenobarbital-Infusion (Luminal®) mit max. 100 mg/min (Maximaldosis: 20 mg/kg KG). Cave: Barbiturat-Infusion nicht durch Unerfahrenen (Atem- und Kreislaufdepression).

BEACHTE

Die kombinierte Gabe der antikonvulsiven Substanzen führt zu potenzierter Atem- und Kreislaufdepression. Deshalb auf Vitalfunktionen (EKG, RR, Atmung, ggf. Pulsoxymeter) achten und ggf. nach ABC-Regel intervenieren.

TELEFON

Bei erfolgloser Therapie kann u.U. eine *Narkose und Relaxierung* indiziert sein. Aber nur bei entsprechender Ausrüstung (Intubations- und Beatmungsmöglichkeit)! und nur durch erfahrenen (Fach-)Arzt!.

3.1.13 Angst- und Erregungszustand

AKUTER ANGSTZUSTAND

Angst ist ein Affektzustand, den ein Mensch subjektiv erlebt, wenn er sich von einer vermeintlichen oder realen Gefahr bedroht fühlt. Panik ist die (anfallsartige) Steigerung von Angst mit Zusammenbruch des Denkens und Handelns. Die *Angststörung* (früher Angstneurose) ist den psychoreaktiv entstandenen (neurotischen) Erkrankungen zuzuordnen. Der Angstpatient präsentiert sich oft mit körperlichen Symptomen. Hierzu gehören u.a. subjektive Beeinträchtigungen der Atmungs- und Herzfunktion („Asthmaanfälle", Dyspnoe, Herzrasen, Herzklopfen), Schweißausbrüche, Schwindelgefühle und Parästhesien.

Bei *Phobien* ist die Angst auf eine bestimmte, meist eng umschriebene Situation begrenzt oder auf einen einzelnen Gegenstand gerichtet. Phobisches Verhalten ist weit verbreitet, Krankheitswert kommt ihm nur dann zu, wenn die Ängste ein so erhebliches Ausmaß annehmen, daß sie zu beträchtlichen Einschränkungen im Alltagsleben führen (z.B. Agoraphobie: Angst, über Straßen und öffentliche Plätze zu gehen).

BEACHTE

Nicht von Patienten mit „psychiatrischer Vorgeschichte" oder auffälligem Verhalten zu vorschneller Diagnose verleiten lassen: Ängstlich-agitierte Symptomatik kann auch auf einer ernsthaften somatischen Erkrankung beruhen (Tab. 3.18).

Tab. 3.18 Krankheiten mit häufig ängstlich-agitierter Symptomatik.

Vergiftungen: Sympathomimetika, Anticholinergika, Neuroleptika, Antidepressiva, Digitalis, Koffein, Psychostimulanzien.
Entzugssyndrome: initial bei Alkohol, Sedativa und Hypnotika.
Stoffwechselerkrankungen: Hyper- und Hypothyreose, Hypoglykämie, Hyper- oder Hypokalzämie, Phäochromozytom, Karzinoidsyndrome, akute intermittierende Porphyrie.
Kardiovaskuläre Krankheiten: Angina pectoris, Myokardinfarkt, Arrhythmien, Herzinsuffizienz, Hypotonie.
Andere Krankheiten: Hypoxie jeglicher Art, Anaphylaxie

AKUTER ERREGUNGSZUSTAND

Ein krankhafter Erregungszustand zeigt sich als Steigerung von Antrieb und Psychomotorik mit Enthemmung, Kontrollverlust, oft begleitet von Angst. Der motorisch erregte Patient kann zornig wirken, ist oft aggressiv, kann toben, Sachen beschädigen oder Personen angreifen (u.U. Zwangseinweisung notwendig, s. Kap. 1.14.6).
Weitere Symptome sind je nach Ausprägung: Wahnvorstellungen, Halluzinationen, Verwirrtheit, Desorientiertheit sowie Tachykardie und Blutdruckanstieg.

Vorkommen

Psychosen (Manie, agitierte Depression, akute Schizophrenie), Intoxikationen und Stoffwechselstörungen (Hypoglykämie, Hyperthyreose), Hirnerkrankungen (zerebrovaskuläre Durchblutungsstörungen, Demenz, Meningitis, Enzephalitis, Trauma), Angsterkrankungen (Panikattacken, Phobien, Angstneurosen), Drogeneinnahme und -entzug (Alkohol, Rauschdrogen etc., s. Kap. 3.1.16), Anfallsleiden.

Diagnostik

Eigen- und Fremdanamnese. Orientierende körperliche Untersuchung. RR, Puls, EKG, BZ-Stix. Hinweise für Intoxikationen? Verletzungen?

BEACHTE

Auch der akut ängstliche oder erregte Patient muß immer körperlich untersucht werden.

Therapie

- Gundsätzlich Versuch der Beruhigung, im Gespräch bleiben („talking down"), selbst Ruhe bewahren! Ablenkung
- Bei Erregungszuständen Hilfe von Bezugspersonen, bei Selbst- oder Fremdgefährdung u.U. Polizei (auch auf Station) rufen; Patienten keinen Augenblick alleine lassen!
- Falls möglich i.v. Zugang (gut fixieren!)
- Ggf. Zuweisung zu Psychiater/Einweisung/Zwangseinweisung (Ausnahme: bekannte Angstattacken, die unter Therapie rasch abklingen)
- Die medikamentöse Therapie orientiert sich an den Ursachen (Tab. 3.19 u. Kap. 1.15.2).

Tab. 3.19 Akute medikamentöse Therapie bei Angst- und Erregungszuständen.

Ursache	Medikament	Bemerkungen
akute Angstneurose, Herzphobie, andere Phobien	5–10 mg Diazepam (Valium®) p.o. oder i.m.	Versuch des Gesprächs („talking down")
körperliche Erkrankungen (metabolisch, kardiovaskulär)	Diazepam (Valium®) 5–10 mg p.o. oder i.m. oder i.v.	Ursachen abklären und beseitigen! Bei Leber-/Niereninsuffizienz kein Diazepam! Bei Hyperthyreose kein Haloperidol!
agitierte Depression	Diazepam (Valium®) 5–10 mg p.o. oder i.m. oder i.v.	
schizophrene u. manische Erkrankungen	Haloperidol (Haloneural®, Haldol®) 5–10 mg p.o. oder i.m. oder langsam i.v., evtl. nach 30 min wiederholen	Einweisung in stationäre psychiatr. Behandlung
hirnorganisch (z. B. Demenzen, Traumata, Tumoren, Enzephalitis)	Diazepam (Valium®) 5–10 mg p.o. oder i.m. oder Haloperidol (Haldol®) 2–5 mg p.o. oder i.m.	insb. bei älteren Patienten: Melperon® 25–50 mg p.o. oder Dipiperon® 40–80 mg p.o.
Intoxikation mit Alkohol, Hypnotika, Sedativa, Opiaten	Diazepam (Valium®) 5–10 mg p.o. oder i.m. oder Haloperidol (Haloneural®, Haldol®) 2,5–5 mg p.o. oder i.m. oder langsam i.v.	prinzipiell Vorsicht mit Psychopharmaka! Überwachung der Vitalfunktionen (Atmung). Ggf. psychiatr.-stationäre Behandlung

Tab. 3.19 Fortsetzung.

Ursache	Medikament	Bemerkungen
Intoxikation mit Amphetaminen, Kokain, Halluzinogenen, „Ecstasy“	Diazepam (Valium®) 10 mg i.v.	prinzipiell Vorsicht mit Psychopharmaka! Überwachung der Vitalfunktionen. Ggf. psychiatr.-stationäre Behandlung
Entzug Opiate	Diazepam (Valium®) 10 mg i.v. oder Haloperidol (Haldol®) 5–10 mg i.v.	Überwachung der Vitalfunktionen. Ggf. psychiatr.-stationäre Behandlung
Entzug Alkohol, Sedativa	Diazepam (Valium®) 10 mg i.v.	Alkoholentzugsdelir siehe Kap. 3.1.17
Anfallsleiden	Diazepam (Valium®) 5–10 mg i.v.	siehe auch Kap. 3.1.12
pharmakainduziert	Diazepam (Valium®) 10 mg i.v.	siehe auch Kap. 3.1.16

3.1.14 Suizidrisiko und Suizidversuch

In Deutschland sterben jährlich 13000 bis 14000 Menschen durch Suizid; das entspricht etwa 20 Selbsttötungen pro 100000 Einwohner. Die Relation von Selbstmord zu Selbstmordversuch beträgt mind. 1:10.

BEACHTE

Mehr als 50% der Patienten, die durch Selbstmord umkommen, suchen einige Tage oder Wochen zuvor einen Arzt auf, der überwiegend kein Fachpsychiater, sondern Allgemeinmediziner ist! Grundsätzlich ist jeder Patient, ob er nun „nur von Selbstmordgedanken berichtet“ oder bereits einen Selbstmordversuch unternommen hat, ernst zu nehmen!

Abschätzung des Suizidrisiko

Die folgenden Punkte können auf ein erhöhtes Suizidrisiko hinweisen:

- *Selbstmordhinweise*: frühere Suizidversuche, direkte oder indirekte Suiziddrohungen. Vorkommen von Suiziden in der Familie oder näheren Umgebung (Suggestivwirkung!). Äußerung von konkreten Vorstellungen über die Art der Suiziddurchführung, Vorbereitungshandlungen zu einem Suizid. Selbstvernichtungs-, Sturz- und Katastrophenträume.
- *Umweltbeziehungen*: Enttäuschungen durch den Liebespartner, Verlusterlebnis, Trennung, Vereinsamung (alte Menschen!). Zerrüttete Familienverhältnisse während der Kindheit („broken home“). Schulische, berufliche, finanzielle Probleme. Fehlen religiöser Bindungen.

Therapieansätze

- Suizidalität ansprechen!
- Mit dem Patienten nach einem ersten orientierenden Gespräch konkrete weitere Kontakte (z.B. bei Psychiater, Hausarzt) sofort oder je nach Einschätzung der Situation für später festlegen (den Patienten keinesfalls ins „Leere“ entlassen!)
- Beim Verdacht auf das Vorliegen psychischer Erkrankungen immer sofortige Vorstellung bei Psychiater!
- Bei Angst oder Agitiertheit ggf. Akuttherapie mit vorwiegend sedierenden Neuroleptika (z.B. Levomepromazin [Levium®, Neurocil®] oder Benzodiazepine [z.B. Diazepam®]).

TELEFON

Patienten nach erfolgtem Suizidversuch nicht ohne psychiatrisches Konsil entlassen!

3.1.15 Vergiftungen

MEMO

Die Mehrzahl der Vergiftungen bei Erwachsenen geschehen in suizidaler Absicht. Unbeabsichtigte Überdosierungen, die akzidentelle Aufnahme von Giftstoffen (Gewerbe, Verwechslungen) oder die Aufnahme infolge Unkenntnis der Giftigkeit (Pilze) kommen seltener vor.

Erwachsene benutzen zur *absichtlichen Selbstvergiftung* häufig

- Medikamente, oft in Kombination mit Alkohol
- leicht erreichbare, oft tatsächlich giftige Produkte aus dem Haushalt (Lösemittel, Ätzstoffe), aus dem Gartenbereich (Insektizide) oder Autozubehör (Benzin, Bremsflüssigkeit, Auspuffgase)
- *Unbeabsichtigte Überdosierungen* sind häufig bei Glykosiden und Opiatabhängigen.

BEACHTE

Bei jeder plötzlich auftretenden Gesundheitsstörung muß immer differentialdiagnostisch auch an eine Vergiftung gedacht werden.

Der Verdacht einer Vergiftung sollte immer bei einer ungewöhnlichen *Auffindungssituation* aufkommen:

- leere Tablettenpackungen, Gläser mit milchigem Bodensatz, Abschiedsbrief, zahlreiche Einstichstellen
- Hausbrand, Ätzspuren oder Auffinden im Silo etc.

Sind Angehörige oder Bekannte anwesend, ergeben sich möglicherweise durch Fremdanamnese Hinweise auf Suizidgedanken oder bestehende Abhängigkeiten (Alkohol, Sedativa, Betäubungsmittel).

BEACHTE

Bei Vergiftungsunfällen, mehreren Vergifteten sowie bei Hinweisen für Fremdverschulden oder bei gewerblichen Vergiftungen ist die Polizei hinzuzuziehen.

Klinische Leitsymptome

Giftstoffe können das ZNS, die Atmung, die Herz-Kreislauf-Funktion und die Funktion einzelner Organe beeinträchtigen. Problematisch ist die Beantwortung der Frage, ob die beobachteten Symptome direkte Giftwirkung oder Folge von z.B. Hypoxie oder Herz-Kreislauf-Störungen darstellen. In Tabelle 3.20 sind die wichtigsten Symptome und deren häufigsten Auslöser aufgeführt.

Tab. 3.20 Leitsymptome bei Vergiftungen.

Symptomatik	Mögliche Noxe
Koma	zentralnervös wirksame Substanzen wie Barbiturate, Benzodiazepine, Antidepressiva, Opiate, Alkohol
Miosis	Hemmstoffe der Acetylcholinesterase, Opiate
Mydriasis	Antidepressiva, Neuroleptika, Antihistaminika
Tachykardie/ Tachyarrhythmie	Antidepressiva, Stimulanzien, Antihistaminika, Alkohol, Theophyllin, selten Digitalis
Bradykardie/ Bradyarrhythmie	Digitalis, β-Blocker, Kalziumantagonisten, Acetylcholinesterase-Hemmstoffe
Hyperthermie	Atropin, Neuroleptika, Stimulanzien
Hypothermie	Barbiturate, Neuroleptika
zyanotisches Hautkolorit	alle zentral dämpfenden Substanzen, v.a. Opiate
graues Hautkolorit	Methämoglobinbildner
rosiges Hautkolorit	Kohlenmonoxid
Hypersalivation, Bronchorrhoe, Hyperperistaltik	Hemmstoffe der Acetylcholinesterase
delirante Symptomatik	Alkohol, Stimulanzien, LSD, Phencyclidin, Theophyllin, selten Antihistaminika

Sofortmaßnahmen
(Abb. 3.16)

- *Vitale Funktionen aufrechterhalten und überwachen*
  - Bei jedem Verdacht auf Vergiftung intensivmedizinische Überwachung
  - Lagerung: bei Bewußtlosen stabile Seitenlage zur Vermeidung einer Aspiration
  - Atemwege freihalten: Mund reinigen, Prothesen entfernen, ggf. Oropharyngealtubus (Guedel) oder Nasopharyngealtubus (Wendl) einlegen; frühzeitig Indikation zur Intubation und Beatmung stellen
  - Überwachung von Atmung, Herz-Kreislauf, Urinausscheidung, Temperatur. Neurologische Verlaufsuntersuchung
  - Venöser Zugang; bei schweren Vergiftungen zentraler Venenkatheter
  - Blasenkatheter: erste Urinmenge zur toxikologischen Untersuchung
- *Weitere Giftresorption verhindern*
  - Magenentleerung: Erbrechen oder Spülung (s.u.)
  - Beschleunigung der Darmpassage: Laxanzien wie Natriumsulfat oder Sorbit, Adsorption des Giftes an Aktivkohle (s.u.)
  - Hautreinigung bei transkutaner Vergiftung: Gabe eines chemischen Lokalantidots zur Giftneutralisation
- *Beschleunigung der Giftelimination*
  forcierte Diurese, Hämo- oder Peritonealdialyse, Hämoperfusion, Plasmaperfusion (s.u.)
- *Einsetzen von möglichst spezifischen Antidoten (s.u.).*

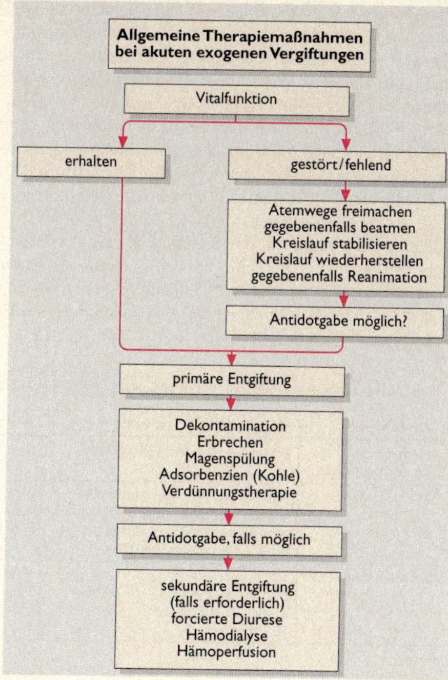

Abb 3.16 Erstmaßnahmen bei akuten Intoxikationen.

Maßnahmen zur primären Giftelimination

Pulmonale Giftaufnahme: Den Vergifteten sofort unter Beachtung des Eigenschutzes an die frische Luft bringen. Bei *Reizgasinhalation* mit der topischen Kortikoidprophylaxe beginnen (Dexamethoson Dosieraerosol [z.B. Auxiloson® Spray]). Sauerstoffzufuhr (O_2-Maske/-Sonde 4–6 l/min), bei toxischem Lungenödem Überdruckbeatmung.

Perkutane Giftaufnahme (Anilin, E 605, Phenole, Tetrachlorkohlenstoff): Entfernen der kontaminierten Kleidung mit Gummihandschuhen. Gründliche Hautreinigung mit Wasser, bei fettlöslichen Toxinen mit Seife.

Konjunktivale Giftaufnahme: sofortiges gründliches Spülen (10–15 min) des Auges unter dem Wasserhahn. Augenärztliche Weiterbehandlung.

Enterale Giftaufnahme: Die meisten Intoxikationen werden durch Substanzen verursacht, die über den Verdauungstrakt aufgenommen wurden. Entfernungsmaßnahmen sind in den ersten Stunden nach Gifteinnahme (vor allem nach Aufnahme fester Substanz, Tabletten) erfolgversprechend. In Einzelfällen konnten auch 24 Stunden nach Giftaufnahme noch Tabletten aus dem Magen entfernt werden. Bei Suizidversuchen und bei Drogenkurieren werden Giftstoffe auch rektal (vaginal) transportiert. Daher sollte die rektale und vaginale Untersuchung nie unterlassen werden.

- *Induziertes Erbrechen*:
  Einige Gifte bewirken durch lokale Reizung der Magenschleimhaut bereits spontanes Erbrechen (z. B. Analgetika). Das induzierte Erbrechen stellt einen besonders einfachen Weg der primären Giftentfernung dar, der unmittelbar nach Giftaufnahme auch am Notfallort durchgeführt werden kann, sofern Vorsichtsmaßnahmen gewährleistet sind (Tab. 3.21).

Tab. 3.21 Primäre Giftelimination durch induziertes Erbrechen.

Verfahren	Vorgehen/Hilfsmittel	Besonderheiten
mechanische Rachenreizung	Finger, Gummikeil, Magenschlauch	cave: Bißverletzung
Apomorphin	Apomorphin 10 mg + Norfenefrin i.m/s.c., Erbrechen nach 5–10 min; unstillbares Erbrechen durch Naloxon zu antagonisieren	nicht bei Kindern nicht bei Hypnotika/Sedativa kreislaufdepressiv, atemdepressiv
Sirup Ipecacuanhae	30 ml Sirup und 200 ml Wasser p.o. (Kinder bis 2 Jahre 10–15 ml, über 2 Jahre 20–30 ml), Erbrechen nach 15–20 min	Sirup nur 6–8 Wochen haltbar, auch für Kinder verwendbar, Wiederholung möglich

BEACHTE

Das induzierte Erbrechen sollte nicht bei Bewußtlosen oder bei Bewußtseinstrübung zur Anwendung kommen, da es zur Aspiration oder zur Verlegung der Atemwege führen kann. Erbrechen darf auch nicht induziert werden bei Vergiftungen mit organischen Lösemitteln, ätzenden Stoffen, Schaumbildnern und krampfauslösenden Pharmaka.

- *Magenausheberung, Magenspülung, Darmspülung*
  - *Indikation*: Eine absolute Indikation besteht bei jenen Giften, welche nach Resorption sekundär nicht mehr entfernbar sind oder bei denen es nach Resorption zu schweren Herz-Kreislauf-Störungen oder zu Krämpfen kommt. Dazu gehören insbesondere Paraquat, Alkylphosphate und Zyanide sowie Antiarrhythmika, Chloroquin, Chinin, Digitalispräparate, Isoniazid, Nikotin und Strychnin. Bei Kontraindikationen zum Auslösen von Erbrechen, beim Ausbleiben des Erbrechens nach den genannten Methoden, bei Bewußtlosen und bei unbekannten Giften muß eine Magenausheberung oder Magenspülung durchgeführt werden
  - *Magenausheberung*: Das alleinige Absaugen des Mageninhalts sollte möglichst vor der eigentlichen Spülung zum Zweck der Giftasservation durchgeführt werden. Bei Vergiftungen mit kardiotoxischen Substanzen besser nur Ausheberung (Zufuhr von großen Mengen Lösungswasser bei Magenspülung). Allerdings hat die alleinige Magenausheberung nur eine begrenzte Wirksamkeit
  - *Magenspülung*: Wirksamkeit abhängig von der Zeit, die seit der Einnahme von Giften vergangen ist. Gute Wirksamkeit bei ≤ 2 Stunden. Über zwei Stunden unterschiedlicher Effekt, abhängig von den eingenommenen Substanzen (pharmakologische Wirkung auf die Motilität des Magen-Darm-Trakts). Verklumpende Tabletten sind (evtl. unter gastroskopischer Sicht) ebenfalls noch viele Stunden nach Einnahme entfernbar.

- *Vorgehen* (s. Kap. 2.3.5):
  Bei Patienten mit (eventuell rasch zunehmender!) Bewußtseinstrübung Intubation und Beatmung
  - Atropin 0,5 mg i.v. (Prävention von vagalen Reaktionen durch die Manipulation mit dem Magenschlauch)
  - möglichst großlumigen Magenschlauch verwenden (Verlegung durch feste Nahrungsbestandteile)
  - sitzende Position oder in Bauchlage und Kopf-Tief-Lagerung
  - Durchführung siehe Kap. 2.3.5
  - abschließend ca. 25–120 g (0,5–1 g/kg KG) aufgeschwemmte Aktivkohle 1 g/kg KG p.o. und ca. 30 g Natriumsulfat (1 Eßl. Na_2SO_4 pro Glas Wasser) instillieren.
- *Orthograde Darmspülung*: perorale Zufuhr (eventuell über Magensonde) großer Mengen wäßriger Elektrolytlösungen mit Zusatz von Polyäthylenglykol (Golytely). Vorsicht bei Ileus und bei Herzinsuffizienz! Intensivstationspflicht!

MEMO

Zusammensetzung der Golytely-Lösung: KCl 0,75 g, NaCl 1,46 g, $NaHCO_3$ 1,68 g, Na_2SO_4 5,68 g, PEG 4000 59,00 g, Aqua ad 1000,0.

Beschleunigung der Ausscheidung resorbierter Gifte (sekundäre Giftelimination):

- *Forcierte Ventilation*: Diese Methode nutzt die Flüchtigkeit und den hohen Dampfdruck kurzkettiger aliphatischer Kohlenwasserstoffe (beschleunigte Elimination über die Lungen). Hyperventilation bei atemsuffizienten Patienten durch Anreicherung der Atemluft mit 5% CO_2, bei ateminsuffizienten Patienten und Kindern durch künstliche Beatmung. Intensivmedizinische Überwachung und häufige Blutgasanalysen zur Kontrolle des Säure-Basen-Haushalts!
- *Forcierte Diurese*: Erzwungene Steigerung der renalen Giftelimination durch Steigerung der Urinvolumina infolge Zufuhr großer Flüssigkeitsmengen. Die forcierte Diurese ist nur bei Vergiftungen mit Phenobarbital, Salizylaten, Phenoxyessigsäurederivaten sowie bei anderen langwirksamen Barbituraten, Lithium und Meprobamat indiziert. Kontraindikationen: Überwässerung, Herz- und Niereninsuffizienz.
  - *Voraussetzungen*: zentraler Venenkatheter (ZVD), Blasendauerkatheter, regelmäßige Kontrolle von BGA, Serum- und Urinelektrolyten, Urin-pH, Rö-Thorax.
  - *Durchführung:*
    - stündliche Bilanzierung
    - intravenöse Zufuhr von 6–12 l/d physiologisch zusammengesetzter Elektrolytlösungen: Lösung I: (Glukose 5% 1000 ml + $NaHCO_3$ 120 mval + KCl 40 mval), Lösung II: Glukose 5% 1000 ml + $NaHCO_3$ 120 mval + KCl 20 mval); Lösungen zweistündlich alternierend infundieren.
    - Hypokaliämiegefahr: mit Beginn der Infusionsbehandlung Kalium zuführen (ca. 40 mval Kalium/1500 ml Lösung, später entsprechend den Laborkontrollen)
    - Urinausscheidung stündlich messen! Ist die positive Bilanz größer als 1 l, werden 20 mg Furosemid i.v. gegeben. Bei Exsikkose und Hypotonie zuerst das Volumendefizit unter Kontrolle des zentralen Venendrucks ersetzen. Elektrolytverschiebungen müssen ebenfalls ausgeglichen werden.

TIP

Da das Gift häufig nicht sicher bekannt ist und da es sich oft um Vergiftungen mit mehreren Substanzen handelt, sollte die forcierte Diurese immer in Betracht gezogen werden (in Zweifelsfällen Anfrage bei Giftinformationszentrum; s. Tab. 3.26).

- *Technische Entgiftungsverfahren*: Die Entscheidung zum Einsatz von extrakorporalen Entgiftungsverfahren und die Auswahl des Verfahrens müssen unter Berücksichtigung der Schwere der Vergiftung, der Eigenschaften des Gifts und der zu erwartenden Prognoseverbesserung des Patienten abgewogen werden.

- *Hämodialyse:*
  Schwerste Vergiftungen und Verschlechterung des Allgemeinzustandes trotz intensivmedizinischer Therapie, wenn das Gift in ausreichender Menge dialysabel ist. Beurteilung der Vergiftungsschwere anhand klinischer Zeichen, EEG-Befund und Blutspiegel.
- *Hämoperfusion:*
  Im Vergleich zur Hämodialyse bei vielen Pharmaka und anderen chemischen Stoffen wesentlich höhere Eliminationsraten. Besonders bei Barbituraten, Methaqualon, Salizylaten, Glutethimid, Carbamazepin, Theophyllin und Phenytoin, organischen Phosphorsäureestern, Herbiziden, Trichlorethanol sowie einigen Pilzgiften.
- *Plasmaseparation und Blutaustausch*:
  Zumeist nicht effektiver als Hämoperfusion.

Antidote

Für die Behandlung von einigen Vergiftungen stehen Antidote zur Verfügung (Tab. 3.22).

Telefon

Keine unkritische Gabe von Antidoten! In Zweifelsfällen bei Giftinformationszentrale nachfragen! Siehe Tab. 3.26

Tab. 3.22 Substanzen zur Therapie und Antidote bei Vergiftungen.

Präparat	**Indikation**	**Dosierung**
Aktivkohle (Carbo medicinalis) (Adsorbens)		*Erwachsene:* 1g/kg KG p.o. nach primärer Giftentfernung in Wasser aufgeschlämmt. *Kinder:* 1 g/kg KG, maximal 50 g
N-Acetylcystein (Fluimucil®, ACC® inject)	Vergiftung mit Paracetamol, Acrylnitril, Methacrylnitril, Methylbromid	*Erwachsene:* Initialdosis: 150 mg/kg KG in 200 ml 5%iger Glukoselösung in 15 min infundieren. Erhaltungsdosis 1: 50 mg/kg KG in 500 ml 5%iger Glukose in 4 h infundieren. Erhaltungsdosis 2: 100 mg/kg KG in 1000 ml 5%iger Glukose in 16 h infundieren. Gesamtdosis: 300 mg/kg KG in 20 h. *Kinder:* spezielle Dosis nicht bekannt; Flüssigkeitsmenge entsprechend KG reduzieren
Atropinsulfat	Vergiftung mit Alkylphosphaten, Carbamaten	*Erwachsene:* Initialdosis: 2–20 mg i.v. („biologische" Titration). Erhaltungsdosis: 0,5–2 mg/h i.v. *Kinder:* (0,5–)1(–2) mg i.v.
	Muscarin-Syndrom	*Erwachsene:* 2 mg i.v. Erhaltungsdosis: 0,5–1 mg langsam i.v. *Kinder:* 0,02 mg/kg KG
Biperidenlactat (z.B. Akineton®)	extrapyramidable Symptomatik durch Psychopharmaka	*Erwachsene/Kinder:* 0,04 mg/kg KG langsam i.v., 3–4x/d wiederholen
Diazepam (Valium®)	bei Krämpfen	*Erwachsene:* 5–10 mg i.m. oder sehr langsam i.v. *Kinder:* 2–4 (max. 10) mg rektal
Diazepam (Valium®)	Vergiftung mit Chloroquin	*Erwachsene/Kinder:* Initialdosis: 1 mg/kg KG i.v. in 15 min, evtl. Dosis verdoppeln. Erhaltungsdosis: 0,1 mg/kg KG/h über 48 h

Tab. 3.22 Fortsetzung.

Präparat	Indikation	Dosierung
Dimethyl-aminophenol (4-DMAP®), anschließend Natrium-thiosulfat	Vergiftung mit Zyaniden	*Erwachsene:* 250 mg langsam i.v. (= ca. 3–4 mg/kg KG) mit reichlich in der Spritze aspiriertem Blut langsam i.v., anschließend Natriumthiosulfat; bei Kombinationsvergiftung (CO) u.U. niedrigere Dosis *Kinder:* 3,25 mg/kg KG
Flumazenil (Anexate®)	schwere Vergiftung mit Benzodiazepinen (cave: Entzugssymptome, Krämpfe), auch wirksam bei schweren Alkohol- und Carbamazepinintoxikationen	*Erwachsene:* 1– max. 5 mg i.v. (langsam titrieren) *Kinder:* spezielle Dosis nicht bekannt, in Anlehnung an Erwachsenendosis titrieren. *Bemerkung:* Nach Applikation von 1–2 mg i.v. sollte Antidotwirkung sichtbar werden
Naloxon-HCl (Narcanti®)	Vergiftung mit Opiaten (z.B. Kodein, Methadon, Pentazocin, Dextropropoxyphen)	*Erwachsene:* 5–40 µg/kg KG i.v. oder s.c. (1–8 Amp.) *Kinder:* –10 µg/kg KG i.v. oder s.c.
Natriumsulfat (10-hydrat) Glaubersalz (Laxans)	Ingestion von Bariumchlorid, Bleisalzen	*Erwachsene:* 20–30 g p.o.; 7 g Natriumsulfat/1 g Bariumchlorid *Kinder:* 0,5 g/kg KG, max. 20 g p.o.
Natrium-thiosulfat nach Gabe von 4-DMAP®	Vergiftung mit Zyaniden	*Erwachsene:* 50–100 mg/kg KG langsam streng i.v., Dosierung bei Bedarf wiederholen *Kinder:* Säugling: –1000 mg (=10 ml) Kleinkind: –2000 mg Schulkind: –5000 mg (= 50 ml) Dosierung kann bei Bedarf wiederholt werden
Natriumthiosulfat allein	Vergiftung mit Alkylanzien (z.B. Lost)	*Erwachsene:* 100–500 mg/kg KG
Natriumthiosulfat als Zusatz zur Magenspülflüssigkeit	Vergiftung mit Alkylanzien, Jod oder Bromat	*Erwachsene:* 1%ige Lösung
Obidoxim-HCl (Toxogonin®)	Vergiftung mit Phosphorsäureestern	*Erwachsene:* 3–4 mg/kg KG i.v. nur innerhalb der ersten 8 h; Dosis kann in dieser Zeit 3–4x wiederholt werden; cave: Obidoxim ersetzt nicht Atropin *Kinder:* 4–5 mg/kg KG i.v.
Physostigmin-salicylat (Anticholium®)	Vergiftung mit Atropin, Belladonna, Pantherina, Antihistaminika, trizyklischen Antidepressiva	*Erwachsene:* 1–2 mg langsam i.v., ggf. mehrfach wiederholen (unter EKG-Monitorkontrolle); Atropin hebt Physostigminwirkungen sofort auf *Kinder:* 0,5(–2) mg langsam i.v. (0,02–0,06 mg/kg KG)
Polysiloxan (z.B. Sab simplex® [Entschäumer])		*Erwachsene:* 10 ml p.o. *Kinder:* 1,5–5 ml p.o.
Prednisolon	toxisches Lungenödem	*Erwachsene:* Initialdosis: 250–500 mg. Erhaltungsdosis: 50–100 mg/d, bis zu 3 Tage Absetzen ohne Ausschleichen der Dosis möglich *Kinder:* Initialdosis: 3 mg/kg KG. Erhaltungsdosis: 2 mg/kg KG 6stündl., bis zu 3 Tage Absetzen ohne Ausschleichen der Dosis möglich
Toluidinblau	Methämoglobinämie, z.B. durch Nitrite, Anilin	*Erwachsene/Kinder:* 2–4 mg/kg KG i.v., ggf. mehrfach wiederholen

Psychopharmaka (s. Kap. 3.1.16)

Antiarrhythmika

- *Substanzen*: antiarrhythmische Substanzen der Gruppen I und IV (Chinidin, Disopyramid, Prajmaliumbitartrat, Procainamid, Lidocain, Phenytoin, Mexiletin, Flecainid, Lorcainid, Propafenon, Diltiazem, Gallopamil, Verapamil)
- *Symptome*: Erbrechen, Magen-Darm-Atonie, selten Atemstillstand, anticholinerges Syndrom, Hypotonie, Tachykardie, Bradykardie bis zur Asystolie, Blockbilder im EKG, myokardiales Versagen.

MEMO

Extrakardiale Wirkungen, Hypotonie und unterschiedlichste Rhythmusstörungen sind meist Ausdruck einer schweren Vergiftung!

- *Therapie*:
  - Aktivkohle 1 g/kg KG p.o.
  - Erbrechen oder Magenspülung nur kurz nach Ingestion und in Reanimationsbereitschaft
  - Natriumgabe 100–160 mval
  - bei anticholinergem Syndrom evtl. Physostigmin (Anticholium®) 2 mg i.v.
  - Kalzium
  - Sympathomimetika (Dopamin)
  - evtl. Schrittmacher
- *Überwachung*: Intensivstation! Serumelektrolyte
- *Besonderheiten*: keine alkalisierende forcierte Diurese!

β-*Blocker*

- *Substanzen*: Acebutolol, Atenolol, Bisoprolol, Esmolol, Labetolol, Metoprolol, Penbutolol, Propranolol, Sotalol, Timolol u.a.
- *Symptome*: Hypotonie, Bradykardie, evtl. Bronchospasmus, Mydriasis, Krampfanfälle, Hypoglykämie, Bewußtlosigkeit, Asystolie; bei Sotalol: QT-Verlängerung, ventrikuläre Tachykardie, Torsades de pointes
- *Therapie*:
  - Aktivkohle/Laxans
  - Magenausheberung, Magenspülung nur unter intensivmedizinischen Bedingungen
  - forcierte Diurese (bei nierengängigen β-Blockern)
  - Atropin 0,5–2 mg i.v. oder Orciprenalin (Alupent®) 0,5–1 mg i.v. oder Adrenalin- bzw. Dopamin-Perfusor (s. Tab. 3.11 und 2.3).
  - bei Unwirksamkeit von Katecholaminen: Versuch mit Glucagon, 5–10 mg initial, dann 1–5 mg/h
  - bei medikamentös nicht zu bessernder Bradykardie: passageren Schrittmacher (s. Kap. 2.6.4)
  - bei Bronchospasmus: Theophyllin 100–200 mg i.v.
  - bei Sotalol-Intoxikation: Magnesiumsulfat 10% 30–40 ml in 20 min i.v., Lidocain 100–200 mg i.v., passageren Schrittmacher
- *Überwachung*: Intensivstation! Evtl. Blutspiegelkontrollen
- *Besonderheiten*: cave: Herzinsuffizienz!

Digitalis

- *Substanzen*: Digoxin, Digitoxin
- *Symptome*: Müdigkeit, Schwäche, Übelkeit, Erbrechen, Durchfälle, Kopfschmerzen, Schwindel, Farbensehen, Verwirrtheit, Unruhe; kardial: rasch wechselnde Herzrhythmusstörungen, Überleitungsstörungen (AV-Blöcke I.–III. Grades), Rhythmusstörungen (VES, SVES, AV-Tachykardie), Elektrolytstörungen (Hyperkaliämie).

MEMO

Therapeutischer Bereich (Serumspiegel): Digoxin: 0,7–2,0 ng/ml; Digitoxin: 14–30 ng/ml

- *Therapie*:
  - Giftelimination durch provoziertes Erbrechen oder Magenspülung nach vorheriger Atropingabe. Verabreichung von Aktivkohle, Natriumsulfat, Colestyramin (Colesthexal®) 3 × 4 g p.o. (nur bei Digitoxin wirksam)
  - bei schwerster Intoxikation Gabe von spezifischem Digtalis-Antidot (Digitalis-Antidot BM®) erwägen, Plazierung einer Schrittmachersonde
  - Therapie der Rhythmusstörungen (Bradykardien: Atropin 0,5–1,0 mg; Tachykardien und VES: Lidocain 50–100 mg Bolus, dann Dauerinfusion 1–4 mg/min; supraventrikuläre Tachykardien: β-Blocker, Verapamil)
- *Überwachung*: Intensivstation! Elektrolyte, BZ.

Kalziumantagonisten

Vasodilatorische Wirkung, Senkung des peripheren Widerstands, negativ chronotrop und dromotrop; als Antihypertonika, Antiarrhythmika und Antianginosa verwendet.

- *Substanzen*: Diltiazem, Felodipin, Flunarizin, Gallopamil, Isradipin, Nifedipin, Nimodipin, Nisoldipin, Nitrendipin, Verapamil u.a.
- *Symptome*: sympatholytisches Syndrom, Zyanose, im EKG AV-Blockierungen, QRS-Verbreiterung, metabolische Azidose, Hyperglykämie
- *Therapie*:
  - Aktivkohle/Laxans
  - Magenausheberung/Magenspülung nur unter intensivmedizinischen Bedingungen
  - bei Bradykardie: Atropin 0,5–2 mg i.v., Kalziumchlorid 10% 10 ml i.v. über 5 min., Glukagon 0,2 mg/kg KG, bei Ansprechen 30 mg/24 h (Perfusor), vorher Antiemetikum (z.B. Metoclopramid 10 mg i.v.)
  - Dopamin-/Dobutamin-Perfusor, Noradrenalin-Perfusor (s. Tab. 3.11 und 2.3)
  - Plazierung einer Schrittmachersonde erwägen
- *Überwachung*: Intensivstation! Blutgase, BZ.

Paracetamol

Dosis von mehr als 10–120 mg/kg KG führt zur Leberzellzerstörung (Radikalverbindungen). Der Tod im Leberversagen kann 2–7 Tage nach Aufnahme auftreten.

- *Symptome*: anfänglich Übelkeit und Erbrechen, nach einem beschwerdearmen Intervall erneut Übelkeit und Erbrechen, abdominelle Schmerzen, zunehmender Ikterus, metabolische Azidose
- *Therapie*:
  - unmittelbar nach Giftaufnahme Erbrechen und/oder Magenspülung und Aktivkohle, später nur Aktivkohle p.o.
  - N-Acetylcystein-Infusion:
    initial 150 mg/kg KG über 15 min als Kurzinfusion
    dann 50 mg/kg KG über 4 h als Infusion
    dann 100 mg/kg KG über 16 h als Infusion
  - Paracetamol-Konzentrationsbestimmung, je nach Konzentration weitere Maßnahmen (Giftinformationszentrale befragen s. Tab. 3.26; z.B. Hämoperfusion) oder Abbruch der N-Acetylcystein-Zufuhr
- Überwachung: Intensivstation.

Salizylate (Azetylsalizylsäure)

Intoxikation führt über eine Reizung des Atemzentrums zunächst zur respiratorischen Alkalose, später zu metabolischer und zu respiratorischer Azidose (Hypoventilation). Toxisch ab ca. 150 mg/kg KG, Letaldosis beim Erwachsenen 30–40 g, bei Kindern 3 g!

- *Symptome*: Brennen in Mund, Rachen, Abdomen, Hyperventilation, Ohrensausen, in schweren Fällen auch Verwirrtheitszustände, ausgeprägte Hyperventilation, Hyperpyrexie, Koma mit Krämpfen, evtl. hämorrhagische Diathese (Thrombozytenfunktionsstörung!)

- *Therapie*:
  - ausgiebige Magenspülung, Aktivkohle reichlich, wiederholt
  - forcierte alkalische Diurese
  - ggf. Azidoseausgleich
  - toxikologische Analytik
  - bei Krämpfen Hämoperfusion erwägen
- *Überwachung*: Intensivstation!

VERGIFTUNGEN DURCH CHEMIKALIEN

Alkylphosphate siehe Insektizide

Alkohole siehe Äthanol

Arsen

Heute noch in Pflanzenschutzmitteln und Holzschutzmitteln: Verwendung in Glasherstellung, Metallverarbeitung und Mikrochipherstellung.

- *Chronische Vergiftung*: Arsenpolyneuropathie. Sensible Störungen, später treten auch Paresen auf. „Burning feet"-Syndrom. Meessche Streifen an den Fingernägeln, gelegentlich eine Hyperkeratose und eine Arsenmelanose. Nachweis von Arsen in Urin, Haaren und Fingernägeln.
- *Akute Intoxikation*: äußerst selten! Übelkeit, Schluckbeschwerden, Brechdurchfall, abdominelle Schmerzen, Atem- und Kreislaufinsuffizienz, Bewußtseinstrübung bis Koma, ausgeprägte Hämolyse, akutes Nierenversagen
- *Therapie*: Giftinformationszentrale anrufen (s. Tab. 3.26, da äußerst selten)
- *Überwachung*: Intensivstation.

Blausäure, Zyanide, Nitrile

Intoxikation durch inhalative oder perorale Aufnahme: iatrogen durch Natriumnitroprussid. Durch Aufnahme von bitteren Mandeln (Kinder).

Das Zyanid-Ion hemmt die O_2-Verwertung in der Atmungskette und führt zur inneren Erstickung.

- *Substanzen*: Blausäure, Zyankali, Natriumnitroprussid, Bittermandeln
- *Symptome*: Halskratzen, Hyperpnoe, rosa Hautfärbung, evtl. Bittermandelgeruch, Unwohlsein, Erbrechen, Erstickungsgefühl, schwere Dyspnoe, Bewußtseinsverlust, Krämpfe
- *Therapie*: Die Therapie zielt darauf ab, das O_2-Angebot zu vergrößern, das Zyanid-Ion an therapeutisch induziertes Methämoglobin (4-DMAP®) zu binden und durch die Bereitstellung von biologischem Schwefel (Natriumthiosulfat) die körpereigene Entgiftung zu unterstützen.
  - bei oraler Aufnahme und Bewußtseinsklarheit sofort erbrechen lassen
  - bei Inhalation Frischluft, zusätzlich O_2
  - venöser Zugang
  - bei leichter Vergiftung Na-Thiosulfat 2–5 g i.v.
  - bei Bewußtlosigkeit Intubation, 100% O_2-Beatmung, 4-DMAP® 2–4 mg/kg KG i.v. (graublaue Zyanose!), Na-Thiosulfat 6–10 g/15 min, Blutgasanalyse, Azidoseausgleich ($NaHCO_3$), Intensivtherapie erforderlich
  - bei Kreislaufstillstand kardiopulmonale Reanimation mit 100% O_2-Beatmung.

Insektizide

- *Substanzen*:
  - Alkylphosphate: irreversible Hemmung der Cholinesterasen (körpereigenes Acetylcholin kann nicht mehr gespalten werden)
  - Carbamate: reversible Hemmung der Acetylcholinesterase (kürzer wirksam)

- *Wirkung*
  - *Muskarinartig*: Bewußtseinstrübung, zentrale Atemlähmung, Hypothermie, Miosis, massive Hypersekretion (Bronchorrhoe), Bronchospastik, Tenesmen, Erbrechen, Durchfall, Bradykardie
  - *Nikotinartig*: Tachykardie, Hypertonie, Muskelfibrillieren, Muskelkrämpfe
- *Therapie*:
  - Erhalt oder Wiederherstellung der Vitalfunktionen!
  - schnellstmöglich (evtl. Notarzt) Atropin 10–15 mg innerhalb der ersten 15 min i.v.
  - ausgiebige Magenspülung (100 l), bei Bewußtlosigkeit zuvor Intubation.
  - anschließend Aktivkohle (0,5 g/kg KG).
  - forcierte Diarrhoe (z.B. durch Gabe von hyperosmolarer Lösung via Magensonde und als Einlauf)
  - periphere muskarinartige Wirkungen durch Atropin antagonisierbar, Dosis initial, bis Bradykardie nachläßt, 2–5(–15) mg i.v., anschließend Dauerinfusion nach Wirkung (0,5–1–2 mg/h)
  - bei Krämpfen ggf. Relaxation (z.B. Vecuroniumbromid [Norcuron®] oder Succinylcholin) oder hohe Dosen Benzodiazepine (Intubation u. Beatmung!)
  - Einsatz von Cholinesteraseaktivator (Obidoxim) 4 × 250 mg innerhalb der ersten 24 h erwägen
  - Hämoperfusion in Betracht ziehen.

BEACHTE **Auf Selbstschutz achten!**

Herbizide

- *Substanzen*: Pyridiniumverbindungen, z.B. Paraquat, Deiquat
- *Therapie*:
  - primäre Giftentfernung und Gabe von reichlich Aktivkohle, 1–2 g/kg KG!
  - anschließend Weiterbehandlung in Spezialabteilung für Vergiftungen
- *Überwachung*: toxikologische Analytik, BGA (cave: Azidose!), BZ (Hyperglykämie), Laktatspiegel (Hyperlaktämie). Pseudocholinesterase meist erniedrigt (leichte Intoxikation: ChE 60–40% der Norm, mittlere Intoxikation: ChE 40–20% d. N., schwere Intoxikation: ChE 20% d. N.).

Lampenöle

- *Substanzen*: Lampenöl, Duftpetroleum, Duftlampenöl, Paraffinöl
- *Symptome:* bei peroraler Aufnahme: anfangs Husten, oft mit Erbrechen kombiniert, im weiteren Verlauf massive Luftnot möglich, Herzrhythmusstörungen, Krampfanfälle
- *Therapie*:
  - ist die eingenommene Menge geringer als 1–2 Schluck (ca. 1 ml/kg KG) und besteht keines der Symptome, reicht Beobachung aus. Bei größeren Mengen und/oder Symptomen: Intensivstation
  - symptomatische Therapie, Erbrechen vermeiden!

Met-Hb-Bildner

Met-Hb-Bildner führen zu beschleunigter Bildung von Methämoglobin (Fe^{+++}), welches nicht am Sauerstofftransport beteiligt ist.

- *Substanzen*: Nitrite, Nitrose-Gase, Nitrate, die gastrointestinal zu Nitriten reduziert werden, Chlorate, Bromate, Kaliumferricyanid, Anilin und seine Derivate, Sulfonamide, Phenacetin, Phenylhydrazin, Pyridin, Acetanilid, Nitrobenzol, Chinin, Eosin, PAS, Nitrokresole, Nitrotoluole
- *Symptome*: ab 10% Met-Hb Zyanose, Müdigkeit. Ab 40% Übelkeit, Kopfschmerzen, Tachykardie, Arrhythmie, Dyspnoe und Bewußtseinstrübung. Werte über 60% sind potentiell letal.

MEMO BGA: pO_2 normal, O_2-Sättigung erniedrigt!

- *Therapie*:
  - 100% Sauerstoff-(Be-)Atmung
  - bei oraler Intoxikation Magenspülung, Instillation von 1 g/kg KG Aktivkohle und Gabe von Natriumsulfat als Laxanz.
  - wirksamstes Antidot ist als Reduktionsmittel: Methylenblau oder Toluidinblau: 1–2 mg/kg KG in einer 0,1- bis 1%igen Lösung sehr langsam i.v., Wiederholung 3–4mal/d, wenn die Zyanose nicht deutlich rückläufig ist.
  - Erykonzentrate (Hb auf 15 g% anheben), ggf. Austauschtransfusion
  - Vitamin C 500–1000 mg i.v. (weniger geeignet als Sofortmaßnahme).

BEACHTE

Vor Verabreichung von Methylenblau muß ein Glukose-6-Phosphat-Dehydrogenase-Mangel ausgeschlossen sein, da sonst eine hämolytische Krise ausgelöst werden kann.

Organische Lösungsmittel

Lösemittel und Reiniger sind meist Gemische von *aliphatischen Alkoholen, Äthern, Ketonen und chlorierten Alkanen*. Die Symptomatik kann sehr unterschiedlich sein. Vergiftungen sind vor allem akzidentiell (Verwechslung von Flaschen, Benzinansaugen), teilweise durch mißbräuchliche Verwendung als Schnüffelstoff (s.u.).

Lösemittel, die *aromatische Kohlenwasserstoffe* (Benzolderivate) enthalten, führen hauptsächlich zu Bewußtseinsstörungen, Krämpfen, Leber- und Nierenschäden und, bei Vorliegen NO_2-haltiger Stoffe, auch zur Methämoglobinämie.

- *Symptome*: lokale Reizerscheinungen, Euphorie, Rausch, Halluzinationen, narkotische Eigenschaften bis hin zu Koma, Herzrhythmusstörungen, Leber- und Nierenschäden, Atemdepression, Erstickung
- *Therapie*:
  - Erbrechen vermeiden (Aspiration), Magenspülung bei oraler Aufnahme, Aktivkohle 1 g/kg KG p.o.
  - bei Krämpfen Benzodiazepin i.v. (Diazepam 5–10 mg i.v.)
  - ggf. Sauerstoffgabe bzw. Intubation und Beatmung
  - bei Methämoglobinämie Toluidinblau und/oder Ascorbinsäure
  - Vorsicht mit Katecholaminen
  - ggf. forcierte Hyperventilation
  - ggf. Hämoperfusion.

Säuren und Laugen

Häufigste Ursachen: suizidale Handlungen, Verwechslungen und Fahrlässigkeit. Laugen führen in der betroffenen Haut/Schleimhaut zu weit in die Tiefe reichenden Kolliquationsnekrosen, Säuren zu eher oberflächlichen Koagulationsnekrosen.

Symptomatik und Therapie (Tab. 3.23).

BEACHTE

Bei Hinweisen auf eine Säure-/Laugenvergiftung kein Erbrechen auslösen, keine Magenspülung!

VERGIFTUNGEN DURCH PILZE

Häufig Verwechslung von Giftpilzen mit ähnlich aussehenden Speisepilzen (zumeist Knollenblätterpilzintoxikation), seltener Vergiftungen durch falsche Zubereitung oder individuelle Unverträglichkeiten (z.B. Allergie gegen Speisepilze; Alkoholunverträglichkeit nach Genuß von gekochten Tintlingen).

TIP

Art der verzehrten Pilze bestimmen (Asservieren!) sowie Ermittlung (noch) symptomloser Pilzesser.

Soforttherapie: Magenentleerung, Magenspülung und die Gabe von Aktivkohle 1 g/kg KG p.o. Spezielle Therapiemöglichkeiten (Tab. 3.24).

Tab. 3.23 Säuren- und Laugenvergiftungen.

Substanz	Herkunft	Symptome	Therapie
anorganische Säuren (Flußsäure, Phosphorsäure, Salzsäure, Salpetersäure, Schwefelsäure)	in technischen Produkten, in Chemielabors, im Haushalt	Schleimhautnekrosen, Glottisödem, Azidose, Schock, Magenperforation, Hämolyse, selten Pneumonie, Verbrauchskoagulopathie	Verdünnungstherapie*, Schocktherapie, Gastroskopie (Ausdehnung der Verätzung), ggf. chirurgische Maßnahmen
organische Säuren (Ameisensäure, Essigsäure, Oxalsäure)	Entkalker, Essigessenz, Fleckenentfernungsmittel	Schleimhautnekrosen, Glottisödem, Azidose, Hämolyse, Schock, Magenperforation, Pneumonie, Verbrauchskoagulopathie, Tetanie	Verdünnungstherapie*, Schockbekämpfung bei Oxalsäure, ggf. Calciumgluconat zur Magenspülung und i.v., Gastroskopie, ggf. chirurgische Therapie
Laugen (Salmiakgeist, Kalilauge, Natronlauge, Ätzkali)	in Toilettenreinigern, Atemgasfiltern, Baustoffen	Haut- u. Schleimhautnekrosen (unscharf begrenzt, gallertartig verquollen), Atemnot, Schock	Verdünnungstherapie*, Schockbehandlung, Gastroskopie, evtl. chirurgische Therapie

*Verdünnungstherapie: 10 ml/kg KG Tee/Wasser trinken lassen

Tab. 3.24 Pilzvergiftungen.

Syndrom	Symptome	Therapie
Pantherina-Syndrom (nach Pantherpilz, Fliegenpilz)	1–2 h nach dem Essen: rauschartiger Erregungszustand, Halluzinationen, Mydriasis, Bewußtseinstrübung, Muskelzuckungen	ggf. Diazepam, primäre Giftentfernung, in schweren Fällen evtl. Physostigmin (Anticholium®), Intensivtherapie
Muscarin-Syndrom (nach Rißpilzen, Trichterlingen, Satansröhrling, Mairitterling, Täublingen)	0,5–1 h nach dem Essen: Erbrechen, Durchfall, Darmkoliken, Schweißausbruch, Speichel- und Tränenfluß, Miosis, Bradykardie	Atropin 1–2 mg i.v., primäre Giftentfernung, sonst symptomatische Therapie
Gastroenteritisches Syndrom (Bitterpilz, bleicher Ziegenbart, Dickfuß, falscher Hallimasch, flachstieliger Hexenröhrling, grüner Becherling, kahler Krempling, Karbol-Egerling, Kartoffelbovist, scharfer Milchling, Tiger-Ritterling, Wiesenröhrling und verdorbene Speisepilze	0,5–2 h nach dem Essen: heftiges Erbrechen, starker Durchfall, Kreislaufstörungen infolge Dehydratation, in manchen Fällen Leberstörungen mit Ikterus	primäre Giftentfernung, Aktivkohle, ansonsten symptomatische Therapie
Zwei-Phasen-Syndrom (Frühjahrsmorchel und Knollenblätterpilz)	2–6–8 h nach dem Essen: Kopfschmerzen, Übelkeit, Erbrechen, Koliken im Oberbauch, evtl. wäßrige Durchfälle; 36–40 h nach dem Essen: Ikterus, Hepatomegalie, Delir, Bewußtseinstrübung, Coma hepaticum	primäre Giftentfernung, Aktivkohle, induziertes Erbrechen, Intensivtherapie, Blut und Urin zur Diagnostik einsenden (Amanitin?). Bei geringstem Verdacht auf Knollenblätterpilzvergiftung: Silibinin 20–50 mg/kg KG/d
Acetaldehyd-Syndrom (nach Faltentintling, Schopftintling, Hexenpilz)	bis 3 Tage nach Pilzgenuß und gleichzeitiger Alkoholaufnahme: Schwäche, Übelkeit, Flush, Kopfschmerzen, Schweißausbrüche, Tachykardie, Schockzustand	kurz nach Pilzmahlzeit: Magenentleerung, Magenspülung, Aktivkohle, ansonsten Alkoholkarenz und symptomatisch

VERGIFTUNGEN DURCH PFLANZEN

BEACHTE

Bei vermeintlichen Vergiftungen durch Pflanzen immer verfügbare Pflanzenteile zur späteren Identifikation aufheben.

Tollkirsche, Seidelbast, Bilsenkraut, Gift-Sumach, Herbstzeitlose, Stechapfel, Eisenhut, Wasserschierling und der *gefleckte Schierling* enthalten hochwirksame Giftstoffe und können auch beim Erwachsenen zu bedrohlichen Symptomen führen.

- *Erstmaßnahmen*: induziertes Erbrechen, Gabe von Aktivkohle, symptomatische Therapie und Klinikeinweisung
- Wegen der großen Zahl giftig wirkender Pflanzen und bei Unsicherheiten immer *Giftinformationszentrale* (s. Tab. 3.26) befragen.

Besorgte Eltern fragen oft an, wenn ihre Kinder Pflanzenteile verschluckt haben. Die Tabelle 3.25 gibt einen Überblick über die häufigsten echten und vermeintlichen Vergiftungen.

Tab. 3.25 Häufige echte und vermeintliche Vergiftungen mit Pflanzen (Angaben gelten für Kinder; nach [16]).

Pflanze	Toxizitätsgrenze	Primäre Gifteliminierung indiziert?	Bemerkung
Blatteile	harmlos (bis auf Eibe)	–	
Blumenwasser	harmlos	–	
Cotoneaster	30–50 Beeren	(–)	
Efeu	5 Beeren	+	
Eibe	Kerne (zerbissen), Blätter	+	
Goldregen	unter einer Schote	+	ggf. stationäre Überwachung
Knollenblätterpilz	kleinste Mengen	+	immer Rücksprache mit Giftinformationszentrale
Liguster	5 Beeren	(+)	
Maiglöckchen	2 Beeren	+	
Mistel	5 Beeren	(+)	
Tollkirsche	1 Beere	+	Cave: Säuglinge! Antidot: Physostigmin
Vogelbeere	50 Beeren	–	

LEBENSMITTELVERGIFTUNGEN

Botulismus

Botulinustoxin: stark wirksames, hitzeempfindliches Ektotoxin des Clostridium botulinum („Botulinusbazillus"). Bildung unter anaeroben Bedingungen in unzureichend konserviertem Fleisch, Fisch und Gemüse. Resorption nach Verzehr im Magen und Jejunum. Tödliche Dosis: nach oraler Aufnahme ca. 0,01 mg, i.v. ca. 0,003 mg. Wirkung: Inhibition des Neurotransmitters Acetylcholin.

- *Symptome*: nach 12–24 Stunden (Latenz!): Akkommodationslähmung, Mydriasis, Doppeltsehen, Ptosis, Sprach- u. Schluckstörungen, Aufhören der Speichelsekretion, Heiserkeit, Sprechstörung, Muskelschwäche, Atemnot, Krämpfe. Evtl. symmetrische Extremitätenlähmung (= rein motorischer B.; „Botulinus-Polyneuropathie"), innerhalb von wenigen Stunden bis maximal 8 Tagen absteigende symmetrische Lähmungserscheinungen
- *Therapie*:
  – bei klinischem Verdacht 500 ml polyvalentes Botulinus-Antitoxin i.v. (polyvalentes

Immunserum vom Pferd; Behringwerke/Marburg). Vorher: konjunktivale oder kutane Testung zum Ausschluß einer vorbestehenden Allergie
– über Magensonde die Speisereste entfernen.

MEMO

Hohe Letalität: bei Typ A (USA) ca. 50%, bei Typ B (Europa) geringer. Zur Diagnosesicherung ist die Untersuchung der inkriminierten Speisereste erforderlich. Auch im Blut kann das Botulinustoxin nachgewiesen werden.

GIFTINFORMATIONSZENTREN

TELEFON

Die Giftinformationszentren geben Tag und Nacht Auskunft bei allen Vergiftungsfragen und können toxikologische Laboratorien nennen (Tab. 3.26).

Tab. 3.26 Vergiftungszentralen, Auskünfte für Kinder und Erwachsene.

Ort	Telefonnummer	Faxnummer	E-Mail/Web-Seite
Berlin/ Brandenburg Landesberatungsstelle	030/3068-6719 oder 030/19240	030/3068-6721	berlintox@aol.com
Bonn	0228/19240	0228/287-3314	Ruechard@imsdd.med.uni-bonn.de http://www.med.uni-bonn.de/giftzentrale
Erfurt (für MV, S, SA, T) Landesberatungsstelle	0361/73073-0	0361/73073-17	–
Freiburg	0761/19240	0761/270-4457	Jonitz@kkl200.ukl.uni-freiburg.de
Homburg/Saar	06841/19240	06841/168-314	KisZab@med-rz.uni-sb.de
Leipzig	0341/972-4666	0341/972-4659	–
Mainz	06131/19240 06131/232466	06131/176-605	giftinfo@zeus.z-med.klinik.uni-mainz.de http://www.giftinfo.uni-mainz.de
München	089/19240	089/4140-2467	–
Nord (für HH, B, SH, NS) Göttingen Landesberatungsstelle	0551/19240 (Ärzte) 0551/38318-0	0551/38318-81	Giznord@med.uni-goettingen.de
Nürnberg	0911/398-2451	0911/398-2999	–
Wien	0043/1/404002222 (Sekr. 8–16 Uhr) 0043/1/4064343 (Notruf)	0043/1/404004225	–
Zürich	0041/1/2515151	0041/1/2528833	–

3.1.16 Drogennotfälle und Vergiftungen mit Psychopharmaka

Charakteristika von Drogen: Abhängigkeit und Toleranzentwicklung.
Meistkonsumierte Drogen sind Alkohol, Tranquilanzien, Cannabis, Opiate (zahlenmäßig seltener, als Notfälle aber von relativ großer Bedeutung), Kokain.
Drogenkonsumenten sind eine heterogene Gruppe: Im Gegensatz zu dem in der Öffentlichkeit sichtbaren verelendeten „Junkie" leben die meisten Drogenabhängigen sozial unauffällig. Altersspektrum: Kinder bis Erwachsenenalter.

AKUT

- **Bei jeder unklaren Bewußtlosigkeit oder Bewußtseinsstörung immer auch an eine Intoxikation mit Drogen bzw. deren Entzugssyndrome denken!**
- **Bei einer akuten Drogenintoxikation werden durch die substanzbedingte analgetische Wirkung und die auftretende Bewußtseinstrübung leicht Notfälle anderer Art (z.B. SHT, Meningitis, intrazerebrale Blutungen, akutes Abdomen) übersehen. Besondere Vorsicht und Sorgfalt sind deshalb geboten z.B. bei Haftfähigkeitsuntersuchungen oder bei Verzicht auf eine stationäre Behandlung!**

ALKOHOLINTOXIKATION

Letaldosis von Äthanol beim Erwachsenen 250–750 g, wenn diese Menge in weniger als 30 min oral aufgenommen wird (entspricht einem Blutalkoholspiegel von 3,5 bis 5 Promille). Man unterscheidet 4 Stadien der Alkoholintoxikation (Tab. 3.27).

Tab. 3.27 Stadien der Alkoholintoxikation.

Stadium I	exzitatorisches Stadium
Stadium II	hypnotisches Stadium (< 2 Promille)
Stadium III	narkotisches Stadium (> 2 Promille)
Stadium IV	asphyktisches Stadium (Tod durch zentrales Atem-Kreislauf-Versagen)

- *Symptomatik*: Euphorie, Kontroll- und Distanzverlust, Verwirrung. Fehleinschätzung der eigenen Fähigkeiten. Gleichgewichts-, Koordinationsstörungen. Gestörte Sprachmotorik (Lallen). Unruhezustände (Tobsucht). *In fortgeschrittenen Stadien kommt es zur vitalen Gefährdung*: vermindertes Schmerzempfinden bis zur Areflexie, Bewußtseinsstörung bis zur Bewußtlosigkeit, Unterkühlung, Hypoglykämie, Hypotonie, Schock.
- *Therapie:*
  - Sicherung der Vitalfunktionen! Stabile Seitenlage und Freimachen und Freihalten der Atemwege (Guedel- oder Wendl-Tubus)
  - bei Areflexie/Koma: *Intubation und Beatmung*
  - venöser Zugang
  - Blutzuckerbestimmung! Bei erniedrigten Zuckerwerten Glukose 40% 20–50 ml i.v. bzw. Glucose-5%-Infusion
  - beim agitierten Patienten evtl. Sedierung mit Haloperidol (5–10 mg Haloneural® langsam i.v.) oder Diazepam (2,5–10 mg i.v.), s. Kap. 3.1.17.
  - Schutz vor Auskühlung.

INTOXIKATION DURCH HALLUZINOGENE

Lebensgefährliche Vergiftungen sind selten.

- *Substanzen:* Cannabis (Haschisch/Marihuana), LSD
- *Wirkungen*: psychische Auffälligkeiten (Euphorie, Angst, Panik) bis hin zum Bild einer schweren akuten Psychose („bad trips") mit paranoiden Befürchtungen, optischen Halluzinationen
- *Diagnostische Hinweise auf Halluzinogene*: Mydriasis, Konjunktivitis, Lichtempfindlichkeit, Tränenfluß
- *Symptome* der Intoxikation: Muskelzuckungen, Tachykardie, Hypertonie, Magenkoliken, zentrale Krämpfe, Atemdepression, Bewußtlosigkeit bis zum tiefen Koma
- *Therapie*:
  - Beruhigung, reizarme Umgebung, kontinuierlicher Gesprächskontakt („talking down").
  - bei paranoid-halluzinatorischen, erregt-agitierten Psychosen: Haloperidol (Haloneural®) 5 mg langsam i.v., ggf. 1–3 × wiederholen.

– bei zentralen Krämpfen Diazepam (z.B. Valium® 10–40 mg i.v.) oder Midazolam (z.B. Dormicum® 2–5 mg i.v.), unter Intubationsbereitschaft!
– ggf. Sicherung der Vitalfunktionen!

INTOXIKATION DURCH OPIATE

- *Substanzen*: Heroin, Morphin, Opium
- *Symptome* bei Heroinüberdosierung: stecknadelkopfgroße Pupillen, Atemdepression, Koma, Entwicklung eines Lungenödems; Hinweise auf regelmäßigen Gebrauch: Einstichstellen, Habitus
- *Therapie* der Überdosierung:
  – Sicherung oder Wiederherstellung der Vitalfunktionen!
  – Opiatantagonisten Naloxon (Narcanti®, 1–2 Ampullen à 0,4 mg i.v. ca. alle 5–10 min) bis zur ausreichenden Spontanatmung.

BEACHTE

- **Patienten möglichst nicht ganz wach werden lassen, da Gefahr des akuten Entzugssyndroms. Naloxon hat kürzere HWZ als viele Opiate! Überwachung und ggf. Dosiswiederholung!**
- **Bei i.v. Drogenabhängigkeit an erhöhtes Infektionsrisiko (HIV, Hepatitis) beim Umgang mit Körpersekreten denken und entsprechende Eigenschutzmaßnahmen einhalten!**

INTOXIKATION DURCH STIMULANZIEN/KOKAIN/WECKAMINE

- *Substanzen*: Kokain (Crack, Coke, Flake, Schnee), Amphetamine, Appetitzügler, Ecstasy
- *Symptomatik*
  – Tachykardie, Arrhythmien, Hypertonus, Angina pectoris, Hyperventilationstetanie
  – gesteigerte Reflexe, Krämpfe, weite Pupillen
  – nach lang anhaltendem Konsum hoher Dosen von Amphetamin und Kokain evtl. paranoid-halluzinatorisches Syndrom
  – bei Ecstasy-Konsum nach starker körperlicher Anstrengung oft Hyperthermie.
- *Therapie*:
  – in schweren Fällen neuroleptische Therapie mit Haloperidol (Haloneural® 5–10 mg i.m.) und Diazepam (unter Neuroleptika alleine: erhöhte Krampfgefahr!)
  – bei Krämpfen Diazepam 5–10 mg i.v. oder Midazolam (z.B. Dormicum® 2–5 mg i.v.)
  – bei Tachykardie und Hypertonus: Urapidil (z.B. Ebrantil® 25 mg langsam i.v.; kontinuierliche RR-Kontrolle!) oder Clonidin (z.B. Catapresan® 0,15 mg s.c.)
  – bei ventrikulären Arrhythmien: Propranolol 0,5–1 mg langsam i.v. (z.B. 0,5–1 Amp. Dociton®) oder Esmolol-HCl (Brevibloc®) 500 µg/kg KG/min über 1 min i.v., anschließend 50 µg/kg KG/min mit Perfusor
  – Flüssigkeitssubstitution, bei Hyperthermie Wadenwickel, Eiswasserbad.

INTOXIKATION DURCH SCHNÜFFELSTOFFE UND LÖSUNGSMITTEL

Inhalation leicht verfügbarer organischer Lösungsmittel durch sog. Schnüffler (häufig Kinder und Jugendliche).

- *Substanzen*: Klebstoffe (z.B. Pattex®), Lösungsmittel, Reinigungmittel
- *Symptome*: lokale Reizerscheinungen, Euphorie, Rausch, Halluzinationen, Verwirrtheit, Krampfanfälle, Bewußtseinstrübung bis Koma, Blutdruckabfall, Herzrhythmusstörungen, Atemdepression, Erstickung, Leber- und Nierenschäden
- *Therapie*:
  – verursachendes Agens beseitigen (Notarzt), frische Luft, Sauerstoffgabe, ggf. assistierte oder kontrollierte Beatmung mit erhöhter Sauerstoffkonzentration
  – ggf. Sedierung mit Benzodiazepinen, Volumengabe bei Blutdruckabfall, bei Rhythmusstörungen: Lidocain 50–100 mg i.v. Bolus, anschließend ggf. Perfusor (Tab. 2.3).

BEACHTE

Keine Katecholamingabe, da erhöhte Sensibilität des Myokards durch die inhalierten Kohlenwasserstoffe!

INTOXIKATION DURCH PSYCHOPHARMAKA

Benzodiazepine

- *Substanzen*: kurz wirksam: Brotizolam, Midazolam, Triazolam. Mittellang wirksam: Bromazepam, Lorazepam, Nitrazepam. Langwirksam: Clobazepam, Oxazolam, Prazepam.
- *Wirkungen*: Lebensgefährliche Vergiftungen sind selten. Tiefe Sedierung. Letztlich Atemdepression durch Muskelrelaxierung oder bei Kombinationsvergiftungen
- *Therapie* der Überdosierung:
  - ggf. Sicherung der Vitalfunktionen!
  - spezifisches Antidot: Flumazenil (Anexate®). Diagnostisch: 0,1–1 mg i.v., cave: kurze HWZ! Therapeutisch: Dauerinfusion 0,1–0,5 mg/h. S. a. Tabelle 3.24.

Trizyklische Antidepressiva

- *Substanzen*:
  - trizyklisch: Amitriptylin, Clomipramin, Desimipramin, Imipramin u.a.
  - tetrazyklisch: Maprotilin, Mianserin
- *Symptome*: anticholinerges Syndrom (trockene Schleimhäute, warme trockene Haut, Mydriasis, verschwommenes Sehen, verminderte Darmmotilität, Harnverhalt), ventrikuläre Tachykardien. Präfinal treten Bradykardie und Überleitungsstörungen auf
- *Labor*: Serumkreatinkinase wegen evtl. Rhabdomyolyse
- *Therapie*:
  - ggf. Sicherung der Vitalfunktionen!
  - Magenspülung und provoziertes Erbrechen kontraindiziert!
  - bei Hypotonie: Volumensubstitution, Dopamin-Perfusor, Noradrenalin (s. Tab. 3.11 u. Tab. 2.3)
  - bei Arrhythmie: Lidocain 50–100 mg Bolus, ggf. Dauerinfusion 1–4 mg/min; $NaHCO_3$ 50–100 mval i.v.; ggf. Elektrotherapie (s. Kap. 2.6.3)
  - bei Bradykardie evtl. Schrittmacher
  - bei reinem anticholinergem Syndrom Physostigmin (Anticholium®) langsam i.v.
  - bei Krämpfen: Diazepam 5–10 mg i.v.
  - forcierte Diurese bei Rhabdomyolyse
  - sekundäre Giftentfernung nur als Ultima ratio.

MAO-Hemmer

Selten, aber sehr gefährlich.

- *Substanzen*: Moclobemid, Tranylcyprominsulfat
- *Symptome*: Agitiertheit, Hyperreflexie, Tachykardie, Hypertension (später Hypotension), Hyperthermie, Mydriasis, Rigor, Nystagmus, Krämpfe, Koma
- *Therapie*:
  - Intensivstation! Magenspülung
  - bei Hypertension: Antihypertensiva. Nifedipin (Adalat®-Perfusor 0,63–1,25 mg/h) oder Prazosin (Minipress®)
  - bei Erregungszuständen und Hyperthermie: Chlorprothixen (Truxal®), Kühlung
  - bei ausgeprägter Hypotonie: Noradrenalin (Perfusor 0,02–0,1–1,0 µg/kg KG/min) oder Dopamin (Perfusor 6–10 µg/kg KG/min)
  - Vorsicht mit anderen Sympathomimetika, Aminen, Barbituraten u.a. zentral wirksamen Medikamenten.

Lithiumsalze

Die Lithiumprophylaxe stellt hohe Anforderungen an Arzt und Patient, da die therapeutische Breite gering ist. Häufige Überprüfung der Dosierung anhand der Serumkonzentration sind notwendig (12 Stunden nach der letzten Einnahme: 0,6–0,8 mmol/l Lithium).

- *Substanzen/Generika*: Quilonum®, Hypnorex retard®, Quilonum retard®, Lithium-Duriles®
- *Symptome*: Übelkeit, Erbrechen, Muskelschwäche und -krämpfe, Verwirrung, Hypotonie, Diabetes insipidus, Koma
- *EKG*: Überleitungsstörungen, Erregungsrückbildungsstörungen, ventrikuläre Tachykardie
- *Therapie*:
  - Ggf. Sicherung d. Vitalfunktionen! Primäre Giftelimination bei akuter Überdosierung
  - symptomatische Therapie bei Hypotonie oder bei Herzrhythmusstörungen
  - forcierte Diurese, bei schwerer Intoxikation Hämodialyse.

Neuroleptika

- *Substanzen*: Perazin (Taxilan®), Levomepromazin (Levium®), Flupentixol (Fluanxol®), Fluphenazin (Lyogen®), Haloperidol (Haloneural®), Clozapin (Leponex®) u.a.
- *Symptome*: extrapyramidale Symptome mit Dyskinesien, Krämpfen, Ataxie, Herzrhythmusstörungen, Hypotonie, Mydriasis oder Miosis (anticholinerges Syndrom)
- *Therapie*:
  - Magenspülung, kein provoziertes Erbrechen!
  - bei extrapyramidalen Symptomen Biperiden (Akineton® 2,5–5 mg i.v.)
  - bei anticholinergen Symptomen evtl. Physostigmin (Anticholium®) 2 mg i.v.
  - bei Herzrhythmusstörungen symptomatische Therapie
  - bei Ateminsuffizienz (Blutgasanalyse) Intubation und Beatmung
  - bei Hypotonie Volumensubstitution und ggf. Dopamin.

Barbiturate

- *Substanzen*: Barbital, Mephobarbital, Primidon, Phenobarbital, Allobarbital, Aprobarbital, Pentobarbital, Hexobarbital u.a.
- *Symptome*: Bewußtseinstrübung bis zum Koma, zentralbedingte Ateminsuffizienz, Hypoventilation, Reflexabschwächung. Initial Miosis, im Spätstadium hypoxiebedingte weite Pupillen. Cave: Schädel-Hirn-Trauma ausschließen!
- *Therapie:*
  - provoziertes Erbrechen bei bewußtseinsklaren Patienten
  - Magenspülung (bei Bewußtseinstrübung nur beim intubierten und beatm. Pat.)
  - Darmentleerung (Natriumsulfat, evtl. 40%iges Sorbit und hohe rektale Schaukeleinläufe)
  - forcierte Diurese bei lang- und mittellang wirksamen Barbituraten, bei schweren Vergiftungen Hämoperfusion
- *Überwachung*: Intensivstation (Lagerung, Atemwege freihalten, venöser Zugang, Blasenkatheter, Überwachung der vitalen Funktionen, neurologische Verlaufskontrolle, ggf. Intubation und Beatmung).

Diphenhydramin/Doxylamin

Antihistaminika mit stark sedierender Wirkung.

- *Symptome*: anticholinerges Syndrom: Mydriasis, Zuckungen, Krämpfe, Fieber, trockene Schleimhäute, gerötete Haut, Tachykardie. Atemstillstand, Kreislaufkollaps, Koma, evtl. Rhabdomyolyse, evtl. Nierenversagen
- *Labor*: Serumkreatinkinase wegen evtl. Rhabdomyolyse, Serumkreatinin und -harnstoff wegen evtl. Nierenversagens
- *Therapie*
  - bei *Krämpfen*: Benzodiazepine (Diazepam 5–10 mg. i.v.; cave: Sedationsverstärkung), ggf. Phenytoin (max. 250–500 mg langsam i.v. (max. 25 mg/min!)
  - bei anticholinergem Syndrom Physostigmin (Anticholium®) 2 mg i.v.
  - forcierte Diurese bei Rhabdomyolyse.

3.1.17 Delirsyndrom

- *Delir*: rückbildungsfähige (symptomatische) Psychose vom akuten exogenen Reaktionstyp mit charakteristischer Klinik (s.u.)
- *Prädelir*: Symptomatik des Delirs, jedoch leichter ausgeprägt, noch ohne relevante Bewußtseinsstörung
- *Delirium tremens*: Entzugsdelir, kann beim Entzug aller Suchtstoffe auftreten. Am häufigsten ist es Folge eines plötzlichen Alkoholentzugs bei chronischem Alkoholismus.

Ätiologie

- alkoholinduziert (häufigste Ursache)
- drogeninduziert (z.B. Amphetamine, Kokain, Halluzinogene)
- Medikamenteninduziert (z.B. Anticholinergika, trizyklische Antidepressiva, Antiparkinsonmittel, Neuroleptika, Diuretika, Digitalis, Cimetidin, Glukokortikoide, Antikonvulsiva)
- Stoffwechselinduziert (z.B. Hypo-/Hyperglykämie, Urämie, Elektrolytstörungen, Hypothyreose, hepatische Enzephalopathie, M. Addison, M. Cushing)
- andere Ursachen: Enzephalitis, Meningitis, Sepsis, SHT, intrakranielle Blutung, Hirntumor, Demenz.

TIP

Bei jeder unklaren Delirsymptomatik immer ausführliche Medikamentenanamnese! „Kleingedrucktes" im Beipackzettel ernst nehmen!

Symptomatik

- *Prädelir*:
  - körperliche (vegetative) Erscheinungen: Schwitzen, Tachykardie, Hypotension, evtl. Hyperthermie, starker grobschlägiger Tremor
  - Reizbarkeit, Schlafstörungen, Ängstlichkeit, Unruhe
  - flüchtige illusionäre Verkennungen oder Halluzinationen
- *Delir*:
  - Beginn typischerweise plötzlich abends oder in der Nacht
  - Bewußtseinsstörung mit örtlicher und zeitlicher *Desorientierung*, bei meist erhaltener Orientierung zur Person, illusionäre oder wahnhafte Verkennung der Umgebung, optische, akustische, sensible („haptische") und andere *Halluzinationen*
  - psychomotorische Unruhe (z.B. Nesteln, Flockenlesen, „Fädenziehen", Umherirren mit angedeuteten Tätigkeiten aus dem Berufsleben des Patienten [„Beschäftigungsdelir"]) und auch schwere Erregungszustände.

MEMO

In ca. 20% der Fälle beginnt ein Delir mit einem generalisierten zerebralen Krampfanfall!
Ein Delir kann sich lebensbedrohlich entwickeln (Tachykardie mit Herzrhythmusstörungen, Hyperthermie, Exsikkose).

Diagnostik und Differentialdiagnostik

- Fremdanamnese (Medikamentenanamnese? Hinweise für Intoxikation? Hinweise für Drogenabusus? Alkoholismus?)
- Vitalparameter (Atmung, Puls, RR, EKG, Temperatur, BGA, Pupillengröße und -reaktion)
- Laborbasischeck: BZ (sofort Stix!), Elektrolyte, Kreatinin, Blutbild (Leukozytose?), Leberenzyme, Gerinnung, CK, Alkoholspiegel, ggf. toxikologische Untersuchung von Urin und Serum
- Rö-Thorax (Pneumonie? Rippenserienfrakturen, z.B. bei Alkoholiker)
- CCT bei V.a. andere zerebrale Ursache (Tumor? Apoplex? Blutung?)
- Ggf. Liquordiagnostik bei V.a. Meningitis.

MEMO

Unbehandelt dauert ein Delir im Durchschnitt 2–5 Tage und hat eine hohe Letalität (30–50%).

Therapie

- als Sofortmaßnahme ggf. Diazepam 5–10 mg i.v.
- Patient auf Intensivstation!
- Überwachung vitaler Funktionen (Monitoring)
- venöser Zugang (zentraler Venenkatheter)
- Magensonde
- Ernährung parenteral
- Pneumonieprophylaxe (mit häufigem Absaugen bei Intubation)
- Fieber senken (Wadenwickel, Paracetamol, z. B. Paracetamol 500 Hexal® Zäpfchen). Cave: maligne Hyperthermie als Nebenwirkung einer Neuroleptikatherapie nicht verkennen!
- Flüssigkeitsbilanz, Flüssigkeitssubstitution (3–6 l/Tag), hochkalorische Ernährung
- Elektrolyte engmaschig kontrollieren. Na^+-Mangel langsam ausgleichen (Gefahr einer pontinen Myelinolyse)
- Clomethiazol (Mittel der Wahl, z. B. Distraneurin®; Tab. 3.28) oder Clonidin (z. B. Catapresan®, insb. bei schwerer vegetativer Symptomatik)
- bei halluzinatorisch geprägtem Bild: Haloperidol (z.B.Haloneural®) 3×5 mg p.o. oder i.v.

Tab. 3.28 Clomethiazol-Therapie bei Delir.

	orale Therapie	**i.v. Applikation**
initial	2–3 Tabletten (0,5 g) oder Kapseln (0,192 g)	Infusion von 100–200 ml 0,8%ige Lösung langsam i.v.
Ziel: Patient wird schläfrig, reagiert noch auf Weckreize		
weitere Therapie in den ersten 24 Stunden nach Zustand des Patienten	alle 2 Stunden 1–2 Tabletten oder Kapseln	im Dauertropf ca. 10–20 Tropfen/min 0,8%ige Lösung (1500 ml – max. 2500 ml)
bei komplizierten Syndromen mit halluzinatorischen Zustandsbildern ggf. zusätzlich Haloperidol (Haldol®), initial 5–10 mg langsam i.v., weitere Tagesdosen von 20–40 mg, jedoch nicht bei Leberzirrhose und arterieller Hypotonie		
nach 3–5 Tagen	wenn möglich Übergang auf orale Therapie (Startdosis: letzte vorherige i.v. Dosis). Anschl. allmähliche Dosisreduktion	
nach 14 Tagen	Beendigung der Therapie (Suchtgefahr)	

BEACHTE

- **Keine schematische Verordnung über einen längeren Zeitraum. Dosis an aktuellen Zustand des Patienten anpassen.**
- **Dauertropfinfusionen von Clomethiazol dürfen nur unter intensivmedizinischen Bedingungen (Intubation und Beatmungsmöglichkeit) durchgeführt werden. Clomethiazol wirkt atemdepressiv und führt zu (u.U. extremer) vermehrter Bronchialsekretion (evtl. Atropin 3 ∞ 0,5 mg/Tag i.m. zur Abschwächung der bronchialen Hypersekretion).**
- **Die ambulante Verordnung von Clomethiazol an Alkoholkranke ist ein ärztlicher Kunstfehler.**

Clonidintherapie (z.B. Catapresan®)

Initialbehandlung (langsame i.v. Injektion) unter kontinuierlichem Monitoring (EKG und Blutdruckkontrolle). Dosierung 0,15–1,20 mg i.v., anschließend individuell „nach Wirkung" dosieren (Perfusor, Intensivüberwachung!).

Die Vorteile des Clonidins gegenüber dem Clomethiazol sind:

- keine Atemdepression
- keine vermehrte Bronchialsekretion
- kein Suchtpotential.

MEMO

Clonidin wirkt gut gegen die vegetativ gefärbte Unruhe und Kreislaufstörung des Delirs, ist aber gegen psychotische Symptomatik und Krampfanfälle wirkungslos.

3.1.18 Verbrennungen und Verbrühungen

Verbrennungen werden eingeteilt in die Schweregrade I bis III (Tab. 3.29) und definiert durch die Ausdehnung in Prozent der Körperoberfläche (Neunerregel, Abb. 3.17).

Tab. 3.29 Einteilung von Verbrennungen.

Schweregrad	Pathophysiologie	Klinik
I. Grad	Devitalisierung der oberflächlichen Hautschichten	Erythem, schmerzhaft, wenig nässend, spontane Heilung
II. Grad	Nekrose der Epidermis, tiefe Hautanteile sind erhalten und schmerzempfindlich	Erythem, reichlich Exsudation, Blasen, schmerzhaft, teilweise Spontanheilung
III. Grad	Nekrose aller Hautschichten einschließlich der Hautgefäße und Nerven	trockene, harte Nekrosen, thrombosierte Gefäße, Sensibilität fehlt, keinerlei Spontanheilung

MEMO

Die Größe der Handfläche des Patienten entspricht in etwa 1% seiner Körperoberfläche.

BEACHTE

Ab einer Ausdehnung einer Verbrennung von ca. 15% beim Erwachsenen und ca. 10% beim Kind besteht Schockgefahr.

Erstmaßnahmen

- Löschen und Entfernung noch glimmender oder brennender Kleidung, Belassen festhaftender verbrannter Kleidungsreste.

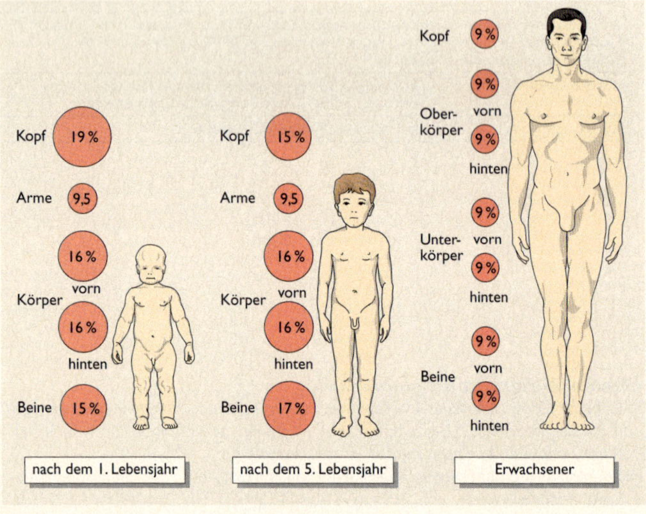

Abb. 3.17 Neunerregel.

- Berieseln der Brandwunden mit 15–20 °C kaltem (Leitungs-)Wasser über 15 Minuten. Sterile Verbände, möglichst aus Metalline-Folie.

BEACHTE

Keine lokale Anwendung von Salben, Öl oder Puder!

- O_2-Maske (4–6 l/min), ggf. frühzeitige Intubation und Beatmung. Bei Verdacht auf Inhalationstrauma Gabe von Dexamethason-Spray (5 Hübe Auxiloson® alle 10 min)
- Mehrere großvolumige venöse Zugänge und ausreichende intravenöse Volumensubstitution mit Ringer-Laktat-Lösung mind. 500 ml/h (bei ausgedehnten Verbrennungen 1000 ml/h). Bei drohendem Kreislaufschock Volumengabe (500–1000 ml möglichst Humanalbumin 5%, sonst HAES 6%).

MEMO

Verbrennungen I. und II. Grades unter 10% der Körperoberfläche beim Erwachsenen können ambulant behandelt werden. Bei tiefer gehenden und großflächigen Verbrennungen sowie Beteiligung von Gesicht, Händen oder Genital Verlegung in eine chirurgische Abteilung. Bei Verbrennungen > 30% der KO, Verbrennungen des Gesichts, alten Patienten, Patienten mit schweren Begleitverletzungen oder einem Inhalationstrauma Verlegung in eine Spezialklinik (Verbrennungszentrum).

TELEFON

Die Belegung der Verbrennungsbetten in allen Verbrennungszentren Deutschlands ist zentral organisiert. Der Nachweis freier Betten für Schwerverbrannte erfolgt über die Telefonnummern: 040/24828837 oder 040/24828838.

Weitere Maßnahmen

Bei allen größeren Verbrennungen:

- Intensivüberwachung, Verlegung in Spezialzentrum (s.u.)
- zentraler Venenkatheter, Blasenkatheter (Flüssigkeitsbilanz)
- Sauerstoff (O_2-Maske/-Sonde 4–6 l/min) entsprechend BGA, ggf. Intubation und Beatmung (bei oralen Verbrennungen Tracheotomie)
- Volumensubstitution und Infusionstherapie, beginnend nach dem modifizierten Parkland-Schema (Tab. 3.30), dann unter Kontrolle von zentralem Venendruck, Hämatokrit und Diurese (Dauerkatheter)
- Elektrolytsubstitution (bes. Natrium und Kalium) gemäß Laborkontrolle
- Ausgleich des Säure-Basen-Haushalts (Azidose)
- ausreichende Schmerzbekämpfung und Sedierung (cave: Ateminsuffizienz!)
- Magensonde bei ausgedehnten Verbrennungen (paralytischer Ileus)
- exakte Analyse der Verbrennungsausmaße und -grade
- mechanische Säuberung und Desinfektion der Hautoberfläche unter sterilen Bedingungen in Narkose
- Faszienspaltung bei massiven Extremitätenödemen
- Unterbringung in einem isolierten Sterilbereich (sterile Personalkleidung, Mundschutz) bei einer Zimmertemperatur von 32–34 °C und hoher Luftfeuchtigkeit
- offene, trockene Wundbehandlung mit desinfizierenden Lösungen
- Thrombose-/Embolieprophylaxe
- Tetanusprophylaxe (aktiv und passiv)
- Streßulkusprophylaxe (H_2-Blocker)
- Antibiotikagabe (gezielt bei manifester Infektion oder Sepsis)
- Kontrakturprophylaxe durch sofortige Physiotherapie
- ab dem 3. Tag hochkalorische parenterale Ernährung. Bei Einsetzen der Ödemresorption (Diurese steigt auf über 100 ml/h) entsprechend Reduktion der Volumengabe und (wenn möglich) Übergang zu oraler Ernährung.

Tab. 3.30 Infusionstherapie nach dem Parkland-Schema mit Modifikation (nach [29]).

Zeitraum	Parkland-Schema	Modifikation
1.–24. Stunde (die Hälfte der errechneten Infusionsmenge in den ersten 8 Std.) Ziel: Diurese 50–70 ml/h	Ringer-Laktat: 4 ml/kg KG/% verbrannte KO	Ringer-Laktat: 3 ml/kg KG/% verbrannte KO + Glukose 5–10%: 1500 ml + Humanalbumin 5%: 0,5 ml/kg KG/% verbrannte KO
25.–48. Stunde Ziel: Diurese 70–100 ml/h. Serumnatrium 140 mval/l	Humanalbumin 5%: 20–60% des kalkulierten Plasmavolumens	Ringer-Laktat: 0,5 ml/kg KG/% verbrannte KO + Glukose 5–10%: 100ml/% verbrannte KO + Humanalbumin 5%: 50 ml/% verbrannte KO

3.1.19 Kälteschäden

UNTERKÜHLUNG

Zur Erhaltung der normalen Körpertemperatur kann der Stoffwechsel bis zum 20fachen der Norm gesteigert werden. Unterkühlung und Kälteschäden treten auf, wenn die Stoffwechselsteigerung den Temperaturunterschied nicht mehr aufrechterhalten kann (Tab. 3.31), z.B. im kalten Wasser (Seenot), in großen Höhen (Bergnot).

Tab. 3.31 Stadieneinteilung der Unterkühlung nach Rektaltemperatur.

Stadium 1	> 35 °C (Stadium der Stoffwechselsteigerung)
Stadium 2	35–30 °C (Stadium der Stoffwechseldepression)
Stadium 3	< 30 °C (präfinales Stadium)

Abhängig vom Ernährungszustand des Patienten und anderen Faktoren kommt es zur Erschöpfung, wenn die physikalische Thermoregulation bei etwa 28 °C ausfällt.

Therapie

- Vermeidung weiterer Auskühlung: nasse Kleidung entfernen, Patient trocken lagern, zudecken
- Wiedererwärmung:
  - bei mäßiger Unterkühlung: passive Wiedererwärmung durch Wolldecken und Steigerung der Umgebungstemperatur
  - bei schwerer Unterkühlung: Infusion von möglichst körperwarmer 5%iger Glukoselösung, Wärmepackungen am Rumpf
  - ggf. Erwärmung über extrakorporale Zirkulation (EKZ).

MEMO

Durch die eigene Wärmeproduktion steigt die Körperkerntemperatur um 0,5–1 °C pro Stunde an. Eine schnelle externe Erwärmung mittels heißer Bäder oder aktiver bzw. passiver Bewegung sollte unterbleiben, da diese auf Kosten des Körperkerns zu Volumenverlusten in die erwärmte Peripherie mit Erhöhung des O_2-Verbrauchs führt.

ERFRIERUNGEN

Nach dem Umfang der Gewebeschädigung können Erfrierungen wie Verbrennungen in 3 Grade eingeteilt werden (Tab. 3.32).

Tab. 3.32 Schweregrade der Erfrierung.

Stadium 1	Gefäßspasmus, Haut weiß, kalt, gefühllos
Stadium 2	Rötung, Schwellung, Blasenbildung
Stadium 3	Schwellung, Blasenbildung, Nekrose

BEACHTE

Therapie

Liegt gleichzeitig eine allgemeine Unterkühlung vor, ist diese unter Sicherung der Vitalfunktionen vorrangig zu behandeln!

- Wiedererwärmung der erfrorenen Körperregion im Wasserbad bei 39–42 °C unter aktiver Bewegung der betroffenen Zehen oder Finger (bei Schmerzhaftigkeit Gabe von Analgetika und Sedativa).
- Eröffnete Blasen steril abtragen, geschlossene werden belassen und mit trockenen und gepolsterten Verbänden versorgt
- Tetanusprophylaxe
- Zur Verbesserung der Mikrozirkulation ggf. Infusionen mit niedermolekularem Dextran 40 und Heparinisierung.

Trockene Nekrosen sollten bis zur spontanen Abstoßung belassen werden. Dieser Prozeß kann Monate dauern. Lediglich bei feuchter Gangrän ist eine möglichst sparsame chirurgische Amputation oder Exzision angezeigt, ggf. mit anschließender plastischer Wiederherstellung oder Defektdeckung mittels Hauttransplantation.

3.1.20 Beinaheertrinken

- *Ertrinken*: Tod durch Ersticken infolge Untertauchens in einer Flüssigkeit
- *Beinaheertrinken*: Überleben des Ertrinkungsunfalls um mehr als 24 Stunden
- *Trockenes Ertrinken*: Eintritt des Atem-/Kreislaufstillstands durch Hypoxie ohne relevante Aspiration von Flüssigkeit in die tieferen Atemwege (in ca. 10–15% der Fälle durch persistierenden Laryngospasmus)
- *Nasses Ertrinken*: Aspiration von Flüssigkeit und auch Erbrochenem, dadurch meist Schaumbildung in den Atemwegen mit erheblicher Erschwerung des Gasaustauschs
- *Süßwasseraspiration*: Süßwasser wird – da hypoton – innerhalb weniger Minuten aus den Alveolen in den Kreislauf resorbiert. Folgen: Hypervolämie, Hyponatriämie, Hypoproteinämie, Hämolyse, massive Hyperkaliämie
- *Salzwasseraspiration*: Salzwasser zieht – da hyperton – Plasma in die Alveolen. Folgen: Lungenödem, Hypovolämie, Hämokonzentration, zusätzlich durch Diffusion der Elektrolyte des Salzwassers Hypernatriämie und Hyperkaliämie.

MEMO

Die für die Süß- und Salzwasseraspiration beschriebenen Veränderungen sind in aller Regel nur passagerer Natur und ohne klinische Relevanz! Entscheidend beim nassen Ertrinken ist der innerhalb kürzester Zeit ausgelöste diffuse Alveolarschaden mit Zerstörung des Surfactants und der Entwicklung eines akuten Lungenversagens (ARDS).

Symptomatik

Panische Angst, Erregung. Angestrengte, unregelmäßige Atmung, Apnoe, Zyanose. Krämpfe. Zeichen eines Lungenödems. Bewußtlosigkeit. Herz-Kreislaufstillstand. Hypothermie.

BEACHTE

Immer daran denken, daß ein anderes gravierendes Krankheitsbild (z. B. Herzinfarkt, epileptischer Anfall) die Ertrinkungssituation ausgelöst haben kann!

Therapie

- Sicherung und ggf. Wiederherstellung der vitalen Funktionen (Reanimation)!

- Freimachen und Freihalten der Atemwege. O_2-Maske, großzügige Indikation zur Intubation und Beatmung mit PEEP (5–10 cmH_2O)
- Stabile Seitenlage bei Bewußtlosigkeit. Oberkörperhochlagerung (30°) beim wachen Patienten oder nach Intubation
- Venöser Zugang
- (Weitere) Hypothermie verhindern
- Magensonde
- Medikamente:
  - bei Zeichen eines Lungenödems: Furosemid 20–60 mg i.v.
  - bei zerebralen Krämpfen: Barbiturate, z.B. Thiopental (Trapanal®) 100–150 mg i.v.
  - ggf. Hirnödemprophylaxe mit Dexamethason (z.B. 100 mg Fortecortin® i.v.) oder Prednisolon (z.B. 1–2 g Solu-Decortin®-H i.v.) oder Methylprednisolon (z.B. 250 mg Urbason® i.v.).

3.2 Häufige Verletzungen

3.2.1 Polytrauma

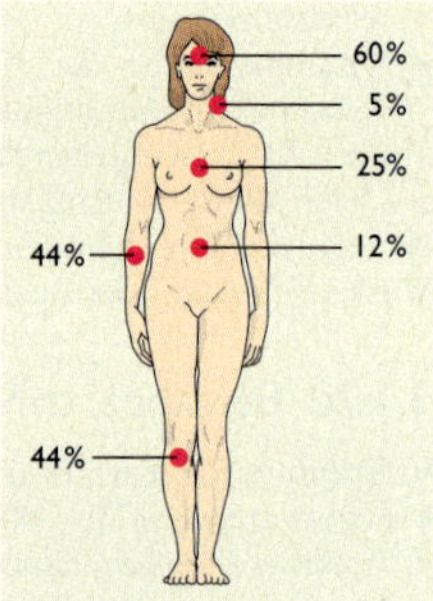

Abb. 3.18 Häufigkeitsverteilung von Verletzungen bei Polytrauma.

Definition

Mehrfachverletzung, wobei wenigstens eine Verletzung oder die Kombination mehrerer Verletzungen lebensbedrohlich ist (Abb. 3.18). Ursache zu ca. 80%: Verkehrsunfall.

Ein polytraumatisierter Patient wird heutzutage sicherlich nicht mehr ohne eine stattgehabte primäre notärztliche Versorgung in das Krankenhaus eingeliefert werden, idealerweise sollte vom Notarzt eine dem Verletzungsmuster adäquate Zielklinik (z.B. Klinik der Maximalversorgung) angefahren werden. Abseits von Ballungsgebieten ist es jedoch manchmal sinnvoll, einen polytraumatisierten Patienten vor einem längeren Transportweg – sofern durch den Notarzt vor Ort nicht adäquat möglich – z.B. in der nächstgelegenen Klinik zu stabilisieren und von dort aus einen adäquaten Transport (z.B. mit RTH) in die geeignete Klinik zu organisieren.

Erstdiagnostik und Erstmaßnahmen

TELEFON

Die Koordination der Diagnostik und der Maßnahmen beim Polytrauma gehört in die Verantwortung eines erfahrenen Mediziners! Keine Selbstüberschätzung: chef- und oberärztliche Hintergrunddienste und die im Hause verfügbaren Fachkollegen (z.B. Anästhesist, Chirurg) sofort hinzuziehen!

- Soforteinschätzung der Vitalfunktionen durch Blickdiagnose (Bewußtsein, Atmung, Puls), gezielte Suche nach Schockzeichen (Puls, RR, Hautfarbe), sofortige Einleitung der Basisversorgung: O_2-Gabe (6 l/min), 2 großlumige venöse Zugänge, großzügige Volumengabe (z.B. HAES), frühzeitige Intubation und Beatmung, ggf. Reanimation (s. Kap. 3.1.1)
- Versuch einer Abschätzung der Schweregrade der Verletzungen (Tab. 3.33 und 3.34)!
- Schocktherapie (s. Kap. 3.1.3).

Tab. 3.33 Einteilung von Verletzungen beim Polytrauma nach Priorität.

höchste Priorität	akut lebensbedrohliche Verletzungen: Thoraxtrauma mit Ateminsuffizienz, Herz-Kreislauf-Insuffizienz, massive Blutung, intrakranielle Blutung
sehr hohe Priorität	Schock, intraabdominelle oder retroperitoneale Blutungen
hohe Priorität	Schädel-Hirn-Trauma, Wirbelsäulenverletzungen, Verbrennungen
niedrige Priorität	Verletzungen von unterem Urogenitaltrakt, peripheren Nerven und Muskeln, Weichteilen, periphere Frakturen

Tab. 3.34 Geschätzter Blutverlust bei Frakturen bzw. Rupturen innerer Organe.

Fraktur/Ruptur	Geschätzter Blutverlust (ml)	Fraktur/Ruptur	Geschätzter Blutverlust (ml)
Oberarmfraktur	100–800	Beckenfraktur	500–5000
Unterarmfraktur	50–400	Hämatothorax	500–1000
Oberschenkelfraktur	300–2000	Leberruptur	1500–2000
Unterschenkelfraktur	100–1000	Milzruptur	1500–2000

3.2.2 Schädel-Hirn-Trauma (SHT)

Definition

Kombinierte Verletzung von Kopfschwarte, Schädel und Hirn mit entweder direkter (traumatischer) Schädigung des Gehirns und/oder indirekter Hirnschädigung infolge von intra- oder extrakraniellen Komplikationen (z. B. intrakranielle Hämatome, Hirndrucksteigerung, zerebrale Hypoxie infolge von Herz-Kreislauf-Störungen).

- Gedecktes SHT Dura mater intakt
- Offenes SHT Dura mater zerstört (mit Austritt von Liquor und/oder Hirnsubstanz)

MEMO

Bei 60–90% aller Polytraumatisierten findet sich ein begleitendes schweres SHT, die Mortalität wird dadurch um das Sechsfache erhöht!

Einteilung (Tab. 3.35)

Die Prognose des SHT wird maßgeblich durch die traumatisch bedingten intrakraniellen Komplikationen bestimmt (Tab. 3.36).

Tab. 3.35 Schweregradeinteilung von Schädel-Hirn-Traumen.

Schweregrad	Dauer des Bewußtseinsverlusts	Gehirnschädigung	Prognose
SHT I	keine Bewußtlosigkeit	Prellung/leichte Commotio	voll reversibel
SHT II	Bewußtlosigkeit ≤ 30 min	Commotio/ leichte Contusio cerebri	voll reversibel oder leichte verbleibende Störungen
SHT III	Bewußtlosigkeit ≤ 2 h	mittelschwere Contusio cerebri	bleibende Störungen
SHT IV	Bewußtlosigkeit > 4 h	schwere Contusio cerebri	schwere bleibende Störungen

Tab. 3.36 Intrakranielle Komplikationen bei Schädel-Hirn-Trauma.

	Häufigkeit bei SHT	Betroffenes Gefäß	Begleitverletzungen	Operative Maßnahme	Letalität
akutes, subdurales Hämatom (Abb. 3.19)	10%	Venen der Pia mater	immer Hirnverletzung	Trepanation	60%
chronisches subdurales Hämatom (Abb. 3.20)	10%	Venen der Pia mater	Schädelprellung, keine Begleitverletzung	Bohrloch, Drainage	10%
epidurales Hämatom (Abb. 3.21)	1%	A.-meningea-media-Äste, Sinus	temporale Fraktur	Trepanation, Gefäßunterbindung	20%
intrazerebrales Hämatom (Abb. 3.22)	25%	Hirnarterien	immer	selten	50%
Subarachnoidalblutung	10–20%	variabel	immer	Ursachenabhängig (Aneurysma? Trauma?)	

Symptome

- Leitsymptom: Bewußtseinsstörung (Stadien der Bewußtlosigkeit s. Kap. 3.1.2)
- evtl. äußere Verletzungen (danach suchen!)
- Blutungen aus Nase und Ohren, evtl. Liquorbeimengungen (positive Glukosereaktion bei Glukostix®)
- Erbrechen
- Erinnnerungslücken (Amnesie)
- unregelmäßige Atmung
- Lähmungen an den Extremitäten.

MEMO

Ausgeprägte Hypotonie sollte immer an Mehrfachverletzungen denken lassen. In seltenen Fällen kommt es beim SHT zum sog. *spinalen Schock* mit Unterbrechung der Sympathikusinnervation bei hohen Rückenmarksläsionen (s. Kap. 3.1.3).

Erstdiagnostik

- Kontrolle und Überwachung der Vitalparameter, engmaschiges Monitoring
- neurologische (Kurz-)Untersuchung (Hirndruckzeichen? Mittelhirnsyndrom? Bulbärhirnsyndrom?), Beurteilung nach Glasgow-Coma-Scale und Beurteilung der Pupillenreaktion (s. Kap. 3.1.2), Dokumentation der Befunde und Verlaufskontrolle
- Rö-Schädel in zwei Ebenen, ab einem SHT II° und bei Schädelfraktur sofort kranielles CT (Abb. 3.19– 3.22.).

Erstmaßnahmen

- Ziel: Ausmaß der Schädigung auf den primären Substanzverlust begrenzen. Verminderung des intrakraniellen Drucks
- Sicherung der Vitalfunktionen (ABC-Regel)

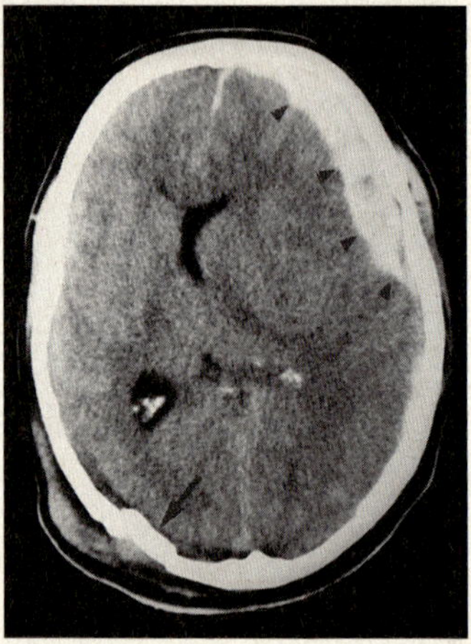

Abb. 3.19 CT eines akuten subduralen Hämatoms (typische konvex-konkave Form).

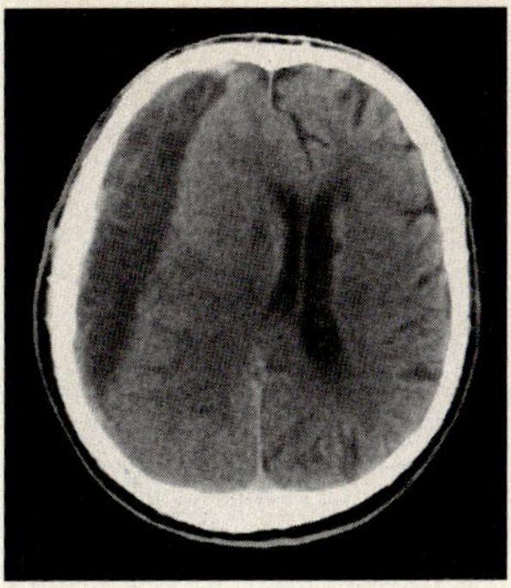

Abb. 3.20 CT eines ausgedehnten chronisch subduralen Hämatoms links (beachte die Hypodensität).

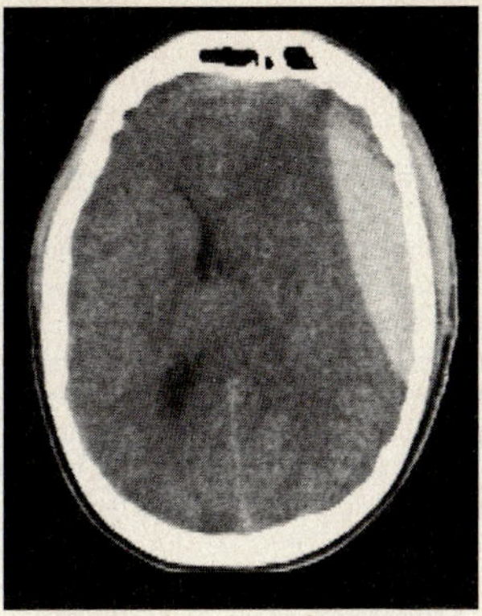

Abb. 3.21 CT eines Epiduralhämatoms rechts (typische bikonvexe Form). Kompression des Seitenventrikels rechts und Verlagerung der Mittellinie.

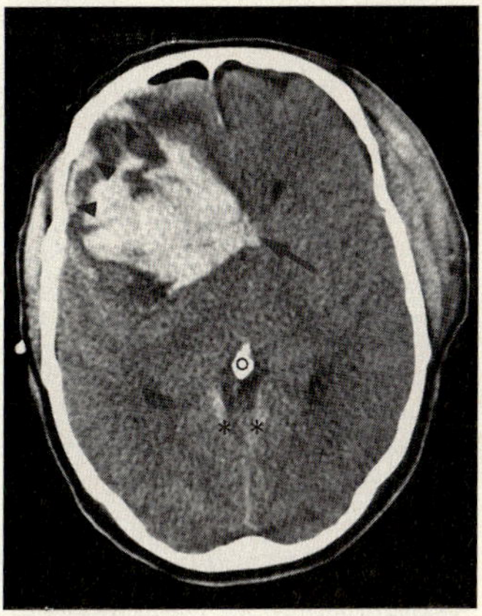

Abb. 3.22 CT eines akuten intrazerebralen Hämatoms.

- bei stabilen Kreislaufverhältnissen Oberkörperhochlagerung (15–30°, kein isoliertes Kopfanheben oder -verdrehen)
- frühzeitige Indikation zu Intubation (und kontrollierten Beatmung) in Narkose (Thiopental 3–5 mg/kg i.v., bei Hypotonie 0,5–1 mg/kg i.v. oder Etomidat 0,1 bis 0,2 mg/kg i.v.) und ggf. Relaxierung. Zur Intubation Immobilisation der HWS. Vorher möglichst neurologische Kurzuntersuchung
- kontrollierte Hyperventilation zur Hirndrucksenkung (Induktion einer Vasokonstriktion in den Gefäßgebieten mit erhaltener Autoregulation und somit einer Abnahme des intrakraniellen Blutvolumens): pCO_2 auf ca. 30 mmHg absenken, Atemfrequenz ca. 20/min, niedriges Atemzugvolumen; kein PEEP!
- evtl. Hirnödemprophylaxe (umstritten!), Dexamethason (z.B. Fortecortin®) 100 mg langsam i.v.

BEACHTE

Der intubierte Patient mit SHT und erhöhtem Hirndruck sollte immer tief sediert (Midazolam) und ausreichend analgesiert (Fentanyl Hexal®), ggf. relaxiert werden, um krisenhafte Anstiege des intrakraniellen Drucks (z.B. durch Absaugen o.ä. Manipulationen) zu vermeiden.

- ggf. Schocktherapie (s. Kap. 3.1.3)
- Blutstillung
- bei Krampfanfällen Diazepam 5–10 mg oder Clonazepam 1–2 mg i.v.
- für schwerere SHT: Aufnahme in geeignete Zielklinik mit neurochirurgischer Abteilung und adäquates Transportmittel (Hubschrauber) organisieren.

AKUT

Bei drohender oder beginnender zerebraler Einklemmung (Warnzeichen: Schwindel, Übelkeit, Erbrechen) zählt jede Minute, die bis zum Einsetzen einer gezielten Therapie vergeht. In dieser Situation muß jede nicht absolut lebensnotwendige diagnostische oder therapeutische Maßnahme unterbleiben.

Weiteres therapeutisches Vorgehen

- Leicht- bis mittelgradige Schädel-Hirn-Traumen (Commotio, einfache Schädelfraktur, nicht raumfordernde Kontusion) erfordern meist keine spezielle neurochirurgische Behandlung. Die Patienten sind ansprechbar, nicht selten jedoch verlangsamt oder desorientiert und können eine kurze Bewußtlosigkeit oder Erinnerungslücke aufweisen. Bei solchen Patienten ist eine stündliche Kontrolle von Bewußtseinslage, Pupillenreaktionen und Motorik über 24–48 h erforderlich, um unerwartete Komplikationen frühzeitig erkennen zu können
- Da sich Komplikationen nicht selten nachts ereignen, ist es wichtig, diese Überwachung auch in den nächtlichen Ruhestunden der Patienten konsequent durchzuführen

BEACHTE

Cave: Unter scheinbar unkomplizierten Kalottenfrakturen können sich noch Stunden nach dem Trauma raumfordernde Epiduralhämatome entwickeln! Nicht raumfordernde Kontusionen können durch sekundäre Schwellung mit einer Latenz von 12 bis 48 Stunden raumfordernden Charakter annehmen.

- Patienten mit schweren Schädel-Hirn-Traumen müssen nach erfolgter Diagnostik intensivmedizinisch behandelt werden. Bei anhaltender Bewußtlosigkeit kontinuierliche Hirndrucküberwachung mittels externer Liquordrainage
- akutes Epidural- und Subduralhämatom: dringliche OP-Indikation
- bei drohender Hirneinklemmung bzw. akuter Verschlechterung des neurologischen Status (plötzlich aufgetretene Anisokorie, Streckmechanismen): Hirndrucksenkung mit Mannitol (z.B. Eufusol M 20®) 250 ml rasch (2–5 min) i.v.
- Ultima ratio bei Verdacht auf Epiduralhämatom (rasch progrediente neurologische Symptomatik mit Hemiparese, Bewußtseinsstörung bzw. Bewußtseinsverlust und beginnender Pupillenstörung) und fehlender Möglichkeit zum CT bzw. zur raschen Übergabe an eine neurochirurgische Klinik: blinde Bohrlochtrepanation (Anlage von bis zu 3 Bohrlöchern auf der Seite der beginnenden Pupillenstörung), dadurch evtl. lebensrettender Zeitgewinn bis zur Verlegung des Patienten in eine neurochirurgische Klinik
- intrazerebrale Hämatome bzw. Kontusionsblutungen traumatischer Genese: in der Regel konservative Behandlung.

3.2.3 Wirbelsäulen- und Rückenmarksverletzungen

Typische Ursachen für Wirbelsäulenverletzungen mit und ohne Rückenmarksverletzungen sind Traumen, bei denen einer der folgenden Unfallmechanismen wirksam wird:

- peitschenartige Schleuderbewegung von Teilen der Wirbelsäule (WS), insbesondere von Kopf und Hals (typisches Schleudertrauma)
- Stauchungsmechanismen in Längsrichtung der WS (z.B. Sturz aus großer Höhe)
- direkte Gewalteinwirkung auf Teile der WS (z.B. auch durch Sicherheitsgurt [Beckengurttrauma], dorsale Rippenbrüche)

Die Hauptgefahr einer WS-Verletzung liegt in der direkten oder indirekten Schädigung des Rückenmarks (Quetschung, Durchtrennung, Einblutung) mit der Ausbildung einer Querschnittlähmung. Akut lebensbedrohlich ist die hohe Querschnittlähmung durch die sich entwickelnde zentrale Atemlähmung.

Notfallanamnese

- Verkehrs-, Arbeits-, Sport-, Badeunfall, Suizidversuch?

Beachte

- Unfallmechanismus/Unfallgeschehen vom Patienten oder von Unfallbeobachtern schildern lassen!

Immer an eine potentielle WS-Verletzung denken, nach indirekten Hinweisen suchen (z.B. beidseitige Sprunggelenksverletzung, Unfallopfer weiter weg vom Unfallort aufgefunden etc.).

Symptome

- Schmerzen im betroffenen Segment des Hals-/Rückenbereichs
- neurologische Ausfälle in Abhängigkeit von Schwere und Lokalisation der Verletzung (Tab. 3.37; radikuläre Dermatome s. Kap. 1.3)
- evtl. Bewußtseinsstörung
- Blutdruckabfall

Tab. 3.37 Charakteristische neurologische Ausfälle in Abhängigkeit vom Ort der Wirbelsäulenschädigung.

Ort der Rückenmarksschädigung	Symptome
obere Halswirbelsäule	vollständige Atemlähmung, schlaffe Parese mit Areflexie aller vier Extremitäten
mittlere oder untere Halswirbelsäule	meist unvollständige Tetraplegie mit motorischen Restfunktionen im Bereich der Unterarme und Hände, Sensibilitätsausfall gemäß der Nervenversorgungsgebiete im Bereich der Klavikulae und je nach Höhe der Läsion über Teilen des Arms, bei Lähmung von Atemhilfs- und Bauchmuskulatur nur noch Zwerchfellatmung
Brustwirbelsäule/thorakolumbaler Übergang	Paraplegie mit segmentalem Sensibilitätsausfall unterhalb der Läsion, Blasen- und Mastdarmfunktion aufgehoben
Lendenwirbelsäule	in Abhängigkeit von der Läsionshöhe differenzierte Ausfallserscheinungen im Bereich der Beine (schlaffe Paresen der entsprechenden Muskelgruppen, segmenttypische sensible Ausfälle), evtl. Blasen-/Mastdarmstörung

Erstmaßnahmen

- Sicherung der Vitalfunktionen

Beachte

Der Verdacht auf eine HWS-Verletzung ist keine Kontraindikation für die Intubation!

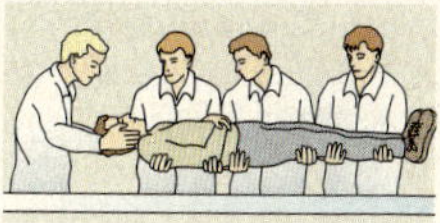

Abb. 3.23 Umlagerung von Patienten mit Wirbelsäulenverletzungen.

- Lagerung: Wenn möglich, flach lagern! Kein unnötiges Umlagern! Umlagerung nur mit mehreren Helfern (Abb. 3.23), Schaufeltrage, Vakuummatratze einsetzen!
- HWS mit Halsmanschette (z. B. Stiff-Neck®) stabilisieren

Beachte

Bei allen Manipulationen am Kopf eines Patienten mit Verdacht auf instabile HWS-Verletzung immer einen nach kranial gerichteten Längszug ausüben zur Verhinderung einer sekundären Einklemmung des Rückenmarks!

- Venöser Zugang: Volumenersatz
- Schmerzbekämpfung (bei möglichst erhaltenem Bewußtsein zur Überprüfung des Neurostatus)
- Ödemprophylaxe (z. B. initial 30 mg Urbason®/kg KG i.v., anschließend 30 mg über 24 h per infusionem).

Weiterführende Therapie

- Entscheidung zur chirurgischen oder konservativen Versorgung nach Neurostatus und Rö-/CT-Befunden.

3.2.4 Thoraxtrauma

Verletzungen des knöchernen Thorax und/oder der Thoraxorgane aufgrund von Gewalteinwirkung (bei ca. 10% aller Unfallverletzungen, bei ca. 65% der Polytraumatisierten!).

MEMO

Potentiell lebensbedrohliche Komplikationen (Abb. 3.24) können insbesondere beim stumpfen Thoraxtrauma mit fehlenden äußeren Verletzungszeichen (75% der Verletzten weisen keine äußeren sichtbaren Verletzungszeichen auf!) auftreten. „Nicht daran denken" kann zu einer erhöhten Letalität führen!

Relativ häufig:
- Rippen-/Sternumfrakturen (ca. 68%)
- Lungenkontusionen (ca. 57%)
- Hämatopneumothorax (ca. 32%).

Seltener, aber oft unmittelbar lebensbedrohlich:
- Verletzungen des Herzens und der thorakalen Gefäße (ca. 9%)
- Verletzungen des Zwerchfells (ca. 7%)
- Begleitende Verletzungen von Ösophagus, Wirbelsäule und Abdomen.

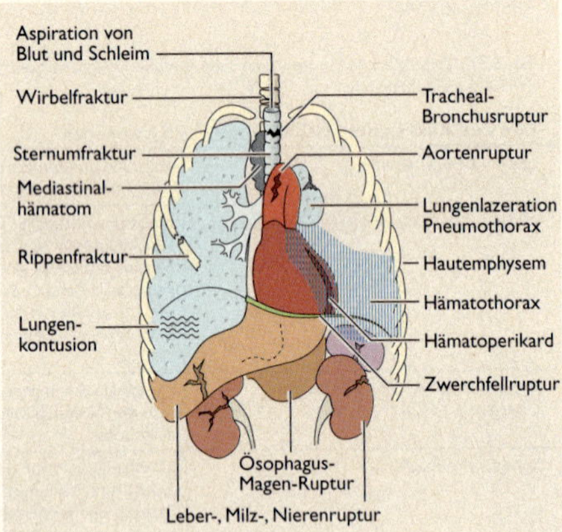

Abb. 3.24 Verletzungsmöglichkeiten beim stumpfen Thoraxtrauma.

Notfallanamnese
- Unfallmechanismus/Unfallgeschehen vom Patienten oder von Unfallbeobachtern schildern lassen!

Symptome
- Prellmarken, äußere Verletzungen
- Dyspnoe, evtl. Zyanose
- atemabhängige Schmerzen
- schnelle, flache, bei Rippenserienfraktur evtl. paradoxe Atmung
- Husten, evtl. Hämoptoe
- evtl. prallgefüllte Halsvenen (Blutungen in das Perikard)
- evtl. Hautemphysem
- Tachykardie, Blutdruckabfall
- bei Komplikationen (Spannungspneumothorax, Hämatothorax etc.) Schock.

Erstmaßnahmen
- Sicherung der Vitalfunktionen
- Lagerung: bei erhaltenem Bewußtsein: Oberkörperhochlagerung, bei Bewußtlosigkeit: stabile Seitenlage (auf der verletzten Seite)
- Sauerstoffgabe (4–6 l O_2/min)

- venöser Zugang
- Schocktherapie (s. Kap. 3.1.3)
- großzügige Indikation zu Intubation und Beatmung, ggf. Narkoseeinleitung
- bei Hinweisen auf Spannungspneumothorax: sofortige Entlastungspunktion im 2. oder 3. ICR medioklavikular (s. Kap. 3.1.6), Thoraxdrainage (s. Kap. 2.6.11)
- Schmerzstillung: Piritramid (z.B. Dipidolor®) 7,5–15 mg i.v. oder Morphin 5–10 mg langsam i.v. (cave: Atemdepression!).

Weiterführende Therapie

- Entscheidung zum weiteren therapeutischen Vorgehen nach Rö-Thorax, abdomineller Sonographie, EKG/Echokardiographie, Bronchoskopie und ggf. Thorakotomie.

3.2.5 Abdominaltrauma

Verletzung des Bauchraumes, meistens als stumpfes Bauchtrauma (bei 20–40% der Polytraumatisierten mit einer Letalität von ca. 30–40%! Sportunfälle, Schlägereien, Mißhandlungen), seltener als perforierende Verletzung (Schuß-, Stich-, Pfählungsverletzung).

MEMO

Gefürchtet sind sekundäre Organrupturen und primär nicht erkennbare Organverletzungen (z.B. Darmischämie, Duodenal-, Pankreasruptur) mit manchmal erst nach Tagen auffallender Symptomatik, insbesondere bei Kindern (z.B. nach Sturz auf Roller- oder Fahrradlenkerstange).

Notfallanamnese

- Unfallmechanismus/Unfallgeschehen vom Patienten oder von Unfallbeobachtern schildern lassen!

Symptome

- akuter Bauchschmerz („akutes Abdomen“)
- Schockzeichen (Tachykardie, Blutdruckabfall)
- Prellmarken, äußere Verletzungen, Fremdkörper im Abdomen
- bretthartter Bauch bzw. Abwehrspannung
- schnelle, flache Atmung (Schonung der Bauchwand durch Brustkorbatmung)
- evtl. Zunahme des Bauchumfangs.

Erstmaßnahmen

- Sicherung der Vitalfunktionen
- Lagerung: in Abhängigkeit von der Bewußtseinslage: stabile Seitenlage, sonst Schocklagerung mit Knierolle
- Sauerstoffgabe
- venöser Zugang (möglichst großlumig)
- Volumengabe
- Schocktherapie (s. Kap. 3.1.3)
- Schmerzbekämpfung (z.B. Morphin)
- Belassen von Fremdkörpern bei Pfählungsverletzungen bis zur definitiven operativen Versorgung.

Weiterführende Therapie

Entscheidung zum weiteren therapeutischen Vorgehen nach abdomineller Sonographie mit kurzfristigen Verlaufskontrollen, Urinstatus, Rö-Thorax im Liegen, Rö-Abdomenübersicht in Linksseitenlage, Peritoneallavage, CT, Angiographie bzw. Laparoskopie.

3.2.6 Extremitätenverletzungen (Tab. 3.38, Abb. 3.25)

Tab. 3.38 Symptome, Diagnostik und Erstmaßnahmen bei Extremitätenverletzungen.

Verletzungsart	Symptome	Diagnostik	Erstmaßnahmen
geschlossene Fraktur	sichere Frakturzeichen: abnorme Beweglichkeit, Dislokation unsichere Zeichen: Schmerz, Schwellung, Funktionsbehinderung	Beurteilung von Sensibilität und Durchblutung, Abschätzung Blutverlust (vgl. Tab. 3.34)	Reposition und Retention auf Schienenverband, Analgesie (z. B. mit Tramadol 100 mg i.v.)
offene Fraktur	wie geschlossene Fraktur, evtl. sichtbare Wunde, hervorstehende Knochenanteile	Suche nach Hinweisen auf offene Wunde (Unfallhergang), Beurteilung von Sensibilität und Durchblutung, Abschätzung Blutverlust (vgl. Tab. 3.34)	sterile Wundabdeckung, ggf. Kompressionsverband und Extremitätenhochlagerung zur Blutstillung, Reposition mit anschließender Retention, Analgesie (z. B. mit Tramadol 100 mg i.v.)
Gelenkluxation	Fehlstellung oder abnorme Kontur des Gelenks, federnde Bewegungsblockade, schmerzbedingte Schonhaltung		Reposition und Ruhigstellung
Amputationsverletzung			sterile Abdeckung, ggf. Kompressionsverband und Extremitätenhochlagerung zur Blutstillung, ggf. Schocktherapie, Analgesie (z. B. mit Tramadol 100 mg i.v.), sterile Verpackung und Kühlung des Amputats (kein direkter Kontakt mit Wasser oder Eis), auch z. B. von größeren abgelederten Hautarealen. Cave: bei subtotaler Amputation besondere Vorsicht zur Vermeidung der völligen Durchtrennung!
arterielle/venöse Blutung			sterile Wundabdeckung, direkte Kompression, Druckverband (Abb. 3.25), Hochlagerung der Extremität Cave: kein Abbinden, keine Klemmen anlegen (Gefahr sekundärer Schädigung)

3.3 Kinderheilkunde – Problemfälle

Im Akutfall darf auch der Nicht-Pädiater nicht vor der Behandlung eines kranken Kindes zurückschrecken, in der Regel aber sollten Kinder möglichst rasch einem Pädiater zugeführt werden. Je jünger die Kinder, desto mehr Gültigkeit hat diese Maxime.

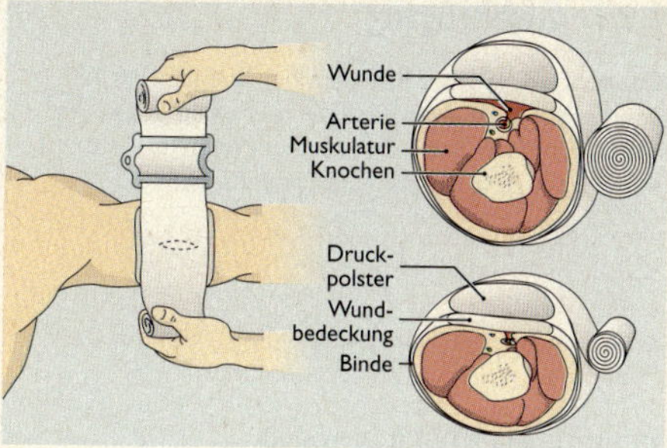

Abb. 3.25 Druckverband.

BEACHTE **Kinder können aufgrund ihrer großen Kompensationsfähigkeit bei gleichzeitig geringeren Reserven schnell dekompensieren. Deshalb stets großzügige Indikation zur Sauerstoffgabe: bei Neugeborenen und Säuglingen über Maske, bei Kleinkindern (bei freier Nasenatmung) über Nasensonde, bei Schulkindern/Jugendlichen über vorgehaltenen Schlauch.**

3.3.1 Umgang mit dem kranken Kind und seinen Eltern

- Kind möglichst nicht von begleitendem/r Elternteil/Bezugsperson trennen
- Altersentsprechend dem Kind wahrheitsgemäß das Vorgehen erklären
- Bei Untersuchung auf warme und ruhige Umgebung achten (Säuglinge/Kleinkinder)
- Den Eltern durch Information über Diagnose und Maßnahmen aus ihrer Hilfslosigkeit helfen.

3.3.2 Normalwerte

Anhand der pädiatrischen Normalwerte (Tab. 3.39) kann zumindest eine diagnostische Grundeinschätzung erfolgen. Die Medikamentendosierung bei Kindern richtet sich nach dem Gewicht.

Tab. 3.39 Normalwerte Kinder.

	Körpergewicht (kg)	Körpergröße (cm)	Herzfrequenz (/min)	Blutdruck (mmHg)	Atemfrequenz (/min)	Atemzugvolumen (ml)
Neugeborenes	3,5	50	140	75/80	40–50	20–35
6 Monate	7	70	120	80/50	30–40	40–100
1 Jahr	9	75	110	95/65	20–30	150–200
3 Jahre	15	95	105	100/60	20–30	150–200
5 Jahre	20	110	105	100/60	16–20	300–400
8 Jahre	28	130	95	110/60	16–20	300–400
12 Jahre	40	150	95	115/60	14–16	400–500
15 Jahre	50	165	80	120/65	14–16	400–500

3.3.3 Gefäßzugang

Der venöse Zugang zählt auch bei Notfällen im Kindesalter zu den Basismaßnahmen, er ist aufgrund der speziellen kindlichen anatomischen Verhältnisse aber schwieriger zu legen als beim Erwachsenen.

BEACHTE

Am Notfallort oder in der Notfallaufnahme der Klinik sollten der periphervenöse und der intraossäre Zugang immer dem komplikationsreicheren und technisch noch schwierigeren zentralvenösen Zugang vorgezogen werden.

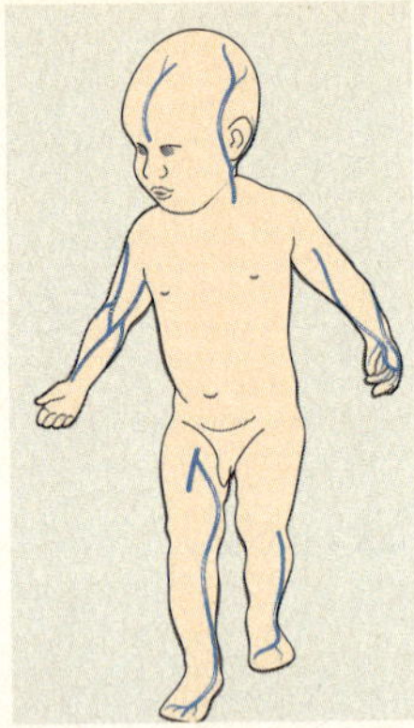

Abb. 3.26 Zur Venenpunktion und Infusion geeignete Venen.

PERIPHERVENÖSER ZUGANG

- Zur Durchführung s. Kap. 2.1.3.
- Bei Kindern sind über alle oberflächlichen Venen an Kopf, Hals, Extremitäten und notfalls auch an Bauch- und Brustwand i.v. Zugänge möglich (Abb. 3.26)

TIP

- Die Skalpvenen und die V. jugularis externa sind auch bei Hypovolämie und/oder Kälte fast immer kanülierbar.
- *Stauen:* Günstig ist die Stauung mit einer RR-Manschette mit einem Druck, der zwischen diastolischem und systolischem RR liegt. Ansonsten ist die manuelle Stauung durch Helfer oder durch den Punktierenden (Abb. 3.27) besser als der Einsatz des Stauschlauchs!

- Richtige Kanülengröße wählen (Tab. 3.40): Grundsätzlich die kleinste Kanüle nehmen, die den beabsichtigten Zweck erfüllt, und nicht die größte, die man gerade noch intravenös plazieren kann
- Punktion – Blutrückfluß: Bei der Punktion der Venen von Säuglingen und kleinen Kindern spürt man oft einen „Klick", wenn man das Gefäß punktiert, ohne daß sofort Blut in den Konus zurückfließt! Einen Moment warten! Gerade die kleinen Kanülen müssen manchmal sogar erst 2–3 cm in die Vene vorgeschoben werden, damit Blut zurückfließt! Durch vorheriges Füllen der Kanüle mit NaCl 0,9% ist der Blutrückfluß schneller wahrzunehmen!

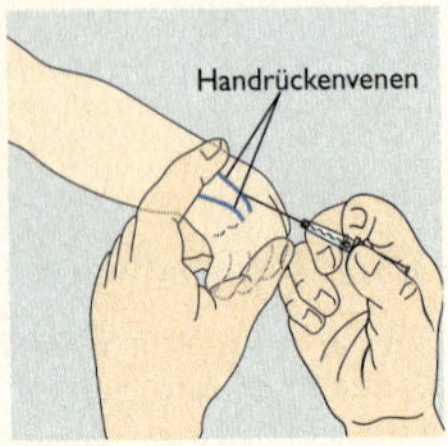

Abb. 3.27 Stauung der Handrückenvenen durch den Punktierenden.

Tab. 3.40 Wahl von Venenverweilkanülen bei Kindern.

	Größe (G)	Farbe	max. Durchfluß (ml/min)
Neugeborenes	24	hellgrün	13
6 Monate	24/22	hellgrün/hellblau	13/31
1 Jahr	22	hellblau	31
3 Jahre	22	hellblau	31
5 Jahre	22	hellblau	31
8 Jahre	20	rosa	54
12 Jahre	18	grün	80
15 Jahre	17	gelb	125

TIP

Punktion von Skalpvenen: Gezielt die Punktionsvene z.B. mit Finger stauen, ggf. normalen Haushaltsgummi um den Kopf legen!

- Fixieren: Verweilkanülen gut fixieren (Abb. 3.28)!

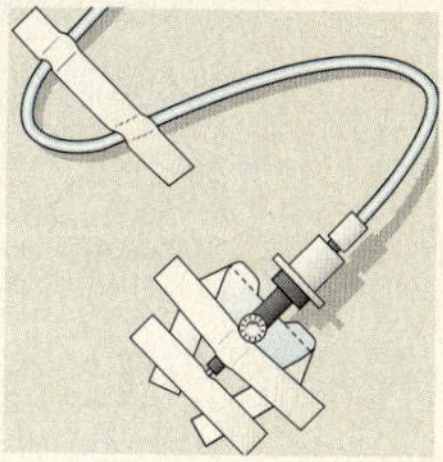

Abb. 3.28 Fixierung der Verweilkanüle.

INTRAOSSÄRE INFUSION

MEMO

Die Punktion des Markraums stellt eine einfache und schnell durchführbare Alternative zum i.v. Zugang dar. Über eine intraossär liegende Nadel können alle Notfallmedikamente und Infusionen zur Volumensubstitution appliziert werden.

Material

- Knochenmarkpunktionskanülen, z.B. Cook-Nadeln (Tab. 3.41)
- notfalls 16- bis 18-G-Stahlnadeln (Strauss-Kanülen, Butterfly)
- sterile Handschuhe, Kompressen, Desinfektion.

Tab. 3.41 Wahl der Knochenmarkpunktionskanüle bei Kindern.

Neugeborenes/6 Monate	16 G
1 Jahr	16/18 G
3–7 Jahre	18 G

Punktionsort

- proximale Tibia ca. 2 cm unterhalb der Tuberositas tibiae an der medialen planen Tibiavorderfläche (Abb. 3.29 b)
- medialer Malleolus (Abb. 3.29 a).

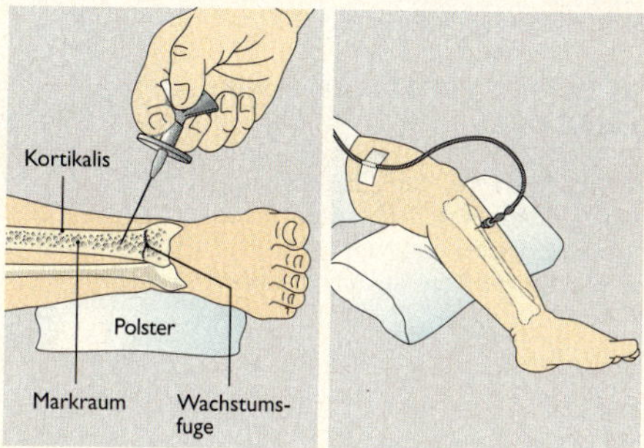

Abb. 3.29 Punktionsorte für intraossäre Infusion: a) medialer Malleolus, b) proximale Tibia.

Durchführung

- wenn der Patient bei Bewußtsein ist: suffiziente Lokalanästhesie einschließlich Infiltration des Periosts
- sorgfältige Desinfektion, Lagerung mit Unterpolsterung von Knie- bzw. Sprunggelenk
- Punktion mit leicht drehender Bewegung, bei Punktion des medialen Malleolus in einem Neigungswinkel von ca. 70° von der Wachstumsfuge weg (Abb. 3.29a), bei Punktion der Tuberositas tibiae mit 90° zur medialen Tibiaoberfläche (Abb. 3.29b)
- ein plötzlicher Widerstandsverlust zeigt das Durchstoßen der Kortikalis an, sofort stoppen, ggf. Mandrin entfernen, bröckeliges Mark oder Blut kann aspiriert werden
- Nadel fixieren, Infusion anschließen.

BEACHTE

Intraossäre Infusion muß frei und leicht wie bei intravenöser Gabe laufen.

3.3.4 Reanimation (ABC-Schema)

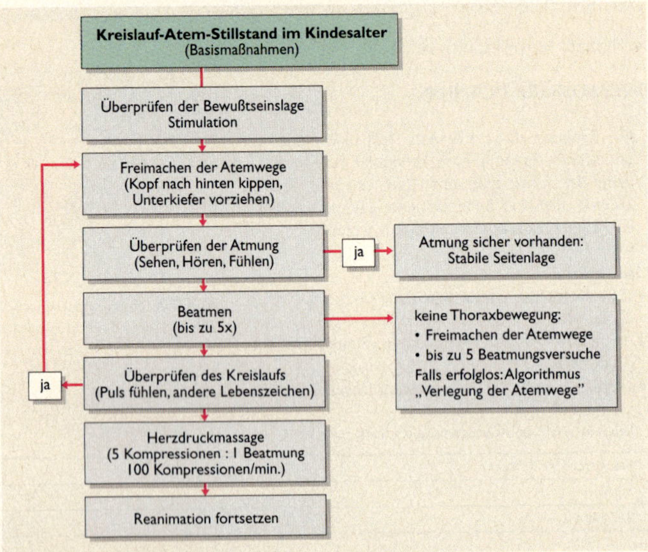

Abb. 3.30 Basismaßnahmen der Reanimation bei Kindern (nach den Empfehlungen des Deutschen Beirats für Erste Hilfe u. Reanimation der Bundesärztekammer 2000).

ATEMWEGE FREIMACHEN UND FREIHALTEN

- Inspektion von Mund und Rachen
- ggf. Ausräumen/Absaugen von Mund, Rachen und Nase
- Rückenlage, Kopf in „Schnüffelposition".

BEACHTE

Bei Säuglingen und kleineren Kindern Kopf nur leicht überstrecken (Abb. 3.31).

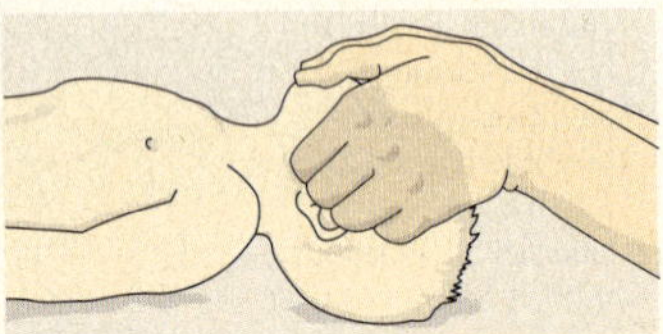

Abb. 3.31 Leichtes Überstrecken des Kopfes beim Säugling.

BEATMUNG

Beatmung ohne Hilfsmittel

Bei Neugeborenen und Säuglingen als Mund-zu-Mund-und-Nase-Beatmung (Abb. 3.32), bei Kleinkindern und Kindern als Mund-zu-Mund-Beatmung. Angestrebte Frequenz (Tab. 3.42).

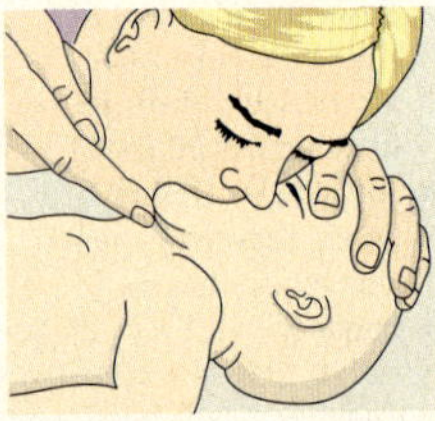

Abb. 3.32 Mund-zu-Mund-und-Nase-Beatmung.

Tab. 3.42 Beatmungsfrequenz.

Neugeborene	40–60/min	Säuglinge	> 20/min	Kinder und Jugendliche	15–20/min

Tab. 3.43 Maskengrößen im Kindesalter.			
Alter	**Maskengröße**	**Alter**	**Maskengröße**
Neugeborenes	0 (Rendell Baker)	≥ 4 Jahre	3 (Rendell Baker)
Säugling (< 1 Jahr)	1 (Rendell Baker)	größere Kinder	1 (Erwachsenenmaske)
≥ 1 Jahr	2 (Rendell Baker)		

Maskenbeatmung

Die Beatmung mit Maske und Beutel stellt – insbesondere für den in der Intubation von Säuglingen nicht geübten Arzt – eine effektive und nebenwirkungsarme Methode dar.

Wichtig ist die Auswahl der richtigen Maskengröße (Tab. 3.43), die korrekte Haltung des Kopfes des Kindes in der Schnüffelposition (Abb. 3.31, cave: Hyperextension!) und die richtige Fixierung der Maske durch die Hand des Beatmenden. Daumen und Zeigefinger dichten die Maske ab, der Mittelfinger übt leichten Druck auf das Kinn (nicht den Mundboden!) aus (Abb. 3.33).

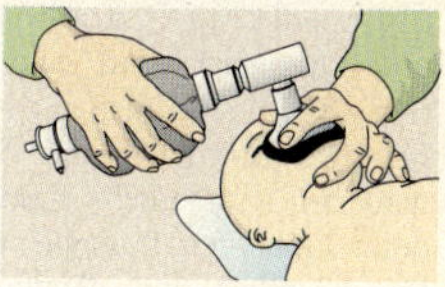

Abb. 3.33 Handhaltung bei Maskenbeatmung.

Orotracheale Intubation

Durchführung s. Kap. 2.6.6.

- Tubusgröße (Tab. 3.44), Faustregel: Außendurchmesser des Tubus ≈ Durchmesser des Nasenlochs oder Durchmesser des kleinen Fingers des Kindes
- Laryngoskop/Spatel: Im 1. Lebensjahr ist die Intubation mit einem geraden Spatel (Foregger, Miller) oft leichter (Abb. 3.34)
- Kopflagerung: leichte Überstreckung
- Bei Säuglingen erleichtert das Aufladen der Epiglottis ggf. die Sicht auf die Stimmritze
- Mit dem Spatel keine Hebelbewegung gegen den Oberkiefer ausführen (cave: Zähne!)
- Proximales Ende der Spitzenmarkierung liegt in Höhe der Stimmritze.

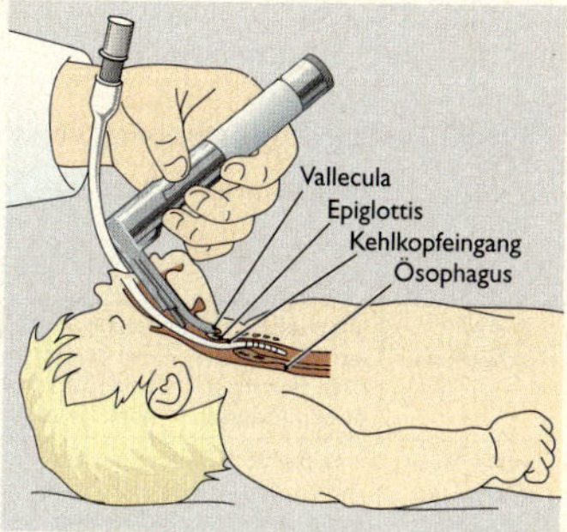

Abb. 3.34 Orale Intubation mit geradem Spatel, dessen Spitze vor der Epiglottis plaziert wurde.

Tab. 3.44 Wahl der Tubusgröße bei Kindern.

	Ø innen (mm)	**Ø außen (Charr)**	**Länge (cm, oral)**
Neugeborenes	3,0–3,5	14	8–11 ungeblockt
6 Monate	3,5	16	11–13 ungeblockt
1 Jahr	4,0	18	13 ungeblockt
3 Jahre	4,5	20	14 ungeblockt
5 Jahre	5,0	22	17 ungeblockt
8 Jahre	6,0	26	19 geblockt
12 Jahre	7,0	30	20 geblockt
15 Jahre	7,5	32	22 geblockt

CIRCULATION

Herzdruckmassage

Mit einer Herzdruckmassage muß unverzüglich begonnen werden, wenn
- beim Säugling die Pulsfrequenz < 60/min liegt oder fehlt
- bei älteren Kindern kein Puls getastet werden kann.

MEMO

Der Puls kann zuverlässig getastet werden; bei Neugeborenen und Säuglingen: A. brachialis auf der Innenseite des Oberarms oder A. femoralis, bei älteren Kindern: A. carotis oder A. femoralis.

Druckpunkt und Kompressionstiefe und -frequenz sind altersabhängig (Abb. 3.35 u. Tab. 3.45).
Bei Neugeborenen und Säuglingen wird der erforderliche Kompressionsdruck über den Daumen, über zwei Finger (Zeige- und Mittelfinger) oder mit beiden Daumen (nach Umfassen des Thorax mit beiden Händen) erbracht. Der Thorax des Säuglings sollte um ca. 20% (ca. 1,5–3 cm) des sagittalen Tiefendurchmessers komprimiert werden.

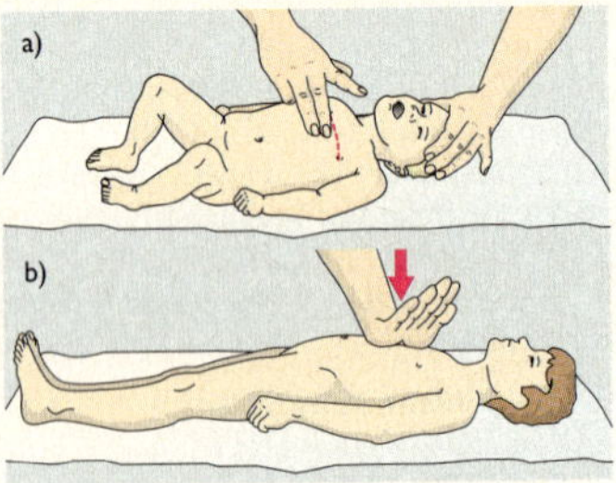

Abb. 3.35 Ausgangsposition bei Herzdruckmassage: a) beim Säugling (bis 1 1/2 J.) b) beim Kleinkind (2–7 J.).

Tab. 3.45 Druckpunkt und Kompressionstiefe für die Herzdruckmassage bei Kindern.

	Druckpunkt	**Technik**	**Kompressionstiefe (cm)**	**Kompressionshäufigkeit (/min)**	**Verhältnis von Kompression zu Beatmung**
Frühgeborenes	unmittelbar unterhalb einer Linie zwischen beiden Mamillen	Hände umfassen den Thorax, beide Daumen üben Druck aus	2	120	3:1
reifes Neugeborenes/ Säugling	unmittelbar unterhalb einer Linie zwischen beiden Mamillen	eine Hand umfaßt den Thorax, zwei Finger der anderen Hand üben Druck aus	2	120/100	3:1/5:1
Kleinkind	2 Querfinger oberhalb des Xiphoids	Kompression mit einem Handballen	3	80–100	5:1
Schulkind	Übergang des kaudalen zum mittleren Drittel des Sternums	Kompression mit beiden Handballen	4–5	80–100	5:1 (≤ 8 Jahre) 15:2 (≥ 8 Jahre)

Defibrillation

Durchführung s. Kap. 2.6.3
- Kinderelektroden verwenden
- Energie: initial 1–2 J/kg KG, maximal 4 J/kg KG (Tab. 3.46).

Tab. 3.46 Richtwerte für die Defibrillationsenergie bei Kindern.

	Initiale Energie (J)	**Maximale Energie (J/kg KG)**
Neugeborenes	12	–
Kleinkind	25	4
Schulkind	50	4
Jugendliche	100–150	4

DRUGS S. PÄDIATRISCHES REANIMATIONSSCHEMA (Abb. 3.36)

EKG (s.a. Kap. 2.7.1)

Die drei Elektroden zur Ableitung eines Rhythmus-EKG bzw. zum Monitoring werden beim Kind wie beim Erwachsenen am Thorax und ggf. am Abdomen plaziert.

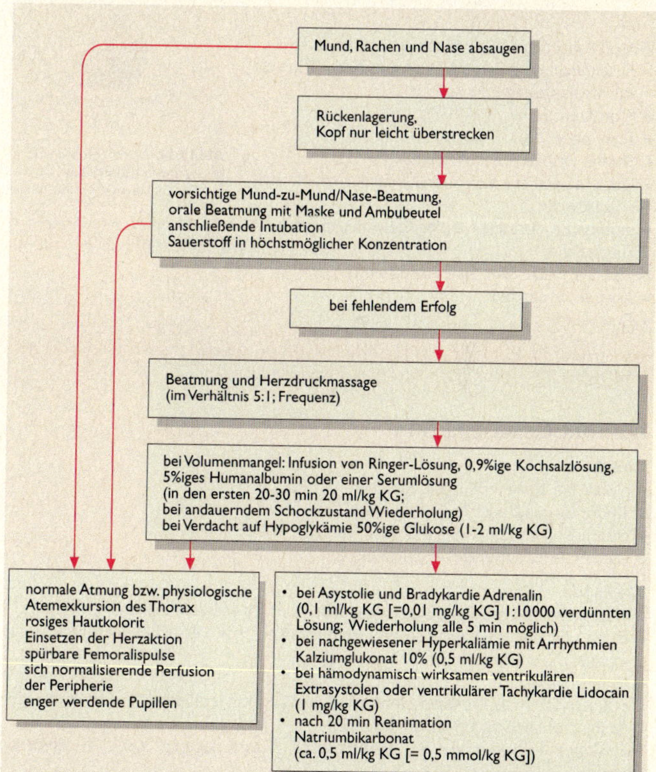

Abb. 3.36 Reanimation bei Kindern.

BEACHTE

Unterschiede in der Elektrodenpositionierung gibt es bei der Ableitung des echten EKG in bezug auf die Brustwandableitungen (Abb. 3.37).

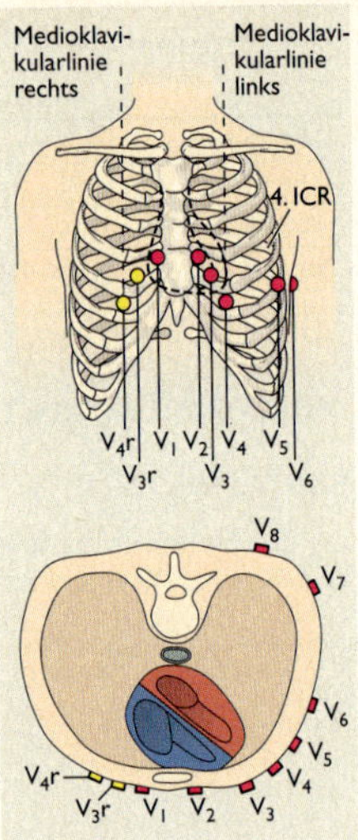

Abb. 3.37 Ableitungsstellen des Brustwand-EKGs beim Kind. Beim Säugling (hoher Zwerchfellstand) alle Ableitungen im 4. ICR anlegen. V_4r, V_3r, V_7 und V_8 bei besonderen Fragestellungen.

3.3.5 Atemnot

Die akute respiratorische Insuffizienz ist die häufigste Störung im Kleinkindalter, mit welcher der Arzt notfallmäßig konfrontiert wird.

BEACHTE

Kinder können trotz drohender respiratorischer Dekompensation klinisch eher unauffällig sein. Eine klinisch auffällige Zyanose bildet sich oft erst sehr spät und dann blitzartig aus! Eine zunehmende Erschöpfung des Kindes kann Symptome wie Tachypnoe und Stridor leiser werden oder sogar verschwinden lassen!

Deshalb unbedingt *Warnsymptome* beachten:
- Nasenflügeln (oft der erste und sensibelste Hinweis auf Atemanstrengung)
- Schwitzen
- Tachypnoe
- Stridor, exspiratorisches Stöhnen
- Einziehungen (jugulär, supraklavikulär, interkostal, epigastrisch)
- motorische Unruhe, Lippenbißverletzungen als Streßzeichen

Bereits als Spätzeichen sind einzustufen:
- Apathie, Somnolenz
- Bradykardie.

BEACHTE

Bei geringstem Verdacht auf respiratorische Insuffizienz großzügig Sauerstoff applizieren! Wenn möglich kapilläre Blutgasanalyse!

FREMDKÖRPERASPIRATION

Klinik
- plötzlicher Husten, Würgen, Keuchen
- Stridor (in- und/oder exspiratorisch)
- Dyspnoe, im schlimmsten Fall auch Apnoe
- Giemen, evtl. einseitiges Atemgeräusch.

Therapie

Bei Verdacht auf Fremdkörperaspiration, aber klinisch stabilem Zustand:
- keine unnötigen therapeutischen Manipulationen, z.B. Versuche, den Fremdkörper manuell zu entfernen
- Sauerstoffgabe
- schonender Transport unter Notarztbegleitung in Kinderklinik bzw. Klinik, die eine Notfallbronchoskopie vornehmen kann.

Bei akuter Erstickungsgefahr (Verdacht auf Totalverlegung, rasch zunehmende Dyspnoe):
- Inspektion der Mundhöhle:
  - sichtbarer Fremdkörper: Entfernung des Fremdkörpers (manuell, absaugen oder mit Magill-Zange)

– Fremdkörper supraglottisch: Manöver, die den intrathorakalen Druck erhöhen (Abb. 3.38)
- bei fehlendem Erfolg: Intubationsversuch (Fremdkörper in einen Hauptbronchus schieben)
- Ultima ratio: Koniotomie (Kap. 2.6.8).

MEMO

Jeder Verdacht auf eine Fremdkörperaspiration muß stationär abgeklärt werden!

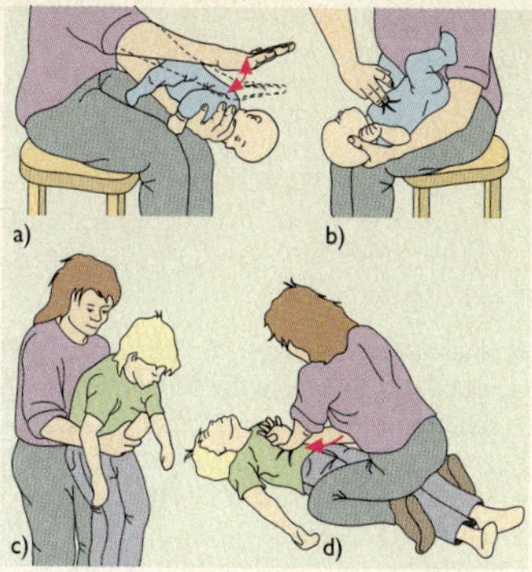

Abb. 3.38 Manöver zur intrathorakalen Druckerhöhung bei Fremdkörperaspiration: a) beim Säugling Schläge zwischen die Schulterblätter; b) Thoraxkompression; c) Heimlich-Handgriff beim stehenden und d) beim liegenden Kind.

KRUPP-SYNDROM UND EPIGLOTTITIS

Klinik (Tab. 3.47)

Tab. 3.47 Differentialdiagnostische Merkmale und klinische Symptome bei Krupp-Syndrom bzw. Epiglottitis.

	Krupp-Syndrom (stenosierende Laryngotracheitis)	**Epiglottitis**
Erreger	Viren	meist Haemophilus influenzae
Häufigkeitsverteilung	92%	8%
Krankheitsbeginn	meist langsam, vorwiegend nachts und im Herbst auftretend	meist stürmisch bis foudroyant, ganzjährig auftretend
Patientenalter	meist > 3 Jahre	meist > 2 Jahre, Maximum zwischen 2–6 Jahren
Körperhaltung	keine typische	sitzend, nach vorne gebeugt (die Epiglottis engt die Glottis von vorne her ein [„Kugelventil"])
endoskopischer Befund	entzündliche Stenose der Stimmbänder und der subglottischen Atemwege	entzündliches Ödem von Epiglottis („Kugelventil"), aryepiglottischen Falten und Taschenbändern; supraglottische Entzündung
Rezidivneigung	nicht selten	unbekannt
Mortalität	0,4%	bis zu 50%
Symptome	inspiratorische Atemnot: mehr oder weniger ausgeprägte inspiratorische Einziehungen im Thorax- und Halsbereich und Zeichen der Atemnot	
Allgemeinzustand	meist gut	schwerkrank bis hin zum Schock
Fieber	meist < 38 °C	meist > 38 °C
Begleitrhinitis	häufig	keine
inspiratorischer Stridor	stets, laut hörbar	nur ausnahmsweise; manchmal kombiniert mit exspiratorischem Stridor
Husten	bellend, „Krupp-Husten"	selten
Speichelfluß	keiner	häufig
Halsschmerzen Schluckbeschwerden	keine	häufig
Stimme	heiser bis aphonisch	leise, kloßig, aber nicht heiser

BEACHTE

TELEFON

MEMO

Therapie

Für beide Krankheitsbilder gilt:

- **keine Maßnahmen, die für das Kind Streß bedeuten (z. B. Infusion, EKG, RR-Manschette, Puls-Oxy. anlegen)**
- **keine präklinische Sedierung, allenfalls vorsichtigste Racheninspektion (Kind nur Mund öffnen lassen, nicht mit Spatel!), keine Intubationsversuche: Gefahr des reflektorischen Atem-Herz-Stillstandes (Intubation bleibt das „letzte" Mittel).**

- Sauerstoffgabe in der für das Kind angenehmsten Haltung, je nach Alter auf dem Schoß/auf dem Arm der Mutter! Rückenlage kann bei Epiglottitis zu einem Totalverschluß der Atemwege führen!

Bei *Krupp-Syndrom*:

- Kind an frische (kalte) Luft bringen (offenes Fenster), Luftbefeuchtung (Wasserdampf erzeugen)
- Prednison als Zäpfchen (z. B. Rectodelt®):
  - < 10 kg KG: 30 mg
  - > 10 kg KG: 100 mg
  - Wirkungseintritt erst nach ca. 1 h!
- Medikamenteninhalation mit Epinephrin Spray (z. B. InfectoKrupp®Inhal)
- Medikamentenvernebler: Inhalation mit O_2 und Adrenalin (z. B. Suprarenin®), 3–5 ml Suprarenin® 1:1000 in den Inhalator.

Bei *Epiglottitis*:

- bei schwerer Dyspnoe mit Zyanose bzw. bei Atemstillstand: Maskenbeatmung.

Anästhesisten, Pädiater, HNO-Arzt hinzuziehen, Narkoseeinleitung mit Halothaninhalation, dann erst i.v. Zugang und Intubation durch Geübten!

- Intensivstation: Abstrich, Blutkultur, Antibiotika, erst bei eindeutiger Abschwellung (meist frühestens nach 36 h) Extubation.

ASTHMA BRONCHIALE

Beim Asthma bronchiale kommt es durch exogene oder endogene Auslöser zu einer unterschiedlich stark ausgeprägten Obstruktion der Atemwege, gekennzeichnet durch:

- Spasmus der Bronchialmuskulatur
- Ödem der Bronchialschleimhaut
- vermehrte Bildung zähen Schleims (muköse Dyskrinie).

Beim Säugling überwiegen ödematöse Schleimhautveränderungen und muköse Dyskrinie!

Der Status asthmaticus stellt die schwerste Form eines Asthmaanfalls dar.

Klinik

- Dyspnoe, verlängerte Exspiration
- exspiratorisch betontes Giemen, Brummen, Pfeifen
- Kind sitzt häufig, Einsatz der Atemhilfsmuskulatur, Ausatmung unter Einsatz der Bauchdecken
- Expektoration von zähem, glasigem Schleim
- Angst, Erstickungsgefühl
- Atemgeräusch abgeschwächt, bei schwerstem Asthmaanfall auskultatorisch fast gar nicht mehr wahrnehmbar (silent lung!).

Therapie

Je nach Schweregrad der Erkrankung:

- sSitzende Lagerung, Beruhigung
- Sauerstoffgabe
- β-Mimetika-Dosieraerosol (Salbutamol, Terbutalin, Fenoterol) 1–2 Hübe, Wiederholung nach ca. 10 min (cave: Tachykardie, deshalb Pulskontrolle!), alternativ: Inhalation von Salbutamol 75 µg/kg KG (in 2 ml isotonem NaCl lösen), z.B. über Pari-Boy®, oder Terbutalin 5–10 µg/kg KG s.c.
- venöser Zugang
- Theophyllin 5 mg/kg KG langsam (!) i.v. (am besten über Kurzinfusion!)
- Kortikoide (als Aerosol: Budenosid 1–2 Hübe; i.v.: Prednisolon 4–8 mg/kg KG i.v.)
- Maskenbeatmung bzw. Intubation im schweren Anfall
- Blutgasanalyse
- Sedierung nur bei starker Unruhe unter Kontrolle der Blutgase, z.B. mit Chloralhydrat (50–80 mg/kg KG rektal), Promethazin 1–2 mg/kg KG i.v., Phenobarbital (5–10 mg/kg KG i.m. oder langsam i.v.) oder Diazepam (0,1–0,2 mg/kg KG i.m. oder langsam i.v.)
- bei allergischer Genese außerdem Antihistaminika (H_1- + H_2-Blocker) und Kortikoide.
- bei Infektexacerbation antiobiotische Therapie

BEACHTE

Eine Sedierung im Asthmaanfall ist vorsichtig vorzunehmen, denn sie kann rasch zu einer respiratorischen Insuffizienz führen!

3.3.6 Bewußtseinsstörungen und Koma

Bewußtseinsstörungen bei Kindern, insbesondere bei Säuglingen und jüngeren Kindern, sind oft schwer zu erkennen und einzuschätzen, ein Abweichen vom altersentsprechenden normalen Verhalten und von der normalen Vigilanz ist für den Außenstehenden bei leichteren Formen der Bewußtseinsstörung oft kaum zu beurteilen.

TIP

Hinweise von Eltern und Angehörigen auf Veränderungen im Verhalten des Kindes ernst nehmen!

Die Unterteilung der Schweregrade von Bewußtseinsstörungen erfolgt wie beim Erwachsenen von der Somnolenz bis zum Koma (s. Kap. 3.1.2).

Primärdiagnostik und -therapie

- Überprüfung und sofortige Sicherung der Vitalfunktionen
  - Sicherung der Atemwege
  - ausreichende Ventilation mit großzügiger Indikationsstellung zur Intubation und kontrollierten Beatmung
  - Aufrechterhaltung einer adäquaten Zirkulation
- Erhebung der Fremdanamnese
  - Beginn und Verlauf der Erkrankung oder des Unfalls
  - Vorerkrankungen (Anfallsanamnese, Medikamentenanamnese!)
  - Soziale Anamnese
- gezielte körperliche Untersuchung
  - Neurologischer Status (Einschätzung der Schwere der Bewußtseinsstörung, Feststellung von Paresen, Prüfung der Nackensteifigkeit, Pupillenbeurteilung, Augenstellung; bei Säuglingen: Fontanelle gespannt?)
  - Ernährungszustand, Hautturgor, Feuchtigkeit der Schleimhäute
  - Fötor, Hinweise auf Erbrochenes
  - Verletzungszeichen, Frakturen

- apparative Sofortdiagnostik
  - Puls, EKG, Pulsoxymetrie
  - Körpertemperatur (Fieber? Hypothermie?)
  - Labor (Blutzucker sofort, Elektrolyte, Blutgase, Nierenwerte, Blutbild)
  - EEG, Neuroradiologie.

TELEFON

Bei allen Zuständen von Bewußtseinsstörungen immer Pädiater oder erfahrenen Kollegen hinzuziehen!

3.3.7 Schock

Grundsätzliche Einteilung wie beim Erwachsenen:
- hypovolämischer Schock
- kardiogener Schock
- anaphylaktischer Schock
- septischer Schock

Anamnese

Ätiologie als Hinweis auf Schockform ermitteln:
- Trauma, Verbrennung, Verbrühung
- Infekt, Fieber
- Flüssigkeitsverluste (Erbrechen, Durchfall, mangelnde Nahrungsaufnahme)
- Allergie
- bekannte Herzerkrankung.

Klinik

- blasses bis graues Hautkolorit, marmorierte oder durchsichtig erscheinende Haut, verlängerte Rekapillarisierungszeit

TIP

Überprüfen der kapillären Füllungszeit durch Anheben einer Extremität leicht über Herzhöhe und Ausüben von Druck für ca. 5 s auf die Haut. Bei guter peripherer Perfusion sollte die Blässe innerhalb von ca. 2 s wieder verschwinden!

- kühle Extremitäten
- Tachykardie bei zunächst noch gut tastbaren Pulsen
- Angst, Unruhe, Bewußtseinsstörungen unterschiedlichen Grades
- Tachypnoe, evtl. Ateminsuffizienz
- Oligurie/Anurie
- nachlassende bis verstummende Darmgeräusche
- evtl. niedriger RR

BEACHTE

Da der Blutdruck bei Kindern aufgrund ihrer ausgeprägten Fähigkeit zur Vasokonstriktion auch bei bereits deutlich eingeschränktem Herzminutenvolumen noch lange normal sein kann, ist die Hypotonie als spätes und alarmierendes Zeichen der Kreislaufdekompensation zu werten!

- S_aO_2 niedrig
- ggf. Zeichen einer länger bestehenden Dehydratation: eingesunkene Fontanelle, stehende Hautfalten, eingesunkene Augen
- Schocksymptome bei akuten Blutungen bei Kindern in Relation zum Blutverlust (Tab. 3.48).

Therapie

- Atemwege freimachen und freihalten
- Sauerstoffgabe, bei Bedarf Beatmung

- Venenverweilkanüle, initial Ringer-Lösung (max. 20 ml/kg KG) als Infusion
- Behandlung der zugrundeliegenden Erkrankung

TELEFON

Fachärzte (Oberarzt, Pädiater, Anästhesist) schnellstmöglich hinzuziehen!

Tab. 3.48 Schocksymptome bei Blutverlust bei Kindern.

Blutverlust	Symptome
< 15%	Herzfrequenz erhöht, RR normal, Rekapillarisierungszeit (RKZ) normal
15–25%	Tachykardie, Tachypnoe, RR-Amplitude ↓, RKZ verlängert, Oligurie
25–35%	wie zuvor + Oligurie/Anurie, Bewußtseinsänderung
35–50%	„leichenähnliches" Aussehen, keine tastbaren Pulse, Koma, evtl. Bradykardie

3.3.8 Vergiftungen

Grundsätzliches Vorgehen wie beim Erwachsenen (s. Kap. 3.1.15, Anschriften von Vergiftungszentralen s. Tab. 3.26), im folgenden nur Besonderheiten im Kindesalter.

Ursachen

Die häufigste Ursache von Vergiftungen im Kindesalter sind Ingestionsunfälle (Aufnahme von potentiell gefährdenden Stoffen). Altersgipfel: 1–4 Jahre. Vorwiegend aufgenommene Substanzen: Haushalts- oder Gewerbechemikalien (einschließlich Kosmetika) sowie Arzneimittel. Da die meisten Ingestionsunfälle harmlos verlaufen, wird eher übertherapiert (Tab. 3.49).

BEACHTE

Vor der Frage der Giftentfernung immer klären, ob überhaupt eine Therapie nötig ist.

Bei älteren Kindern und Jugendlichen ist dagegen mit Intoxikationen (Aufnahme von giftigen bzw. ungeeigneten Substanzen) im Rahmen von Suizidversuchen zu rechnen.

Tab. 3.49 Substanzen, die häufig zu Ingestionsunfällen führen, bei denen aber in aller Regel kein aggressives therapeutisches Vorgehen erforderlich ist (nach: Beratungsstelle für Vergiftungserscheinungen, Berlin).

Substanz	Anmerkungen
Tenside Handgeschirrspülmittel, Allzweckreiniger, Waschpulver, Seifenblasenlösung, Duschgel, Shampoo	Gabe eines Entschäumers; nicht erbrechen lassen: Aspirationsgefahr! gastrointestinale Symptome möglich
Medikamente Ambroxol, Acetylcystein, Carbocystein, Bromhexin	cave: Hypersekretion bei Säuglingen, cave: Kombinationspräparate mit toxikologisch relevanten Substanzen (z. B. Ambroxol + β-Mimetikum)
Fluoride (Kariesprophylaxe)	bei < 100 mg Fluoridanteil nur Gabe von Milch
Ovulationshemmer	bis zu einer Monatspackung harmlos
Schilddrüsenhormone (L-Thyroxin)	< 500 µg bei herzgesunden Kindern < 1 Jahr harmlos
Kosmetika alkoholhaltig (Parfüm, Gesichtswasser, Rasierwasser)	bis max. 1 Schluck harmlos
sonstige (Lippenstifte, Pflegecreme, Schminken etc.)	bis ca. 2 g/kg KG harmlos; Cave: Puderaspiration bei Säuglingen!

Tab. 3.49 Fortsetzung.

Substanz	Anmerkungen
Pflanzen/Zubehör	
Ficus-Arten (Gummibaum, Birkenfeige u.a.)	ungiftig
Blumendünger	bei Haushaltprodukten nur Flüssigkeitsgabe, cave: Produkte aus der Landwirtschaft
Blumenwasser, Blumenerde	ungiftig
Früchte	
Vogelbeere/Eberesche, Feuerdorn, Mahonie	nur Flüssigkeitsgabe, bei größeren Mengen gastrointestinale Symptome möglich
Eibenbeeren	Fruchtfleisch atoxisch, unzerbissene Kerne harmlos, bis 3 zerbissene Kerne (bitter!): nur Flüssigkeitsgabe
Heizkostenverteilerröhrchen	bis zum Inhalt eines Röhrchens harmlos
Kühltaschenelemente, Beißring	ungiftig
Ostereierfarben (= Lebensmittelfarben)	ungiftig
Schreib- und Malutensilien	
Wachsmalstifte, Kreide, Tuschkastenfarben, Bunt- und wasserlösliche Filzstifte (außer Kopierstifte)	in kleinen Mengen harmlos
Tinten, Tintenpatronen (außer Spezialtinten)	bis zum Inhalt einer Patrone bzw. 1 ml/kg KG harmlos
Silicagel (= Trockenmittel aus Medikamentenpackungen, Photoartikeln etc.)	ungiftig
Styropor	ungiftig, cave: evtl. Fremdkörperwirkung
Quecksilber	bis zum Inhalt eines Fieberthermometers harmlos (sofern keine Schleimhautverletzung vorliegt)
Zigaretten	harmlos: 9–12 Monate: bis 1/3 Zigarette bzw. 1/2 Kippe 1–5 Jahre: bis 1/2 Zigarette bzw. 1 Kippe 6–12 Jahre: bis 3/4 Zigarette bzw. 2 Kippen > 12 Jahre: bis 1 Zigarette bzw. 2 Kippen

Anamnese

- Aufgenommene Substanz
- Menge
- Zeitpunkt und Umstände der Aufnahme
- Alter, Gewicht des Kindes
- Erbrechen, vorangegangene Symptome.

Therapie

Bei den meisten Ingestionsunfällen ist eine Überwachung ausreichend (Tab. 3.50).
Ist eine Therapie erforderlich: allgemeine Sofortmaßnahmen zur Entgiftung wie bei Erwachsenen. Einige Besonderheiten sind zu beachten:

- Das Auslösen von Erbrechen durch die Verabreichung von Kochsalz (Salzwasser) ist bei Kindern kontraindiziert! Bereits 1 Teelöffel Kochsalz (7–10 g) ist für ein Kleinkind eine potentiell letale Dosis!

Tab. 3.50 Altersentsprechende Dosierung von Sirup Ipecacuanhae.

1–1,5 Jahre	10 ml Sirup in 50–100 ml Tee	2–3 Jahre	20 ml Sirup in 100–200 ml Tee
1,5–2 Jahre	15 ml Sirup in 100–200 ml Tee	> 3 Jahre	30 ml Sirup in 100–200 ml Tee

- Das Auslösen von Erbrechen durch die Gabe von Sirup Ipecacuanhae ist bei Säuglingen unter 8 Monaten kontraindiziert, Dosierung in den anderen Altersstufen s. Tab. 3.50. Erbrechen tritt meistens innerhalb von 15–20 min auf, falls nicht, evtl. noch einmal die Hälfte der Anfangsdosis nachgeben!
- Apomorphin (0,07–0,1 mg/kg KG s.c.) ist bei Kindern < 10 kg KG kontraindiziert, grundsätzlich nur indiziert bei sehr kurz zurückliegender Ingestion hochtoxischer Substanzen (z.B. E 605). Vorgehen:
  - zuerst möglichst viel Tee trinken lassen
  - Apomorphin 0,1 mg/kg KG + Norfenefrin (z.B. Novadral®, 0,3 mg/kg KG bei Kleinkindern, 0,2 mg/kg KG bei Schulkindern) stets als Mischspritze (ansonsten zu große Gefahr der Kreislaufdepression!) i.v., s.c., zur Not auch i.m.

BEACHTE

Erbrechen tritt meist sofort ein, danach aber häufig ZNS-Depression mit tiefem Schlaf, Atem- und Kreislaufdepression! Naloxon (z.B. Narcanti® 0,005 bis 0,01 mg/kg KG) als Antidot bereithalten!

- Milch bindet zwar Fluorid und Tetrazykline, die meisten Medikamente werden aber durch Milch sogar schneller und besser resorbiert!
- Laxanzien (z.B. Glaubersalz) führen bei Kindern oft zu heftigen Bauchschmerzen, viele Toxine werden zudem in kürzerer Zeit resorbiert!

3.3.9 Krampfanfall (s. Kap. 3.1.12)

Krampfanfälle sind gerade im Kleinkindesalter nicht selten, meist als Fieberkrämpfe (bei 3–5% aller Kleinkinder, meist im Fieberanstieg!) sowie als andere Gelegenheitskrämpfe (z.B. bei entzündlichen Erkrankungen des Gehirns, Trauma, Hypoxie, Hypoglykämie, Elektrolytstörungen, als Affektkrämpfe bei Schreck, Wut und Trotz). Chronisches Anfallsleiden (Epilepsie) finden sich bei ca. 0,5% der erwachsenen Bevölkerung, die Hälfte davon manifestiert sich vor dem 10. Lebensjahr.

Klinik

- tonisch-klonische Krämpfe (cave: nicht immer klonische Zuckungen!)
- Bewußtlosigkeit
- Sturz, Zungenbiß
- Einnässen, Einkoten
- postiktal: Benommenheit, Schlaf
- evtl. Infektzeichen, hohes Fieber.

Therapie

Kurzfristiger Anfall (Dauer < 2 min, Anfall bis zum Eintreffen des Notarztes bzw. bis zur Vorstellung des Kindes in der Klinik meist beendet!):

- im Anfall: Patient vor Selbstverletzungen schützen, nach dem Anfall: stabile Seitenlage
- Freihalten/Freimachen der Atemwege
- Blutzuckerbestimmung (Ausschluß Hypoglykämie!)
- kein Zungenkeil!
- bei Temperatur > 38,5 °C Paracetamol Supp.:
  - Säuglinge 125 mg
  - Kleinkinder 250 mg
  - Schulkinder 500 mg.

Prolongierter Krampfanfall (Dauer > 2 min) oder Status epilepticus (Dauer > 30 min oder wiederholte Krämpfe, ohne daß der Patient zwischendurch das Bewußtsein wiedererlangt!):

- Erstmaßnahme: Diazepam rektal (kann nach 5 min einmal wiederholt werden!):
  - Neugeborene: 5 mg
  - Säuglinge < 10 kg KG: 5–10 mg
  - Kleinkinder > 10 kg KG: 10 mg

- bei Persistieren des Anfalls:
  - i.v. Zugang legen
  - wenn nicht schon zweimal Diazepam rektal gegeben wurde: Diazepam i.v.: 0,25–0,5(–1) mg/kg KG langsam i.v. über 5–10 min
- bei Versagen der bisherigen Therapie:
  - bei Neugeborenen und Säuglingen: Phenobarbital (z.B. Luminal®) initial 10 mg/kg KG i.v.
  - bei älteren Kindern: Clonazepam (z.B. Rivotril®) 0,05–0,1 mg/kg KG i.v.
  - Phenytoin (z.B. Phenhydan®) 10–15 mg/kg KG i.v. über 10 min
  - Ultima ratio: Thiopental (Trapanal®) 2–5 mg/kg KG i.v., anschließend evtl. Dauerinfusion.

BEACHTE

Diazepam, Clonazepam und Thiopental wirken atemdepressiv! Besonders Thiopental nur unter Intubations- und Beatmungsbereitschaft verabreichen!

Nach einem ersten Krampfanfall ist die pädiatrische Ursachenabklärung in den darauffolgenden Tagen erforderlich.

3.3.10 Erbrechen und Diarrhoe

ERBRECHEN

Anamnese

- Art des Erbrechens (schlaff, schwallartig?)
- Menge (1× Spucken = ca. 20 ml)
- Erbrochenes (unverdaut = ösophageal; sauer = gastrisch; gallig = duodenal; fäkulent = jejunal; helles Blut = ösophageal, nasopharyngeal)
- Zeitpunkt (postprandial? bei Aufregung?)
- Frequenz („Speikind"?)
- Fütterungstechnik (zuviel? zu schnell? Saugerloch zu groß? fehlendes Aufstoßen?)
- Kost (altersgerecht?)
- βegleitende Symptome (Bauchschmerzen, Fieber, Durchfall, Hunger, Durst, Verhalten)
- Umgebungsanamnese (Ansteckungsmöglichkeiten? Auslandsaufenthalt?)
- Familienanamnese (Diabetes? Migräne? Anfallsleiden?).

Differentialdiagnose (Tab. 3.51)

Tab. 3.51 Differentialdiagnose des Erbrechens.

Symptom	Herkunft/mögliche Ursachen
farbloses Erbrechen ohne Magensaft	Ösophagusstenosen, Kardiaachalasie
Erbrechen angedauter Nahrung ohne weitere Symptome	Ernährungsfehler, Hiatushernie, Kardiaachalasie, funktionell (Neugeborenes)
farbloses Erbrechen mit akuten Krankheitssymptomen	Prodromi verschiedenster Infektionskrankheiten: Gastroenteritis, Otitis, Harnwegsinfekt, Hepatitis, Pankreatitis, Gastritis, Ulzera, Appendizitis
farbloses Erbrechen, rezidivierend	chronische Erkrankungen des Magentrakts: Intoleranzen (z.B. Kuhmilch), Malabsorption (z.B. Zöliakie), chronische Infektionen, Hepatopathien, Nephropathien, Bulimie, spastisches gußartiges Erbrechen bei hypertrophischer Pylorusstenose (1. Woche–6. Monat)
farbloses Erbrechen mit zentralnervösen Störungen	akut bei Meninigitis, Enzephalitis, Schädel-Hirn-Trauma, Migräne (Schulkind); Vergiftungen, diabetisches Koma, Hydrozephalus, Kernikterus, Sonnenstich, Drogenabusus?

Tab. 3.51 Fortsetzung.

Symptom	Herkunft/mögliche Ursachen
Hämatemesis	Ösophagitis, Ösophagusvarizen, erosive Gastritis, blutendes Ulkus, Gerinnungsstörungen
galliges Erbrechen	alle angeborenen und erworbenen Darmobstruktionen: Atresien, Stenosen, Malrotation, Volvulus, Invagination, Peritonitis, paralytischer Ileus, Mekoniumileus (Neugeborenes)

Diagnostik

TIP Bei uncharakteristischem Erbrechen ohne großen Gewichtsverlust und einer Dauer von max. 2–3 Tagen bei sonst gutem AZ erübrigt sich in der Regel eine aufwendige und für das Kind belastende ätiologische Klärung. Meist sind (Rota-)Viren oder Diätfehler die Ursache! Im Zweifelsfall aber immer erfahrenen Kollegen hinzuziehen!

In Abhängigkeit von der Schwere der Erkrankung und von den Begleitsymptomen:
- Blutbild, CRP, BKS, Leber- und Nierenwerte, Elektrolyte, Amylase, Lipase
- Harnstatus
- Sonographie, ggf. Rö-Abdomenleeraufnahme
- Ggf. Liquorstatus.

Therapie
- Nahrungskarenz
- bei Zeichen der Dehydratation Volumentherapie (s. Kap. 3.3.12)
- Antiemetika nur bei schwerem funktionellem Erbrechen
- Therapie des Grundleidens.

DIARRHOE

Ätiologie und Klinik
Akute Durchfälle: in der Regel akute virale oder bakterielle Entzündungen des Darms, normalerweise selbstlimitierend, aber u.U. Gefahr der lebensbedrohlichen Dehydratation. *Chronische Durchfälle:* funktionelle oder morphologische Defekte der Darmschleimhaut führen zu vermehrten Stühlen und evtl. zu Resorptionsstörungen (Tab. 3.52)

Diagnostik
- Anamnese
  - Fütterungs- und Ernährungsgewohnheiten
  - Infektionsmöglichkeiten
  - Medikamente
  - Begleiterkrankungen

Tab. 3.52 Ursachen, Klinik und Komplikationen von akuter bzw. chronischer Diarrhoe.

	Akute Diarrhoe	Chronische Diarrhoe
Ursachen	Infektionen: häufigste Erreger Rotaviren, Adeno- und ECHO-Viren, seltener Bakterien (ca. 5%) u.a. Nahrungsmittelintoxikation; Diätfehler; gestörte Darmflora (z.B. nach Antibiotikatherapie) Begleitsymptom bei anderen Infektionen, Lambliasis, Candida, Salmonellose	Malabsorption, z.B exokrine Pankreasinsuffizienz, Zöliakie. Mono-/Disaccharidasemangel chronische spezifische Enterokolitis, z. B. Tbc M. Crohn, Colitis ulcerosa, psychogen, z.B. Reizkolon

Tab. 3.52 Fortsetzung.

	Akute Diarrhoe	Chronische Diarrhoe
Symptome	plötzlicher Beginn, meist mit Erbrechen, dann wäßrige Durchfälle, häufig Fieber, meist geblähtes, druckschmerzhaftes Abdomen mit gesteigerter Darmperistaltik	• bei exokriner Pankreasinsuffizienz, Zöliakie und Kuhmilchallergie: Bauchschmerzen, Stühle leicht vermehrt, massig, glänzend (Steatorrhoe), übelriechend, Appetit meist schlecht, Gedeihstörung • bei anderen Formen: Stühle stark gehäuft (6–20), meist flüssig, schäumend, manchmal schleimig oder blutig
Komplikationen	Dehydratation mit Elektrolytentgleisung, Azidose bis Toxikose	Eiweiß-, Vitaminmangel und Gedeihstörungen, Toxikose, Exsikkose

- Körperliche Untersuchung
- Labor (in Abhängigkeit von der Art und Dauer der Diarrrhoe):
  - BB, BKS, Elektrolyte, Transferasen, Harnstoff, Kreatinin, Fe, Ferritin, Transferrin
  - Eiweiß (bei V.a. Zöliakie)
  - Erregernachweis in Serum und Stuhlprobe (z.B. ELISA-Schnelltest auf Rotaviren, Adenoviren), Bakterien- und Parasitennachweis in Stuhlprobe
  - bei V.a. pseudomembranöse Enterokolitis gezielte Suche nach Toxin von Clostridium difficile
  - bei V.a. exokrine Pankreasinsuffizienz Chymotrypsinbestimmung im Stuhl, Schweißtest
  - bei V.a. Zöliakie Dünndarmbiopsie
  - bei V.a. M. Crohn und Colitis ulcerosa Rö-Kolon, Koloskopie
  - bei V.a. Disaccharidasemangel H_2-Atemtest, evtl. Enzymbestimmung (Laktase, Saccharase) in Dünndarmmukosa u.a.

Therapie

- Behandlung der Grunderkrankung
- Rehydratation (s. Kap. 3.3.12)
- Realimentation
  - Säuglinge < 6 Monate: voll Stillen (nie Abstillen!) oder gewohnte Milchnahrung (z.B. mit Karottensuppe) verdünnt in einer Konzentration von 1:3, nach 6–8 h 2:2, nach weiteren 6–8 h 3:1 mit vollständigem Nahrungsaufbau nach 32–48 h
  - Säuglinge > 6 Monate: je nach Schwere des Durchfalls gewohnte Milchnahrung unverdünnt oder verdünnt (s.o.), dazu Beikost (Reis, Kartoffeln, Bananen, Karotten, spezielle Fertignahrung)
  - größere Kinder: nach Rehydratationsphase rascher Nahrungsaufbau mit Reisschleim, Karotten-, Bananen-, Kartoffelpüree.

3.3.11 Unklares Fieber

- Temperaturbewertung rektal oder per Infrarotmethode im Ohr gemessen (sublingual um 0,2 °C, axillär um 0,5 °C niedrigere Werte):
  - normal bis 37,5 °C
  - subfebril bis 38,0 °C
  - Fieber > 38,0 °C
- höchste Werte normalerweise gegen Abend
- Nahrungsaufnahme, körperliche Aktivität, emotionale Erregung können Temperatur bis 38 °C erhöhen
- im Fieberanstieg Peripherie eher kühl (Zentralisation), im Fieberabfall eher warm.

MEMO Besonders bei Kindern ist Fieber ein sehr unspezifisches und auch häufig auftretendes Symptom.

Ursachen sind meist Infektionen, seltener Medikamente, Durstfieber, Hitzschlag, Kollagenosen, Malignome u.a.

Fiebertypen (Abb. 3.39)

Fieberart	Kennzeichen	Fieberkurve	Beispiele
kontinua	über Tage bis Wochen anhaltend hohes Fieber (meist < 39 °C)	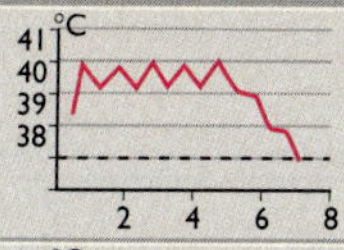	Viruspneumie, Typhus, Paratyphus
remittierend	Tagesschwankungen von > 1 °C, jedoch immer über Normaltemperatur	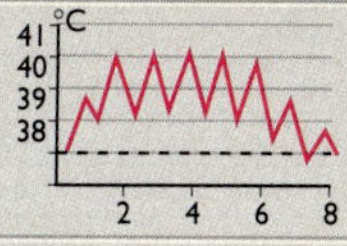	Sepsis
intermittierend	Tagesschwankungen von > 2 °C, dabei Fieberspitzen wechselnd mit Normaltemperatur	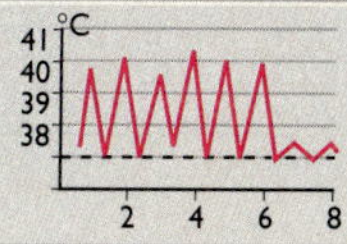	Sepsis, Malignome
undulierend	über Tage bis Wochen wellenförmiger Temperaturverlauf mit fieberfreien Perioden	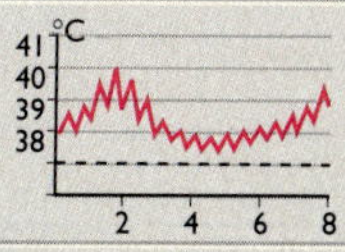	Morbus Hodgkin, Morbus Bang
periodisch	regelmäßiger Wechsel zwischen kurzen Fieberperioden und fieberfreien Intervallen		Virusinfektionen (Masern, Poliomyelitis), Malaria

Abb. 3.39 Fiebertypen beim Kind.

Differentialdiagnostisches Vorgehen (s. Kap. 4.11)

- Anamnese
  - Temperatur (nachmessen! nicht auf Angaben verlassen)
  - Zeitpunkt des Auftretens
  - Kontakt mit möglichen Infektionsquellen
  - Ursachenvermutung (der Eltern)
  - erfolgte Selbstbehandlung, Medikamenteneinnahme
  - vorangegangene Impfungen, Fernreisen
  - Vorerkrankungen
- klinische Untersuchung
  - immer vollständig untersuchen (!): Nasen-Rachen-Raum, Ohren (Otoskopie), Thorax, Abdomen, LK-Status, Hautveränderungen. Meningismus?
- Laboruntersuchungen
  - BB mit Diff.-BB, BSG, CRP
  - evtl. Blutkulturen, Nierenwerte, Urinstatus
- Sonographie des Abdomens
- Röntgen-Untersuchungen.

Bei Alarmzeichen wie Bewußtseinsstörungen, Krampf(bereitschaft), Petechien oder Schocksymptomen möglichst rasch an Fachärzte (Oberarzt, Pädiater, Anästhesist) wenden!

3.3.12 Exsikkose und Dehydratation

Einteilung der Schweregrade und Formen der Dehydratation (Tab. 3.53 und 3.54)

Tab. 3.53 Schweregrade von Dehydratation.

Symptom	Dehydratation		
	leicht	mittel	schwer
Gewichtsverlust: • Säugling • älteres Kind	 < 5% < 3%	 5–10% 3–6%	 10–15% 6–9%
Hautturgor	normal bis reduziert	reduziert	stehende Falten
Hautfarbe	blaß	blaß-grau	grau-marmoriert
Schleimhaut	feucht bis trocken	trocken	spröde
Fontanelle	im Niveau	leicht eingesunken	tief eingesunken
Augen	im Niveau	eingesunken	haloniert
Puls	normal	erhöht	tachykard, flach
Urinproduktion	normal	Oligurie	Anurie

Tab. 3.54 Dehydratationsformen.

Form	Natriumkonzentration im Serum (mval/l)	Pathomechanismus
isotone Dehydratation	135–145	Verlust von Wasser und Natrium im Verhältnis wie im Serum (z. B. Erbrechen, Durchfall)
hypotone Dehydratation	< 130	Verlust von relativ mehr Natrium als Wasser (z. B. Polyurie bei Schockniere, Schwitzen bei Mukoviszidose)
hypertone Dehydratation	> 150	Verlust von mehr Wasser als Natrium (z. B. Säuglinge mit Fieber, Hyperventilation, Toxikose, Diabetes mellitus, Flüssigkeitsmangel)

Therapie

Orale Rehydratation: Prinzip der Therapie der Dehydratation ohne Schock ist der Ausgleich der Wasser- und Elektrolytverluste innerhalb von spätestens 48 h mit einer oralen Rehydratationslösung in der Zusammensetzung nach den Empfehlungen der Europäischen Gesellschaft für Pädiatrische Gastroenterologie und Ernährung (ESPGAN) (Tab. 3.55). Entsprechende Fertigpräparate sind auch auf der Basis anderer Kohlenhydrate (z. B. Infectodyspept®, Reisschleim-Elektrolyt-Diät, ORS 200 Karotten-Reisschleim®) erhältlich.

Parenterale Rehydratation: Immer bei mittelschwerer und schwerer Dehydratation intravenöse Volumenapplikation, bis Blutdruck, Herzfrequenz, Organ- und Hautperfusion wieder normal sind:

- initial „blinder" Beginn mit 10–20 ml/kg KG NaCl 0,9% oder Ringer-Lösung oder 5% Humanalbumin unabhängig von Dehydratationsart
- anschließend je nach Dehydratationsart (Tab. 3.56) mit sorgfältiger Überwachung des Patienten
- Erhaltungsbedarf (Tab. 3.57), Realimentation (s. Kap. 3.3.10).

Tab. 3.55 Zusammensetzung oraler Rehydratationslösungen.

Zusammensetzung	ESPGAN-Empfehlung	Elotrans®	Oralpädon 240®	GES 60®
Natrium (mmol/l)	60	90	60	60
Kalium (mmol/l)	20	20	20	20
Chlorid (mmol/l)	≥ 25	80	60	50
Bicarbonat (mmol/l)	0	0	0	30
Zitrat (mmol/l)	10	10	10	0
Glukose (mmol/l)	74–111	111	90	110
Glukose (g/l)	13,3–20	20,0	17,8	19,8
Osmolarität (mOsm/l)	200–250	311	240	270

Tab. 3.56 Parenterale Rehydratation nach „blindem" Beginn je nach Form der Dehydratation.

Dehydratationsform	Vorgehen zur Rehydratation
isotone Dehydratation	Ermittlung Wasserverlust (z. B. 15%iger Gewichtsverlust: ca. 150 ml Wasserverlust/kg KG) + Natriumverlust (schwere Formen: ca. 10–15 mmol/kg KG), Gabe von 75% dieses Defizits (abzügl. der „blind" verabreichten Menge) in den ersten 24 h und 25% in den folgenden 24 h (zuzüglich Erhaltungsbedarf [s. Tab. 3.59] + Bedarf durch weitere Verluste durch Diarrhoe/Erbrechen); langsamer (!) Ausgleich der Kaliumverluste (nach Beginn Diurese 3 mmol/kg KG/24 h)
hypotone Dehydratation	wie bei isotoner Dehydratation + Natriumverlust (zusätzlicher Natriumbedarf [mmol/kg KG] = [140 – gemessenes Serumnatrium] × 0,6[1] × kg KG), bei schwereren Fällen Ausgleich über 48 h, bei mittelschweren Fällen über 24 h; bei zerebralen Krämpfen Gabe hoher Natriumkonzentration (z. B. 12 mmol/kg KG langsam i.v.)
hypertone Dehydratation	erst nach Einsetzen der Urinproduktion unter Gabe von NaCl- oder Ringer-Laktat-Lösung (s. o.) langsamer Ausgleich (Gefahr von Hirnödem!) von Wasser/Natrium/Kalium über 48 h, Infusionslösung: isotone oder halbisotone Elektrolytlösung (entsprechend Abfall der Serumkonzentration/h) + Kalium 3 mmol/kg KG/24 h; bei langsamer Senkung des Serumnatriums (ca. 0,5 mmol/h) kaum noch Gefahr von Krampfanfällen

[1] Faktor abhängig vom Lebensalter

Tab. 3.57 Erhaltungsbedarf/24 h an Wasser, Natrium, Chlorid und Kalzium.

Altersstufe	Wasser	Natrium und Chlorid	Kalium
alle Altersstufen	1500–1800 ml/m² KO	3–4 mmol/kg KG bzw. 40 mmol/kg KG	2 mmol/kg KG bzw. 30 mmol/kg KG
Säuglinge	120–130 ml/kg KG		
Kleinkinder	80–100 ml/kg KG		
ab 5 Jahre	50–70 ml/kg KG		

3.3.13 Bauchschmerz

Bauchschmerz im Kindesalter ist häufig, aber nur selten Anzeichen einer ernsthaften Erkrankung. Die Diagnose einer funktionellen Störung kann zwar korrekterweise nur per exclusionem gestellt werden, wobei die Verhältnismäßigkeit der Mittel nicht außer acht gelassen werden sollte. Gerade der Nichtpädiater muß folgende Grundsätze beachten:

- anhaltende oder intermittierende Bauchschmerzen beim Kind oder auch anhaltendes oder intermittierendes Schreien beim Säugling, das sich nicht unterbrechen läßt, ist bis zum Beweis des Gegenteils verdächtig auf ein akutes Abdomen
- das Symptom Bauchschmerz kann andererseits selbst bei lebensbedrohlichen Erkrankungen im Bereich des Abdomens insbesondere beim Säugling äußerst diskret auftreten oder fehlen!

Anamnese

- Art und Ort der Schmerzen
- Dauer und auslösendes Ereignis (Trauma? Konfliktsituation?)
- Begleitsymptome wie Fieber, Diarrhoe, Obstipation
- Art und Häufigkeit der Harn- und Stuhlausscheidung
- Ernährungsart, Größe und Gewicht.

Diagnostik

Eine eingehende körperliche Untersuchung ist unabdingbar:

- AZ
- Peritonismus (lokalisierte Schmerzempfindlichkeit, Stuhlverhalt, Abwehrspannung, fehlende Darmgeräusche, Fieber)
- Zeichen der Obstruktion (Erbrechen, geblähter, aufgetriebener Bauch, Obstipation, hochgestellte Darmgeräusche)
- Zeichen einer gastrointestinalen Blutung (Hypovolämie, Schockzeichen).

Das diagnostische Minimalprogramm beinhaltet ggf. weiterhin

- rektale Untersuchung (bei begründetem Verdacht durch erfahrenen Untersucher – kleiner Finger!):
  - Ampulle leer (z.B. M. Hirschsprung)?
  - Blut am Fingerling (M. Crohn, Colitis ulcerosa, Spätzeichen bei Invagination und Volvulus)?
  - anale Rhagaden (chronische Obstipation)?
- Labor: BB, BSG, Urinstatus
- abdominelle Sonographie.

Differentialdiagnose der häufigsten Ursachen

(Tab. 3.58)

Tab. 3.58 Differentialdiagnose von Bauchschmerzen beim Kind.

Diagnose	Charakteristika
akute Gastroenteritis	Umgebungserkrankungen, Fieber, Diarrhoe
Appendizitis	Kinder meist > 2 Jahre, meist kurze Schmerzanamnese, oft Verlagerung der Schmerzen von Epigastrium in rechten Unterbauch, Inappetenz
Invagination	meist < 2 Jahre, akuter Beginn, kolikartiger Schmerz, tastbarer Tumor?
extraintestinale Ursachen (z.B. Otitis media, Tonsillitis, Harnwegsinfekt, Pneumonie)	Projektion der Schmerzen in die Bauchregion
Hodentorsion	akuter Beginn, oft Skrotalschwellung und -verfärbung
akute Obstipation	Anamnese
Peritonitis	meist sekundär, z.B. bei Appendizitis, diffuse Abwehrspannung, Fieber
zusätzlich beim Säugling:	
inkarzerierte Hernie, Volvulus	galliges Erbrechen, Schreien, blutige Stühle, metallische Darmgeräusche
Dreimonatskolik	keine Begleitsymptome, guter AZ, Kind läßt sich beruhigen

Differentialdiagnose bei älteren Kindern wie beim Erwachsenen
(s. Kap. 4.1).

3.3.14 Zyanose

Definitionen
(Tab. 3.59)

Tab. 3.59 Definitionen von Zyanoseformen.

Form	Klinisches Bild	Ursachen
periphere Zyanose	Akren (bei Säuglingen evtl. auch Munddreieck) zyanotisch Haut meist kühl	Ischämie oder venöse Stase der Kreislaufperipherie (z. B. bei Varikose, Thrombose, Einflußstauung), Ausschöpfungszyanose
zentrale Zyanose	Haut relativ wärmer als bei peripherer Zyanose; bei Chronizität häufig auch Trommelschlegelfinger, -zehen, Uhrglasnägel, Polyglobulie	allgemeine Hypoxie bei Gasaustauschstörung in der Lunge (= „pulmonale Zyanose"), zentraler Rechts-links-Shunt (Mischzyanose), verminderter Sauerstoff-Partialdruck der Atemluft, Herzinsuffizienz u./o. Kreislaufversagen (Schock); angeboren v.a. bei Methämoglobinämie, einschlägigen Herzfehlern („blue baby")

Anamnese
- akut oder chronisch
- kardiale oder pulmonale Vorerkrankungen bekannt?
- Fremdkörperaspiration ausgeschlossen?
- Intoxikation ausgeschlossen?
- Krampfanfall?
- Begleitsymptome (Fieber? Atypisches Atemgeräusch? Giemen? Stridor? Husten?)

Diagnostik
- Vitalfunktionen?
- Beurteilung des AZ
- Auskultation von Lunge und Herz
- Puls, RR, P_aO_2, Temperatur
- Schockzeichen?
- Hinweise für Exsikkose?
- Ödeme? Hepatomegalie?
- Notfallabor: Blutgase, Hb, Hämatokrit, Blutzucker.

Hyperoxietest: 10minütige Beatmung eines Neugeborenen/Säuglings mit reinem Sauerstoff läßt bei einer Gasaustauschstörung der Lunge den transkutan gemessenen P_aO_2 normalerweise über 80 mmHg ansteigen, ein zyanotisches Herzvitium ist praktisch ausgeschlossen.

Differentialdiagnose der Zyanose
(Abb. 3.40)

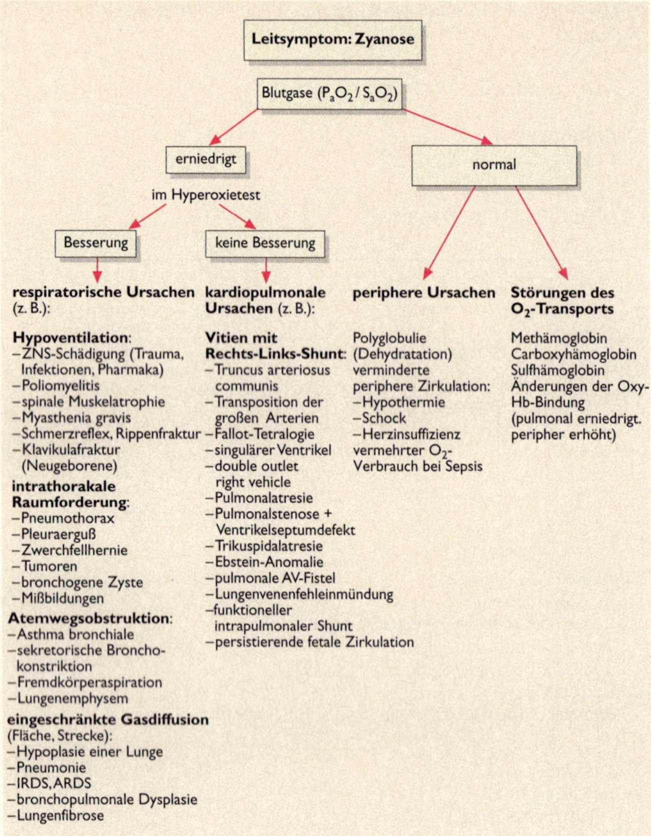

Abb. 3.40 Differentialdiagnostik der Zyanose (nach [11]).

3.3.15 Verdacht auf Mißhandlung

Definition

Nicht zufällige, bewußte oder unbewußte gewaltsame körperliche und/oder seelische Schädigung, die in Familien oder Institutionen geschieht und die zu Verletzungen und/oder Entwicklungshemmungen oder sogar zum Tode führt. Hohe Dunkelziffer besonders bei sexuellem Mißbrauch.

Anzeichen und typische Symptome

- Hautverletzungen mit typischem Muster (Heizkörper)
- Abschürfungen und Verbrennungen (z.B. punktförmige Verbrennungen durch Zigaretten, „Eintauch-Verbrühungen")
- Hämatome unterschiedlichen Alters oder Verletzungen an untypischen Körperstellen wie Gesicht, Ohrläppchen, Rücken, Gesäß, Innenseite der Oberschenkel

- Einrisse am Lippenbändchen (gewaltsame Flaschenernährung)
- ausgerissene Haare
- subdurale Hämatome, Schädel-Hirn-Trauma und Blutungen am Augenhintergrund durch Einriß der Brückenvenen beim Schütteltrauma
- Erklärung des Unfallmechanismus stimmt nicht mit den Verletzungen überein, Knochenbrüche ohne adäquates Trauma und verschiedenen Alters
- Verletzungen im Genital- oder Analbereich ohne plausible Erklärung
- sexuell übertragene Erkrankungen bei Kindern
- in Anbetracht des Zustands des Kindes verspätetes Aufsuchen des Arztes.

Diagnostik
- Blutbild, Gerinnungsstatus
- Sonographie, ggf. CT
- Augenfundus (Netzhautblutungen?)
- Röntgen, bei begründetem Verdacht auch Ganzkörperszintigramm des Skeletts zum Auffinden röntgennegativer Mehrfachverletzungen
- eventuell gynäkologische Untersuchung.

TELEFON

Jeder Verdacht auf Kindesmißhandlung muß ohne Vorverurteilung der Bezugspersonen abgeklärt und genau dokumentiert werden! Die weitere Strategie sollte zunächst mit einem erfahrenen Kollegen (z.B. Pädiater einer Kinderklinik) und dann ggf. unter Einschaltung einer Behörde (Polizei/Jugendamt) abgeklärt werden.

3.3.16 Plötzlicher Kindstod und „Apparent Life Threatening Event"

Definition

Plötzlicher Kindstod (SIDS = sudden infant death syndrome): plötzlicher, unerwarteter Tod eines Säuglings oder Kleinkindes ohne greifbare kausale Vorerkrankung, auch postmortal keine adäquate Todesursache zu finden; vermutete Todesursache: zentrale Atemregulationsstörung, die zu Apnoe und Herzstillstand führt.

Apparent life threatening event (ALTE): vital bedrohliche Episode, bei der das Kind scheinbar leblos aufgefunden wird und erst durch Stimulation von außen wieder Lebenszeichen von sich gibt.

Epidemiologie

SIDS: 2–3‰ aller Lebendgeborenen, 85% der Fälle im ersten Lebensjahr, Häufung im 2.–4. Lebensmonat.

Risikofaktoren für SIDS
- niedriges Alter der Schwangeren, kurze Schwangerschaftsintervalle, SIDS bei Geschwistern, Drogen- und Nikotinabusus während der Schwangerschaft
- schwere Geburtskomplikationen, besonders Frühgeburten mit bronchopulmonaler Dysplasie
- Auftreten eines ALTE
- Bauchlage im Schlaf, Rauchen in der Umgebung des Kindes
- Auffälligkeiten im Schlaf (z.B. Schlafapnoen > 15 s, auffallende Blässe, Schwitzen).

Therapie
- Reanimation nach den üblichen Kriterien (s. Kap. 3.3.4), bei ALTE reicht oft eine mehr oder weniger nachdrückliche Stimulation (Streicheln, Rütteln, Hochnehmen o.ä.)
- nach erfolgreicher Reanimation immer stationäre Einweisung in Kinderklinik.

Prävention

- Aufklärung
- Vermeidung von Risikofaktoren
- subtile Behandlung und Überwachung von kranken Säuglingen (insb. mit respiratorischen Infekten)
- kein Überwärmen des Kindes
- Bauchlage vermeiden
- kein Rauchen in der Nähe des Kindes.

4 Leitsymptome von A bis Z

4 Leitsymptome von A bis Z

4.1 Akutes Abdomen

Syn.: Starke, akute Schmerzen im Bauchraum.

Diagnostik (Abb. 4.1)

- *Anamnese:*
  - *Schmerzen*: Wo? Seit wann? Wie? Ausstrahlung? Bei Miktion oder Defäkation?
  - *Begleiterscheinungen*: Fieber? Erbrechen? Stuhl-/Urinanamnese

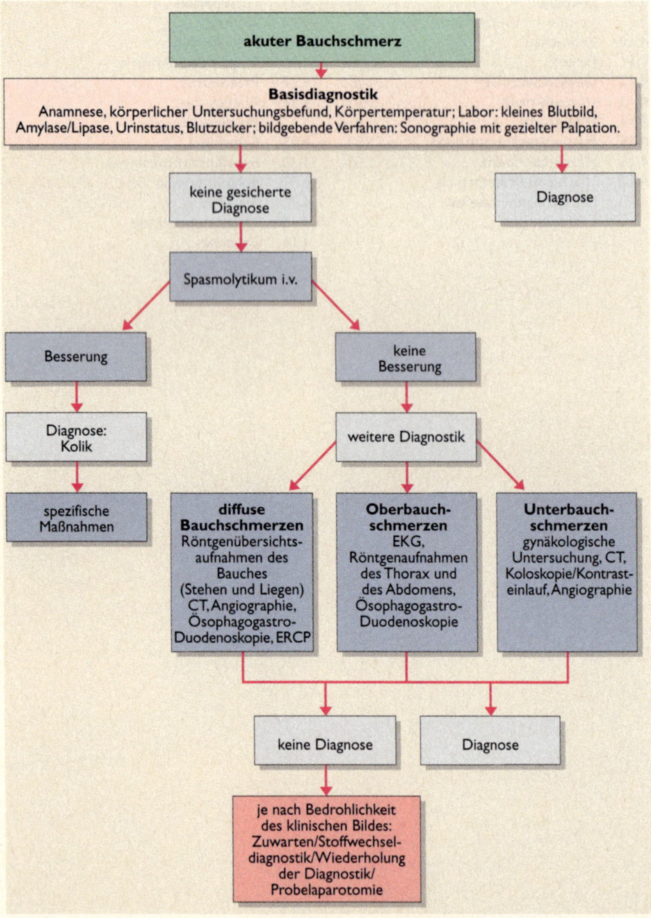

Abb. 4.1 Schema des diagnostischen Weges bei akutem Bauchschmerz (nach [6]).

– *Andere Erkrankungen*: Diabetes mellitus? Nieren-/Gallensteine? Ulkus? Gefäßleiden? Alkoholanamnese? Tumorleiden?
– *Erkrankungen der Brustorgane*: Husten mit Auswurf? Dyspnoe? Schmerzen im Thoraxbereich? Angina pectoris? Dysphagie?
– *Gynäkologische Anamnese*: Letzte Regelblutung? Mögliche Schwangerschaft? Rezidivierende gynäkologische Infekte?
– *Sonstiges:* Voroperationen? Allergien? Medikamente? Reisen und Beruf?

- *Körperliche Untersuchung:*
  – *Inspektion*: Ikterus? Herpes zoster? Bruchpforten? Äußere Verletzungszeichen, aufgetriebenes Abdomen?
  – *Auskultation*: Hyperperistaltik mit klingenden Darmgeräuschen? Totenstille? Gefäßgeräusch?
  – *Perkussion*: Viel Luft oder Aszites?
  – *Palpation*: Abwehrspannung? Klopf- und druckschmerzhafte Bauchdecke? Tastbarer Tumor? Klopfschmerz über Wirbelsäule und Nierenlagern? Lymphknoten an Hals, Achseln oder Leisten?
  – *Rektale digitale Austastung*: Blut am Fingerling/Teerstuhl/Stuhl Hämoccult® positiv? Pararektale Raumforderung/Abszeß?
  – *Temperaturmessung:* rektal und axillär

TIP

Patienten, die sich vor Schmerzen stöhnend bewegen, haben meist keine Perforation eines Hohlorgans, sondern eher eine Gallen- oder Nierenkolik. Bei Peritonitis liegt der Patient bewegungslos und atmet flach, da jedes Husten und Berühren des Bauches den Schmerz verstärkt. Ein Patient mit Pankreatitis dagegen sitzt häufig nach vorn gebeugt und „krümmt" sich vor Schmerzen.

- *Labor*: CRP, BB, Elektrolyte, Amylase, BZ, CK, Laktat, Kreatinin, Urinstatus. Später Lipase, Laktat, Elektrophorese, AP u.a.
- *Apparative Untersuchungen:*
  – *Sono-Abdomen*: Freie Flüssigkeit? Ggf. Punktion und Untersuchung auf Blut? Exsudat? Konkremente? Peristaltik? Milzinfarkt? Abszeßbildung?
  – *EKG*: Herzinfarkt? Lungenembolie?
  – *Rö-Thorax und Rö-Abdomen* (möglichst im Stehen, ggf. auch in Linksseitenlage): Freie Luft unter dem Zwerchfell? Luft in den Gallenwegen? Pankreasverkalkungen, Gallensteine? Nierensteine? Flüssigkeitsspiegel im Darm?
  – *Notfall-Gastroskopie* Bei Schmerzen im Oberbauch, Sigmoidoskopie bei Schmerzen im Unterbauch, zuvor Rö-Abdomen (Ausschluß freie Luft, Perforation)
- *Chirurgisches, bei Frauen zusätzlich gynäkologisches Konsil.*

Tabelle 4.1 zeigt die häufigen Ursachen des akuten Abdomens in Abhängigkeit von der Schmerzlokalisation.

Differentialdiagnosen

- *Entzündungen:*
  – *Appendizitis*: in den rechten Unterbauch wandernder Schmerz, anfänglich lokale Symptomatik (McBurney), später diffuse Abwehrspannung, Loslaßschmerz; Temperaturdifferenz rektal-axillär > 1 °C, Leukozytose → Operation
  – *Abszesse*
  – *Adnexitis*: Spontan- und Druckschmerz, Übelkeit und Erbrechen als peritoneale Reizerscheinungen, Dysurie (Harnwegsbeteiligung), Fieber
  – *Cholezystitis*: Schmerzen re. Oberbauch, Fieber, gtl. Leukozytose, evtl. Ikterus
  – *Pyelonephritis*: Fieber, Schüttelfrost, Flankenschmerzen, Harnsediment
  – *Pankreatitis*: gürtelförmiger Schmerz im Mittelbauch, Lipase, α-Amylase erhöht
  – *M. Crohn*

Tab. 4.1 Häufige Ursachen des akuten Abdomens in Abhängigkeit von der Schmerzlokalisation.

Lokalisation	Erkrankung oder Verletzung
rechter Oberbauch	penetrierendes Duodenalulkus; akute Infektionen der Gallenwege, auch mit Penetration; Cholezystolithiasis, Choledocholithiasis, Cholangitis, Abszesse; Leberverletzungen; Pfortaderthrombose; Pyelonephritis; Urolithiasis
linker Oberbauch	Abszesse; Milzruptur; Milzinfarkt; akute Pankreatitis; Pyelonephritis; Urolithiasis
Epigastrium	Myokardinfarkt (Hinterwand), dissezierendes oder rupturiertes Aortenaneurysma, perforierendes Ulcus ventriculi
mittleres Abdomen	akute Pankreatitis; inkarzerierte Hiatushernie; Mesenterialinfarkt; rupturiertes Aortenaneurysma
rechter Unterbauch	Appendizitis; M. Crohn; Ileus nach Appendektomie; inkarzerierte Hernie; Ureterstein; Adnexitis; stielgedrehte Ovarialzyste
linker Unterbauch	Sigmadivertikulitis (bes. bei Perforation); inkarzerierte Hernie; Adnexitis; stielgedrehte Ovarialzyste, toxisches Megacolon

  - *Divertikulitis*
  - *Familiäres Mittelmeerfieber*
- *Perforation – Ruptur:*
  - *Ulcus duodeni und ventriculi*: brettharter Bauch, Rö-Abdomen: freie Luft → Laparotomie
  - *Tubargravidität*: evtl. Schmierblutungen 2–4 Wochen nach ausgebliebener Menstruation, einseitige periodische Schmerzen, Schwangerschaftstest; bei plötzlich einsetzenden heftigen Schmerzen V.a. Tubarruptur → Operation
  - *Leber-/Milzruptur*: nach stumpfem Bauchtrauma; Sono: freie Flüssigkeit, Hb- und Hkt-Abfall → Operation
- *Koliken:*
  - *Cholelithiasis*: oft gleichzeitig Pankreatitis, Sono: Gallensteinnachweis, Dct. Choledochus erweitert
  - *Nephrolithiasis, Urolithiasis*: Mikrohämaturie, Schmerzausstrahlung, Steinanamnese, Sono: Konkrement, Harnstau
  - *Ileus*: Bruchpforten, Darmgeräusche zunächst verstärkt, evtl. klingend, später „Totenstille", proximal geblähter Darm, Rö-Abdomen: Spiegelbildung
  - *Kolonspasmen bei schwerer Obstipation*
  - *Funktionelle Störungen des Magen-Darm-Trakts*
- *Durchblutungsstörungen:*
  - *Mesenterialinfarkt*: Anamnese: Angina visceralis mit postprandialen Bauchschmerzen? Anfänglich keine Abwehrspannung, Laktat i. S. ↑, evtl. Angiographie
  - *Aneurysmaruptur*: Schocksymptomatik! Cave: zweizeitige Ruptur durch vorübergehende Verlegung der Rupturstelle durch ein Blutgerinnsel oder ein benachbartes Organ, freies Intervall zwischen Erstsymptomen und endgültiger Ruptur → absolute Operationsindikation (Letalität 50–80%)
  - *Einblutung nach Trauma:* unter Marcumar®-(Falithrom®-)Therapie
- *Stoffwechselkrankheiten:*
  - *Diabetische Ketoazidose*
  - *Urämie*
  - *Addison-Krise*
  - *Hyperparathyreoidismus*
  - *Akute intermittierende Porphyrie*
- *Schmerzeinstrahlung bei extraabdominellen Erkrankungen:*
  - *Pneumonie*
  - *Lungenembolie*: Lungenszintigraphie
  - *Herzinfarkt*: EKG, CK, CK-MB, Troponin-T, Troponin-I (s. Kap. 3.1.10)

– *Aortenaneurysma*
– *Wirbelsäulenerkrankungen, Radikulitis*
– *Hodentorsion*: Prehn-Zeichen: Zunahme des Hodenschmerzes bei Anheben des Skrotums

◆ *Sonstige:*
– *Typhus abdominalis*
– *Blei-, Thalliumvergiftung*
– *Tabes dorsalis*
– *Meningitis.*

Therapie

Die therapeutischen Maßnahmen richten sich nach der verursachenden Krankheit. Eine rasche Diagnosestellung ist aufgrund der vitalen Gefährdung unerläßlich, um die angemessene Therapie einleiten zu können („über einem unklaren Abdomen darf der Mond nicht aufgehen"). Ist die Ursache mit den o.g. Maßnahmen nicht zu klären und die Notwendigkeit der akuten chirurgischen Intervention ausgeschlossen:

◆ *Weiterführende Diagnostik*: z.B. CT-Abdomen, Angiographie
◆ *Überwachung auf Intensivstation*: ZVK, Ausgleich von Wasser- und Elektrolytverlusten, parenterale Ernährung, evtl. Blutersatz, bei hohem Fieber Blutkulturen, danach Antibiotika
◆ *Kontrolle des klinischen Befundes mindestens alle 4 h:* allenfalls vorsichtiger Einsatz von Medikamenten zur Schmerzbekämpfung und Fiebersenkung (Metamizol [Novalgin®] 2–5 ml oder Pentazocin [Fortral®] 30 mg, 1 Amp., langsam i.v.), da die Verlaufsbeobachtung durch Beeinflußung des klinischen Bildes erschwert ist!

AKUT **Gefährden eine starke Blutung und Hypotension den Patienten, darf die Laparotomie zur Klärung der Diagnose und evtl. Therapie nicht hinausgezögert werden!**

4.2 Arterielle Hypertonie

Syn.: Erhöhter Blutdruck. Erst nach wiederholten, mehrfachen Blutdruckmessungen zu verschiedenen Zeiten – optimalerweise erst nach LZ-RR Messung – sollte die Einschätzung des Schweregrades der Hypertonie, wie unten in der Tabelle angegeben, erfolgen!

Tab. 4.2 Klassifizierung des Blutdrucks bei Erwachsenen.

Blutdruck	Systolisch (mmHg)	Diastolisch (mmHg)
Optimal	< 120	< 80
Normal	< 130	< 85
Hochnormal	130–139	85–89
Bluthochdruck		
Grad 1, mild	140–159	90–99
Grad 2, mäßig	160–179	100–109
Grad 3, schwer	180–209	110–119
Grad 4, sehr schwer	> 210	> 120

Diagnostik

◆ *Anamnese:*
– *Familienanamnese/Risikofaktoren:* Salz-, Alkohol-, Nikotinkonsum?
– *Dauer der Hypertonie, bisherige Medikation, Erfolge?*
– *Hinweise auf hypertoniebedingte Organschäden:* Angina pectoris? Dyspnoe? Ödeme? Claudicatio? Sehstörungen? TIAs?

- *Körperliche Untersuchung:*
  - Allgemeinstatus, Adipositas
  - Zeichen der Herzinsuffizienz
  - Zeichen der Linksherzhypertrophie
  - neurologischer Status
  - Augenhintergrund
- *Labor:* BB, Ka^+, Na^+, Krea, Harnsäure, Glukose, Fette, Urinstatus, Urinsediment
- *Apparative Untersuchungen:* Sonographie der Nieren, EKG, Rö-Thorax, Echokardiographie.

Differentialdiagnostik (Abb. 4.2)
Mehr als 90% aller Hypertonien zählen zur Form der primären, essentiellen Hypertonie (Ursache unbekannt, wahrscheinlich multifaktorielle, polygene Erkrankung, die in ca. 60% der Fälle vererbt wird). Innerhalb der Gruppe der sekundären Hypertonieformen (insgesamt < 10% aller Hypertonien) überwiegen die renalen deutlich vor den endokrinen Hypertonien (insges. < 1%).

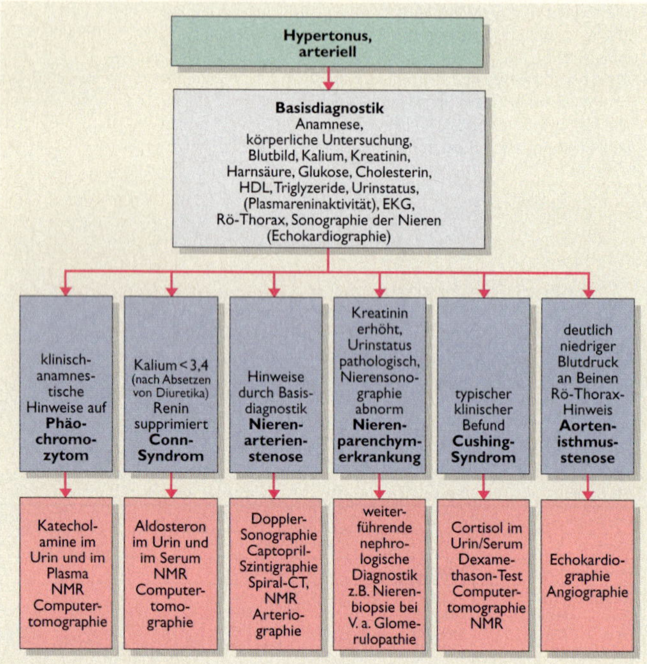

Abb. 4.2 Differentialdiagnostik der arteriellen Hypertonie (nach [6]).

4.3 Anämie (Abb. 4.3)

Syn.: Verminderung der Hämoglobinkonzentration unter den alters- und geschlechtsspezifischen Normbereich (M: 8,1–11,2 mmol/l bzw. 13–18 g/dl; F: 7,4–9,9 mmol/l bzw. 12–16 g/dl). Unterschieden werden:

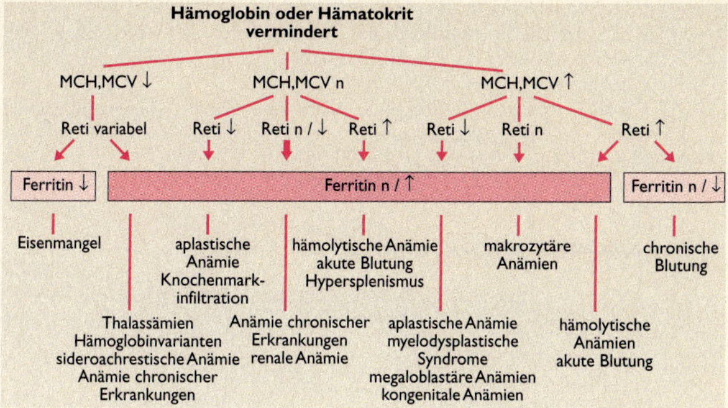

Abb. 4.3 Differentialdiagnostik der Anämien auf der Grundlage des mittleren Erythrozytenvolumens (MCV), des mittleren Hämoglobingehalts (MCH), der Serumferritinkonzentration (Ferritin) und der absoluten Retikulozytenzahl (Reti); n = normal, ↑ = erhöht, ↓ = erniedrigt.

- Mikrozytäre, hypochrome Anämie: MCV und MCH vermindert
- Normozytäre, normochrome Anämie: MCV und MCH normal
- Makrozytäre, hyperchrome Anämie: MCV und MCH erhöht.

4.4 Anurie/Oligurie/Harnverhalt

- *Anurie*: Urinbildung < 100 ml/d
- *Oligurie*: Urinbildung < 400 ml/d bzw. < 20 ml/h
- *Harnverhalt/Harnsperre*: normale Urinbildung, gestörte Urinausscheidung bei vesikalen oder infravesikalen Obstruktionen.

BEACHTE

Sofortige Ursachenabklärung! Abwarten verschlechtert die Prognose! Jeder akut aufgetretene, postrenal bedingte Harnverhalt muß unverzüglich entlastet werden!

Diagnostik

- *Anamnese:*
  - Dauer der Oligo-/Anurie?
  - Schmerzen, Intensität und Lokalisation?
  - Renale/urogenitale Vorerkrankungen (z. B. Nephrolithiasis, Pyelonephritis)?
  - Systemerkrankungen mit Nierenbeteiligung (z. B. Diabetes mellitus, Hypertonie, SLE, Malignom)? Z.n. Chemotherapie? Trauma?
  - Diagnostische und operative Eingriffe im Urogenitalbereich?
  - Medikamentenanamnese: z. B. NSAR, Antibiotika, Zytostatika, Rö-KM?
- *Körperliche Untersuchung:*
  - Beurteilung von Hautfarbe (Blässe, Café-au-lait-Kolorit?), Schleimhäuten und Hautturgor (Exikkose?). Ödeme? Pleuraerguß? Aszites? Urämischer Fötor?
  - RR und Pulsverhalten (Hypertonie? Schock?) Perikardreiben?
  - Harnblase gefüllt? Nierenlager klopfschmerzhaft? Tastbarer Nierentumor?
- *Labor:*
  - Messung des Harnvolumens stündlich und in 24 h
  - BSG, BB, Gerinnung, Retentionsparameter (Krea, Harnstoff, Harnsäure), Na^+, K^+, Ca^{2+}, Phosphat, Gesamteiweiß, CPK, LDH, Eiweißelektrophorese, BGA
  - Urinstatus, -sediment, spez. Gewicht, Harnosmolalität, Krea, Harnstoff, Na^+, Nitrit, Eiweißausscheidung.

- ◆ *Apparative Untersuchungen:*
  - EKG: z.B. Zeichen der Hyperkaliämie? (hohe T-Wellen, PQ-Verlängerung, QRS-Verbreiterung → Gefahr des Kammerflimmerns)
  - Sono-Abdomen
  - ggf. CT/MRT, retrograde Pyelographie, Nierenangiographie, Nierenszintigraphie, Zystoskopie, Zystureteroskopie
  - ggf. Nierenpunktion, Histologie.

BEACHTE **Bilanzierung von Ein- und Ausfuhr!**

Differentialdiagnostisches Vorgehen (Abb. 4.4 u. s. Kap. 5.7)

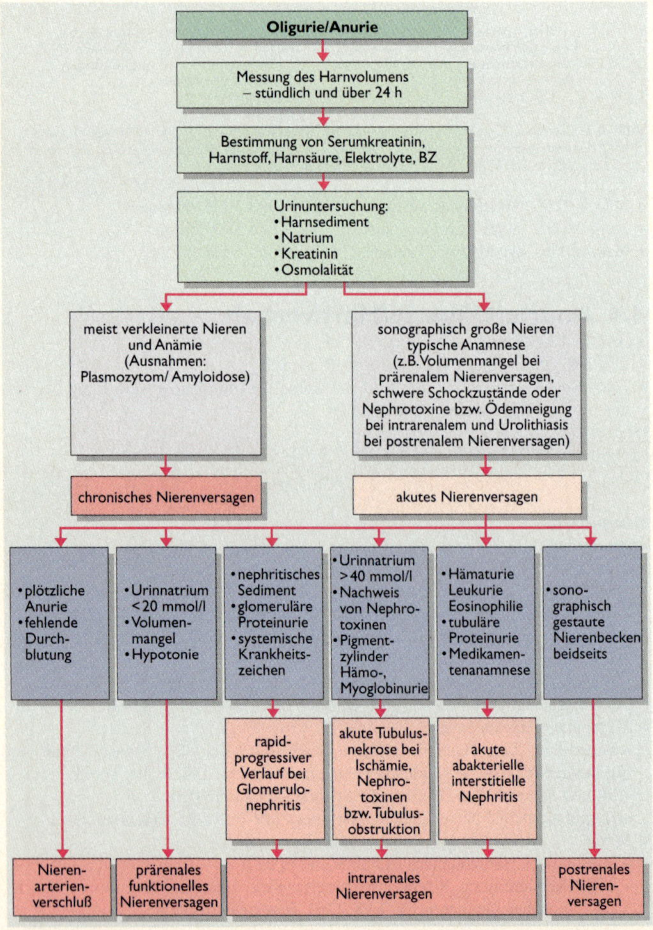

Abb. 4.4 Differentialdiagnostik der Anurie/Oligurie (nach [6]).

4.5 Aszites

Syn.: Ansammlung freier Flüssigkeit in der Bauchhöhle. Untere Nachweisgrenze klinisch ca. 1000 ml, sonographisch ca. 30 ml.

Diagnostik

- *Sonographie und Punktion* (s. Kap. 2.3.3)
- *Untersuchung der Aszitesflüssigkeit*:
  - klinisch-chemisch: Eiweißkonzentration, LDH, Amylase, Triglyceride, Cholesterin
  - zytologisch: Zellzahl mit Differenzierung
  - bakteriologisch: Kultur, ggf. Gram-Färbung und Ziehl-Neelsen-Färbung
  - ggf. Tumormarker: AFP, CEA.

TIP Diffuse oder auch lokalisierte Bauchschmerzen im Zusammenhang mit einem Aszites sind verdächtig auf eine entzündliche oder neoplastische Ursache!

Differentialdiagnostisches Vorgehen (Abb. 4.5)

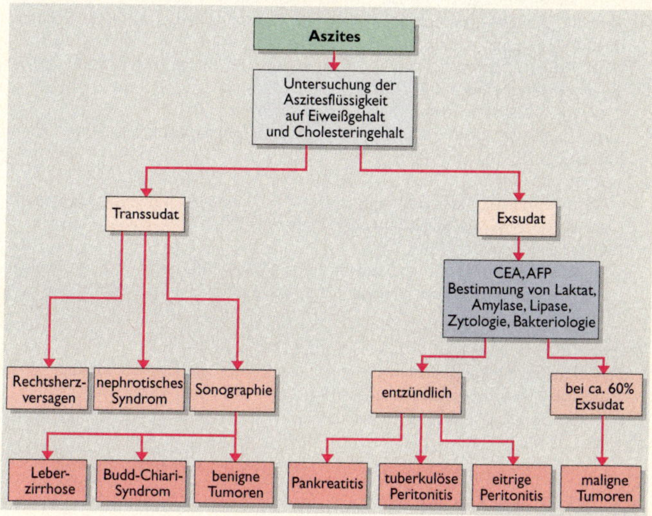

Abb. 4.5 Differentialdiagnostik des Aszites (nach [6]).

Differentialdiagnosen

- *Portaler Stauungsaszites:*
  - *Leberzirrhose*: Zeichen der chronischen Lebererkrankung und der portalen Hypertension (s. Tab. 4.7)
  - *Pfortaderhochdruck*: Zeichen der portalen Hypertension ohne Zeichen der chronischen Lebererkrankung
  - *Budd-Chiari-Syndrom*: Verschluß der posthepatischen Lebervenen z. B. bei myeloproliferativen Erkrankungen oder Infektionen der Leber mit Amöben oder Echinokokken. Rechtsseitige Oberbauchschmerzen, Hepatosplenomegalie, intakte Leberfunktion. Sono, MRT, Angiographie der Leber, histologische Untersuchung eines Leberstanzzylinders

- *„Veno-occlusive disease"*: Klinik wie Budd-Chiari-Syndrom. Histologische Untersuchung eines Leberstanzzylinders
- *Schistosomiasis, Sarkoidose, M. Hodgkin, myeloproliferative Erkrankungen, kongenitale Leberfibrose*

◆ *Kardialer Stauungsaszites*: Zeichen der Rechtsherzinsuffizienz, deren Ursache dann näher abgeklärt werden muß (z.B. Pericarditis constrictiva, Klappenfehler, KHK). Eiweißgehalt und LDH im Aszites ↑

◆ *Maligner Aszites:*
- *Lebermetastasen, primäres Leberzell-Ca*: abdominelles Druckgefühl, allg. Tumorzeichen (Gewichtsverlust). Sono, Feinnadelpunktion, Histologie. Fibronektin und Cholesterin im Aszites ↑, bei primärem Leberzell-Ca AFP im S. ↑
- *Peritonealkarzinose*: allg. Tumorzeichen (Auszehrung), „schmerzhafter Aszites", blutiger oder chylöser Aszites. Sono, CT, histologischer oder zytologischer Tumorzellnachweis, Cholesterin im Aszites > 46 mg/dl
- *Ovarialtumoren*: Bauch- und Rückenschmerzen, evtl. einseitiger Pleuraerguß (re. > li.), gynäkologischer Tastbefund. Sono, CT, ggf. Laparoskopie

◆ *Entzündlicher Aszites:*
- *Tuberkulöse Peritonitis*: Fieber, mäßige abdominelle Schmerzen, rektaler Tastbefund: „Douglas-Tumoren". Aszitesanalyse (Lymphozyten, säurefeste Stäbchen?) und -kulturen, ggf. Laparoskopie und Histologie
- *Bakterielle Peritonitis*: z.B. bei Ulkusperforation oder intraperitonealem Abszeß → Symptomatik des akuten Abdomens
- *Spontane bakterielle Peritonitis bei Leberzirrhose*
- *Pankreatitis*: bei akuter exsudativer Pankreatitis Symptomatik des akuten Abdomens (s. o.)

◆ *Sonstige:*
- *Hypalbuminämie*: Malabsorption/Maldigestion, exsudative Enteropathie, nephrotisches Syndrom. Bei nephrotischem Syndrom Aszites trüb, chylös, hellgelb bis milchig, Triglyzeride ↑
- *Pseudomyxom*: guter AZ, abdominelles Spannungsgefühl. Sono, CT, gynäkologische Untersuchung, mikroskopische Untersuchung des häufig schleimigen Aszitespunktats.

Therapie

Je nach Grunderkrankung. Ausschwemmung: Zielwert des tägl. Gewichtsverlusts: 500 g. Basistherapie: Kochsalz- und Flüssigkeitsrestriktion

Therapeutische Aszitespunktion (s. Kap. 2.3.3), peritoneo-venöser Shunt, Lebertransplantation als Ultima ratio

4.6 Blut im Stuhl

AKUT

Verschiedene Formen: *Melaena* (Teerstuhl), *Hämatochezie* (peranaler Blutabgang), *okkulte Blutung* (→ Nachweis durch Haemoccult®).

Kreislaufstabilisierung vor diagnostischen Maßnahmen!

Diagnostik

◆ *Anamnese*: Vorerkrankungen (z.B. M. Crohn, Colitis ulcerosa, Divertikulose, Z.n. Darm-OP, Leberzirrhose, Ulcera, Hämorrhoidalleiden, Radiotherapie), Medikamente (z.B. NSAR, Antikoagulanzien)

◆ *Körperliche Untersuchung*: Druckdolenz, palpable Resistenzen im Abdomen, rektal-digitale Austastung

◆ *Labor*: Hb, Hkt, Thrombozyten, Gerinnung, Blutgruppe

◆ *Apparative Untersuchungen*: Abhängig von der vermuteten Blutungsquelle erfolgt zunächst eine Ösophagogastroduodenoskopie (Melaena mit/ohne Hämatemesis) oder eine Rekto- bzw. Rektosigmoideokoloskopie (Hämatochezie bzw. okkulte Blutungen) mit Biopsien zur histologischen Sicherung der Grunderkrankung. Führen diese nicht zu einer Diagnose: Angiographie, Rö-Dünndarm mit wasserlöslichem KM, szintigraphischer Blutungsnachweis (insb. chronische oder akut rezidivierende Blutungen), Enteroskopie, explorative Laparotomie.

Differentialdiagnostisches Vorgehen (Abb. 4.6)

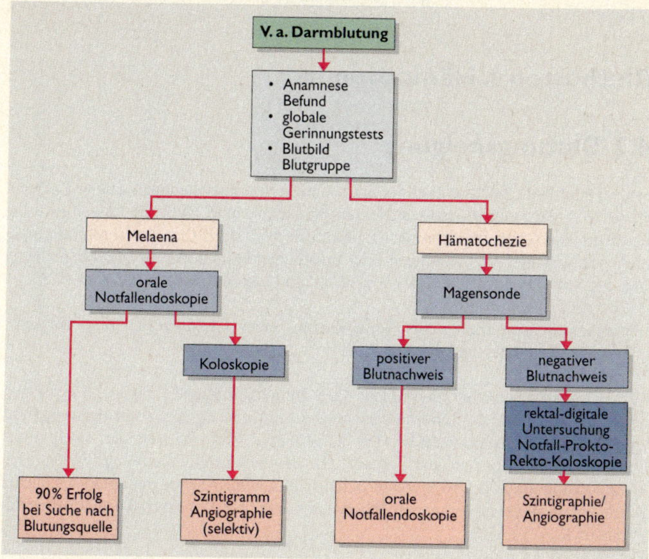

Abb. 4.6 Differentialdiagnostik: Blut im Stuhl (nach [6]).

Differentialdiagnosen

- *Blutungen im HNO-Bereich*
- *Hämoptoe, s. u.*
- *Obere GI-Blutung* (meist Teerstuhl, evtl. Hämatemesis): Magen-, Duodenalulzera, Ösophagusvarizenblutung, Mallory-Weiss-Syndrom, Ösophagitis, Magen-/Ösophagustumoren
- *Hämobilie* (Trauma? Cholangio-Ca?)
- *Dünndarmtumor*: Teerstuhl ohne Hämatemesis, abdominelle Beschwerden, Gewichtsabnahme, evtl. Subileus/Ileus, Anämie → Dünndarmdarstellung nach Sellinck
- *Meckelsches Divertikel*: rezidivierende Teerstühle, selten Appendizitis-Symptomatik
- *Angiodysplasie, Hämangiome*: häufig rezidivierende Blutungen (Hämatochezie) ohne Begleitsymptome. Angiographie, evtl. explorative Laparotomie
- *M. Crohn (s.* Kap. 5.4.9)
- *Colitis ulcerosa*
- *Infektiöse Kolitis*: akute Diarrhoe, Fieber, Exsikkose
- *Pseudomembranöse Kolitis*: nach Antibiotikatherapie
- *Ischämische Kolitis*
- *Divertikulose/Divertikulitis*

- *Strahlenkolitis*: Anamnese!
- *Kolorektale Karzinome* (s. Kap. 5.4.11)
- *Hämorrhoiden*: hellrote Blutauflagerungen am Stuhl. Proktoskopie
- *Analfissur*: Analschmerz bei der Defäkation. Proktoskopie
- *Kolonvarizen (selten!)*: akute, hellrote Blutungen aus subjektivem Wohlbefinden, evtl. Zeichen der portalen Hypertension. Koloskopie, Angiographie
- *Endometriose (Rarität!)*: zyklusabhängige peranale Blutungen und abdominelle Beschwerden bei Lokalisation von Endometrioseherden im Kolon. Koloskopie, CT, Laparoskopie.

Bluthusten s. Hämoptoe

4.7 Blutungsneigung

Syn.: hämorrhagische Diathese. Spontan- und Verletzungsblutungen ungewöhnlicher Stärke: z.B. flächenhafte Haut-, Schleimhaut-, Gelenk- und Muskelblutungen (u.a. bei plasmatischen Gerinnungsstörungen), petechiale Blutungen (u.a. bei Thrombozytopenie), postoperative Nachblutungen oder ungenügende intraoperative Blutungsstillung (u.a. bei Thrombozytopathie oder Von-Willebrand-Jürgens-Syndrom) (s. Kap. 5.2.6).

MEMO

Spontanblutungen drohen bei Verminderung eines Gerinnungsfaktors oder der Thrombozyten unter 10% der Norm!

Abb. 4.7 zeigt schematisch den Ablauf der Gerinnungskaskade, Tabelle 4.3 gibt einen Überblick über einfache Laboruntersuchungen und ihre Ergebnisse in bezug auf das zugrundeliegende Krankheitsbild. Die aufgeführten Tests müssen ggf. noch durch Sonderuntersuchungen ergänzt werden (z.B. Faktoreneinzelbestimmung). Verbrauchskoagulopathie und Hyperfibrinolyse treten häufig gemeinsam – mit unterschiedlicher Konstellation der entsprechenden Laborwerte – auf. Zur Verbrauchskoagulopathie bei Sepsis (s. Kap. 3.1.4).

Tab. 4.3 Blutungsneigung – einfache Laboruntersuchungen als Wegweiser zur Diagnose (aus [31]).

	Blutungszeit	Gerinnungszeit	Thrombozytenzahl	Thromboplastinzeit
Hypo-/Afibrinogenämie	(↑)	↑	N	↑
Hämophilie A und B	N	↑	N	N
Faktor-II-, -VII-, -X-Mangel (z.B. durch Leberschaden, Vitamin-K-Mangel, Antikoagulanzientherapie)	N	(↑)	N	↑
Heparineffekt	N	(↑)	N	N
Verbrauchskoagulopathie +	N	↓ (↑)	↓	(↓)
Hyperfibrinolyse +	↑	↑	N	↑
Thrombozytopenie	↑	N	↓	N
Thrombozytopathie	↑	N	N	N
Vaskuläre hämorrhagische Diathesen	↑	N	N	N

N = normal; ↑ = verlängert oder erhöht; ↓ = verkürzt oder erniedrigt; + = Werte stadienabhängig variabel

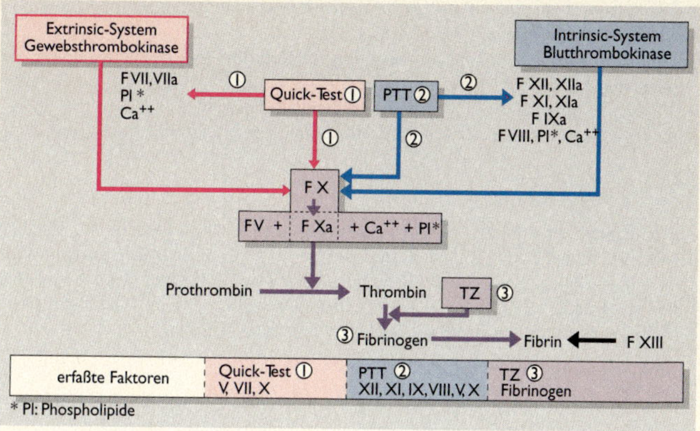

Abb. 4.7 Gerinnungskaskade (nach [27]).

4.8 Diarrhoe

Syn.: Konsistenzverminderte, breiige oder wäßrige Stuhlentleerungen mit einem Gesamtstuhlgewicht > 250 g/d und einer Frequenz > 3/d oder > 20/Wo. Akute Diarrhoe: abrupter Beginn, Dauer < 2–3 Wochen. Chronische Diarrhoe: allmählicher Beginn, Dauer > 2–3 Wochen.

Anamnese

- *Verlauf*: Akut oder chronisch? Frequenz? Wechsel zwischen Obstipation und Diarrhoe? Nächtliche Diarrhoe?
- *Stuhlbeschaffenheit*: Geformt/nicht geformt/breiig/wäßrig? Farbe? Fettig/ölig? Unangenehmer Geruch? Beimengungen von Blut/Eiter/Schleim?

PTT (partielle Thromboplastinzeit)	Thrombinzeit	Retraktion	Clotlyse	Thrombin-Koagulase- oder Reptilasezeit	Fibrinogenspiegel	AT-III-Spiegel
↑	↑		N	↑	↓	
↑	N	N	N	N	N	N
↑	N	N	N	N	N	N
↑	↑	N	N	N	N	N
↓ (↑)	N (↑)	(N)	N	N	(N) (↓)	↓
↑	↑	(N)	↑	↑	↓	N
N	N	↓	N	N	N	N
N	N	(↓)	N	N	N	N
N	N	N	N	N	N	N

- *Zusätzliche Symptome*: Übelkeit/Erbrechen? Tenesmen/Schmerzen? Fieber? Gewichtsverlust? Allgemeines Krankheitsgefühl?
- *Vorerkrankunge*: Abdominelle Operationen? Gastrointestinale Erkrankungen? Familienanamnese?
- *Medikamentenanamnese*: Laxanzien? Antibiotika? Zytostatika?
- *Sonstiges*: Auslandsaufenthalte? Durchfallerkrankungen bei Kontaktpersonen?

4.8.1 Akute Diarrhoe

BEACHTE

Am häufigsten sind leichte Verlaufsformen der akuten Gastroenteritis mit Übelkeit, Erbrechen, Temperaturen < 38,5 °C und breiigen bis wäßrigen Diarrhöen von kurzer (2–3tägiger) Dauer. Bei schwerer Beeinträchtigung des AZ, Fieber > 38,5 °C und/oder blutigem Stuhl bzw. Dehydratationszeichen ist die sofortige differentialdiagnostische Abklärung als Grundlage für eine kausale Therapie durchzuführen.

Bei akuten Diarrhöen ergibt die Diagnostik in > 80% keine eindeutige Ursache und ist bei unkompliziertem Verlauf auch entbehrlich!

Diagnostik

- *Labor*: Blutbild (insbes. Hkt), Elektrolyte, Retentionsparameter, CRP, ggf. Säure-Basen-Haushalt
- *Bakteriologische Diagnostik*: pathogene Keime im Stuhl, evtl. auch im Serum (Typhusverdacht). Bei pseudomembranöser Kolitis Erreger- und Toxinnachweis im Stuhl, Wurmeier
- *Serodiagnostik*: Agglutination (Widalsche Reaktion auf Salmonellose), KBR auf Yersiniose, Campylobacter, Clostridium difficile, Amöben-AK nach Tropenaufenthalt
- *Rekto-/Koloskopie*: Biopsie (Amöben), Stuhlprobe für Kultur und Direktpräparat (Amöben, Shigellen), gelblich-weißliche Plaques bei pseudomembranöser Kolitis.

Differentialdiagnosen

- *Akute Gastroenteritiden* (*bakterielle Nahrungsmittelvergiftungen*) durch mit der Nahrung aufgenommene Bakterien, Inkubationszeit mehrere Stunden bis Tage:
  - Salmonellen: Erbsbreistuhl
  - Shigellen: blutig-eitriger Stuhl
  - E. coli: ETEC häufigste Erreger der Reisediarrhoe
  - Yersinia enterocolitica: Erythema nodosum, Arthritis
  - Campylobacter jejuni
- *Akute Gastroenteritiden* durch bakterielle Toxine, die mit der Nahrung aufgenommen werden, Inkubationszeit wenige Stunden:
  - Staphylokokken
  - Clostridien
- *Typhus, Paratyphus*
- *Cholera*: innerhalb von 48 h nach Rückkehr aus verseuchtem Gebiet, geruchloser Reiswasserstuhl, Exsikkose
- *Viren*: z.B. Rotaviren (vorwiegend Kinder), Parvoviren, Norwalk-Viren
- *Parasiten*:
  - Amöben: Stuhl himbeergeleeartig, krampfartige Bauchschmerzen
  - Lamblien: übelriechende Stühle, Blähbauch, gtl. Fieber. Erregernachweis im körperwarmen Duodenalsaft, Stuhl und histologisch
  - Askariden
  - Cryptosporidien
- *Allergische Ursachen*: z.B. Nahrungsmittelunverträglichkeit
- *Medikamentöse Ursachen* (Anamnese!):
  - Laxanzien
  - Zytostatika

– Digitalisüberdosierung
– Antibiotika:
Antibiotikaassoziierte Kolitis: leichte Diarrhoe z.B. bei Ampicillintherapie. Verschwindet meist spontan nach Absetzen der Antibiotika
Pseudomembranöse Kolitis: wäßrige, gtl. blutige Diarrhoe, Dehydratation, Bauchkrämpfe, Fieber. Überwucherung der Darmflora mit Clostridium difficile, insb. bei Therapie mit Clindamycin und Lincomycin.

Therapie der akuten Diarrhoe

Ambulante Behandlung ohne weitergehende Diagnostik möglich, wenn Fieber < 38,5 °C, keine Dehydratation. Kein Blut im Stuhl. Symptomatische Therapie.

- Flüssigkeits- und Elektrolytersatz durch salzreiche Nahrung, ausreichendes Trinken von oralen Rehydratationslösungen (z.B. Elotrans®, Oralpädon®, Santalyt®)
- Verabreichung von Saccharomyces-Präparaten (z.B. Perenterol®, Santax®) und/oder Quellstoffen (z.B. Pektine in Diarrhoesan®)
- keine blinde Antibiotikatherapie, außer bei schwerer Dysenterie und Sepsis, dann nach Diagnosesicherung z.B. Gyrasehemmer wie Ciprofloxacin (z.B. Ciprohexal®) oder Cotrimoxazol (z.B. Cotrimhexal forte) bzw. nach Austestung
- ggf. vorsichtige Gabe von Motilitätshemmern (Nachteil: verzögerte Ausscheidung von Toxinen), z.B. Loperamid (nicht bei Kindern < 2 Jahre)
- evtl. Spasmolytika bei krampfartigen Bauchschmerzen, z.B. Butylscopolamin (Buscopan®).

BEACHTE

Bei drohender bzw, bereits vorhandener Dehydratation – Säuglinge, Kleinkinder und alte Menschen sind besonders gefährdet – ist die parenterale Flüssigkeits- und Elektrolytsubstitution (z.B. mit Ringer-Lactat-Lsg.) Methode der Wahl und sollte unverzögert erfolgen!

4.8.2 Chronische Diarrhoe

Diagnostik

- *Stuhluntersuchung auf pathogene Keime, Parasiten, okkultes Blut, ggf. Elastase, Chymotrypsin*
- *Rektoskopie mit Biopsie*: bei V.a. Amyloidose, Colitis ulcerosa, Rektum-Ca, Kollagen-Kolitis
- *Koloileoskopie*: bei V.a. Colitis ulcerosa, M. Crohn, kolorektales Karzinom, Divertikel, Z.n. Strahlentherapie
- *Ggf. Kolonkontrasteinlauf*: Divertikulitis? Fistelbildung?
- *Gastroduodenoskopie mit Dünndarmbiopsie*: bei V.a. Sprue, M. Whipple
- *MDP mit Dünndarmdarstellung, Sonographie, ERCP*
- *H_2-Atemtest, Lactose-Toleranztest.*

Differentialdiagnosen

- *Funktionelle Störungen* („Reizdarm"): Wechsel zwischen Obstipation und Diarrhoe, fehlende nächtliche Beschwerden, diffuse abdominelle Schmerzsymptomatik, rektaler Schleimabgang, guter AZ, keine Gewichtsabnahme
- *Kolorektale Karzinome*: Wechsel zwischen Obstipation und Diarrhoe, evtl. Bleistiftstühle, fakultativ Blutbeimengungen, Gewichtsverlust, Anämie, Familienanamnese?
- *Divertikulitis*: episodenhafte Diarrhoe, fakultativ Blut- und Schleimbeimengungen, Krämpfe und Schmerzen meist linker Unterbauch, evtl. Fieber
- *Colitis ulcerosa*: chronische Diarrhoe, breiig-wäßrig mit Blut und/oder Eiterbeimengungen, Tenesmen
- *M. Crohn (s. Abb. 5.4.9)*: breiige Stühle, meist ohne Blut und Eiter, Schmerzen im rechten Unterbauch (DD Appendizitis!), Fistelbildung

- *Malabsorptions-/Maldigestionssyndrom* (z.B. Zöliakie, einheimische Sprue, Laktoseintoleranz, M. Whipple, M. Crohn, chronische Pankreatitis, Gallensäuredekonjugation durch bakterielle Überwucherung/blind loop): großvolumige, stinkende Fettstühle, postprandiale Abdominalschmerzen, Gewichtsverlust
- *Ischämische (Entero-)Kolitis:* postprandiale Schmerzen, generalisierte Arteriosklerose
- *Hepatobiliäre Erkrankungen*: (chologene) Steatodiarrhoe mit/ohne Ikterus, Verschlußikterus, intrahepatische Cholestase, Leberzirrhose
- *Nahrungsmittelallergien* (Milch, Fisch, Obst): zeitlicher Zusammenhang mit der Nahrungsaufnahme?
- *Endokrin-metabolische Störungen*: Hyperthyreose, M. Addison, Karzinoid-Syndrom, Diabetes mellitus (autonome Neuropathie), Vipom, Zollinger-Ellison-Syndrom
- *Infektionen*: Amöben, Lamblien (s.o.)
- *AIDS-Enteropathie*
- *IgA-Mangel (Immundefizienzen)*
- *Kollagen-Kolitis*, Amyloidose
- *Diarrhoe als Folgeerscheinung* einer Zytostatika- oder Strahlentherapie, Z.n. operativen Eingriffen am GI-Trakt (Kurzdarmsyndrom nach Dünndarmresektion, Dumping-Syndrom, Syndrom der afferenten Schlinge, Z.n. Ileocoecalresektion mit sek. chologener Diarrhoe, Z.n. Vagotomie)
- *Paradoxe Diarrhoe* bei Kotstein: Dünner Darminhalt umfließt den Kotballen und entleert sich durch den reflektorisch dilatierten Analsphinkter (insb. im Alter und als Medikamentennebenwirkung, z.B. Anti-Parkinson-Medikamente). Therapie: digitale Ausräumung.

4.9 Dyspnoe

Syn.: Subjektives Empfinden von Luftnot mit Steigerung der Ventilation. *Tachypnoe:* > 25 Atemzüge/Min. (*Orthopnoe*: Atemnot, die nur durch Aufrichten des Oberkörpers und unter Einsatz der Atemhilfsmuskulatur kompensiert werden kann).

Diagnostik

- *Anamnese:*
  - *Atemnot*: Akut oder chronisch? Erstmalig oder wiederholt? Erleichterung im Sitzen, Verschlechterung im Liegen? Nur bei Belastung oder auch in Ruhe? Pfeifendes Atemgeräusch?
  - *Weitere Symptome*: Husten? Auswurf? Hämoptoe? Schmerzen? Fieber? Rasche Gewichtszunahme (Ödeme)?
  - *Vorerkrankungen*: z.B. Asthma? Thrombosen? Herzerkrankung? Medikamente?
- *Körperliche Untersuchung*: besonderes Augenmerk auf Herz und Lunge (Herzrhythmus, -frequenz, -töne, -geräusche, RR, Atemgeräusch im Seitenvergleich, Nebengeräusche, in-/exspiratorischer Stridor, Giemen, Dämpfungsklopfschall). Zyanose? Halsvenenstauung? (Bein-)Ödeme? Aszites? Leber-/Milzgröße

BEACHTE

Tachypnoe kann besonders bei älteren Patienten das erste Symptom einer Bronchopneumonie sein, und zwar bevor Fieber auftritt!

- *Labor*: CRP, BB, Hb, BSG, CK, CK-MB,Troponin T, Leberenzyme, Retentionsparameter, D-Dimere, BGA bei schwerer Dyspnoe, Urinstatus. Sputumkulturen bei V.a. Pneumonie
- *Apparative Untersuchungen*:
  - EKG (Infarktausschluß, Hinweise für akute Rechtsherzbelastung, Rhythmusstörungen)
  - Rö-Thorax (kardiales Lungenödem, Pneumonie, Lungenüberblähung, Pneumothorax, Atelektase, Emphysem)

– Ventilations-/Perfusionsszintigraphie bei V.a. Lungenembolie
– Ggf. Lungenfunktionsanalyse, CT-Thorax, Bronchoskopie, bronchoalveoläre Lavage (BAL) und transbronchiale Biopsie.
– Ggf. Echokardiographie (eingeschränkte LV-Funktion, akute Rechtsherzbelastung, Klappenvitien, Perikarderguß).

Differentialdiagnosen

- *Akute Dyspnoe:*
  – *Lungenödem* (akute oder dekompensierte Linksherzinsuffizienz, z.B. als Folge eines Myokardinfarktes): Ortho-, Tachypnoe, grobblasige, brodelnde RG
  – *Bronchopneumonie* (Exazerbation einer chronischen Bronchitis!): Husten, Fieber, purulenter Auswurf (s. Kap. 5.3.5)
  – *Asthma*: akuter Asthmaanfall mit Bronchospastik (s. Kap. 3.1.8)
  – *Lungenembolie*: Tachykardie, Tachypnoe, Hypotonie, Hypoxämie (s. Kap. 3.1.9)
  – *Lobärpneumonie* (meist Pneumokokken): plötzliches Fieber, schweres Krankheitsgefühl (s. Kap. 5.3.5)
  – *Pneumothorax*: Tachykardie, Tachypnoe, einseitig abgeschwächtes Atemgeräusch (s. Kap. 3.1.6)
  – *Exogen-allergische Alveolitis*: Husten, beidseits feuchte RG, Fieber, evtl. freies Intervall zwischen Exposition und Einsetzen der Symptomatik
  – *Hyperventilationssyndrom*: Hyperventilation, akrale Parästhesien, Pfötchenstellung der Finger, Angst, positives Chvostek-Zeichen, BGA: $CO_2\downarrow\downarrow$. CO_2-Rückatmung in Plastiktüte, ggf. Diazepam 5 mg i.v.
  – *Extrathorakale Ursachen*: entzündliche pharyngolaryngeale Erkrankungen z.B. Epiglottitis, Krupp/Pseudokrupp, Larynxödem (Notfall-Koniotomie s. Kap. 2.6.8) → HNO-Untersuchung, Fremdkörperaspiration (→ Bronchoskopie)
- *Chronische Dyspnoe*:
  – *Chronische Bronchitis*: wechselnde Dyspnoe, z.T. auch in Ruhe, gtl. eitriger Auswurf, v.a. morgendlich, trockene und feuchte RG, Raucheranamnese
  – *Linksherzinsuffizienz*: Ortho-, Tachypnoe, beidseits basal nicht klingende, feinblasige RG, Tachykardie mit/ohne Rhythmusstörungen, periphere und zentrale Zyanose (s. Kap. 4.34)
  – *Asthma* (s. Kap. 5.3.4): wechselnde Dyspnoe auch in Ruhe, exspiratorisches Giemen, zäher Auswurf, trockene RG
  – *Mukoviszidose*: Mekoniumileus, Gedeihstörungen, Fettstühle, rezid. bronchopulmonale Infekte → Schweißtest, Bestimmung des Genotyps
  – *Anämie*: Blässe, Tachykardie, Belastungsdyspnoe, keine Zyanose! Kein Husten, venöser $pCO_2\downarrow$ (s. oben u. s. Kap. 5.2.1)
  – *Pleuraerguß*: einseitig abgeschwächtes Atemgeräusch, perkutorische Dämpfung, trockener Husten (s. Kap. 4.25)
  – *Bronchialkarzinom*: (glasiger oder blutiger) Auswurf, allg. Tumorzeichen
  – *Rezidivierende Lungenembolien*: Thromboseneigung? Allmählich zunehmende Dyspnoe
  – *Lungenfibrose*: trockener Husten, feuchte RG, Belastungsdyspnoe
  – *Lungenemphysem*: hypersonorer Klopfschall, abgeschwächtes Atemgeräusch, leise Herztöne
  – *Primär pulmonale Hypertension:* z. B. Appetitzüglereinnahme anamnestisch?
  – *Pneumokoniosen, Tbc, Pleuramesotheliom*
  – *Tracheale Atemwegsobstruktion*: Trachealstenose (retrosternale Struma, Z.n. Trachealtrauma, Z.n. Langzeitbeatmung), Trachealtumor. Rö-Trachea, Bronchoskopie, Histologie

Dysurie s. Miktionsstörungen

4.10 Erbrechen

Syn.: Rückläufige Entleerung von Magen- oder Darminhalt, meist begleitet von Übelkeit und Brechreiz.

Diagnostik

- *Anamnese:*
  - *Akutes oder chronisches Erbrechen:* erstmalig, seit Stunden, Tagen oder Wochen?
  - *Konsistenz des Erbrochenen*: Verdauter/unverdauter Nahrungsbrei? Flüssigkeit? Kaffeesatz? Kot? Sauer? Gallig-bitter?
  - *Zusammenhang mit der Nahrungsaufnahme?* Nahrungsmittelanamnese, Intoxikation, Alkoholexzeß?
  - *Äußere Einwirkungen*: z.B. ausgiebige Sonneneinwirkung, Schädel-Hirn-Trauma?
  - *Begleitsymptome*: Durchfall, Fieber, Bauchschmerzen, Gewichtsabnahme, Kopfschmerzen, Schwindel, Bewußtseinsstörungen, Augenschmerz, neurologische Auffälligkeiten?
  - *Vorerkrankungen*: Stoffwechselerkrankungen (Diabetes mellitus), abdominelle Erkrankungen, Nieren- und Herzerkrankungen, neurologische Erkrankungen, Dialysepatient, HIV?
  - *Medikamentenanamnese*
- *Körperliche Untersuchung:*
  - Bewußtseinslage, Körpertemperatur, Puls, RR.
  - Foetor ex ore? Exsikkose?
  - Untersuchung des Abdomens

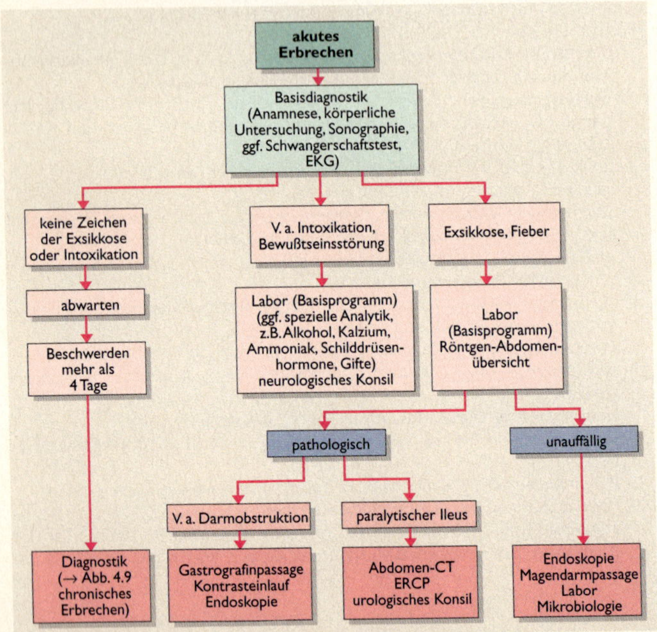

Abb. 4.8 Differentialdiagnostik des akuten Erbrechens (nach [6]).

– Neurologische Untersuchung: Meningismus, Nystagmus, neurologische Ausfälle?
- *Labor*: BB, Hkt, Elektrolyte, BZ, BGA als Basisuntersuchung
- *Apparative Untersuchungen:*
  – EKG, Oberbauch-Sono, Rö-Abdomen im Stehen oder Linksseitenlage, Rö-Thorax
  – ggf. Gastroskopie, MDP, Kolon-KE
  – bei V.a. ZNS-Erkrankung: CT, MRT, ggf. Liquorpunktion.

Differentialdiagnostisches Vorgehen (Abb. 4.8 u. Abb. 4.9)

Differentialdiagnosen
- *Erkrankungen des Verdauungstrakts, der Leber, Gallenwege, des Pankreas*:
  – Ösophagusstenose, Ösophagusdivertikel, Achalasie
  – Gastroenteritis, Gastritis, Ulcus duodeni/ventriculi, Magenausgangsstenose, Magenkarzinom, Afferent-loop-Syndrom
  – akute Hepatitis (z. B. alkoholisch-toxischer Genese), Leberzellversagen
  – Cholezystitis, Gallenkolik
  – Pankreatitis, Pankreaskarzinom (s. Kap. 5.4.20-21)
  – Mesenterialinfarkt, Ileus, Appendizitis
- *Erkrankungen der Nieren und Harnwege*: Nierenkolik, Pyelonephritis, Urämie
- *Zerebrales Erbrechen:*
  – Migräne (s. Kap. 5.10.1)
  – Commotio cerebri (Anamnese!)
  – Meningoenzephalitis

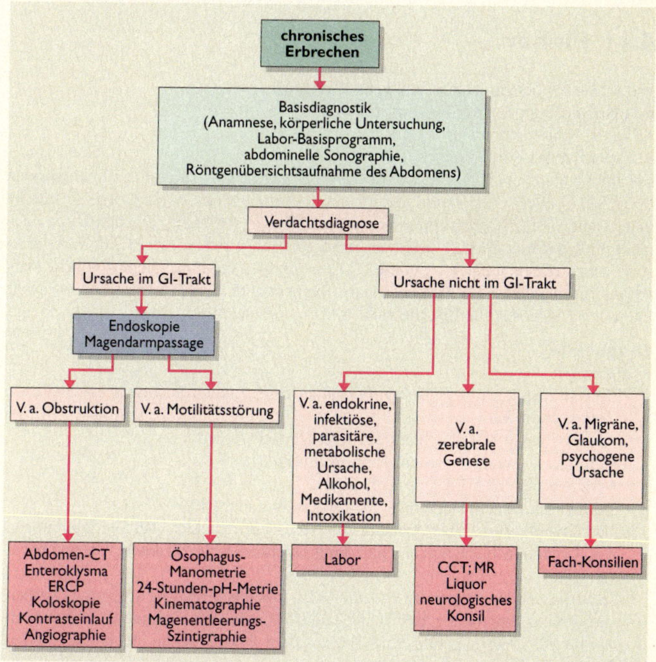

Abb. 4.9 Differentialdiagnostik des chronischen Erbrechens (nach [6]).

BEACHTE

– Hirntumor
– Hirnblutung, Hirninfarkt
– Medikamente: z.B. Morphin, Apomorphin, Digitalis, Zytostatika.

Abhängig von der Dosis und der individuellen Verträglichkeit können die meisten Medikamente Erbrechen hervorrufen!

- *Vestibularisreizung*: akute Vestibulopathie, M. Menière, Bewegungskrankheit (Anamnese!)
- *Herz-Kreislauf-Erkrankungen*: Herzinfarkt (s. Kap. 3.1.10), hypertensive Krise (s. Kap. 3.1.11), Herzinsuffizienz
- *Endokrine Erkrankungen, Stoffwechselstörungen, Elektrolytentgleisungen*
  - diabetische Ketoazidose (s. Tab. 5.9), diabetische Polyneuropathie mit verzögerter Magenentleerung
  - Hyperthyreose
  - NNR-Insuffizienz (M. Addison, s. Kap. 5.6.2): RR↓, BZ↓, K^+↓
  - Hyperkalzämie
  - Hypotone De- und Hyperhydratation
- *Hitzschlag* (Anamnese!)
- *Glaukom*: rotes Auge, Augen-Stirn-Kopfschmerz (→ Augendruckmessung!)
- *Frühschwangerschaft* (Schwangerschaftstest!)
- *Intoxikation* (s. Kap. 3.1.15 und 3.1.16)
- *Bestrahlungsfolge.*

4.11 Fieber

- normale Körpertemperatur (oral gemessen): 36,6 ± 0,5 °C
- subfebrile Temperatur: 37,2–37,9 °C
- Fieber: Körpertemperatur ≥ 38 °C
- Hyperpyrexie: Körpertemperatur > 41 °C.

Bei ambulanten Patienten sind die häufigsten Ursachen kurzdauernder Fieberepisoden (< 1 Woche) Infekte der oberen und unteren Atemwege und der Harnwege. Fieber mit einer Dauer > 1–2 Wochen erfordert eine sorgfältige Abklärung. Organbezogene Begleitsymptome und anamnestische Angaben sind meist richtungsweisend. Von unklarem Fieber (Fieber unklarer Genese, FUO = fever of unknown origin) spricht man, wenn über mindestens 3 Wochen rektale Temperaturen > 38,3 °C bestehen und trotz intensiver Diagnostik die Ursache nicht geklärt werden kann.

Diagnostik

- *Anamnese:*
  - *Beginn, Dauer, Höhe, Fiebertyp?* Begleitumstände (akuter Ausbruch, Schüttelfrost)?
  - *Begleitsymptome:*
    - Kopfschmerzen, Halsschmerzen, Schluckbeschwerden?
    - Husten, Auswurf, Dyspnoe, Thoraxschmerzen?
    - Nierenschmerzen, Dysurie, Pollakisurie?
    - Bauchschmerzen, Durchfälle, Blähungen, Blut im Stuhl?
  - *Vorerkrankungen*: z.B. Operationen, Herz(klappen)fehler, Tumorerkrankungen, Z.n. Organtransplantation, Fremdkörper (künstliche Herzklappen, Gelenkprothesen etc.)?
  - *Sonstiges*: Medikamenten- (z.B. Antibiotika, Immunsuppressiva), Berufs-, Familien- (fieberhafte Erkrankung bei Familienangehörigen), Reiseanamnese. Risikoverhalten für HIV-/Hepatitis-Infektion? Tierkontakte? Insektenstiche, Zeckenbiß, andere Verletzungen?
- *Körperliche Untersuchung* (internistisch und neurologisch) mit besonderem Augen-

merk auf LK-Schwellungen, Haut- (Eintrittspforten für Infektionen, Abzesse, Osler-Splits [s. Abb. 5.8], Exanthem?) und Schleimhautveränderungen (Enanthem, Ulzera, Tonsillenbeläge?), Meningismus, NNH, Schilddrüse, Nierenlogen, Adnexe, Prostata u.a.

- *Labor* (Untersuchungen stark abhängig von der Verdachtsdiagnose!)
  - BB und Diff.-BB, BSG, CRP
  - Serum-Elektrolyte, -Enzyme (LDH, CK, GOT, GPT, γ-GT, AP), Kreatinin, Harnstoff, BZ, direktes/indirektes Bilirubin, Gesamteiweiß, Serum-Elektrophorese, evtl. dicker Tropfen
  - Quick, PTT, Fibrinogen; bei V.a. Verbrauchskoagulopathie (Sepsis!) auch AT III und Fibrinspaltprodukte (s. Kap. 3.1.4)
  - Urinstatus
  - Kultur verschiedener Körpersekrete oder entfernter Fremdkörper in Abhängigkeit von den Begleitsymptomen: z.B. Blut, Sputum, Auswurf, Urin, Stuhl, Magensaft, Eiter, Wundabstrich,Venenkatheter (s. Kap. 2.4)
  - serologische Tests bei bestimmten Verdachtsdiagnosen, z.B. Hepatitis-A-, -B- und -C-Serologie bei intrahepatischem Ikterus und Erhöhung der Serum-Transaminasen
- *Apparative Basisdiagnostik:*
  - Sono-Abdomen, Rö-Thorax, EKG.

Differentialdiagnostisches Vorgehen (Abb. 4.10 u. Tab. 4.4)

Differentialdiagnosen

- *Fieber mit Symptomen des oberen Respirationstrakts*:
  - Erkältung, grippaler Infekt, Sinusitis, Grippe/Influenza, akute Tonsillitis, Scharlach, Diphtherie, infektiöse Mononukleose
- *Fieber mit Symptomen des unteren Respirationstrakts*:
  - akute Bronchitis, Pneumonie, Pleuritis, Pleuraempyem, Tuberkulose (s. Kap. 5.3)
  - Tumoren: Bronchial-Ca, Pleuramesotheliom, Lymphome u.a.
  - Autoimmunerkrankungen: z.B. M. Wegener, Churg-Strauss-Syndrom, Goodpasture-Syndrom, allergische Alveolitis
  - Herzinsuffizienz
- *Septische Verlaufsform, bzw. Sepsis*: intermittierendes hohes Fieber, Schüttelfrost, Tachypnoe, Tachykardie, Hypotension bis Schock; (s. Kap. 3.1.4)
- *Fieber mit kardialen Symptomen*: Palpitationen, Herzgeräusch, AP, Leistungsknick
  - akute/subakute Endokarditis (s. Kap. 5.1.7)
  - Peri-/Myokarditis (s. Kap. 5.1.6)
  - Myokardinfarkt (s. Kap. 3.1.10)
  - Lungenembolie (s. Kap. 3.1.9)
  - Herztumoren: Benigne: Vorhofmyxom. Maligne: Rhabdomyosarkom, Lymphom, Metastasen
- *Fieber mit Hautsymptomen*
  - *Makulopapulöse Exantheme*: Masern, Röteln, Ringelröteln, Mononukleose, akute HIV-Infektion, Scharlach, Erysipel, Erysipeloid, Lues II, Leptospirose, Borreliose,

Tab. 4.4 Differentialdiagnosen bei Fieber.

Infektionskrankheiten	**Allergische Reaktionen**
Maligne Erkrankungen	**Angeborene und erworbene Immundefekte**
Autoimmunerkrankungen • Kollagenosen • Rheumatische Erkrankungen • Granulomatosen • Vaskulitiden	**Verschiedene Erkrankungen** • Thrombosen, Lungenembolie • Entzündliche Darmerkrankungen • Medikamentenfieber • Gewebsabbau • Intravasale Hämolyse • Vorgetäuschtes Fieber (Münchhausen-Syndrom)
Metabolische Störungen	

Trichinose, Typhus abdominalis, Toxic Shock Syndrome, Serumkrankheit, Graft-versus-host-Krankheit, Dermatomyositis/Polymyositis, SLE

- *Vesikopapulöse Exantheme*: Herpes simplex labialis/genitalis, Stomatitis aphthosa, Windpocken, Herpes zoster, Hand-Fuß-Mund-Krankheit (Coxsackie-Viren), Sepsis (s. Kap. 3.1.4), Erythema exsudativum multiforme (EEM, häufig nach Infektionen der oberen Atemwege, Herpes-simplex-Rezidiv, Medikamenteneinnahme), Stevens-Johnson-Syndrom (seltene, schwere Verlaufsform des EEM), M. Reiter (Urethritis, Balanitis, Arthritis, Konjunktivitis, Effloreszenzen meist an Handflächen und Fußsohlen), Sweet-Syndrom
- *Hämorrhagische Hauterscheinungen* (Purpura): Sepsis (Meningokokken → Waterhouse-Friderichsen-Syndrom, gramnegative Sepsis), Endokarditis, Virusinfektionen (Dengue-Fieber, Gelbfieber, Ebola-, Marburg-Virus, Hantavirus u.a.), Vaskulitiden (Purpura Schoenlein-Henoch, M. Wegener, M. Moschcowitz), hämolytisch-urämisches Syndrom, Thrombozytopenie (M. Werlhof, SLE, Medikamenteneinnahme, hämatologische Systemerkrankungen)

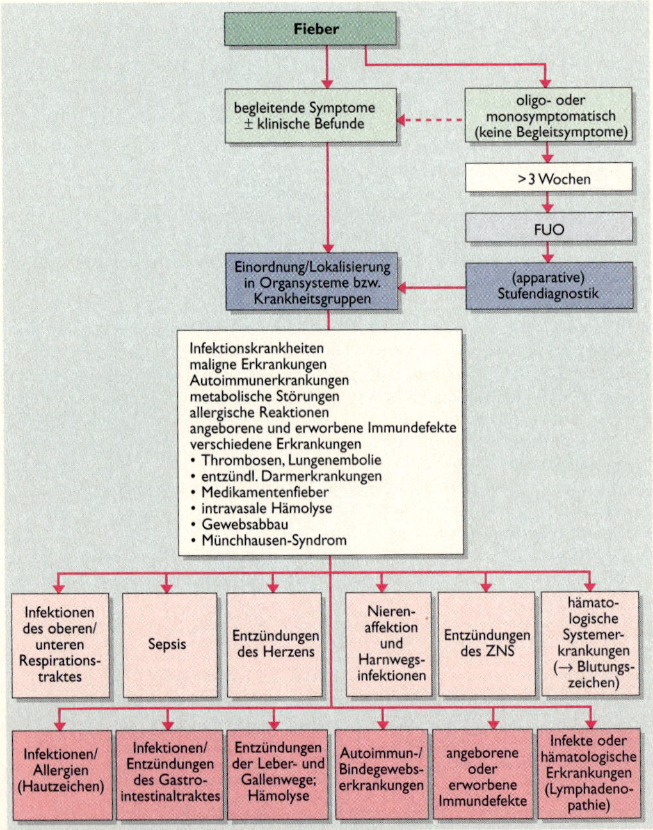

Abb. 4.10 Differentialdiagnostik des Fiebers (FUO = fever of unknown origin); (nach [6]).

- *Fieber mit Symptomen des Urogenitaltrakts*: Dysurie, Pollakisurie, Schmerzen anogenital und/oder in den Nierenlogen
  - *Harnwegsinfekte* (HWI, s. Kap. 5.71):
    - unkomplizierte HWI (Urethritis/Zystitis), bei Harnabflußstörung und Harnstauungsniere Gefahr der Urosepsis!
    - akute Pyelonephritis
    - Prostatitis
  - Paranephritischer Abszeß
  - Epididymitis, Orchitis
  - Adnexitis
  - Gonorrhoe, Lues I, Lymphogranuloma inguinale, Ulcus molle, Herpes genitalis/analis
  - *Malignome*: Nierenzellkarzinom, Harnblasenkarzinom
- *Fieber mit GI-Symptomen*: Erbrechen, Diarrhoe, Leibschmerzen
  - DD der akuten/chronischen Diarrhoe s. o.
  - Malaria
  - familiäres Mittelmeerfieber
  - akute intermittierende Porphyrie
  - Hyperthyreose
  - Alkoholhepatitis, Hepatitis infectiosa, Cholangitis, Leberzirrhose
- *Fieber mit neurologischen Symptomen*: Kopfschmerzen, Meningismus und/oder neurologische Ausfälle
  - Meningitis/Meningoenzephalitis
  - HIV-Enzephalopathie
  - Malaria
  - Poliomyelitis
  - Leptospirose
  - Botulismus (s. Kap. 3.1.15)
  - *Begleitmeningitis*: intrazerebrale Abszesse, Sinusitis, Mastitis/Otitis
  - *Malignome*: z.B. Meningeosis carcinomatosa, Meningeosis leucaemica, maligne Lymphome
  - Apoplex
  - akute intermittierende Porphyrie
- *Fieber mit Gelenk-, Muskel- und/oder Knochenschmerzen*
  - *Vorwiegend Monarthritis*: u.a. bakterielle Arthritis, Gonorrhoe, Tuberkulose
  - *Vorwiegend Oligoarthritis*: reaktive Arthritis (nach Infektionen mit Chlamydien, Yersinien, Salmonellen, Shigellen u.a.; Borreliose, M. Whipple), M. Behçet, M. Reiter, M. Bechterew (morgendliche Kreuzschmerzen!)
  - *Vorwiegend Polyarthritis*: rheumatisches Fieber, rheumatoide Arthritis, Kollagenosen (SLE, Sklerodermie, Sjögren-Syndrom, Sharp-Syndrom)
  - *Vorwiegend Arthralgien*: M. Boeck, Vaskulitiden, familiäres Mittelmeerfieber
  - *Myalgien und/oder Knochenschmerzen*: Virusinfekte, bakterielle Infekte (z.B. Leptospirose), Kollagenosen (Dermatomyositis/Polymyositis), Vaskulitiden (Panarteriitis nodosa, Hypersensitivitätsangiitis, M. Wegener, Polymyalgia rheumatica, Arteriitis temporalis, Takayasu-Arteriitis), paraneoplastisch (u.a. primäre Weichteil-/Knochentumoren, ossäre Metastasen, Plasmozytom), Osteomyelitis
- *Fieber mit LK-Schwellungen und/oder Hepatosplenomegalie*
  - *Virale Infektionen*: Mononukleose, CMV, HIV, Hepatitis B u.a.
  - *Bakterielle Infektionen*: Gruppe-A-Streptokokken, Katzenkratzkrankheit, Leptospirose, Lues, Brucellose, Tbc, M. Whipple, Tularämie u.a.
  - *Parasitäre Infektionen*: Toxoplasmose, viszerale Leishmaniose u.a.
  - *Malignome* (s. Kap. 5.2.3): Non-Hodgkin-/Hodgkin-Lymphom, Leukämien und andere myeloproliferative Erkrankungen, LK-Metastasen solider Tumoren
- *Fieber bei angeborenen oder erworbenen Immundefekten*:
  - HIV-Infektion.

4.12 Gewichtsverlust

Syn.: Abnahme des Körpergewichts (unabhängig vom Ausgangsgewicht), nicht willentlich herbeigeführt. Unterschieden wird zwischen raschem (Tage bis Wochen) und allmählichem Gewichtsverlust (Wochen bis Monate).

Diagnostik

- *Anamnese:*
  - Gewichtsverlust beabsichtigt oder unbeabsichtigt? Bei normaler oder verminderter Nahrungszufuhr? Über welchen Zeitraum?
  - Leistungsknick? Vorerkrankungen?
  - Obstipation? Diarrhoe? Durst? Wärme-/Kälteintoleranz? Nachtschweiß? Fieber? Herzrhythmusstörungen?
- *Körperliche Untersuchung:*
  - Ermittlung des relativen KG nach Broca (Normalgewicht in kg = Körperlänge in cm – 100; Untergewicht < 80% des Normalgewichts nach Broca)
  - Hautturgor? Hautkolorit? LK-Vergrößerung? Tastbare innere Organe oder Tumoren?
  - Herzfrequenz, RR, Temperatur
- *Labor:*
  - BB, Serum-Elektrolyte, BSG, BZ, SD-Werte, Kortison, Serumelektrophorese; Urinstatus; bei Verdacht gezielt Tumormarker (s. Tab. 2.26), Hämoccult®
- *Apparative Untersuchungen:*
  - Rö-Thorax, Sono-Abdomen/Hals, EKG, ggf. Thorax-, Abdomen-CT

Differentialdiagnostisches Vorgehen (Abb. 4.11)

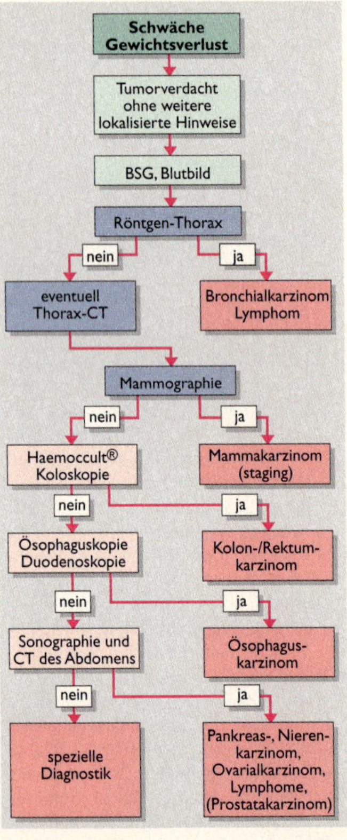

Abb. 4.11 Differentialdiagnostik des Gewichtsverlusts (nach[6]).

Differentialdiagnosen

- *Akute Infektionskrankheiten*, insb. mit Erbrechen und Durchfällen (Gewichtsverlust als Begleitsymptom)
- *HIV-Infektion* (s. Kap. 5.9): Gewichtsverlust von 5–10% des Ausgangsgewichts als unspezifisches Symptom beim Übergang in das Spätstadium der Erkrankung
- *Neoplasmen* des hämatopoetischen und lymphatischen Systems (B-Symptomatik), des Respirations-, Digestions- oder Urogenitaltrakts
- *Diabetes mellitus*: Polyurie, Polydipsie
- *Hyperthyreose*: Wärmeintoleranz, feucht-warme Hände, evtl. Tachykardie, Haarausfall
- *M. Addison*: Hyperpigmentation, Elektrolytstörungen, Hypoglykämie
- *Erkrankungen des GIT*: z.B. Magenausgangsstenose, Maldigestions-/Mal-

assimilationssyndrom, M. Crohn, Colitis ulcerosa, chronische Lebererkrankungen, chronische Pankreatitis
- *Chronische Entzündungen*: z.B. Tuberkulose, chronische Pyelonephritis, rheumatoide Arthritis
- *Alkoholabusus, Drogensucht, Medikamente* (z.B. Zytostatika, Immunsuppressiva)
- *Anorexia nervosa*: meist junge Frauen (15–25 Jahre), gestörtes Eßverhalten/Körperschema mit Angst vor Übergewicht, evtl. sek. Amenorrhoe (→ psychiatrisches Konsil zum Ausschluß anderer psychischer Störungen)
- *Larvierte Depression*: Antriebshemmung, Ein- und Durchschlafstörungen, Stimmungsschwankungen (→ Ausschluß einer organischen Erkrankung, psychiatrisches Konsil).

4.13 Hämatemesis

Syn.: Bluterbrechen.

Diagnostik:
(Notfall-)Endoskopie

Differentialdiagnosen
- *Obere GI-Blutung* (s. Kap. 5.4.1)
  - akutes, großvolumiges Bluterbrechen: Magen-/Duodenalulzera, Ösophagusvarizenblutung
  - rezidivierendes Erbrechen von kleinen Blutvolumina oder Kaffeesatz:
    - Ösophagitis, Ösophaguskarzinom, Ösophagusdivertikel
    - Magenkarzinom (s. Kap. 5.4.6), Magenlymphom, -sarkom
    - Benigne Magentumoren (z.B. Adenome, Polypen)
    - Angiodysplasie, Hämangiome (z.B. hereditäre Teleangiektasie, M. Osler)
    - Blutungen aus dem Gallengang (Hämobilie), dem Pankreasgang oder der Ampulla Vateri: Malignom, Trauma, iatrogen (Biopsie, Punktion), Cholelithiasis, Pankreatitis, Abszesse → Sonographie, ERCP, Angiographie, CT
- *Blutungen im HNO-Bereich*
- *Hämoptoe* s. u.

4.14 Hämaturie

Syn.: Harnbluten. Auftreten als Mikroerythrozyturie (im Urinsediment > 5 Erythrozyten/Gesichtsfeld) oder Makrohämaturie.

Diagnostik
- *Anamnese*: Schmerzen (Dauer, Intensität, Lokalisation)? Bekanntes Nierensteinleiden? Andere Erkrankungen der Niere oder ableitenden Harnwege? Blutungsneigung? Medikamenteneinnahme (insb. NSAR, Antikoagulanzien)?
- *Körperliche Untersuchung*: Haut-/Schleimhautblutungen? Allgemeinstatus, Palpation der Nierenlager, Druck-/Klopfschmerzhaftigkeit? Rektal-digitale Austastung, RR
- *Labor*: Urinstatus; Urinsediment mit Bestimmung der Ery-Morphologie, BSG, Hb, Hkt, Gerinnungs- und Retentionsparameter, K^+, Na^+, Ca^{2+}, Phosphat
- *Apparative Untersuchungen*: Sono-Abdomen, AUG, ggf. CT/MRT, Nierenangiographie, Zystoureteroskopie, Zystographie
- *Gynäkologisches/urologisches Konsil.*

Differentialdiagnostisches Vorgehen
(Abb. 4.12)

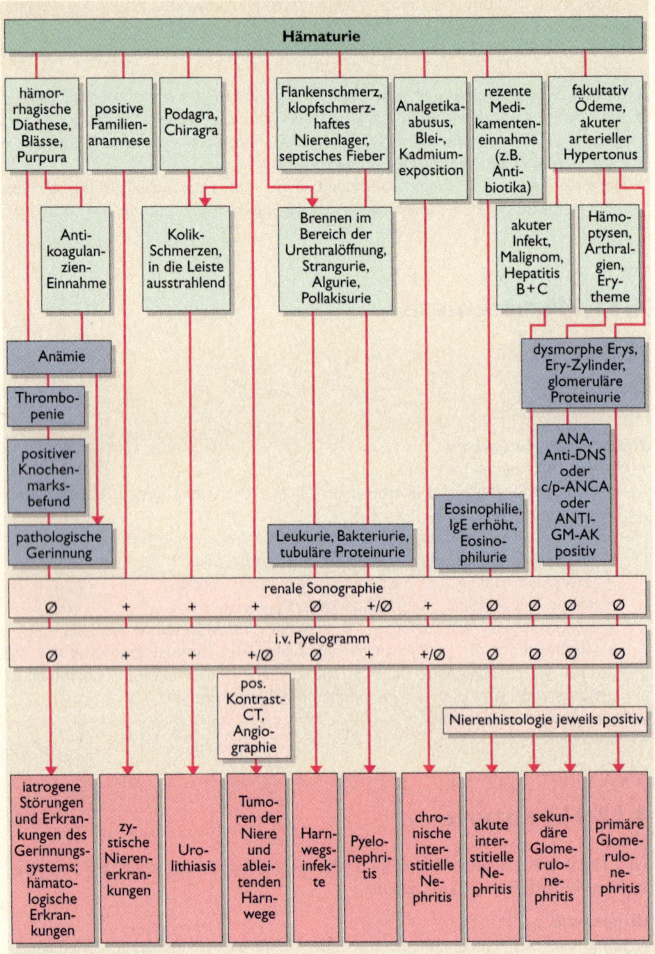

Abb. 4.12 Differentialdiagnostik der Hämaturie (nach [6]).

Differentialdiagnosen

- *Prärenale Ursachen*: hämorrhagische Diathese, Antikoagulanzientherapie, Infektionen
- *Renale Ursachen* (s. Kap. 5.7): akute, rapid progressive und chronische Glomerulo-

nephritis, Herdnephritis bei bakterieller Endokarditis, Lupusnephritis, IgA-Nephropathie, Goodpasture-Syndrom, M. Wegener, M. Schoenlein-Henoch, akute Pyelonephritis, Papillennekrose, Nierenbecken- und -kelchstein, Nierenarterienembolie, Nierenvenenthrombose, Nierentumoren, Nierentrauma, Zystennieren, Markschwammniere

- *Postrenale Ursachen*: Harnleiter-/Blasenstein, -karzinom, -papillom, Ureteritis, hämorrhagische Zystitis (Cyclophosphamid!), Fremdkörper, Endometriose, Bilharziose, Prostatakarzinom, Harnröhrenverletzung.

4.15 Hämoptoe/Hämoptysen

Syn.: Blutiger Auswurf.

Diagnostik

- *Anamnese*: Atemnot? (Atemabhängige) Schmerzen? Gewichtsverlust? Vorerkrankungen (z.B. Tumorleiden, Operationen, Thrombosen, Systemerkrankungen)? Verletzung?
- *Körperliche Untersuchung*: Zyanose? Nachschleppen einer Thoraxseite? Obere Einflußstauung? Auskultation von Herz und Lunge
- *Apparative Untersuchungen*: Rö-Thorax in 2 Ebenen, ggf. CT, Bronchoskopie (Biopsie, Histologie, Mikrobiologie), Sputum (Mikroskopie, Kultur, Zytologie), Lungenszintigraphie, ggf. Lungenfunktionsprüfung.

Differentialdiagnosen

- *Lungenembolie, -infarkt*: plötzliche, atemabhängige Thoraxschmerzen, Dyspnoe, evtl. Beinvenenthrombose, gtl. EKG-Veränderungen. Rö-Thorax, nur selten patholog. verändert → Lungenszintigraphie, Pulmonalisangiographie, Phlebographie
- *Bronchiektasen*: reichlicher, meist eitriger Auswurf („maulvolle Expektoration"), rezidivierende Bronchitis/Bronchopneumonien → Bronchographie, ggf. CT
- *Bronchialkarzinom*: Risikogruppe? → Bronchoskopie, CT (s. Kap. 5.3.7)
- *Lungenmetastasen*: meist multiple, scharf begrenzte Rundherde im Rö-Thorax. Primärtumor? → CT, ggf. Bronchoskopie
- *Stauungslunge*: Zeichen der Linksherzinsuffizienz
- *Lungenabszeß*: bei erhöhtem Aspirationsrisiko, Drogen- und Alkoholkonsum, Schluckstörungen. Bronchoskopie zur Diagnosesicherung! Antibiotikatherapie
- *Lungenkontusion, traumatische Bronchusruptur*: Trauma in der Anamnese. Rö-Thorax, Bronchoskopie
- *Mukoviszidose*: junge Patienten, Atemnot, reichlich eitriger Auswurf. Anamnese! (Diagnose: Schweißtest, Nachweis des Gendefekts)
- *Invasive Aspergillose/Aspergillom* (abwehrgeschwächte Patienten)
- *Goodpasture-Syndrom*: Trias Lungenblutungen, rapid progressive Glomerulonephritis, AK gegen die glomeruläre Basalmembran
- *Idiopathische Lungenhämosiderose*: enge Beziehung zum Goodpasture-Syndrom, jedoch kein Nierenbefall, keine Anti-GBM-AK. BAL und transbronchiale Biopsie
- *Wegenersche Granulomatose* (s. Kap. 5.8.11): Ulzera der Mund- und Nasenschleimhaut (Nasenbluten!), Gelenkbeschwerden, Fieber, Glomerulonephritis
- *Sonstige*: bronchogene Zyste (Bronchographie), gefäßbedingte Veränderungen (z.B. Arteriom der Bronchialarterie; Angiographie), bronchopulmonale Sequestration (Bronchographie, Angiographie), Echinokokkose (Erregernachweis in Sputum oder Bronchialsekret).

4.16 Harninkontinenz

Syn.: Unwillkürlicher Harnabgang.

Differentialdiagnostisches Vorgehen und Therapie (Abb. 4.13 u. Tab. 4.5)

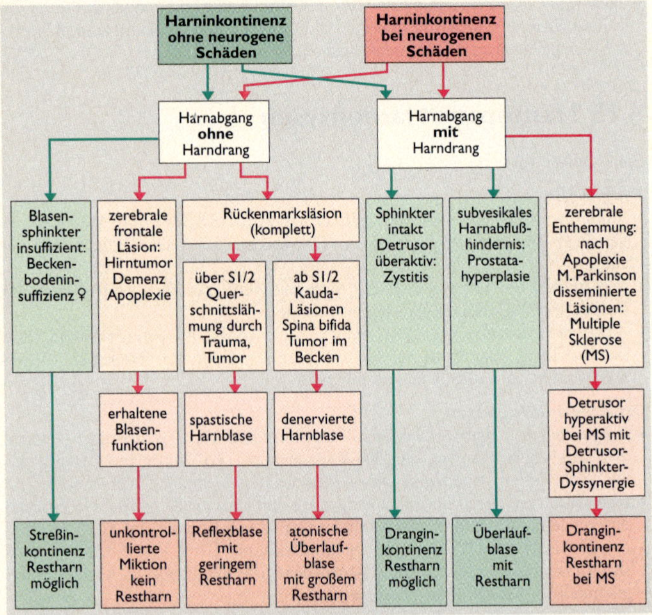

Abb. 4.13 Differentialdiagnostik der Harninkontinenz (nach [6]).

Tab. 4.5 Ursachen und Therapie verschiedener Inkontinenzformen.

Inkontinenzform	Ursachen	Therapie
Streßinkontinenz	• insuffizienter Blasenverschlußmechanismus durch OP, Geburten, Nervenschädigung • Verlagerung von Blase und Harnröhre (Blasensenkung, Beckenbodenschwäche) • Schleimhautatrophie (Östrogenmangel) • Übergewicht	• Beckenbodentraining • wenn möglich, operative Korrektur • lokale Maßnahmen (Östrogene) • Pessareinlage
Dranginkontinenz • sensorische Dranginkontinenz	• entzündliche Erkrankungen • mechanische Reize (Blasensteine, Tumoren, Prostatavergrößerung) • Nervenwurzelerkrankungen • Blasenreizung durch Erkrankung von Nachbarorganen	• kausale Therapie, z. B. Infektsanierung • Operation bei anatomischer Ursache
• motorische Dranginkontinenz	• Demenz • Schlaganfall • Morbus Parkinson • Hirntumoren • psychische Störungen	• Toiletten-(Kontinenz-)Training • allgemeine Maßnahmen im Sinne eines körperlichen und geistigen Trainings • Medikamente

Tab. 4.5 Fortsetzung.

Inkontinenzform	Ursachen	Therapie
Reflexinkontinenz	• gestörte Rückenmarkszentren oder unterbrochene Rückenmarksbahnen (z. B. bei Querschnittslähmung)	• kausale Therapie nicht möglich. Evtl. intermitt. Einmalkatheterisierung
Überlaufinkontinenz	• mechanische Abflußstörung (z. B. Prostatavergrößerung, Tumor, Harnröhrenverengung) • funktionelle Austreibungsschwäche (Überdehnung des Blasenmuskels o. Nervenschädigung)	• Entfernung des Abflußhindernisses • Stuhlregulierung, ggf. instrumentelle Harnableitung • medikamentöse Behandlung

STRESSINKONTINENZ

Unwillkürlicher Harnabgang ohne Harndrang bei körperlicher Belastung (Husten, Niesen, Lachen, Heben, Bücken, Treppensteigen), keine Dysurie. *Ursachen:*

- Frauen: Beckenbodeninsuffizienz durch vaginale Entbindungen, Operationen im kleinen Becken, Innervationsstörungen der Beckenbodenmuskulatur. Häufig auch Descensus uteri, Zystozele, Rektozele
- Männer: Z.n. operativen Eingriffen an Prostata und Urethra
- Medikamente: Senkung des Harnröhrenverschlußdrucks: α-Rezeptor-Blocker, β-Sympathomimetika, Psychopharmaka

Diagnostik: Anamnese, gynäkologische und urologische Untersuchung.

DRANGINKONTINENZ – URGE-INKONTINENZ

Sensorische Urge-Inkontinenz: Harndrang mit nachfolgendem Harnabgang schon bei geringer Blasenfüllung, häufiges Wasserlassen, Brennen. *Ursachen*: Zystitiden (bakteriell, insb. Tbc und nach Radiotherapie), Schrumpfblase, Harnblasentumoren und -steine, Uterus- und Prostatatumoren. *Motorische* Urge-Inkontinenz: Abgang größerer Urinmengen mit starkem Harndrang. *Ursachen*: zentralnervöse/neurogene Störungen (z. B. M. Parkinson, Z. n. Apoplex, MS u.a.)
Diagnostik: Urinsediment und -bakteriologie, urologische Untersuchung.

ÜBERLAUFINKONTINENZ

Unfreiwilliger Urinabgang ohne Harndrang bei voller Blase und großen Restharnmengen (Auslaßwiderstand < intravesikaler Druck), evtl. abgeschwächter Harnstrahl, Harnträufeln. *Ursachen*: mechanische oder funktionelle Obstruktionen (z. B. Prostataadenom, Harnröhrenstriktur), Detrusorschwäche bei neurologischen Erkrankungen und Stoffwechselstörungen mit Polyneuropathie, atonische Blase.
Diagnostik: rektale und abdominelle Palpation (gefüllte Blase, Prostatavergrößerung?), Sono (gestaute Harnwege), Urogramm, Zystourethrographie, Urethrozystoskopie.

EXTRAURETHRALE INKONTINENZ

Kontinuierlicher, unfreiwilliger Harnabgang. *Ursachen*: Fisteln (z. B. Blasenscheidenfistel, Tumor, M. Crohn), kongenitale Fehlanlagen (z. B. ektope Uretermündung, Epispadie).
Diagnostik: Sonographie, Urogramm, Zystourethrographie, retrograde Fisteldarstellung, gynäkologische Untersuchung.

REFLEXINKONTINENZ

Unfreiwilliger Urinabgang ohne Harndrang durch unwillkürliche Blasenkontraktion. Neuromotorische Läsion oberhalb des sakralen Miktionszentrums (S1–S2).
Diagnostik: urodynamische und neurologische Untersuchung.

UNGEHEMMTE NEUROPATHISCHE BLASE

Unkontrollierter, unwillkürlicher Urinabgang bei ungestörter Blasenmotorik. *Ursachen*: zentrale neurologische Läsionen wie Apoplex, zunehmende Großhirnatrophie, Imbezillität, Meningitiden, SHT. *Diagnostik*: neurologische Untersuchung, Urodynamik.

4.17 Hautveränderungen als Leitsymptom innerer Erkrankungen

BEACHTE

Da Hauterscheinungen auch auf bedrohliche Grunderkrankungen hinweisen können, ist es ratsam, bei Unklarheiten hinsichtlich der Diagnose frühzeitig einen Dermatologen hinzuzuziehen!

4.17.1 Blasen

- *Bullöse Autoimmunerkrankungen:*
  - *Pemphigus vulgaris*: schlaffe Blasen mit dünner Blasendecke, Erosionen. Beginn häufig an der Mundschleimhaut, schubweise Ausbreitung auf das Integument, reduzierter AZ. Nikolski I und II positiv, Tzanck-Test, Histologie, DIF und IIF
  - *Bullöses Pemphigoid*: pralle Blasen mit stabiler Blasendecke auf geröteter Haut, verkrustete Erosionen, selten Befall hautnaher Schleimhäute. Nikolski I und II negativ, Tzanck-Test negativ, Histologie, DIF und IIF
  - *Dermatitis herpetiformis* (Duhring): stabile, herpetiform angeordnete Bläschen auf gerötetem Grund, brennender Juckreiz. Nachweis verschiedener AK (Schilddrüse, Retikulin, Gluten, Gliadin), Histologie, DIF. Assoziation mit Malignomen (Karzinome, maligne Lymphome), Infektionen, entzündlichen Erkrankungen des GIT (Gluten-sensitive Enteropathie)
  - *bullöses, allergisches Kontaktekzem*!
- *Herpes-simplex-Virus-Infektionen*
- *Herpes zoster*: brennende Schmerzen, Rötung, stabile gruppierte Bläschen innerhalb eines oder mehrerer Hautsegmente
- *Porphyria cutanea tarda*: leichte Verletzbarkeit der lichtexponierten Haut mit Blasen, Erosionen und Narben, Hypertrichose des Gesichts, klinische und laborchemische Zeichen der Lebererkrankung. Erhöhte (Uro- und Heptakarboxy-)Porphyrinausscheidung im 24-h-Urin.

4.17.2 Erytheme

- *Generalisierte Erytheme*: exanthematische Infektionskrankheiten, allergisches (Arzneimittel-)Exanthem (Anamnese, Auslaßversuch), Graft-versus-Host-Krankheit
- *Lokalisierte Erytheme*:
  - *Flush*: u.a. bei Karzinoid, Verner-Morrison-Syndrom, Phäochromozytom
  - *Erysipel*
  - *Acrodermatitis chronica atrophicans*: Spätstadium der Borreliose
  - *Erythema nodosum*: selten idiopathisch, meist reaktiv: Infektallergie (Streptokokken, Y. enterocolitica, M. tuberculosis), Medikamentenallergie, Sarkoidose, chronische Darmerkrankungen (M. Crohn, Colitis ulcerosa), M. Behçet
  - *Erythema exsudativum multiforme* (EEM): häufig nach Infektionen der oberen Atemwege, Herpes-simplex-Rezidiv, allergische Reaktion auf Arzneimittel
- *Figurierte Erytheme* (Randmuster bogig, anulär, girlandenförmig):
  - *Erythema anulare centrifugum*: idiopathisch und symptomatisch (Infektionen, Medikamente, Nahrungsmittel, maligne Tumoren)

- *Erythema gyratum repens*: rasch wandernd, anulär oder bizarr konfiguriert, häufig bei Karzinomen
- *Erythema necroticans migrans*: bizarre Erytheme mit zentraler Bläschenbildung, insb. an Oberschenkel und Inguinalregion, bei Glukagonom
- *Erythema anulare rheumaticum*: zartbogiges, wanderndes Erythem. Aktivitätszeichen bei rheumatischem Fieber
- *Erythema chronicum migrans*: Lyme-Borreliose. Zeckenbiß?

◆ *Erytheme bestimmter Körperregionen:*
- *Schmetterlingserythem (s. Abb. 5.85)*: Erytheme an Stirn, Nase, Wangen, Kinn, die zentrofazial zu schmetterlingsartiger Konfiguration konfluieren. SLE!
- *Fliederfarbenes Erythem* und Ödem der Periorbitalregion, unscharf begrenzte Rötung an Hand- und Fingerrücken. Dermatomyositis (s. Abb. 5.87)!
- *Erythromelalgie*: auf Wärmereize anfallsweise auftretende, schmerzhafte Rötung der Haut an Beinen und Händen. Idiopathisch oder symptomatisch bei Diabetes mellitus, Polyneuropathie, Polyzythämie, AV-Verbindungen
- *Palmoplantare Erytheme*: Leberzirrhose (s. Tab. 4.6 u. Abb. 5.52c).

Tab. 4.6 Leberzeichen.

Ikterus mit Pruritus und Kratzeffekten
Weißfleckung (Arme, Beine)
Spider-Naevi (Gefäßspinnen)
Lackzunge
Palmarerythem, Weißnägel, Dupuytrensche Kontraktur
trophische Hautveränderungen (Geldscheinhaut)
bei Männern femininer Behaarungstyp (Bauchglatze), Gynäkomastie, Hodenatrophie
Aszites und/oder Ödeme
Caput medusae

4.17.3 Hyperpigmentierung

◆ *Neurofibromatose*: Mehr als 5 Café-au-lait-Flecken > 1,5 cm sind pathognomonisch!

◆ *M. Addison* (Bronzehautkrankheit): Hyperpigmentierung lichtexponierter Stellen, perianal und genital, der Areolae mammae, der Hautfalten der Handinnenflächen, über Ellenbogen-, Knie- und Fingergelenken. Häufig gleichzeitig Vitiligo!

◆ *Lentigopolyposis* (Peutz-Jeghers-Syndrom): sommersprossenartige Pigmentflecken der Mundschleimhaut, des Lippenrots und perioral, intestinale Polypen

◆ *Diffuse Hyperpigmentierung*:
- *M. Cushing* (Sekretion von ACTH und ACTH-ähnlichen Substanzen ↑)
- *Ektopes Cushing-Syndrom*: ektope Bildung von ACTH, CRH und MSH bei Bronchial-, Pankreas-, Thymus- und Schilddrüsen-Ca
- *Akromegalie* (s. Kap. 5.6.4)
- *Hämochromatose*: graubraune Hautpigmentierung

◆ *Acanthosis nigricans*: schmutzigbraune bis -graue, papillomatös-keratotische Hyperpigmentierungen, bevorzugt u.a. in den Axillen, an den seitl. Hals- und Nackenpartien, anogenital. Von den benignen Formen ist die schwer ausgeprägte Acanthosis nigricans maligna abzugrenzen, die zu 100% mit Malignomen, meist Adenokarzinomen des Abdomens assoziiert ist → intensive endoskopische und radiologische Tumorsuche!

4.17.4 Hypopigmentierung

- *Vitiligo*: erworbene, fleckförmige Depigmentierung der Haut unklarer Ätiologie. Häufig assoziiert mit autoimmunen Schilddrüsenerkrankungen (M. Basedow), atrophischer Gastritis mit perniziöser Anämie, Typ-1-Diabetes u.a.
- *Lepra*: makulöse, anästhetische Hypopigmentierung
- *Hypophysenvorderlappeninsuffizienz*: diffuse Blässe durch Mangel an MSH
- *Weitere Ursachen*: Hypopigmentierung nach entzündlichen Dermatosen, kongenitale Hypopigmentierung (Naevus depigmentosus), Naevus anaemicus (Bräunung nach UV-Bestrahlung!), Albinismus.

4.17.5 Knoten, Papeln, Infiltrate

- *Rheumaknoten*: subkutane derbe, nicht dolente Knoten an Fingern, Armen, Ellenbogen, Füßen bei ca. 20% der Patienten mit RA. Histologie
- *Gichttophi* (s. Abb. 5.64): derbe Knoten durch Ablagerung von Harnsäurekristallen in der Haut (periartikulär, Ohrmuschelrand), Weichteilen und Knochen. Gichtanfälle? Harnsäurebestimmung
- *Lipome*: subkutane, prall elastische, gut abgegrenzte und verschiebbare Knoten. Kein Entartungsrisiko. Bei ungünstiger Lokalisation und Beschwerden ggf. operative Entfernung
- *Neurofibrome*: kutane (hautfarben-bläulich, klingelknopfartig zurückdrückbar), subkutane (derb, entlang den Nerven) und kutan/subkutane (lappenartig) Knoten; Café-au-lait-Flecken bei Neurofibromatose. Histologie
- *Malignome*: uncharakteristische Knoten, Papeln, Infiltrate, evtl. exulzerierend bei Metastasen solider Tumoren, Lymphomen (Mycosis fungoides), Liposarkomen, Kaposi-Sarkom (s. Abb. 5.96). Histologie
- *Xanthomatosen*: tuberöse (kleinknotige Herde im Gelenk-/Sehnenbereich), eruptive (kleinpapulös, disseminiert) und striäre Xanthome (streifenförmig entlang den Handlinien) sowie Xanthelasmen (gelbliche, flache Herde im Lidbereich) bei Hyperlipoproteinämien, primärer biliärer Zirrhose
- *Sarkoidose* (s. Kap. 5.3.8): bräunlich rote Knoten und Papeln oder plaqueförmige Hautsarkoidose. Oft Symptome einer systemischen Sarkoidose! Glasspatel: lupoides Infiltrat; Histologie
- *Hauttuberkulose*: Lupus vulgaris: zunächst rötlich-bräunliche, wenige Millimeter große Knötchen, durch Wachstum Ausbildung von flächenhaften Herden, Rückbildung unter Vernarbung. Histologie, Erregernachweis
- *Myxoedema praetibiale*: meist prätibial symmetrische, gelblich-bräunliche papulöse bzw. plaqueartige Herde, später diffus teigige Verdickung der Haut. Zusätzlich meist Exophthalmus bei Basedow-Hyperthyreose
- *Vasculitis allergica*: Symptomatik von disseminierten Purpura-Herden über hämorrhagische Papeln bis zu Ulzerationen und Nekrosen reichend. Evtl. extrakutane Manifestationen (Gelenke, Nieren, GIT, ZNS), Fieber, Krankheitsgefühl. Histologie, DIF
- *Periarteriitis nodosa*: entzündliche Papeln und Knoten, subkutane Knötchen an den Arterien. Evtl. rezid. Fieber, Krankheitsgefühl. Histologie
- *Necrobiosis lipoidica*: meist bilateral an beiden Unterschenkeln solitärer bräunlichroter Herd, teils infiltriert, teils atrophisch, evtl. Ulzeration bei Diabetes mellitus. Histologie, ggf. Diabetes-Diagnostik.

4.17.6 Ulzera

- *Beinulzera:*
  - *Venöses Ulcus cruris* (s. Abb. 5.22): Endstadium der CVI. Ulkusgrund schmierig

belegt, untere Unterschenkelhälfte, meist Innenknöchelbereich, relativ geringe Schmerzhaftigkeit

- *Arterielle Ulzera*: meist bei pAVK (Untersuchung der peripheren Pulse!), Gangrän, akral oder an speziellen Druck-/Verletzungsstellen, stark schmerzhaft
- *Pyoderma gangraenosum*: vaskulitische Ulzera bei Vasculitis allergica, RA, chronischen Darmerkrankungen (M. Crohn, Colitis ulcerosa). Unterminierte, schmerzhafte Geschwürsränder mit Resten blasig abgehobener Epidermis
- *Neurotrope Ulzera*: bei Polyneuropathien verschiedener Genese, z.B. Diabetes mellitus
- *Infektiöse Ulzera*: Ekthyma (meist A-Streptokokken), Tropengeschwür, ulzerierte Syphilide u.a.

- *Ulcus durum*: Primäraffekt der Syphilis (Schanker). Derbes, schmerzloses Ulkus, genital, anal oder oral; schmerzlose Schwellung regionärer LK (Bubo). Erregernachweis (Dunkelfeldmikroskopie), Serodiagnostik
- *M. Behçet*: chronisch rezid. Aphthen der Mund- und Genitalschleimhaut, Hypopyoniritis, rheumatoide Symptomatik.

4.17.7 Urtikaria

Syn.: *Urtika* (Quaddel): umschriebenes dermales Ödem. *Urtikaria* (Nesselsucht): Hautausschlag mit juckenden Quaddeln.

- *Akute Urtikaria*: ausgelöst durch Medikamente (Antibiotika, NSAR u.a.), Nahrungsmittel (Konservierungs-, Farbstoffe u.a.), bakterielle und virale Infekte
- *Chronisch rezidivierende oder persistierende Urtikaria*: Auslöser wie akute Urtikaria, zusätzlich physikalische Reize (Druck, Wärme, Kälte, UV-Licht u.a.), Kontakt mit Allergenen (z.B. Latex) oder toxisch wirkenden Substanzen (z.B. Nelkenöl)
- *Urtikariavaskulitis*: Verdächtig sind länger als 24 h an gleicher Stelle persistierende Urtikae, BSG↑, Arthralgien. Häufig assoziiert mit SLE und Kryoglobulinämie
- *Hereditäres angioneurotisches Ödem* (Quincke-Ödem): rezidivierende Schwellung im Gesicht und/oder der Extremitäten. Familienanamnese! Quantitative und qualitative Analyse des C1-Inhibitors (erniedrigt oder defekt), Bestimmung von C3 (normal) und C4 (erniedrigt).

4.17.8 Nagelveränderungen

- *Uhrglasnägel/Trommelschlegelfinger*: hereditär/kongenital, Herz-/Lungenkrankheiten (ca. 80%), Erkrankungen des GIT (ca. 5%; Karzinome, Colitis ulcerosa, Hepatitiden u.a.), endokrine und hämatologische Erkrankungen (selten)
- *Beau-Querfurchen*: schwere, fieberhafte Infektionskrankheiten, Vergiftungen, Medikamente (z.B. Zytostatika)
- *Löffelnägel*: häufig bei hypochromer Anämie, selten kongenital
- *Nagelgrübchen*: punktförmige Defekte der Nagelplatte, häufig bei Psoriasis, Alopecia areata, Ekzem
- *Weiße Querbänder* (Meessche Linien): Intoxikationen, zytostatische Therapie
- *Weiße (Milchglas-)Nägel*: Leberzirrhose
- *Bläuliche Verfärbung der Lunula*: M. Wilson, Hämochromatose, Ochronose
- *„Yellow-Nail-Syndrome"*: Trias aus Gelbfärbung der Nägel, primärem Lymphödem der Beine, Atemwegserkrankung.

4.17.9 Haarveränderungen

- *Partieller Stillstand des Haarwachstums, ca. 2–3 Monate später verstärkter Haarausfall* (konstant > 100 Haare/d): nach schweren und bei chronischen Infektionskrankheiten, nach Operationen und schweren Belastungssituationen, bei Hyper-, seltener

Hypothyreose, Eisenmangel, Lebererkrankungen, Medikamenteneinnahme (z.B. Vit. A, Vit.-A-Säure-Derivate, Ovulationshemmer, gelegentlich auch nach dem Absetzen!)

- *Verstärkter Haarausfall kurz nach Einwirkung einer Noxe*: Intoxikationen, Zytostatika, Bestrahlung
- *Alopecia areata* (kreisrunder Haarausfall): meist selbstlimitierende Haarerkrankung. Bei schwerem Verlauf häufiger Assoziation mit atopischen Erkrankungen, Schilddrüsenfunktionsstörungen und Autoimmunerkrankungen
- *Hirsutismus*: vermehrte Sekundärbehaarung vom männlichen Verteilungstyp bei der Frau. Bei zusätzlichen Zeichen der Maskulinisierung (u.a. tiefe Stimme, Klitorishypertrophie) liegt eine Virilisierung vor (→ körperliche/gynäkologische Untersuchung, Hormonanalysen zum Ausschluß eines AGS, androgenproduzierenden Tumors, polyzystischer Ovarien).

4.18 Herzklopfen

Syn.: Palpitationen. Bewußte und zumeist unangenehme Wahrnehmung des eigenen Herzschlags im Rahmen physiologischer Anpassungsvorgänge oder kardialer bzw. nichtkardialer Erkrankungen.

Diagnostik

- *Anamnese*: Wann tritt Herzklopfen auf? Anfallsartig oder andauernd? (Kardiale) Vorerkrankungen? Genußmittelgebrauch? Medikamenteneinnahme?
- *Körperliche Untersuchung*: Auskultation und Tasten des Pulses (Herzgeräusche? Pulsdefizit?). RR-Messung. Fieber?
- *Apparative Untersuchungen:*
  - EKG
  - 24-h-EKG bei intermittierend auftretenden Rhythmusstörungen
  - Echo-/Dopplerkardiographie.
  - Ggf. invasive elektrophysiologische Untersuchung bei V.a. Rhythmusstörung ohne Nachweis im 24-h-EKG

Differentialdiagnosen

- *„Physiologische" und funktionelle Palpitationen:*
  - körperliche Belastung, psychische Erregung
  - Genußmittelgebrauch: Kaffee, Tee, Alkohol, Drogen
  - Medikamenteneinnahme: Theophyllin, β2-Mimetika, Thyroxin, Ca-Antagonisten vom Nifedipin-Typ
  - nervöse Herzbeschwerden (inadäquate Sympathikusstimulation, Ausschlußdiagnose)
- *Extrakardiale Erkrankungen:*
  - Anämie
  - Fieber
  - Lungenembolie
  - Hyperthyreose: TSH, FT3, (FT4)
  - Phäochromozytom
  - Angstneurose
  - Hypoglykämie: BZ↓
- *Kardiale Erkrankungen:*
  - Endokarditis, Myokarditis
  - Herzinsuffizienz
  - Klappenvitien, Mitral-Klappen-Prolaps-(MKP-)Syndrom
  - Shuntvitien
- *Herzrhythmusstörungen:*

- supraventrikuläre Tachykardien (meist mit Palpitationen), ventrikuläre Tachykardien (oft ohne Palpitationen); WPW-Syndrom
- atriale, junktionale und ventrikuläre Extrasystolen
- proarrhythmische Effekte spezifischer Antiarrhythmika (Chinidin, Flecainid, Sotalol, Digitalis; insb. bei begleitender Hypokaliämie und -magnesiämie) und anderer Medikamente (tri- und tetrazyklische Antidepressiva, Phenothiazine, Erythromycin, Trimethoprim, Pentamidin u.a.)
- Schrittmachersyndrom bei inadäquater Triggerung von atrialen und ventrikulären Kontraktionen.

4.19 Ikterus

Syn.: Gelbliche Verfärbung von Körperflüssigkeiten und Geweben durch Zunahme der Bilirubinkonzentration im Blut (> 2–2,5 mg/dl → Sklerenikterus, > 3–4 mg/dl → generalisierter Hautikterus).

Diagnostik

- *Anamnese*: Zeitlicher Ablauf? Stuhl- und Urinfarbe? Begleitsymptome (Oberbauchbeschwerden, Koliken, Fieber, Gewichtsabnahme, Teerstuhl, Hämatemesis)? Vorerkrankungen (Hepatitis oder andere Lebererkrankungen, Gallensteinleiden, Tumorerkrankung?) Bluttransfusion? Alkoholkonsum? I.-v.-Drogenabusus? Schadstoffexposition? Medikamente? Gelbsucht bei Verwandten/Bekannten?
- *Körperliche Untersuchung*: Leberhautzeichen (s. Tab. 4.6)? Bauchglatze, Gynäkomastie bei männlichen Patienten? Hämorrhagische Diathese (Petechien, Sugillationen, Hämatome)? Leber-/Milzgröße, -konsistenz? Aszites, Ödeme? Umgehungskreislauf?
- *Labor*: BSG, BB; Bilirubin (gesamt, direkt/indirekt), Serumelektrophorese; GOT, GPT, GLDH und γ-GT als Parameter der hepatozellulären Schädigung; AP und γ-GT als Cholestaseparameter; Quick, Serumalbumin und ChE als Syntheseparameter. V.a. Hämolyse: Retikulozyten, Haptoglobin, LDH, Coombs-Test. V.a. infektiöse Hepatitis: Hepatitis-, evtl. Leptospirose- oder EBV-Serologie. V.a. primäre biliäre Zirrhose: AMA. V.a. angeborene Stoffwechselstörungen: z.B. Coeruloplasmin (M. Wilson), Serumelektrophorese (α1-Antitrypsin-Mangel). V.a. Malignom: Tumormarker
- *Apparative Untersuchungen*: Sono, bei erweiterten Gallengängen ERCP, ggf. PTC; bei Raumforderung CT, MRT, sonographiegesteuerte Feinnadelpunktion; in seltenen Fällen Laparoskopie.

MEMO

Die Erhöhung des indirekten (unkonjugierten) Bilirubins wird durch Hämolyse oder „funktionelle" Hyperbilirubinämie hervorgerufen, die des direkten (konjugierten) Bilirubins durch Erkrankungen der Leber und Gallenwege, einschließlich des Gallenwegsverschlusses!

Differentialdiagnostisches Vorgehen (Abb. 4.14)

Differentialdiagnosen

- *Prähepatischer Ikterus:*
  - *Hämolytischer Ikterus*: indirektes Bilirubin↑, Haptoglobin↓, LDH↑, Retikulozyten↑. Stuhl dunkel
  - *Zieve-Syndrom*: hämolytische Anämie, cholestatische Fettleber/Leberzirrhose bei Alkoholismus, häufig auch Pankreatitis
  - *Ineffektive Erythropoese*: Retikulozyten und Serum-Eisen↑, keine weiteren Hämolysezeichen. KM-Untersuchung (s. Kap. 2.3.9)
  - *Lungenembolie*: passagere Bilirubinerhöhung nach ausgedehntem Lungeninfarkt (s. Kap. 3.1.9)

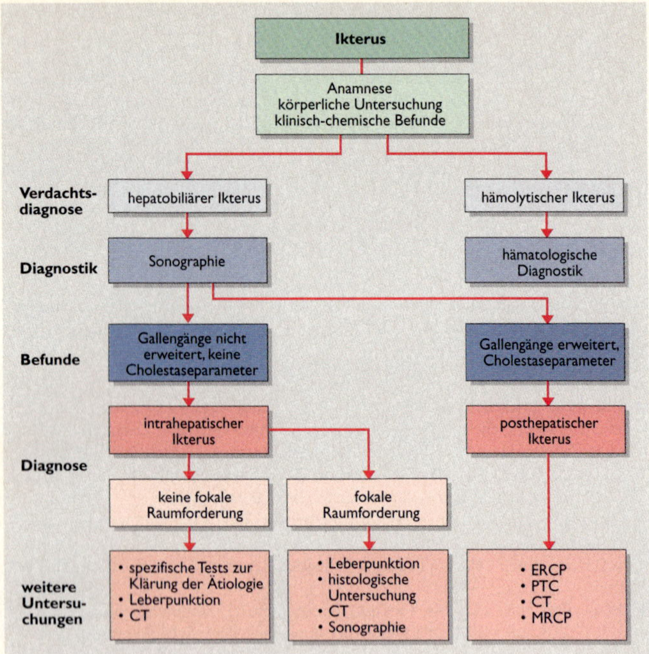

Abb. 4.14 Differentialdiagnostik des Ikterus (nach [6]).

- *Hepatischer Ikterus:*
  - *Akute Virushepatitis* (s. Kap. 5.4.12): Ikterus nach ca. 2wöchigem Prodromalstadium mit Unwohlsein, Druck im rechten Oberbauch. GOT↑, GPT↑, Hepatitisserologie. Weitere hepatotrope Viren: EBV, CMV, HSV
  - *Akute bakterielle Hepatitis*: z.B. Leptospirose (M. Weil), Q-Fieber
  - *Arzneimittelhepatitis*: hepatotoxisch wirken z.B. Paracetamol, INH, Rifampicin. Ausschlußdiagnose. Sorgfältige Medikamentenanamnese!
  - *Intoxikationen*: z.B. Chlorkohlenwasserstoffe, Kupfersulfat, Knollenblätterpilz
  - *Akute Schwangerschaftsfettleber*: meist Erstgebärende zwischen der 30. und 38. SSW. Akuter Beginn mit Übelkeit, Erbrechen, Bauchschmerzen, dann Ikterus, Enzephalopathie, ANV, Verbrauchskoagulopathie
  - *Chronisch aktive Hepatitis*
  - *Fettleberhepatitis* alkoholischer/nicht-alkoholischer Genese (z.B. Adipositas, Diabetes mellitus). γ-GT↑↑, AP↑, GOT (↑), GPT (↑), Histologie
  - *Leberzirrhose* (s. Kap. 5.4.15): Klinik, Anamnese, Sono, Laparoskopie, Histologie. Cave: Gerinnungsstörungen!
  - *Stauungsleber*: Rechtsherzinsuffizienz, Hepatomegalie, Aszites
  - *Budd-Chiari-Syndrom, Veno-occlusive disease:* Oberbauchschmerzen, Hepato-/Splenomegalie, Aszites. Sono, CT, Kavographie, Biopsie
  - *Neugeborenenikterus*
- *Cholestatischer Ikterus:*
  - *Primäre biliäre Zirrhose*: Pruritus, langsam progredienter Ikterus. AMA, Histologie

- *Primär sklerosierende Cholangitis*
- *Arzneimittelcholestase*: gelegentlich Begleitexanthem. Ausschlußdiagnose. Sorgfältige Medikamentenanamnese!
- *Cholelithiasis, Choledocholithiasis*
- *Akute/chronische Cholangitis*
- *Raumforderungen der Leber*: Metastasen, primäres Leberzell-Ca, Echinokokkus-Zysten
- *Tumoren der Gallenwege und benachbarter Organe*: Gallengangs-, Gallenblasen-Ca, Klatskin-Tumor, Papillen-Ca, Pankreaskopf-Ca
- *Parasitärer Gallenwegsverschluß*: Ascariasis
- *Akute Pankreatitis*
- *Idiopathische Schwangerschaftscholestase*: Pruritus und Ikterus bei gutem Allgemeinbefinden im III. Trimenon

◆ *Familiäre Hyperbilirubinämie-Syndrome:*
  - *Crigler-Najjar-Syndrom*: deutliche, indirekte Hyperbilirubinämie (max. 40 mg/dl) ohne Zeichen der Hämolyse oder Leberzellschädigung. Beginn im Kindesalter. Bilirubinabfall unter Phenobarbital
  - *Icterus intermittens juvenilis* (Meulengracht-Gilbert-Syndrom): mäßige, vorwiegend indirekte Hyperbilirubinämie (< 5 mg/dl), weitere Leberparameter und Histologie o.B.
  - *Dubin-Johnson-Syndrom*: vorwiegend direkte Hyperbilirubinämie (bis 5–6 mg/dl), Verstärkung durch Schwangerschaft und orale Antikonzeptiva. Histologie: braunschwarzes Pigment
  - *Rotor-Syndrom*: direkte Hyperbilirubinämie, Koproporphyrin III im Urin↑
  - *Benigne, rekurrierende Cholestase*: rezidivierender Ikterus mit Cholestasezeichen ohne Transaminasenerhöhung. Ausschlußdiagnose.

4.20 Kopfschmerzen (KS)

Diagnostik

◆ *Anamnese:*
  - *Zeitpunkt und Art des Auftretens*: Morgens, tagsüber, nachts? Plötzlich oder allmählich einsetzend, rezidivierend, chronisch-progredient?
  - *Dauer*: Minuten, Stunden, ganztägig, Wochen bis Monate?
  - *Art des Kopfschmerzes*: Pulsierend, pochend, drückend, stechend?
  - *Lokalisation*: Halbseitig, Stirn, Schläfen, Augen, Gesicht, ganzer Kopf?
  - *Auslöser*: z.B. Streß/Entspannung, Alkohol, tyraminreiche (Rotwein, Käse, Schokolade) oder glutamathaltige Nahrung (chinesisches Essen), kauen, Nitrate, schwere körperliche Belastung? Vorangegangenes Trauma?
  - *Begleiterscheinungen*: z.B. Übelkeit, Erbrechen, Sehstörungen?
  - *Familien- und Medikamentenanamnese* (Schmerzmittel!)

◆ *Körperliche und neurologische Untersuchung*: Infektzeichen, Fieber? RR-Messung! Stauungspapille? Sehstörungen? Meningismus? Horner-Syndrom? Lokaler Druckschmerz über den NAP (Sinusitis frontalis/maxillaris), den Temporalarterien (Arteriitis temporalis) oder dem Kiefergelenk (Costen-Syndrom)?

◆ *Nach Symptomatik: augen-, HNO- und zahnärztliche Untersuchung ergänzend*

◆ *Labor*: BSG, CRP, BZ, BB, Harnstoff, Krea, Urinstatus

◆ *Apparative Untersuchungen*
  - *Rö-Schädel, -NNH,- HWS*, ggf. Kiefergelenke und Gebiß
  - *EEG*
  - *CT/MRT* bei entsprechenden klinischen und anamnestischen Hinweisen
  - *Doppler-/Duplexsonographie der Karotiden*, evtl. Angiographie bei V.a. Karotisdissektion oder zerebrale Durchblutungsstörung

– *Augendruckmessung* bei V.a. Glaukom.
- *Lumbalpunktion* (s. Kap. 2.3.2) und Liquordiagnostik bei V.a. Meningitis. Vorher Ausschluß Stauungspapille/Hirndruck!

Differentialdiagnostisches Vorgehen (Abb. 4.15)

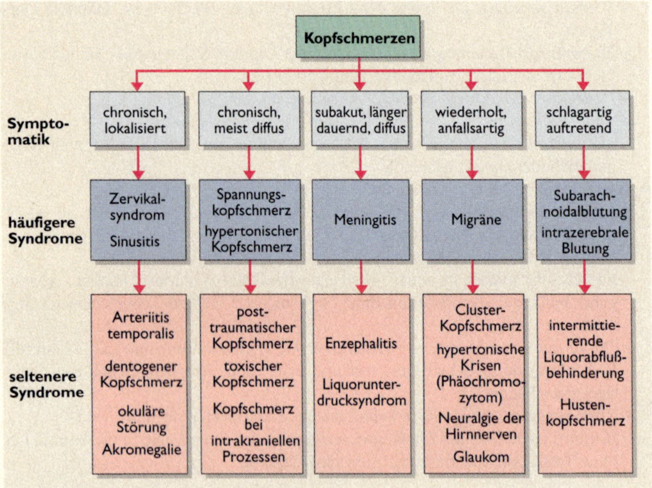

Abb. 4.15 Differentialdiagnostik der Kopfschmerzen (nach [6]).

Differentialdiagnosen

- *Plötzlich einsetzender KS*:
  – *Subarachnoidalblutung* (SAB): heftigster Kopfschmerz, gefolgt von Meningismus, Bewußtseinstrübung. CCT, falls kein Blut nachweisbar → Lumbalpunktion (blutiger Liquor)
  – *Ischämischer Insult/intrazerebrale Blutung*: KS, Übelkeit, Erbrechen, Bewußtseinstrübung, Sprach- und Sehstörungen, neurologische Herdsymptome. CT
  – *Akutes Glaukom*: heftigste Augenschmerzen, Ausstrahlung in benachbarte Gesichtspartien, aber auch Hinterkopf, Thorax oder Abdomen. Steinhartes, rotes Auge ohne Infektzeichen. Augendruckmessung
  – *Epidurales Hämatom*: nach Trauma und freiem Intervall zunehmende KS und Bewußtseinstrübung, einseitige Mydriasis, Halbseitensymptomatik. CT
- *Allmählich zunehmender KS*:
  – *Subdurales Hämatom*: zunehmende Bewußtseinstrübung, einseitige Mydriasis, fokale neurologische Ausfälle. Vorangegangenes Trauma nicht obligat. CT
  – *Posttaumatischer KS*: innerhalb von 8 Tagen nach leichtem bis mittelgradigem SHT, meist dumpf-drückend, den ganzen Tag anhaltend. Ausschluß epi-/subdurales Hämatom!
  – *Sinus- und Hirnvenenthrombosen*: langsam zunehmende KS mit fokalen oder generalisierten epileptischen Anfällen, fokalen neurologischen Zeichen und Stauungspapillen. MR-Angiographie oder Angiographie
  – *Meningitis*: grippale Prodromi, Stirn-, Hinterkopf-, Nacken- und Rückenschmerzen, Übelkeit, Erbrechen, Fieber, Nackensteifigkeit. Lumbalpunktion

– *Hirnabszeß*: Fieber, BSG↑. Bewußseinstrübung, neurologische Herdsymptomatik. CT/MRT
– *Zerebrale Raumforderung*: KS insb. morgens und bei körperlicher Anstrengung, Nüchternerbrechen (Hirndruck↑), Sehstörungen. CT/MRT
– *Arteriitis temporalis*: bitemporale und frontale Schmerzen über Wochen bis Monate, Provokation durch Kauen. BSG↑. Verhärtet tastbare Arterie, Biopsie der A. temporalis
– *Sinusitis*: Klopfschmerz über der betroffenen NNH, Druckschmerz über dem NAP des N. infraorbitalis bei Sinusitis maxillaris. Rö-NNH
– *Postpunktioneller KS*: Tinnitus, Schwindel, Hörminderung. Anamnese!

◆ *Rezidivierender KS:*
– *Migräne* (s. Kap. 5.10.1): rezidivierende halbseitige KS-Attacken über 4–72 h, Lärm- und Lichtempfindlichkeit, Übelkeit. Bei Migräne mit Aura zusätzlich neurologische Reiz- und Ausfallserscheinungen
– *Spannungs-KS*: episodisches Auftreten für 1–2 Tage (chronischer Spannungs-KS > 15 Tage/Monat), dumpf-drückender, bilateraler KS, der frontal, bitemporal, okzipital oder auch holozephal lokalisiert wird
– *Cluster-KS und chronisch paroxysmale Hemikranie* (halbseitiger Kopfschmerz): streng einseitige Schmerzattacken periorbital, retroorbital und temporal; Rhinorrhoe, Lakrimation, konjunktivale Injektion des ipsilateralen Augenlids. Beim Cluster-KS über 15–180 min, bei der paroxysmalen Hemikranie über ca. 10 Min. anhaltend
– *Medikamenteninduzierter KS*: den ganzen Tag anhaltender, diffuser KS, insb. bei täglicher Einnahme von Schmerz- und Migränemitteln
– *Hypertonie*: den ganzen Kopf betreffende oder Stirn-KS, Schwitzen, Zittern, Gesichtsrötung, Übelkeit. RR messen! Ggf. Phäochromozytom ausschließen!
– *Vertebragener KS:* Hinterkopf- und Nackenschmerzen bei schmerzhafter Verspannung der Nackenmuskulatur, evtl. Bewegungseinschränkung der HWS. Rö-HWS in 4 Ebenen
– *Polycythaemia vera rubra*: bei Hkt. > 55% KS, Schwindel, Ohrensausen, Müdigkeit, Nasenbluten, Hypertonie, Gesichtsrötung (Plethora), Pruritus

◆ *Rezidivierende Gesichtsschmerzen:*
– *Atypischer Gesichtsschmerz*: brennende Dauerschmerzen im Gesicht ohne schmerzfreie Intervalle, meist einseitig. Ausdehnung im Versorgungsgebiet eines, selten zweier Trigeminusäste
– *Neuralgien*: blitzartig einschießende, stechende, Sekunden anhaltende Schmerzen im Ausbreitungsgebiet eines oder mehrerer Trigeminusäste, seltener des N. glossopharyngeus, des N. intermedius, gtl. Triggermechanismen: z.B. Essen, Kauen, Schlucken, Sprechen
– *Mandibulargelenk-(Costen-)Syndrom*: in die Umgebung ausstrahlende, präaurikuläre, durch Kauen verstärkte Schmerzen. Kieferorthopädisches Konsil!

4.21 Lymphknotenschwellung

Diagnostik

◆ *Anamnese:*
– Plötzliche oder allmähliche LK-Vergrößerung?
– Begleitsymptome:
  • Fieber, Nachtschweiß, Gewichtsverlust? Juckreiz? Schmerzende LK nach Alkoholgenuß (gelegentlich bei M. Hodgkin)?
  • Nachlassen der Leistungsfähigkeit?
  • Arthralgien, Myalgien?
  • Halsschmerzen? Husten? Exantheme?

- Vorerkrankungen: Malignom? Infektionen? Krampfleiden?
- Medikamentenanamnese (Phenytoin)
- Beruf? Tierkontakte? Auslandsreisen? HIV-Risikogruppe? Infektionen bei Angehörigen?

- *Körperliche Untersuchung:*
  - Lokalisation der LK-Schwellungen, eine oder mehrere Regionen?
  - Größe und Zahl der palpierten LK, Konsistenz, Schmerzhaftigkeit, Verschieblichkeit, Verbackenheit, Fistelbildung
  - Splenomegalie?
- *Labor*: BSG, BB und Diff.-BB, Blutausstrich, Transaminasen, Elektrophorese. ACE (↑ bei Sarkoidose). Spezifische Erregerdiagnostik (Serologie, direkter Erregernachweis, Kultur) abhängig von der Verdachtsdiagnose
- *Apparative Untersuchungen*: Sono der vergrößerten LK, Sono-Abdomen, Rö-Thorax, CT, MRT, ggf. Lymphangiographie
- *LK-Punktion und Zytologie bzw. LK-Exstirpation und Histologie*, wenn keine Ursache für die LK-Schwellung nachweisbar ist. Nicht bei V.a. virale Infektionen (gehäuft falsch-positiver Lymphomnachweis!).

BEACHTE

- **Bei V.a. eine maligne Erkrankung ist die LK-Exstirpation zur pathologischen Diagnostik unverzichtbar! Die negative LK-Histologie kann ein Malignom jedoch nicht in jedem Fall ausschließen. Bei fortbestehendem Verdacht kann daher eine erneute LK-Exstirpation indiziert sein.**
- **Bei V.a. Metastasen eines malignen Melanoms ist die LK-Punktion kontraindiziert (Aussaat maligner Zellen)!**

Differentialdiagnostisches Vorgehen (Abb. 4.16)

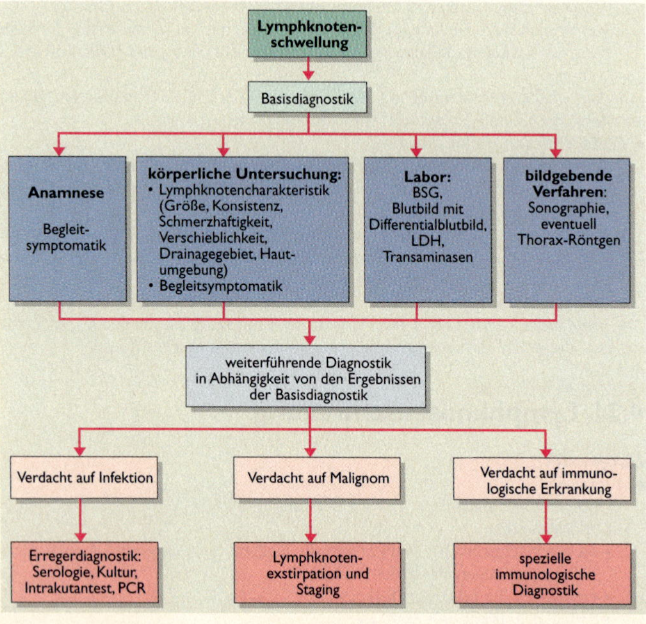

Abb. 4.16 Differentialdiagnostik der Lymphknotenschwellung (nach [6]).

Differentialdiagnosen

- *Infektiöse LK-Vergrößerungen*: infektiöse Mononukleose (EBV), Zytomegalie-Virus-(CMV) und HIV-Infektion (s. Kap. 5.9), Tbc (Fistelbildung), Lues, Lymphogranuloma venereum (Chlamydien), Aktinomykose, Tularämie, Katzenkratzkrankheit, Brucellose, Toxoplasmose, Histoplasmose u.a.
- *Nicht-infektiöse, benigne LK-Vergrößerungen*: Sarkoidose (M. Boeck, s. Kap. 5.3.8), rheumatische Erkrankungen (Still-Syndrom, Felty-Syndrom, SLE, Sklerodermie, Sharp-Syndrom, Sjögren-Syndrom, Polymyositis, s. Kap. 5.8), Hypersensitivitätsreaktionen (z. B. auf Medikamente, insb. Phenytoin, oder Gelenkprothesen), Castleman-Syndrom (angiofollikuläre Lymphadenopathie), Kawasaki-Syndrom (mukokutanes LK-Syndrom, vorwiegend bei Kindern), Speicherkrankheiten (z. B. M. Gaucher)
- *Maligne LK-Vergrößerungen*: u.a. Lymphknotenmetastasen solider Tumoren, Hodgkin- und Non-Hodgkin-Lymphome, AML, ALL, CML, Haarzellenleukämie, selten Plasmozytom (s. Kap. 5.2.4).

TIP

Grundsätzlich kann jede lokale oder systemische Infektion, sei es durch Viren, Bakterien, Pilze, Protozoen oder Würmer, mit LK-Schwellungen einhergehen. Meist wird die Diagnose aufgrund der weiteren, infektionstypischen Symptome gestellt (z. B. bei Masern, Mumps, Röteln).

4.22 Miktionsstörungen

DYSURIE

Erschwertes (schmerzhaftes) Wasserlassen gegen einen erhöhten Widerstand, z. B. bei Blasenausgangsstenose, Harnröhrenstriktur; HWI. Bei Prostatahyperplasie häufig zusätzlich unterbrochener Harnstrahl, Harnträufeln.

ALGURIE

Schmerzen beim Wasserlassen, z. B. bei Entzündung oder Striktur der Harnröhre.

POLLAKISURIE

Häufige Entleerung kleiner Harnmengen, oft in Kombination mit Strangurie; z. B. bei Harnwegsinfektionen (Zystitis, Urethritis) oder mechanischer Abflußbehinderung.

STRANGURIE

Brennen beim oder nach dem Wasserlassen, dadurch evtl. nur tröpfchenweiser Harnabgang, z. B. bei Infektionen der Harnröhre oder -blase.

IMPERATIVER HARNDRANG

Unbeherrschbarer Harndrang, z. B. bei Schrumpfblase, Harnblasenfremdkörper, Störungen der Harnblaseninnervation.

PNEUMATURIE

Blasiger Harn durch Luftbeimengung, z. B. bei Fistel zum Darm.

FÄKALURIE

Jauchiger Harn durch Stuhlbeimengung bei Fistel zum Darm.

4.23 Obstipation

Syn.: Stuhlentleerung nur alle 3 Tage oder seltener und nur unter starkem Pressen. Meist funktionelle, selten organische Ursachen.

Diagnostik

- *Anamnese*:
  - *Akut oder chronischer* Beginn/Verlauf? Änderung der Lebens- und Ernährungsgewohnheiten, der Medikation?
  - *Zusätzliche Symptome*: Bauch-/Analschmerzen? Tenesmen? Blut- und Schleimabgang mit dem Stuhl? Fieber? Ungewollter Gewichtsverlust? Wesensänderungen (vermehrtes Schlafbedürfnis, Adynamie)?
  - *Medikamentenanamnese*: Opiate, Psychopharmaka (Antidepressiva, Phenothiazine, Benzodiazepine), Parasympathikolytika, Antazida (Aluminiumhydroxid, Kalziumkarbonat), Laxanzien(-abusus)?
- *Körperliche Untersuchung*:
  - Beurteilung von AZ, EZ, Exsikkose?
  - Abdomen: Darmgeräusche, Druckschmerzhaftigkeit, Resistenzen, Bruchpforten?
  - Rektal-digitale Austastung: Sphinkterrelaxation beim Pressen? Kotstein?
  - Neurologische Untersuchung: Erkrankungen von ZNS oder Rückenmark?
- *Labor*: Hkt, Elektrolyte, BZ, TSH-basal
- *Apparative Untersuchungen:*
  - Hämoccult®-Test
  - Prokto-, Rektosigmoideokoloskopie
  - Sono-Abdomen, evtl. KKE, Defäkographie selten erforderlich (Rektozele)
  - Abdomenleeraufnahme am 7. Tag nach 6tägiger Einnahme von röntgendichten (Hinton-)Markern zum Nachweis einer stark verlangsamten Transitzeit

AKUT

Bei erstmaligem Auftreten einer chronischen Obstipation im Erwachsenenalter kolorektales Karzinom ausschließen!

Differentialdiagnostisches Vorgehen (Abb. 4.17)

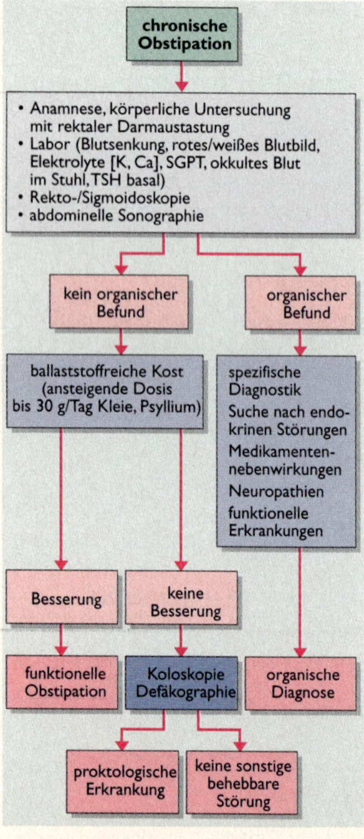

Abb. 4.17 Differentialdiagnostik der chronischen Obstipation (nach [6]).

Differentialdiagnosen

- *Akute Obstipation:*
  - *Funktionelle Ursachen*: Änderung der Lebens-/Eßgewohnheiten und Medikamenteneinnahme (Krankenhausaufenthalt!), Dehydratation
  - *Retroperitoneales Hämatom*: Z.n. Trauma, Punktion, OP. Rücken- und Flankenschmerzen →Sono, CT

– *Begleitsymptom verschiedener Grunderkrankungen*: Ulcus duodeni, Magenausgangsstenose, Gallenstein- und Nierenkolik, Bauchwandhernien, Divertikulitis, Mesenterialinfarkt, Porphyrie, Analfissur, periproktitischer Abszeß, Analkarzinom, Hämorrhoiden, Hypokaliämie, Hyperkalzämie
- *Intestinale Pseudoobstruktion* (akut und chronisch): Subileus- oder Ileussymptomatik (Meteorismus, Obstipation, fehlende Darmgeräusche ohne nachweisbare organische Obstruktion). Gehäuft bei
  – *Kollagenosen*: SLE, Sklerodermie, Dermatomyositis
  – *endokrinen Erkrankungen*: Hypothyreose, Diabetes mellitus, Hypoparathyreoidismus
  – *neurologischen Erkrankungen*: multiple Sklerose, M. Parkinson
  – *Medikamenteneinnahme* (s.o.)
- *Chronische Obstipation:*
  – *Habituelle Obstipation*: bevorzugt bei Frauen, typische Lebensgewohnheiten (schlackenarme Kost, Unterdrücken des Stuhlgangs z.B. durch Hast im Berufsleben, vorwiegend sitzende Tätigkeit, mangelnde Flüssigkeitszufuhr), keine allg. Krankheitszeichen, oft chronischer Laxanzienabusus! → Ausschlußdiagnostik!
  – *Reizdarm*: Wechsel zwischen Obstipation und Diarrhoe, im Gegensatz zur habituellen Obstipation oft erhebliche abdominelle Beschwerden
  – *Anismus*: gestörte reflektorische Erschlaffung des anorektalen Kontinenzorgans beim Pressen, vorwiegend bei Frauen
  – *Stenosen*: maligne (kolorektales Karzinom), entzündlich (z.B. Divertikulitis), durch Kompression
  – *Anorektale Obstruktion*: Rektozele, Rektumprolaps → OP
  – Megakolon mit aganglionärem Segment (M. Hirschsprung) → OP.

TIP

Viele Menschen sind der Meinung, der tägliche Stuhlgang sei zur „Entgiftung und Entschlackung" notwendig, und betreiben daher einen Laxanzienabusus. Aufklärung ist hier die wichtigste Therapie!

4.24 Ödeme

Syn.: Umschriebene oder diffuse Flüssigkeitseinlagerung in das interstitielle Gewebe.

Diagnostik
- *Anamnese*:
  – Lokalisierte oder generalisierte Ödeme? Beginn und Verlauf (plötzlich/allmählich, flüchtig/anhaltend, rezidivierend)
  – Juckreiz, Schmerzen, Hautveränderungen (Quaddeln, livide Verfärbung)?
  – Bei Frauen: Abhängigkeit vom Regelzyklus?
  – Vorerkrankungen (Herz, Leber, Nieren, Tumorleiden, Allergien)?
  – Ernährungs- und Medikamentenanamnese
  – Auslandsaufenthalte?
- *Körperliche Untersuchung*:
  – Inspektion: lokalisierte oder generalisierte Ödeme? Symmetrisch/asymmetrisch? Bei Unterschenkelödemen: Einbeziehung der Zehen? Hautfarbe über dem Ödem (bläulich-livide, weißlich-pastös)?
  – Ödemkonsistenz: Weich oder derb? Dellenbildung durch Fingerdruck?
  – Allgemeiner klinischer Status mit besonderem Augenmerk auf Herz, Lunge, Leber, Nieren, klin. Zeichen einer Hyper-/Hypothyreose, LK-Schwellungen
- *Labor*: BSG, BB, Elektrolyte, Leberenzyme, Retentionsparameter, Serumeiweiß, Serum-Elektrophorese, TSH, Urinstatus, Gesamteiweiß i. U.
- *Apparative Untersuchungen*: EKG, Rö-Thorax, Sono-Abdomen.

Differentialdiagnostisches Vorgehen (Abb. 4.18)

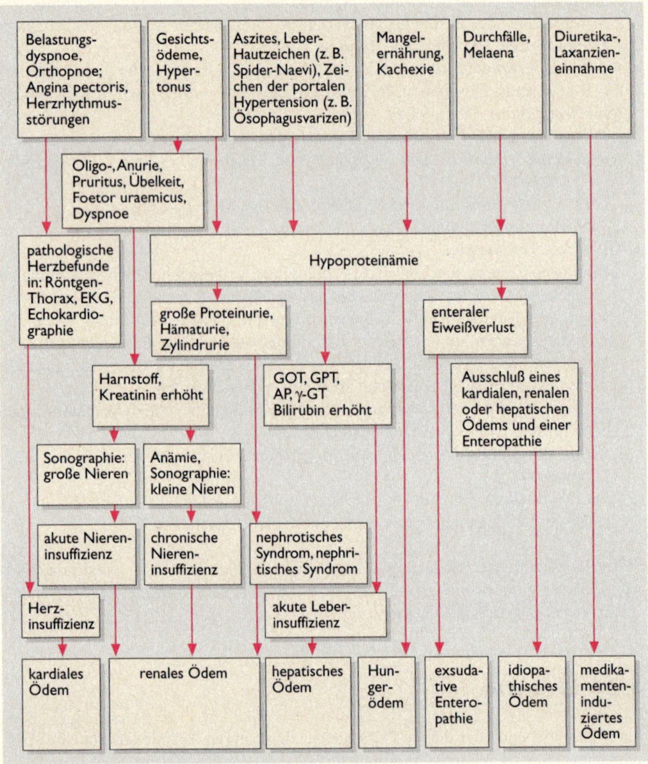

Abb. 4.18 Differentialdiagnostik generalisierter Ödeme (nach [6]).

Differentialdiagnosen

- *Generalisierte Ödeme*: akute Glomerulonephritis, nephrotisches Syndrom, medikamentös (z. B. Gluko-/Mineralokortikoide, Östrogene/Gestagene, NSAR), Hypothyreose, hormonell (zyklisch kurz vor der Regelblutung, im Klimakterium), SIADH (z. B. bei Bronchial-Ca), iatrogen (Hyperhydratation bei übermäßigen Infusionsmengen)
- *Symmetrische Unterschenkelödeme*: Herzinsuffizienz, Leberzirrhose, prätibiales Myxödem bei der Hyperthyreose (M. Basedow), M. Addison, M. Cushing, Lipödem (schmerzhafte Zunahme des Unterhautfettgewebes, keine Dellenbildung!)
- *Bein-(Hand-)ödeme*: Malabsorption/Maldigestion, exsudative Enteropathie (z. B. bei Colitis ulcerosa, M. Crohn, Polyposis des GIT)
- *Ödem einer Extremität/eines Extremitätenabschnitts*: primäres/sekundäres Lymphödem (am Bein unter Einbeziehung der Zehen mit tief einschneidenden Querfalten = Stemmer-Zeichen), Phlebödem (bei akuter oder Z.n. Thrombophlebitis, tiefer BVT, Varikosis, meist unter Aussparung der Zehen), M. Sudeck, Sklerodermie (zu Beginn

der Erkrankung Ödeme einer oder beider Hände, Ausbreitung über Arme auf Gesicht und Stamm), ischämische/postischämische Ödeme (z.B. nach Reperfusion einer Extremitätenarterie)
- *Gesichtsödeme*: Quincke-Ödem (= angioneurotisches Ödem, flüchtiges Ödem mit nicht juckenden Urtikaria. Auslöser: physikalische Reize, Nahrungsmittel, Medikamente), Niereninsuffizienz (periorbitale Ödeme), angeborener/erworbener C1-Esteraseinhibitor-Mangel (rezidivierendes Larynxödem, intestinale Symptome), Melkersson-Rosenthal-Syndrom (rezidivierende einseitige Gesichtsödeme und Fazialisparesen, Faltenzunge).

4.25 Pleuraerguß

Syn.: Flüssigkeitsansammlung im Pleuraraum durch vermehrte Exsudation (Entzündung, Malignom) oder Transsudation (erniedrigter onkotischer oder intrapleuraler Druck, erhöhter hydrostatischer Druck).

Diagnostik
- *Anamnese:*
  - *Begleitsymptome*: Trockener/produktiver Husten? Fieber? (Atemabhängige) Schmerzen? Atemnot?
  - *Vorerkrankungen*: Malignom? Herzinsuffizienz?
- *Körperliche Untersuchung*: Nachschleppen der betroffenen Thoraxseite, Klopfschalldämpfung, abgeschwächtes Atemgeräusch, abgeschwächter Stimmfremitus über dem Erguß. Bei trockener Pleuritis atemabhängiges Reibegeräusch
- *Apparative Untersuchungen*:
  - *Sono*
  - *Rö-Thorax* (Linksseitenlage)
  - *Pleurapunktion:* makroskopische Beurteilung (Farbe, Geruch, trüb oder klar?) und Untersuchung der Pleuraflüssigkeit auf Eiweiß, LDH, Glukose, CEA (Tab. 4.7). Bakteriologie (säurefeste Stäbchen?) und Zytologie (Leukozytenzahl, -differenzierung, Tumorzellen), s.a. Kap. 2.3.1.
  - *Nadelbiopsie, evtl. auch Thorakoskopie mit PE*, wenn die Ergußursache anders nicht geklärt werden kann

BEACHTE

Bei V.a. Herzinsuffizienz als Ursache eines Pleuraergusses sollte – sofern kein Fieber und keine Atemnot vorliegen – nur punktiert werden, wenn die diuretische Therapie zu keiner deutlichen Besserung führt.

Differentialdiagnosen (Tab. 4.7)
- *Transsudat*:
  - kardiales Stauungstranssudat bei Herzinsuffizienz
  - Leberzirrhose
  - nephrotisches Syndrom, Glomerulonephritis, Niereninsuffizienz, Urämie
  - Peritonealdialyse

Tab 4.7 Pleuraerguß-Differenzierung zwischen Transsudat und Exsudat.

Parameter	Transsudat	Exsudat
spez. Gewicht	< 1015	> 1015
Gesamt-Eiweiß (GE)	< 30 g/l	> 30 g/l
GE Pleura/Serum	< 0,5	> 0,5
LDH	< 200 U/l	> 200 U/l
LDH Pleura/Serum	< 0,6	> 0,6

- Störungen des Wasser- und Elektrolythaushalts
  - Atelektase
- *Exsudat:*
  - *Infektiös-entzündliches Exsudat* bei bakteriellen, viralen, mykotischen oder parasitären Infektionen, z.B. Pneumonien, Tbc
  - *Malignes Exsudat*: z.B. Pleurametastasierung extrathorakaler Tumoren, Pleura-Mesotheliom, Bronchial-Ca, maligne Lymphome
  - *Abdominelle Erkrankungen*: subphrenischer Leber- oder Milzabszeß, Hepatitis, Pankreatitis, Milzinfarkt, -hämatom, Meigs-Syndrom, Tumoren mit Aszites
  - *Immunologische Reaktionen*: RA, SLE, Sharp-Syndrom, Sjögren-Syndrom, Wegener-Granulomatose, Postmyokardinfarkt- und Postkardiotomie-Syndrom, Sarkoidose
  - *Iatrogen*: z.B. nach Radiotherapie, Ösophagusvarizensklerosierung. Medikamenteninduzierte Pleuritis (z.B. Hydralazin, Procainamid, Chlorpromazid, Isoniazid, Phenytoin, Nitrofurantoin, Dantrolen, Amiodaron)
  - *Sonstige*: Lungeninfarkt, Thoraxtrauma, Pneumothorax, Ösophagusruptur, Asbest-Pleuritis u.a.
- Chylothorax: Lymphgefäßanomalien; verletzungsbedingter Riß, operative Verletzung oder Arrosion (Tumor, Tbc) des D. thoracicus; Rückstau im D. thoracicus z.B. bei Thrombose der li. A. subclavia oder A. brachiocephalica
- Hämatothorax: z.B. bei Malignom, Z.n. Verletzung, spontan (unter Antikoagulanzientherapie).

4.26 Polydipsie – Polyurie

Syn.: Polydipsie: Trinkmenge > 4–5 l/d. Polyurie: Urinausscheidung > 3,5 l/d.

Diagnostik

- *Anamnese*: Passagere (Stunden bis Tage) oder anhaltende Störung? Flüssigkeitszufuhr nur am Tag oder auch in der Nacht? Vorerkrankungen (Alkoholismus, Diabetes mellitus, Niereninsuffizienz)?
- *Bestimmung der täglichen Trink- und Urinmenge*
- *RR-Messung*
- *Labor:*
  - *Bei mäßiger Polydipsie* (4–5 l/d):
    BZ, Retentionsparameter, K^+, Ca^{2+}, Renin, Aldosteron, BGA
  - *Bei massiver Polydipsie* (5–20 l/d):
    - ADH-Konzentration im Plasma
    - Durstversuch: wiederholte Bestimmung der Urin- und Plasmaosmolalität nach 8- bis 10stündigem Dursten
    - ADH-Substitution (1 Amp. Minirin®) nach 3stündigem Dursten, nach 1 h Messung der Urin- und Plasmaosmolalität.

Differentialdiagnosen (Abb. 4.19)

- *Passagere Polydipsie* nach Alkoholkonsum (Hemmung der ADH-Sekretion), Verabreichung von Diuretika und osmotisch wirkenden Medikamenten. Anamnese!
- *Diabetes mellitus*: mäßige Polydipsie, BZ↑
- *Polyurische Phase des akuten Nierenversagens*
- *Chronische Niereninsuffizienz*: mäßige Polydipsie, Retentionsparameter↑, meist K^+↑, Azidose
- *Primärer Hyperaldosteronismus* (Conn-Syndrom): mäßige Polydipsie, RR↑, K^+↓, Alkalose, Aldosteron↑
- *Hyperkalzämie*: mäßige Polydipsie, Ca^{2+}↑
- *Diabetes insipidus centralis*: massive Polydipsie (meist 8–12 l/d) am Tag und in der Nacht

- *Diabetes insipidus renalis*: massive Polydipsie (meist 5–6 l/d) am Tag und in der Nacht
- *Psychogene Polydipsie*: exzessive Polydipsie (bis zu 20 l/d), meist keine Flüssigkeitszufuhr in der Nacht (Tab. 4.8 u. Abb. 4.19).

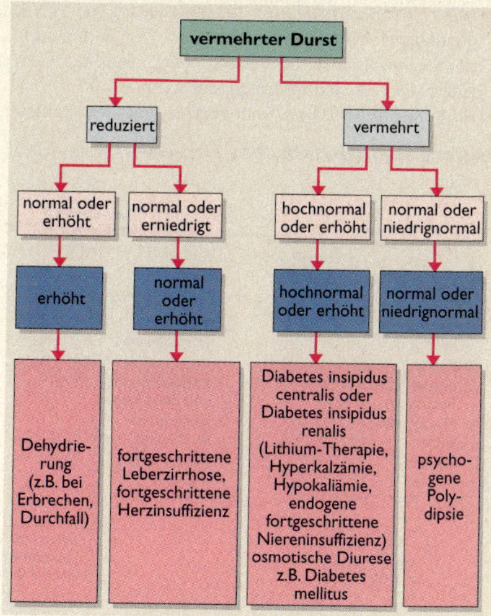

Abb. 4.19 Differentialdiagnose von Polydipsie (nach [6]).

Tab. 4.8 Differentialdiagnose von Diabetes insipidus centralis, renalis und psychogener Polydipsie.

	ADH-Konzentration	**Durstversuch**	**Anstieg der Urinosmolalität nach ADH-Substitution**
kompletter Diabetes insipidus centralis	nicht nachweisbar	geringe Diureseabnahme, Hyposthenurie: $U_{osm} < P_{osm}$	> 50%
inkompletter Diabetes insipidus centralis	< 2 pg/ml	evtl. $U_{osm} > P_{osm}$, keine Isosthenurie	10–60%
Diabetes insipidus renalis	2–8 pg/ml	geringe Diureseabnahme, Hyposthenurie: $U_{osm} < P_{osm}$	< 50%
psychogene Polydipsie	2–8 pg/ml	deutliche Diureseabnahme, $U_{osm} > P_{osm}$	< 5%

4.27 Proteinurie

Syn.: Ausscheidung von mehr als 150 mg Eiweiß/d oder Abweichung vom physiologischen Proteinuriemuster.
Unter einer Mikroalbuminurie versteht man eine Ausscheidung von mehr als 30 mg Albumin/d.

Diagnostik

- *Anamnese*:
  - *Schmerzen* im Nierenlager, Beginn und Verlauf? Polyurie, Oligurie oder Dysurie?
  - *Fieber? Kopfschmerzen?*
- *Körperliche Untersuchung/Inspektion:* Ödeme, Blässe, urämischer Fötor? Bluthochdruck? Tastbarer Nierentumor?

- *Labor: Urinuntersuchung:* Quantifizierung der Proteinmenge durch Teststreifen, quantitative Proteinbestimmung im 24-h-Sammelurin, Eiweißelektrophorese, Immunelektrophorese. *Blutuntersuchung:* Blutbild, Gesamteiweiß, BZ, HbA_1, Eiweißelektrophorese, harnpflichtige Substanzen
- *Bildgebende Verfahren*: Sonographie, ggf. Röntgenuntersuchung, CT

Differntialdiagnostisches Vorgehen (Abb. 4.20)

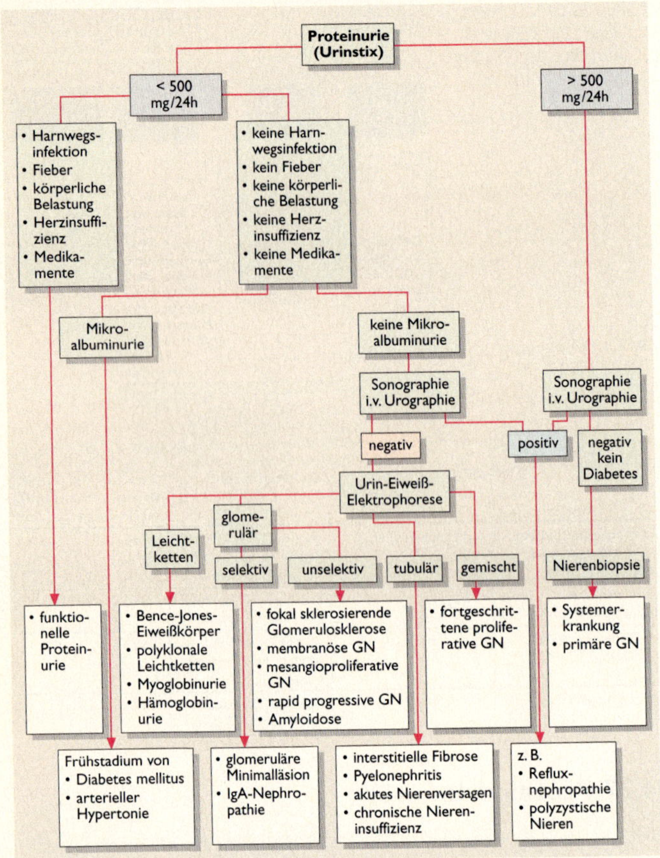

Abb. 4.20 Differentialdiagnostik der Proteinurie (nach [27]).

4.28 Rücken- und Flankenschmerzen

Diagnostik

- *Anamnese*:
  - *Schmerzlokalisation*: BWS, LWS, Kreuzbein, Flanke?
  - *Zeitlicher Verlauf*: Akut, schleichend, chronisch, schubweise? Anlauf-/Belastungs-

schmerz, Zunahme im Tagesverlauf? Vorwiegend in der 2. Nachthälfte/morgens? Gleichbleibender Dauerschmerz?
– *Schmerzbeschreibung*: Unbestimmt, dumpf, stechend, kolikartig, vernichtend?
– *Schmerzausstrahlung*: z.B. von der LWS segmental in ein Bein? Vom Kreuzbein in die Glutäalregion?
– *Begleitsymptome*: Fieber, Schüttelfrost? Leistungsabfall, Gewichtsabnahme? Miktions-/Defäkationsstörungen?
– *Vorerkrankungen*: Tumor? Zeckenbiß/Erythema chronicum migrans? Infekte des Urogenital- oder Gastrointestinaltrakts?
– *Sozialanamnese*: Beruf? Arbeitsunfähigkeit?
– *Familienanamnese*: z.B. M. Bechterew? M. Scheuermann? Psoriasis?
– *Bisherige Therapie*, Therapieerfolg?
- *Körperliche Untersuchung*:
  – *Inspektion*: Symmetrie der Rumpfkonturen/der Hautfalten/des Thorax? Skoliose? Beckenschiefstand? Muskelauffälligkeiten (z.B. Atrophie)?
  – *Mobilitätsuntersuchung* der WS: Finger-Boden-Abstand, Schober-/Ott-Zeichen (s. Abb. 1.19)
  – *Druck- und Klopfschmerzhaftigkeit* der WS und der Nierenlager? Muskelhartspann?
- *Neurologische Untersuchung*: Prüfung der groben Muskelkraft, der Muskeleigenreflexe und der Sensibilität, Prüfung nach Lasègue
- *Labor* (abhängig von der Verdachtsdiagnose): BSG, CRP, Serumelektrophorese, BB/Diff.-BB, Ca^{2+}, Phosphat, AP, Rheumaserologie (RF, antinukleäre Faktoren, Antistreptolysintiter, AK gegen Yersinien/Salmonellen/Chlamydien, HLA-Antigen B27), Urinstatus und -sediment, Blutkulturen, Tine-Test/Mendel-Mantoux-Test
- *Bildgebende Verfahren*: konventionelle Röntgenaufnahmen der betroffenen WS-Abschnitte oder WS-Ganzaufnahmen in 2 Ebenen, Schrägaufnahmen, Funktionsaufnahmen, ggf. Myelographie, (Myelo-)CT, MRT, Skelettszinigraphie, ggf. Knochendichtemessung
- *Wirbelpunktion* (DD entzündliche/tumoröse Veränderungen), selten offene Probevertebrotomie.

Differentialdiagnosen

- *Wirbelsäulenerkrankungen:*
  – *Degenerativ*: Spondylose, Spondylarthrose, Osteochondrose, Diskopathie (evtl. mit Prolaps), Sakroiliakalarthrose, Spondylosis hyperostotica, Syndrom des engen Spinalkanals
  – *Hereditär/erworben*: Skoliose, Adoleszentenkyphose (M. Scheuermann)
  – *Entzündlich*: bakteriell, tuberkulös, aseptisch (z.B. M. Bechterew, Psoriasis-Spondylarthritis, reaktive Spondylarthritiden, Spondylarthritiden bei chronisch entzündl. Darmerkrankungen)
  – *Endokrin/metabolisch*: Osteoporose (idiopathisch, postmenopausal, Cushing-Syndrom), prim./sek. Hyperparathyreoidismus, M. Paget
  – *Neoplasien*: Wirbelkörpermetastasen (z.B. Mamma-, Prostata-, Bronchial-, Nierenzell-Ca), Plasmozytom, Osteosarkom
  – *Traumatische Wirbelkörperfraktur*
- *Funktionelle Rückenschmerzen*: Lumbalgie, lumbale/iliosakrale Dysfunktion, Ligamentose, Myogelose. Klinik ähnlich wie bei degenerativen WS-Veränderungen mit belastungsabhängigen Rückenschmerzen (evtl. pseudoradikuläre Ausstrahlung), eingeschränkter WS-Mobilität und fixierter Fehlhaltung. Röntgenbild o.B.
- *Extravertebrale Erkrankungen:*
  – *Paravertebrale Weichteile*: paravertebraler Abszeß, Muskelhämatom, -riß, -zerrung
  – *Neurologisch*: Radikulitis bei Lyme-Borreliose, Herpes zoster
  – *Nieren und Harnwege*: z.B. Nephro-/Urolithiasis, Harnstauungsnieren (z.B. bei

Tumor, retroperitonealer Fibrose = M. Ormond), Zystennieren, Nierenzellkarzinom, Pyelonephritis, Lageanomalien der Nieren, Senkniere (Nephroptose), traumatisches Nierenhämatom
- *Milz*: Splenomegalie bei hämatologischen Systemerkrankungen, traumatische Milzruptur
- *Kardial und vaskulär*: Aortendissektion, (mykotisches) Aortenaneurysma, Aortitis, AP, Myokardinfarkt, Arteriosklerose der Bauch-Aortenabgänge (Angina viszeralis)
- *Gastrointestinal*: Magen-, Kolon-, Pankreas-Ca, Pankreatitis, Cholezystitis, Cholezystolithiasis, Refluxösophagitis, Magen-/Duodenalulzera
- *Pulmonal*: Pleuritis, Pneumonie, Pneumothorax, Bronchial-Ca
- *Gynäkologisch*: Adnexitis, Ovarialzysten, -tumoren, Extrauteringravidität.

4.29 Schwindel

Syn.: Vertigo. Gleichgewichtsstörung durch fehlende Übereinstimmung der vestibulären, somatosensiblen und optischen Informationen oder durch eine zentrale Störung der Verarbeitung dieser Informationen. Mit dem Schwindel können Angst bis Vernichtungsgefühl, vegetative Symptome (Erbrechen, Übelkeit, Schweißausbruch, Tachykardie, Kollaps) und Nystagmus einhergehen.

Diagnostik

- *Anamnese:*
  - *Richtungskomponente*: Dreh-, Seitwärts-, Liftschwindel? Nicht richtungsbezogener diffuser Schwindel oder Schwankschwindel?
  - *Verlauf*: Schwindelattacken? Chronisch fluktuierender Schwindel?
  - *Begleitsymptome*: Ohrgeräusche, Hörminderung? Sehstörungen?
  - *Auslösende/verstärkende Faktoren*: z.B. Lagewechsel, Kopfbewegungen
- *Körperliche Untersuchung*: neben der allgemeinen Untersuchung mit beidseitiger RR-Messung orientierende neurologische Untersuchung (Hirnnervenausfälle, zerebelläre Symptome?), Hörprüfung und Prüfung auf vestibulären Nystagmus (konstante Schlagrichtung im Gegensatz zum Blickrichtungsnystagmus, bei dem die schnelle Phase jeweils in der Blickrichtung liegt), BZ-Messung
- *Ggf. HNO-ärztliches/neurologisches Konsil*
- *Transkranielle/extrakranielle Doppleruntersuchung, ggf. CT/MRT.*

Differentialdiagnosen

- *Benigne, paroxysmale Vestibulopathie*: rezidivierender Drehschwindel und/oder Gang- und Standunsicherheit von kurzer Dauer (Sekunden bis Minuten, selten Stunden) → HNO-ärztliches/neurologisches Konsil
- *Akute Vestibulopathie*: plötzlich einsetzender Drehschwindel, Übelkeit, Verstärkung durch Kopfbewegungen, im akuten Stadium vestibulärer Nystagmus, allmähliches Abklingen nach Stunden bis Tagen → HNO-ärztliches/neurologisches Konsil
- *Benigner, paroxysmaler Lagerungsschwindel*: durch Lagewechsel ausgelöste (Dreh-) Schwindelattacken → Lagerungsversuch, HNO-ärztliches/neurologisches Konsil
- *M. Menière*: Minuten bis Stunden dauernde Attacken mit Drehschwindel, Übelkeit, Hörminderung, Ohrgeräuschen. Im Anfall vestibulärer Nystagmus → HNO-ärztliches Konsil
- *Hörsturz:* evtl. mit Drehschwindel und Übelkeit → HNO-ärztliches Konsil
- *Labyrinthschädigung durch Infektionen oder Intoxikationen*: Dreh- und Schwankschwindel, meist auch Ohrgeräusche und Hörminderung. Ototoxische Pharmaka: Aminoglykosid-Antibiotika, Zytostatika, Salizylate in hoher Dosierung → HNO-ärztliche Untersuchung, Auslaßversuch
- *Hirnstamminsult*: Schwindel, Übelkeit, Hirnnervenausfälle, zerebelläre Symptome, Sensibilitätsstörungen → neurologisches Konsil, CT/MRT

- *Multiple Sklerose*: Dauerschwindel unterschiedlicher Intensität, weitere neurologische Symptome
- *Vertebrobasiläre Insuffizienz*: Durchblutungsstörungen im Labyrinth oder Vestibularis-Kerngebiet mit intermittierendem oder chronischem Schwindel → transkranielle/extrakranielle Dopplersonographie, Ausschluß anderer Schwindelursachen durch HNO-ärztliche/neurologische Untersuchung
- *Orthostatischer Schwindel*: Schwankschwindel, Schwarzwerden vor den Augen, Kollapsneigung nach dem Aufstehen aus dem Sitzen oder Liegen, Schellong-Test
- *Kreislaufbedingter Schwindel*: diffuser Schwindel, häufig Benommenheit, Kopfdruck/-schmerzen, evtl. Schlafstörungen bei allgemeiner Gefäßsklerose oder labiler Hypertonie → Nachweis der Gefäßsklerose, wiederholte RR-Messungen
- *Herzrhythmusstörungen*: Schwindelattacken → (Langzeit-)EKG
- *Hochgradige Anämien*
- *Vertebragener Schwindel*: Schwindel, Verspannungen, Fehlhaltung und/oder Funktionseinschränkung im Bereich der HWS → Rö-HWS, HNO-ärztliches/neurologisches Konsil zum Ausschluß anderer Schwindelursachen.

4.30 Sensibilitätsstörungen (s. Kap. 5.10.3)

Syn.: Veränderte Wahrnehmung von Sinnesreizen der Oberflächen- und Tiefensensibilität.

Unter negativen Sensibilitätsstörungen versteht man Empfindungsstörungen wie z. B. einen verminderten Tastsinn, unter positiven Sensibilitätsstörungen Symptome wie Brennen, Kribbeln etc.

Diagnostik

- *Anamnese:*
  - *Beginn der Beschwerden*, Dauer und Verlauf?
  - *Begleit-/Vorerkrankungen:* orthopädische Erkrankungen, Diabetes mellitus, Alkoholabusus, Operationen? Zerebrale Durchblutungsstörungen, Bandscheibenvorfall?
  - *Medikamente?*
- *Körperliche Untersuchung:*
  - *Neurologischer Status*: Spitz-stumpf-, Warm-kalt-Unterscheidung, Vibrations-Lagesinn, genaues Muster der Sensibilitätsstörung, motorische Ausfälle?
  - *Internistischer Status*: Pulsstatus, RR? pAVK?
  - *Orthopädischer Status*: degenerative WS-Erkrankungen? Nervenkompressionen?
- *Labor*: BB und Diff.-BB, BSG, Leberenzyme, BZ, HbA_1
- *Neurologisches Konsil:* Nervenleitgeschwindigkeit, EEG, CT, ggf. MRT?

Differentialdiagnosen

Tab.4.9 Differentialdiagnose der Sensibilitätsstörungen.

Differentialdiagnose negativer sensibler Symptome

Ätiologie	Lokalisation	Klinik
Zerebrale Ischämie Zerebrale Blutung Intrakranielle Tumoren	Cortex	Kontralaterale Hemihypästhesie, keine Schmerzen, häufig feinmotorische Störungen
Hirnstamminfarkt Hirnstammtumoren	Hirnstamm	Empfindungsstörung, meist kombiniert mit Hirnnervenausfällen, Schwindel oder Ataxie
Spinalis-ant.-Sy., Brown-Séquard-Sy.	Rückenmark (Tractus spinothalamicus)	Kontralaterale dissoziierte Empfindungsstörung (Tiefensensibilität ↔ Schmerz/Temperatur)

Tab.4.9 Fortsetzung.

Differentialdiagnose negativer sensibler Symptome

Ätiologie	Lokalisation	Klinik
Bandscheibenvorfall deg. WS-Erkrankung Wurzelnahe Tumoren	Hinterwurzel	Segmentale Empfindungsstörung entsprechend den Dermatomen
Perniziöse Anämie Syphilis Spinalispost.-Syndrom	Hinterstränge	Vibrationssinn oft zuerst gestört; Hypästhesie, verminderte Reizdiskrimination, zusätzlich sensible Ataxie
Kompressionssy., Z.n. Trauma, Schwerpunkt-PNP	Einzelner peripherer Nerv	Ausbreitung entsprechend des jeweiligen Versorgungsgebietes, meist kombiniert mit Reizsymptomen und motorischen Ausfällen
PNP im Rahmen von Diab. mell., Alkoholabusus, sonstige Ursachen	Mehrere periphere Nerven	Typischerweise strumpfförmige Hypästhesie, meist mit motorischen Ausfällen (Reflexverlust); Ausbreitung weder Dermatom noch peripheren Nerven zuzuordnen

4.31 Splenomegalie

Syn.: Milzvergrößerung. Normalerweise ist die Milz nicht tastbar, Ausnahmen sind Zwerchfelltiefstand, bei sehr schlanken Patienten und schlaffen Bauchdecken. Sonographisch beträgt die normale Milzgröße ca. 11 cm im Längs-, ca. 4,5 cm im Tiefen- und 7 cm im Breitendurchmesser (s. Kap. 2.7.4).

Diagnostik

- *Anamnese:*
  - Schmerzen in der Milzgegend, Druck und Völlegefühl?
  - Beginn der Beschwerden und Verlauf?
  - Fieber, Gewichtsverlust, Nachtschweiß?
  - allgemeine Mattigkeit, Atemnot, Ödeme?
  - Vorerkrankungen: z.B. Gelbsucht/Hepatitis? Andere Infektionen?
  - Tropenaufenthalt?
- *Körperliche Untersuchung:*
  - *Inspektion*: Ikterus u.a. Leberhautzeichen (s. Tab. 4.7), Exantheme, hämorrhagische Diathese, Anämie, Zyanose, Ödeme, Bauchvenenzeichnung?
  - *Palpation*: Beurteilung von Milzgröße, -konsistenz und Atemverschieblichkeit in Rechts-Halbseitenlage. Leber und LK-Vergrößerungen? Aszites?

TIP

Mit der Milzpalpation beginnt man im Unterbauch, um einen großen Milztumor nicht zu übersehen!

- *Labor*: BB und Diff.-BB, BSG, Leberenzyme, Serumeiweiß, Elektrophorese, Bilirubin, Eisenspiegel, Gerinnungsparameter. Bakteriologische/serologische Untersuchungen bei V.a. infektiöse Genese
- *Apparative Untersuchungen*:
  - Sono-Abdomen
  - Rö-Thorax, Abdomen-Übersicht, evtl. CT, MRT, Splenoportographie
  - evtl. Milzszintigraphie
  - ggf. Sternal-/Beckenkammbiopsie, Laparoskopie und Milzpunktion.

Differentialdiagnosen

- *Infektionen*: akute/chronische Hepatitis, infektiöse Mononukleose, HIV-Infektion,

Mumps, Röteln, Typhus/Paratyphus, Tbc, Leptospirose, Brucellose, Rickettsiose, Toxoplasmose, CMV, Psittakose, Malaria, Leishmaniasis, Chagas-Krankheit, Schistosomiasis u.a.
- *Erkrankungen des Blut- und Lymphsystems*: hämolytische Anämie, M. Werlhof, Panzytopenie, Osteomyelosklerose, CML, CLL, Polycythaemia rubra vera, Hodgkin- und Non-Hodgkin-Lymphome u.a.
- *Andere Systemerkrankungen*: Sarkoidose, SLE, juvenile rheumatoide Arthritis, Felty-Syndrom, Panarteriitis nodosa u.a.
- *Portale Hypertension*: Stauungsleber, Leberzirrhose, Budd-Chiari- und Venenverschlußsyndrom, idiopathische portale Hypertension, Pfortader- und Milzvenenthrombose
- *Speicher- und Stoffwechselkrankheiten* (meist Hepatomegalie mit unterschiedlich ausgeprägter Splenomegalie): u.a. Hämochromatose, M. Wilson, Lipidspeicherkrankheiten, Amyloidose
- *Milzzysten.*

4.32 Synkope (s. Kap. 1.15.2)

Syn.: Anfallsartiger, kurzzeitiger Bewußtseins- und Tonusverlust infolge einer Minderduchblutung des Gehirns. Von den Synkopen abzugrenzen sind epileptische Anfälle (s. Kap. 5.10.5). Pathogenetisch werden unterschieden:
- *Autonom-nerval vermittelte Synkopen* (Reflexsynkopen, vasovagale Synkopen) infolge inadäquater Vasodilatation, fakultativ Bradykardie
- *Kardiale Synkopen* mit unzureichender Auswurfleistung infolge mechanischer Obstruktion und brady- oder tachykarder Rhythmusstörungen

Diagnostik
- *(Fremd-)Anamnese:*
  - Besondere Empfindungen vor, während und nach dem Anfall: z.B. Übelkeit, Kaltschweißigkeit, pectanginöse Beschwerden, Benommenheit?
  - Auslöser: Rasches Aufrichten aus dem Sitzen oder Liegen? Längeres Stehen? Schreck oder Schmerz? Husten, Niesen, Lachen, Wasserlassen, Stuhlentleerung, Spielen eines Blasinstruments? Mechanische Irritation der Halsregion (enger Kragen, Kopfbewegungen)? Armarbeit? Körperliche Belastung?
  - Vorerkrankungen, insb. organische Herzerkrankungen?
- *Internistische und neurologische Untersuchung*
- *Schellong-Test* (s. Abb. 5.15)
- *(Langzeit-)EKG, Echokardiographie, ggf. Ergometrie*
- *Ggf. Kipptisch-Versuch* bei Patienten mit Synkopen ohne erkennbare kardiale Grunderkrankung
- *Ggf. elektrophysiologische Untersuchung* zur Prüfung des Reizbildungs- und Reizleitungssystems zum Ausschluß einer arrhythmogenen kardialen Grunderkrankung bei nicht wegweisendem EKG.

BEACHTE

Bei V.a. Schmerz- und Schrecksynkopen Blutentnahmen nur am liegenden Patienten!

Differentialdiagnosen
- *Orthostatische Hypotonie* mit Synkopen
- *Autonom-nerval vermittelte Synkopen:*
  - *Neurokardiogene Synkope*: Kipptisch-Versuch mit Isoprenalin-Provokation zur Simulation des präsynkopalen Katecholaminanstiegs. Therapie: β-Blocker, nach mehrmonatiger Behandlung ggf. Auslaßversuch
  - *Karotissinussynkope*: Überempfindlichkeit des Karotissinus gegenüber mechanischer Reizung. Karotis-Sinus-Druckversuch.

- *Schmerz- und Schrecksynkopen*: Anamnese!
- *Pressorisch-postpressorische Synkope*: Drosselung des venösen Rückstroms zum Herzen durch Anstieg des intrathorakalen Drucks und Betätigung der Bauchpresse: Miktionssynkope, Defäkationssynkope, Hustensynkope u.a.

◆ *Kardiogene Synkopen:*
- *Mechanische Obstruktion*: Aortenklappenstenose, Mitralklappenstenose, hypertrophische obstruktive Kardiomyopathie, Vorhofmyxom u.a.
- *Adams-Stokes-Anfall*: Bewußtlosigkeit mit oder ohne tonisch-klonische Krämpfe infolge einer Abnahme des HZV auf dem Boden einer Herzrhythmusstörung wie Asystolie, extreme Bradykardie, AV-Block, SA-Block
- *Sonstige*: Myokardinfarkt, Aneurysma, Lungenembolie

◆ *Zerebrovaskuläre Synkopen:*
- *Transitorische ischämische Attacke* (TIA)
- *Subclavian-steal-Syndrom*: Kollateralkreislauf über Aa. vertebrales bei proximalem Subklavia-Verschluß. Schwindel und/oder Synkopen, gelegentlich ausgelöst durch Armarbeit. Diagnostik: Doppler-Sonographie, Angiographie
- *Takayasu-Arteriitis*
- *Subarachnoidalblutung* (SAB)

◆ *Synkopen durch unerwünschte Arzneimittelwirkungen*: z. B.
- Hypotonie durch Vasodilatanzien, trizyklische Antidepressiva, Phenothiazinderivate
- Bradykardie durch β-Blocker, Verapamil, Digitalis u.a.
- Ventrikuläre Tachykardie durch Klasse-I- und -III-Antiarrhythmika.

AKUT

4.33 Thoraxschmerzen

Bei retrosternalen Schmerzen und thorakalen Mißempfindungen müssen vor allem der akute Myokardinfarkt und Angina pectoris ausgeschlossen werden!

Diagnostik

◆ *Anamnese:*
- *Schmerzqualität und -intensität*: Vernichtungsschmerz, retrosternales Druck-/Engegefühl, Herzstiche, Todesangst?
- *Schmerzdauer*: Akut (Minuten bis Stunden), chronisch, rezidivierend?
- *Schmerzlokalisation und -ausstrahlung*: Linker/rechter Arm, Unterkiefer, Epigastrium, Rücken?
- *Auslösende Faktoren*: Körperliche Belastung, Kälteexposition, voluminöse Mahlzeiten? (Tiefe) Inspiration, Lagewechsel, Liegen?
- *Vorerkrankungen* und Risikofaktoren der Arteriosklerose: Nikotinabusus, Hypertonie, Hypercholesterinämie, Diabetes mellitus, Übergewicht?
- *Familienanamnese*

◆ *Körperliche Untersuchung:*
- *Auskultation*: Herzgeräusche, Zusatztöne, systolisch-diastolisches Reibegeäusch? Rhythmusstörungen?
- *Periphere Pulse*: Abgeschwächt, seitengleich?
- *Blutdruck*: Differenz linker/rechter Arm?
- *Hinweise auf Phlebothrombose*: Umfangsdifferenz der Beine, Warnvenen, Wadenschmerzen?

◆ *Apparative Untersuchungen:*
- EKG, ggf. Belastungs- und Langzeit-EKG
- Ggf. transthorakale/transösophageale Echokardiographie
- Rö-Thorax.

Differentialdiagnostisches Vorgehen (Abb. 4.21)

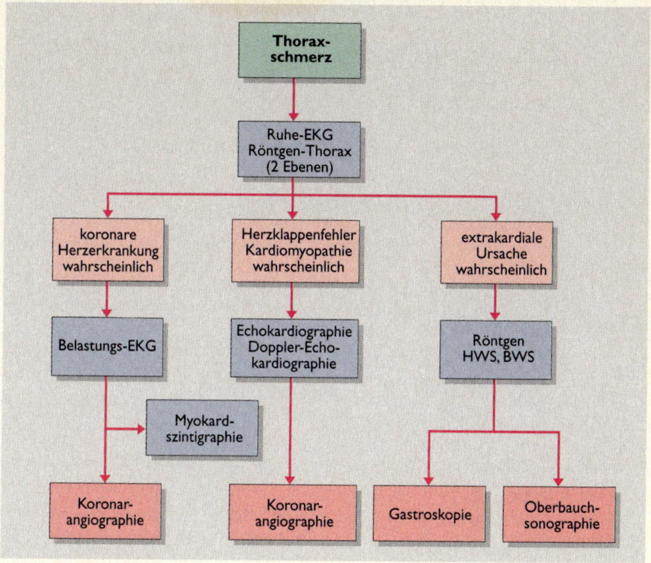

Abb. 4.21 Differentialdiagnostik bei Thoraxschmerzen (nach [6]).

Differentialdiagnosen

- *Kardiale Erkrankungen:*
  - *Angina pectoris*: promptes Ansprechen auf Glyzeroltrinitrat bei stabiler, verzögertes Ansprechen bei instabiler AP. (Belastungs-)EKG, Echokardiographie, Koronarangiographie (s. Kap. 5.1.3)
  - *Akuter Myokardinfarkt* (s. Kap. 3.1.10)
  - *Akute Peri(myo)karditis*: präkordialer und retrosternaler Schmerz, verstärkt bei tiefer Inspiration und Änderung der Körperhaltung. Fieber und Perikardreiben. Echokardiographie: Perikarderguß. Bei Myokarditis Rhythmusstörungen (s. Kap. 5.1.6)
  - *Hypertrophische und dilatative Kardiomyopathie* (s. Kap. 5.1.5)
  - *Klappenvitien*: Aortenklappenstenose, Mitralklappenprolaps (s. Kap. 5.1.8)
  - *Akute Aortendissektion*: reißender Brust- und Thoraxschmerz, ggf. Ausstrahlung in Hals, Rücken, Beine. Sensibilitätsstörungen und Lähmungen der Beine. Stärkste, evtl. wandernde Schmerzen, fakultativ Pulsdifferenz an Armen und/oder Beinen. Neues Diastolikum bei Aortenklappeninsuffizienz. Rö-Thorax, transthorakale/-ösophageale Echokardiographie
- *Erkrankungen von Lunge, Pleura und Mediastinum:*
  - *Lungenembolie*: Tachykardie, Tachypnoe, Dyspnoe, Zyanose, evtl. RR↓. BGA, Rö-Thorax, Lungenperfusions- und Ventilationsszintigramm
  - *Pneumothorax* (s. Kap. 3.1.6)
  - *Pleuritis*: atemabhängige Schmerzen, asymmetrische Atemexkursionen, Fieber, Pleurareiben. Begleitpleuritis bei Lungeninfarkt und Pneumonie!

– *Pleurodynie* (Bornholm-Krankheit): Kopf- und Muskelschmerzen, Fieber. Erregernachweis, Coxsackie B (Rachenabstrich, Stuhl, Liquor)
– *Mediastinitis*: bei Infektionen (Fieber, Leukozytose) und Ösophagusruptur (s.u.). Rö-/CT-Thorax

◆ *Gastrointestinale Erkrankungen:*
– *Refluxösophagitis*: Sodbrennen, Regurgitation von Mageninhalt, Verdauungsstörungen. Im Liegen verstärkte Beschwerden
– *Ösophagusmotilitätsstörungen*: Achalasie, diffuser Ösophagusspasmus. Regurgitation. Ösophagusbreischluck, Endoskopie, ggf. Ösophagusmanometrie
– *Ösophagusruptur* (Boerhaave-Syndrom): Schmerzausstrahlung retrosternal, Rücken, Oberbauch; Abwehrspannung. Ösophagusdarstellung mit wasserlöslichem KM
– *Akute Pankreatitis*: gtl. Schmerzen wie bei Myokardinfarkt oder Aortendissektion. Labor (Lipase, Amylase, BB, Glukose, Ca^{2+}), Sono, Rö-Thorax und -Abdomen, CT, ERCP
– *Magen- und Duodenalulzera*: epigastrale Schmerzen. ÖGD (s. Kap. 5.4.5)
– *Cholezystitis, Cholelithiasis:* Sono-Abdomen (s. Kap. 5.4.18)

◆ *Weitere Ursachen:*
– *Interkostalneuralgie*: bei vertebragenen oder radikulären Prozessen, Blockierungen, Entzündungen. Oft interkostaler Druckschmerz und atemabhängiger Schmerz, evtl. bewegungs- und lageabhängig
– *Läsionen des knöchernen Thorax*: z.B. Frakturen, Metastasen, Plasmozytom, Osteoporose. Konventionelle Röntgendiagnostik, evtl. CT, Knochenszintigraphie
– *Tietze-Syndrom*: parasternale, (druck-)schmerzhafte Rippenauftreibungen, meist 2. oder 3. Rippe
– *Herpes zoster*: einseitig thorako-abdominelle Schmerzen, können den typischen Hauterscheinungen um 4–5 Tage vorausgehen! Evtl. KS, Fieber und Abgeschlagenheit
– *Psychovegetative und funktionelle Herzbeschwerden*: häufig stechende, umschriebene Schmerzen in der Herzgegend ohne organisches Korrelat.

4.34 Zyanose

Echte Zyanose (Blausucht): Blauverfärbung von Haut und Schleimhäuten bei einer Konzentration des reduzierten Hämoglobins > 5 mg/dl Blut. *Pseudozyanose*: bläuliche Pigmentierung der Haut. Zur Diagnostik Lungenfunktion und BGA (s. Kap. 2.7.5 u. Kap. 2.7.6).

Differentialdiagnostisches Vorgehen (Abb. 4.22)

Differentialdiagnosen der echten Zyanose

◆ *Zentrale Zyanose*: Blaufärbung, auch der Zunge; Test nach Lewis: Drücken des Ohrläppchens bis zur Weißfärbung, unmittelbare Blaufärbung nach dem Loslassen
– *Pulmonale Zyanose* durch Ventilations-, Perfusions- oder Diffusionsstörungen. Besserung der Symptomatik durch O_2-Zufuhr, Aufhellung des Blutes beim Stehenlassen an der Luft. Auskultation, Rö-Thorax, evtl. Lufu, Lungenszintigraphie: z.B. COLD, Asthma bronchiale, Pneumonie, Pneumothorax, Lungenembolie, Lungenemphysem, Lungenfibrose
– *Mischblutzyanose*: bei kardialem, selten pulmonalem Rechts-links-Shunt. Keine wesentliche Besserung durch O_2-Zufuhr, Aufhellung des Blutes beim Stehenlassen an der Luft. Auskultation, (Doppler-)Echokardiographie, Rechtsherzkatheteruntersuchung. Selten Erstmanifestation im Erwachsenenalter: z.B. Truncus arteriosus communis, Trikuspidalverschluß, Ebstein-Anomalie, M. Fallot
– *Hämiglobinzyanose*: kongenitale oder erworbene toxische Hämoglobinveränderungen, wobei O_2 nicht ausreichend gebunden werden kann (z.B. Methämoglo-

binämie, Sulfhämoglobinämie). Keine Besserung der Symptomatik durch Sauerstoffzufuhr, keine Aufhellung des Blutes beim Stehenlassen an der Luft.

- *Periphere Zyanose*: Zunge meist rosafarben, verzögertes Eintreten der Zyanose beim Test nach Lewis. Vermehrte Sauerstoffausschöpfung des Blutes durch verlangsamten Blutstrom
  - *Generalisiert*: bei chronischer Herzinsuffizienz unterschiedlicher Genese. Cave: häufig in Kombination mit zentraler pulmonaler Zyanose!
  - *Lokal*: Phlebothrombose, Raynaud-Syndrom, pAVK

BEACHTE

Bei schwerer Anämie kommt es nicht zur Zyanose, da ein Hämoglobinwert von 5 g/dl nicht erreicht wird! Bei Polyglobulie oder Polyzythämie kann die Zyanose dagegen schon frühzeitig auftreten!

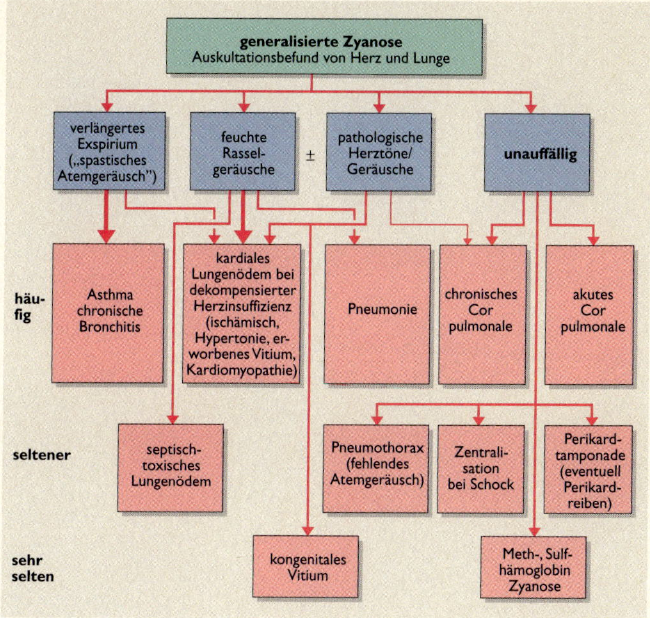

Abb. 4.22 Differentialdiagnostik der echten, generalisierten Zyanose (nach [6]).

5 Erkrankungen der einzelnen Organsysteme

5.1 Herz, Kreislauf und Gefäße

5.1.1 Herzinsuffizienz

Syn.: Unfähigkeit des Herzens, die Kreislaufperipherie mit ausreichendem Blutvolumen zu versorgen bei normalen Füllungsdrücken. Als *low output-failure* bezeichnet man ein Vorwärtsversagen mit Verminderung des HZV, als *backward-failure* ein Rückwärtsversagen mit Stauung des venösen Blutes vor dem Herzen und als *high output-failure* ein erhöhtes HZV mit Sauerstoffmangel in der Peripherie (z.B. bei Hyperthyreose). Einteilung nach betroffenem Ventrikel in Linksherz-, Rechtsherz- oder Globalinsuffizienz und nach zeitlichem Verlauf in akute oder chronische Herzinsuffizienz.

Ätiologie

BEACHTE

Herzinsuffizienz ist ein Syndrom unterschiedlichster Ursache.

- Iin 90% Hypertonie und KHK mit zunächst Links- und später Globalinsuffizienz
- Kardiomyopathien
- erworbene oder angeborene Klappenstenosen (Druckbelastung) oder -insuffizienzen (Volumenbelastung)
- Herzrhythmusstörungen
- Perikarderkrankungen (Behinderung der diast. Ventrikelfüllung)
- Cor pulmonale (Druckbelastung).

Klinik

Linksherzinsuffizienz:

- *Zeichen des Vorwärtsversagens:* Leistungsverminderung, zerebrale Funktionsstörungen bes. bei älteren Menschen, periphere Zyanose
- *Zeichen des Rückwärtsversagens mit Lungenstauung:*
  - Dyspnoe, Tachypnoe und Orthopnoe (Dyspnoe beim Liegen, die sich durch Aufsetzen bessert)
  - Asthma cardiale bei schwerer Linksherzinsuffizienz: anfallsweiser nächtlicher Husten mit rostbraunem Sputum („Herzfehlerzellen“) und Orthopnoe
  - Lungenödem mit Ruhedyspnoe, Rasseln über der Brust und schaumigem Auswurf.

Rechtsherzinsuffizienz:

- Ödeme zunächst nur abends, später dann permanent im Bereich der Fußgelenke, Unterschenkel und bei liegenden Pat. auch am Körperstamm (Anasarka)
- Gewichtszunahme
- sichtbare Halsvenenstauung und gestaute Zungengrundvenen
- *Stauungsleber:* vergrößerte, evtl. druckschmerzhafte Leber. Evt. Ikterus, Bilirubin-, Transaminasenanstieg. Bei chronischer Stauung Entstehung einer kardialen „Zirrhose“ möglich. Aszites
- *Stauungsgastritis:* Appetitlosigkeit, Erbrechen, selten Gewichtsabnahme (kardiale Kachexie)
- *Stauungsniere:* Proteinurie.

Globalinsuffizienz:
- Symptome der Links- und Rechtsherzinsuffizienz.

MEMO

Gemeinsame Symptome der Links- und Rechtsherzinsuffizienz: Leistungsminderung, Nykturie, Tachykardie und Rhythmusstörungen, Herzvergrößerung, Pleuraergüsse, evtl 3. HT.

Diagnostik
- Anamnese und körperliche Untersuchung
- *EKG:* häufig Hinweise auf Grunderkrankung, z.B. Linksherzhypertrophiezeichen (Sokolow-Lyon-Index > 3,5 mV) bei Hypertonie, Q-Zacken nach abgelaufenem Myokardinfarkt
- *Rö-Thorax:* v.a. nach links verbreitertes Herz, Herz-Lungen-Quotient > 0,5 (Quotient aus maximalem Herzdurchmesser im p.a.-Bild und Thoraxweite in gleicher Höhe),
- vergrößerte unscharfe Lungenhili, Lungenvenenstauung, Kerley-B-Linien (horizontale Streifen in den Unterfeldern durch gestaute Lymphspalten), Pleuraerguß
- *Echokardiographie:* Größe und Kontraktilität der Herzkammern, Abschätzen der Ejektionfraktion, Bestimmung der Myokarddicke, evtl. Diagnostik kausaler Faktoren (z.B. Vitien)
- Ergometrie zur Kontrolle der körperlichen Belastbarkeit
- bei speziellen Fragestellungen: Herzbinnenraumszintigraphie (Radionuklidventrikulographie), MRT, Elektronenstrahltomographie (EBT) und Herzkatheteruntersuchung.

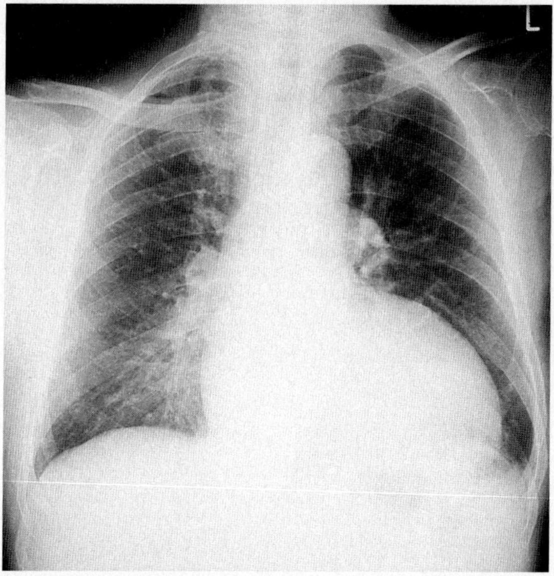

Abb. 5.1 Röntgenbild eines Pat. mit schwerer Herzinsuffizienz aufgrund einer idiopathischen dilatativen Kardiomyopathie. Es zeigen sich massive Erweiterung des Herzens (vorwiegend der linken Herzkammer) sowie Zeichen der pulmonalen Hypertonie mit deutlich erweiterten zentralen Pulmonalgefäßen [7].

MEMO

Stadieneinteilung der Herzinsuffizienz (NYHA-Stadien der New York Heart Association):

I keine Beschwerden bei normaler körperlicher Belastung.
II leichte Beschwerden bei normaler Belastung.
III Beschwerden schon bei leichter körperlicher Belastung.
IV Beschwerden in Ruhe.

BEACHTE

Therapie

An erster Stelle steht die kausale Therapie, z.B. einer art. Hypertonie, KHK, Kardiomyopathie, Herzrhythmusstörung oder eines Vitiums.

Die medikamentöse Therapie der chronischen Herzinsuffizienz ist für alle Pat. ab NYHA-Stadium II indiziert (im NYHA-Stadium I nur nach Myokardinfarkt). Therapieziele:

- Steigerung der Kontraktilität: Digitalisglykoside
- *Entlastung des Herzens:* ACE-Hemmer, Diuretika und Nitrate
- *Frequenznormalisierung:* Digitalisglykoside, Antiarrhythmika oder Schrittmachertherapie
- Schutz vor kardiodepressiven, neuroendokrinen Einwirkungen: ACE-Hemmer, Angiotensin-II-Rezeptorenantagonisten oder Betablocker.

TIP

Allgemeinmaßnahmen: körperliche und psychische Entspannung, körperliche Aktivität der kardialen Erkrankung angepaßt, Gewichtsnormalisierung, kochsalzarme Ernährung, Flüssigkeitsrestriktion, Stuhlregulierung und Absetzen negativ inotroper Substanzen.

ACE-Hemmer:

- *Ind.:* Mittel der Wahl, verbessert Prognose der chronischen Herzinsuffizienz
- *NW:* Hypotonie (mit niedrigster Dos. beginnen), Reizhusten (bis 10%, reversibel bei Absetzen), Exanthem (5%), Geschmacksstörung (2%), Hyperkaliämie, Nierenfunktionsstörung
- *KI:* doppelseitige Nierenarterienstenose, Hyperkaliämie
- *Dos.:* niedrige Initialdosis 6,25 mg Captopril (z.B. Captohexal®). Dauerther. 3 × 25 mg. Wirkung ist erst nach 1–2 Mon. voll ausgeprägt.

TIP

Bei ACE-Hemmer-Unverträglichkeit Umsetzen auf Angiotensin-II-Rezeptorenblocker (Sartane). Derzeit ist nur Losartan zur Therapie der Herzinsuffizienz zugelassen.

Digitalisglykoside:

- *Ind.:* Linksherzinsuffizienz NYHA-Stadium II-IV, absolute Arrhythmien bei Vorhofflimmern, -flattern
- *NW und Intoxikation:* gastrointestinale Störungen (Erbrechen, Diarrhoe), zentralnervöse Störungen (Verwirrtheit, Farbensehen mit Gelbstich), Herzrhythmusstörungen (Sinusbradykardie, Extrasystolie, AV-Blockierungen, EKG-Veränderungen mit muldenförmiger ST-Senkung, T-Abflachung, Verkürzung der QT-Zeit)
- *KI:* Bradykardie < 40/min, AV-Block II° und III°, Sick-Sinus-Syndrom, WPW-Syndrom, Kammertachykardie, Hypokaliämie, Hyperkalzämie, frischer Myokardinfarkt, hypertrophische obstruktive Kardiomyopathie, chronisch konstriktive Perikarditis
- *Dos.:* schnelle Aufsättigung bei akuter Insuffizienz am 1. Tag mit 3 × 0,4 mg Digoxin oder 3 × 0,25 mg Digitoxin i.v., dann orale Erhaltungsdosis. Mittelschnelle Aufsättigung: für 3 Tage doppelte Erhaltungsdosis bei Digoxin und vierfache bei Digitoxin. Langsame Aufsättigung: von Anfang an normale Erhaltungsdosis.

BEACHTE

- **Erhaltungsdosis: β-Methyldigoxin (z.B. Lanitop®): 0,15–0,20 mg/Tag, β-Acetyldigoxin (z.B. Novodigal®): 0,20–0,30 mg/d, Digoxin (z.B. Lanicor®): 0,25–0,375 mg/d, Digitoxin (z.B. Digimerck®): 0,07–0,1 mg/d.**
- **Dosisreduktion von Digoxin bei Niereninsuffizienz, aber normale Dos. von Digitoxin möglich. Erreichen der vollen Wirkung mit normaler Erhaltungsdosis bei Digoxin nach 8 Tagen und bei Digitoxin nach 1 Mon.**

Diuretika:
- *Ind.:* v.a. zur Rückbildung von Lungenstauung und Ödemen, zusätzlich zur Minderung des peripheren Widerstandes.

- *Thiazide:*
  - *Ind.:* gering ausgeprägte Herzinsuffizienz, bis Plasmakreatinin 2,5 mg/100 ml
  - *NW:* Hypokaliämie (daher außer bei Niereninsuffizienz mit kaliumsparenden Diuretika kombinieren, z.B. mit Amilorid wie in Amiloretik®), Hyponatriämie, Hypomagnesiämie, Hyperkalzämie, Blutdrucksenkung, Thromboseneigung, Anstieg von Harnsäure, Triglyzeriden, LDL-Cholesterin und Glukose
  - *KI:* schwere Nieren-, Leberfunktionsstörung, schwere Elektrolytstörungen, Digitalisintoxikation, Sulfonamidallergie, Schwangerschaft und Stillzeit
  - *Dos.:* z.B. Hydrochlorothiazid wie HCT Hexal® 25–75 mg/d
- *Schleifendiuretika:*
  - *Ind.:* akute oder höhergradige Herzinsuffizienz, gut wirksam auch bei Niereninsuffizienz
  - *NW:* wie bei Thiazide, jedoch Hypokalzämie und Hörverlust (reversibel bei Furosemid und irreversibel bei Etacrynsäure)
  - *KI:* wie Thiazide
  - *Dos.:* mittlere orale Dosis 20–80 mg/d für Furosemid (z.B. Furorese®) und 50–150 mg/d für Etacrynsäure. Bei akuter Herzinsuffizienz oder bei Lungenödem 20–40 mg Furosemid i.v. (z.B. Furorese® injekt)
- *Kaliumsparende Aldosteronantagonisten:*
  - *Ind.:* prim. und sek. Hyperaldosteronismus, z.B. bei Leberzirrhose mit Aszites oder Herzinsuffizienz mit Ödemen
  - *NW:* Hyperkaliämie, Gynäkomastie, Stimmveränderungen, gastrointestinale Beschwerden
  - *KI:* Niereninsuffizienz, Hyperkaliämie (nicht mit ACE-Hemmer kombinieren wegen Hyperkaliämiegefahr), Schwangerschaft und Stillzeit
  - *Dos.:* z.B. Spironolacton 50–400 mg/d oral (z.B. Spironolacton Hexal®)
- *Kaliumsparende aldosteronunabhängige Diuretika:*
  - *Ind.:* meist nur in Kombination mit Thiaziden, da alleine nur schwach diuretische Wirkung
  - *NW:* Hyperkaliämie, allergische Reaktionen, gastrointesinale Störungen, megaloblastäre Anämie bei Triamteren
  - *KI:* wie Aldosteronantagonisten
  - *Dos.:* z.B. Kombination 5 mg Amilorid mit 50 mg Hydrochlorothiazid pro Tag wie in Amiloretik® oder 50 mg Triamteren mit 25 mg Hydrochlorothiazid pro Tag wie in Triarese®.

TIP

Pat. täglich wiegen zur Kontrolle des Flüssigkeitshaushaltes und zur Überprüfung einer effektiven diuretischen Therapie!

Komplikationen
- Herzrhythmusstörungen v.a. im NYHA-Stadium III-IV
- kardiogener Schock (s. Kap. 3.1.3)
- venöse Thrombosen mit der Gefahr von Lungenembolien (s. Kap. 3.1.9)
- akute Linksherzinsuffizienz mit Lungenödem.

AKUT

- **Leitsymptome der akuten Linksherzinsuffizienz: plötzliche hochgradige Atemnot und Hustenreiz, kalter Schweiß, Zyanose, Galopprhythymus und feuchte RGs über beiden Lungen.**
- **Therapie: Oberkörper hoch und Beine tief lagern, Sauerstoffgabe (4–6 l/min), 2 Hübe Nitrospray (falls RR > 100 mmHg systol.), 20–80 mg Furosemid i.v., Intensivtherapie s. Kap. 3.1.3.**

5.1.2 Herzrhythmusstörungen

Ätiologie

- *myokardiale Erkrankungen:* KHK (häufigste Ursache), Myokarditis und Kardiomyopathien
- *hämodynamische Störungen:* art. und pulmonale Hypertonie, Herzklappenfehler
- *extrakardiale Erkrankungen:* Elektrolytstörungen (v.a. Hypokaliämie), Hyperthyreose, Medikamenten-NW (z.B. Digitalis, Antiarrhythmika), Karotissinus-Syndrom.

BEACHTE

Auch bei organisch Gesunden treten Rhythmusstörungen auf, z.B. bei psychovegetativen Störungen oder nach Genußmittelkonsum (Alkohol, Nikotin, Kaffee).

Klinik

- Rhythmusstörungen verspürt der Pat. subjektiv als Herzklopfen, Herzrasen oder Herzstolpern (v.a. bei ES)
- Dyspnoe, Angina pectoris und zunehmende Symptomatik einer vorbestehenden Herzinsuffizienz
- durch zerebrale Minderdurchblutung kommt es zu Benommenheit, Schwindel, Synkopen, kurzzeitige Sprach- und Sehstörungen, Krampfanfällen oder Apoplex
- art. Embolien durch kardiale Thrombusbildung (Apoplex, Mesenterialinfarkt).

BEACHTE

Viele Pat. bemerken leichte oder nur selten auftretende Rhythmusstörungen gar nicht!

Diagnostik

- Anamnese und körperliche Untersuchung (Puls, Pulsdefizit)
- *EKG:* in Ruhe mit langem Rhythmusstreifen, Langzeit-EKG, Belastungs-EKG (belastungsabhängige Rhythmusstörung, adäquater Pulsanstieg), evtl. hochverstärktes EKG
- *Labor:* Elektrolyte, BB, CK, HBDH, GOT, Digitalisspiegel und basales TSH
- *Rö-Thorax:* Herzgröße, Zeichen einer Lungenstauung
- *Echokardiographie:* Ejektionsfraktion, Vitien
- *invasive Diagnostik:* Koronarangiographie (zum Nachweis einer KHK), Vorhofstimulation (z.B. zur Bestimmung der Sinusknotenerholzeit oder zur Diagnostik supraventrikulärer Tachykardien), His-Bündel-EKG (z.B. zur Diagnostik akzessorischer Leitungsbahnen), programmierte Ventrikelstimulation (z.B. zur Überprüfung geeigneter Antiarrhythmika).

Differentialdiagnose und Therapie tachykarder Herzrhythmusstörungen

- *Sinustachykardie:* regelmäßige HF bis 160/min, häufig physiologische Ätiologie (Säugling, Kleinkind, körperliche oder psychische Belastung), Therapie der auslösenden Ursache, symptomatische Therapie mit β-Blockern lediglich bei hyperkinetischem Herzsyndrom oder bei Hyperthyreose
- *supraventrikuläre Extrasystolie:* P-Zacke deformiert (bei Vorhof-ES) oder negative P-Zacken vor, im oder nach dem QRS-Komplex (bei AV-Knoten-ES), häufig bei Gesunden und gelegentlich bei organischen Herzerkrankungen, meist keine Therapie erforderlich, lediglich bei salvenartigem Auftreten Digitalis oder β-Blockern wegen drohendem Vorhofflimmern oder -flattern

- *Vorhofflimmern, -flattern:* bei Vorhofflimmern unregelmäßiger Kammerrhythmus (Tachyarrhythmia absoluta), bei Flattern regelmäßig mit Kammerfrequenz 140–170/min durch 1:2- oder 1:3-Überleitung (EKG s. Abb. 2.66), tritt meist bei organischer Herzerkrankung auf, großes Risiko art. Embolien durch Vorhofthromben bei permanentem Vorhofflimmern.

BEACHTE **Therapie des Vorhofflimmerns: so früh wie möglich stationäre Rhythmisierung anstreben unter Thromboembolieprophylaxe (Beginn mindestens 3 Wo. vorher). Medikamentöse Rhythmisierung: Basis ist eine Digitalisierung, zusätzlich Chindin oder alternativ Chindin-Verapamil-Kombination oder Disopyramid. Elektrische Rhythmisierung falls medikamentös kein Erfolg und eine Chance auf Zurückführung in Sinusrhythmus besteht. Gute Erfolgsaussichten für Rhythmisierung: Flimmern < halbes Jahr, kleiner linker Vorhof, keine Hyperthyreose oder dekompensiertes Mitralvitium. Nach Rhythmisierung Fortsetzung der Antikoagulation für 3–6 Mon. Rezidivprophylaxe mit β-Blocker Metoprolol (z.B. Metohexal®) oder Antiarrhythmikum der Klasse III Sotalol (z.B. Sotahexal®).**

AKUT **Akute Normalisierung der Kammerfrequenz bei Vorhofflimmern durch rasche i.v. Digitalisierung (s. Kap. 5.1.1), bei unzureichendem Erfolg zusätzlich Verapamil (z.B. Verahexal®) 5–10 mg langsam i.v. Fortsetzung der Frequenzverlangsamung durch orale Therapie.**

BEACHTE **Therapie des Vorhofflatterns: möglichst schnell stationäre medikamentöse oder elektrische Rhythmisierung, da die Gefahr der 1:1-Überleitung besteht. Medikamentöse Rezidivprophylaxe wie bei Vorhofflimmern oder Stromablationstherapie (Erfolgsrate 90%).**

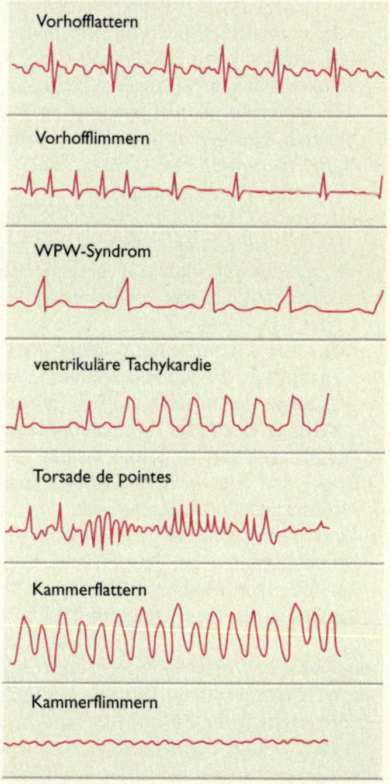

Abb. 5.2 Tachykarde Herzrhythmusstörungen [4].

- *supraventrikuläre Tachykardie bei Präexzitations-Syndromen:*
  durch akzessorische Leitungsbahnen werden Reentrytachykardien ausgelöst, klinisch von Bedeutung ist v.a. das Wolff-Parkinson-White-Syndrom (WPW-Syndrom) mit verkürzter PQ-Zeit (< 0,12 s) und Delta-Welle vor QRS-Komplex. Kausale Therapie bei rezidivierenden Tachykardien ist die selektive Hochfrequenzkatheterablation der akzessorischen Bahn.

AKUT **Mittel der Wahl ist Ajmalin (Gilurytmal®) 50 mg langsam i.v. unter EKG-Kontrolle. Bei zusätzlichem Vorhofflimmern sind Verapamil und Digitalis kontraindiziert (Gefahr des Kammerflimmerns). Bei drohendem kardiogenem Schock Elektrokardioversion.**

- *ventrikuläre Extrasystolie:* bei Gesunden häufig monomorphe und bei organischen Erkrankungen meist polymorphe ES. Klassifizierung nach

Lown s. Tab. 2.29. Kausale Therapie soweit möglich, nichtmedikamentöse Therapie (z.B. antitachykarder Schrittmacher) wird bevorzugt bei erhöhtem Risiko für plötzlichen Herztod durch Kammerflimmern, lediglich bei Postinfarktpatienten Einsatz von β-Blockern ohne intrinsische sympathomimetische Wirkung (z.B. Atehexal®)

- *Kammertachykardie:* Frequenz 70–250/min mit QRS-Verbreiterung. Akuttherapie: Ajmalin (Gilurytmal®) 50 mg langsam i.v. oder Lidocain (Xylocain®) 100 mg i.v. Bei Erfolglosigkeit der medikamentösen Therapie Elektrokardioversion. Rezidivprophylaxe möglichst mit nichtmedikamentösen Maßnahmen (z.B. antitachykarder SM)
- *Kammerflattern, -flimmern:* Kammerflattern mit großwelligen Haarnadelkurven und HF 250–350/min, Kammerflimmern mit anfangs groben, später feinen Flimmerwellen und Frequenz > 300/min, entspricht Herz-Kreislauf-Stillstand, Therapie s. Abb. 3.4.

Differentialdiagnose und Therapie bradykarder Herzrhythmusstörungen

- *Sinusbradykardie:* häufig physiologisch bei Sportlern, jungen und alten Menschen, pathologisch z.B. beim Sick-Sinus-Syndrom. Kausale Therapie, bei Schwindel oder Synkopen evtl. SM-Implantation
- s*Sinuatriale Blockierungen (SA-Block):*
  - I. Grades: im EKG nicht erkennbar
  - II. Grades Typ I (Wenckebach-Periodik): bei gleichbleibender PQ-Zeit kürzer werdende PP-Intervalle, bis längere Pause eintritt
  - II. Grades Typ II (Mobitz): Pausen, deren Dauer dem Doppelten oder Vielfachen des normalen PP-Intervalles entspricht
  - III. Grades: keine P-Wellen, AV- oder Kammerersatzrhythmus. Gefahr von Adams-Stokes-Anfällen bei längeren Pausen, bis Ersatzrhythmus einspringt
  - Therapie: bei akuten Symptomen 1 mg Atropin i.v. oder passagerer SM, falls kausale Therapie nicht möglich, permanenter SM
- *AV-Blockierungen:* EKG (s. Abb. 2.66)
  - I. Grades: PQ-Zeit verlängert
  - II. Grades Typ Mobitz I (Wenckebach-Periodik): Verlängerung der PQ-Intervalle, bis eine Herzaktion ausfällt
  - II. Grades Typ Mobitz II: normale oder konstant verlängerte PQ-Zeit mit plötzlichem Ausfall eines QRS-Komplexes, teilweise mit konstanter Überleitung (2:1 oder 3:1)
  - III. Grades (kompletter AV-Block, AV-Dissoziation): normaler Vorhofrhythmus und unabhängig davon ein langsamer Kammerersatzrhythmus
  - Therapie: kausal falls möglich, ansonsten SM-Implantation bei Symptomen und AV-Block II. Grades Typ Mobitz II oder III. Grades
- *Sick-Sinus-Syndrom:* Sammelbegriff für Störungen der Sinusknotenfunktion mit Brady- und/oder Tachykardie sowie inadäquatem Frequenzanstieg unter Belastung. SM-Implantation bei Symptomen
- *Karotissinus-Syndrom (hypersensitiver Karotissinus):* Überempfindlichkeit der Druckrezeptoren am Karotissinus, Kopfdrehungen führen zur Bradykardie oder Asystolie (kardioinhibitorischer Typ, 90%) oder zum Blutdruckabfall (vasodepressiver Typ, 10%), bei Symptomen SM-Implantation.

TIP

Allgemeine Therapieregeln bei Herzrhythmusstörungen:
Keine symptomatische Therapie bei Herzgesunden. Kausale Therapie hat Vorrang. Neueinstellung mit Antiarrhythmika nur unter stationären Bedingungen. Proarrhythmische Wirkung der Antiarrhythmika bedenken. Prinzipiell besteht keine Indikation für Antiarrhythmika der Klasse I und für Sotalol (keine Prognoseverbesserung).

MEMO

Klassifikation der Antiaarhythmika nach Vaughan Williams:

Klasse I	Natriumkanalblocker: A: Chindin, Procainamid, Disopyramid, Ajmalin. B: Lidocain, Mexitilin, Phenytoin, Tocainid. C: Lorcainid, Flecainid, Encainid, Propafenon.
Klasse II	β-Blocker.
Klasse III	Kaliumkanalblocker: Sotalol, Amiodaron.
Klasse IV	Kalziumantagonisten.

5.1.3 Koronare Herzkrankheit (KHK)

Syn.: Sauerstoffmangel im Herzmuskel durch Verschluß oder Einengung der Herzkranzgefäße. Häufigste Todesursache in Deutschland. Unterscheidung zwischen latenter (= symptomatischer oder stummer) und manifester (= symptomatischer) KHK.

Ätiologie

Meist Arteriosklerose der Koronargefäße, seltener durch Vaskulitiden, Koronarspasmen oder Myxödem bedingt.

MEMO

Risikofaktoren der Arteriosklerose:

- *Risikofaktoren 1. Ordnung:* Fettstoffwechselstörungen (Gesamtcholesterin, LDL-Cholesterin, Lipoprotein a und Triglyzeride erhöht, HDL-Cholesterin erniedrigt), Hypertonie, Diabetes mellitus, Rauchen
- *Risikofaktoren 2. Ordnung:* Adipositas, Bewegungsmangel, psychischer Streß, Hyperurik-, Hyperfibrinogen-, Homocysteinämie
- *Unbeeinflußbare Risikofaktoren:* familiäre Disposition, Lebensalter, männliches Geschlecht

Zusätzlich wird derzeit auch eine infektiöse Genese der Arteriosklerose diskutiert (z.B. Chlamydia-pneumoniae-Infektion).

Klinik

Leitsymptom ist der Angina-pectoris-Anfall: ein v.a. retrosternal empfundener Schmerz oder Druck, Minuten anhaltend mit Ausstrahlung evtl. in linken (seltener rechten) Arm, Schulter, Hals, Unterkiefer oder Oberbauch (Abb. 5.3). Der Anfall kann mit Vernichtungsgefühl und Todesangst verbunden sein. Häufig Auslösung durch Kälte, körperliche Anstrengung, Aufregung oder Tachykardie.

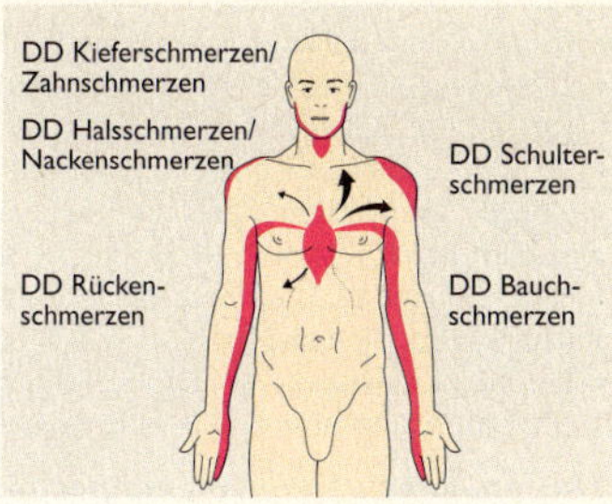

Abb. 5.3 Lokalisation und Ausbreitungsmuster des Angina-pectoris-Schmerzes [9].

BEACHTE

- **Nur bei 55% der Pat. zeigt sich die KHK erstmals mit Angina pectoris, bei den übrigen mit einem Infarkt (s. Kap. 3.1.10) oder plötzlichem Herztod. Bei alten Pat. und bei Diabetikern mit Polyneuropathie häufig stumme Ischämien**
- ***Stabile Angina pectoris:* tritt immer bei der gleichen Belastung auf und hat oft den gleichen Schmerzcharakter**
- ***Instabile Angina pectoris (Präinfarktsymptom):* jede neu auftretende Angina pectoris, in Ruhe auftretende Angina pectoris oder bei Zunahme der Schwere, Dauer und Häufigkeit der Schmerzattacken (Crescendo-Angina). Bei instabiler Angina pectoris besteht zu 20% akute Infarktgefahr, daher**

BEACHTE

umgehende Einleitung intensivmedizinischer Therapie erforderlich (s. Kap. 3.1.10).

- *Sonderformen der Angina pectoris:*
  - *Prinzmetal-Angina:* verursacht durch Koronarspasmen (oft im Bereich von Koronarsklerosen), tritt v.a. in Ruhe auf, reversible ST-Anhebung im EKG ohne Anstieg der Herzenzyme
  - *Walking through-Angina pectoris:* Schmerzanfall nur zu Beginn einer Belastung, verschwindet bei weiterer Belastung
  - *Angina decubitus:* Schmerzanfall beim nächtlichen Aufwachen aus dem Schlaf (v.a in den frühen Morgenstunden).

MEMO

CCS-Klassifikation der Angina pectoris (Canadian Cardiovascular Society)

0: stumme Ischämie, keine Schmerzen.
I: Angina pectoris bei schwerer körperlicher Belastung.
II: geringe Beeinträchtigung durch die Angina pectoris bei normaler körperlicher Aktivität.
III: erhebliche Beeinträchtigung bei normaler körperlicher Aktivität.
IV: Angina pectoris bei geringster körperlicher Belastung oder in Ruhe.

Diagnostik

- *Anamnese* (typische Angina-pectoris-Anfälle?) und körperliche Untersuchung (Risikofaktoren?)
- *Ruhe-EKG:* unauffällig, solange noch kein Infarkt abgelaufen ist, evtl. unspez. Veränderungen wie T-Abflachung oder T-Negativierung
- *Labor:* Herzenzyme zum Infarktausschluß (s. Kap. 3.1.10), Nachweis von Risikofaktoren
- *Belastungs-EKG:* typischerweise horizontale oder deszendierende reversible ST-Senkungen von mindestens 0,1 mV in den Extremitätenableitungen und 0,2 mV in den Brustwandableitungen, weniger spez. sind träge aszendierende ST-Strecken, Sensitivität des Belastungs-EKGs 50–70%
- *Langzeit-EKG:* wichtig v.a. zur Diagnostik nächtlicher und stummer Ischämien
- *Echokardiographie:* meist normal, evtl. Klappenvitien oder Wandbewegungsstörungen nach Infarkt sichtbar
- *Belastungsechokardiographie* (Streß-Echokardiographie s. Kap. 2.7.2): Nachweis regionaler Wandbewegungsstörungen, Sensitivität bis zu 90% (untersucherabhängig)
- *Myokardszintigraphie:* Speicherdefekte unter körperlicher Belastung (Abb. 5.4), bei eher geringer KHK-Wahrscheinlichkeit (z.B. negatives Belastungs-EKG) vor Koronarangiographie indiziert
- *Koronarangiographie* (s. Kap. 2.7.3): zum definitiven Nachweis oder Ausschluß einer Koronarstenose und zur Planung einer invasiven KHK-Therapie.

Therapie des akuten Angina-pectoris-Anfalles

- Lagerung des Pat. in halbsitzender Position, Beruhigung des Pat.
- 2 Hübe Nitroglycerin-Spray oder 1–2 Kapseln Nitroglyzerin sublingual (nicht bei RR < 100/60 mmHg)
- evtl. Sedierung mit 5–10 mg Diazepamtropfen
- Sauerstoffgabe über Nasensonde (2–4 l/min)
- ambulant 500 mg Acetylsalicylsäure oral (z.B. 1 Tbl. Aspirin akut®) oder stationär 5000–10 000 IE Heparin als Bolus i.v.
- EKG schreiben, Herzenzyme abnehmen.

AKUT

Bei instabiler Angina pectoris oder Herzinfarktverdacht sofortige Klinikeinweisung bzw. Verlegung auf Intensivstation. Weitere Therapiemaßnahmen s. Kap. 3.1.10.

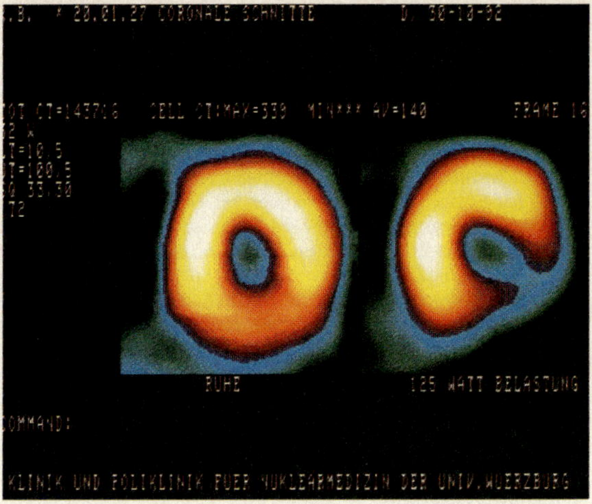

Abb. 5.4 Myokardszintigraphie (mit Thallium 201): reversible Myokardischämie, komplette Redistribution in der Ruhephase [7].

Medikamentöse Therapie der stabilen Angina pectoris

Tip

Therapiebasis ist die Reduktion der Risikofaktoren: kein Nikotin, nur geringer Alkoholkonsum, normales Körpergewicht, körperliche Bewegung (Koronarsport), Entspannungstechniken, Einstellung eines Diabetes mellitus, einer Hyperlipidämie und einer Hypertonie.

Beachte

Ziel der medikamentösen Therapie ist eine Zunahme der Sauerstoffzufuhr (Nitrate, Molsidomin, Kalziumantagonisten) und Abnahme des Sauerstoffbedarfs (β-Blocker) im Herzmuskel!

- *Nitrate:* Mittel der 1. Wahl
  - *NW:* anfangs Kopfschmerzen, Blutdruckabfall
  - *Dos.:* Isosorbitdinitrat (z.B. ISDN Hexal®) 1 ×/d Retardpräparat mit 20–120 mg oder Isosorbitmononitrat (z.B. Isomonit®) 1 ×/d Retardpräparat mit 40–60 mg. Wegen Toleranzentwicklung Intervalltherapie mit abendlicher Nitratpause
- *Molsidomin* (z.B. Molsihexal®): wirkt ähnlich wie Nitrate, Alternative bei Nitratunverträglichkeit (Kopfschmerzen) und Zusatzmedikament bei nächtlicher Angina pectoris
- β-*Blocker:* verbessern Prognose bezüglich plötzlichem Herztod
  - *NW:* Bronchokonstriktion, Bradykardie, Verschlechterung einer vorbestehender Herzinsuffizienz und pAVK, Benommenheit, Verstärkung und Maskierung einer Hypoglykämie bei Diabetes mellitus
  - *KI:* dekompensierte Herzinsuffizienz, starke Hypotonie, starke Bradykardie, Sick-Sinus-Syndrom, AV-Block > I. Grades, Asthma bronchiale, höhergradige pAVK
  - *Dos.:* z.B. Atenolol (Atehexal®) 1 × 25–100 mg/d oder Metoprolol (Metohexal®) 2–3 × 25–50 mg/d
- *Thrombozytenaggregationshemmer:* zur Prophylaxe von Koronarthrombosen Acetylsalicylsäure (z.B. ASS 100 Hexal®) 100 mg/d. Bei Unverträglichkeit Ticlopidin.

BEACHTE **Kalziumantagonisten: bei Prinzmetal-Angina indiziert, Diltiazem (z.B. Diltahexal®) 3 × 60 mg/d, nicht mit β-Blockern kombinieren. Kurzwirksame Kalziumantagonisten verschlechtern KHK-Prognose, und bei langwirksamen Kalziumantagonisten ist Vorteil nicht gesichert, deshalb nur Ersatzmittel, falls β-Blocker nicht einsetzbar!**

Invasive Therapie der KHK

- *PTCA (perkutane transluminale coronare Angioplastie):* Ballonkatheterdilatation evtl. mit Einlage eines Stents, indiziert bei Ein- oder Zweigefäßerkrankungen mit proximalen kurzstreckigen Stenosen. Prognose: unmittelbar erfolgreiche Dilatation mit anschließender Beschwerdefreiheit bei ca. 85–90%, erneute Angina pectoris bei ca. 25% nach 6–12 Monaten
- *klassische Operationsverfahren:* ACVB-OP (Aortocoronarer Venenbypass) und IMA-Bypass (A.-thoracica-mammaria-Bypass) mittels Sterniotomie und unter Verwendung der Herz-Lungen-Maschine. Indiziert bei Hauptstammstenose der linken Koronararterie, Dreigefäßerkrankung und bei KI gegen PTCA. Reststenosierung nach 10 Jahren bei ACVB-OP 50% und bei IMA-Bypass 10%
- *minimalinvasive Verfahren ohne Sterniotomie:* z.B. MIDCAB (minimally invasive direct coronary artery bypass) oder PACAB (port-access coronary artery bypass).

5.1.4 Myokarditis

Syn.: Herzmuskelentzündung, häufig begleitend bei Allgemeinerkrankungen. Oft leichter oder asymptomatischer Verlauf, deshalb hohe Dunkelziffer. Häufig Spontanheilung.

Ätiologie

- *Viren:* häufigste Ursache, v.a. Coxsackie B1–B5, Coxsackie A, Influenza-, Echo- und Adenoviren
- *Bakterien:* z.B. Staphylokokken oder Enterokokken (bei Sepsis und Endokarditis), β-hämolysierende Strepptokokken der Gruppe A (bei Angina tonsillaris, Scharlach), Borrelia burgdorferi (Lyme-Borreliose)
- *andere Erreger:* Pilze, Protozoen, Parasiten
- *nichtinfektiöse Ursachen:* Medikamente (v.a. Chemotherapeutika), Autoimmunerkrankungen (z.B. Kollagenosen, rheumatoide Arthritis), Systemerkrankungen (z.B. Sarkoidose), Bestrahlung des Mediastinums.

Klinik

Meist während oder nach einem grippalen Infekt kommt es zu:

- Müdigkeit, Schwäche, Leistungsknick
- Herzklopfen, -stolpern, Tachykardie und Rhythmusstörungen (v.a. ES)
- bei schwerem Verlauf Symptome der Herzinsuffizienz.

BEACHTE **Myokarditisverlauf: meist inapparent oder nur milde Symptomatik, selten fulminant mit tödlichem Ausgang. Chronischer Verlauf mit Entwicklung einer dilativen Kardiomyopathie möglich.**

Diagnostik

- Anamnese und körperliche Untersuchung (oft unauffällig, evtl. systol. Geräusche)
- *Labor:* evtl. Erhöhung von CK, CK-MB, LDH und Troponin T, unspez. Entzündungsparameter (BB, BKS, CRP), zirkulierende AK (AMLA = antimyolemmale AK, ASA = antisarkolemmale AK), bakteriologische und virologische Diagnostik (z.B. Blutkultur, AK gegen Viren)
- *EKG:* Sinustachykardie, ES, ST-Veränderungen, Erregungsleitungsstörungen (z.B. AV-Block), Niedervoltage
- *Rö-Thorax:* evtl. Herzvergrößerung und Zeichen der pulmonalen Stauung

BEACHTE

- *Echokardiographie:* oft unauffällig, evtl. Kontraktionsstörungen, Perikarderguß oder Dilation der Herzhöhlen
- *Herzmuskelbiopsie:* selten indiziert.

Differentialdiagnose der Myokarditis: Perikarditis, Kardiomyopathie (s. u), Myokardinfarkt (s. Kap. 3.1.10).

Therapie

- *Symptomatisch:* Bettruhe (unter Low-dose-Heparinisierung) und körperliche Schonung (bis zur Normalisierung des EKGs), Behandlung von Herzrhythmusstörungen und Herzinsuffizienz
- *kausal soweit möglich:* bei bakterieller Myokarditis Antibiose nach Blutkultur, bei Virusmyokarditis und progredientem Verlauf antivirale oder immunsuppressive Therapie.

5.1.5 Kardiomyopathien

Syn.: Erkrankungen des Herzmuskels, die mit einer kardialen Funktionsstörung einhergehen. Fünf Formen werden unterschieden (Abb. 5.5).

MEMO

- Dilatative Kardiomyopathie (DCM)
- Hypertrophische Kardiomyopathie (HCM): ohne (HNCM) oder mit Obstruktion (HOCM, Syn.: idiopathische hypertrophe Subaortenstenose = IHSS)
- Restriktive Kardiomyopathie (RCM)
- Arrhythmogene rechtsventrikuläre Kardiomyopathie (ARVCM)
- Nichtklassifizierbare Kardiomyopathie (NKCM)

DILATATIVE KARDIOMYOPATHIE (DCM)

Syn.: kongestive Kardiomyopathie (CCM). Progrediente Dilatation beider Ventrikel mit verminderter Kontraktionskraft. Häufigste Form der primären Kardiomyopathien, tritt in jedem Lebensalter auf, meist mit ca. 40 Jahren.

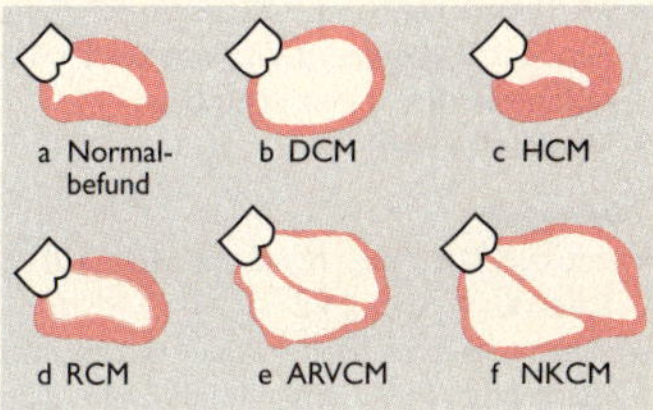

Abb. 5.5 Klassifikation der Kardiomyopathien [7].

Ätiologie

- am häufigsten idiopathisch mit familiärer Häufung bei unterschiedlichen Gendefekten
- sekundär nach Myokarditis, Herzinfarkt, fortgeschrittenen Herzklappenfehlern, Hypertonie, erhöhtem Alkoholkonsum, Therapie mit kardiotoxischen Medikamenten (z.B. trizyklische Antidepressiva, Phenothiazine, Anthracycline).

BEACHTE

Klinik

Zunächst stehen Symptome der Linksherzinsuffizienz im Vordergrund, später der Globalinsuffizienz. Zusätzlich Herzrhythmusstörungen.

Komplikationen: art. und pulmonale Embolien, progrediente Herzinsuffizienz, plötzlicher Herztod.

Diagnostik

- Anamnese und körperliche Untersuchung (Herzinsuffizienz-Zeichen)
- *EKG:* unspez. Veränderungen wie Linksschenkelblock, ST-Senkungen, Linksherzhypertrophiezeichen, Vorhofflimmern und ventrikuläre Rhythmusstörungen

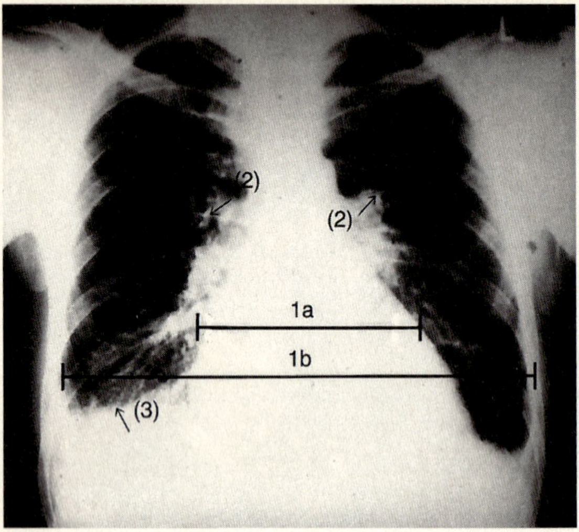

Abb. 5.6 Dekompensierte Linksherzinsuffizienz bei DCM mit pathologischem Herz-Thoraxdurchmesser (1a:1b > 0,5), Lungenstauung und einem beidseitigem kleinen Pleuraerguß [7].

- *Rö-Thorax* (Abb. 5.6): Herzvergrößerung, evtl. pulmonale Stauung
- *Echokardiographie:* Dilatation beider Ventrikel, evtl. auch des linken Vorhofes, Hypokinesie des linken Ventrikels
- Myokardbiopsie.

Therapie

- kausale Therapie soweit möglich: z.B. Alkoholkarenz, keine kardiotoxischen Medikamente
- symptomatische Therapie der Herzinsuffizienz und der Rhythymusstörungen (evtl. Implantation eines Cardioverters-Defibrillators bei ventrikulären Rhythmusstörungen)
- Thrombembolieprophylaxe (ca. 20% der Pat. versterben aufgrund Thrombembolien)
- *Ultima ratio:* Herztransplantation.

HYPERTROPHE KARDIOMYOPATHIE (HCM)

Syn.: Hypertrophie des linken Ventrikels ohne oder seltener mit Obstruktion der linksventrikulären Ausflußbahn. Ca. 50% der Fälle werden autosomal-dominant vererbt. 0,2% der Bevölkerung sind betroffen.

Klinik

- meist keine oder nur wenige Symptome
- Angina pectoris (häufigstes Symptom), Herzklopfen, Schwindel, Synkopen.

BEACHTE

Komplikation: Ventrikuläre Arrhythmien können zu plötzlichem Herztod führen!

Diagnostik

- *körperliche Untersuchung:* Auskultation oft normal, evtl. spindelförmiges Spätsystolikum mit Punctum maximum über Erb, Systolikum verstärkt sich nach körperlicher Belastung, im Stehen oder durch Valsalva-Manöver, 4. HT

- *EKG:* ausgeprägte Linksherzhypertrophiezeichen
- *Echokardiographie:* asymmetrische Septumhypertrophie, bei HOCM systol. Vorwärtsbewegung des vorderen Mitralsegels gegen das Septum
- *Linksherzkatheter:* falls keine klare Diagnose durch Echokardiographie möglich.

BEACHTE **Wichtige Differentialdiagnose: Aortenstenose oder art. Hypertonie (Druckbelastung führt zu sekundärer Hypertrophie des linken Ventrikels).**

Therapie

- *Allgemeinmaßnahmen:* keine schwere körperliche Belastung
- *medikamentöse Therapie:* β-Blocker oder Kalziumantagonisten (aber nicht kombiniert). Bei Vorhofflimmern Antikoagulation. Bei HOCM Endokarditisprophylaxe
- *invasive Methoden:* Abtragen der hypertrophen Muskulatur, SM-Implantation.

TIP Bei HOCM sind Digitalis, Nitrate und β-Sympathomimetika kontraindiziert!

RESTRIKTIVE KARDIOMYOPATHIE (RCM)

Rigide Ventrikelwände behindern die Ventrikelfüllung. Seltenes Vorkommen. Zwei Formen: Löfflersche Endokardfibrose und afrikanische Endomyokardfibrose.

- *Klinik:* Zeichen der Herzinsuffizienz (re. > li.) wie Dyspnoe, Beinödeme, Aszites, Hepatomegalie und Angina pectoris
- *Diagnostik:* EKG (oft unspez. Veränderungen), Echokardiographie, CT, MRT, Linksherzkatheter
- *Therapie:* symptomatische medikamentöse Behandlung der Herzinsuffizienz, als Ultima ratio Herztransplantation.

BEACHTE **Häufig arterielle Embolien als Erstmanifestation!**

ARRHYTHMOGENE RECHTSVENTRIKULÄRE KARDIOMYOPATHIE (ARVCM)

Überwiegend rechtsventrikulärer Pumpfehler mit ventrikulären Tachykardien durch fettig fibröse Umwandlung des rechtsventrikulären Myokards.

- *Ätiologie:* unklar, vermutlich hereditäre Faktoren, meist junge Männer
- *Klinik:* ventrikuläre Rhythmusstörungen, oft plötzlicher Herztod, v.a. bei Sport auftretend
- *Therapie:* symptomatisch.

5.1.6 Perikarditis

Syn.: Entzündung des Herzbeutels, häufig nicht trennbar von einer Herzmuskelentzündung, deshalb Bezeichnung auch als Perimyokarditis.

Ätiologie

- *Infektionen:* am häufigsten durch die gleichen Viren wie bei Myokarditis, seltener Bakterien (im Rahmen einer Sepsis)
- *nach Myokardinfarkt:* 7 Tage später *Perikarditis epistenocardica* und 10–20 Tage später *Dressler-Syndrom*
- *Begleiterkrankung:* z.B. bei Pleuritis und Peritonitis
- *bei Systemerkrankungen:* rheumatoide Arthritis, SLE, Sklerodermie
- *sonstige Ursachen:* Arzneimittelallergie, Urämie, Trauma, Tumoren, Strahlentherapie.

BEACHTE **Die häufig diagnostizierte idiopathische Perikarditis ist oft eine nicht erkannte virale Perikarditis!**

Klinik

- v.a. zu Beginn und am Ende Symptome einer *trockenen Perikarditis*: stechende retrosternale Schmerzen, verstärkt im Liegen, beim Husten und tiefer Inspiration
- im weiteren Verlauf Symptome einer *feuchten (exsudativen) Perikarditis*: nachlassende Schmerzen, aber Beklemmungsgefühl, Dyspnoe, allgemeine Schwäche und Zeichen einer venösen Einflußstauung.

Beachte

Komplikationen:
Herzbeuteltamponade: Durch rasche Ergußbildung kommt es zu einer Einflußstauung vor dem rechten Herzen und zu einem Low-output-Syndrom des linken Herzens mit der Gefahr eines kardiogenen Schocks. Warnzeichen sind: prall gefüllte Zungengrund- und Jugularvenen, Oberbauchschmerzen (durch Leberkapselspannung), Belastungsdyspnoe, Blutdruckabfall, Pulsus paradoxus, Tachykardie.
Chronische konstriktive Perikarditis: Narbenbildung im Herzbeutel führt zu verminderter diast. Ventrikelfüllung. Klinik: v.a. Symptome der Rechtsherzinsuffizienz und daneben aber auch Zeichen der Linksherzinsuffizienz (körperliche Schwäche, Dyspnoe).

Diagnostik

Memo

Auskultation bei Perikarditis und Pleuritis:
- *Trockene Perikarditis:* systol. oder systol.-diast. ohrnahes schabendes Geräusch, das sich beim Anhalten des Atems nicht ändert
- *Feuchte Perikarditis:* meist kein Reibegeräusch, leise Herztöne.
- *Pleuritis:* Reibegeräusch, das bei Atempause fehlt
- *Kombination von trockener Perikarditis mit linksseitiger Pleuritis:* Perikardreiben und zusätzliche Geräuschänderung beim Atmen.

- Anamnese (häufig nach grippalem Infekt) und körperliche Untersuchung (Auskultation)
- *EKG* (Abb. 5.7): bei Perikarderguß oft Niedervoltage
- *Rö-Thorax:* Herzvergrößerung (Dreiecks- oder Bocksbeutelform) ohne pulmonale Stauungszeichen
- *Echokardiographie:* Ergußnachweis ab 50 ml
- evtl. *Perikardpunktion:* zur Diagnoseklärung und Therapie.

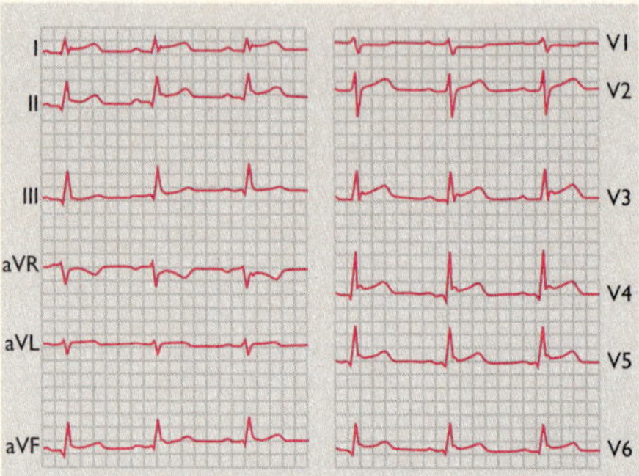

Abb. 5.7 Original-EKG bei Perikarditis. Typische ST-Hebung gut sichtbar in I, II, V3-V6. ST-Hebungen gehen aus erhaltener S-Zacke ab im Gegensatz zu ST-Hebungen beim Myokardinfarkt, s. V3 [6].

Tip

Differentialdiagnose Myokardinfarkt: Das Infarkt-EKG zeigt reziproke ST-Senkungen in anderen Ableitungen, jedoch nicht die Perikarditis. Auch keine Q-Zacken oder R-Verlust bei Perikarditis.

Therapie

- *Allgemeinmaßnahmen:* Bettruhe
- Therapie der Grunderkrankung soweit möglich
- Antiphlogistische Therapie mit NSAR oder Steroiden
- Entlastungspunktion (s. Kap. 2.5.12) bei drohender Herzbeuteltamponade
- Perikardfensterung zur Pleura oder zum Peritoneum bei chronisch-rezidivierendem Erguß.

5.1.7 Endokarditis

Syn.: Entzündung des Endokards, die zu Klappenfehlern führen kann, am häufigsten sind Mitral- und Aortenklappe betroffen.

MEMO

Einteilung:
Nichtinfektöse Endokarditis:
- Endocarditis verrucosa rheumatica (rheumatische Endokarditis): tritt im Rahmen des rheumatischen Fiebers auf
- Endocarditis verrucosa simplex: bei schweren chronischen Krankheiten
- Endokarditis Libman-Sacks: bei SLE.

Infektöse (bakterielle) Endokarditis:
- akuter Verlauf
- subakuter Verlauf in 60–80% der Fälle (Endocarditis lenta).

RHEUMATISCHES FIEBER

Infektinduzierte Autoimmunerkrankung, die 10–20 Tage nach einer Infektion mit β-hämolysierenden Streptokokken der Gruppe A (Scharlach, Angina tonsillaris) auftritt. Heute selten, betrifft v.a. Kinder und Jugendliche.

Klinik

- Fieber, Kopfschmerzen, Schwitzen
- wandernde Polyarthritis großer und mittlerer Gelenke
- *Hauterscheinungen:* subkutane Rheumaknötchen, Erythema anulare marginatum, Erythema nodosum
- Endo-, Myo-, Perikarditis
- selten *Chorea minor:* unkontrollierte Handbewegungen.

BEACHTE

Die Herzbeteiligung zeigt oft keine oder nur uncharakteristische Symptome: evtl. neu aufgetretenes Herzgeräusch, Perikardreiben, Herzrhythmusstörungen, EKG-Veränderungen (z.B. verlängerte PQ-Zeit). Prognose wird durch die Endokarditisfolge (Klappenfehler) bestimmt.

Diagnostik

- Anamnese (vorausgegangener Infekt des oberen Respirationstraktes) und körperliche Untersuchung (geschwollene, überwärmte Gelenke, Hautveränderungen, neues Herzgeräusch)
- *Labor:* Erhöhung von BSG, CRP, Leukos und ASL-Titer (nur wertbar bei > 300 IE oder Titerbewegungen)
- *Echokardiographie:* evtl. Klappenverdickung oder Perikarderguß.

TIP

Differentialdiagnose: Fieber unklarer Genese s. Kap. 4.10 und rheumatoide Arthritis s. Kap. 5.8.1

Therapie

- *Allgemeinmaßnahmen:* Bettruhe, absolute Schonung

- antibiotische Therapie mit Penicillin V (z.B. Penhexal®) 3 × 1 Mega IE täglich für 10 Tage. Bei Penicillinallergie Erythromycin 4 × 250 mg täglich für 10 Tage
- antiphlogistische Therapie für ca. 4–6 Wo. mit ASS (2–3 g/d bei Erwachsenen) und bei Karditis evtl. Kortikosteroide (initial 80 mg Prednisolon/d)
- Rezidivprophylaxe bis zum 18. LJ mit Penicillin G 1,2 Mio. IE i.m. alle 3–4 Wo. oder Penicillin V 2 × 250 mg täglich. Bei Penicillinallergie Erythromycin. Nach dem 18. LJ nur noch gezielte Penicillinprophylaxe bei diagnostischen oder therapeutischen Eingriffen (s. unten)
- Fokussanierung (z.B. Sanierung der Zähne).

BEACHTE

Letalität einer (Endo-)Karditis 2–5%. Die Wahrscheinlichkeit eines späteren Klappenfehlers steigt mit jedem Rezidiv, deshalb ist eine frühzeitige Penicillintherapie entscheidend.

INFEKTIÖSE (BAKTERIELLE) ENDOKARDITIS

Vorgeschädigte Herzklappen werden entweder von α-hämolysierenden Streptokokken (Streptococcus viridans) bei der langsam verlaufenden Endokarditis (Endocarditis lenta) oder von Staphylo-, Enterokokken oder Pilzen bei der akut verlaufenden Endokarditis besiedelt. Der Streuherd im Bereich der Herzklappen oder des Endokards führt zur Sepsis, die ohne Therapie meist letal endet.

Klinik

BEACHTE

Rasch zunehmende, deutliche Symptomatik bei akuter Verlaufsform, aber weniger eindrucksvolle, innerhalb von Monaten zunehmende Symptomatik bei Endocarditis lenta.

- Fieber, Tachykardie
- weitere Allgemeinsymptome wie Schwäche, Nachtschweiß, Appetitlosigkeit und Arthralgien
- Herzgeräusch (evtl. Änderung eines schon bestehenden Geräusches), Symptome einer zunehmenden Herzinsuffizienz
- bakterielle Embolien in alle Organe möglich, z.B. Apoplex, Nieren-, Mesenterialinfarkt, Schleimhaut- (Abb. 5.8) oder Hautembolien
- *Hautveränderungen* (Abb. 5.8): Petechien, Osler-Knötchen (linsengroße, schmerzhafte, rötliche Knötchen an Finger und Zehen), Splitter-Blutungen, kutane Abszesse
- Nierenbeteiligung mit Proteinurie und Hämaturie
- Splenomegalie.

Diagnostik

- Anamnese (diagnostische oder therapeutische Eingriffe bei Pat. mit Herzklappenfehler?) und körperliche Untersuchung (Fieber und Herzgeräusch?)
- *Labor:* wiederholte Blutkulturen (mindestens 3 vor Therapiebeginn). Erhöhung von BSG, CRP und Leukos, Anämie. Protein-, Hämaturie
- *TEE* (Abb. 5.9): Nachweis von Klappenvegetationen und Klappendefekten.

Therapie

BEACHTE

Beginn der Antibiotikatherapie nach Abnahme von wiederholten Blutkulturen, bei foudroyantem Verlauf sofortige Antibiotikagabe auch ohne Vorliegen eines Keimnachweises bei klinischer Diagnose.

Ungezielte Initialtherapie:

- *akuter Verlauf:* Flucloxacillin 4 × 2 g täglich und Gentamycin (z.B. Gentamyicin Hexal®) 3 mg/kg KG täglich
- *subakuter Verlauf:* Ampicillin 4 × 3 g täglich und Gentamycin 3 mg/kg KG täglich.

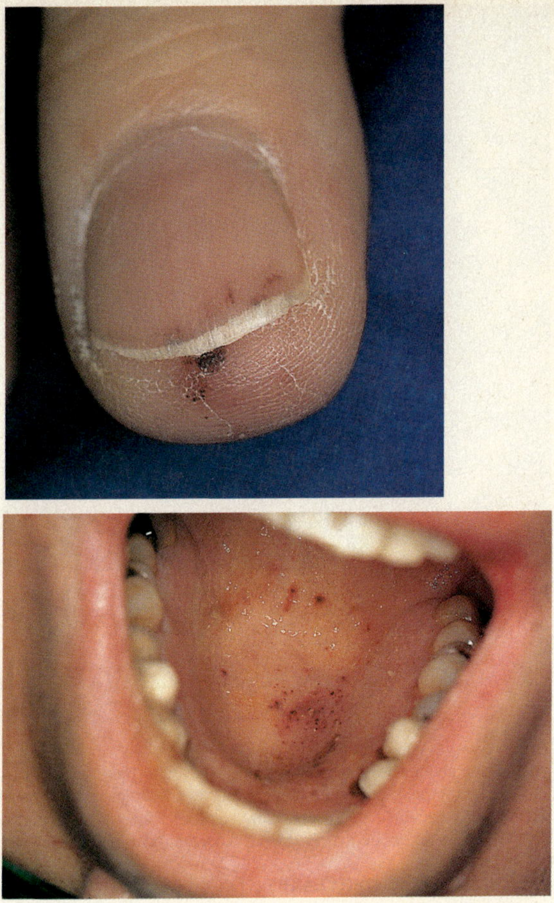

a

b

Abb. 5.8 Endokarditis. a) Splitter-Blutungen und Osler-Knötchen. b) Mikroembolien der Mundschleimhaut [6].

Erregerspezifische Therapie:

- *Staphylokokken:* Oxa-/Flucloxacillin 4–6 × 2 g täglich für 4–6 Wo. und evtl. zusätzlich Gentamycin 3 × 1 mg/kg KG für 1 Wo. Bei Klappenprothesen zusätzlich Rifampicin 3 × 300 mg für > 6 Wo.
- *Enterokokken:* Ampicillin 3 × 4 g täglich für 4–6 Wo. und Gentamycin 1 × 2–5 mg/kg KG täglich für 4–6 Wo.
- *Streptococcus viridans:* Penicillin G 3 × 10 Mio. IE täglich für 4–6 Wo. und Gentamycin 1 × 2,5 mg/kg KG täglich für 2 Wo.

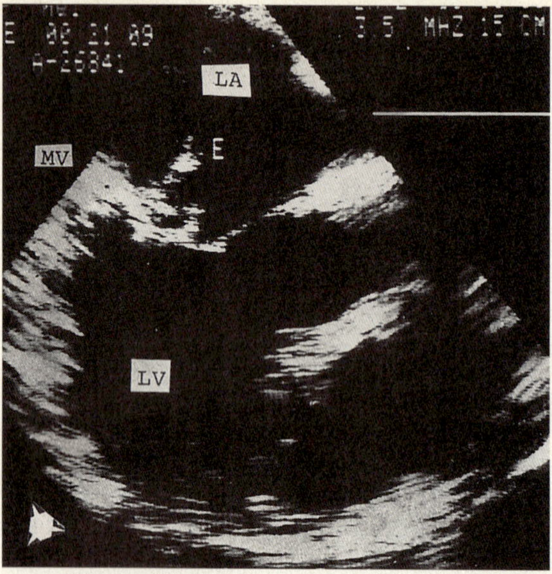

Abb. 5.9 Transösophageale Darstellung einer Mitralklappenvegetation. Die endokarditische Vegetation (E) prolabiert bereits zu Beginn der Systole vom Mitralklappenapparat (MV) in das linke Atrium (LA), LV= linker Ventrikel [7].

TIP

NW der Aminoglykoside (ANV, Taubheit) meist nach 1–2 Wo., deshalb Spiegelkontrolle und häufige Krea-Kontrolle.

Prognose

Auch unter antibiotischer Therapie Letalität ca. 30%. Häufigste Todesursache ist die kardiale Dekompensation aufgrund einer Klappendestruktion. Prognose besonders ungünstig bei vorgeschädigtem Herz (künstliche Herzklappen, Herzinsuffizienz), akutem Verlauf und Infektion mit gramnegativen Bakterien oder mit Pilzen.

ENDOKARDITISPROPHYLAXE (s. Tab. 1.14)

- Ind. für die prophylaktische Antibiotikatherapie:
  - *mäßig erhöhtes Endokarditisrisiko:* die meisten angeborenen und erworbenen Herzklappenfehler, Mitralklappenprolaps mit Insuffizienz, hypertrophe Kardiomyopathie mit Obstruktion
  - *hohes Endokarditisrisiko:* künstliche Herzklappen, frühere infektiöse Endokarditis, komplexe angeborene Herzklappenfehler
- Antibiotikaauswahl bei:
  - Zahnbehandlungen (auch schon Zahnsteinentfernungen), diagnostischen und therapeutischen Eingriffen am oberen Respirationstrakt und am Ösophagus: Amoxicillin (z.B. Amoxihexal®) 2 g oral 1 h vorher
- Eingriffe am GIT und Urogenitaltrakt:
  - bei mäßig erhöhtem Endokarditisrisiko wie oben Amoxicillin 2 g oral 1 h vorher
  - bei hohem Endokarditisrisiko Ampicillin 2 g und zusätzlich Gentamycin (z.B. Gentamyicin Hexal®) 1,5 mg/kg KG jeweils i.v. oder i.m. 30 min vorher.

5.1.8 Erworbene Herzklappenerkrankungen

Syn.: Ursache der meisten erworbenen Herzklappenfehler ist eine rheumatische Endokarditis, die 10–20 Jahre zurückliegt. Am häufigsten sind die Mitral- und Aortenklappe betroffen, selten die Trikuspidal- und Pulmonalklappe.

MEMO

Eine relative Klappeninsuffizienz entsteht durch Überdehnung des Klappenansatzringes bei Dilatation des linken, seltener des rechten Ventrikels bzw. der großen herznahen Gefäße.

MITRALKLAPPENSTENOSE

Häufigster erworbener Klappenfehler, in 30% der Fälle gleichzeitig Mitralinsuffizienz. Meist Folge eines rheumatischen Fiebers, selten durch Myxome. Die Stenose führt zur Druckbelastung des li. Vorhofs, Lungenstauung (pulmonale Hypertonie) und damit zur Rechtsherzbelastung und -insuffizienz.

Klinik

- (Belastungs-)Dyspnoe, nächtlicher Husten, Hämoptoe mit „Herzfehlerzellen" im Sputum, pektangiöse Beschwerden, Palpitationen
- Leistungsminderung, periphere Zyanose mit rötlich-zyanotischen Wangen (Facies mitralis)
- sichtbare Venenstauung am Hals und Zungengrund, Hepatomegalie und Ödeme (als Folge der Rechtsherzinsuffizienz).

BEACHTE

Komplikationen: absolute Arrhythmie bei Vorhofflimmern mit Bildung von Vorhofthromben (art. Embolien), Lungenödem und infektiöse Endokarditis.

Diagnostik

- Anamnese (meist keine Erinnerung an rheumatisches Fieber)
- *Auskultation:*
  - paukender 1. HT
  - Mitralöffnungston: 0,06–0,12 s nach dem 2. HT
  - niederfrequentes, diast. Decrescendo im Anschluß an den Mitralöffnungston (über der Herzspitze)
  - bei Sinusrhyhthmus kurzes präsystol. Crescendogeräusch
  - bei pulmonaler Hypertonie evtl. diast. hochfrequentes Decrescendo im Anschluß an das Pulmonalsegment des 2. HT (Graham-Steell-Geräusch)
- *EKG:* P mitrale, evtl. absolute Arrhythmie bei Vorhofflimmern, Zeichen der Rechtsherzhypertrophie und Rechtsschenkelblock
- *Rö-Thorax* (Abb. 5.10): Mitralkonfiguration mit verstrichener Herztaille durch Vorwölbung des li. Vorhofes, prominentes Pulmonalsegment, evtl. Zeichen der pulmonalen Stauung und der Rechtsherzhypertrophie
- *TEE:* Verdickung oder Verkalkung der Mitralklappensegel mit verminderter Beweglichkeit und Öffnung, vergrößerter li. Vorhof, evtl. Vorhofthromben
- *Linksherzkatheter:* hämodynamische Auswirkungen, Berechnung der Klappenöffnungsfläche, Nachweis einer begleitenden Mitralinsuffizienz und KHK.

Therapie

- *Allgemeinmaßnahmen:* Vermeidung körperlicher Belastung, Endokarditisprophylaxe
- *medikamentöse Therapie* der absoluten Arrhythmie (Herzglykoside, Antikoagulation) und der Herzinsuffizienz (v.a. Diuretika, ACE-Hemmer ohne Nutzen)
- *invasive Therapie* bei fortschreitender mittelschwerer Mitralstenose: perkutane Mitralklappensprengung mittels eines Ballonkatheters (Valvuloplastie), Klappenrekonstruktion oder -ersatz.

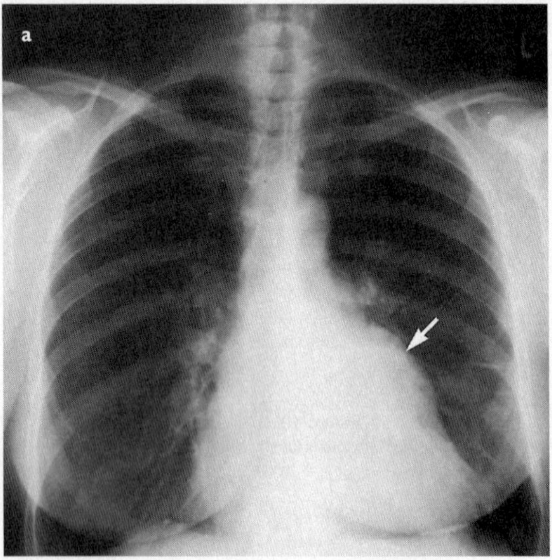

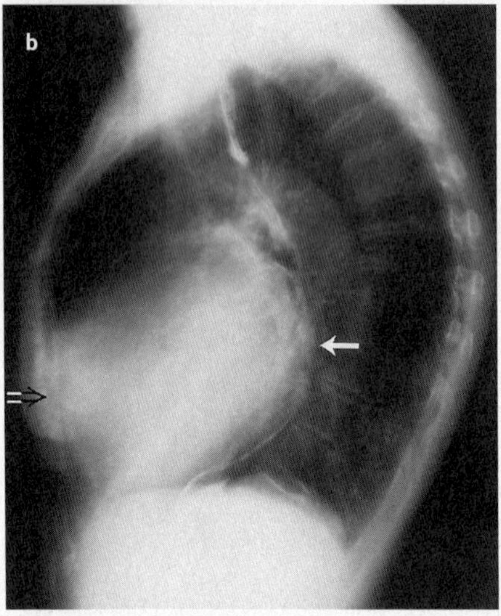

Abb. 5.10 Röntgenaufnahme des Thorax bei Mitralstenose a) in p.a. Projektion. Noch im Normbereich befindliche Herzgröße, da der linke Ventrikel nicht vergrößert ist. Deutliche Vorwölbung des linken Vorhofs links lateral (Pfeil), der konturbildend wird. An der rechten Herzkontur sieht man als Kernschatten den linken Vorhof randbildend, der sich hinter den rechten Vorhof projiziert. Die Trachealbifurkation ist als Ausdruck der linksatrialen Vergrößerung gespreizt. Prominente Pulmonalgefäße, interlobäre Verdichtungen links. b) in seitlicher Projektion mit Ösophagusbreischluck. Der linke Vorhof ist deutlich dilatiert (Pfeil) und führt zu einer Impression des Ösophagus mit Dorsalverlagerung. Der Ausflußtrakt des rechten Ventrikels ist nach vorn oben vorgewölbt und führt zur Einengung des Retrosternalraums (Doppelpfeil). Als Nebenbefund Rundrückenbildung [7].

BEACHTE

Regelmäßige klinische und echokardiographische Kontrollen sind erforderlich, um frühzeitig eine invasive Therapie einzuleiten, da sich eine pulmonale Hypertonie evtl. auch nach OP nicht mehr zurückbildet.

MITRALKLAPPENINSUFFIZIENZ

Syn.: Schlußunfähigkeit der Mitralklappe. Ätiologie: z.B. nach rheumatischer oder infektiöser Endokarditis, bei Mitralklappenprolaps oder Papillarmuskelnekrose im Rahmen eines Herzinfarktes (akute Mitralinsuffizienz). Am häufigsten ist die *relative* Mitralklappeninsuffizienz bei Linksherzinsuffizienz mit linksventrikulärer Dilatation. Durch die Insuffizienz der Mitralklappe kommt es zu einem Blutrückfluß in den li. Vorhof, Volumenbelastung des li. Vorhofs und der li. Kammer und damit zu einer linksventrikulären Hypertrophie. Im weiteren Verlauf folgt eine Linksherzinsuffizienz mit Lungenstauung und später Rechtsherzinsuffizienz.

Klinik

Bei chronischer Mitralinsuffizienz lange Zeit keine oder kaum Symptome. Erst spät Zeichen der Linksherzinsuffizienz (Dyspnoe, nächtlicher Husten, Leistungsminderung).

AKUT

Bei akuter Mitralinsuffizienz rasches Linksherzversagen mit Lungenödem und kardiogenem Schock!

Diagnostik

- *Auskultation:* direkt im Anschluß an den 1. HT (holo-)systol. Decrescendo- oder Bandgeräusch mit Punctum maximum über der Herzspitze und Fortleitung in die Axilla, häufig 3. HT und leiser 1. HT
- *EKG:* P mitrale, evtl. absolute Arrhythmie bei Vorhofflimmern und Zeichen der Linksherzhypertrophie
- *Rö-Thorax* (Abb. 5.11): Vergrößerung des li. Vorhofes und der li. Kammer, im Spätstadium auch Zeichen der Lungenstauung
- *Echokardiographie:* Vergrößerung des li. Vorhofes und der li. Kammer, Quantifizierung der Mitralinsuffizienz mittels Farbdoppler
- *Linksherzkatheter:* hämodynamische Auswirkung, Quantifizierung des Schweregrades der Mitralinsuffizienz, Nachweis einer begleitenden Mitralstenose und sonstiger Herzfehler oder einer KHK.

BEACHTE

Bei akuter Mitralklappeninsuffizienz im EKG evtl. Zeichen eines Hinterwandinfarktes und im Rö-Thorax normale Herzgröße.

Therapie

- Mmedikamentöse Therapie der Herzinsuffizienz, Antikoagulation bei absoluter Arrhythmie, Endokarditisprophylaxe
- *operative Therapie:* Klappenrekonstruktion falls möglich, sonst Klappenersatz. *Ind.:* akute Mitralinsuffizienz sowie chronische Mitralinsuffizienz bei deutlichen Symptomen und echokardiographisch kritischem Anstieg des Refluxes.

MITRALKLAPPENPROLAPS

Syn.: Vorwölbung eines oder beider Mitralsegel während der Systole in den li. Vorhof. Häufigste Klappenveränderung beim Erwachsenen. Familiäre Häufung. Hämodynamisch in der Regel ohne Bedeutung, nur selten kommt es zu einer Mitralinsuffizienz. Gute Prognose bei den meisten Patienten.

Klinik

Meist asymptomatisch. Selten *Mitralklappensyndrom* mit Palpitationen, Dyspnoe, Synkopen, pectangiösen Beschwerden oder Leistungsminderung.

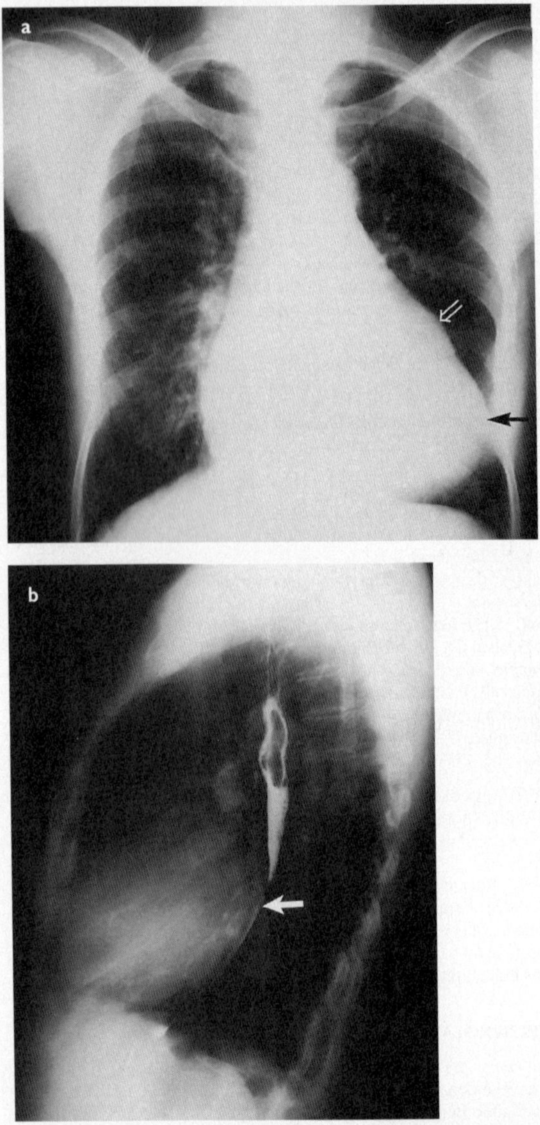

Abb. 5.11 Röntgenaufnahme des Thorax bei reiner Mitralinsuffizienz a) in p.a. Projektion. Deutliche Kardiomegalie. Die Herz-Thorax-Relation liegt bei 0,7. Vergrößerung des linken Ventrikels (Pfeil), der fast die laterale Thoraxwand erreicht. Deutliche Prominenz des linken Vorhofs (Doppelpfeil). Verdichtete zentrale Lungengefäße als Ausdruck der Lungenstauung. b) in seitlicher Projektion mit Ösophagusbreischluck. Impression des Ösophagus mit Dorsalverlagerung infolge der linksatrialen Dilatation (Pfeil, [7]).

Diagnostik

- *Auskultation:* systol. Klick, bei Mitralinsuffizienz Systolikum im Anschluß an den 1. HT
- *EKG:* meist normal, evtl. unspez. Erregungsrückbildungsstörungen, paroxysmale supraventrikuläre Tachykardien oder ventrikuläre ES
- *Echokardiographie:* Nachweis des Prolapses.

Therapie

Nur bei deutlichen Beschwerden symptomatische Therapie, z.B. Medikation mit β-Blockern bei Herzrhythmusstörungen und Angina pectoris oder Behandlung einer Mitralklappeninsuffizienz (s. oben).

(VAVULÄRE) AORTENKLAPPENSTENOSE

Syn.: Entleerungsbehinderung des linken Ventrikels durch Einengung der Ausflußbahn. Bei älteren Menschen meist degenerativ-sklerotisch bedingt, seltener rheumatische Genese. Zu 80% sind Männer betroffen.
Hämodynamisch kommt es zur Druckbelastung des li. Ventrikels mit konzentrischer Hypertrophie und Koronarinsuffizienz.

MEMO

Einteilung der Aortenstenosen:
Valvuläre Aortenstenose: häufigster Typ, erworben.
Subvalvuläre Aortenstenose: angeboren oder bei der hypertrophen Kardiomyopathie mit Obstruktion.
Supravalvuläre Aortenstenose: sehr selten, angeboren.

Klinik

Oft über Jahre ohne Symptome. Beschwerden treten erst bei höhergradiger Stenose auf:

- Blässe, Leistungsknick
- Belastungsdyspnoe
- Schwindel, Rhythmusstörungen
- Hypotonie mit niedriger Blutdruckamplitude (Pulsus parvus et tardus), bei Hypertonikern normale Blutdruckwerte
- Angina pectoris.

BEACHTE

Komplikationen: Synkopen, Linksherzinsuffizienz, Mikroembolien und plötzlicher Herztod. Die Pat. sind v.a. unter körperlicher Belastung hochgradig gefährdet.

Diagnostik

TIP

Symptome sind ein Alarmzeichen und erfordern eine umgehende Diagnostik!

- *Auskultation:*
  - spindelförmiges rauhes Systolikum, abgesetzt vom 1. HT mit Punctum maximum im 2. ICR parasternal re. und Fortleitung in die Karotiden
  - evtl. frühsystol. Klick
  - bei hochgradiger Stenose paradoxe Spaltung des 2. HT
- *EKG:* oft noch normal, erst bei höhergradiger Stenose Linkstyp, Zeichen der Linksherzhypertrophie, T-Negativierungen in V4-V6
- *Rö-Thorax* (Abb. 5.12): poststenotische Dilatation der Aorta ascendens, evtl. Klappenverkalkungen, anfangs normal großes Herz, erst spät linksventrikuläre Verbreiterung
- *Echokardiographie:* verdickte oder verkalkte Aortenklappen mit verminderter Klappenbeweglichkeit und Öffnungsfähigkeit, Nachweis einer linksventrikulären Hypertrophie, Doppler-Echokardiographie zur Beurteilung des Druckgradienten

- *Linksherzkatheter:* Quantifizierung der Stenose durch Bestimmung des Druckgradienten zwischen li. Ventrikel und Aorta, Nachweis eines begleitenden sonstigen Klappenfehlers und Beurteilung der Koronararterien.

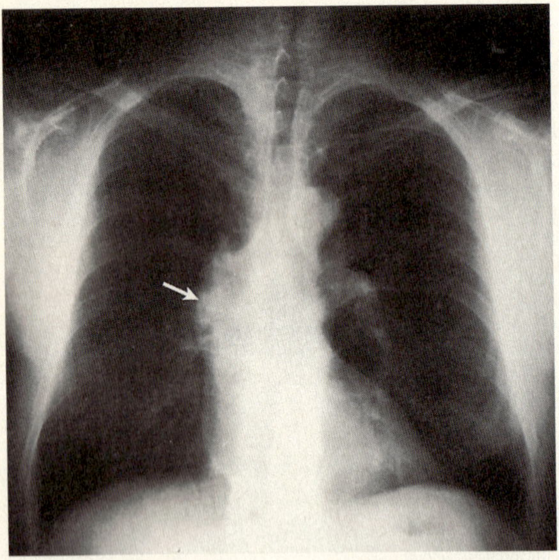

Abb. 5.12 Röntgenaufnahme des Thorax in p.a. Projektion bei reiner valvulärer Aortenstenose. Der li. Ventrikel ist infolge einer konzentrischen Hypertrophie nicht dilatiert, und die Herzgröße liegt im Normbereich. Deutliche poststenotische Dilatation der Aorta ascendens (Pfeil) mit gleichzeitiger Elongation [7].

Therapie

- *Allgemeinmaßnahmen:* Vermeidung von körperlicher Belastung, medikamentöse Therapie der Linksherzinsuffizienz mit Diuretika (Herzglykoside und ACE-Hemmer sind umstritten), Endokarditisprophylaxe
- *Operative Therapie:* meist Klappenersatz, bei Verkalkungen des Anulus Ultraschall-Dekalzifizierung möglich. *OP-Ind.:* erstes Auftreten von Symptomen.

BEACHTE

Bei rechtzeitiger OP sehr erfolgreich therapierbarer Herzklappenfehler. Prognose verschlechtert sich aber bei präoperativ verminderter linksventrikulärer Funktion.

AORTENKLAPPENINSUFFIZIENZ

Schlußunfähigkeit der Aortenklappe mit diast. Reflux in den li. Ventrikel. Zu 65% durch rheumatische Endokarditis bedingt, seltener durch infektiöse Endokarditis, Aortenaneurysma, Trauma oder Lues.

Hämodynamisch folgt der Aorteninsuffizienz eine Volumenbelastung des li. Ventrikels mit exzentrischer Hypertrophie sowie spät eine Gefügedilatation mit Linksherzinsuffizienz.

Klinik

MEMO

Typisches Symptom ist die große Blutdruckamplitude mit schnellendem Puls. Jedoch bleiben viele Pat. über Jahrzehnte asymptomatisch.

- Folgen der großen Blutdruckamplitude: pulssynchrone Kopfbewegungen (Musset-Zeichen), sichtbarer Kapillarpuls nach leichtem Druck auf Fingernagel, sichtbare Pulsationen der Karotiden, pulssynchrones Geräusch im Kopf
- Belastungsdyspnoe, rasche Ermüdung
- Palpitationen, Schwindel, evtl. orthostatischer Kollaps.

AKUT

Alarmzeichen einer drohenden Dekompensation sind Angina pectoris und Zeichen der Linksherzinsuffizienz.

Diagnostik

- Palpation: hebender, nach außen verlagerter Herzspitzenstoß
- *Auskultation:*
  - sofort nach dem 2. HT einsetzendes fauchendes Decrescendo-Diastolikum mit Punctum maximum über Erb und Aorta
  - spindelförmiges Systolikum als Folge einer rel. Aortenstenose durch das abnorm große Schlagvolumen
  - Austin-Flint-Geräusch: gelegentlich auftretendes Spätdiastolikum durch Öffnungsbehinderung des Mitralsegels
- *EKG:* Zeichen der Linksherzhypertrophie, betonte Q-Zacken
- *Rö-Thorax* (Abb. 5.13): Vergrößerung des li. Ventrikels nach li., Dilatation und Elongation der Aorta ascendens, bei starker Ausprägung sogenanntes „Holzschuhherz"
- *Echokardiographie:* diast. Oszillieren der Mitralklappe, dilatierter li. Ventrikel, Quantifizierung des Insuffizienzjets im Farbdoppler

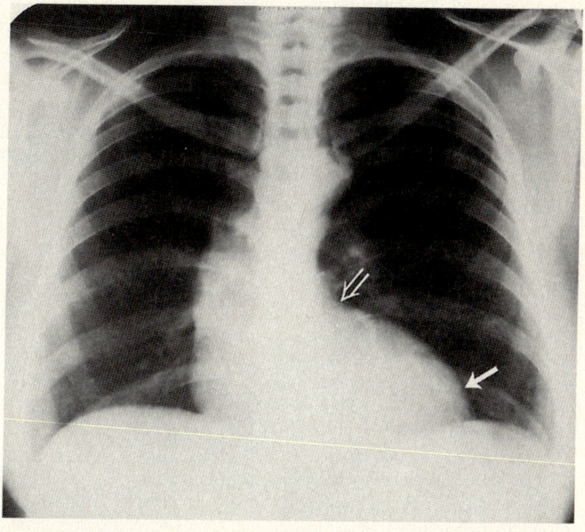

Abb. 5.13 Röntgenaufnahme des Thorax bei chronischer Aorteninsuffizienz in p.a. Projektion. Der linke Ventrikel ist verbreitert (Pfeil), und es besteht eine geringgradige Kardiomegalie. Da der linke Vorhof nicht vergrößert ist, besteht eine typische Einbuchtung im Bereich der Herztaille (Doppelpfeil). Die Aorta ascendens ist geringgradig dilatiert. Keine pulmonal-venöse Stauung [7].

- *Linksherzkatheter:* Quantifizierung der Stenose, Erfassung einer begleitenden Aortenstenose.

Therapie

- *Allgemeinmaßnahmen:* keine körperliche Belastung, medikamentöse Therapie der Herzinsuffizienz, Endokarditisprophylaxe
- *operative Therapie:* soweit möglich Klappenrekonstruktion, ansonsten Klappenersatz. *Ind.:* akute Aorteninsuffizienz, chronische Aorteninsuffizienz vor Entwicklung einer Linksherzinsuffizienz.

BEACHTE

Wie auch bei der Aortenstenose: je stärker die präop. Einschränkung der linksventrikulären Funktion, desto ungünstiger die Prognose, deshalb frühzeitige OP.

5.1.9 Arterielle Hypertonie

Syn.: Erhöhung der RR-Werte auf > 140/90 mmHg. 20–25% der Bevölkerung in den westlichen Industrienationen sind betroffen. Viele sind nicht oder nur unzureichend behandelt. Ausmaß der Hypertonie korreliert eindeutig mit dem kardiovaskulären Risiko.

MEMO

Klinische Formen der arteriellen Hypertonie

- *Labile* Hypertonie: nicht immer hypertone Werte, sondern nur bei Belastung oder Streß
- *Milde* Hypertonie: syst. 140–159 mmHg oder diast. 90–99 mmHg
- *Mittelschwere* Hypertonie: syst. 160–179 mmHg oder diast. 100–109 mmHg
- *Schwere* Hypertonie: syst. > 180 mmHg oder diast. > 110 mmHg
- *Maligne* Hypertonie: diast. > 120 mmHg plus Retinopathie Stadium III-IV plus progrediente Niereninsuffizienz
- *Hypertensive Krise:* > 230/120 mmHg mit vital bedrohlichen neurologischen und/oder kardialen Symptomen.

Ätiologie

- *prim. (essentielle) Hypertonie*: > 90% der Fälle. Ausschlußdiagnose. Ursache unbekannt. Multifaktorielle, polygene Erkrankung. Begünstigt durch Konstitution, Übergewicht, ungünstige Ernährung (Kaffee, hoher Salzgehalt, Alkohol), Streß, Nikotinkonsum und hormonelle Faktoren. Meist vergesellschaftet mit dem *metabolischen Syndrom*: Insulinresistenz mit Hyperinsulinämie, später Typ-II-Diabetes, stammbetonte Adipositas, Dyslipidämie (HDL-Cholesterin erniedrigt, Triglyzeride erhöht) und Hyperurikämie
- *sek. Hypertonie*: < 10% der Fälle. Vielfältige Ursachen (Abb. 5.14).

Klinik und Komplikationen

Oft keine Beschwerden. Typisch ist der morgendliche Kopfschmerz im Hinterkopfbereich. Gelegentlich unsystematischer Schwindel, Ohrensausen, Nervosität, Nasenbluten, Palpitationen oder Belastungsdyspnoe. In fortgeschrittenen Stadien Symptome durch Komplikationen:

- hypertensive Krise (s. Kap. 3.1.11)
- Herz: KHK, Linksherzhypertrophie, Herzinsuffizienz
- Gehirn: TIA, Hirninfarkt, hypertonische Massenblutung, Enzephalopathie
- Nieren: hypertensive Nephropathie mit zunächst Mikroalbuminurie und im Endstadium arteriosklerotische Schrumpfnieren mit Niereninsuffizienz
- Augen: hypertensive Retinopathie
- Gefäße: Arteriosklerose, pAVK, Aortenaneurysma, Aortendissektion.

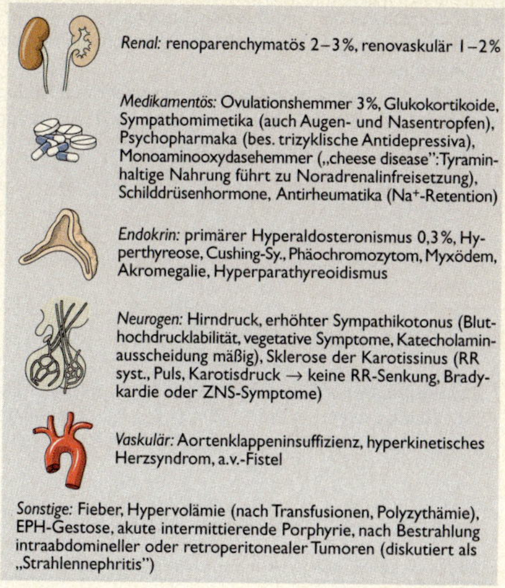

Abb. 5.14 Ursachen der sekundären Hypertonie [5].

MEMO

Stadien der Hypertonie nach WHO:

Stadium I: Hypertonie ohne Endorganschäden.

Stadium II: Hypertonie mit mäßigen oder leichten Endorganveränderungen wie linksventrikuläre Hypertrophie, hypertensive Nephropathie (Krea < 2 mg/dl), Plaquebildung in A. carotis oder femoralis und Fundus hypertonicus I/II (funktionelle und strukturelle Gefäßveränderungen).

Stadium III: Hypertonie mit schweren Endorganschäden wie Herzinfarkt, -insuffizienz, zerebrovaskulären Schäden (TIA, Apoplex), Niereninsuffizenz, Fundus hypertonicus III/IV (Schäden der Netzhaut und im Stadium IV bilaterales Papillenödem), pAVK.

Diagnostik

- *Anamnese:* Familienanamnese (meist positiv), Risikofaktoren erfragen, Gewichtsveränderungen (z. B. Ödeme bei M. Cushing), Medikamentenanamnese (Kontrazeptiva, Kortikoide), Organveränderungen (Visusverschlechterung, kardiale und zentralnervöse Symptome), Schwangerschaft (EPH-Gestose)
- *körperliche Untersuchung:*
  - RR-Messung: an beiden Armen, bei jüngeren Pat. auch an beiden Beinen, im Liegen und im Stehen, zu unterschiedlichen Tageszeiten, bei sehr dicken Armen breitere Blutdruckmanschette
  - Gefäßstatus: Strömungsgeräusche? Pulse seitengleich?
  - Herzpalpation, -auskultation: nach li. verlagerter Herzspitzenstoß? Herzgeräusche?
  - Abdomenpalpation: Aortenaneurysma?
  - Fundoskopie: Fundus hypertonicus?
- *24-h-Blutdruckmessung:* v.a. bei labiler Hypertonie oder bei Verdacht auf „Praxishypertonie"
- *Ruhe-EKG:* Linkshypertrophie- oder Ischämiezeichen
- *Belastungs-EKG:* Belastungshypertonie? KHK?

- *Echokardiographie:* Linksherzhypertrophie
- *Oberbauchsonographie:* Aneurysma der Aorta abdominalis? Schrumpfnieren? Nebennierentumor?
- *Rö-Thorax:* Aortenelongation? Herzvergrößerung? Stauungszeichen?
- *Labor:* BSG, BB, BZ, Krea, Elektrolyte, CRP, Harnsäure, Gesamteiweiß, Albumin, Cholesterin, Triglyzeride, Urinstatus.

BEACHTE

Weiterführende Untersuchungen zum Ausschluß einer sekundären Hypertonie sind v.a. indiziert bei Pat. < 30 Jahre, schweren Endorganschäden, Therapieresistenz oder klinischem Verdacht auf sekundäre Hypertonie. Ggf. endokrinologische Tests, Farbduplexsonographie der Nieren, selektive Renovasographie, Abdomen-, Thorax-CT oder MRT.

Therapieprinzipien

TIP

Allgemeinmaßnahmen: Gewichtsreduktion, salzarme Ernährung, mediterrane Kost, kein Nikotin, wenig Kaffee und Alkohol, Entspannungstraining, körperliche Bewegung, keine hypertoniebegünstigende Medikation, Therapie anderer Risikofaktoren.

Tab. 5.1 Stufenschema der antihypertensiven Therapie [5].

Stufenschema der medikamentösen Therapie:

Milde Hypertonie Monotherapie	**Mittelschwere Hypertonie** Zweierkombination	**Schwere Hypertonie** Dreierkombination
β-Blocker **oder** Diuretikum **oder** Kalziumantagonist **oder** ACE-Hemmer	Diuretikum plus β-Blocker oder Kalziumantagonist oder ACE-Hemmer **oder** Kalziumantagonist plus β-Blocker oder ACE-Hemmer	Diuretikum plus β-Blocker oder Clonidin plus ACE-Hemmer **oder** Kalziumantagonist **oder** Dihydralazin **oder** α_1-Blocker **oder** Minoxidil

Allgemeine Therapieregeln:
- bei sekundärer Hypertonie Behandlung der Grunderkrankung
- Auswahl der Antihypertonika nach Verträglichkeit und Begleiterkrankung: bis 60 Jahre in erster Linie β-Blocker, bei älteren Pat. Diuretikum, ACE-Hemmer oder Kalziumantagonist
- bei unzureichender Monotherapie zunächst auf andere Wirkstoffgruppe wechseln, erst danach Zweierkombination versuchen
- einschleichende Dos., da langsame Blutdrucksenkung besser vertragen wird
- kein abruptes Absetzen der Antihypertonika, da Rebound-Gefahr mit gefährlichen RR-Anstiegen
- regelmäßige Laborkontrollen, z.B. Krea und Elektrolyte bei Therapie mit Diuretika oder ACE-Hemmer
- regelmäßige RR-Messungen, auch Selbstmessungen, zur Therapiekontrolle.

Beispiele für Antihypertonika

- β-Blocker (s. Kap. 5.1.3)
- Diuretika und ACE-Hemmer (s. Kap. 5.1.1)
- Kalziumantagonisten (Nifedipin, Verapamil, Diltiazem):
  - *Ind.:* nur Reservemedikation, falls β-Blocker kontraindiziert, da prognostischer Vorteil nicht erwiesen. Zusätzliche Ind. für Verapamil: supraventrikuläre Tachykardien, Prinzmetal-Angina
  - *NW:* Flush, Knöchelödeme, Kopfschmerzen, Schwindel, Müdigkeit. Zusätzlich bei

Nifedipin: Reflextachykardie. Zusätzlich bei Verapamil und Diltiazem: Bradykardie, AV-Block, Obstipation
  - *KI:* Herzinsuffizienz (NYHA-Stadium III und IV), instabile Angina pectoris, akuter Herzinfarkt, Schwangerschaft. Zusätzliche KI für Verapamil und Diltiazem: kranker Sinusknoten, AV-Block > I. Grades, Bradykardie, gleichzeitige Therapie mit β-Blocker
  - *Dos.*: Nifedipin (z.B. Nifehexal®) 2 × 20 mg täglich als Retardpräparat, Verapamil (z.B. Verahexal®) 240–480 mg täglich, Diltiazem (Diltahexal®) 180–360 mg täglich
- Clonidin:
  - *Ind.:* selten (wegen hoher NW-Rate), nur schwere Hypertonie in Kombination mit anderen Antihypertonika (aber nicht mit β-Blockern), v.a. bei hypertensiver Krise
  - *NW:* Bradykardie, orthostatische Dysregulation, Sedierung, Mundtrockenheit, Obstipation, Schlaf-, Potenzstörungen. Plötzliches Absetzen kann Blutdruckkrisen auslösen
  - *KI:* Bradykardie, kranker Sinusknoten, AV-Block > I. Grades, Depressionen, Leber- und Niereninsuffizienz, Schwangerschaft
  - *Dos.*: z.B. Catapresan® 3 × 0,075–0,30 mg täglich, mit einschleichender Dos. beginnen
- Dihydralazin:
  - *Ind.:* schwere Hypertonie in Kombination mit Diuretikum und β-Blocker, Schwangerschaftshypertonie
  - *NW:* Reflextachykardie, Flush, Kopfschmerzen, Angina pectoris, Diarrhoe, reversibler Lupus erythematodes (dosisabhängig), psychotische Symptome
  - *KI:* KHK
  - *Dos.*: z.B. Nepresol® 3 × 12,5–25 mg täglich mit einschleichender Dos.
- α_1-Blocker:
  - *Ind.:* schwere Hypertonie in Kombination mit Diuretikum und β-Blocker. Nur länger wirksame α_1-Blocker (Doxazosin, Bunazosin, Terazosin) empfehlenswert
  - *NW:* Reflextachykardie, orthostatische Dysregulation (besonders nach 1. Dosis), Kopfschmerzen, gastrointestinale Störungen, Müdigkeit, psychische Störungen
  - *KI:* Schwangerschaft
  - *Dos.*: Doxazosin (z.B. Doxacor®) 1–4 mg täglich, möglichst Retardpräparat, einschleichende Dos.
- Minoxidil
  - *Ind.:* nur Reservemittel bei schwerer Hypertonie, immer in Kombination mit Diuretikum und β-Blocker
  - *NW:* Reflextachykardie, starke Natrium- und Wasserretention, Hypertrichose (in 2–6 Mon. reversibel), Perikarditis

Tab. 5.2 Auswahl der Antihypertonika nach den Begleiterkrankungen [5].

Erkrankung	bevorzugen	vermeiden
Herzinsuffizienz	ACE-Hemmer, Diuretika, Dihydralazin	Kalziumantagonisten, β-Blocker, α_1-Blocker
KHK	β-Blocker, ACE-Hemmer, Nifedipin	Verapamil oder Diltiazem
Bradykardie	Nifedipin, Dihydralazin, ACE-Hemmer	β-Blocker, Diltiazem, Verapamil, Clonidin
Tachykardie	β-Blocker, Diltiazem, Verapamil, Clonidin	α_1-Blocker, Nifedipin
Linksherzhypertrophie	ACE-Hemmer, β-Blocker, Kalziumantagonisten	
Obstruktive Atemwegserkrankung	ACE-Hemmer, Kalziumantagonisten	β-Blocker

– *KI:* KHK, Herzinsuffizienz
– *Dos.:* z.B. Lonolox® 2,5–5 mg täglich, einschleichend dosieren.

BEACHTE

Prognose: Über 50% der Hypertoniker sterben an kardiovaskulären Komplikationen, 20% der Pat. mit mehrjähriger manifester Hypertonie erleiden einen Apoplex.

5.1.10 Arterielle Hypotonie

Syn.: RR-Werte < 100 mmHg systol. mit Minderperfusion von Organen. Ruhehypotonie bei gut trainierten Menschen physiologisch.

MEMO

Orthostatische Hypotonie: Abfall des systol. RR um 20 mmHg, des diast. um 10 mmHg im Stehen innerhalb von 3 Min. nach dem Aufstehen.

Ätiologie

- *prim. essentielle Hypotonie:* häufigste Form, v.a. junge Frauen mit leptosomem Habitus und bei Trainingsmangel, fraglicher Krankheitswert
- *sek. Hypotonien:* Hypovolämie, endokrine Hypotonie (M. Addison, Hypothyreose), kardiopulmonale Hypotonie (Herzinsuffizienz, -infarkt, Lungenembolie), infektiöstoxische Hypotonie (nach Infektionskrankheiten), medikamentös-toxische Hypotonie (Psychopharmaka, Antihypertensiva, Antiarrhythmika), Immobilisation, neurologische Ursachen (M. Parkinson, Apoplex).

Klinik

- Leistungsschwäche, Müdigkeit, lange morgendliche „Anlaufzeit", Konzentrationsstörungen
- Schwindel, Schwarzwerden vor den Augen, Kollapsneigung, Synkope
- Übelkeit, Erbrechen
- depressive Verstimmung, Schlafstörungen
- kalte Hände und Füße
- bei orthostatischer Hypotonie: Schwindel, Schwarzwerden oder Flimmern vor den Augen beim Aufstehen aus dem Liegen, Kopfschmerzen und Herzklopfen, evtl. mit Beklemmungsgefühl.

Diagnostik

- RR-Messung: wiederholt an beiden Armen und zu unterschiedlichen Tageszeiten
- *Schellong-Test* (Abb. 5.15): Pat. liegt 10 Min. in Rückenlage. RR und Puls messen. Pat. aufstehen lassen. RR und Puls sofort nach dem Aufstehen und nach 1, 2, 3, 5, 7, 10 Min. messen.

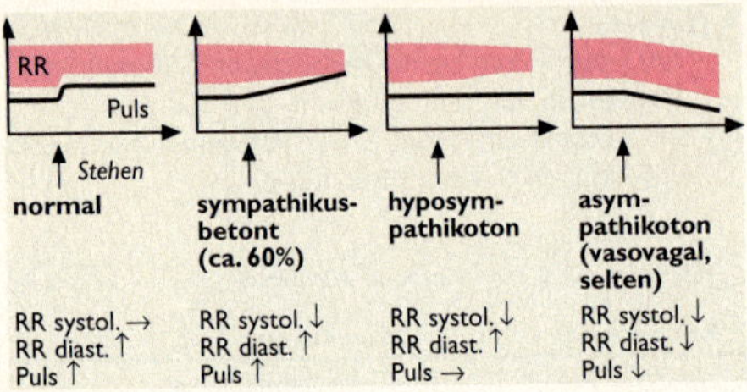

Abb. 5.15 Schellong-Test [4].

Therapie

Bei sekundärer Hypotonie Behandlung der Grunderkrankung. Bei prim. Hypotonie Aufklärung über Harmlosigkeit und hilfreiche Allgemeinmaßnahmen. Medikamentöse Therapie nur in Ausnahmefällen, z.B.:

- Dihydroergotamin: (z.B. Dihydergot®) 2–4 × 20 Tr. täglich. *KI:* pAVK, KHK, schwere Leber- und Nierenerkrankung, Schwangerschaft
- Sympathomimetika wie Etilefrin (z.B. Effortil®) 3 × 5–10 mg täglich, nicht bei

sympathikusbetonter Hypotonie. *KI:* Herzrhythmusstörungen, KHK, Hyperthyreose, Engwinkelglaukom, Prostataadenom mit Blasenentleerungsstörungen
- Fludrocortison (z.B. Astonin H®) 0,1–0,3 mg täglich. NW: Hypokaliämie, Natrium- und Wasseretention.

TIP

Allgemeinmaßnahmen: Vermehrte Flüssigkeits- und Kochsalzzufuhr, mehrere kleine Mahlzeiten. Körperliche Bewegung: Ausdauersport wie Laufen, Fahrradfahren, Schwimmen. Hydrotherapie: Wechselduschen, Wassertreten, kalte Armbäder. Trokkenbürstenmassagen vor dem morgendlichen Duschen. Tragen von Kompressionsstrümpfen. Klimatische Reize, z.B. Nordseeklima. Kein plötzlicher Lagewechsel (Liegen, Sitzen, Stehen). Bei längerem Stehen auf den Zehenballen wippen, Überkreuzen der Beine oder Bauchpresse betätigen.

5.1.11 Periphere arterielle Verschlußkrankheit (pAVK)

Syn.: art. Durchblutungsstörungen durch Stenosen oder Komplettverschluß, in mehr als 95% der Fälle durch obliterierende Arteriosklerose bedingt und meist in den unteren Extremitäten lokalisiert. Wichtigster atherogener Risikofaktor ist Nikotinabusus (weitere Risikofaktoren s. Kap. 5.1.3). Seltene (< 5%) Ursachen für pAVK: Thrombangiitis obliterans und Takayasu-Syndrom. Häufigkeit der pAVK steigt mit zunehmenden LJ, bis zu 10% der Männer über 50 Jahre sind betroffen.

MEMO

- 30% aortoiliakaler oder Beckentyp
- 50% femoropoplitealer oder Oberschenkeltyp
- 30% peripherer Typ (Unterschenkel- oder Fußarterien)
- Häufig auch kombiniert (Mehretagenerkrankung).

Klinik

Symptome treten erst spät auf, bei Einengung des Gefäßlumens über 80%.
- kalte Füße oder Hände
- *Claudicatio intermittens* („Schaufensterkrankheit“): belastungsabhängige, zum Anhalten zwingende Schmerzen, gelegentlich auch muskelkaterartige Beschwerden oder Schwächegefühl, Nachlassen der Schmerzen nach 1–2 Min., kann bei Diabetikern aufgrund der Polyneuropathie auch fehlen
- „Walking through“-Phänomen: Schmerz verschwindet trotz Weitergehen (tritt bei guter Kollateralbildung auf)
- Ruheschmerzen: besonders nachts in Horizontallage
- Ulzera oder Nekrosen
- Erektionsschwäche und ischialgieforme Beschwerden beim *Leriche-Syndrom* (Aortenbifurkationsverschluß).

BEACHTE

Beschwerden werden jeweils unterhalb der Stenose angegeben: z.B. Ischämieschmerz in Gesäß oder Oberschenkel bei Stenose der Aorta oder A. iliaca.

MEMO

Stadien der pAVK nach Fontaine:

I: keine Beschwerden, aber nachweisbare Veränderungen.
II: Claudicatio intermittens (IIa: schmerzfreie Gehstrecke > 200 m, IIb schmerzfreie Gehstrecke < 200 m).
III: Ruheschmerz.
IV: zusätzlich Nekrose, Gangrän oder Ulkus.

Diagnostik

- körperliche Untersuchung:
  - Inspektion: blasse, marmorierte Haut, evtl. Ulzera

- *Palpation:* Temperaturdifferenz der Beine, Seitenvergleich der Pulse
  - *Gefäßauskultation:* Stenosegeräusch
  - Lagerungsprobe nach Ratschow (s. Kap. 1.2 u. Abb. 5.16)
  - Gehtest
- *Doppler- und Farbduplexsonographie* (Abb. 5.17): Nachweis, Lokalisation und Ausdehnung der Stenose oder des Verschlusses
- *Intraart. DSA:* präop.

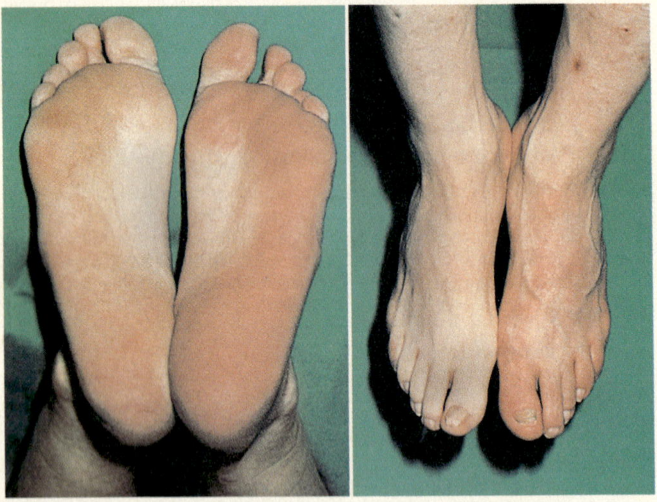

Abb. 5.16 Lagerungsprobe nach Ratschow: a) In der Elevationsphase deutlich seitendifferentes Abblassen der Fußsohlen. b) In der Hängephase noch deutliche pathologische Blutleere re. bei sichtbarer Venenfüllung und Hyperämie li. [7].

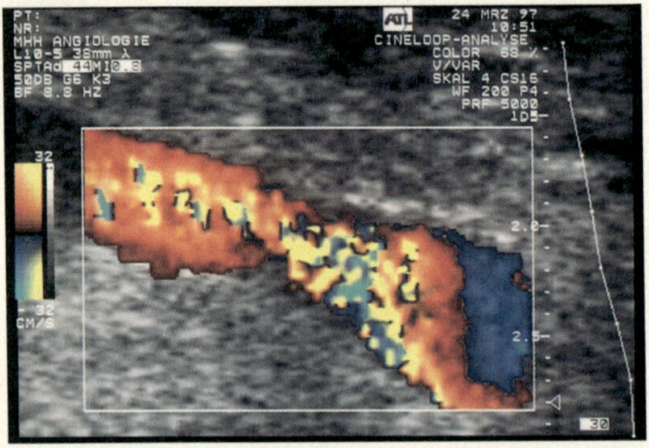

Abb. 5.17 Hochgradie Stenose der A. femoralis superficialis an typischer Stelle im Adduktorenkanal: fadenförmige Einengung des Blutflusses mit erheblichen poststenostischen Turbulenzen [7].

BEACHTE

Differentialdiagnose: v.a. orthopädische Erkrankungen (LWS-Syndrom, Cox-, Gonarthrose), neurologische Erkrankungen (Spinalstenose, periphere sensible Nervenläsion) oder ausgeprägte venöse Abflußstörungen.

Therapie

Begleitende Maßnahmen:

- *Reduzierung aller atherogener Risikofaktoren:* Nikotinverzicht, optimale Therapie eines Diabetes mellitus, Hypertonie und Fettstoffwechselstörungen
- *lokale Maßnahmen:* vorsichtige Fußpflege, Vermeiden von Verletzungen, passende Schuhe, keine hyperämisierende Salben, keine Wärmeanwendungen (Bäder, Wärmflaschen), keine Kompressionsstrümpfe, evtl. nächtliche Tieflagerung ab Stadium IIb
- *Gehtraining im Stadium I–IIb:* Gehen von ⅔ der Maximalstrecke, Stehenbleiben, Weitergehen, täglich 1–2 h
- keine Medikation, die zu einer Verschlechterung der peripheren Durchblutung führt, z.B. β-Blocker.

Medikamentöse Therapie:

- *Thrombozytenaggregationshemmer:* ASS (z.B. ASS 100 Hexal) 100 mg täglich, bei Unverträglichkeit Clopidogrel 75 mg täglich
- weitere Medikation, falls invasive Therapie nicht möglich oder nicht erfolgreich:
  - Prostaglandine: *Ind.:* Stadium III und IV. *NW:* Blutdrucksenkung, Tachykardie, Zunahme einer Herzinsuffizienz, Ödeme, Kopfschmerzen, Übelkeit. *KI:* manifeste Herzinsuffizienz, KHK, Herzrhythmusstörungen, Lebererkrankung. *Dos.:* z.B. Alprostadil (Prostavasin®) 0,06 mg in 250 ml 0,9% NaCl langsam über 2 h täglich i.v. für 2–3 Wo.
  - Rheologika, z.B. Pentoxyfyllin: Wirkung umstritten. *Ind.:* Stadium II, wenn Gehtraining nicht möglich. *NW:* gastrointestinale Störungen, Netzhautblutungen, Herzrhythmusstörungen. *Dos.:* z.B. Pentohexal® 300–1200 mg täglich oral oder 100–300 mg täglich in 0,9% NaCl i.v.
  - isovolämische Hämodilution: *Ind.:* nur bei Polyglobulie und Polyzythaemia vera. *NW:* anaphylaktische Reaktion. *KI:* schwere KHK, Anämie, Exsikkose. *Vorgehen:* 500 ml Aderlaß und gleichzeitige Infusion von 500 ml HAES 10%.

BEACHTE

Thrombozytenaggregationshemmer auch nach invasiver Therapie (PTA, TEA, lokale Lyse) sowie orale Antikoagulation mit Marcumar nach Bypass-OP (6 Mon. postoperativ Umstellung auf Thrombozytenaggregationshemmer).

Invasive Therapie:

- *PTA:* Aufdehnung von kurzstreckigen, nur leicht verkalkten Stenosen oder Verschlüssen durch einen Ballonkatheter
- *lokale Lyse* evtl. in Kombination mit einer Aspirations-Thrombektomie und nachfolgender PTA: über einen art. Katheter Infusion von Streptokinase oder Urokinase, indiziert v.a. bei akuten thrombotischen Verschlüssen
- *operative Gefäßrekonstruktion:*
  - Thrombendarteriektomie (TEA): Ausschälung einschließlich der Gefäßintima mittels Ringstripper oder offene OP, indiziert bei kurzstreckigen, gering verkalkten Verschlüssen der A. iliaca oder femoralis
  - Bypass-OP: z.B. Überbrückung von Stenosen im Ober- und Unterschenkelbereich durch autologe V. saphena (autologer Bypass) oder Überbrückung von infrarenalem Aortenverschluß durch körperfremdes Material, wie Teflon (alloplastischer Bypass)
- *Sympathektomie:* durch Injektion von hochprozentigem Alkohol im Bereich des Grenzstranges oder chirurgische Durchtrennung des Grenzstranges, selten indiziert
- *Amputation:* indiziert bei Gangrän mit drohender Sepsis.

BEACHTE

Die Mehrzahl der betroffenen Pat. leidet an einer generalisierten Arteriosklerose, 50% versterben an einer KHK. Prognose der pAVK weitgehend abhängig vom Fortbestehen weiterer atherogener Risikofaktoren. Amputationsrate bei Nichtdiabetikern 2%/Jahr, bei Diabetikern 7%.

5.1.12 Akuter Verschluß der Extremitäten

Syn.: meist durch *kardiale* Embolien (Vorhofflimmern, Infarkt, Endokarditis, Mitralvitium) bedingt, seltener durch *arterio-arterielle* Embolien (Ablösen von arteriosklerotischen Plaques aus A. abdominalis, A. iliaca oder Aneurysmen). In 20% der Fälle Entstehung durch art. Thrombosen bei pAVK.

Klinik

MEMO

Faustregel „6 × P":
◆ Pain (Schmerz) ◆ Paleness (Blässe) ◆ Paraesthesia (Parästhesien)
◆ Pulselessness (Pulslosigkeit) ◆ Paralysis (Parese) ◆ Prostration (Schock).
Lokalisation der Beschwerden distal des Verschlusses.

AKUT

Komplikationen: Schock, ischämische Nekrose und Tourniquet-Syndrom (lebensbedrohliche Rhabdomyolyse mit metabolischer Azidose, Hyperkaliämie, ANV).

Diagnostik

- *Anamnese:* plötzlicher Beginn bei bekannter Herzerkrankung oder langsamerer Beginn bei bekannter pAVK
- *körperliche Untersuchung:* Pulsstatus, syst. RR-Messung am Knöchel
- Farbduplexsonographie
- *intraart. DAS:* nur bei Thrombosen oder unklaren Fällen indiziert, bei klinisch eindeutiger Embolie nicht erforderlich.

BEACHTE

Differentialdiagnose: Phlegmasia coerula dolens (perakuter Verschluß sämtlicher Venen einer Extremität mit sekundärer Kompression der art. Gefäße, Pulse fehlen auch!).

Therapie

AKUT

Angiologischer Notfall, sofort Chirurgen informieren!

Sofortmaßnahmen:
- Extremität tief lagern und Watteverband (keine Kälte, keine Wärme, kein Druck)
- 5000–10 000 IE Heparin als Bolus i.v.
- Analgetika z.B. Pethidin (Dolantin®) 75–100 mg i.v.
- Volumensubstitution zur Schockprophylaxe.

BEACHTE

Keine i.m. oder i.a. Injektionen, da KI für Lysetherapie!

Revaskularisierende Maßnahmen:
- Embolektomie: z.B. mit Fogarty-Ballonkatheter, möglichst innerhalb der ersten 6 h, v.a bei proximalem Verschluß
- lokale i.a. Fibrinolyse mit Strepto-, Urokinase oder r-TPA (recombinant tissue-type plasminogen activator): Therapiealternative bei distalem Verschluß, insbesondere bei inkomplettem Ischämiesyndrom, evtl. in Kombination mit Aspirations-Thrombembolektomie.

Nachsorge: Verordnung von Thrombozytenaggregationshemmern bzw. von oralen Antikoagulanzien (s. Kap. 6.10.2) bei rezidivierenden Embolien.

5.1.13 Varikose

Syn.: Krampfadern. Erweiterung oberflächlicher Venen meist mit Knotenbildung und Schlängelung. *Primäre Varikose:* idiopathisch, konstitutionelle und hormonelle Faktoren. *Sekundäre Varikose:* bei Abflußbehinderung im tiefen Venensystem aufgrund einer Phlebothrombose.

Unterscheidung zwischen:

- *Besenreiservarizen:* netzförmig angeordnete kleinste intradermale Varizen, Durchmesser < 1 mm
- *retikuläre Varizen:* netzförmig angeordnete erweiterte Subkutanvenen, Durchmesser 2–4 mm
- *Insuffizienz von Perforansvenen* der Doddschen, Boydschen oder Cockettschen Gruppe (Abb. 5.18)
- *Stammvarikose* der V. saphena magna (Innenseite Ober- und Unterschenkel, Abb. 5.18) oder der V. saphena parva (Rück- und Außenseite des Unterschenkels).

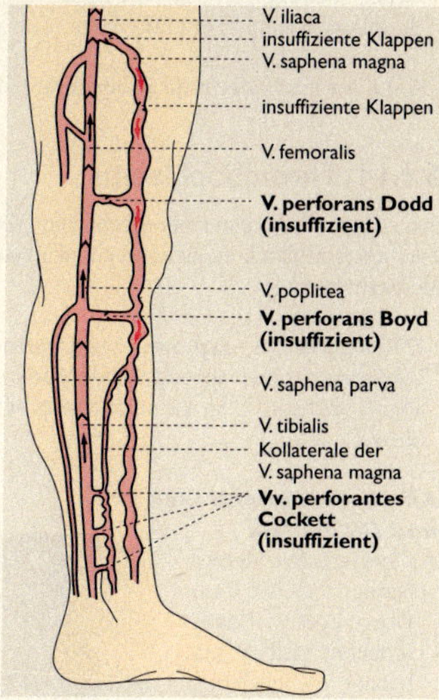

Abb. 5.18 Beispiel für eine Kombination von einer Stammvarikose der V. saphena magna mit insuffizienten Klappen und insuffizienten Perforansvenen. Die hier skizzierten Perforansvenen der Doddschen, Boydschen und Cockettschen Gruppe entsprechen der häufigsten Lokalisation von insuffizienten Venae perforantes [7].

Klinik

- Schwere- und Spannungsgefühl in den Beinen, evtl. auch krampf- oder stichartige Schmerzen, v.a. abends und nach längerem Sitzen oder Stehen
- nächtliche Wadenkrämpfe
- abendliche Schwellungsneigung im Knöchelbereich
- Juckreiz.

BEACHTE

Komplikationen: Thrombophlebitis, CVI und Phlebothrombose.

Diagnostik

- Inspektion des stehenden Pat.
- Trendelenburg-, Perthes-Test (s. Kap. 1.2)
- *Duplex-Sonographie:* Überprüfung der Durchgängigkeit der tiefen Venen und der Venenklappenfunktion der Stammvenen
- präop. Phlebographie.

Therapie

BEACHTE

Allgemeinmaßnahmen: **kein längeres Sitzen oder Stehen, Beine häufig hochlegen, Entstauungsgymnastik, Wechselduschen, Wassertreten, Gewichtsnormalisierung, körperliche Bewegung (Gehen, Fahrradfahren), keine Sauna oder warme Vollbäder.**

- *Kompressionstherapie:* meist reichen Kompressionstrümpfe der Kompressionsklasse II
- *medikamentöse Therapie:* keine erwiesene Bedeutung für die Prognose. Evtl. Roßkastanienextrakte oral oder lokal. Niedrig dosierte Thiaziddiuretika nur kurzfristig bei starker Schwellung (Thrombosegefahr steigt)

- *Sklerotherapie:* ambulante Injektion von Verödungsmitteln, indiziert bei dist. Varizen, V.-saphena-parva- und Perforansvarizen sowie bei kosmetisch störenden retikulären oder Besenreiservarizen.
- *operative Therapie:* indiziert bei symptomatischer Varikosis, wenn das tiefe Venensystem nachweislich durchgängig ist. Methoden: Krossektomie (Unterbinden aller Venen am Venenstern in der Leiste), Venenstripping (mit Babcock-Sonde), Resektion aller insuffizienten Perforansvenen.

TIP

Konsequentes Wickeln für mindestens 3 Mon. nach OP.

5.1.14 Thrombophlebitis

Syn.: Entzündung einer oberflächlichen Vene. Oft bei Varikosis, nach Bagatelltrauma oder am Arm durch infizierten Venenkatheter oder nach Injektion von venenreizenden Medikamenten.

MEMO

Thrombophlebitis migrans: rezidivierende Thrombophlebitis unterschiedlicher Lokalisation ohne vorbestehende Varikosis, tritt als Frühstadium einer Thrombangitis obliterans oder als paraneoplastisches Syndrom v.a. bei Bronchial- und Pankreas-Ca auf.

Klinik, Komplikationen und Diagnostik

- schmerzhafter, derber Strang meist am Ober- oder Unterschenkel tastbar, mit lokaler Schwellung, Rötung und Überwärmung (Abb. 5.19)
- Komplikationen: insbesondere bei immobilisierten Pat. Entwicklung einer Phlebothrombose, selten bakterielle Infektion mit Abszeß und Sepsis
- Diagnosestellung anhand der Klinik, eventuell Duplexsonographie zum Ausschluß eines Thrombuswachstums in das tiefe Venensystem.

BEACHTE

Differentialdiagnose: Phlebothrombose, Erysipel oder Lymphangitis.

Therapie

- keine Bettruhe (Behandlungsfehler!)

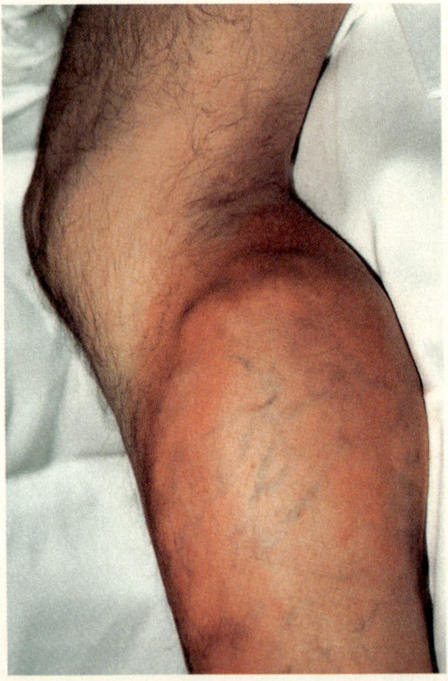

Abb. 5.19 Oberflächliche Thrombophlebitis der V. saphena parva [6].

- straffer Kompressionsverband auch nachts
- lokale Therapie mit Heparin- oder Antiphlogistikumsalbe
- bei frischer Thrombophlebitis evtl. Stichinzision und Entfernung des thrombotischen Materials
- bei stärkerer schmerzhafter Entzündung evtl. ASS (z.B. ASS 500 Hexal)
- Low-dose-Heparinisierung bei bettlägerigen Pat. und Thrombophlebitis der V. saphena magna.

5.1.15 Tiefe Beinvenenthrombose (Phlebothrombose)

In ca. 60% der Fälle ist das li. Bein betroffen. Thrombosenlokalisation: 10% in V. iliaca, 50% in V. femoralis, 20% in V. poplitea und 20% in Unterschenkelvenen. Die Hälfte der Pat. mit proximaler Beinvenenthrombose erleidet eine Lungenembolie (meist asymptomatisch).

MEMO

Risikofaktoren für eine Phlebothrombose:
Vorbestehende Phlebothrombose oder Lungenembolie, Immobilisation, postoperative Zustände, Schwangerschaft, Östrogentherapie, schwere Grunderkrankungen (Ca), Varikosis, Herzinsuffizienz, fortgeschrittenes Alter, „Economy class syndrome" (Abknicken der V. poplitea durch langes Sitzen, z.B. im Flugzeug), erworbener oder hereditärer Antithrombin-III-Mangel und weitere autosomal dominant vererbte Störungen mit Thrombophilie. Bei alleiniger Thrombophilie meist nur mäßiges Thromboserisiko, aber deutlich erhöhtes Risiko, wenn noch andere prädisponierende Faktoren hinzukommen.

Klinik

Häufig keine oder nur uncharakteristische Symptomatik, klassischerweise:

- Schmerzen und Spannungsgefühl in dem betroffenen Bein, v.a entlang der Venen, abnehmend im Liegen
- Schwellung der Extremität (Abb. 5.20)
- Glanzhaut, lokale Zyanose, Überwärmung, „Warnvenen" an der Schienbeinkante
- unklare subfebrile Temperaturen, Tachykardie, Unruhe
- Sonderform: *Phlegmasia coerulea dolens:* lebensbedrohlich verlaufende Thrombose des gesamten venösen Querschnitts einer Extremität mit starken Schmerzen, Schwellung und Zyanose.

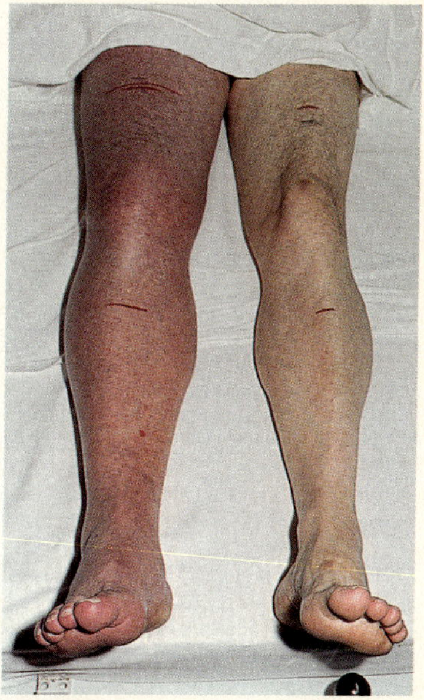

Abb. 5.20 Pat. mit einer tiefen Bein- und Beckenvenenthrombose [6].

BEACHTE

Häufig erfolgt die Diagnosestellung einer Phlebothrombose erst bei symptomatischer Lungenembolie! Weitere Komplikationen der Phlebothrombose: postthrombotisches Syndrom und Thromboserezidiv.

Diagnostik

- *körperliche Untersuchung:* typische klinische Zeichen der Phlebothrombose sind sehr unsicher, z.B. Payr-Zeichen (Fußsohlendruckschmerz bei Druck auf medialen Fußrand), Wadenschmerz beim Ballottement der Wade, Homans-Zeichen (Wadenschmerz bei Dorsalflexion des Fußes)
- *Farbduplex-Sonographie:* bei komplettem Verschluß keine Strömung mehr nachweisbar, sonst blutumflossener Anteil des Thrombus sichtbar
- *Phlebographie:* nur in diagnostisch unklaren Fällen indiziert
- *Abdomen-CT oder -MRT:* bei Verdacht auf Beckenvenenthrombose und unklarem Sonographiebefund
- *Ursachenabklärung der Phlebothrombose:* Tumorsuche bei älteren Menschen, spezielle Gerinnungsdiagnostik (Thrombophilieabklärung) bei jüngeren.

BEACHTE

Differentialdiagnose: postthrombotisches Syndrom mit chronisch venöser Insuffizienz, Lymphödem, posttraumatische Schwellung, akuter art. Verschluß, Acrodermatitis atrophicans.

Therapie

Allgemeinmaßnahmen:

- Kompressionstherapie: anfangs mit elastischer Binde, später mit Kompressionsstrümpfen
- Bettruhe bis 7 Tage bei Oberschenkel- und Beckenvenenthrombose
- Mobilisation unter Kompression und Heparintherapie bei Unterschenkelthrombosen
- keine lokale Wärme
- kein Pressen beim Stuhlgang.

TIP

Keine i.m.-Injektionen wegen evtl. Lysetherapie!

Antikoagulation mit Heparin: Mittel der Wahl in der Akuttherapie:

- weniger NW als Lyse, Lungenembolierisiko wie bei Lyse, postthrombotisches Syndrom häufiger als unter Lysetherapie
- 5000 IE Heparin als Bolus i.v., danach 30 000–35 000 IE/d für 5 Tage unter täglicher PTT-Kontrolle (therapeutische PTT-Verlängerung um das 1,5–2,5fache).
  Alternative: niedermolekulares Heparin s.c. ca. 175–200 IE anti-Faktor Xa/kg KG/d
- nach 1–2 Tagen begleitend Beginn einer oralen Antikoagulation (s. Kap. 6.10.2).

Fibrinolyse:

- strenge Indikationsstellung, indiziert bei frischer ausgedehnter Becken- und Oberschenkelvenenthrombose bei jüngeren Pat. ohne erhöhtes Blutungsrisiko
- Therapiestandard: ultrahochdosierte Streptokinasetherapie (6–9 Mio. IE über 6 h, bei Bedarf Wiederholung alle 18 h, Dauer 2–5 Tage). Alternative: Urokinase- oder r-TPA- (recombinant tissue-type plasminogen activator-)Therapie
- sofortiges Lyseende bei erfolgreicher Rekanalisation (engmaschige duplexsonographische Kontrolle).

Thrombektomie mittels Fogarty-Katheter: selten indiziert, bei Thrombosen der V. cava, ausgedehnten Beckenvenenthrombosen und Phlegmasia coerula dolens.

TIP

Nachsorge: Fortführung der oralen Antikoagulation für 3 Mon. bei Unterschenkelthrombose, 6 Mon. bei Oberschenkel- und Beckenvenenthrombose, 12 Mon. bei rezidivierenden Phlebothrombosen oder nach Lungenembolie und lebenslang bei nicht behebbaren Risikofaktoren (z.B. Gerinnungsdefekt).

5.1.16 Chronisch venöse Insuffizienz

Syn.: chronische venöse Abflußstörung in Kombination mit trophischen Hautveränderungen.
Ursache: postthrombotisches Syndrom oder Klappeninsuffizienz der tiefen Beinvenen.

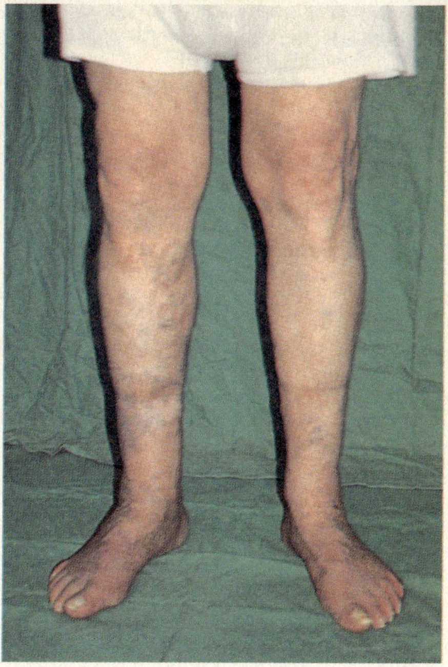

Abb. 5.21 Chronisch venöse Insuffizienz beider Beine im Stadium II mit Zyanose der Füße im Stehen, Hyperpigmentierung und Corona phlebectatica paraplantaris sowie Ödembildung mit Einschnürungen an beiden Unterschenkeln durch die Socken [7].

Klinik

Die Symptome zeigen sich v.a. im Unterschenkel- und Fußbereich. Drei Stadien werden unterschieden:

- *Stadium I:* Varikosis ohne trophische Hautveränderungen. Reversible Ödeme, Schwere- oder Spannungsgefühl, Corona phlebectatica (dunkelblaue Hautvenenveränderung am lateralen und medialen Fußrand)
- *Stadium II* (Abb. 5.21): braune Hautpigmentierung, Atrophie blanche (depigmentierte, atrophische Hautbezirke, meist oberhalb des Sprunggelenkes), Dermatosklerose (Verhärtung von Haut und Unterhautgewebe), Stauungsdermatitis (gerötete, schuppende, nässende Haut), Zyanose
- *Stadium III* (Abb. 5.22): zusätzlich florides oder abgeheiltes Ulcus cruris venosum.

Diagnostik

- Anamnese und Inspektion des stehenden Pat.
- *(Farb-)Duplex-Sonographie:* Überprüfung der Durchgängigkeit und der Strömungsverhältnisse der tiefen Beinvenen.

Therapie

- Allgemeinmaßnahmen wie bei Varikose (s. Kap. 5.1.13)

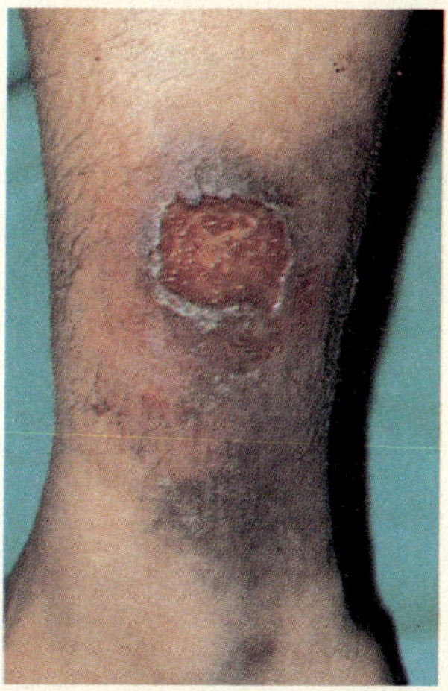

Abb. 5.22 Chronisch venöse Insuffizienz Stadium III: granulierendes Ulcus cruris venosum [7].

- *Kompressionstherapie:* Stadium I–II Kompressionsstrümpfe, Stadium III Kompressionsverband. *KI:* AVK mit Knöcheldruck < 80 mmHg und dekompensierte Herzinsuffizienz
- *medikamentöse Therapie:* Wirksamkeit nicht erwiesen
- *Lokaltherapie bei Ulcus cruris:* Reinigung des Ulkus mit H_2O_2 oder Hydrokolloidverbänden, danach Kompressionsverband, bei Erfolglosigkeit Überweisung zum Dermatologen (evtl. Hauttransplantation).

5.1.17 Zerebrale Durchblutungsstörungen und ischämischer Hirninfarkt

Syn.: Krankheitsbilder mit fokalen neurologischen Ausfällen. Ischämischer Hirninfarkt: dritthäufigste Todesursache, 15% aller Todesfälle.

Ätiologie

- Arteriosklerose (ca. 70% der Fälle): art. Hypertonie als Hauptrisikofaktor, weitere Risikofaktoren wie bei KHK (s. Kap. 5.1.3)
- art. Embolien (ca. 30%): v.a aus dem Herzen (z.B. bei Vorhofflimmern, bakterieller Endokarditis oder nach Vorderwandinfarkt), seltener aus der A. carotis oder dem Aortenbogen
- seltene Ursachen: Vaskulitiden, Dissektion der extrakraniellen Hirnarterien und hämatologische Erkrankungen (z.B. Polyzythämie).

Klinik

MEMO

Stadieneinteilung:

Stadium I: asymptomatische Stenose.

Stadium II: TIA *(transitorische ischämische Attacke)*: kurzzeitige, neurologische Ausfälle, die sich nach weniger als 24 h zurückbilden, z.B. Sprach-, Sehstörungen, Arm- oder/und Beinschwäche.

Stadium III: PRIND *(prolongiertes reversibles ischämisches neurologisches Defizit)*: vollständige Rückbildung der neurologischen Ausfälle nach mehr als 24 h.

Stadium IV: kompletter Hirninfarkt: fehlende oder nur teilweise Rückbildung der neurologischen Ausfälle.

Neurologische Symptomatik abhängig von der betroffenen Gefäßregion:

- Verschluß extrakranieller Hirnarterien:
  - *A.-carotis-interna(ACI-)Verschluß:* typischerweise einseitige Amaurosis fugax sowie kontralaterale sensomotorische Hemiparesen mit Reflexabschwächung (später Spastik mit Reflexsteigerung und positiven Pyramidenbahnzeichen). Bei großen Hirninfarkten treten Bewußtseins-, Sprachstörungen sowie Kopf-/Blickwendungen zur Infarktseite auf. Bei guter Kollateralbildung auch asymptomatischer Verlauf möglich
  - *Vertebralis-basilaris-Verschluß:* Drehschwindel, Sturzattacke, Nystagmus, Erbrechen, Sehstörungen, Paresen. Sonderform: *Subclavian-steal-Syndrom:* Verschluß der A. subclavia proximal des Vertebralisabganges mit Strömungsumkehr in der A. vertebralis, meist symptomlos, gelegentlich Schwindel und Sehstörungen bei Armarbeit
- Verschluß intrakranieller Hirnarterien:
  - *A.-cerebri-media-Verschluß:* brachiofazial betonte sensomotorische Hemiparese (Wernicke-Mann), homonyme Hemianopsie, evtl. Aphasie (falls sprachdominante Hemisphäre betroffen)
  - *A.-cerebri-anterior-Verschluß:* tritt selten auf, beinbetonte sensomotorische Hemiparese, Gangapraxie, Harninkontinenz

– *A.-cerebri-posterior-Verschluß:* selten, homonyme Hemianopsie, Hemihypästhesie und -algesie.

MEMO

Leitsymptome des Hirninfarktes: Bewußtseinsstörungen, Paresen oder Hemiparesen, Störungen der Sprache und der Sensorik.

AKUT

Diagnostik

Bei akuter Symptomatik sofortige Klinikeinweisung ohne weitere Diagnostik. In der Klinik ist als erste diagnostische Maßnahme CCT erforderlich!

- *körperliche Untersuchung:* neurologischer Status (Bewußtseinslage, Pupillen, Hirnnerven, Reflexe, Paresen), Augenhintergrund (Stauungspapille), Auskultation der Karotiden, Blutdruck an beiden Armen (Aortenbogensyndrom)
- *CCT:* kann bei ischämischem Infarkt (hypodense Bezirke) in den ersten 12 h unauffällig sein, Blutung (hyperdenser Bezirk) sofort sichtbar
- Routinelabor, EKG (Rhythmusstörungen)
- TEE bei Verdacht auf Embolie
- *Gefäßdiagnostik:* (Farb-)Doppler, art. selektive DSA, MRT mit MR-Angiographie.

BEACHTE

Differentialdiagnose: intrazerebrale Blutung (v.a. bei Hypertonie: *hypertonische Massenblutung*, seltener bei Fibrinolyse- oder Antikoagulantientherapie), Subarachnoidalblutung (bei Hirnbasisaneurysmen: plötzlicher extrem starker Kopfschmerz mit Meningismus), Sinusvenenthrombose (als Folge von lokalen Entzündung im Gesicht oder Ohr oder bei Meningitis) und Subduralhämatom (oft nach Bagatelltrauma zunehmende Kopfschmerzen und Bewußtseinsstörungen).

Therapie

AKUT

Akutversorgung des ischämischen Hirninfarktes: Vitalfunktionen sichern (Kontrolle der Atmung, BGA, evtl. Intubation), evtl. ZVK, Magensonde und Blasenkatheter, RR-Kontrolle (keine generelle RR-Senkung, nur bei konstantem systol. Druck > 220 mmHg oder diast. > 110 mmHg langsam um 20% senken) und Therapie eines erhöhten Hirndruckes (Lagerung mit leicht erhöhtem Oberkörper und Osmotherapie z.B. mit Mannit). Kein i.v. Zugang am gelähmten Arm wegen erhöhtem Thromboserisiko!

Therapie des Hirninfarktes nach der Akutversorgung:

- *Allgemeinmaßnahmen:*
  - Kontrolle von Atmung, Kreislauf, Wasser- und Elektrolythaushalt
  - strenge BZ-Einstellung: Hyperglykämie verschlechtert die Prognose
  - Therapie begleitender Erkrankungen (Herzinsuffizienz, Vorhofflimmern) und eines evtl. erhöhten Hirndrucks
  - medikamentöse Ulkusprophylaxe
  - Dekubitusprophylaxe: Lagerung, physikalische Maßnahmen
  - Pneumonieprophylaxe: Atemgymnastik
  - Kontraktur- und Spastikprophylaxe: richtige Lagerung und Krankengymnastik
  - Stuhlregulierung
- *spezifische medikamentöse Therapie:*
  - Vollheparinisierung: *Ind.:* bei embolischem Infarkt und frischem Verschluß einer hirnversorgenden Arterie. *NW* und *KI:* (s. Kap. 6.10.1). *Dos.:* 5000 IE als Bolus i.v., danach ca. 1000 IE/h
  - Low-dose-Heparinisierung: *Ind.:* bei KI gegen Vollheparinisierung und bei immobilisierten Pat.
  - Thrombolyse: in spezialisierten Zentren, innerhalb von 3 h, vorheriges CCT und Gerinnung obligat. *Ind.:* A.-basilaris-Verschluß (Ultima ratio, denn A.-basilaris-Ver-

schluß ist fast immer tödlich) sowie akuter Mediainfarkt ohne große Infarktdemarkierung. *Dos.:* Mittel der Wahl r-TPA (recombinant tissue-type plasminogen activator) 0,9 mg/kg KG
- *Gefäß-OP:* nur indiziert bei kleinen Infarkten in der Frühphase
- *Rehabilitation:* Gangschule, Gleichgewichtstraining, logopädische Übungen.

Sekundärprophylaxe nach zerebralen Durchblutungsstörungen:
- Reduzierung der arteriosklerotischen Risikofaktoren, v.a. Normalisierung erhöhter RR-Werte
- Thrombozytenaggregationshemmung: *Ind.:* nach TIA und Infarkten, wenn keine orale Antikoagulation erforderlich ist. *NW* und *KI:* (s. Kap. 6.10.3). *Dos.:* 100–300 mg ASS
- orale Antikoagulation: *Ind.:* kardiale Embolien. *NW, KI* und *Dos:* (s. Kap. 6.10.2)
- Thrombendarteriektomie (TEA) bei > 70% A.-carotis-interna-Stenose: anschließend Therapie mit Thrombozytenaggregationshemmern.

BEACHTE

Letalität des ischämischen Hirninfarktes: ca. 25% in Klinik, danach ca. 9%/Jahr.

5.2 Hämatologie

5.2.1 Anämien

Syn.: Verminderung der Erys, des Hb und/oder des Hkt. Bei leichter Anämie: Erys evtl. noch normal, aber Hb und Hkt erniedrigt oder umgekehrt Erys erniedrigt, aber Hb und Hkt normal.

Klinik
- bei leichter Anämie oft keine Beschwerden
- *allgemeine Anämiesymptome:* rasche Ermüdbarkeit, Kopfschmerzen, Schwindel, Konzentrationsschwäche, Schlaflosigkeit, Kälteempfindlichkeit. Seltener: Atemnot, Herzklopfen, Angina pectoris
- *körperlicher Befund:* oft fahl-blasse Haut, gelegentlich Ikterus, Tachykardie, Systolikum, „Nonnensausen“ (charakteristisches Geräusch an Halsvenen) oder Hypotonie.

Diagnostik und Differentialdiagnose
- *Anamnese:* einseitige Ernährung, genitale Blutungen bei der Frau, Vorerkrankungen (Ca, Z.n. Magenresektion), Verfärbung von Stuhl oder Urin
- *Basislabor:* BB, Diff.-BB
- weiterführende Diagnostik entsprechend der Verdachtsdiagnose.

MEMO

Differentialdiagnose der *hypochromen* Anämie (MCH < 27 pg):
- Eisenmangel-, Infekt- und Tumoranämie sowie selten: Thalassämie, Vit.-B_6-Mangelanämie, sideroachrestische Anämie.

Differentialdiagnose der *normochromen* Anämie (MCH 27–33 pg):
- hämolytische Anämie, akute Blutungsanämie, aplastische Anämie (Panmyelopathie), Infekt- und Tumoranämie (häufiger jedoch hypochrom).

Differentialdiagnose der *hyperchromen* Anämie (MCH > 33 pg):
- perniziöse Anämie, nicht-perniziöse megaloblastäre Anämie, makrozytäre Anämie (z.B. bei Leberzirrhose oder Hämochromatose).

EISENMANGELANÄMIE

Häufigste Anämieform: 15% der Frauen zwischen 15.–44. LJ, 3% aller Männer.

Ätiologie

- chronische Blutverluste: am häufigsten GIT-Blutungen, seltener Menstruations- oder sonstige genitale Blutungen bei der Frau, selten Blutverlust aus den Harnwegen
- erhöhter Eisenbedarf in Schwangerschaft, Stillzeit und Wachstumsperiode
- verminderte Resoption: bei Z.n. Magenresektion, Anazidität des Magens, Malassimilationssyndrom
- mangelhafte Zufuhr: einseitige Ernährung.

Klinik

Zusätzlich zu den allgemeinen Anämiesymptomen treten auf:

- trockene, rissige Haut, Mundwinkelrhagaden, brüchige Haare und Nägel
- meist erst bei starkem Eisenmangel: Längs-, Querrillen der Nägel, Hohl- oder Löffelnägel, blasse, atrophische, brennende Zunge, Schmerzen hinter dem Sternum und im Epigastrium (durch Schleimhautveränderungen des Ösophagus), abnorme Essensgelüste (Essen von Erde und Kalk), Ozäna (Stinknase durch Nasenschleimhautatrophie), Eisenmangelfieber ohne Infektion.

Diagnostik

- *Anamnese:* Hämatemesis, Teerstühle, Makrohämaturie, genitale Blutungen bei Frauen
- Ganzkörperstatus einschließlich rektaler Untersuchung
- *Labor:* BB, Diff.-BB (Abb. 5.23), Eisen, Ferritin ↓, Transferrin ↑, totale Eisenbindungskapazität (Tab. 5.3), Urinstatus, Stuhluntersuchung auf okkultes Blut
- *Ursachenabklärung:* Gastro-, Koloskopie, gynäkologische und urologische Untersuchung.

BEACHTE

Auch ohne BB-Veränderungen sind bei erniedrigtem Eisenspiegel Symptome einer Eisenmangelanämie möglich. Nur bei sicherem Ausschluß anderer Ursachen darf bei Frauen ein physiologischer Eisenverlust durch die Menstruation diagnostiziert werden.

Therapie

TIP

Bei Schwangerschaft, post partum oder postoperativ kann ohne weiterführende Diagnostik eine Eisensubstitution durchgeführt werden.

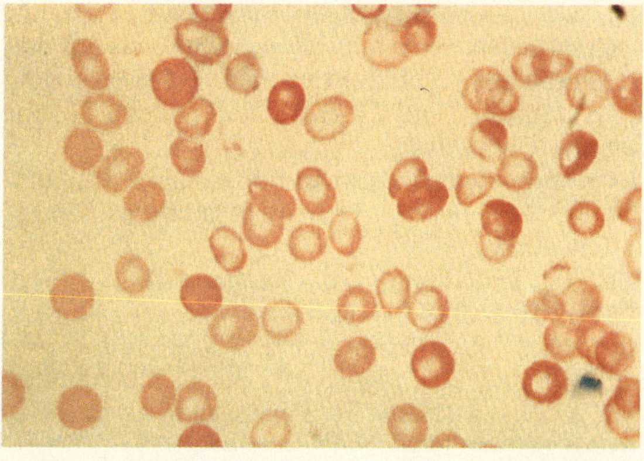

Abb. 5.23 Peripherer Blutausstrich bei schwerem chronischem Eisenmangel: hypochrome, mirkrozytäre Erythrozyten (Anulozyten) [7].

Tab. 5.3 Differentialdiagnose der Eisenstoffwechselstörungen [9].

	Eisen	Transferrin	Ferritin
Normwerte	M 10,6–28,3 µmol/l F 6,6–26,0 µmol/l	2,2–3,7 g/l 220–370 mg/dl	15–300 µg/l
Eisenmangel*	↓	↑	↓
Gravidität, Östrogenther.	↔	↑	↓
chron. Entzündung, Tumor	↔ bzw. ↓	↓ oder ↑	↑
renale Anämie	↓	↔	↔bzw. ↑
Hämosiderose/-chromatose	↑	↓	↑
Porphyrie	↑	↔	↑

***prälatenter Eisenmangel:**	erschöpfte Eisenreserven, Eisenresorption erhöht, Ferritin vermindert, kein Eisen im Knochenmark
latenter Eisenmangel:	zusätzlich Eisen im Serum vermindert, Transferrin und totale Eisenbindungskapazität erhöht, Abnahme der Transferrinsättigung
manifester Eisenmangel:	zusätzlich Hb-Abfall mit hypochromer mikrozytärer Anämie.

- orale Substitution: *Ind.:* Eisenmangel mit und ohne Anämiezeichen. *NW:* Übelkeit, Durchfall, Verstopfung, dunkel verfärbter Stuhl. *KI:* Eisenmangel infolge chronischer Infekte oder Tumoren, Eisenüberladung wie bei Hämochromatose. *Dos.:* Eisen(II)-sulfat oder Eisen(II)-gluconat (z.B. Vitaferro®) 100 mg/d nüchtern. Bei Hb < 8 mg/dl 200 mg/d. Überprüfung des Therapieerfolges nach 7–10 Tagen durch Hb- oder Retikulozytenanstieg. Substitutionsdauer: 2–3 Mon. nach Normalisierung des BB
- I.v. Substitution mit dreiwertigem Eisen: *Ind.:* nur in Ausnahmefällen bei akutentzündlichen GIT-Erkrankungen, Malabsorption, Schwangerschaftserbrechen. *NW:* Thrombophlebitis, Kopfschmerzen, Hitzegefühl, Herzrhythmusstörungen, Eisenüberladung, anaphylaktischer Schock. *Dos.:* maximal 50–100 mg/d, maximale Gesamtdosis 1500–2000 mg.

BEACHTE

Tetrazykline, Antacida und Colestyramin hemmen Eisenaufnahme. Eisentbl. sind im Rö-Bild schattengebend.

MEGALOBLASTÄRE ANÄMIEN

Syn.: hyperchrome Anämien mit Makro- und Megalozyten im Blutausstrich, entstehen durch Vit.-B_{12}- oder seltener durch Folsäuremangel. Ursache für einen Vit.-B_{12}-Mangel ist v.a. der Mangel an Intrinsic Faktor bei Z.n. Magenresektion oder bei perniziöser Anämie. Seltenere Ursachen für Vit.-B_{12}- oder Folsäuremangel sind:

- Mangelernährung
- Erhöhter Bedarf z.B. in Schwangerschaft (v.a. für Folsäure)
- Erkrankungen mit Malabsorptionssyndrom
- Medikamente: z.B. orale Kontrazeptiva, für Vit.-B_{12}-Mangel Colchicin und für Folsäuremangel Phenytoin, Folsäureantagonisten und Barbiturate.

MEMO

Perniziöse Anämie: Auto-AK gegen die Parietalzellen des Magens, gegen den Intrinsic Faktor und gegen den Vit.-B_{12}-Intrinsic-Faktor-Komplex führen zu einer Vit.-B_{12}-Resorptionsstörung und damit zu einer verminderten Ery-Bildung. Die Auto-AK gegen die Parietalzellen führen zur Anazidität und zu einer atrophischen Autoimmungastritis vom Typ A.

Klinik

- gastrointestinale Beschwerden wie Appetitlosigkeit, Völlegefühl, Diarrhoe
- Zungenbrennen und glatte rote Zunge durch atrophische Hunter-Glossitis

- allgemeine Anämiesymptome, v.a. Müdigkeit und Schwäche sowie strohgelbe Hautfarbe (durch Blässe und leichten Ikterus)
- Gewichtsabnahme
- neurologische Zeichen (fehlen bei folsäuremangelbedingter Anämie): Polyneuropathie-Symptome (durch funikuläre Myelose) mit Parästhesien, Schwäche in den Armen und Beinen sowie Unsicherheit beim Gehen und Greifen, evtl. Areflexie. Selten Verwirrtheit und Halluzinationen.

BEACHTE

Die neurologischen Symptome können den BB-Veränderungen um Jahre vorausgehen.

Diagnostik
- *körperliche Untersuchung:* Hautfarbe, Zunge, Leber-, Milzpalpation (leichte Hepatosplenomegalie), Reflexstatus, Stimmgabeltest (frühes Zeichen einer gestörten Tiefensensibilität)
- *Labor:* BB (Hb erniedrigt, MCV und MCH erhöht, Leuko-, Thrombopenie), Diff.-BB (relative Lymphozytose, Megalozyten, -blasten). LDH, Bilirubin und Fe erhöht. Vit.-B_{12}- und Folsäurespiegel erniedrigt, evtl. Auto-AK gegen Parietalzellen und Intrinsic Faktor nachweisbar
- KM-Untersuchung (Abb. 5.24)
- Gastroskopie mit Biopsie
- *Schilling-Test:* meist nicht erforderlich, pathologisch bei perniziöser Anämie.

TIP

Bei gesicherter perniziöser Anämie lebenslange BB-Kontrolle und mindestens einmal pro Jahr gastroskopische Kontrolle wegen erhöhtem Ca-Risiko.

Therapie
- soweit möglich kausale Therapie
- *Vit.-B_{12}-Substitution:* Mittel der Wahl Cyano- oder Hydroxycobalamin i.m. *NW:* Eisenmangel, selten Akne oder anaphylaktische Reaktion, bei hoher Dos. Hypokaliämie und Gefahr einer Thrombose. *Dos.:* bei Anämie ohne Polyneuropathie 0,5 mg einmal pro Mon., bei Polyneuropathie maximal 1 mg/d über 2 Wo., dann 1 mg/d zweimal wöchentlich. Prophylaktische Fe- und Kaliumgabe empfehlenswert
- *Folsäuresubstitution: Dos.:* initial 1–2 mg/d für 2–3 Wo., Erhaltungsdosis 0,25 bis 0,5 mg/d.

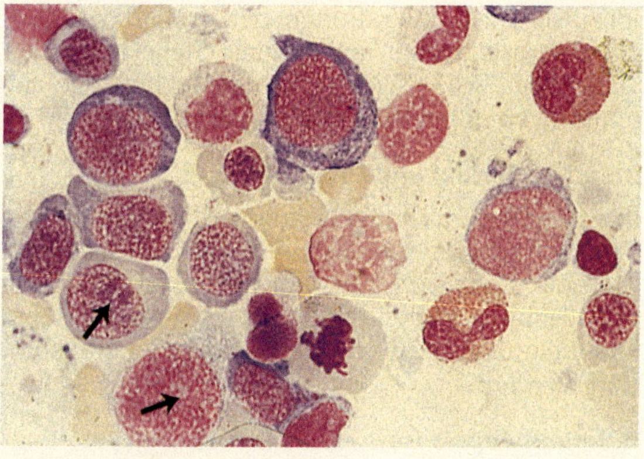

Abb. 5.24 Perniziöse Anämie: Typisch aufgelockerte Chromatinstruktur (Pfeile) der Megaloblasten im KM-Aspirat [7].

HÄMOLYTISCHE ANÄMIEN

Syn.: Anämien mit typischerweise verkürzter Lebensdauer der Erys und gesteigerte Ery-Neubildung. Die Mehrproduktion kann die Hämolyse jedoch nicht mehr kompensieren.

Ätiologie der erworbenen hämolytischen Anämien

- *autoimmunhämolytisch:* Auto-AK gegen Erys, in 50% der Fälle idiopathisch, in 50% symptomatisch z.B. bei CLL, Knochenmetastasen, Infektionen, Kollagenosen oder Medikamenten. Zwei wichtige Formen: Wärme-AK-Anämie (80%) und Kälteagglutininkrankheit
- *immunhämolytisch durch Allo-AK,,* z.B. durch ABO-inkompatible Transfusion oder bei Rh-Inkompatibilität des Neugeborenen
- *toxisch:* z.B. bei Urämie, Hämodialyse, Insekten-, Schlangengiften, Phenol, Benzin, Trichloräthylen, Blei, Medikamenten (Sulfonamide)
- *mechanisch:* z.B. bei Herzklappenersatz, „Marschhämoglobinurie" (wahrscheinlich Ery-Schädigung bei der Passage der Fußsohle)
- *infektiös:* Malaria, Toxoplasmose, Cholera, Mumps, Sepsis.

Ätiologie und Formen der angeborenen korpuskulären Anämien

- *Kugelzellenanämie* (Sphärozytose): bedingt durch Membrandefekt der Erys, häufigste korpuskuläre Anämie
- *Thalassämie:* Synthesestörung der Hb-Ketten, tritt v.a. in Mittelmeerländern auf. Zwei Formen: Major-Form (meist bis zum 20. LJ letal) und Minor-Form (günstige Prognose, meist keine Therapie erforderlich, Abb. 5.25)
- *Sichelzellenanämie:* qualitativ verändertes Hb, meist Schwarze betroffen. Bei heterozygoter Form meist keine Symptome, bei homozygoter Form jedoch schon im Säuglingsalter Symptome (abdominelle Schmerzkrisen mit Organinfarkten und Hepatomegalie).

Klinik

- oft symptomlos bei chronischer Hämolyse
- allgemeine Anämiesymptome
- Ikterus (typischerweise ohne Hautjucken), Splenomegalie, dunkler Stuhl und dunkelroter Urin

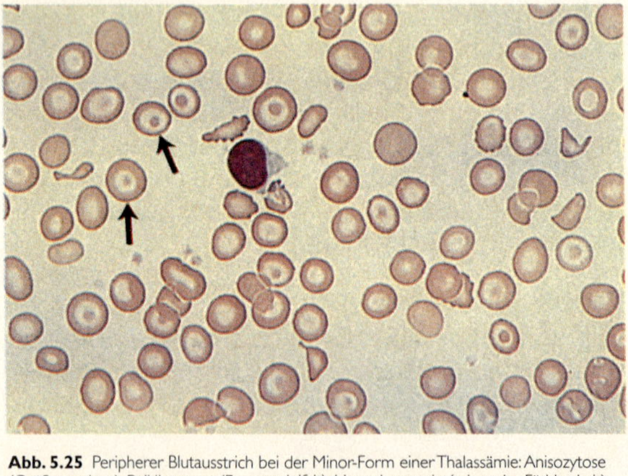

Abb. 5.25 Peripherer Blutausstrich bei der Minor-Form einer Thalassämie: Anisozytose (Größenvarianz), Poikilozytose (Formenvielfalt), Hypochromasie (schwache Färbbarkeit), Targetzellen (Schießscheibenform, Pfeile) [7].

- bei *akuter hämolytischer Krise:* starke Beeinträchtigung des Allgemeinbefindens, Übelkeit, Erbrechen, diffuse Schmerzen v.a. im Abdomen, Kreislaufkollaps, Gefahr des ANV.

BEACHTE

Infolge einer ineffektiven Erythropoese kann es zu vermehrter Eisenspeicherung kommen (*sekundäre Siderose oder Eisenspeicherkrankheit*). Klinik: Leberzirrhose, Hepatomegalie, Diabetes mellitus, dunkle Hautpigmentierung und Polyneuropathie.

Diagnostik

- *Anamnese:* vererbte Blutkrankheit, Vorerkrankungen, Fieber, Tropenrückkehrer, Medikation
- *Labor:* BB, Diff.-BB, Retikulozyten, LDH, HBDH, indirektes Bilirubin, Fe, freies Hb im S., Haptoglobin, Urinstatus. Evtl. AK-Suche, Hb-Elektrophorese (z.B. bei Thalassämie- und Sichelzellenanämieverdacht).

Therapie

- möglichst kausal bei den erworbenen hämolytischen Anämien (Ausschaltung der Grunderkrankung bzw. der Noxen)
- evtl. Splenektomie bei der Kugelzellanämie und Major-Form der Thalassämie.

APLASTISCHE ANÄMIE (PANMYELOPATHIE)

Syn.: Gruppe von Krankheitsbildern, die durch Anämie, Leukopenie und Thrombopenie gekennzeichnet sind. Die Blutzellen sind nicht nur quantitativ, sondern auch qualitativ verändert. Selten angeborene, meist erworbene Erkrankung, häufig idiopathisch (ca. 70% der Fälle). Sekundär ausgelöst durch:

- physikalische Noxen: Rö-, Gamma- und radioaktive Zerfallsstrahlung
- chemische Noxen: Benzol (rel. häufig), Arsen, Insektizide, Medikamente
- Erkrankungen wie Virusinfektionen und Malignome mit Verdrängung des KM.

MEMO

Auswahl KM-schädigender Medikamente:

- Sicher toxisch: Chloramphenicol, Trimethadion, Phenylbutazon, Goldpräparate.
- Manchmal toxisch: Penicillin, Streptomycin, Amphotericin B, Oxytetracyclin, Sulfonamide, Phenylhydantoin, Tolbutamid, Chlorpropamid, ASS, Promazin, Colchizin, Wismut.

Klinik

Uncharakteristischer Beginn mit Mattigkeit, Kopfschmerzen, Übelkeit und Gewichtsverlust. Zeichen der Anämie, später erhöhte Blutungsneigung und danach Zeichen der Leukopenie.

Diagnostik

- *Anamnese:* Arbeitsplatz, Medikamente, Symptome einer malignen Erkrankung
- *Labor:* BB, Diff.-BB, Retikulozyten, Ferritin, Haptoglobin, Coombstest, Immunelektrophorese im S. und Urin, Rheumafaktoren, ANA, Kälteagglutinine, Vit.-B_{12}- und Folsäurespiegel, Virusserologie
- *KM-Untersuchung:* aplastisches KM.

BEACHTE

Differentialdiagnose: maligne Lymphome, Leukämien, oder andere KM-infiltrierende Ca, Panzytopenie aufgrund Vit.-B_{12}-, Folsäuremangel oder Hypersplenismus.

Therapie

- sofortige Ausschaltung der auslösenden Noxen
- Infektbehandlung mit Antibiotika oder Antimykotika
- Substitution von Erythro- und Thrombozyten

BEACHTE

- bei schwerer aplastischer Anämie: allogene KM- oder Stammzellentransplantation
- immunsuppressive Therapie mit Prednisolon, Cyclosporin A, Antilymphozyten- oder Antithymozytenglobulin.

Ohne Therapie in 70% der Fälle letaler Ausgang!

5.2.2 Granulozytopenien

Syn.: Neutropenie. Verminderung der neutrophilen Granulozyten < 1500/µl.

Ätiologie

- verminderte Granulozytopoese bei KM-Schädigung durch Medikamente, Chemikalien, Strahlen oder KM-infiltiererende maligne Erkrankungen und bei Osteomyelosklerose
- gestörte Granulozytopoese z.B. bei Vit.-B_{12}- oder Folsäuremangel (mit auch gestörter Erythro-, Thrombopoese) und selten kongenital (Kostmann-Syndrom)
- verminderte Überlebenszeit der Granulozyten durch bakterielle und virale Infektionen, Hypersplenismus und selten durch Auto-AK-Bildung (idiopathisch bei Kleinkindern oder sekundär bei HIV-Infektion, SLE, Lymphomen und Infektionen).

BEACHTE

Die benigne familiäre Leukopenie (ca. 2000 Neutrophile/µl) tritt selten auf, ist funktionell ohne Bedeutung und gilt als Ausschlußdiagnose.

Klinik

abhängig von der Granulozytenzahl:

- > 1000/µl meist keine Symptome
- 1000–500/µl rel. häufig Infektionen
- < 500/µl fast immer bakterielle Infektionen und Sepsis.

Diagnostik

- Anamnese (Medikamente) und körperliche Untersuchung (Leber-, Milzpalpation, LK-Status)
- *Labor:* BB, Diff.-BB, Retikulozyten, CRP
- *KM-Untersuchung:* Histologie und Zytologie.

Therapie

Soweit möglich kausale Therapie (Absetzen der Medikation, Behandlung einer evtl. Grunderkrankung) und symptomatisch durch Infektionsprophylaxe und Umkehrisolation.

AKUT

Akute Agranulozytose: medikamentös ausgelöste Verminderung der neutrophilen Granulozyten < 500/µl. Klinik: plötzlich Fieber mit Schüttelfrost, Haut-, Schleimhautulzera, Sepsis. Therapie: Absetzen aller Medikamente (v.a. Metamizol, NSAR, Sulfonamide, Cotrimoxazol, Clozapin, Clomipramin), Umkehrisolation, Breitbandantibiotika, Gabe von G-CSF (granulocyte colony stimulating factor).

5.2.3 Akute Leukämien

Syn.: akute maligne Erkrankung der weißen Blutzellen, meist unbekannter Ätiologie. Bekannte Ursachen: ionisierende Strahlen, chemische Stoffe (Benzol, bestimmte Zytostatika, Lost), genetische Faktoren, Viren, Vorerkrankungen wie Polycythaemia vera oder myelodysplastisches Syndrom. Kinder zu 80% ALL, Erwachsene zu 80% AML.

MEMO

Klassifizierung entsprechend der Blastenmorphologie:

- AML: myeloblastäre oder myeloische Leukämie.
- ALL: lymphoblastäre oder lymphatische Leukämie.
- AUL: undifferenzierte Leukämie (Behandlung meist wie ALL).

MEMO

- Weitere genauere Einteilung nach der FAB-Klassifikation.
- Sonderform: „Smouldering"-Leukämie oder Präleukämie: v.a. bei älteren Pat. auftretende „schwelende" akute Leukämie mit Panzytopenie und > 5% Blasten im KM.

Klinik

Plötzlicher Beginn mit Anämie-Symptomen, Fieber (70–100%), Schüttelfrost, Nachtschweiß, schwerem Krankheitsgefühl, Knochen- und Gelenkschmerzen (v.a. bei Kindern mit ALL), Tonsillitis, Stomatitis, perianalen Abszessen, Zahnfleisch- und Nasenbluten. Hautinfiltrationen bei monozytären und lymphatischen Leukämien (Abb. 5.26).

BEACHTE

Charakteristischer Fieberrhythmus mit höchster Temperatur am Vormittag.

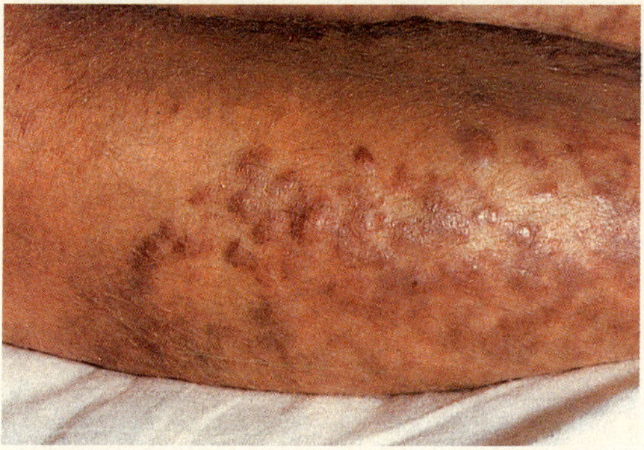

Abb. 5.26 Leukämisches Hautinfiltrat des Unterschenkels eines Patienten mit akuter Monoblastenleukämie [7].

Diagnostik

- *körperliche Untersuchung:* Zeichen der Anämie und der hämorrhagischen Diathese, Entzündungen im Mund-, Nasenraum, evtl. Vergrößerung von Leber, Milz und LK
- *Labor:* BB (oft Leukozytose, aber in 40% der Fälle normale oder erniedrigte Leuko-Zahl, Anämie, Thrombopenie), Diff.-BB (Blasten und ganz reife Leukos bei fehlenden halbreifen Vorstufen wie Myelo- und Metamyelozyten →*„Hiatus leucaemicus"*)
- *KM-Punktion:* > 20% Blasten, Verdrängung der normalen Hämatopoese.

TIP

Bei normaler Anzahl von Leukos, Erys und Thrombos ist eine Leukämie äußerst unwahrscheinlich.

Therapie

- *Allgemeinmaßnahmen:* Infektprophylaxe durch sorgfältige Hygiene, keimarme Räume und selektive Dekontamination des GIT mit Antimykotika und Antibiotika. Evtl. Ery- und Thrombosubstitution sowie Gabe von G-CSF (granulocyte colony stimulating factor)
- *Chemotherapie:* Ziel ist Vollremission mit Normalisierung von BB und KM. Remissionsinduktions- und Konsolidierungstherapie beim Erwachsenen meist mit Cytosin-Arabinosid, Anthracyclinderivat und 6-Thioguanin; bei Kindern mit ALL meist mit Vincristin, Prednison und L-Asparaginase sowie prophylaktische Schädelbestrahlung

und intrathekale Injektion von Methotrexat und Cytosinarabinosid. Erhaltungstherapie: verschiedene Therapieschemata
- allogene KM- oder Stammzellentransplantation nach myeloablativer Therapie: indiziert bei in Remission befindlichen, jüngeren Pat. mit AML
- allogene Stammzellentransplantation nach nicht-myeloablativer Therapie: besser verträglich als nach myeloablativer Therapie.

BEACHTE

Prognose: ohne Therapie Überlebenszeit 3 Mon. Mit Therapie: AML 5-Jahresüberlebensrate 40–60% und bei der ALL 70% (bei Kindern 90%).

TELEFON

Deutsche Leukämiehilfe, Dr. U. Holtkamp, Thomas-Mann-Str. 44a, 53111 Bonn

5.2.4 Maligne Lymphome

Syn.: unterschiedliche maligne Erkrankungen, welchen eine Abstammung von lymphatischen Zellen gemeinsam ist:
- M. Hodgkin (Lymphogranulomatose)
- Non-Hodgkin-Lymphome: Dazu gehören auch die CLL und das Plasmozytom (als Ausnahme: primär medulläre Manifestation).

M. HODGKIN (LYMPHOGRANULOMATOSE)

Gehäuft Pat. zwischen 15.–30. LJ oder > 50. LJ. 2–3 von 100 000 Einwohner/Jahr betroffen. Ätiologie nicht bekannt, fraglich durch EBV-Infektion.

Klinik
- sehr unterschiedlich, lange Beschwerdefreiheit bis zum plötzlich akut fieberhaften Beginn, häufig unklare wellenförmige Fieberschübe (75%–90%)
- vergrößerte LK (90%, v.a. am Hals) und evtl. LK-Schmerzen nach Alkoholgenuß
- Müdigkeit, Gewichtsabnahme und Nachtschweiß
- Hautjucken (25%), Ekzeme, Erythrodermie oder Herpes zoster
- Wirbelsäulen- oder sonstige Knochenschmerzen.

MEMO

Sogenannte B-Symptome: Fieber, Nachtschweiß, Gewichtsverlust (> 10% des KG in den letzten 6 Mon.).

Diagnostik
- Anamnese und körperliche Untersuchung (derbe und indolente LK oder Hepatosplenomegalie tastbar?)
- *Labor:* BB, Diff.-BB, BKS
- *LK-Exstirpation* und histologische Untersuchung: typische einkernige Hodgkin-Zellen, mehrkernige Sternberg-Riesenzellen und Granulome
- *Staging-Untersuchungen:* Rö-Thorax, CT-Hals, -Thorax und-Abdomen, abdominelle Sonographie, KM-Szintigraphie bei Verdacht auf KM-Befall.

MEMO

Stadieneinteilung nach der Ann-Arbor-Klassifikation:
I: eine LK-Region oder ein extranodaler Herd.
II: zwei oder mehr LK-Regionen auf einer Seite des Zwerchfelles oder zwei extranodale Herde.
III: LK-Regionen auf beiden Seiten des Zwerchfells oder extranodale Herde und LK auf beiden Seiten des Zwerchfells.
IV: ein oder mehrere extralymphatische Organe mit/ohne LK-Befall.
Zusatz A: ohne Allgemeinerscheinungen. B: mit B-Symtomen (s.o.).

Therapie

Die Therapie sollte im Rahmen von klinischen Studien erfolgen. Durchführung entsprechend der Prognosegruppe und dem Vorliegen von Risikofaktoren wie großer Mediastinaltumor, extranodaler Befall, massiver Milzbefall, Befall von mehr als 3 LK-Regionen oder hohe BKS. Grundsätzlich kuratives Therapieziel.

- günstige Prognosegruppe: Stadium I/IIA und B ohne Risikofaktoren: Strahlentherapie befallener und benachbarter LK-Regionen. Bei Befall oberhalb des Zwerchfelles Bestrahlung des „Mantelfeldes", der paraaortalen LK und des Milzstiels. Befall unterhalb des Zwerchfells: Bestrahlung des umgekehrten „Y-Feldes", des Milzstiels und des angrenzenden „supradiaphragmalen Feldes"
- intermediäre Prognosegruppe: Stadium I/II A und B mit Risikofaktoren und Stadium III A ohne Risiokfaktoren: kombinierte Chemo- und Strahlentherapie
- ungünstige Prognosegruppe: Stadium III A mit Risikofaktoren und III B sowie IV A und B: Polychemotherapie mit COPP- (Cyclophosphamid, Vincristin, Procarbazin, Prednison) oder ABVD- (Doxorubicin, Bleomycin, Velbe, Dacarbazin) Schema.

BEACHTE

Prognose: abhängig vom Stadium, B-Symptomen und Risikofaktoren. Heilungsrate in der günstigen Prognosegruppe ca. 90%, in der intermediären ca. 70% und in der ungünstigen ca. 50%. Einschränkung der guten Langzeitprognose durch die NW der Strahlen- und Chemotherapie (v.a. Risikosteigerung für Zweitmalignome).

NON-HODGKIN-LYMPHOME

Auftreten meist in höherem Lebensalter. 5–10/100 000 Einwohner/Jahr erkrankt. Aids-Pat. besonders häufig betroffen. Ätiologie: Viren (z.B. EBV, Kaposi-Sarkom, Herpes-Virus), Bakterien (Helicobacter pylori: MALT-Lymphom des Magens), tumorspezifische Mutationen (z.B. chromosomale Translokation).

Es exisitieren verschiedene Klassifkationen (z.B. R.E.A.L.-Klassifikation der International Lymphoma Study Group), nach klinischem Verlauf unterscheidet die Kiel-Klassifikation niedrig- und hochmaligne Non-Hodgkin-Lymphome.

Beispiele für *niedrigmaligne Lymphome:*

- B-Zell-Lymphome: B-CLL, Prolymphozytenleukämie, Plasmozytom, Haarzell-Leukämie, M. Waldenström, MALT-Lymphom
- T-Zell-Lymphome: T-CLL, Mucosis fungoides.

Beispiele für *hochmaligne Lymphome:*

- B-Zell-Lymphome: zentroblastische, immunoblastische oder großzellig-anaplastische B-Zell-Lymphome, Burkitt-Lymphom
- T-Zell-Lymphome: lymphoepitheloides, angioimmunoblastisches, immunoblastisches, lymphoblastisches oder großzellig-anaplastisches T-Zell-Lymphom.

Klinik

Sehr unterschiedliche Verlaufsformen: symptomarm oder deutliche Allgemeinbeschwerden (Nachtschweiß, Fieber, Gewichtsabnahme), LK- und Milzvergrößerung oder Hautveränderungen.

Diagnostik

- *Labor:* BB (abhänig von der Lymphomart), Diff.-BB, BKS, LDH, Leberwerte, Coombs-Test, Eiweißelektrophorese, quantitative Immunelektrophorese
- LK-Exstirpation zur histologischen Klassifizierung
- *Staging-Untersuchungen:* Rö-Thorax, CT-Thorax und -Abdomen, abdominelle Sonographie, KM-Zytologie und -histologie, evtl. KM-Szintigraphie, evtl. Liquorzytologie z.B. bei Burkitt-Lymphom.

Die Stadieneinteilung erfolgt meist nach der Ann-Arbor-Klassifikation, ähnlich wie beim M. Hodgkin.

Therapie

Sehr unterschiedlich, entsprechend den einzelnen Untergruppen. Generell gilt:

- bei niedrigmalignen Lymphomen: im lokalisiertem Stadium Bestrahlung, bei generalisiertem Stadium erst abwarten. Bei zunehmenden Beschwerden (z. B. B-Symptomatik, Organdestruktion, Insuffizienz der Blutbildung) Chemotherapie (COP-Schema: Cyclophosphamid, Vincristin, Prednison)
- bei hochmalignen Lymphomen: Chemotherapie mit oder ohne Bestrahlung, meist CHOP-Schema (Cyclophosphamid, Doxorubicin, Vincristin, Prednison).

BEACHTE

Prognose: abhängig von Stadium, Histologie, Alter des Pat. und B-Symptomen. Niedrigmaligne Lymphome: in lokalisiertem Stadium Heilung in 50% der Fälle, in generalisiertem Stadium Überlebenszeit 2–10 Jahre. Hochmaligne Lymphome: ca. 50% Heilung (ohne Therapie Überlebenszeit Wo. bis Mon.).

Wichtige Non-Hodgkin-Lymphome: Plasmozytom und CLL

Plasmozytom (Multiples Myelom, M. Kahler):

- Paraproteinämie durch maligne Entartung eines Plasmazellklons, 3 von 100 000 Einwohnern/Jahr betroffen
- *Klinik:* meist uncharakeristisch, allgemeine Schwäche, Müdigkeit, Unruhe, Nachtschweiß, Knochenschmerzen, pathologische Spontanfraktur, häufig bakterielle Infekte
- *Komplikationen:* Panzytopenie, Myelomniere mit der Gefahr der Niereninsuffizienz, hyperkalzämische Krisen, Antikörpermangelsyndrom, hämorrhagische Diathese, Amyloidose
- *körperliche Untersuchung:* evtl. Auftreibungen im Bereich des Schädels, der Rippen, des Brustbeins
- *Labor:* extrem beschleunigte BKS, Hyperparaproteinämie, schmalbasiger γ-Peak in der Elektrophorese, BB, Diff.-BB evtl. mit Plasmazellen, Urinuntersuchung auf Eiweiß (Bence-Jones-Proteine), KM-Punktion (Histologie und Zytologie), Rö (osteolytische Herde im Knochen, Abb. 5.27; generalisierte Osteoporose)

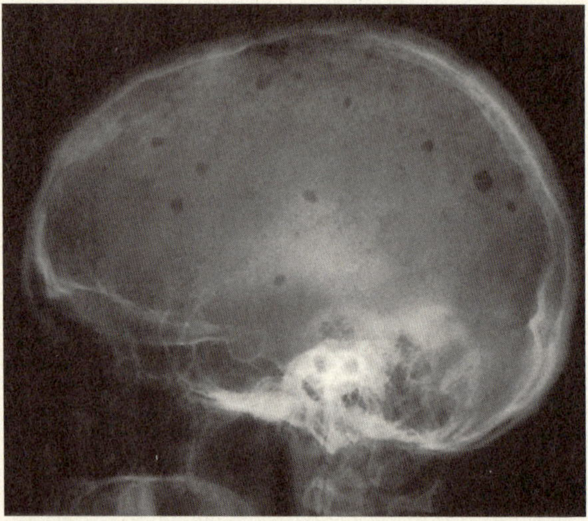

Abb. 5.27 „Schrotschußschädel" beim Plasmozytom [7].

- *Therapie:* konventionelle Chemotherapie mit z.B. Melphalan und Prednison ab dem Stadium II, alternativ Hochdosis-Chemotherapie mit nachfolgender autologer Stammzellentransplantation. Palliative Therapie: Gabe von Biphosphonaten, lokale Bestrahlung bei Knochenherden, Schmerztherapie, Substitution von IgG und Erythropoetin, Therapie einer Hyperkalzämie, Hyperurikämie, Niereninsuffizienz und von Infektionen
- *Prognose:* Krankheitsdauer wenige Mon. bis 15 Jahre, abhängig vom Stadium und dem Auftreten von Komplikationen.

Chronische lymphatische Leukämie (CLL):

- häufigste Leukämieform, v.a. im höheren Lebensalter auftretend
- *Klinik:* in 70% der Fälle symptomlos, LK-Schwellungen (können initial noch fehlen), evtl. vermehrte Neigung zu bakteriellen und viralen Infektionen (30–35%), Pruritus, Hautveränderungen (chronisches Ekzem, Pyodermien, leukämische Hautinfiltrate), Leistungsminderung, B-Symptomatik (Gewichtsverlust, Fieber, Nachtschweiß), selten Neuralgien und Atemnot
- *Komplikationen:* Infekte (häufigste Todesursache), Coombs-positive autoimmunolytische Anämie, Hypersplenismus, sekundäre Umwandlung in höher malignes Non-Hodgkin-Lymphom (Richter-Syndrom)
- *Körperliche Untersuchung:* typischerweise zervikal, axillär und inguinal, mittelharte gut abgrenzbare und verschiebliche LK, in 70% der Fälle leichte Splenomegalie, evtl. Hepatomegalie
- *Labor:* BB: Leukozytose mit 70–95% Lymphozyten, Diff.-BB: typischerweise Gumprecht-Schatten (Abb. 5.28), KM-Zytologie und -Histologie
- *Therapie:* abhängig vom Stadium und Symptomatik, hohe Lymphozytenzahl allein keine Therapieindikation. Konventionelle Chemotherapie: intermittierende Gabe von Chlorambucil oder bei Erfolglosigkeit Purinanaloga. Evtl. allogene KM- oder Stammzellentransplantation. Gelegentlich Strahlentherapie
- *Prognose:* insgesamt gut, protrahierter Verlauf, jedoch rel. schlechtes Ansprechen auf Therapie. Normale Lebenserwartung bei smoldering CLL (Verdopplungszeit der Lymphozyten > 12 Mon., normales Hb, absolute Lymphozytenzahl < 30 000/µl).

MEMO

LK-Vergrößerungen bei CLL die Regel, bei akuter Leukämie möglich und selten bei CML.

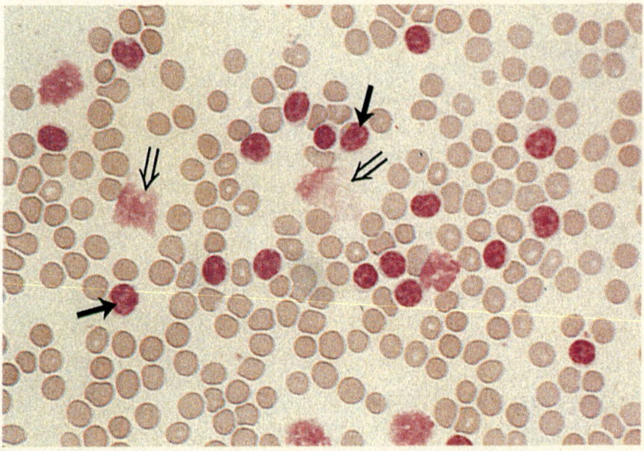

Abb. 5.28 Blutausstrich: CLL mit starker Lymphozytose [7].

5.2.5 Myeloproliferative Erkrankungen

Syn.: Sammelbegriff für Erkrankungen der myeloischen Stammzellen mit Proliferation einer oder mehrer Zelltypen, umfaßt die CML, die Polycythaemia vera, Osteomyelofibrose und essentielle Thrombozytämie (sehr selten). Ätiologie meist unbekannt.

MEMO

Gemeinsame Merkmale: häufig Splenomegalie, Fibrosierung und Sklerosierung des KM, evtl. extramedulläre Blutbildung, Blastenschub möglich, dann Verlauf wie akute Leukämie.

CHRONISCHE MYELOISCHE LEUKÄMIE (CML)

Syn.: chronische Myelose. Tritt v.a. im mittleren Lebensalter auf.

Klinik

Meist sehr lange Latenz, dann Müdigkeit, Gewichtsabnahme, Nachtschweiß, Fieber, Atemnot, Knochenschmerzen und Völlegefühl im Oberbauch durch Splenomegalie. Seltener Haut- und Zahnfleischblutungen.

AKUT

Komplikationen: Milzruptur, leukämische Thrombosen (Milzinfarkt, leukämischer Priapismus), hämorrhagische Diathese und Blastenkrise mit plötzlichem Krankheitsgefühl und Verlauf wie bei akuter Leukämie.

Diagnostik

- *körperliche Untersuchung:* fast immer Splenomegalie, gelegentlich Hepatomegalie, blasse Hautfarbe
- *Labor:* BB mit hochgradiger Leukozytose (häufig > 100 000/µl), Anämie, Thrombozytose oder -penie. Diff.-BB: Promyelozyten und Myeloblasten (Abb. 5.29) sowie Baso- und Eosinophilie. ALP-Bestimmung im frischen peripheren Blutausstrich (in 90% erniedrigt). Zytogenetische Untersuchung auf Philadelphia-Chromosom (90% positiv)
- Oberbauchsonographie und Rö-Thorax.

MEMO

3 Krankheitsphasen: *chronische stabile Phase* mit Leukozytose und Splenomegalie, Dauer ca. 4 Jahre. *Akzelerierte Phase:* zunehmendes Krankheitsgefühl und BB mit > 15% Blasten, > 20% Basophile sowie therapierefraktäre Anämie und Thrombopenie. *Blastenschub:* progrediente Verschlechterung des AZ, > 30% Blasten und Promyelozyten im BB.

Therapie

- *Allgemeinmaßnahmen:* evtl. Ery-, Thrombosubstitution, frühzeitige Antibiotikagabe bei Infektionen, Hyperurikämieprophylaxe
- α-Interferon initial in Kombination mit Hydroxyurea: frühzeitig indiziert als Dauertherapie
- konventionelle Chemotherapie mit Hydroxycarbamid: indiziert zur Reduktion der Leukämiezellen in höherem Lebensalter oder falls passender Spender fehlt. Eine echte zytogenetische Remission wird jedoch nicht erreicht
- allogene KM-Transplantation nach myeloablativer Therapie: bei Pat. < 55 Jahre und passendem Spender, definitive Ausheilung dadurch möglich.

BEACHTE

Prognose: Heilung durch KM-Transplantation. Unter Interferon-Therapie 5-Jahres-Überlebensrate 60%, unter alleiniger Chemotherapie 30%.

POLYCYTHAEMIA VERA

Syn.: autonome Steigerung der Erythro-, Granulo- und Thrombopoese mit Überwiegen der Erythropoese. Tritt selten auf, Erkrankungsgipfel um 60. LJ

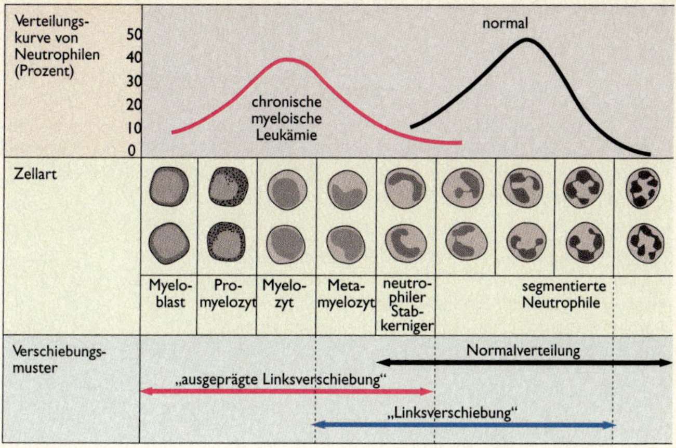

Abb. 5.29 Charakteristische pathologische Linksverschiebung im Differentialblutbild bei CML [7].

Klinik

- Rötung von Gesicht und Extremitäten, Lippenzyanose, Pruritus (besonders nach warmem Bad)
- Schwindel, Ohrensausen, Kopfschmerzen, Müdigkeit, Sehstörungen, Atemnot, Nasenbluten, Hypertonie
- B-Symptome: Fieber, Gewichtsverlust, Nachtschweiß.

BEACHTE **Komplikationen: venöse und art. Thromben (in 40% der Fälle Todesursache), hämorrhagische Diathese, Übergang in akute Leukämie oder Osteomyelofibrose.**

Diagnostik

- *körperliche Untersuchung:* „blühendes" Aussehen, Hepatosplenomegalie, Hypertonie
- *Labor:* BB (7–9 Mio. Erys/µl, Hb und Hkt. erhöht, 10 000–15 000 Leukos/µl, bis zu 1 Mio. Thrombos/µl), Diff.-BB (Lymphozytopenie, Eosinophilie), BKS (stark erniedrigt), ALP und Harnsäure erhöht
- KM-Punktion
- BGA zum Ausschluß einer sekundären Polyglobulie.

BEACHTE **Wichtigste Differentialdiagnose ist die sekundäre Polyglobulie (z.B. bei kardiopulmonalen Erkrankungen: Leukos und Thrombos normal).**

Therapie

- *Allgemeinmaßnahmen:* Behandlung der Hyperurikämie (Allopurinol) und des Pruritus (Antihistaminika), Verordnung von ASS bei normaler Blutungszeit zur Thromboseprophylaxe und Anagrelid (0,5 mg/d) bei Thrombozytose (Anagrelid bewirkt isolierte Thrombodepression)
- Mittel der Wahl sind regelmäßige Aderlässe (400–600 ml) bis Hb und Hkt im unteren Normbereich
- α-Interferon: Dos. entsprechend dem Hkt.
- Zytostatika (z.B. Hydroxyurea): *Ind.:* bei Erfolglosigkeit der Interferontherapie, Thrombozytose > 800 000/µl, extreme Hepatosplenomegalie. Nachteil: erhöhte Wahrscheinlichkeit für Entwicklung einer akuten Leukämie.

BEACHTE

Prognose: mittlere Überlebenszeit ohne Therapie 2 Jahre, mit Therapie 9–15 Jahre.

OSTEOMYELOFIBROSE

Syn.: Osteomyelosklerose, chronische idiopathische Myelofibrose. Gekennzeichnet durch hochgradige Markfibrose des KM mit Verdrängung der blutbildenden Zellen und nachfolgender extramedullärer Blutbildung in Leber und Milz. Oft Folge einer CML oder Polycythaemia vera. Erkrankungsgipfel um 60. LJ

Klinik

Zunächst asymptomatisch, langsamer Beginn, häufig Zufallsbefund:

- Oberbauchbeschwerden durch extreme Splenomegalie
- Gewichtsabnahme, Leistungsminderung, Fieber
- Komplikationen: hämorrhagische Diathese, Infektionen.

Diagnostik

- *Labor:* BB (im Anfangsstadium oft noch Leuko- und Thrombozytose, später Panzytopenie), Diff.-BB (weiße und rote Vorstufen, Poikilozytose der Erys). ALP, LDH und Harnsäure erhöht
- *KM-Punktion:* Fibrose oder Sklerose.

Therapie

Bisher nur symptomatische Therapie möglich:

- Erysubstitution bei Anämie, evtl. auch Versuch mit Anabolika
- Anagrelid bei starker Thrombozytose, s.o.
- evtl. Splenektomie bei sehr großer Milz und Hypersplenismus.

Prognose: mittlere Überlebenszeit 5–8 Jahre.

5.2.6 Hämostasestörungen

Syn.: Störung der Blutgerinnung mit Neigung zu Blutungen (hämorrhagische Diathese, s. Kap. 4.6).

Ätiologie

- Thrombopenie (s. u.) oder Thrombopathie (normale Thrombozahl, aber gestörte Funktion, häufig medikamentös bedingt, selten angeboren, z.B. Thrombasthenie)
- Koagulopathien: angeboren wie z.B. die Hämophilie A und B sowie das Von-Willebrand-Jürgens-Syndrom (s. u.) und erworben wie die Vit.-K-Mangel-bedingte Koagulopathie (s. u.) und die Verbrauchskoagulopathie (s. Kap. 3.1.3)
- Vasopathien:
  - *Purpura senilis:* harmlose Hautblutungen v.a. an Handrücken oder Unterschenkelstreckseiten älterer Menschen
  - *Teleangiektasie:* z.B. am Locus Kiesselbachii mit Epistaxis
  - Hämorrhagische Teleangiektasie, *M. Osler:* autosomal dominante erbliche Gefäßerweiterung (rotbraune Knötchen, ca. 3 mm groß), v.a. im Lippenrot, sublingual sowie an inneren Organen mit der Gefahr einer chronischen Eisenmangelanämie durch Blutungen
  - *Purpura Schoenlein Henoch:* meist bei Kindern auftretende allergische Vaskulitis
  - *Purpura simplex:* hauptsächlich bei Frauen prämenstruell auftretende flächige Blutung.

MEMO

60% aller hämorraghischen Diathesen sind durch Thrombopathien und/oder -penien bedingt.

IDIOPATHISCHE UND SYMPTOMATISCHE THROMBOZYTOPENIE

Verminderung der Thrombos < 150 000/µl.

Ätiologie

- *idiopathische thrombozytopenische Purpura* (ITP, M. Werlhof, essentielle Thrombopenie): meist 1–2 Wo. nach viraler Inf., häufig Vollremission bei Kindern, bei Erw. eher Chronifizierung
- *symptomatische Thrombozytopenie:*
  - *Arzneimittelallergie:* z.B. Thiazid-Diuretika, Sulfonamide, Streptomycin, Penizillin, Chloramphenicol, Gold- und Arsenpräparate, Heparin (dosisunabhängige Spätthrombozytopenie nach ca. 6–14 Tagen, s. Kap. 6.10.1)
  - *Nahrungsmittelallergie:* z.B. gegen Eier, Fisch, Milch, Fleisch
  - *Toxische Noxen:* Zytostatika, Benzol, ionisierende Strahlen, Alkohol
  - *Mangelzustände:* Vit.-B_{12}-, Folsäure- oder Eisenmangel
  - *para- oder postinfektiös:* v.a nach Virusinfektionen
  - *KM-Erkrankungen:* maligne Lymphome, Ca
  - *Hypersplenismus:* jedoch selten mit den Zeichen einer hämorrhagischen Diathese.

TIP

Arzneimittelallergie theoretisch bei jedem Medikament möglich, deshalb sorgfältige Überprüfung der Indikation in jedem Einzelfall und evtl. Absetzen aller nicht lebensnotwendigen Medikamente.

BEACHTE

Klinik

Abhängig von der Thrombozytenzahl treten multiple Petechien (Abb. 5.30), Ekchymosen und Hämatome auf. Evtl. Nasen- und Zahnfleischblutungen, Meno-, Metrorrhagien, Teerstühle oder Makrohämaturie.

Blutungen meist erst ab < 30 000 Thrombos/µl.

Diagnose

- *Anamnese:* Medikamente, Infekte, Arbeitsplatz
- *körperliche Untersuchung:* evtl. Purpura, Petechien und/oder kleine Flächenblutungen, leichte Splenomegalie, Stauungsversuch nach Rumpel-Leede positiv
- *Labor:* 10 000–80 000 Thrombos/µl, verlängerte Blutungszeit, Quick und PTT normal, Thrombo-Auto-AK (nachweisbar in > 80% der Fälle)
- KM-Punktion: Megakaryozyten vermehrt oder vermindert.

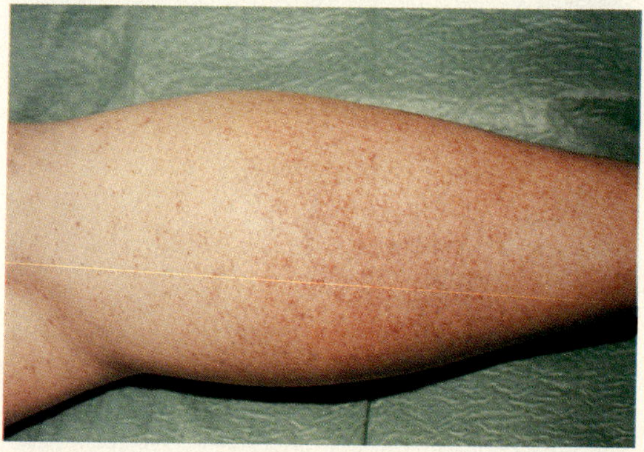

Abb. 5.30 Petechien am Unterschenkel einer Patientin mit ITP [7].

BEACHTE **Bei der Form der intermittierend auftretenden ITP sind zeitweilig normale Thrombo-Werte möglich.**

Therapie

Soweit möglich Noxe ausschalten bzw. Grunderkrankung behandeln. Symptomatisch Thrombosubstitution. Bei ITP: keine Therapie, solange Thrombos > 30 000/µl und keine Blutungen bestehen, ansonsten Kortikosteroide (z.B. Prednison, inital 2 mg/kg KG), 7-S-Immunglobuline (v.a. präoperativ und pränatal), evtl. Splenektomie (indiziert nach 6monatiger Therapie), Thrombosubstitution nur in Notfallsituationen.

HÄMOPHILIE A UND B

In 70% x-chromosomal-rezessiv vererbt, in 30% Spontanmutationen. Häufigkeit 1 von 10 000 Männern. Zwei Formen:

- Hämophilie A: 85% der Fälle, Mangel an Faktor VIII
- Hämophilie B: 15%, Mangel an Faktor IX (Christmas-Faktor).

Klinik

- Manifestation meist in Kindheit, fast ausschließlich männliches Geschlecht
- Blutungssymptomatik abhängig von der Faktoren-Aktivitätsminderung: Spontanblutungen (Faktor-Aktivität < 1%) v.a. unter die Haut, in die Muskulatur, in die Gelenke (Abb. 5.31), 80% aller Hämophiliepat. werden infolge Gelenkzerstörung invalide), seltener Blutung in GIT, Niere und Harnblase oder unstillbare traumatische Blutungen. Postoperativ Nachblutungen (Faktor-Aktivität 15–30%).

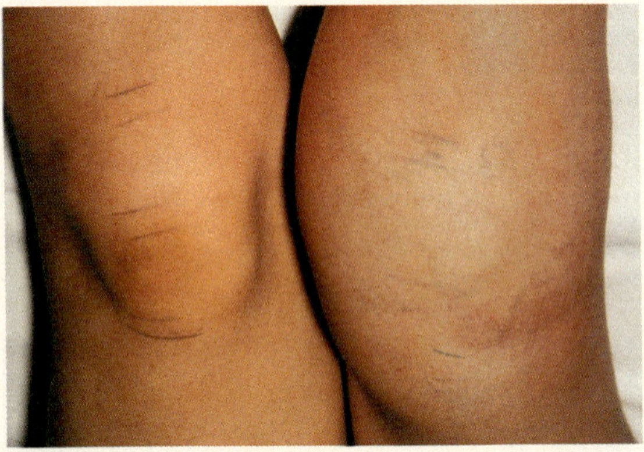

Abb. 5.31 Schwere Einblutung in das linke Kniegelenk (Hämarthros) bei einem 12jährigen Jungen mit Hämophilie A [7].

Diagnostik

- Familienanamnese und Blutungstyp (großflächige Blutungen, keine Petechien)
- *Labor:* PTT verlängert, Blutungszeit, Thrombos und Quick normal, Aktivitätsminderung des Faktors XIII oder IX.

Therapie

- Blutungsprophylaxe: keine Thrombozytenaggregationshemmer, kein Heparin, keine i.m. Inj., nur lebensnotwendige OPs
- Therapie bei Blutung: blutstillende Lokalmaßnahmen (Ruhigstellung, Hochlagerung, Druckverband, Kälteapplikation), Analgetika (kein ASS), keine Dextrane oder HAES zur Volumensubstitution

- bei Bedarf Faktorensubstitution, Dauertherapie nur bei schwerer Hämophilie (Pat. mit häufigen Blutungen)
- bei leichter Hämophilie A Gabe von Desmopressin (DDAVP): setzt Faktor VIII aus Endothel frei.

BEACHTE

- **Therapie-NW: Hemmkörperhämophilie (bei 30% der Pat. AK-Bildung gegen Faktor VIII) und Infektionsrisiko bei Bluttransfusionen (Hepatitis B und C)**
- **Bei Verwendung von rekombinanten Faktorenpräparaten ist heute eine Virusübertragung (HIV, CMV, EBV, Hepatitis-B- und -C-Virus) ausgeschlossen.**

VON-WILLEBRAND-JÜRGENS-SYNDROM

Syn.: Störung der Thromboaggregation und gleichzeitig der plasmatischen Gerinnung durch einen Defekt des „Von-Willebrand-Teils" im Faktor-VIII-Molekül. Meist autosomal-dominant vererbt, selten erworben. Häufigste angeborene Gerinnungsstörung.

Klinik

Entspricht weitgehend der Klinik des Hämophiliekranken. Unterscheidung zur Hämophilie: zusätzlich petechialer Blutungstyp und auch schon flache Hautverletzungen können zu verlängerten Blutungen führen.

BEACHTE

Aufgrund der unterschiedlichen Penetranz kann als einziges Symptom die Neigung zu häufigen Hämatomen auffallen.

Diagnostik

- Familienanamnese
- *Labor:* Blutungszeit und oft auch PTT verlängert, Quick und Thrombos normal. Faktor-VIII- und Von-Willebrand-Faktor-Aktivität vermindert.

Therapie

Blutungsprophylaxe und lokale Blutstillung wie bei der Hämophilie. Bei leichter Blutung Verordnung von Desmopressin (DDAVP, beim Subtyp 2B kontraindiziert) und in Notfallsituationen Faktor-VIII/Von-Willebrand-Faktor-Konzentrat.

VIT.-K-MANGEL-BEDINGTE KOAGULOPATHIE

Vit. K ist für die Synthese des Prothrombinkomplexes (Faktor II, VII, IX, X) notwendig. Ätiologie des Vit.-K-Mangels:

- Therapie oder Intoxikation mit Vit.-K-Antagonisten (Cumarinen)
- unzureichende Vit.-K-Bildung durch gestörte Darmflora, Laxantienabusus, langdauernde Antibiotikatherapie
- Resorptionsstörung bei Malassimilationssyndrom, Cholestase, Z.n. Dünndarmresektion, chronische Pankreatitis
- Mangelernährung (v.a. bei Alkoholikern)
- post partum bei Frühgeborenen.

Klinik

Blutungsneigung entsprechend der Aktivitätsminderung der Gerinnungsfakoren: evtl. ausgedehnte Hämatome, Schleimhaut- und gastrointestinale Blutungen, Hämaturie sowie selten zerebrale Blutungen.

Diagnostik

- Anamese: Medikation, Darm- und Gallenblasenerkrankungen
- *Labor:* Quick erniedrigt, PTT bei ausgeprägtem Faktorenmangel verlängert, Blutungszeit und Thrombos normal, verminderte Aktivität der Faktoren II, VII, IX, X, ebenso des Proteins C und S.

BEACHTE

Auch Leberparenchymschäden führen zur Verminderung der Faktoren des Prothrombinkomplexes, auf Vit.-K-Zufuhr folgt dann kein Quickanstieg.

Therapie

Behandlung der Grunderkrankung. Bei Gefahr von Spontanblutungen (Quick < 10%): 10 mg Vit. K (z.B. Konakion®) oral oder langsam i.v. und bei bedrohlichen Blutungen Faktorensubstitution durch PPSB.

5.3 Atmungsorgane

5.3.1 Akute Tracheobronchitis und Bronchitis

Syn.: akute respiratorische Erkrankung durch Entzündung der Tracheal- und Bronchialschleimhaut, meist im Rahmen eines viralen Infektes.

Ätiologie

- Viren (in 90% der Fälle): bei Erwachsenen v.a. Parainfluenza-, Influenza- und Rhinoviren, bei Kindern v.a. RS-, Adeno-, Coxsackie- und Echoviren
- Bakterien: selten primär (Chlamydien, Mykoplasmen), meist sekundär bei vorbestehender chronischer Lungenerkrankung (Pneumokokken, Haemophilus influenzae, Staphlyococcus aureus)
- Pilze: bei immungeschwächten Pat.
- im Rahmen von Infektionskrankheiten: Masern, Keuchhusten, Typhus
- inhalative Noxen: z.B. Nitrogase.

Klinik

- zunächst trockener, schmerzhafter Husten ohne Auswurf, evtl. mit retrosternalen Schmerzen, später produktiver Husten mit weißlichem oder bei bakterieller Genese gelb-grünlichem Auswurf, selten blutiger Auswurf
- Fieber sowie Kopf-, Glieder- und Muskelschmerzen
- begleitend Rhinitis und Pharyngitis.

BEACHTE

Komplikationen: Bronchopneumonie, bakterielle Superinfektion, hyperreagibles Bronchialsystem, Verschlechterung einer vorbestehenden Herz- oder Lungenerkrankung sowie bei Säuglingen Bronchiolitis mit dem Risiko eines Bronchiolenverschlusses (selten).

Diagnostik

- *Körperliche Untersuchung:* geröteter Rachen, Lungenauskultation (zunächst unauffällig, später mittel- bis grobblasige RGs, evtl. Giemen und Brummen), bei Kindern Otoskopie
- *Labor:* BB, Diff.-BB, CRP
- Sputumdiagnostik und Blutkultur bei Immunschwäche
- *Rö-Thorax:* bei Verdacht auf Pneumonie.

Therapie

- *Allgemeinmaßnahmen:* körperliche Schonung, erhöhte Flüssigkeitszufuhr, Brustumschläge, Inhalationen mit ätherischen Ölen
- *Expektoranzien:* Sekretolytika wie Ambroxol (z.B. Ambrohexal®) oder Mucolytika wie N-Acetylcystein (ACC®)
- *Antitussiva:* z.B. Codein, nur nachts, nicht in Kombination mit Expektoranzien
- *Antipyretika:* bei Bedarf, v.a. bei schweren Herz-Kreislauf-Erkrankungen (z.B. Paracetamol Hexal oder ASS Hexal)
- *Antibiotika: Ind.:* selten indiziert, nur bei Verdacht auf bakterielle Superinfektion oder Bronchopneumonie, bei vorbestehenden Lungenerkrankungen, Immunschwäche, Krankenhauspatienten. *Dos.:* Amoxicillin (Amoxihexal®) 3 × 1 g/d, alternativ Cephalosporine (Cefaclor, Cefuroxim) und neuere Makrolide (Clarithromycin und Azithromycin)
- Antimykotika bei Pilzinfektionen.

5.3.2 Chronische Bronchitis

WHO: Eine chronische Bronchitis ist dann anzunehmen, wenn bei einem Pat. in 2 aufeinanderfolgenden Jahren während mindestens 3 Mon. Husten und Auswurf besteht. Häufigste Lungenerkrankung (bis zu 10% der Bevölkerung). Hauptrisikofaktor ist das Rauchen, in geringerem Maße auch Luftverschmutzung, rezidivierende bronchiale Infekte und Antikörpermangelsyndrome.

MEMO

3 Stufen der chronischen Bronchitis:
I: *chronische, nichtobstruktive Bronchitis:* reversibel, chronischer Husten mit weißlich-grauem Auswurf.
II: *chronisch-obstruktive Bronchitis (COPD):* chronischer Husten mit Obstruktion, Belastungsdyspnoe und Leistungsabfall.
III: *obstruktives Emphysem:* nachfolgend evtl. respiratorische Insuffizienz und Cor pulmonale.

Klinik

Zunehmende Beschwerden v.a. in den Wintermonaten: Husten mit überwiegend morgendlichem zähem Auswurf, Belastungsdyspnoe, wiederholte bronchiale Infektionen. Später klinische Zeichen des Emphysems (s. Kap. 5.3.3).

BEACHTE

Jeder „banale" Infekt ist für den Pat. mit COPD ein großes Risiko: Zunahme der Obstruktion und der Einschränkung der Lungenfunktion.

Diagnostik

- *Anamnese:* Rauchen, berufliche Staubexposition
- *körperliche Untersuchung:* Lungenauskultation: Giemen, Brummen, trockene und/oder feuchte RGs. Evtl. Zeichen des Emphysems (Faßthorax, hypersonorer Klopfschall, geringe Atemverschieblichkeit der Lungengrenze, leise Herztöne) oder der respiratorischen Insuffizienz (Tachy-, Dyspnoe, zentrale Zyanose)
- *Labor:* BB (evtl. Polyglobulie), quantitative Bestimmung der Immunglobuline
- *Rö-Thorax:* nur in 50% Veränderungen wie vermehrte streifige Zeichnung und Zwerchfellabflachung
- *Lungenfunktion:* bei Obstruktion FEV_1 (forciertes exspiratorisches Volumen in der 1. Sek.) erniedrigt, evtl. Broncholysetest
- weitere Diagnostik bei Komplikationen: z.B. bei Verdacht auf Infektion Sputumdiagnostik und bei respiratorischer Insuffizienz BGA.

BEACHTE

Vor der Diagnosestellung chronische Bronchitis muß v.a. das Bronchial-Ca ausgeschlossen werden. Weitere Differentialdiagnosen: Tbc, Bronchiektasien, sinubronchiales Syndrom, Asthma bronchiale.

Therapie

- *Allgemeinmaßnahmen:* kein Rauchen, reichliche Flüssigkeitszufuhr, Umstellung obstruktionsverstärkende Medikation (ASS, β-Blocker), jährliche Grippeschutzimpfung, Physiotherapie mit Atemgymnastik, Inhalationstherapie mit physiologischer Kochsalzlösung und evtl. Zusatz von β_2-Symphatomimetika bei Obstruktion
- *antiobstruktive Therapie:* bei Bedarf kurzwirksame β_2-Symphatomimetika (evtl. in Kombination mit Parasymphatolytika), zusätzlich Theophyllin in retardierter Form und evtl. orale Glukokortikosteroide. NW und Dos. (s. Kap. 5.3.4)
- Sekretolytika bei zähem Schleim, z.B. Ambroxol (z.B. Ambrohexal®), im Winter als Dauermedikation
- sofortige Antibiotikagabe bei Infektion, vorher Sputumabnahme zur bakteriologischen Diagnostik.

TIP

Zur Vermeidung von Komplikationen ist eine konsequente und langfristige Behandlung besonders wichtig. Ausschaltung der Risikofaktoren führt bei der chronischen Bronchitis im Stadium I oft zur Abheilung.

5.3.3 Emphysem

Syn.: irreversible Erweiterung der distalen, dem Bronchiolus terminalis anhängenden Lufträume infolge chronisch-entzündlicher Destruktion der Alveolarsepten. Häufige Erkrankung. Ätiologie:

- *primär*: normales Altersemphysem
- *sekundär*: bei Pat. < 40. LJ meist durch angeborenen α_1-Antitrypsin-Mangel (panazinäres Emphysem), bei 50–60jährigen Pat. meist Folge einer chronischen Bronchitis oder eines Asthma bronchiale (zentroazinäres Emphysem). Seltenere Ursachen: Narben oder Überdehnung infolge Lungenresektion.

MEMO

α_1-Antitrypsin-Mangel (α_1-Proteaseninhibitormangel)

- Zwei Formen des angeborenen α_1-Antitrypsin-Mangels: *homozygote* schwere Form mit Emphysementwicklung im Kindes- oder frühen Erwachsenenalter, gleichzeitig oft Leberzirrhose, α_1-Antitrypsin < 50 mg/dl. *Heterozygote* leichte Form: Emphysementwicklung, v.a wenn die Lunge zusätzlich geschädigt wird durch Nikotin, Infekte oder Staubexposition, α_1-Antitrypsin 50–250 mg/d.
- *Erworbene Inaktivierung* von α_1-Antitrypsin: durch Oxydanzien im Zigarettenrauch, führt zu einem zentroazinären Emphysem im Gegensatz zum panazinären Emphysem beim angeborenen α_1-Antitrypsin-Mangel.

Klinik

Unter Belastung zunehmende Atemnot, evtl. Symptome einer chronisch-obstruktiven Bronchitis. Zwei Extremformen:

- *„Pink puffer"* (Abb. 5.32): schwere Dyspnoe, auch in Ruhe, wenig Auswurf, kaum Zyanose, rosige Haut, schlanker, hagerer Pat., respiratorische Partialinsuffizienz (nur Hypoxämie)
- *„Blue bloater"* (Abb. 5.32): Husten und Auswurf, ausgeprägte Zyanose mit Polyglobulie, kaum Atemnot, übergewichtiger Pat., respiratorische Globalinsuffizienz (Hypoxämie und Hyperkapnie).

BEACHTE

Komplikationen: respiratorische Insuffizienz, pulmonale Hypertonie und Cor pulmonale.

Diagnostik

- *Anamnese:* Rauchen, chronische Vorerkrankung der Lunge
- *körperliche Untersuchung:* Inspektion: evtl. Zyanose, Faßthorax, horizontal verlaufende Rippen, verminderte Brustumfangsdifferenz zwischen In- und Exspiration. Perkussion: hypersonorer Klopfschall, tiefstehende, kaum verschiebliche Atemgrenzen. *Auskultation:* leises Atemgeräusch und leise Herztöne
- *Rö-Thorax:* vermehrte Strahlentransparenz der Lunge, Rarefizierung der peripheren Gefäßzeichnung, Zwerchfellabflachung, weite Interkostalräume, evtl. Zeichen des Cor pulmonale
- Lungenfunktion: erhöhte Totalkapazität, Residualvolumen > 40% der Totalkapazität, Vitalkapazität und FEV_1 erniedrigt
- *Labor:* BB, Serumkonzentration von α_1-Antitrypsin (evtl. Phänotypisierung), BGA
- CT-Thorax: hochauflösendes CT sensitivste Untersuchung zum Emphysemnachweis
- *EKG:* Zeichen der Rechtsherzhypertrophie.

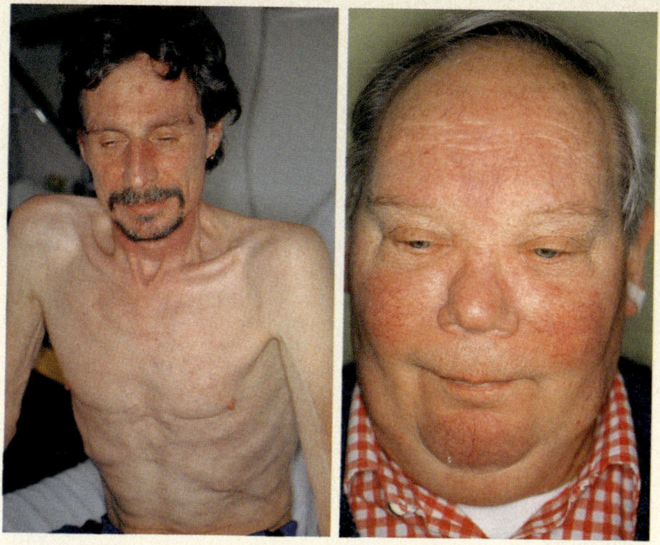

Abb. 5.32 Als klassische Emphysem-Typen „Pink puffer" (links) und „Blue bloater" (rechts) [7].

Therapie

- *Allgemeinmaßnahmen:* kein Nikotin, Reduzierung der Staubbelastung, Absetzen atemdepressiver Medikamente (z.B. Sedativa), frühzeitige antibiotische Therapie bronchialer Infekte, Influenza- und Pneumokokken-Impfung, Atemgymnastik
- Behandlung der Grunderkrankung soweit möglich: broncholytische Therapie bei COLD (s. Kap. 5.3.2) und bei schwerem α_1-Antitrypsin-Mangel Substitutionsbehandlung
- Sauerstofftherapie: bei chronischer Hypoxie ohne Hyperkapnie kontrollierte O_2-Langzeittherapie (verbessert die Prognose, mindestens 16 h täglich, zu Hause möglich). Bei akuter Hypoxämie vorsichtige O_2-Gabe unter BGA-Kontrolle, bei zunehmender Hyperkapnie evtl. Respiratorbehandlung
- Therapie der Rechtsherzinsuffizienz (s. Kap. 5.1.1) und der Polyglobulie (Aderlässe)
- evtl. Lungenvolumenreduktions-OP (verbessert manchmal die Lungenfunktion) oder als Ultima ratio Lungentransplantation.

TIP

Keine unkontrollierte O_2-Gabe beim „Blue bloater", denn dann entfällt der wichtige Atemantrieb.

BEACHTE

Prognose abhängig von frühzeitiger konsequenter Therapie!

5.3.4 Asthma bronchiale

Syn.: chronische Erkrankung mit anfallsweiser Atemnot durch Bronchialobstruktion aufgrund einer Entzündung der Bronchialschleimhaut. Die Entzündung führt zu einer gesteigerten Empfindlichkeit der Bronchien auf verschiedene Reize *(bronchiale Hyperreagibilität)*. Zunehmende Häufigkeit, 5% der Erwachsenen und 10% der Kinder betroffen.

Ätiologie

Vor dem 40. LJ überwiegend allergisches und nach dem 40. LJ überwiegend nicht-allergisches Asthma. Mischformen ebenfalls möglich.

- *exogen-allergisches Asthma* (extrinsic asthma): entsteht durch IgE-vermittelte, allergische Sofortreaktion oder/und durch eine IgG-vermittelte allergische Spätreaktion (nach 6–12 h). Allergieauslösend wirken v.a. Hausstaubmilben, Blütenpollen, Insektenallergene, Schimmelpilze, Tierhaare, Mehlstaub oder Konservierungsstoffe. Haufig in Kombination mit allergischer Rhinitis und atopischem Ekzem
- *nicht-allergisches* Asthma (intrinsic asthma, Infektasthma): meist bedingt durch respiratorische Infekte, Analgetika (z.B. ASS, NSAR), körperliche Anstrengung („exercise induced asthma"), chemische oder physikalische Inhalationsnoxen (z.B. Ozon, Kälte), Streß oder gastroösophagealen Reflux.

Klinik

In leichten Fällen nur quälender Hustenreiz, v.a. nachts und am frühen Morgen. Meist jedoch anfallsweise Atemnot mit verlängertem Exspirium, exspiratorischem Stridor und Tachykardie, evtl. sitzende Körperhaltung und Inanspruchnahme der Atemhilfsmuskulatur. Beschwerden nur zeitweise oder andauernd (saisonal oder ganzjährig).

AKUT

Alarmzeichen sind: Zyanose, verlangsamte unregelmäßige Atmung, Erschöpfung und Bewußtseinseintrübung (s. Kap. 3.1.8).

BEACHTE

Komplikationen: Status asthmaticus (s. Kap. 3.1.8), respiratorische Insuffizienz, obstruktives Lungenemphysem, Cor pulmonale.

Diagnostik

- *Anamnese:* auslösende Reize, Familienanamnese (Atopiker)
- *körperliche Untersuchung:* trockene RGs (Giemen, Brummen), verlängertes Exspirium, evtl. leises oder kein Atemgeräusch bei hochgradiger Spastik mit Lungenüberblähung (Alarmzeichen!), hypersonorer Klopfschall, Tachykardie, evtl. Pulsus paradoxus
- *Lufu:* FEV_1 und FEV_1/VC erniedrigt (VC: Vitalkapazität), Residualvolumen (RV) erhöht, Broncholysetest positiv
- *Labor:* BKS, BB (Leukozytose bei Infekten), Diff.-BB (Eosinophilie), Gesamt-IgE, RAST (Bestimmung spezifischer IgE-AK), präzipitierende AK (bei Verdacht auf Typ-III-Allergene)
- weitere *Allergiediagnostik:* Hauttests wie Prick und Intrakutantest zum Nachweis von IgE-vermittelter Sofortreaktion, inhalative Allergenprovokationstests mittels pharmakologischer oder physikalischer Stimuli (unter Reanimationsbereitschaft)
- *Rö-Thorax:* vermehrt strahlentransparente Lunge, tiefstehendes Zwerchfell
- *EKG:* im Anfall Sinustachykardie, evtl.Zeichen der Rechtsherzbelastung.

BEACHTE

Differentialdiagnose: Lungenödem (bekannte kardiale Erkrankung, Distanzrasseln, schaumig-rotes Sputum), Pneumothorax, Lungenembolie, Hyperventilation, Erkrankungen mit inspiratorischem Stridor (Pseudokrupp bei Kindern, Glottisödem, Fremdkörperaspiration).

Therapie

- *kausale Therapie* nur bedingt möglich, bei allergischem Asthma Allergenkarenz und Versuch einer Hyposensibilisierung und beim nicht-allergischen Asthma Vermeidung und sofortige Therapie eines Atemwegsinfektes, Sanierung der NNH bei rezidivierenden Sinusitiden und Therapie eines gastroösophagealen Refluxes.
- *Allgemeinmaßnahmen:* Expektoranzien und reichliche Flüssigkeitszufuhr, krankengymnastische Atemtherapie (Erlernen der Lippenbremse), Patientenschulung zum Erlernen der Selbstkontrolle mit Hilfe des Peakflowmeters, Balneo- und Klimatherapie (v.a. bei Kindern Seereizklima oder Hochgebirgsaufenthalte bei Hausstaubmilbenallergie), körperliches Training (unter entsprechender medikamentöser Therapie).

MEMO

Antiobstruktive 4-Stufen-Therapie der deutschen Atemwegsliga:

Bedarfsmedikation für alle Stufen: kurzwirksame β_2-Sympathomimetika.

Stufe 1: keine Dauermedikation.

Stufe 2: inhalative Kortikoide in niedriger Dos., alternativ bei Kindern: Cromoglicinsäure oder Nedocromil. Evtl. Leukotrien-Antagonisten.

Stufe 3: inhalative Kortikoide in mittlerer Dos., langwirksame inhalative β_2-Symphatomimetika, Theopyllin. Evtl. Leukotrien-Antagonisten.

Stufe 4: inhalative Kortikoide in hoher Dos. und orale Kortikoide, langwirksame inhalative β_2-Symphatomimetika, Theopyllin.

β_2-Sympathomimetika:

- *Wirkung:* Bronchodilation
- *Ind.:* kurzwirksame β_2-Symphatomimetika zur Soforttherapie des Asthmaanfalls und langwirksame zur Prophylaxe nächtlicher Asthmaanfälle
- *NW:* Tachykardie, Rhythmusstörungen, Blutdruckerhöhung, Angina pectoris bei KHK, Unruhe, Tremor, Schlafstörungen, Hyperglykämie
- *KI:* Tachyarrhythmia absoluta, hypertrophische obstruktive Kardiomyopathie, Hyperthyreose
- *Dos.:* am besten als Dosieraerosol mit Spacer (Volumenansatzstück für optimale Substanzverteilung). *Kurzwirksame* (Wirkdauer 4–6 h): z.B. Salbutamol (z.B. Salbuhexal® N Dosieraerosol), Fenoterol (Berotec®), Terbutalin (Bricanyl®) oder Reproterol (Bronchospasmin®) 1–2 Hübe bei Bedarf. *Langwirksame* (Wirkdauer 8–12 h): z.B. Formoterol (Oxis®) oder Salmeterol (Serevent®) 2 Hübe 3–4 × täglich.

BEACHTE

Nach verschiedenen Studien besteht der Verdacht, daß β_2-Sympathomimetika die Prognose des Asthma bronchiale verschlechtern, deshalb kritischer Einsatz der β_2-Sympathomimetika und als Basistherapie inhalative Kortikoide.

Kortikoide:

- *Wirkung:* antiphlogistisch, antiallergisch und Erhöhung der Ansprechbarkeit der β_2-Rezeptoren für Bronchodilatoren im Status asthmaticus
- *Ind.:* Basismedikation ab Stufe 2 und i.v. im Status asthmaticus
- *NW:* nach Inhalation Candidose (deshalb prophylaktisch Mundspülungen nach Anwendung und Verwendung eines Spacers), bei systemischer Gabe von mehr als 7,5 mg (Cushing-Schwellen-Dosis) Prednisolonäquivalent s. Tab. 6.13
- *KI:* Lungen-Tbc, bakterielle respiratorische Infekte, Mykosen. Bei systemischer Gabe zusätzlich relative *KI:* Magen-Darm-Ulkus, Osteoporose, Psychosen, Herpes simplex und zoster, Hypertonie, Diabetes mellitus, Glaukom
- *Dos.:* inhalative Glukokortikoide z.B. Beclometason (Sanasthmax®) 0,25–2 mg täglich, Flunisolid (Inhacort®) 0,25–2 mg täglich, Budesonid (Budes®/-0,05) 0,4–0,8 mg Normdos., max. Dosis 1,6 mg täglich, Fluticason (Flutide®) 0,125–1 mg täglich. Die Inhalationen können 2 × oder 4 × täglich durchgeführt werden. Orale Glukokortikoide (s. Kap. 6.9) initial je nach Schwere 25–50 mg Prednisolonäquivalent, danach stufenweise Reduktion. I.v. Gabe s. Kap. 3.1.8.

TIP

Inhalative Kortikoide sind im Anfall wirkungslos, die Wirksamkeit setzt erst nach ca. einer Woche ein. Sie sind deshalb nur für eine längerfristige Basistherapie sinnvoll.

Theophyllinderivate:

- *Wirkung:* bronchospasmolytisch und zentral atemstimulierend
- *Ind.:* besonders bei nächtlichen Asthmaanfällen und wenn β_2-Sympathomimetika und inhalative Kortikoide nicht mehr ausreichen, i.v.-Gabe im Status asthmaticus
- *NW:* tachykarde Rhythmusstörungen, gastrointestinale Beschwerden, zentralnervöse Störungen

- *KI:* Tachyarrhythmia absoluta, frischer Herzinfarkt, hypertrophische Kardiomyopathie mit Obstruktion
- *Dos.:* z.B. Bronchoretard® 400–800 mg täglich, entweder ⅓ der Tagesdosis morgens und ⅔ abends oder nur abendliche Gabe, Dos. möglichst unter Kontrolle des Plasmaspiegels (therapeutischer Bereich 8–20 mg/l).

TIP

Bei der nur geringen therapeutischen Breite der Theophyllinderivate auf verlängerte Eliminationszeit achten bei Pat. > 60. LJ, Infektionen, Lebererkrankungen und Kombination mit anderen Medikamenten (z.B. Cimetidin, Erythromycin, Gyrasehemmer).

Cromoglicinsäure und Nedocromil:
- *Wirkung:* antiallergisch und Stabilisierung der Mastzellen
- *Ind.:* als Prophylaxe, besonders bei Kindern
- *NW:* weitgehend nebenwirkungsfrei
- *Dos.:* z.B. Cromohexal® 4 × täglich 2 Hübe oder z.B. Tilade® 2–4 × täglich 2 Hübe.

Leukotrien-Antagonisten (Antileukotriene):
- *Wirkung:* Blockade von Entzündungsmediatoren
- *Ind.:* als Prophylaxe bei Stufe 2 und 3
- *NW:* gastrointestinale Störungen, Kopf- und Gelenkschmerzen
- *KI:* Schwangerschaft, Stillzeit
- *Dos.:* z.B. Montelukast (Singulair®) 10 mg abends oral.

TIP

Leukotrien-Antagonisten können nach 1–2 Wo. abgesetzt werden, wenn bis dahin keine Besserung eingetreten ist. Bei der Hälfte aller Pat. wirkungslos!

Prognose: bei der Hälfte der Kinder Ausheilung, ansonsten meist lebenslange Therapie erforderlich.

5.3.5 Pneumonien

Syn.: akute oder chronische Entzündung des Lungenparenchyms durch Infektionen mit Viren, Bakterien, Pilzen oder Protozoen sowie seltener durch physikalische und chemische Noxen (z.B. Strahlen, Reizgase, Aspiration) oder Kreislauferkrankungen (z.B. Stauungslunge). Prädisponierend wirken vorbestehende Lungenerkrankungen, Immunschwäche, Alkoholismus, höheres Lebensalter, Nikotinabusus und Luftverschmutzung. Häufigste zum Tode führende Infektionskrankheit in den Industriestaaten.

Einteilungen

Verschiedene Einteilungsprinzipien, nach:
- *Ätiologie:*
  - *primäre* Pneumonie: Pneumonie ohne Vorerkrankung von Lunge und Herz
  - *sekundäre* Pneumonie: begünstigt durch Vorerkrankungen wie Linksherzinsuffizienz, Lungenembolie, Bronchial-Ca, Aspiration, Immunschwäche (Diabetes mellitus, HIV-Infektion, Zytostatikatherapie). *Pneumonie bei Immunschwäche* durch opportunistische Keime wie Pneumocystis carinii, Aktinomyces israeli, Aspergillus, Mycobacterium avium
- *Klinik:*
  - *typische* Pneumonie: plötzlicher Beginn mit hohem Fieber und schwerem Krankheitsgefühl, meist durch Pneumokokken
  - *atypische* Pneumonie: schleichender Beginn mit geringem Fieber, meist Mykoplasmen, Chlamydien, Legionellen oder Viren. Tritt häufiger als die typische Pneumonie auf

- *Epidemiologie:*
  - *nosokomiale* Pneumonie: im Krankenhaus erworbene Pneumonie, prädisponierend hohes Lebensalter, Immunschwäche, intensivmedizinische Maßnahmen (ZVK, Beatmung, Magensonde), Aspiration. Erreger: meist gramnegative Erreger (Pseudomonas, Enterobacter, E. coli, Proteus, Serratia) oder Staphylococcus aureus
  - *ambulant erworbene* Pneumonie: häufig Pneumokokken, seltener Legionellen, Mykoplasmen oder Chlamydien
- *Röntgenologisches Bild:*
  - *Lobärpneumonie:* großflächige Verschattung eines oder mehrerer Lungenlappen (Abb. 5.33)
  - *Bronchopneumonie:* diffus über die ganze Lunge verstreute, herdförmige konfluierende Infiltrate, entstehen durch eine über die Bronchien deszendierende Infektion
  - *interstitielle Pneumonie:* interstitielle Zeichnungsvermehrung oder zarte schleierartige Verschattungen.

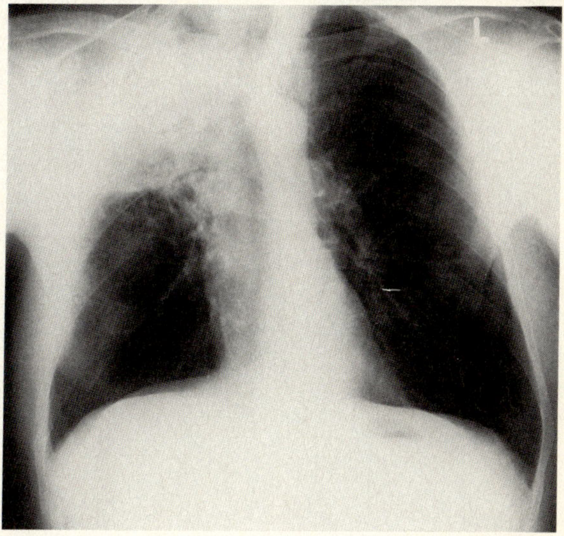

Abb. 5.33 Lobärpneumonie im rechten Oberlappen verursacht durch Pneumokokken [7].

Klinik

Zwischen der Verlaufsform der typischen und atypischen Pneumonie (Tab. 5.4) sind sämtliche Übergänge möglich. Auch können die „normalen" Erreger der typischen Pneumonie eine atypische Pneumonie hervorrufen und umgekehrt.

BEACHTE

Kinder neigen bei Pneumonien zusätzlich zu Übelkeit, Erbrechen und Meningismus. Bei älteren Menschen fehlt oft bei der typischen Pneumonie der hohe Fieberanstieg, sie zeigen eine frühzeitige Bewußtseinstrübung und Tachykardie.

Komplikationen: Pleuraempyem, septische Streuung (Otitis media, Meningitis), Herzkreislaufversagen und Chronifizierung.

Tab. 5.4 Typische versus atypische Pneumonie [7].

	Typische Pneumonie	Atypische Pneumonie
Beginn	akut	langsam
Schüttelfrost	häufig	selten
Fieber	hoch	mäßig
Allgemeinbefinden	schwer beeinträchtigt	mäßig beeinträchtigt
Husten	stark	selten
Kopf- und Gliederschmerzen	möglich	typisch
Sputum	viel/eitrig	mukulent/wenig
Tachypnoe (> 30/min)	häufig	selten
Tachykardie (> 120/min)	häufig	selten
klingende (ohrnahe) Rasselgeräusche	häufig	ungewöhnlich
lobäres/segmentales Infiltrat im Röntgen	häufig	untypisch
diffuse interstitielle Verschattung	untypisch	häufig
überraschend deutlicher Röntgenbefund bei moderatem klinischen Untersuchungsbefund	selten	häufig
Pleuraerguß	häufig	ungewöhnlich
Leukozytose/Linksverschiebung	ausgeprägt	ungewöhnlich/moderat
Erreger	zumeist Pneumokokken	Mykoplasmen, Chlamydien, Legionellen, Viren, Rickettsien, Pneumocystis carinii

Diagnostik

- *körperliche Untersuchung:* bei typischer Pneumonie: klingende (ohrnahe) RGs, Bronchialatmen, positive Bronchophonie und Stimmfremitus. Bei atypischer Pneumonie Lungenuntersuchung oft unauffällig
- *Labor:* BKS, BB, Diff.-BB (Leukozytose mit Linksverschiebung, evtl. toxische Granulationen), CRP (stark erhöht bei bakterieller Genese). Erregernachweis (v.a. bei sekundärer Pneumonie) im Blut (Blutkultur), Sputum oder Pleurapunktat, evtl. auch serologische Blutuntersuchungen (Ergebnis erst nach einer Wo.)
- *Rö-Thorax:* Zeichen der Lobär-, Broncho- oder interstitiellen Pneumonie
- evtl. BAL (s. Kap. 2.4.4).

Therapie

Allgemeinmaßnahmen: ausreichende Flüssigkeitszufuhr, gut belüftetes Zimmer, körperliche Schonung, bei Fieber zusätzlich Bettruhe, Kompressionsstrümpfe und Low-dose-Heparinisierung, Sekretolytika, evtl. Antipyretika, Atemgymnastik und evtl. Sauerstoffzufuhr.

Bei ambulant erworbenen, primären Pneumonien kann eine kalkulierte Antibiose ohne Erregernachweis durchgeführt werden, jedoch sollte auch hier ein Erregernachweis im Bronchialsekret angestrebt werden. Bei nosokomialen und sekundären Pneumonien erst Abnahme von Blutkulturen, Sputumgewinnung und evtl. BAL vor Beginn der Antibiose, später dann entsprechend dem Erreger Korrektur der Antibiotikatherapie.

Kalkulierte Antibiose:

- *ambulant erworbene atypische Pneumonien:* neuere Makrolide wie Clarithromycin (z.B. Klacid®) oder Azithromycin (z.B. Zithromax®) 2 × 250 mg täglich oral oder Roxithromycin (z.B. Roxihexal®) 2 × 150 mg täglich oral. Bei schwerem Verlauf Erythromycin 2–3 × 1 g i.v.

- *ambulant erworbene typische Pneumonie:* Penicillin G maximal 6 × 1–4 Mio. IE täglich i.v. oder Penicillin V (z.B. Penhexal®) 1,5–4,5 Mio. täglich oral
- *sekundäre Pneumonie:* Cephalosporine der 2. oder 3. Gruppe wie Cefuroxim (z.B. Cefuhexal®) 3 × 750–1500 mg täglich oral oder Ceftriaxon (Rocephin®) 1–2 × 2 g täglich i.v. oder Makrolide. Bei schwerer Pneumonie Kombination aus Makrolid und Cephalosporin der Gruppe 3 (z.B. Cefotaxim, Ceftriaxon). Bei älteren Pat. mit COLD: Amoxicillin (z.B. Amoxihexal®)
- *nosokomiale Pneumonie:* Cephalosporine der Gruppe 3 plus Aminoglykosid (z.B. Gentamyicin Hexal®) 3–5 mg/kg KG täglich i.v.

Antibiose entsprechend dem Erregernachweis:

- *Pneumokokken:* Penicillin G 6–20 Mio. IE täglich i.v., alternativ Clarithromycin 0,25–0,5 g/12 h oral
- *Haemophilus influenzae:* Amoxicillin 2 g/8 h i.v., alternativ Cephalosporine der Gruppe 3 (z.B. Cefotaxim) 1–2 g/8 h i.v.
- *Mycoplasma pneumoniae und Chlamydien:* Erythromycin 0,5–0,75 g/6 h i.v. oder Clarithromycin 0,25–0,5 g/12 h oral
- *Staphylococcus aureus:* am besten nach Antibiogramm, Flucloxacillin 1–2 g/6 h i.v.
- *Pseudomonas aeruginosa:* Piperacillin oder Azlocillin jeweils 2 g/8 h i.v.
- *Legionellen:* Makrolide (z.B. Erythromycin 1 g/8 h i.v.) evtl. plus Rifampicin.

TIP

Für die individuelle Auswahl der Antibiotika sind klinischer Verlauf, zusätzliche Risikofaktoren, Alter des Pat. und Infektionsort (ambulant oder stationär) entscheidend. Teilweise gelten unterschiedliche Empfehlungen(s. Tab. 6.11).

Prognose: am schlechtesten bei der nosokomialen Pneumonie (Letalität > 20%). Prognose verschlechtert sich bei hohem Lebensalter, Vorerkrankungen, Immunschwäche und bei erst spät einsetzender Therapie.

5.3.6 Tuberkulose (Tb)

Syn.: generalisierte oder organbezogene Infektion mit dem Mycobacterium tuberculosis (extrem selten mit Mycobacterium bovis oder africanum). Ansteckung über Tröpfchen-Infektion von Mensch zu Mensch. Erkrankung und Tod sind meldepflichtig. 5–20 Erkrankte/100 000 Einwohner in Westeuropa und USA. Weltweit jeder 3. infiziert, jährlich 3 Mio. Tuberkulosetote v.a. in Entwicklungsländern.

Verlauf

Ca. 5–6 Wo. nach der Infektion entwickelt sich der *Primärkomplex* (Lungeninfiltrat plus regionale LK-Reaktion), indem sich ein Granulom mit zentraler Einschmelzung bildet. Primärkomplexbildung meist ohne klinische Symptomatik. In dieser Phase kann es zu einer lymphogenen, hämatogenen und bronchogenen Streuung kommen, selten (nur in 4%) bildet sich schon zu diesem Zeitpunkt eine manifeste Organtuberkulose. Bei Minderung der Resistenzlage, evtl. erst nach Jahrzehnten, können aus dem Primärkomplex und seinen Streuherden eine *postprimäre Tb* der Lunge oder anderer Organe entstehen (Abb. 5.34).

BEACHTE

Verminderte Resistenz bei Mangelernährung, Alkoholismus, Drogenabhängigkeit, HIV-Infektion, Diabetes mellitus, immunsuppressiver Therapie, Leukämien, malignen Lymphomen und hohem Lebensalter.

Klinik

Primärinfektion meist asymptomatisch, evtl. leichtes Fieber, Husten, Leistungsminderung, Nachtschweiß und Erythema nodosum. Auch bei postprimärer Lungen-Tb zunächst unspezifische Allgemeinsymptome, evtl. Husten mit Hämoptysen und erst bei progredientem Verlauf schweres konsumierendes Krankheitsbild mit Gewichtsverlust

(„Schwindsucht"). Zusätzliche Symptomatik abhängig von einer weiteren Streuung, z. B.:

- Pleura: Pleuritis tuberculosa
- ZNS: Zeichen einer Meningitis (Meningitis tuberculosa) mit schleichendem Verlauf (über Wo.)
- Wirbelsäule: über Wo. bis Mon. zunehmende Schmerzen
- LK: meist zervikale oder supraclavikuläre LK-Schwellung, evtl. Einengung der Bronchien
- Urogenitaltrakt: evtl. Dysurie, Schmerzen im Unterbauch, Hämaturie, Menstruationsstörungen
- GIT: diffuse Schmerzen, Erbrechen, Diarrhoe und Gewichtsverlust.

Komplizierend kann bei Immunschwäche eine generalisierte Ausbreitung erfolgen (Miliar-Tb oder Landouzy-Sepsis).

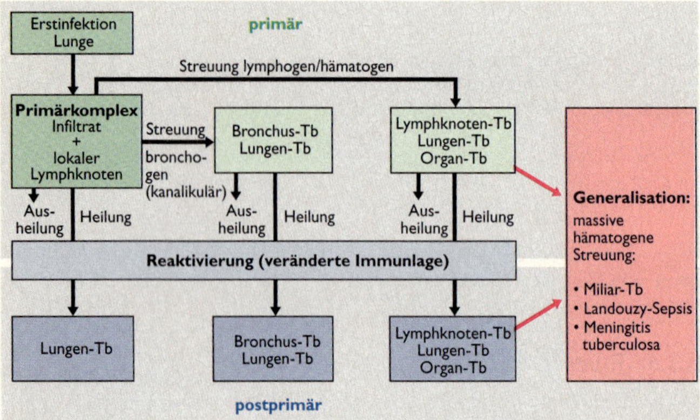

Abb. 5.34 Verlauf der Tb [7].

Diagnostik

- *Anamnese:* Tb-Fälle in Familie, Umgebung oder in der Eigenanamnese des Pat.
- *körperliche Untersuchung:* evtl. pathologischer Auskultationsbefund der Lunge (z. B. Infiltrationszeichen, klingende RGs) oder vergrößerte LK
- *Labor:* BKS und CRP erhöht, BB (oft Lymphozytose). Falls Tuberkulinprobe positiv: bakteriologische Untersuchung von Sputum (an drei aufeinanderfolgenden Tagen, nach vorheriger Mundspülung und evtl. Inhalation mit 2,5–5% NaCl-Lösung), Magennüchternsaft, Bronchialsekret (durch Bronchoskopie oder BAL gewonnen), Urin (bei Verdacht auf Urogenital-Tb)
- *Rö-Thorax* (Abb. 5.35): unterschiedlichste Befunde möglich, z. B. Verschattung, Verkalkung (z. B. Simon Spitzenherde), Rundherd (Tuberkulom), Ringschatten (Kaverne), Pleuraerguß, Verziehung von Trachea oder Mediastinum
- Schichtaufnahmen oder CT erforderlich bei unklaren Rö-Befunden
- Tuberkulinprobe (z. B. Tinetest®): intrakutane Stempelinj. von gereinigtem Tuberkulin an der Beugeseite des Unterarmes. Positiver Test bei fühlbarer Papelbildung (> 2 mm) nach 4–7 Tagen. Stempeltest oft unsicher, deshalb bei negativem Testergebnis und bestehendem Tbc-Verdacht Intrakutantest nach Mendel-Mantoux: streng intrakutane Inj. von 0,1 ml Tuberkulin meist mit 10 IE (GT Behring®), Ablesen nach 72 h, positiver Befund bei tastbarer Papel (> 6 mm). Bei negativem Ausfall Wiederholung mit höherer Dosierung.

TIP

- Bei normalem Rö-Thorax und negativer Tuberkulinprobe ist Tb unwahrscheinlich, aber nicht ausgeschlossen.
- Falsch negativer Test möglich bei: frischer Tb (Infektion kürzer als 8 Wo.), Miliar-Tb, Meningitis tuberculosa, Virusinfektionen, höherem Lebensalter oder Immunschwäche (z. B. HIV-Infektion).

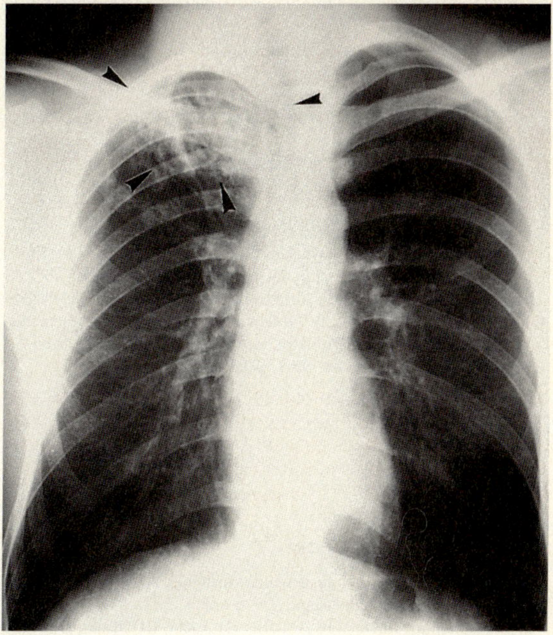

Abb. 5.35 Thoraxübersicht eines 28jährigen Pat. mit Spitzenoberlappen-Tb rechts (Pfeile) [7].

Therapie

Neben Allgemeinmaßnahmen (Nikotin- und Alkoholkarenz, Therapie einer Immunschwäche soweit möglich, Antitussiva) wird eine tuberkulostatische Kombinationstherapie durchgeführt. Bei Ausscheidung von Mycobakterien (offene Tb) Isolation des Pat. Nach Antibiogramm meist Beginn der Initialphase mit Viererkombination Isoniazid, Rifampicin, Pyrazinamid und Ethambutol. Nach 2 Mon. Übergehen auf Zweierkombination Isoniazid und Rifampicin für weitere 4 Mon. (Stabilisierungstherapie).

TIP

Abweichen von der Standardtherapie z. B. bei Resistenzen (wie INH-Resistenz: Dreierkombination) und Aids (verlängerte Stabilisierungstherapie, kein Rifampicin bei gleichzeitiger Therapie mit Proteaseinhibitoren und nichtnukleosidischen Reverse-Transkriptase-Inhibitoren) sowie in Entwicklungsländern (Einnahme von fixen Kombinationspräparaten z. B. Isoniazid, Rifampicin, Pyrazinamid).

Tuberkulostatika (Antituberkulotika):

- Isoniazid (INH):
  - *NW:* Leberschädigung (Transaminasenerhöhung), Polyneuropathie (deshalb immer Kombination mit Pyridoxin 40 mg/d)
  - *KI:* Lebererkrankungen, Polyneuropathie, Epilepsie
  - *Dos.:* 5 mg/kg KG täglich
- Rifampicin (RMP):
  - *NW:* Leberschädigung, (Transaminasenerhöhung), Thrombozytopenie, anaphylaktische Reaktion
  - *KI:* Lebererkrankungen, Schwangerschaft
  - *Dos.:* 10 mg/kg KG täglich
- Pyrazinamid (PZA):
  - *NW:* Leber-, Nierenschädigung, Hyperurikämie, Arthralgien, Übelkeit, Polyneuropathie
  - *KI:* Lebererkrankungen, Niereninsuffizienz
  - *Dos.:* 35 mg/kg KG täglich
- Streptomycin (SM):
  - *NW:* Nieren- und irreversible Hörschäden
  - *KI:* Erkrankungen des N. acusticus und vestibularis sowie der Nieren, Schwangerschaft, gleichzeitige Therapie mit anderen Aminoglykosiden
  - *Dos.:* 15 mg/kg KG täglich für maximal 18–20 Tage, Tageshöchstdosis 1 g
- Reservetuberkulostatika: z.B. Protionamid, Rifabutin, Gyrasehemmer, D-Cycloserin, Clofazim, Para-Aminosalizylsäure. *Ind.:* bei KI oder Resistenzen gegen die oben genannten Tuberkulostatika der 1. Wahl.

BEACHTE

***Tb-Prävention:* konsequente Kombinationstherapie der Erkrankten, Erfassung aller Kontaktpersonen und Chemoprophylaxe mit INH bei Kontaktpersonen und Pat. mit Immunschwäche und gleichzeitig erhöhtem Tb-Risiko. Prognose der Tb: abhängig von einer frühzeitigen tuberkulostatischen Therapie und von einer begleitenden Abwehrschwäche.**

5.3.7 Bronchialkarzinom

Syn.: vom Bronchialepithel ausgehender maligner Tumor. Häufigste bösartige Erkrankung des Mannes. Häufigkeitsgipfel 55.-60. LJ

Hauptrisikofaktor: Nikotinabusus (außer für Adeno-Ca), Risiko abhängig von Intensität und Dauer des Nikotinabusus, erhöhtes Risiko auch bei Passivrauchern. Weitere Risikofaktoren: Exposition gegenüber Asbest, seltener Chrom-VI-Verbindungen, Haloether, Quarzstaub, Nickelderivate, polyzyklische Kohlenwasserstoffe (z.B. Bezapyren), ionisierende Strahlen sowie Radon in älteren, nichtunterkellerten Häusern. Lokale Faktoren (Narben, Kavernen) und genetische Disposition spielen ebenfalls eine Rolle.

Einteilungen

MEMO

WHO-Klassifikation nach der Histologie:

- *Plattenepithel-Ca:* in ca. 40% der Fälle.
- *kleinzelliges Ca* (oat-cell carcinoma): 20–40% der Fälle, mit vereinfachter Stadieneinteilung in limited disease (Ca auf einer Thoraxhälfte ohne Pleuraerguß oder Einflußstauung, mit/ohne Befall der supraklavikulären LK oder des Mediastinums) und extended disease (alle anderen Stadien).
- *großzelliges Ca:* 10%.
- *Adeno-Ca:* 10–20%.

Nach ihrem biologischen Verhalten Unterteilung in kleinzellige und nichtkleinzellige (Plattenepithel-, Adeno-, großzellige-) Ca.

Klinik

- keine Frühsymptome
- unspezifische Symptome: Husten, Dyspnoe, Thoraxschmerz, wiederholte pulmonale Infektionen
- Spätsymptome: Hämoptoe, Gewichtsverlust, Rekurrens-, Phrenikusparese und Zeichen der oberen Einflußstauung
- Plexus-, Interkostalneuralgie, Armschwellung, Horner-Syndrom (Miosis, Ptosis, Enophthalmus), Knochendestruktion der 1. Rippe und des 1. BWK als Symptome eines *Pancoast-Tumors* (Lungenspitzen-Ca)
- *paraneoplastische* Syndrome (v.a. beim kleinzelligen Ca), z.B. Cushing-Syndrom, Syndrom der inadäquaten ADH-Sekretion, Neuro-, Myopathien, Polymyositis, Dermatomyositis, erhöhte Thromboseneigung.

BEACHTE

Alarmzeichen bei Pat. > 40. LJ: Husten > 3 Wochen, seit kurzem Asthma bronchiale oder Bronchitis, blutiges Sputum, ständige Erkältungen.

Diagnostik

- *körperliche Untersuchung:* meist unspezifischer Lungenbefund, evtl. vergrößerte LK, Zeichen der oberen Einflußstauung, Hepatomegalie
- *Rö-Thorax* (Abb. 5.36): Lungenverschattung jeglicher Art, z.B. Rundherde, Ringschatten, Atelektasen
- CT-Thorax, evtl. PET
- Bronchoskopie mit Biopsie, evtl. BAL
- *Labor:* BKS, BB. Bestimmung der Tumormarker als Suchtest nicht routinemäßig geeignet
- *Staging-Untersuchungen:* Sono und CT-Abdomen, CT-Schädel, Skelettszintigraphie, evtl. Mediastinoskopie, Beckenkammpunktion
- präoperativ Lufu.

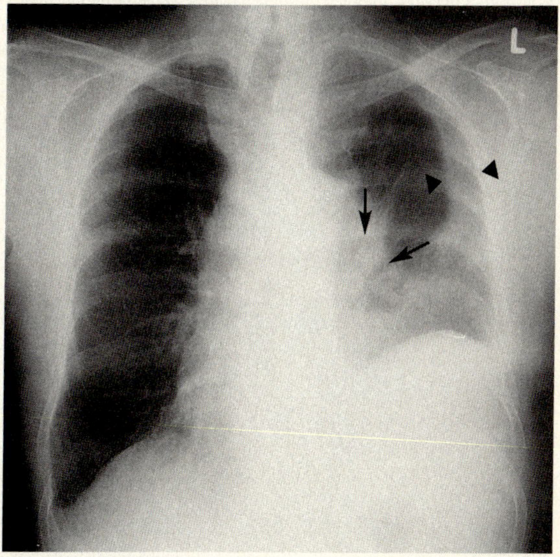

Abb. 5.36 Zentrales Bronchial-Ca und linksseitiger Pleuraerguß. Pfeile kennzeichnen die zentrale Hilusverbreiterung, Pfeilspitzen den an der Thoraxwand aufsteigenden Erguß [7].

MEMO

Stadieneinteilung nach der *TMN-Klassifikation* (vereinfacht):

Tx: Nachweis von malignen Zellen im Sputum oder Bronchialsekret, Tumor weder radiologisch noch bronchoskopisch lokalisierbar.

T1: Tumor < 3 cm, Hauptbronchus frei.

T2: Tumor > 3 cm oder Ausdehnung bis zu den Hili oder Infiltration der Pleura viszeralis oder partielle Atelektase.

T3: Tumor jeder Größe mit Befall von Brustwand, Zwerchfell, mediastinaler Pleura oder Perikard oder mit Atelektase oder mit obstruktiver Entzündung der gesamten Lunge.

T4: Tumor jeder Größe mit Befall von Herz, großen Gefäßen, Trachea, Ösophagus oder Wirbelkörper oder maligner Erguß.

N0: regionäre LK nicht beurteilbar.

N1: Befall ipsilateraler peribronchialer oder hilärer LK.

N2: Befall ipsilateraler mediastinaler oder subkarinaler LK.

N3: Befall supraklavikulärer LK, Skalenus-LK und/oder kontralateraler mediastinaler Hilus-LK.

M0: keine Fernmetastasen.

M1: Fernmetastasen.

Stadiengruppierung:

Stadium I:	T1/T2 N0 M0
Stadium II:	T1/T2 N1 M0
Stadium III A:	T1/T2 N2 M0 oder T3 N0-N2 M0
Stadium III B:	T1-T4 N3 M0
Stadium IV:	jedes T und N mit M1.

Therapie

- *operative Therapie*: *Ind.*: v.a. nichtkleinzelliges Ca im Stadium I, II und vereinzelt im Stadium III A, kleinzelliges Ca nur im Stadium I. Lobektomie oder Bilobektomie mit Ausräumung der Lymphabflußwege. Evtl. präoperativ Chemo- und Strahlentherapie
- *Strahlentherapie*: *Ind.*: nichtkleinzelliges Ca im Stadium III B (mit anschließender Chemotherapie), konsolidierende Thorax- und adjuvante Schädelbestrahlung beim kleinzelligen Ca, palliative Bestrahlung z.B. bei Skelettmetastasen, oberer Einflußstauung und bei Inoperabilität des Pat.
- *Chemotherapie*: *Ind.*: v.a. kleinzelliges Ca (kurativer Ansatz bei limited disease), nichtkleinzelliges Ca im Stadium III B und IV (evtl. im Stadium II und III A zusätzlich zur OP), Palliation. Beim kleinzelligen Ca: ACO-Schema (Adriamycin, Cyclophosphamid, Vincristin), CEV-Schema (Carboplatin, Etoposid, Vincristin) oder PE-Schema (Cisplatin, Etoposid). Nichtkleinzelliges Ca: Gemcitabin oder Polychemotherapie
- *palliative Therapie*: zusätzlich zu Chemo- oder Strahlentherapie evtl. Lasertherapie, Einlage von Stents bei Atemwegsbehinderung oder Pleurodese bei malignen Ergüssen. Biphosphonate bei Knochenmetastasen, frühzeitige Analgesie bei Tumorschmerzen.

BEACHTE

Prognose: trotz Therapie insgesamt schlecht. Pat. meist schon inoperabel zum Zeitpunkt der Diagnose. 5-Jahres-Überlebensrate durchschnittlich nur 5%. Selbst im Stadium I bei dem am prognostisch günstigsten Plattenepithel-Ca liegt die 5-Jahres-Überlebensrate nur bei 60%.

Nachsorge

In zunächst viertel-, später halbjährlichen Abständen:

- *Anamnese:* Fieber? Gewichtsverlust? Leistungsminderung? Husten oder blutiger Auswurf? Knochenschmerzen? Symptome eines paraneoplastischen Syndroms?
- *körperliche Untersuchung:* Lungen-, Leberuntersuchung, LK-, neurologischer Status

- *Labor:* BKS, BB, Transaminasen, LDH, AP, Kalzium, Tumormarker
- Rö-Thorax, bei Rezidivverdacht evtl. Bronchoskopie
- abdominelle Sonographie, evtl. Skelettszintigraphie, CT-Schädel.

MEMO

Tumormarker bei Bronchial-Ca:
- nervenspezifische Enolase (NSE): v.a. beim kleinzelligen Ca
- CYFRA 21–1 und Squamous cell carcinoma antigen (SCC): v.a. beim Plattenepithel-Ca
- CEA: v.a. beim Adeno-Ca, aber auch bei den anderen Ca.

5.3.8 Sarkoidose (M. Boeck)

Syn.: M. Besnier-Boeck-Schaumann. Systemerkrankung mit nicht-verkäsenden, epitheloidzelligen Granulomen, betrifft v.a. Lunge. Ätiologie nicht bekannt, jedoch familiäre Häufung. Erkrankungsgipfel 20.-40. LJ 50 von 100 000 Einwohnern betroffen in Westeuropa.

Klinik
- akuter Verlauf *(Löfgren-Syndrom)*: nur in 5% der Fälle, betrifft meist junge Frauen, typischerweise Arthritis (v.a des Sprunggelenkes), Erythema nodosum und bihiläre Lymphadenopathie
- chronischer Verlauf: 95% der Fälle, zunächst meist symptomlos, oft Zufallsbefund bei Rö-Kontrolle, später evtl. unspezifische Symptome wie Reizhusten, Dyspnoe, Fieber.

Selten kommt es auch zum extrapulmonalen Befall, z.B.: Haut (Papeln oder *Lupus pernio:* livide Infiltrationen der Wangen und Nase), Gelenke und Knochen (*Ostitis multiplex cystoides Jüngling:* zystische Veränderungen der Fingerphalangen), Auge (Uveitis, Iridozyklitis, Keratokonjunktivitis), Parotitis (mit Uveitis und Fazialisparese = *Heerfordt-Syndrom*), Nervensystem (Hirnnervenparesen, Enzephalitis granulomatosa) und Herz (Kardiomyopathie).

Diagnostik

MEMO

Einteilung der Sarkoidose nach dem röntgenologischen Befund:

Typ 0: Normalbefund der Lunge bei isolierter extrapulmonaler Sarkoidose (selten).
Typ I: bihiläre Lymphadenopathie (polyzyklisch begrenzte Hilusvergrößerung, Abb. 5.37).
Typ II: bihiläre Lymphadenopathie und zusätzlich Lungenbefall (retikuläre Lungenzeichnung).
Typ III: Lungenbefall ohne Lymphadenopathie.
Typ IV: Lungenfibrose (irreversibel).

- Rö- und CT-Thorax
- *Bronchoskopie mit BAL:* Zytologie der BAL meist schon diagnoseweisend (lymphozytäre Alveolitis), evtl. zusätzlich transbronchiale Biopsie zur Diagnosesicherung
- *Lufu:* evtl. restriktive Ventilationsstörung, Verminderung der Diffusionskapazität
- *Labor:* BKS, BB (Leuko-, Lymphozytopenie). Erhöhung der γ-Globulie, IgG und Kalzium. ACE und S-IL-2R als Parameter für die Aktivität und Therapiekontrolle, jedoch nicht spezifisch für Sarkoidose
- *weitere Diagnostik:* EKG, Augenuntersuchung, abdominelle Sonographie, Tuberkulinprobe (zum Tbc-Ausschluß).

BEACHTE

Differentialdiagnose oft schwierig: Tb, Bronchial-Ca, maligne Lymphome, Pneumokoniosen oder andere interstitielle Lungenerkrankungen.

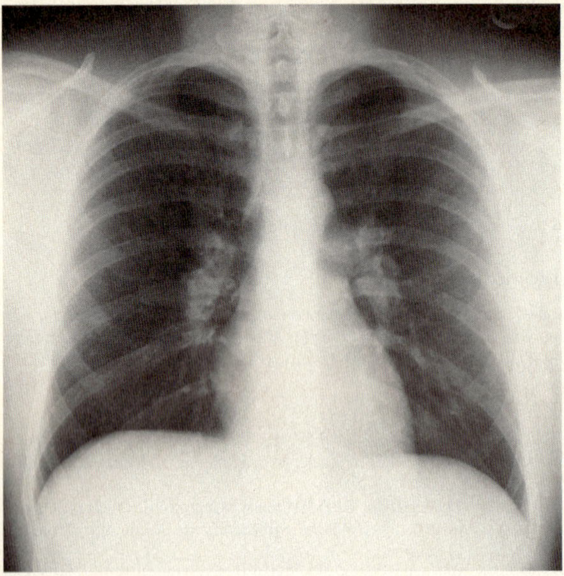

Abb. 5.37 Sarkoidose, Typ I: beidseits verbreiterte und polyzyklisch begrenzte Lungenhili [7].

Therapie

Beim Typ I ist meist keine Behandlung erforderlich, lediglich beim Löfgren-Syndrom evtl. analgetische oder antiphlogistische Medikation. Ab dem Typ II werden bei Verschlechterung der Lufu oder bei extrapulmonalem Befall Kortikosteroide als Langzeittherapie (bei progredienter Lungenfibrose evtl. über Jahre) eingesetzt.

TIP

Regelmäßige Lufu- und Rö-Thoraxkontrolle (auch vor Therapiebeginn) notwendig!

Prognose: gut, ohne Therapie in ca. 10% der Fälle Übergang in Lungenfibrose mit respiratorischer Insuffizienz und Cor pulmonale.

5.3.9 Interstitielle Lungenerkrankungen (ILD)

Syn.: chronische Entzündungen des Lungenparenchyms (sowohl des interstitiellen als auch des alveolären Kompartiments), die zu einer Bindegewebsvermehrung und damit zu einer Lungenfibrose führen. Endzustand: funktionslose Wabenlunge („honey comb lung"). Heterogene Gruppe von Erkrankungen.

Ätiologie

In 50% der Fälle ist die Ursache nicht bekannt: *idiopathische* Lungenfibrosen (pathologisch-anatomische Einteilung nach Liebow). Bekannte Ursachen sind:

- Infektionen: z.B. Viren, Pneumocystis carinii
- Inhalationsnoxen: z.B. bei den Pneumokoniosen anorganische Stäube oder bei der exogen-allergischen Alveolitis organische Stäube
- nicht-inhalative Noxen: Medikamente (Bleomycin, Amiodaron, Goldpräparate) oder ionisierende Strahlen

- kreislaufbedingte Lungenschäden: chronische Linksherz-, Niereninsuffizienz, ARDS
- Systemerkrankungen: Sarkoidose, rheumatoide Arthritis, Kollagenosen (SLE, Sklerodermie), Vaskulitiden, Mukoviszidose, Speicherkrankheiten
- Neoplasien: Lymphangiosis carcinomatosa.

Klinik

- Husten ohne Auswurf
- abhängig von der Genese evtl. frühzeitig Allgemeinsymptome wie Fieber
- oft erst Symptome durch Parenchymumbau der Lunge: Belastungsdyspnoe
- später Atemstop bei tiefer Inspiration („Door-stop-Phänomen"), thorakales Engegefühl, Ruhedyspnoe und Tachypnoe
- Komplikation: respiratorische Insuffizienz, Cor pulmonale.

Diagnostik

- *Anamnese:* Staubexposition, Medikamente, Beruf
- *körperliche Untersuchung:* Knisterrasseln bei der Inspiration im Bereich der basalen Lungenabschnitte, hochgestellte Lungengrenzen. Evtl. Zyanose, Trommelschlegelfinger, Uhrglasnägel
- *Lufu:* restriktive Ventilationsstörung und verminderte Diffusionskapazität
- *Rö- und CT-Thorax:* Milchglastrübung, retikuläre oder noduläre Zeichnungsvermehrung, konfluierende Fleckschatten, zystische Veränderungen
- *Labor:* BKS, Rheumaserologie, ACE, präzipitierende IgG-AK, mikrobiologische Untersuchungen, Allergiediagnostik
- *Bronchoskopie mit BAL:* entscheidende ätiologische Hinweise
- *Lungenbiopsie:* transbronchial oder offen.

Therapie

Bei bekannter Ätiologie kausal soweit möglich. Bei idiopathischer Lungenfibrose Kombination von Kortikosteroiden und Immunsuppressiva (Azathioprin). Symptomatisch: Sauerstofflangzeittherapie, Behandlung einer pulmonalen Hypertonie, frühzeitige antibiotische Therapie bei Infekten. Im fortgeschrittenen Stadium, nach Ausschöpfen aller konservativen Maßnahmen evtl. einseitige Lungentransplantation.

PNEUMOKONIOSEN (STAUBINHALATIONSKRANKHEITEN)

Syn.: interstitielle Lungenerkrankungen, die durch Inhalation von anorganischem Staub entstehen, z.B. Inhalation von Quarzstaub *(Silikose)*, Asbeststaub *(Asbestose)* oder Berylliumstaub *(Berylliose)*. Inhalation von Eisen oder Aluminium führt z.B. zu inerten Pneumokoniosen ohne eigentlichen Krankheitswert. Pneumokoniosen sind die häufigsten zur Invalidität führenden, meldepflichtigen Berufskrankheiten der Lunge.

Silikose

- Syn.: Quarzstaublunge, Bergarbeiterpneumokoniose. Häufigste Pneumokoniose, oft Mischstaub-Pneumokoniose bei Arbeitern in Kohle- und Erzbergwerken (kristalliner Quarz mit Korngröße < 7 µm)
- *Klinik:* im Anfangsstadium meist symptomlos (bei oft schon ausgeprägten röntgenologischen Veränderungen). Später (nach Jahren) zunehmende Belastungsdyspnoe, häufige respiratorische Infekte (in 10% der Fälle Tb) und chronisch obstruktive Bronchitis
- *Komplikationen:* Lungenemphysem, Cor pulmonale, erhöhtes Risiko für Bronchial-Ca und für die Entwicklung einer progressiven systemischen Sklerose
- *Diagnostik:* Berufsanamnese, Rö-Thorax (Abb. 5.38), Lufu mit restriktiver und obstruktiver Ventilationsstörung (Anerkennung als entschädigungspflichtige Berufskrankheit erst beim Auftreten von obstruktiver Ventilationsstörung)
- *Therapie:* kausal nicht möglich außer Expositionsprophylaxe. Konsequente Therapie der begleitenden Atemwegsobstruktion (s. Kap. 5.3.4) und frühzeitige Antibiose bei bronchialen Infekten.

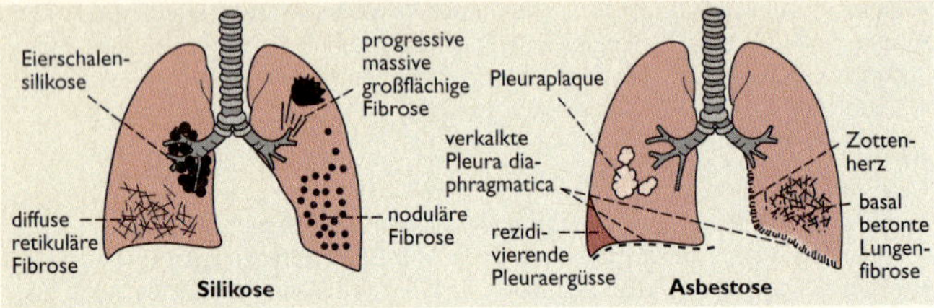

Abb. 5.38 Typische radiologische Veränderungen bei Silikose und Asbestose.
Silikose: Typische Veränderungen sind eine noduläre Fibrose, eine diffuse retikuläre Fibrose, eine Eierschalensilikose (schalenförmige Verkalkung vergrößerter Hilus-LK) und eine progressive massive großflächige Fibrose. Durch Schrumpfung kann der ipsilaterale Hilus nach oben verzogen werden, durch Nekrosen innerhalb der großflächigen Fibrose können Kavernen entstehen.
Abestose: Typische Veränderungen sind Pleuraplaques (bis handtellergroße Pleurafibrosen); rezid. Pleuraergüsse, basal betonte Lungenfibrose; Zottenherz (zackenkranzartige Fibrosierung des dem Perikard anliegenden Pleurablattes, daher unscharfe Herzkontur); verkalkte Pleura diaphragmatica [7].

Asbestose und andere durch Asbest verusachte pleuropulmonale Erkrankungen

- langjährige Inhalation von Asbest (faserförmige kristallisierte silikatische Mineralien) wirkt fibrogen und karzinogen. Zunehmende Häufigkeit der asbestinduzierten Krankheiten in den nächsten Jahren aufgrund der langen Latenz (15–40 Jahre) bis zum Krankheitsausbruch
- *Klinik:* Asbestose (langsam zunehmende Dyspnoe, Knistern über der Lunge), Asbestpleuritis (rezidivierende Ergüsse), Bronchial-Ca (s. Kap. 5.3.4), Pleuramesotheliom (Abb. 5.39; selten auch Mesotheliom des Perikards oder des Peritoneums) und Larnyx-Ca. Für die Ausbildung einer Asbestose existiert ein Schwellenwert, jedoch nicht für die malignen Erkrankungen.

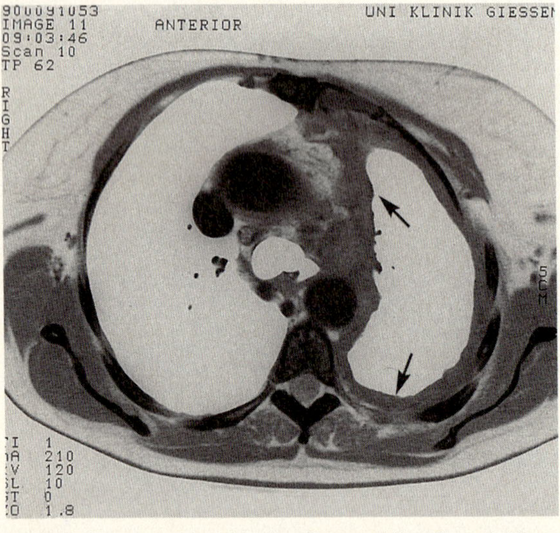

Abb. 5.39 CT eines ausgedehnten linksseitigen Pleuramesothelioms. Die massive Verdickung der parietalen und mediastinalen Pleura auf der linken Seite ist mit Pfeilen markiert. Rechsseitig normaler Befund [7].

Zusätzlicher Nikotinabusus potenziert das Risiko für ein Bronchial-Ca!

- *Komplikationen* der Asbestose: respiratorische Insuffizienz, Cor pulmonale
- *Diagnostik:* Berufsanamnese, Rö-Thorax (Abb. 5.38), Bronchoskopie und BAL mit Nachweis von Asbestfasern und Alveolitis, evtl. Thorakoskopie und Larnygoskopie bei Verdacht auf maligne Veränderungen
- *Therapie:* kausal nicht möglich. Regelmäßige Kontrollen nach Asbestexposition wegen erhöhtem Malignomrisiko
- *Prognose* des Brochial-Ca und Mesothelioms: schlecht.

EXOGEN-ALLERGISCHE ALVEOLITIS

Syn.: interstitielle Lungenerkrankung durch allergische Reaktion (meist Typ III) auf wiederholte Inhalationen von verschiedenen organischen Antigenen. Langfristig kann sich eine Lungenfibrose entwickeln.

Ätiologie und Formen

Viele Antigene sind bekannt, z.B.:

- Bakterienantigene: sehr häufig Farmerlunge (durch Aktinomyzeten in schimmeligem Heu), Befeuchterlunge (Bacillus cereus in Luftbefeuchtern), Pilzarbeiterlunge (Aktinomyzeten im Kompost der Pilzkulturen)
- Pilzsporenantigene: Malzarbeiter-, Papierarbeiter-, Sägearbeiter-, Obstbauern- und Müllarbeiterlunge
- tierische Antigene: Vogelzüchterlunge
- chemische Antigene: Isozyanat-Alveolitis.

Klinik

Zwei Verlaufsformen:

- akut: 6–8 h nach Antigenkontakt Husten mit Auswurf, Dyspnoe, Fieber, Schüttelfrost, Kopf- und Gliederschmerzen. Nach 14 Tagen abklingende Symptomatik bei Antigenkarenz
- chronisch: schleichender Beginn mit zunehmendem Husten, Dyspnoe und Zyanose, tritt v.a. bei wiederholter oder ständiger geringgradiger Allergenexposition auf.
- Komplikationen: Lungenfibrose, Cor pulmonale.

BEACHTE **Differentialdiagnose der akuten Form: Infektionen, Pneumonien, Asthma bronchiale. Differentialdiagnose der chronischen Form: interstitielle Lungenerkrankungen anderer Genese.**

Diagnostik

- *Anamnese:* Beruf und Freizeitgestaltung
- *körperliche Untersuchung:* oft unauffällig, evtl. feuchte RGs oder Giemen
- *Rö-Thorax:* bei der akuten Form evtl. diffuse Fleckschatten, bei der chronischen Verlaufsform retikuläre und noduläre Veränderungen
- *Lufu:* restriktive Ventilationsstörung
- *Labor:* BKS, BB (Leukozytose), Nachweis präzipitierender AK vom Typ IgG gegen das vermutete Antigen
- evtl. *BAL:* lymphozytäre Alveolitis.

BEACHTE **Präzipitierende AK können auch bei gesunden exponierten Pat. gefunden werden.**

Therapie

Antigenkarenz (evtl. Berufswechsel) ist die wichtigste Maßnahme. Im akuten Stadium oder bei protrahiertem Verlauf Kortikosteroide.

BEACHTE **Prognose: im akuten Stadium gut, bei Chronifizierung abhängig vom Ausmaß der Lungenfibrose.**

5.4 Verdauungsorgane

5.4.1 Akute obere Gastrointestinalblutung

Syn.: venöse oder art. Blutung des Magen-Darmtraktes oberhalb des Treitzschen Bandes (Flexura duodenojejunalis). 85–95% der Blutungen im GIT stammen aus Ösophagus, Magen oder Duodenum. 100 gastrointestinale Blutungen/100 000 Einwohner/Jahr.

Klinik

- Übelkeit, Völlegefühl, Unruhe, Schmerzen im Oberbauch
- *Hämatemesis:* Erbrechen von schwarz-braunem, „kaffeesatzartigem" Blut (durch Magen-HCl in Chlorhämin umgesetztes Hämoglobin) oder von hellrotem Blut bei starker Blutung oder Anazidität (hochgradige Notfallsituation!)
- *Melaena* (Teerstuhl): in 90% durch obere GIT-Blutung
- *Hämatochezie* (rote rektale Blutung): nur bei massiven Blutungen aus oberem GIT, ansonsten typisch für untere GIT-Blutung
- *Folge des Blutverlustes:* je nach Schweregrad der Blutung. Leichte Blutung (< 250 ml/24 h): oft asymptomatisch. Mittelschwere Blutung (< 1000 ml/24 h): Schwäche, Schwindel, Tachykardie, Hypotonie, Kollapsneigung. Schwere Blutung (> 1000 ml/24 h): Zeichen des Schocks.

BEACHTE

10% der Blutungen im GIT verlaufen letal! 20–30% der Pat. bluten aus zwei oder mehr Läsionen!

Differentialdiagnose

Tab. 5.5 Differentialdiagnose der oberen Gastrointestinalblutung [9].

Blutungsquelle	Häufigkeit/Symptome/Anamnese
Ulkus	50–60%. Bekannte Ulkusanamnese; episodische nächtliche Schmerzen
Ös.-Varizen	10–30%. Oft schwallartiges, plötzliches Bluterbrechen aus Ös.- oder Magenfundusvarizen (gleich häufig)
Ösophagitis	Sodbrennen, epigastrische Schmerzen
erosive Gastritis	Oberbauchschmerzen, Alkohol-, Medikamentenanamnese
maligner oder benigner Tumor	häufig asymptomatisch oder uncharakteristische Symptome
Mallory-Weiss-Syndrom	Nach heftigem Erbrechen oder starkem Würgen kann es zu Einrissen der gastroösophagealen Schleimhaut mit anschließender Blutung kommen. Cave: Durch Erbrechen kann auch eine Blutung aus Varizen ausgelöst werden!

BEACHTE

Weiterhin sind differentialdiagnostisch auch Blutungen aus Nasenrachenraum, Mundhöhle und Respirationstrakt (Hämotpyse) auszuschließen!

Diagnostik

- *Anamnese:* Beschaffenheit des Erbrochenen, Vorerkrankungen (bekannte Ulkuskrankheit, Leberzirrhose), Medikamentenanmnese (ASS, NSAR, Kortikosteroide), Nikotin-, Alkoholabusus
- *körperliche Untersuchung:* Schockzeichen, Inspektion des Nasenrachenraumes, Lungen-, Abdomen- und rektale Untersuchung
- *Labor:* BB, Gerinnung, Elektrolyte, Krea, Blutgruppe
- *Lokalisationsdiagnostik:* Ösophago-Gastro-Duodenoskopie (evtl. endoskopische Blutstillung), selten Radionuklidsequenzszintigraphie, selektive Arteriographie bei starken Blutverlusten
- bei weiterhin unklarer Ätiologie evtl. abdominelle Sonographie, Rö-Thorax, Bronchoskopie.

BEACHTE

Ery, Hb und Hkt in den ersten Stunden nach Blutungsbeginn meist normal. Erst durch den Einstrom von Gewebeflüssigkeit sinkt der Hb. Absinken des Hb noch für 2 Tage ohne weitere Blutung dadurch möglich.

Therapie

AKUT

Sofortmaßnahmen: Krankenhauseinweisung (auch bei leichten Blutungen zur Überwachung), großlumige i.v. Zugänge legen, Kreislaufüberwachung, Volumensubstitution mit Albuminlsg., Plasmaexpander und Erythrozytenkonzentraten (s. Kap. 3.1.3), Endoskopie evtl. unter OP-Bereitschaft.

TIP

Keine Beinhochlagerung wegen Aspirationsgefahr! Evtl. Seitenlagerung!

Gezielte Blutstillung:

- Blutung aus gastroösophagealen Varizen: endoskopische Varizensklerosierung, Gummibandligatur oder Verschluß mit Gewebekleber, Verminderung der Varizendurchblutung durch Gabe von Vasopressin, Somatostatin oder Octreotid, Ösophaguskompressionssonden (s. Kap. 2.3.7)
- Ulkusblutung: in 90% endoskopische Blutstillung erfolgreich, bei Erfolglosigkeit Notfall-OP.

BEACHTE

Obere GIT-Blutungen können rezidivieren, zu 90% in den nächsten 3 Tagen. Deshalb sofortige Rezidivprophylaxe und Überwachung des Pat. notwendig.

5.4.2 Refluxkrankheit und Refluxösophagitis

Syn.: gehäufter symptomatischer Rückfluß des Mageninhaltes in den Ösophagus durch Versagen des Verschlußmechanismus des unteren Ösophagussphinkters, verbunden mit nachweisbaren Schleimhautläsionen des Ösophagus (Ösophagitis).

Ätiologie

Am häufigsten durch gestörten Verschlußmechanismus des unteren Ösophagussphinkters unklarer Ursache. Sekundär durch:

- Motilitätstörungen: z.B. Sklerodermie, diabetische Neuropathie
- intraabdominelle Druckerhöhung: z.B. in der Schwangerschaft, bei Aszites oder Adipositas
- mechanische Ursachen: z.B. Magenausgangsstenosen, Kardia-Ca oder Magenresektion.

Begünstigend wirken auch Nikotin-, Alkoholabusus, bestimmte Medikamente (s. Therapie) und Hiatushernien (aber nur 10% der Pat. mit Hiatushernie haben eine Refluxkrankheit).

Klinik und Komplikationen

- Hauptsymptome: Sodbrennen (brennende retrosternale Schmerzen v.a. nach den Mahlzeiten und im Liegen) und Luftaufstoßen
- weiterhin: Schluckbeschwerden, Regurgitationen von Nahrungsresten, Schmerzen im Oberbauch, Übelkeit, Erbrechen. Chronischer Husten und rezidivierende Atemwegsinfektionen durch „stille" Aspiration
- evtl. pektangiöse Beschwerden (durch kardia-kardiale Reflexbahn).

BEACHTE

Verstärkung der Beschwerden im Liegen, beim Bücken, bei Anstrengung, Streß und durch bestimmte Nahrung und Medikamente.

Komplikationen:

- narbige Strikturen mit Dysphagie (in 10–20% der Fälle). Therapie: Bougierung bei Durchmesser < 9 mm
- Sickerblutung und nachfolgende Eisenmangelanämie

- Ulcus
- *Barrett-Syndrom:* Schleimhautmetaplasie des unteren Ösophagus, neigt zu Ulzera und maligner Entartung, deshalb jährliche endoskopische Kontrollen
- „stille" Aspiration, Pneumonie, Verstärkung eines Asthma bronchiale
- Laryngitis.

MEMO

„Zehnerregel" der Refluxkrankheit:
Jeder 10. Deutsche klagt über Refluxbeschwerden.
Jeder 10. Pat. mit axialer Hiatushernie leidet an einer Refluxkrankheit.
Bei jedem 10. Refluxkranken besteht eine Refluxösophagitis.
Jede 10. Refluxösophagitis führt zu einem Barrett-Syndrom.
Bei jedem 10. Barrett-Syndrom entwickelt sich ein Adeno-Ca.

Diagnostik und Differentialdiagnose

- *Anamnese:* Dauer der Beschwerden, Vorerkrankungen, Medikamentenanamnese
- *Körperliche Untersuchung:* meist unauffällig
- *Ösophago-Gastroskopie* (Abb. 5.40): evtl. mit Biopsie
- *Weitere Untersuchungen:* Manometrie bei V.a. Motilitätsstörungen, Ösophagusbreischluck bei V.a. Strikuturen, 24-h-pH-Metrie bei Refluxkrankheit Grad 0.

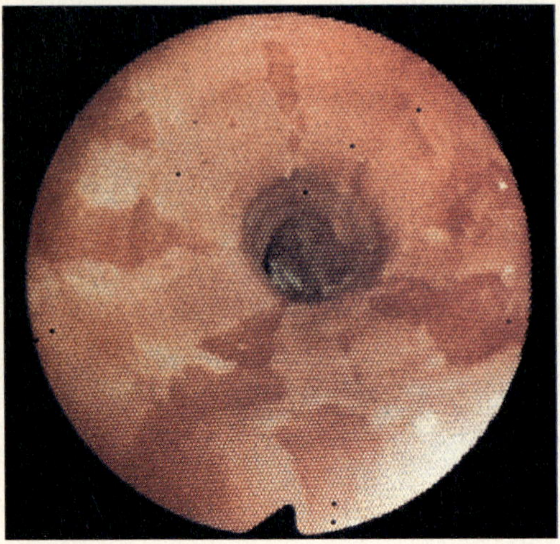

Abb. 5.40 Refluxösophagitis (Stadium II): Erosionen mit Schleimhautrötung. Typische Lokalisation: Faltenkämme des normalerweise kollabierten Ösophagus, die dem Reflux besonders intensiv ausgesetzt sind [7].

MEMO

Einteilung der Refluxösophagitis nach Savary-Miller:
Stadium 0: funktioneller Reflux ohne Schleimhautveränderungen.
Stadium I: isolierte Schleimhauterosionen.
Stadium II: längs konfluierende Schleimhauterosionen.
Stadium III: zirkulär konfluierende Schleimhauterosionen.
Stadium IV: Barrett-Ösophagus, Ulkus oder Striktur.

Differentialdiagnose: KHK, Ulcus duodeni/ventriculi, chronische Gastritis, Ösophagusdivertikel, Achalasie, diffuser Ösophagusspasmus.

Therapie

Allgemeinmaßnahmen: Vermeiden von Spinkterdruck-senkenden Medikamenten:

Nitrate, Kalziumantagonisten, Dopamin, Hydralazin, Theophyllin, Atropin, Progesteron, Pfefferminzpräparate.

TIP

10 Regeln für Pat. bei Refluxkrankheit:
1. Gewichtsreduktion.
2. Schlafen mit erhöhtem Oberkörper.
3. Drei Std. vor dem Schlafengehen nichts mehr essen.
4. Häufige kleine Mahlzeiten.
5. Nikotinabstinenz.
6. Kein oder wenig Alkohol.
7. Kostumstellung: Fett- und KH-arm, eiweißreich, keine säurehaltigen Getränke oder Getränke mit Kohlensäure, keine süßen Speisen, keine Tomatensoße, kein Kaffee.
8. Keine einschnürende Kleidung.
9. Vermeiden von Streß.
10. Therapie einer Obstipation.

Medikamentöse Therapie:
- Protonenpumpenhemmer, z.B. Lansoprazol: Mittel der 1. Wahl. *NW und KI:* s. Kap. 5.4.5. *Dos.:* z.B. Agopton® 30 mg täglich für 8–12 Wo. Höhere Einzeldosen gelegentlich erforderlich, z.B. bei peptischen Strikturen.

TIP

Wegen hoher Rezidivrate (70–90% innerhalb von 6 Mon.) nach erfolgreicher medikamentöser Therapie Rezidivprophylaxe mit Omeprazol (z.B. Omep® 20 mg täglich oder jeden 2. Tag 20 mg Omeprazol, z.B. OMER®) für 6–12 Mon., evtl. lebenslang.

- H_2-Blocker, z.B. Ranitidin: Mittel der 2. Wahl. *NW und KI:* s. Kap. 5.4.5. *Dos.:* 2 × 150 mg täglich für 4–8 Wo. (zbB. Ranitic® 150)
- weitere Medikamente wie Dopaminantagonisten (z.B. Metoclopramid) oder Antazida sind nur bei Refluxbeschwerden ohne Ösophagitis indiziert
- bei Besiedelung mit Helicobacter pylori evtl. Eradikationstherapie (s. Kap. 5.4.5).

Operative Therapie:
- Methode der Wahl: lapraskopische Funduplicatio nach Nissen. Operativ wird eine Fundusmanschette um den Ösophagus geschlungen und damit der Druck auf den unteren Ösophagussphinkter erhöht
- *Ind.:* Stadium IV der Refluxösophagitis, nach 6–12 Mon. erfolgloser medikamentöser Therapie, rezidivierende Aspirationen. Insgesamt strenge Ind.-Stellung, da auch nach OP Rezidive möglich sind und selbst Strikturen einer konservativen Therapie (endoskopische Bougierung) noch zugänglich sind.

5.4.3 Ösophaguskarzinom

Deutliche Zunahme der Adeno-Ca-Inzidenz (50–80%), seltener Plattenepithel-Ca. Nur 0,5% der Ösophagustumoren sind gutartig! Lokalisation: v.a. an den drei physiologischen Ösophagusengen, Adeno-Ca meist im unteren Drittel. Tritt wesentlich häufiger bei Männern als bei Frauen auf (7:1), zunehmende Häufigkeit ab dem 50. LJ.

Ätiologie

Prädisponierende Faktoren sind v.a. Nikotin-, Alkoholabusus und gewohnheitsmäßiges Trinken von heißen Getränken. Weitere Faktoren sind:
- Krebsrisikoerkrankungen: Barrett-Syndrom nach Refluxösophagitis, Achalasie, Narbenstenosen nach Laugenverätzung und Plummer-Vinson-Syndrom bei chronischer Eisenmangelanämie
- hoher Nitrosamin- oder Aflatoxingehalt der Nahrung

- chronische Mikrotraumen: harte, wenig gekaute Nahrung
- Papillomaviren (HPV 16).

Klinik

- erst sehr spät subjektive Symptome (Ösophaguslumen meist zu zwei Drittel schon verlegt!)
- Hauptsymptome: Dysphagie (erstes Zeichen!) und Gewichtsverlust. Zusätzlich Globusgefühl oder „Kratzen im Hals"
- Spätsymptome: Erbrechen, Regurgitationen, Blutung. Beim Befall der Nachbarorgane: Heiserkeit, Horner-Syndrom (Miosis, Ptosis, Enophthalmus), unstillbarer Hustenreiz.

Diagnostik

- *Anamnese:* Nikotin-, Alkoholabusus, Vorerkrankungen, Allgemeinsymptome
- *körperliche Untersuchung:* LK-Status (v.a. zervikale oder supraklavikuläre LK), Untersuchung des Respirationstraktes (Pleuraerguß)
- *Ösophago-Gastroskopie* (Abb. 5.41) mit Biopsie zur Diagnosesicherung
- *Ösophagus-Breischluck:* Ausdehnung, Verlust der Schleimhautstruktur, Wandstarre, zirkuläre Stenose, Fisteldarstellung (z.B. ösophago-tracheale Fistel). Kontraindiziert bei Ca im oberen Ösophagusdrittel
- *Staging-Untersuchungen:* Rö- und CT-Thorax, CT und Sonographie des Abdomens, Endosonographie, evtl. Bronchoskopie und Skelettszintigraphie bei Verdacht auf Knochenmetastasen.

Therapie

Unterschiedliche Verfahren je nach Lokalisation und Stadium:

- Ca im oberen Ösophagusdrittel: Strahlentherapie
- Ca im mittleren und unteren Ösophagusdrittel: falls möglich OP (subtotale Ösopha-

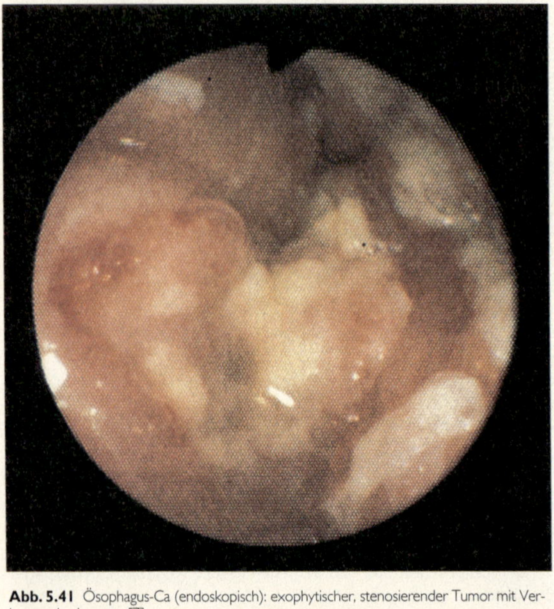

Abb. 5.41 Ösophagus-Ca (endoskopisch): exophytischer, stenosierender Tumor mit Verlegung des Lumens [7].

gusresektion mit Magenhochzug und komplette Lymphadenektomie im Bereich des Mediastinums und Truncus coeliacus), OP-Letalität > 5%. Gelegentlich zum Down-Staging präoperativ Chemotherapie (5-Fluoruracil und Cisplatin) und Radiatio
- palliative Therapie: Strahlentherapie evtl. in Kombination mit Chemotherapie, Stenoseüberbrückung und Wiederherstellung der Nahrungspassage (Bougierung, wiederholte Lasertherapie, Einlegen eines Kunststofftubus oder eines Metallstents, evtl. PEG)
- Therapiealternative (in spezialisierten Zentren, in Erprobung): photodynamische Therapie. Nach Injektion einer photosensibilisierenden Substanz tumorzerstörende Lasertherapie, nur indiziert bei Inoperabilität und in den Anfangsstadien ohne LK-Befall.

BEACHTE

Nachsorge: alle 3 Mon. Anamnese und körperliche Untersuchung, alle 6 Mon. Rö-Thorax, ggf. Ösophagusbreischluck, abdominelle Sonographie und Ösophago-Gastroskopie.

Prognose: mittlere Überlebenszeit ohne Therapie 7 Mon. 5-Jahres-Überlebensrate nach OP im Stadium I und II (Infiltration bis zur Muscularis propria, Befall maximal eines LK und keine Fernmetastasen): > 40%, in den weiteren Stadien < 20%. Je höher die Tumorlokalisation, desto schlechter die Prognose.

TIP

Prophylaxe: regelmäßige Endoskopie bei allen Risikopatienten!

5.4.4 Gastritis

Syn.: akute oder chronische Magenschleimhautentzündung.

AKUTE GASTRITIS

Ätiologie

Oft Ursache nicht erkennbar, sehr unterschiedliche Genese:
- exogene Schädigung: Medikamente (ASS, NSAR, Kortikoide, Zytostatika), Lebensmittelvergiftung durch toxinbildende Bakterien oder durch bakterielle oder virale Infektion *(infektiöse Gastroenteritis)*, üppige, scharfe Speisen und Alkoholexszess
- Streß: Schock, OP, Traumen, Verbrennungen, schwere Erkrankungen (Pat. auf Intensivstation), Leistungssport.

Klinik und Diagnostik
- oft asymptomatisch oder leichtes Druckgefühl im Oberbauch mit Übelkeit, evtl. Erbrechen
- bei der *erosiven Gastritis* (Sonderform mit evtl. blutenden Erosionen): Hämatemesis und Melaena.

BEACHTE AKUT

Akute Blutung kann lebensbedrohlich sein!

Die Diagnose wird anhand der Klinik und der Gastroskopie mit Biopsie gestellt.

Therapie

Hohe rasche Selbstheilungsrate, meist keine Therapie erforderlich!

- *Allgemeinmaßnahmen:* Alkohol-, Nikotin-, Kaffeeverzicht, Absetzen auslösender Medikamente, zunächst Nahrungskarenz, dann langsamer Kostaufbau mit Zwieback, Haferschleimsuppe, Grießbrei, Kamillentee
- medikamentöse Therapie: evtl. Antazida 4–6 × täglich oder H_2-Blocker täglich, nur in schweren Fällen Protonenpumpenhemmer. Bei schwerem Erbrechen parenterale Flüssigkeitszufuhr und evtl. Metoclopramid (z. B. MCP Hexal®) 3 × 40 Tr. täglich.

TIP

Prophylaxe der streßsbedingten Gastritis (z.B. Intensivpat.) mit Protonenpumpenhemmer!

CHRONISCHE GASTRITIS

Meist endoskopisch-histologischer Zufallsbefund ohne Symptomatik (evtl. unspezifische Oberbauchbeschwerden), v.a. im höheren Lebensalter auftretend.

Einteilung und Komplikationen

- *Typ A* (Autoimmungastritis, Korpusgastritis): 5% der Fälle, Auto-AK gegen Parietalzellen des Magens und in 70% auch gegen den Intrinsic Faktor. Komplikationen: atrophische Gastritis, Vit.-B_{12}-Mangelanämie, Magen-Ca
- *Typ B* (Helicobacter-pylori-Gastritis, Antrumgastritis): 85%. Oral-orale oder fäkal-orale Infektion mit Helicobacter pylori (Abb. 5.42) Komplikation: Ulcus duodeni, selten Ulcus ventriculi, Entwicklung einer Typ-A-Gastritis, erhöhtes Risiko für Magen-Ca und MALT-Lymphom, idiopathische chronische Urtikaria
- *Typ C* (chemisch induzierte Gastritis): 10%. Entstehung durch Medikamente (NSAR, ASS), Gallereflux aus dem Duodenum, Alkoholkonsum. Komplikationen: Ulzera, Magenblutung.

Nach der Sidney-Klassifikation Differenzierung nach ätiologischen, endoskopischen und histologischen Kriterien.

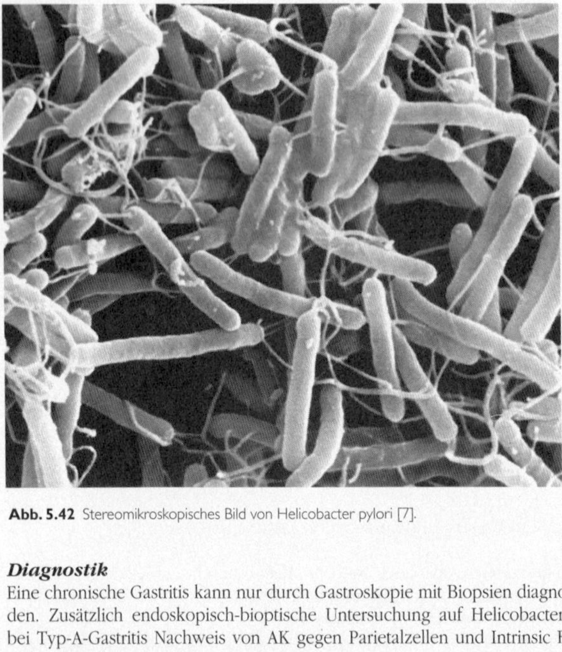

Abb. 5.42 Stereomikroskopisches Bild von Helicobacter pylori [7].

Diagnostik

Eine chronische Gastritis kann nur durch Gastroskopie mit Biopsien diagnostiziert werden. Zusätzlich endoskopisch-bioptische Untersuchung auf Helicobacter pylori und bei Typ-A-Gastritis Nachweis von AK gegen Parietalzellen und Intrinsic Faktor sowie Serumspiegel von Vit. B_{12}.

MEMO

Helicobacter-pylori-Diagnostik:
Gastroskopie mit Biopsie: Helicobacter-Urease-Test, Histologie und Kultur.
^{13}C-Atemtest: orale Gabe von ^{13}C-Harnstoff und massenspektroskopische Messung von $^{13}CO_2$ in der Ausatemluft.
Helicobacter-pylori-Antigennachweis im Stuhl.

Therapie

Entsprechend dem Gastritis-Typ und der Genese. Bei Beschwerden evtl. motilitätsfördernde Medikation (z. B. Metoclopramid: MCP Hexal®).

- Typ-A-Gastritis: symptomatisch, evtl. parenterale Vit.-B_{12}-Substitution oder bei Nachweis von Helicobacter pylori Eradikationstherapie
- Typ-B-Gastritis: Tripel-Therapie aus Protonenpumpenhemmer und 2 Antibiotika über 7 Tage (s. Kap. 5.4.5)
- Typ-C-Gastritis: Absetzen der Noxen oder bei Gallereflux Verordnung von Gallensäurebinder, z. B. Colesthexal®. Evtl. Protonenpumpenhemmer (z. B. Omeprazol).

TIP

Kontroll-Gastroskopien mit Biopsie: einmal jährlich bei der fakultativen Präkanzerose der Typ-A-Gastritis, alle 2 Jahre bei der Typ-C-Gastritis und 6–8 Wo. nach Eradikationstherapie.

5.4.5 Gastroduodenale Ulkuskrankheit

Syn.: Schleimhautdefekt, der die Muscularis mucosa durchbricht und meist auch noch die tieferen Wandschichten betrifft. Derzeit abnehmende Häufigkeit, ca. 10% der Bevölkerung betroffen. Ulcus ventriculi tritt seltener auf als Ulcus duodeni.

Ätiologie

- Infektion mit Helicobacter pylori: in 99% der Fälle von Ulcus duodeni und 75% von Ulcus ventriculi
- NSAR und selten Glukokortikoide: Risiko besonders erhöht bei Kombination von beiden Substanzen. Höchstes Risiko für NSAR mit langer Halbwertzeit wie Azapropazon, Piroxicam, gefolgt von Indometazin, Ketoprofen, Diclofenac, Naproxen und Ibuprofen
- Streß: meist unter intensivmedizinischen Bedingungen
- sonstige Ursachen: Zollinger-Ellison-Syndrom, Hyperparathyreoidismus, Malignome.

Prädisponierend wirkt auch Nikotinabusus.

BEACHTE

Auch bei ca. 50% der Gesunden über 50. LJ ist Helicobacter pylori nachweisbar.

Klinik

- meist episodisch auftretende epigastrische oder paraumbilikale Schmerzen, beim Ulcus duodeni häufig nachts. Der „klassische Schmerz“ (Nüchternschmerz beim Ulcus duodeni und Sofortschmerz nach dem Essen beim Ulcus ventriculi) ist eher selten!
- Druck-, Völlegefühl, Inappetenz, Brechreiz
- häufig schmerzlose Ulzera bei älteren Pat. sowie unter NSAR- und Glukokortikoidmedikation! Blutungen sind in 20% der Fälle ein erster Hinweis. Sonstige Erstsymptome: Teerstuhl, Anämie, Leistungsknick.

BEACHTE

Es gibt keine für die gastroduodenale Ulkuskrankheit spezifischen Symptome. Auch eine Differenzierung zwischen Ulcus ventriculi und Ulcus duodeni ist anhand der Beschwerden nicht sicher möglich!

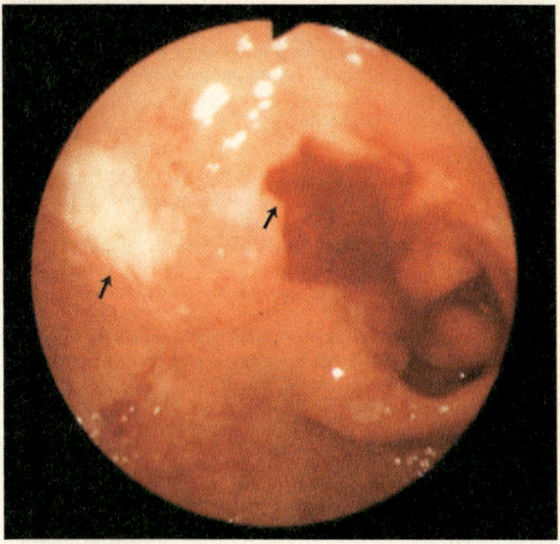

Abb. 5.43 Endoskopischer Aspekt eines blutenden Ulkus an der Vorderwand des Bulbus duodeni [7].

Komplikationen

- *Ulkusblutung* (Abb. 5.43): in 10–20% der Fälle. Hämatemesis, frisches Blut im Stuhl, Teerstühle oder Kreislaufkollaps (s. Kap. 5.4.1)
- *Ulkusperforation:* 5%. plötzlicher Schmerz und Zeichen der Peritonitis (Abwehrspannung)
- *Ulkuspenetration:* selten. Klinik abhängig von der Lokalisation. Penetration in Pankreaskopf oder im li. Leberlappen: diffuse Bauchschmerzen, evtl. in Rücken ausstrahlend. Penetration ins Kolon: Diarrhoe, Koterbrechen, voluminöse Stühle mit unverdauten Speiseresten, massiver Gewichtsverlust
- *narbige Magenausgangsstenose:* 2–4%. Postprandiales Erbrechen, Gewichtsverlust und Völlegefühl
- m*aligne Entartung* eines chronischen Ulcus ventriculi: 3%.

BEACHTE

Komplikationen sind in ca. 30% der Fälle der erste Hinweis auf ein Ulkus!

Diagnostik

- *Anamnese:* Risikofaktoren, Hinweis auf Komplikationen
- *körperliche Untersuchung:* oft unauffällig bis auf Druckschmerz im Oberbauch und evtl. Anämiezeichen
- Gastroduodenoskopie mit Biopsie und Untersuchung auf Helicobacter pylori
- evtl. Ausschluß eines Zollinger-Ellison-Syndroms und eines primären Hyperparathyreoidismus bei Helicobacter-negativem und nicht medikamentös-induziertem Ulkus.

BEACHTE

Differentialdiagnose: v.a. Magen-Ca, deshalb Kontrolluntersuchung nach Therapieende. Weitere Differentialdiagnose des „Ulkusschmerzes": Refluxkrankheit, Erkrankungen der Leber oder des Pankreas, M. Crohn (v.a. beim Ulcus duodeni), funktionelle Magen-Darm-Beschwerden, Angina pectoris.

Therapie

- *Allgemeinmaßnahmen:* geregelter Tagesablauf (Zeit zum Essen), keine eigentliche „Ulkusdiät", aber frühes Abendessen, keine späten Mahlzeiten, Nikotin-, Alkoholkarenz, keine ulzerogenen Medikamente, Vermeiden von Streß
- *chirurgische Therapie:* heute nur noch selten indiziert, meist notfallmäßig wie endoskopisch nicht stillbare art. Ulkusblutung oder Ulkusperforation, außerdem bei Magenausgangsstenose oder Ca-Verdacht
- *Medikamentöse Therapie* bei Helicobacter-Nachweis: Tripeltherapie über 7 Tage.
  - *Französische Tripeltherapie:* Protonenpumpenhemmer (2 × Standarddosis/d, s. unten) plus Clarithromycin (z. B. Klacid® 2 × 250 mg/d) plus Amoxicillin (z. B. Amoxihexal® 2 × 1000 mg/d). NW-Rate: ca. 30%, teurer als italienische Tripeltherapie, aber deutlich weniger Resistenzen und Rezidivrate geringer
  - *Italienische Tripeltherapie:* Protonenpumpenhemmer (2 × Standarddosis/d) plus Clarithromycin (2 × 250 mg/d) plus Metronidazol (z. B. Metront 400® 2 × 400 mg/d). NW-Rate: ca. 15%.

BEACHTE

Erfolgreiche Eradikation führt zur Ausheilung der Ulkuskrankheit. Reinfektionen sind selten < 1%/Jahr. Kontrolle der Eradikation nach 6–8 Wo. durch Gastroskopie mit Helicobacter-pylori-Diagnostik (s. Kap. 5.4.4).

MEMO

Indikationen für eine Eradikationstherapie: Helicobacter-postives Ulcus duodeni oder ventriculi, symptomatische Helicobacter-pylori-Gastritis, niedrigmalignes MALT-Lymphom, Z.n. OP eines Magenfrüh-Ca, erhöhtes Ca-Risiko (z. B. Helicobacter-positive Gastritis plus Magen-Ca in Familie oder plus Z.n. Magenteilresektion), M. Ménétrier.

Medikamentöse Therapie bei Helicobacter-pylori-negativem Ulkus:

- Mittel der 1. Wahl: Protonenpumpenhemmer als Monotherapie für 3–4 Wo.
- Mittel der 2. Wahl: H_2-Blocker
- bei Einnahme von NSAR: NSAR absetzen oder/und Protonenpumpenhemmer oder H_2-Blocker oder Misoprostol (Cytotec®, 2–4 × 200 µg/d).

MEMO

Zusammenfassung der Säureblocker

Protonenpumpenhemmer: Omeprazol mit Standarddosis 20 mg, Lansoprazol (z. B. Lancar®) mit Standarddosis 30 mg, Pantoprazol (z. B. Pantozol®) mit Standarddosis 40 mg. *Ind:* Teil des Tripelschemas bei Eradikationstherapie des Helicobacter pylori, Mittel der ersten Wahl bei Helicobacter-negativem Ulkus. *NW:* Diarrhoe, Bauchschmerzen, Müdigkeit, Schwindel, Exantheme, sehr selten Seh- und Hörstörungen. Evtl. chronische atrophische Gastritis bei Dauertherapie.

H_2-Blocker: Cimetidin (z. B. Cimehexal®) 800 mg/d, Ranitidin (z. B. Ranitic®) 300 mg/d, Famotidin (z. B. Fadul®) 40 mg/d. *Ind.:* Mittel der zweiten Wahl bei Helicobacter-negativem Ulkus. *NW:* Kopfschmerzen, gastointestinale Störungen, Libidoverlust, Gynäkomastie, allergische Reaktionen, Muskel-, Gelenkschmerzen, Müdigkeit.

5.4.6 Magenkarzinom

Syn.: Inzidenz: 26 Männer und 12 Frauen pro 100 000 Einwohner/Jahr. Altersgipfel 55.-70. LJ. Lokalisation: Antrum-Pylorus > kleine Kurvatur > Kardia. Ätiologische Einflüsse: hoher Nitratgehalt der Nahrung durch vermehrte Aufnahme von geräuchertem Fleisch, Wurstwaren und Fisch (Nitrat wird zu Nitrit umgewandelt, dann Bildung von kanzerogenen Nitrosaminen), Nikotinkonsum, Asbestexposition und genetische Faktoren (Magen-Ca in Familienanamnese und Blutgruppe A).

MEMO

Prädisponierende Vorerkrankungen: perniziöse Anämie, chronisch-atrophische Gastritis, M. Ménétrier, adenomatöse Magenpolypen, Z.n. Magen-OP und chronische Helicobacter-pylori-Gastritis. Deshalb jährliche gastroskopische Kontrollen bei Risikoerkrankungen.

Einteilungen

Histologische Klassifikation der WHO: Adeno-Ca (papillär, tubulär, muzinös), Plattenepithel-Ca, Siegelring-Ca, adenosquamöses Ca, kleinzelliges Ca und undifferenziertes Ca.

TNM-Klassifikation (vereinfacht):

- Tis: Ca in situ, überschreitet nicht die Basalmembran
- T1: Früh-Ca, auf Mukosa und Submukosa beschränkt
- T2: Tumorbefall der Tunica muscularis
- T3: Tumorbefall der Serosa, aber ohne Infiltration benachbarter Strukturen
- T4: Tumorbefall der Nachbarorgane
- N0: keine regionären LK
- N1: Befall 1–6 regionärer LK
- N2. Befall 7–15 regionärer LK
- N3: Befall > 15 LK
- M0: keine Fernmetastasen
- M1: Fernmetastasen.

MEMO

Metastasierung: lymphogen, hämatogen (Leber, Lunge, Knochen, Gehirn), kontinuierlich (Ösophagus, Duodenum, Kolon, Pankreas). Bei 70% der Pat. sind bei der Diagnosestellung schon LK befallen!

Klinik

- häufig asymptomatisch oder „empfindlicher Magen"
- uncharakteristische Symptome wie Völle- und Druckgefühl im Oberbauch, Inappetenz, Übelkeit (evtl. Hämatemesis), fauliges Aufstoßen, Abneigung gegen bestimmte Speisen (Fleisch), Leistungsknick, Gewichtsverlust
- Spätzeichen bei Magenausgangsstenose: Erbrechen unverdauter Speisen 2–3 Std. nach dem Essen
- Metastasenzeichen: z.B. Aszites, Ikterus, Unterleibsschmerzen (Ovarialmetastasen, sogenannter *Krukenberg-Tumor*).

TIP

Malignitätsverdächtig: Pat. > 45. LJ mit Schluckbeschwerden, Teerstuhl oder Hämatemesis! Gastroskopische Abklärung aller „Magenbeschwerden", die trotz Therapie länger als 3 Wo. anhalten. Reizmagen lediglich Ausschlußdiagnose!

Diagnostik

- *Anamnese:* oft leer oder nur kurze Zeit leichte Beschwerden
- *körperliche Untersuchung:* palpable Resistenz im Oberbauch, supraklavikuläre LK (Virchowsche Drüse) palpabel, Metastasenleber
- Gastroskopie mit Biopsie (Abb. 5.44): Treffsicherheit > 98%
- *Endosonographie*: zur Erfassung der Tumorausbreitung in die Tiefe und LK-Befall
- *Labor:* BKS, BB (evtl. Eisenmangelanämie), Untersuchung auf okkultes Blut im Stuhl, präoperativ Blutgruppe. Tumormarker CEA, CA 72–4, CA 19–9 nur zur Verlaufskontrolle
- *Staging-Untersuchungen:* Sonographie und CT des Abdomens, Rö-Thorax, evtl. Skelettszintigraphie.

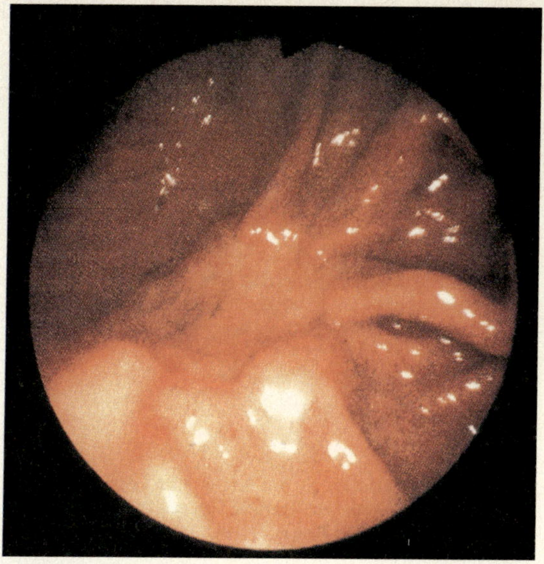

Abb. 5.44 Endoskopisches Bild eines Magen-Ca: Zentral im Bild zeigt sich eine Eindellung mit aufgeworfenen Rändern, auf die die Magenfalten zulaufen und abbrechen [7].

Therapie

In der Regel alleinige operative Therapie. Ausnahmen: bei nicht kurativ zu operierenden Tumoren im Einzelfall präoperativ Chemotherapie oder bei isolierter Peritonealmetastasierung evtl. Kombination radikaler Peritoneal-OP mit intraperitonealer Chemotherapie.

Chirurgische Verfahren:

- Ziel: R0-Resektion (Resektion ohne Residualtumor)
- klassische OP: Tumorentfernung und Resektion des großen und kleinen Netzes sowie der LK an der großen und kleinen Kurvatur und am Truncus coeliacus (evtl. auch der paraaortalen und mesenterialen LK). Nach subtotaler Magenresektion: Gastrojejunostomie und nach vollständiger Magenresektion Ösophagojejunostomie
- bei Kardia-Ca zusätzlich distale Ösophagusentfernung und Splenektomie
- palliativ: Gastoenterostomie.

Weitere palliative Maßnahmen: Lasertherapie bei Magenausgangsstenose, Tubuseinlage bei kardianahem Ca oder palliative Chemotherapie mit 5-Fluoruracil und Folinsäure.

BEACHTE

Prognose: 5-Jahres-Überlebensrate bei Früh-Ca 90% und bei fortgeschritteneren Ca ungefähr 45% (falls R0-Resektion möglich war).

Nachsorge

- Kostberatung: 4–6 Mahlzeiten täglich, Zucker und Milch zunächst meiden, leichte Vollkost
- evtl. symptomatische Therapie bei Übelkeit oder Steatorrhoe
- lebenslange Prophylaxe einer Vit.-B_{12}-Mangelanämie
- Nachsorgeuntersuchungen: Endoskopie, Sonographie, Tumormarker. Jedoch keine engmaschige routinemäßige Nachsorge, denn es folgt keine Verlängerung der Überlebenszeit.

5.4.7 Funktionelle Störungen des Magen-Darm-Trakts

Syn.: unspezifische abdominelle Beschwerden ohne objektivierbaren organischen Befund. Unterscheidung zwischen Störungen des oberen und unteren GIT: funktionelle Magenbeschwerden (Dyspepsie) und Reizdarmsyndrom (Colon irritabile). Oft ist diese Unterscheidung nicht möglich. Kommt sehr häufig vor, ca. 20–40% der Bevölkerung sind betroffen.

FUNKTIONELLE MAGENBESCHWERDEN (DYSPEPSIE)

Syn.: Reizmagen, funktionelle, essentielle, idiopathische oder nichtulzeröse Dyspepsie.

Klinik

Beschwerden bestehen seit Jahren oder Monaten und haben wechselnden Charakter:

- dumpfe oder brennende Schmerzen im Oberbauch oder retrosternal, selten mit Ausstrahlung, meist mittlerer Intensität, Schmerz bessert sich meist beim Essen
- Völlegefühl, Übelkeit, Erbrechen
- Nahrungsmittelunverträglichkeit.

BEACHTE

Charakteristisch ist die Abnahme der Beschwerden am Abend, Zunahme der Schmerzen im Stehen und fehlendes nächtliches Erwachen.

Diagnostik

- *Anamnese:* Art und Dauer der Beschwerden, Besserung im Urlaub, Zunahme bei Streß, Begleitsymptome (gehäuft Migräne, Palpitationen, Globusgefühl, Atembeklemmungen), Medikamente (NSAR, ASS), gastrointestinale Vorerkrankungen, familiäre, berufliche, psychische Situation
- Ganzkörperstatus, inklusive rektale Untersuchung
- Routinelabor (auch Amylase und Lipase), wiederholt Untersuchung auf okkultes Blut im Stuhl
- weitere Diagnostik abhängig von Schweregrad und Dauer der Symptome sowie vom Alter des Pat.: Ösophago-Gastroskopie, Koloskopie, abdominelle Sonographie und evtl. Dünndarm-Doppelkontrastuntersuchung.

TIP

Insbesondere bei erstmalig aufgetretenen epigastrischen Beschwerden bei Pat. > 50. LJ ist eine ausführliche Diagnostik zum Tumorausschluß indiziert. Funktionelle Magenbeschwerden lediglich Ausschlußdiagnose!

Differentialdiagnose

Abzugrenzen sind organische Erkrankungen mit Oberbauchbeschwerden wie z.B.: GIT-Tumor, Laktoseintoleranz, Refluxkrankheit, gastroduodenale Ulzera, chronisch entzündliche Darmerkrankungen, chronische Cholezystitis, Pankreatitis.

BEACHTE

Zeichen für organische Erkrankungen sind z.B.: Blutungen, Ikterus, Dysphagie, Fieber, Gewichtsverlust, deutliche Leistungsminderung und rasche Zunahme der Beschwerden.

Therapie

- unspezifische Maßnahmen: Aufklärung über das Krankheitsbild (rezidivierender Charakter der Symptome, keine weitere Diagnostik erforderlich, kein erhöhtes Malignitätsrisiko), Suche nach lebensbelastenden Ereignissen, evtl. Änderung der beruflichen und sozialen Situation, Nikotinkarenz, Reduktion des Alkoholkonsums, regelmäßige und abwechslungsreiche Ernährung
- medikamentöse Therapie: nur auf Wunsch des Pat. Mittel der 1. Wahl sind Prokinetika (z.B. Metoclopramid, Domperidon), da 70% der Fälle auf Motilitätsstörungen zurückzuführen sind. Symptomorientiert evtl. H_2-Blocker oder Antazida
- in therapieresistenten Fällen evtl. psychotherapeutische Behandlung.

BEACHTE **Medikamentöse Therapie bis zu 50% nur Placeboeffekt. Nach derzeitigen Studien werden die Beschwerden nicht durch die Eradikation einer Helicobacter-pylori-Infektion beeinflußt.**

REIZDARMSYNDROM (COLON IRRITABILE)

Syn.: spastisches Kolon. Altersgipfel 20.-40. LJ, Frauen häufiger als Männer betroffen.

Klinik

Beschwerdesymptomatik erstreckt sich oft über Jahre:

- Schmerzen oder Völlegefühl wechselnder Lokalisation, oft im Unterbauch, aber auch im Bereich der rechten und linken Kolonflexur. Erleichterung durch Defäkation, Verschlimmerung unter psychischer Anspannung. Nie nächtliche Schmerzen, aber oft morgens beim Aufstehen
- Stuhlunregelmäßigkeiten: Neigung zu Diarrhoe (nur am Tage), Obstipation oder Wechsel von Diarrhoe und Obstipation. Gefühl der inkompletten Entleerung. Selten Schleimbeimengungen (glasig), nie Blut. Evtl. schafskotartiger Stuhl
- häufig zusätzlich Meteorismus.

TIP Je kürzer die Vorgeschichte und je älter der Pat., desto unwahrscheinlicher ist ein Reizkolon. Fieber, nächtliche Schmerzen, Gewichtsverlust, Blut im Stuhl und Leukozytose schließen ein Reizdarmsyndrom aus.

Diagnostik

- *Anamnese:* meist richtungsweisend, guter AZ und jahrelange Beschwerden, oft mit Zusatzsymptomatik (Palpitationen und anderer vegetativer Symptomatik)
- *körperliche Untersuchung* (einschließlich rektaler Untersuchung): meist unauffällig, evtl. druckdolentes oder als Strang tastbares Sigma
- Routinelabor und Untersuchung auf okkultes Blut im Stuhl
- zum Ausschluß organischer Erkrankungen: abdominelle Sonographie, Koloskopie und bei unklaren Fällen Laktosetoleranztest, mikrobiologische Stuhluntersuchung, gynäkologische Untersuchung, Ösophago-Gastroskopie.

BEACHTE **Differentialdiagnose: v.a. Kolon-Ca, Divertikulitis und chronisch entzündliche Darmerkrankungen.**

Therapie

Kausale Therapie nicht bekannt. Aufgrund der hohen Plazebo-Ansprechrate (bis ca. 84%) und der bisher ungesicherten Wirksamkeit einer medikamentösen Therapie für den Krankheitsverlauf sind nicht-medikamentöse Maßnahmen an erster Stelle zu empfehlen.

Nicht-medikamentöse Maßnahmen:

- psychische Betreuung und Aufklärung: Gutartigkeit des Krankheitsbildes, aber auch Chronizität der Beschwerden
- richtige Stuhl- und Ernährungsgewohnheiten: regelmäßige, streßfreie Mahlzeiten. Je nach vordergründiger Symptomatik Auswahl der Speisen, z.B. bei Obstipation ballaststoffreiche Nahrungsmittel sowie Weizenkleie und bei Diarrhoe Bevorzugung von Reis, Kartoffeln, Hafergerichten und Bananen
- Entspannungsübungen, Biofeedback-Verfahren, autogenes Training und Streßreduktionsprogramme sind besonders für Pat. mit Angst- oder Depressionssymptomatik hilfreich.

Medikamentöse Therapie: symptomatisch entsprechend den Hauptbeschwerden, möglichst nur für kurze Zeit, keine Dauertherapie, z.B. bei

- Diarrhoe: kurzzeitig Loperamid (z.B. Lopedium®)
- Obstipation: osmotisch wirksame Laxanzien, z.B. Magnesiumsulfat, Lactulose oder Glyzerinzäpfchen

- abdominelle Schmerzen, Blähungen: unterschiedliche Empfehlungen. Evtl. Spasmolytika wie Mebeverin. Bei zusätzlicher Angst- oder Depressionsymptomatik Antidepressiva (NW Obstipation bzw. Diarrhoe beachten).

5.4.8 Maldigestions-/ Malabsorptionssyndrome

Syn.: *Maldigestion:* Störung der intraluminalen Verdauung. *Malabsorption:* gestörte Resorption (Abb. 5.45) der gespaltenen Nahrungsstoffe und/oder gestörter Abtransport über die Blut- und Lymphbahnen. Maldigestion und Malabsorption werden auch unter dem Begriff *Malassimilationssyndrom* (MAS) zusammengefaßt.

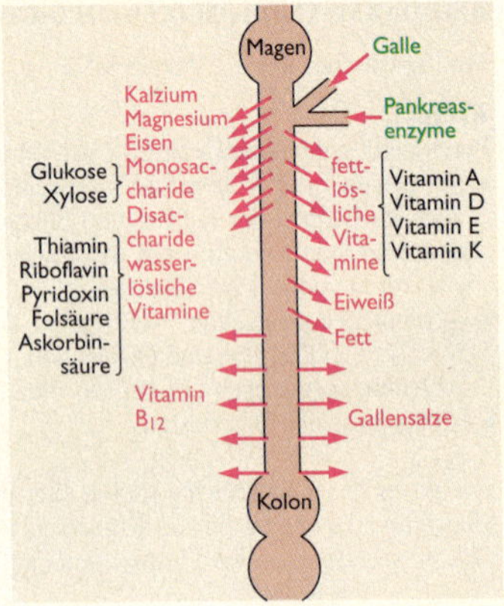

Abb. 5.45 Topographie der Resorption im Dünndarm [7].

Ätiologie

Ursachen für Maldigestionssyndrome:

- Z.n. Magenresektion
- exokrine Pankreasinsuffizienz: meist bei chronischer Pankreatitis, seltener Mukoviszidose oder Z.n. Pankreasresektion
- Mangel an konjugierten Gallensäuren: durch Cholestase (z.B. bei Verschlußikterus oder medikamenteninduziert) und bei Gallensäurenverlustsyndrom (z.B. bakterielle Fehlbesiedelung bei blind-loop-syndrome, Ileumresektion, M. Crohn).

Ursachen für Malabsorptionssyndrome:

- Dünndarmerkrankungen: glutensensitive Enteropathie (Abb. 5.46), tropische Sprue, M. Crohn, Amyloidose, Laktasemangel, maligne Tumoren, Parasitosen (z.B. Lamblien, Askariden) oder sonstige infektiöse Darmerkrankungen (Yersiniose, Darm-Tbc, M. Whipple), Strahlenenteritis
- Z.n. Dünndarmresektion
- Durchblutungsstörungen: Angina abdominalis, schwere Rechtsherzinsuffizienz
- hormonelle Störungen: hormonal aktive Tumoren (Zollinger-Ellison-Syndrom, Karzinoid), diabetische Enteropathie, Hyperthyreose, M. Addison
- Medikamente: z.B. Colchicin, Biguanide, Methotrexat, Colestyramin
- Allergien: z.B. Nahrungsmittelallergien.

Klinik

- voluminöse Durchfälle (> 300 g täglich) und Steatorrhoe (grau-glänzende, klebrige und scharf riechende Fettstühle)
- ungewollter Gewichtsverlust, Müdigkeit und Leistungsknick
- Symptome durch Mangel an:
  - Eiweißen: Abmagerung und Ödembildung
  - Kohlenhydraten: Gärungsstühle und Flatulenz
  - fettlöslichen Vitaminen (A, D, E, K): Vit.-A-Mangel: z.B. Nachtblindheit, trockene Haut, verminderte Tränensekretion. Vit.-D-Mangel: Osteomalzie bei Erwachsenen (Rachitis bei Kindern). Vit.-K-Mangel: Gerinnungsstörungen (erniedrigter Quickwert)
  - Eisen, Vit.-B_{12} und Folsäure: Zeichen der Anämie
  - Kalium: Schwäche
  - Kalzium: Knochenschmerzen, Tetanie
- zusätzliche Symptome der ursächlichen Erkrankung.

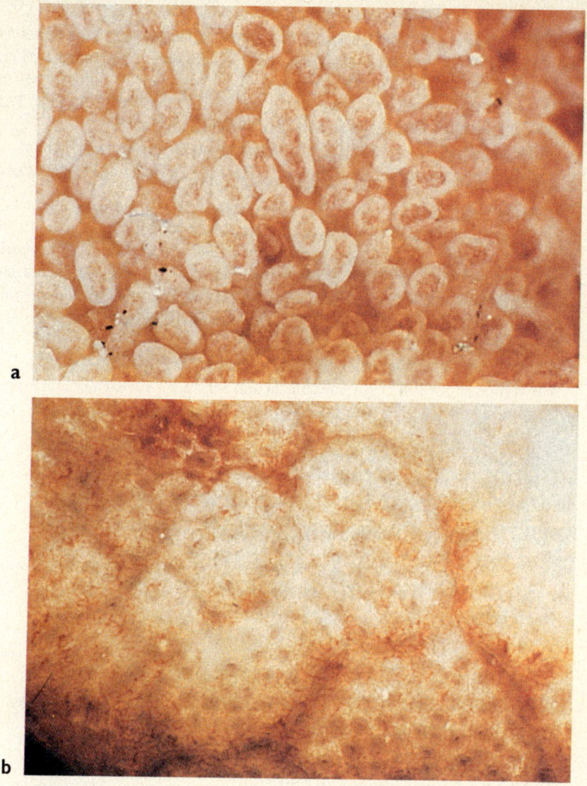

Abb. 5.46 Normale Dünndarmschleimhaut mit gut erkennbaren Zotten (a) und Dünndarmschleimhaut bei glutensensitiver Enteropathie mit Fehlen von Zotten und erkennbar tiefen Krypten (b) [7].

Diagnostik des Malassimilationssyndroms

- *Anamnese:* typische Klinik, Vorerkrankungen, Operationen
- Ganzkörperstatus
- *Labor:* Fettbestimmung im Stuhl (> 7g/24 h), Vit.-A- und Karotin-Spiegel im Serum
- *Xylose-Toleranz-Test* und *Schilling-Test:* zur Differenzierung zwischen Maldigestion und Malabsorption. Normales Testergebnis beider Tests: bei Maldigestion. Malabsorption im Jejunum: pathologischer Xylose-Toleranz-Test. Malabsorption im Ileum: pathologischer Schilling-Test.

Diagnostik zur ätiologischen Abklärung

Entsprechend der Verdachtsdiagnose weitere Diagnostik:

- *Labor:* BSG, CRP, Diff.-BB, Elektrolyte, Leberwerte, AP, Krea, Albumin, BZ, Gerinnung, Stuhluntersuchung auf Bakterien und Parasiten, Serumgastrin (bei Verdacht auf Zollinger-Ellsion-Syndrom), 5-OH-Indolessigsäure im 24-h-Urin (bei Verdacht auf Karzinoid), TSH basal (bei Verdacht auf Hyperthyreose)
- *Pankreas-Funktionsdiagnostik:* z. B. Sekretin-Pankreozymintest

- abdominelle Sonographie und evtl. CT
- ERCP: zur Abklärung bei exokriner Pankreasinsuffizienz oder bei Cholestase
- Endoskopie mit Dünndarmbiopsien: zur Abklärung von Dünndarmerkrankungen, z. B. Zottenatrophie bei glutensensitiver Enteropathie, Granulome bei M. Crohn, Amyloidablagerungen bei Amyloidose, maligne Zellen bei Tumoren, PAS-positive Makrophagen in der Lamina propria bei M. Whipple
- Dünndarm-Doppelkontrast: z. B. bei Verdacht auf M. Crohn oder Tumor
- H_2-Exhalationstest oder Laktosebelastungstest bei Verdacht auf Laktasemangel.

Therapie

- Kausal: Behandlung der Grunderkrankung soweit möglich
- symptomatisch: häufige kleine Mahlzeiten. Ballaststoffarme, evtl. hyperkalorische Kost mit essentiellen Nährstoffen angereichert. Bei Steatorrhoe: Ersatz langkettiger Triglyzeride durch mittelkettige (z. B. Ceres®-Margarine/-Öl) und insgesamt fettarme Ernährung (< 40–80 g täglich). Bei chologener Diarrhoe evtl. Colestyramin (z. B. Colesthexal®) bis zu 12 g täglich
- Substitutionstherapie nur bei nachgewiesenem Mangel:
  - parenterale Substitution von fettlöslichen Vit. (z. B. Adek-Falk®): anfangs 1 ×/Wo., später alle 8 Wo. eine i.m.-Inj.
  - Eisen, Folsäure und Vit. B_{12}
  - Elektrolyte (Kalzium, Kalium, Magnesium, Zink)
  - Pankreasfermente zu den Mahlzeiten.

5.4.9 Morbus Crohn und Colitis ulcerosa

Syn.: chronisch entzündliche, rezidivierende Darmerkrankungen unbekannter Ätiologie mit familiärer Häufung. Erkrankungsbeginn 20.–40. LJ Inzidenz 3–5/100 000 Einwohner jährlich.

MEMO

M. Crohn: transmuraler und segmentaler Befall der Darmwand, v.a. Kolon und terminales Ileum, kann aber im ganzen GIT auftreten.
Colitis ulcerosa: auf Mukosa und Submukosa beschränkter Darmwandbefall mit Beginn im Rektum und Ausbreitung nach proximal.

Klinik und Komplikationen (Tab. 5.6)

Tab. 5.6 Klinik und Komplikationen von M. Crohn und Colitis ulcerosa.

	M. Crohn	**Colitis ulcerosa**
Klinik	3–6 x täglich Diarrhoe (meist ohne Blut) abdominelle Schmerzen meist re. Unterbauch, ähnlich dem „Appendizitisschmerz" Gewichtsverlust evtl. Zeichen der Anämie, perianale Läsionen (Fisteln, Fissuren, Abzesse), bei Kindern Gedeihstörungen extraintestinale Manifestationen (s. Abb. 5.47)	bis zu 20 x täglich blutig-schleimige Diarrhoe abdominelle Schmerzen meist li. seltener Gewichtsverlust evtl. Fieber extraintestinale Manifestationen (s. Abb. 5.47)
Komplikationen	Stenose, Ileus, Fisteln (entero-enteral, entero-kutan, entero-vesikal, rekto-vaginal), Konglomerattumor, Abszesse, perianale Komplikationen (Abszeß, Fisteln, Fissur), Blutung, selten Perforation, Malassimilationssyndrom. 80% der M.-Crohn-Pat. müssen innerhalb von 10 Jahren einmal operiert werden, meist wegen Stenosen mit Ileus. Bei 50% später erneute OP.	exzessive Blutung, toxisches Megakolon (Kolonweite > 6 cm), Schock, Perforation, maligne Entartung (Risiko um das 8–20fache gegenüber der Normalbevölkerung erhöht).

BEACHTE

Bei beiden Erkrankungen kommt relativ häufig (M. Crohn ca. 30%, Colitis ulcerosa 14%) eine bakterielle Superinfektion vor, v.a. mit Yersinien und Salmonellen.

Diagnostik

- *Anamnese:* Dauer der Beschwerden, Blut im Stuhl, familiäre Darmerkrankung, Begleitsymptome
- *Ganzkörperstatus:* palpable Resistenzen im re. oder li. Unterbauch, rektale Untersuchung (v.a. Fisteln, Blut), extraintestinale Manifestationen (Abb. 5.47)
- *Labor:* BKS, CRP, BB, Thrombos (im Schub erhöht), mikrobiologische Stuhluntersuchung (Infektausschluß), fakultativer Nachweis von AK, z.B. antineutrophile cytoplasmatische AK (ANCA)
- Koloskopie (Abb. 5.48), evtl. Ileoskopie bei Verdacht auf M. Crohn, immer mit bioptisch-histologischer Untersuchng
- bei M. Crohn systematische Suche nach weiteren Herden: Ösophago-Gastro-Duodenoskopie und Dünndarm-Doppelkontrast

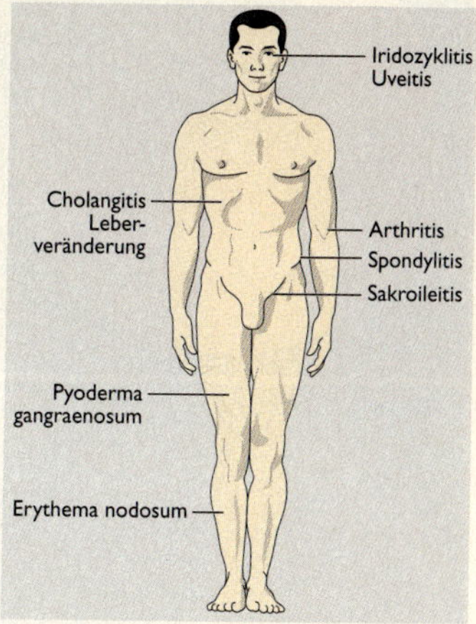

Abb. 5.47 Extraintestinale Manifestationen von chronisch entzündlichen Darmerkrankungen [9].

- Kolonkontrasteinlauf nur bei unklaren Fällen
- evtl. abdominelle und rektale Sonographie zum Nachweis von Wandverdickungen des Kolons.

BEACHTE

In 10% der Fälle keine Differenzierung zwischen M. Crohn und Colitis ulcerosa möglich! Diagnoseentscheidend sind Befallstyp und Histologie.

Differentialdiagnostisch abzugrenzen sind z.B. Diarrhoen anderer Genese (v.a. Infektionen), Reizkolon, Kolon-Ca, Divertikulitis, Appendizitis und Nahrungsmittelallergien.

Therapie des M. Crohn

- *Allgemeinmaßnahmen:* abwechslungs- und eiweißreiche Kost. Bei Laktoseintoleranz (30% der Fälle) milchfreie Ernährung. Eine individuelle Ausschlußdiät kann im Anschluß an eine in der Klinik durchgeführte Elementardiät sinvoll sein. Bei Stenosen auf ballaststoffreiche Kost verzichten. Im schweren Schub evtl. parenterale Ernährung. Ersatz von Eiweiß, Elektrolyten und Vit. bei Malabsorptionssyndrom. Nikotinkonsum einschränken (starke Raucher zeigen höhere Komplikationsrate)
- *Therapie des akuten, schweren Schubes:* je nach Schweregrad ambulante Gabe von Glukokortikoiden oder stationär mit zusätzlicher parenteraler oder Sondenernährung.
  - Befall des Dünndarms: Prednisolon 60 mg täglich, absteigende Dos. um ca. 5–10 mg/Wo., Erhaltungsdosis 10 mg jeden 2. Tag für 3–6 Mon.
  - Befall des Kolons: 5-Aminosalizylsäure (5-ASA, Mesalazin) bis 4,5 g täglich, Erhaltungsdosis 1,5 g täglich für mindestens ein Jahr
  - Steroidrefraktäre schwere Schübe: AK gegen Tumornekrosefaktor α (TNF-AK, z.B. Infliximab)
- *Therapie des akuten, leichteren Schubes* (ohne extraintestinale Manifestation):
  - ileozökaler Befall: topisch wirksames Glukokortikoid (z.B. Budesonid) 3 × 3 mg täglich oral

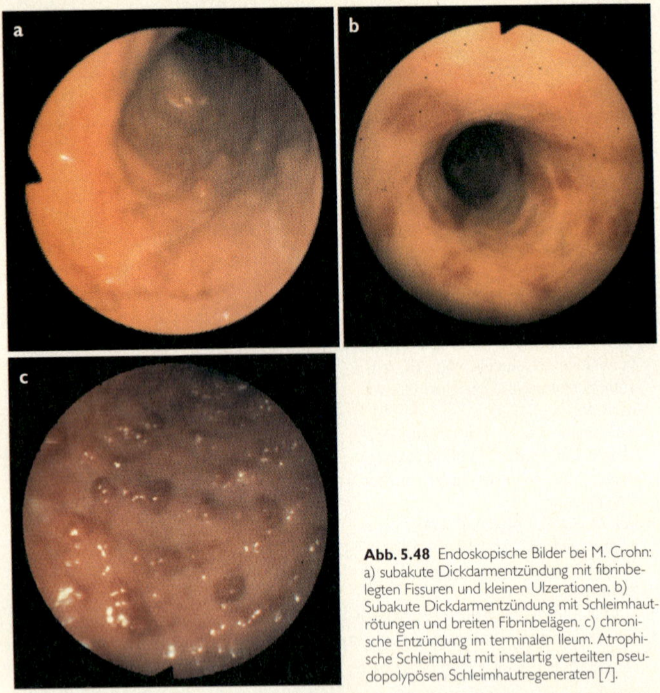

Abb. 5.48 Endoskopische Bilder bei M. Crohn: a) subakute Dickdarmentzündung mit fibrinbelegten Fissuren und kleinen Ulzerationen. b) Subakute Dickdarmentzündung mit Schleimhautrötungen und breiten Fibrinbelägen. c) chronische Entzündung im terminalen Ileum. Atrophische Schleimhaut mit inselartig verteilten pseudopolypösen Schleimhautregeneraten [7].

- Befall des distalen Kolons: lokale Therapie mit 5-ASA-Supp./Klysma oder Budesonid-Klysma/Schaum

- *Therapie des chronisch aktiven (steroidabhängigen) M. Crohn:* zusätzlich Immunsuppressiva (z.B. Azathioprin), reduzieren die Steroiddosis
- *Remissionserhaltung und postoperative Rezidivprophylaxe:* bei Remissionen durch Steroide Fortsetzen der Steroidtherapie niedrigdosiert für 6 Mon. Postoperativ 5-ASA, falls präoperativ hohe Krankheitsaktivität und Ileozökalbefall. Ansonsten ist eine wirksame Remissionserhaltung nicht bekannt, Einsatz von Budesonid und Sulfasalazin ist nicht sinnvoll
- *Therapie von Komplikationen:*
  - Fisteln: Metronidazol (z.B. Metront® 400) 20 mg/kg KG täglich
  - Stenosen: endoskopische Ballondilatation oder operative End-zu-End-Anastomose
  - Perforation, Ileus, Peritonitis: chirurgische OP mit nach Möglichkeit darmerhaltendem Verfahren.

Therapie der Colitis ulcerosa

- *Allgemeinmaßnahmen:* normale abwechslungsreiche Vollkost entsprechend der individuellen Verträglichkeit. Eine allgemeingültige „Kolitis-Diät" gibt es nicht!
- *medikamentöse Akuttherapie:*
  - Mittel der Wahl: 5-ASA, 3 g täglich oral. Bei alleiniger Proktitis 5-ASA-Supp. und bei linksseitiger Kolitis 5-ASA-Klysmen
  - bei leichtem Schub des distalen Kolons: evtl. zusätzlich lokale Kortikoide, z.B. Budesonid-Schaum/-Klysma

- bei mittelschwerem bis schwerem Schub: zusätzlich systemisch Kortikoide 50 mg täglich bis zur Remission, dann stufenweises Ausschleichen innerhalb von 4 Wo.
- bei schwerem Schub: evtl. auch Cyclosporin A i.v.
- Rezidivprophylaxe: 5-ASA täglich über mehrere Jahre (je nach Befall: oral 3 × 500 mg, Supp. 3 × 500 mg oder Klysmen 1 × 4 g)

◆ *chirurgische Therapie:*
- akute *Ind.:* toxisches Megakolon, Sepsis, Blutung, Perforation, Ileus. Verfahren: subtotale Kolektomie mit endständigem Ileostoma
- elektive *Ind.:* bei Versagen der konservativen Therapie. Frühzeitige OP sinnvoll wegen hoher Komplikationsrate und wesentlicher höherer OP-Letalität bei Notfall-OP. Verfahren: Proktokolektomie mit kontinenzerhaltender ileoanaler Pouch-OP.

MEMO

Medikamente bei chronisch-entzündlichen Darmerkrankungen:
5-Amino-Salicylsäure (5-ASA, Mesalazin): z.B. Salofalk®, Pentasa®. *NW:* Pankreatitis, Peri-/Myokarditis, allergische Reaktionen, interstitielle Nephritis. *KI:* Leber-, Nierenfunktionsstörungen, bestehende gastroduodenale Ulzera, Kleinkinder.
Topische Steroide: Budesonid (z.B. Entocort®). *NW:* prinzipiell die gleichen NW wie systemische Steroide (s. Kap. 6.9), doch wesentlich seltener. *KI:* lokale Darminfektionen, schwere Leberfunktionsstörungen, Schwangerschaft, Stillzeit. Bei oraler Verordnung: Tbc, Hypertonie, Diabetes mellitus, Osteoporose, gastroduodenale Ulzera, Katarakt, Windpocken, Masern.
Sulfasalazin: wird heute nicht mehr empfohlen wegen häufiger NW.

BEACHTE

- **Prognose des M. Crohn: nicht heilbar. Mehrzahl der Pat. jedoch keine Einschränkung der Lebenserwartung unter optimaler Therapie. Regelmäßige Koloskopien wegen erhöhtem Risiko für Kolon-Ca**
- **Prognose der Colitis ulcerosa: durch Proktokolektomie heilbar. Bei Befall des gesamten Kolons eingeschränkte Lebenserwartung, bei isoliertem Befall des Sigmoids und Rektums normale Lebenserwartung. Regelmäßige Koloskopien wegen Gefahr der malignen Entartung.**

5.4.10 Hämorrhoidalleiden

Syn.: Vergrößerung der submukösen arterio-venösen Gefäßpolster im Bereich der distalen Rektumschleimhaut. Lokalisation v.a. bei 3, 7 und 11 Uhr in Steinschnittlage. Ätiologie: starkes, verlängertes Pressen beim Stuhlgang, chronische Obstipation, Multipara, erbliche Disposition, selten bei portaler Hypertension. Sehr häufig, 70% aller Erwachsenen > 30. LJ.

Klinik und Stadieneinteilung

Hämorrhoiden sind zunächst symptomlos und werden erst durch Sekundärveränderungen wie hellrote Blutungen am Ende der Defäkation, Juckreiz, Brennen oder Nässen bemerkt. Stadieneinteilung nach Prolapsverhalten:

- Stadium I: Vorwölbung oberhalb der Linea dentata (nicht tastbar). Oft Blutungen, evtl. Juckreiz, keine Schmerzen
- Stadium II: Knoten prolabieren beim Pressen, spontane Reposition. Selten Blutung, Brennen, Nässen, Juckreiz
- Stadium III: Prolaps nach Defäkation, manuelle Reposition möglich. Oft Schmerzen, Juckreiz, Ekzem, Schleimabgang, selten Blutung
- Stadium IV: fixierter Prolaps, evtl. Übergang zum Analprolaps. Starke Schmerzen und zusätzlich Symptome wie Stadium III.

Als Komplikation (ab Stadium II) kann eine Thrombosierung auftreten, evtl. mit Inkarzeration.

BEACHTE

Diagnostik

- *Anamnese:* hellrotes Blut auf dem Stuhl
- rektale Untersuchung: Inspektion und Preßversuch (ab Stadium II beim Pressen oder spontan tiefrote, knotige Vorwölbungen erkennbar). Digitale anale Palpation (nicht bei Perianalthrombose durchführen): Stadium I nicht palpabel, ab Stadium II weiche Knoten zunehmend tastbar
- Proktoskopie: tief dunkelrote Knoten, evtl. Kontaktblutung.

Bei Blutung immer koloskopischer Ausschluß eines Kolon-Ca.

Differentialdiagnose: Anal-, Rektum-Ca, Rektumpolyp, Analfissur, Perianalthrombose oder Analabszeß.

Therapie

- Allgemeinmaßnahmen und Prophylaxe: ballaststoffreiche Ernährung mit ausreichender Flüssigkeitszufuhr, keine Laxanzien, kein Pressen beim Stuhlgang, richtige Analhygiene (keine Seifen), Gewichtsreduktion
- spezifische Therapie stadienabhängig:
  - Stadium I: intraanale Applikation von Hämorrhoidalsalben oder Analtampons
  - Stadium II: Gummibandligatur oder Sklerosierung
  - Stadium III: Hämorrhoidektomie oder wie Therapie im Stadium II
  - Stadium IV: Hämorrhoidektomie mit plastischer Rekonstruktion des Analkanals oder palliativ Gummiringligatur.

BEACHTE

Postoperative Komplikationen: Inkontinenz (meist nur vorübergehend), Nachblutung, selten Stenose des Analkanals.

5.4.11 Kolorektale Karzinome

Syn.: Adenoma-Ca. Zweithäufigstes Ca bei Männern und Frauen. Karzinomrisiko bei Normalbevölkerung ohne zusätzliche Risikofaktoren: 5%. Erkrankungsgipfel 50.–70. LJ.

Ätiologie

- genetische Disposition: 10% der Fälle, z.B. familiäre adenomatöse Polyposis (obligate Präkanzerose), kolorektale Ca in der Familie (Risikoerhöhung auf 10%) und *HNPCC* (hereditäres nichtpolypöses Kolonkarzinom-Syndrom oder Lynch-Syndrom)
- fett- und fleischreiche Ernährung, Übergewicht
- Vorerkrankungen: kolorektale Adenome, chronisch-entzündliche Darmerkrankungen, Mamma-, Ovar- und Korpus-Ca, Schistosomiasis
- Alter > 40. LJ
- Nikotin-, Alkoholabusus.

MEMO

HNPCC: autosomal dominant vererbte Erkrankung mit erhöhtem Risiko für Kolon-, Endometrium- und Ovarial-Ca. Amsterdam-Kriterien: > 3 Verwandte mit Kolon-Ca, mindestens ein Verwandter 1. Grades betroffen, Kolon-Ca seit 2 Generationen, ein Betroffener < 50. LJ

Klinik

Symptome treten erst spät auf. 25% der Pat. haben zum Zeitpunkt der Diagnose schon Lebermetastasen!

- Alarmsymptome: Änderung der Stuhlgewohnheiten (Wechsel von Diarrhoe und Obstipation, Meteorismus, Flatulenz, unwillkürlicher Stuhlabgang, Bleistiftstühle v.a. bei Lokalisation im Rektum), Blut im Stuhl
- weitere Symptome: Anämie, Leistungsknick, Gewichtsverlust, abdominelle Schmerzen
- Symptome durch Komplikationen im Spätstadium: Ileus, Perforation mit kotiger Peritonitis, Fistelbildung (Stuhlabgang durch Scheide und Harnröhre)

- Begleitsymptome durch Leber-, Lungen- oder Skelettmetastasen.

Diagnostik und Stadieneinteilung

- *Anamnese:* Dauer der Beschwerden (Wo. bis Mon.), Stuhlgang, bekannte Vorerkrankungen des Darmes, Familienanamnese
- *körperliche Untersuchung* einschließlich rektaler Untersuchung (erfaßt 50% der Rektum-Ca): abdominelle Resistenzen, evtl. stuhlgefülltes Kolon tastbar, knotige und harte Leber, rektal palpabler Tumor, Blut am Fingerling, Zeichen der Anämie
- *Koloskopie mit Biopsie:* immer Beurteilung des gesamten Kolons zum Ausschluß von Zweittumoren (in 4–8% der Fälle)
- evtl. Doppelkontrasteinlauf des Kolons, falls Koloskopie nicht möglich
- *Staging-Untersuchungen:* transrektale Sonographie, abdominelle Sonographie und CT, Rö-Thorax, evtl. gynäkologische Untersuchung und Zystoskopie bei Rektum- und Sigma-Ca, Labor (Tumormarker: CEA, CA 19–9). Stadieneinteilung (Tab. 5.7).

Tab. 5.7 Stadieneinteilungen des kolorektalen Ca.

UICC-Stadium	TMN-Klassifikation	Dukes-Einteilung	Histologie
0	TIS N0 M0	–	Ca in situ
IA	T1 N0 M0	A	Befall Mukosa/Submukosa
IB	T2 N0 M0	A	plus Befall Muscularis propria
II	T3 N0 M0	B	alle Wandschichten
II	T4 N0 M0	B	Darmwand überschritten
III	Tx N1-3 M0	C	regionale LK oder Infiltration der Umgebung
IV	Tx Nx M1	D	Fernmetastasen

MEMO

Metastasierung: frühe Ausbreitung in die regionalen und mesenterialen LK entlang der art. Gefäße. Im Rektum je nach Höhe der Lokalisation 1–3 lymphogene Metastasierungswege (oberes Rektumdrittel: paraaortale LK, mittleres Rektumdrittel: zusätzlich Beckenwand, unteres Rektumdrittel: zusätzlich inguinale LK). Hämatogene Metastasen: über Pfortader in Leber, dann Lunge und Skelett (bei tiefem Rektum-Ca über V. cava direkt in Lunge).

Therapie

- *operative Therapie:* kurativ oder palliativ. OP auch von isolierten Fernmetastasen in Leber und Lunge (in 25% der Fälle Heilung), evtl. nach systemischer Chemotherapie. Je nach Lokalisation unterschiedliche OP-Verfahren:
  - Zökum, Colon ascendens: Hemikolektomie re.
  - re. Kolonflexur, Colon transversum: erweiterte Hemikolektomie re.
  - li. Kolonflexur, Colon descendens: Hemikolektomie li.
  - Sigma: Rektosigmoidresektion
  - Rektum mit unterem Tumorrand > 5 cm ab ano: kontinenzerhaltende Rektumresektion
  - Rektum mit unterem Tumorrand < 5 cm ab ano: Rektumexstirpation mit Anlage eines Anus praeter. Im Einzelfall Grenze bei 3–4 cm ab ano
- *adjuvante systemische Chemotherapie* mit 5-Fluoruracil und Folinsäure: verbessert die Überlebensrate beim Kolon-Ca im UICC-Stadium III und beim Rektum-Ca im Stadium II und III. Besonders profitieren Pat. mit gutem AZ, jüngerem biologischem Alter, guter Motivation, auch bei Metastasen. Gute Verträglichkeit der Therapie (kein Haarausfall, keine Übelkeit). Längste Überlebenszeit zeigte in Studien die Kombination von Irinotecan, 5-Fluorouracil und Folinsäure.

- *palliative Therapie:* z.B. Umgehungsanastomose oder Anlage eines Anus praeter bei Kolon-Ca, Kryo-, Laser- oder Elektrotherapie bei Rektum-Ca, systemische Chemotherapie bei multiplen Lebermetastasen.

BEACHTE

Prognose: bei 40% der Pat. bei Diagnosestellung keine kurative Therapie mehr möglich. 25% der primär kurativ operierten Pat. erleiden ein Rezidiv. 5-Jahres-Überlebensrate bei Kolon-Ca: im UICC-Stadium I 80%, II 70%, III 45%, IV 5%. 5-Jahres-Überlebensrate beim Rektum-Ca: im UICC-Stadium I 75%, II 60%, III 40%, IV 5%.

Nachsorge und Prophylaxe

Zeitabstände der Nachsorgeuntersuchungen sind vom Tumorstadium abhängig. Übliche Standardnachsorge in BRD:

- im 1. Jahr: alle 3 Mon. Anamnese, körperliche Untersuchung, Labor (BSG, Diff.-BB, GPT, AP, Tumormarker, Test auf okkultes Blut im Stuhl), abdominelle Sonographie und evtl. Koloskopie. Bei Kolon-Ca mit polypenfreiem Restdarm genügt eine Kontrollkoloskopie alle 1,5–2 Jahre. Rö-Thorax nur einmal im Jahr
- im 2. Jahr Kontrollen im halbjährlichen Abstand
- im 3.–5. Jahr nur eine Kontrolle jährlich.

BEACHTE

Prophylaxe kolorektaler Tumoren: **Protektiv wirken verschiedene Antioxidantien (z.B. Vit. C, Beta-Karotin, Vit. E) und Kalzium. Vit. C und Karotin in Tablettenform jedoch nicht protektiv. In Studien aus USA wurde das Ca-Risiko durch ASS-Einnahme etwa halbiert, derzeit keine generelle Empfehlung. Ernährung mit viel Obst und Gemüse, aber wenig tierischen Fetten und Fleisch sowie wenig Alkohol (erhöht Risiko für Rektum-Ca). Ballaststoffreiche Ernährung schützt nicht vor Ca. Regelmäßige koloskopische Kontrollen bei Präkanzerosen.**

5.4.12 Virushepatitis

Syn.: Entzündung des Leberparenchyms, zu 95% durch die Hepatitisviren A, B, C, D und E verursacht. Meldepflicht: bei Verdacht, Erkrankung und Todesfall. Im Rahmen von systemischen Infektionen können selten auch andere Viren, Bakterien oder Parasiten zu Hepatitiden führen.

Klinik

Die einzelnen Formen der Hepatitis lassen sich anhand der Symptome kaum unterscheiden. Oft asymptomatischer Verlauf, v.a. bei Hepatitis C.

- Prodromalstadium: meist für 2–7 Tage, bei anikterischer Hepatitis auch > 8 Wo. Grippeähnliche Symptome: geringes Fieber, Abgeschlagenheit, Appetitlosigkeit, Übelkeit, Oberbauchschmerzen, evtl. Gelenkschmerzen und Exanthem
- fakultativ ikterische Phase: Dauer 4–8 Wo., Haut- und Sklerenikterus, brauner Urin, entfärbter Stuhl, Juckreiz, Hepatomegalie und evtl. Splenomegalie und LK-Vergrößerung. Nur bei ca. 30% der Pat. ikterische Phase!

BEACHTE

Komplikationen: Cholestase, fulminanter Verlauf mit Gefahr eines Leberkomas, extrahepatische Manifestationen (v.a. in Gelenken), Persistenz des Virus mit Übergang in chronische Hepatitis und primäres Leberzell-Ca bei Viruspersistenz von HBV und/oder HCV.

Diagnostik

- *Anamnese:* Reisen in Endemiegebiete, Hepatitisfälle in Umgebung, Bluttransfusionen, i.v. Drogenabusus, Sexualverhalten
- *körperliche Untersuchung:* Ikterus? Druckschmerz re. Oberbauch? Leber- und Milzvergrößerung?

- *Labor:* Transaminasenerhöhung (GOT/GPT < 1), bei ikterischem Verlauf Bilirubin im S, Urobilinogen und Bilirubin im Urin erhöht, evtl. leichte Erhöhung der γ-GT und AP. Bei fulminantem Verlauf Senkung von Cholinesterase, Quick und Albumin im S. Serologische Untersuchungen: Anti-HAV-IgM, HBs-Ag, Anti-HBc-IgM, HCV-RNA, evtl. Anti-HDV-IgM (bei positivem HBs-Ag) und evtl. Anti-HEV-IgM.

MEMO

IgM-AK beweisen eine akute Infektion, IgG-AK den Immunstatus nach einer früheren Infektion. Ausnahme: Anti-HBc-IgM auch bei chronischer Hepatitis B.

Therapie

- symptomatisch: Bettruhe (wenn Transaminasen > 1000 U/l), ansonsten körperliche Schonung, kein Alkohol, keine potentiell hepatotoxischen Medikamente (z. B. Östrogene, Paracetamol), keine Kortikoide (sind kontraindiziert)
- antivirale Therapie: mit Interferon und Vidarabin bei akuter Hepatitis C häufig Heilung dadurch möglich.

MEMO

Hepatitis-Prophylaxe:
Hepatitis A und E: Nahrungsmittel-, Trinkwasserhygiene und Händedesinfektion.
Hepatitis B, C und D: Blutspenderscreening auf Virusmarker, keine gemeinsame Injektionsnadeln bei i.v. Drogenabusus, adäquates Sexualverhalten (Kondome) und Screening vor der Geburt auf HbsAg.
Aktive Immunisierung gegen HAV (z. B. bei Reisen in Endemiegebiete, medizinisches Personal, Pat. mit chronischen Lebererkrankungen) sowie gegen HBV und HDV (z. B. Säuglinge und Kinder, Erwachsene derzeit nur Risikogruppen, s. unten).
Passive Immunisierung: meist postexpositionell bei HAV oder HBV und HDV.

HEPATITIS A

Übertragung überwiegend fäkal-oral, aber auch selten durch Blutprodukte und Geschlechtsverkehr möglich. Risikogruppen: Urlaubsrückkehrer aus Ländern mit geringem Hygienestandard, Beschäftigte in Kinderkliniken, Kindergärten, medizinischen Labors, Abwasseranlagen, Homosexuelle und Drogenabhängige.

Verlauf

Inkubationszeit 2–6 Wo. Infektiosität 2 Wo. vor bis 2 Wo. nach Erkrankungsbeginn. In 50–90% der Fälle asymptomatischer Verlauf, besonders in der Kindheit. Kein Übergang in chronische Hepatitis, selten (0,2%) jedoch Leberzerfallskoma möglich. Meist lebenslange Immunität.

Diagnostik

- akute Erkrankung: Anti-HAV-IgM
- abgelaufene Erkrankung: Anti-HAV-IgG (lebenslang möglich), HAV-Nachweis im Stuhl bis 3 Mon. nach Infektion möglich.

Therapie

Symptomatisch. Isolierung für ca. 10 Tage.

HEPATITIS B

Übertragung v.a. parenteral durch Blutprodukte, sexuell und perinatal. Risikogruppen: i.v. Drogenabhängige, Personen mit hoher Promiskuität, Dialysepat., Transfusionspat., medizinisches Personal.

Verlauf

Inkubationszeit 1–6 Mon. Verschiedene Verlaufsformen:

- asymptomatisch: bei 65% der Erwachsenen

- akuter Verlauf: mit Heilung bei 25% der Erwachsenen
- fulminanter Verlauf: mit tödlichem Ausgang in 0,1% der Fälle
- Viruspersistenz: 70–90% der Erwachsenen mit Viruspersistenz sind klinisch gesund. 10–30% entwickeln eine chronische Hepatitis, von diesen entwickeln 12% eine Leberzirrhose und 0,5% ein primäres Leberzell-Ca. Bei Kindern wesentlich häufiger chronische Verläufe, bei Neugeborenen zu fast 100%.

Diagnostik

Serologisches Profil (Abb. 5.49):

- akute Erkrankung: Anti-HBc-IgM, HBeAg und HBs-Ag positiv. In Zweifelsfällen HBV-DNA
- Ausheilungsphase: Anti-HBs positiv, HBsAg negativ
- Infektiosität: HBs-Ag positiv und Nachweis von HBV-DNA.

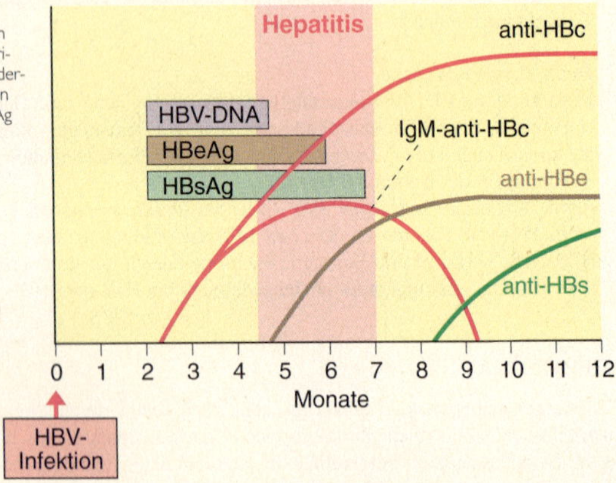

Abb. 5.49 Serologisches Profil der akuten Hepatitis B. Charakteristisch ist das aufeinanderfolgende Verschwinden von HBV-DNA, HBeAg und HBsAg aus dem Serum [7].

Therapie

Symptomatisch, bei Übergang in chronische Hepatitis (s. Kap. 5.4.13).

HEPATITIS C

Übertragung v.a. parenteral, seltener sexuell und perinatal, häufig Infektionsweg nicht bekannt. Risikogruppen ähnlich wie bei Hepatitis B.

Verlauf

Inkubationszeit 2 Wo. bis 4,5 Mon. Oft inapparenter oder grippeähnlicher Verlauf, meist anikterisch. In 15% der Fälle Ausheilung, in 85% Chronifizierung (ohne Therapie). Chronische Hepatitis C führt in 20% der Fälle innerhalb von 20 Jahren zu einer Leberzirrhose. 4% der Pat. mit Leberzirrhose entwickeln ein primäres Leber-Ca. Bei Kindern selten chronischer Verlauf.

BEACHTE **Bei gleichzeitiger HIV-Infektion progredienter Verlauf mit Cholestase.**

Diagnostik

- akute Erkrankung: HCV-RNA-Nachweis
- chronischer Verlauf: Anti-HCV und in 80% der Fälle auch HCV-RNA (und damit besteht Infektiosität). In 7–10% der Fälle ist Anti-HCV falsch positiv, deshalb Überprüfung durch Bestätigungstest.

Therapie
Kombinationstherapie mit Interferon α und Ribavirin führt in > 50% der Fälle zur Ausheilung.

TIP: Therapiekontrolle: (normale) Transaminasen und (negatives) HCV-RNA.

HEPATITIS D

Infektion nur bei gleichzeitiger oder vorausgegangener Hepatitis B. Hepatitis Delta-Virus benötigt HBV zur Vermehrung, verschwindet bei Ausheilung mit HBs-Ag. Übertragung v.a. parenteral, seltener sexuell oder perinatal.

Verlauf
Inkubationszeit 1–6 Mon. (wie Hepatitis B). Bei Simultaninfektion mit HBV in 90% Ausheilung. Bei Superinfektion eines HBs-Ag-Trägers mit Heptitis-D-Virus meist (80%) chronischer Verlauf, häufig mit Entwicklung einer Leberzirrhose, in 20% der Fälle fulminanter Verlauf.

Diagnostik
Nur bei nachgewiesener Hepatitis B sinnvoll:
- Simultaninfektion: Anti-HDV-IgM, HDV-RNA und Anti-HBc-IgM positiv, HBs-Ag anfangs positiv, bei Ausheilung negativ
- Superinfektion: Anti-HDV-IgM und HDV-RNA positiv, Anti-HBc-IgM negativ, HBs-Ag bleibt positiv.

Therapie
Symptomatisch, evtl. Interferon α.

HEPATITIS E

Übertragung fäkal-oral, geringer infektiös als Hepatitis A. In Europa sehr selten.
- Verlauf: Inkubationszeit 10–60 Tage. In der Regel gutartiger Verlauf wie bei Hepatitis A, Ausnahme bei < 20% der Schwangeren fulminanter Verlauf. Kein chronischer Verlauf
- Diagnostik: Anti-HEV-IgM
- Therapie: symptomatisch
- Prophylaxe: persönliche Hygiene in Endemiegebieten (Afrika, Asien, Südamerika), Impfung nicht möglich.

5.4.13 Chronische Hepatitis

Syn.: Chronische Leberentzündung, die länger als 6 Mon. anhält.

Ätiologie
- virusinduzierte chronische Hepatitis: Hepatitis B, C oder D, 60% der Fälle
- Autoimmunhepatitis
- medikamenteninduzierte chronische Hepatitis
- metabolische Genese: M. Wilson, Hämochromatose
- kryptogene chronische Hepatitis: ätiologisch nicht einzuordnende Hepatitis, 10–20% der Fälle.

Klinik
- häufig Beschwerdefreiheit
- bei stärkerer Aktivität der Entzündung: Leistungsminderung, Müdigkeit, Appetitlosigkeit, Ikterus mit dunklem Urin, Leberhautzeichen
- extrahepatische Manifestationen: z.B. Arthralgien, Myalgien, Menstruationsstörungen, bei Männern Hypotrichose der Körperbehaarung und Gynäkomastie.

BEACHTE **Komplikationen: Leberzirrhose und primäres Leberzell-Ca.**

Diagnostik
- *Anamnese:* bekannte Virushepatitis
- *körperliche Untersuchung:* Ikterus, Hepatomegalie und Druckschmerz der Leber, Leberhautzeichen, evtl. Splenomegalie
- *Labor:* Hepatitis-Serologie, Auto-AK
- abdominelle Sonographie, evtl. CT und MRT
- *Leberbiopsie:* zur histologischen Erfassung der entzündlichen Aktivität und des bindegewebigen Umbaus.

Therapie
- *Allgemeinmaßnahmen:* keine lebertoxischen Medikamente, kein Alkohol, körperliche Schonung, bei hoher entzündlicher Aktivität Bettruhe, prophylaktische Impfung gegen Hepatitis B und D bei chronischer Hepatitis anderer Genese
- spezielle Therapie entsprechend der Ätiologie (s. unten).

CHRONISCHE HEPATITIS B

- *Labor:* abhängig von der Verlaufsform. Asymptomatischer HBsAg-Träger: HBsAg, Anti-HBc und Anti-HBe positiv, Transaminasen normal. Chronische Hepatits B mit geringer entzündlicher Aktivität: HBV-DNA nachweisbar, gering erhöhte Transaminasen, Quickwert und Albumin normal. Bei erhöhter entzündlicher Aktivität: HBV-DNA mit erhöhtem Titer, erhöhte Transaminasen, Quick und Albumin erniedrigt
- *Therapie:* α-Interferon. *Ind.:* erhöhte Transaminasen. *NW:* Lokalreaktionen an der Injektionsstelle, geringes Fieber, Myalgien und Kopfschmerzen, gastrointestinale Störungen, Thrombo-, Leukopenie, selten neurologische Störungen. *KI:* Autoimmunhepatitis und dekompensierte Leberzirrhose, Immunsuppression, schwere KHK, endogene Depression, Thrombo-, Leukopenie, Schwangerschaft. *Dos.:* 3 × 6 Mio. IE/Wo. s.c. für 6 Mon.
- *Prognose:* ungünstig bei chronisch-aktiver Hepatitis (50% der Fälle entwickeln eine Leberzirrhose und davon 50% ein Leberzell-Ca), Erfolgsrate der Interferon-Therapie ca. 50%.

CHRONISCHE HEPATITIS C

- *Labor:* Anti-HCV und HCV-RNA positiv, Transaminasen, γ-GT und AP oft erhöht, evtl. Auto-AK (ANA, Anti-LKM)
- *Therapie:* α-Interferon in Kombination mit Ribavirin. Ribavirin *NW:* HB-Abfall, reversible Hämolysen, Depressionen. Ribavirin *KI:* terminale Niereninsuffizienz, Anämie, schwere Herzerkrankungen, Schwangerschaft. *Dos.:* 1–1,2 mg/d
- *Prognose:* ein Fünftel der Pat. entwickelt innerhalb von 20 Jahren eine Leberzirrhose und von diesen Pat. 4% ein Leberzell-Ca.

CHRONISCHE HEPATITIS D

- *Labor:* Anti-HDV, HDV-RNA und HBsAg positiv
- *Therapie:* α-Interferon (s. chronische Hepatitis B)
- *Prognose:* Letalität um Faktor 3 erhöht im Vergleich zur alleinigen Hepatitis B. Erfolgsrate der α-Interferon-Therapie 20%.

AUTOIMMUNHEPATITIS

Autoimmune chronisch-aktive Hepatitis. Chronische Leberentzündung unklarer Ätiologie mit familiärer Häufung. Betrifft v.a. Frauen. 50% der Fälle beginnen vor dem 30. LJ Gehäufte Assoziation mit anderen Autoimmunerkrankungen (z.B. Autoimmunthyreoiditis, rheumatoide Arthritis, Vaskulitis). Meist erhebliche Beschwerden wie Müdigkeit,

Übelkeit, Fieber, Gewichtsverlust und Juckreiz.

- *Labor:* Erhöhung von Transaminasen, Gesamteiweiß und Gammaglobulin, erniedrigter Quick und Albumin, Virusserologie negativ. Typische Auto-AK abhängig vom Typ der Autoimmunhepatitis:
  - ANA und SMA (= AK gegen glatte Muskulatur): Typ I
  - LKM1 (= liver kidney microsome AK): Typ II
  - SLA (= AK gegen Cytokeratin): Typ III
- *Therapie:* Kortikosteroide und Azathioprin
- *Prognose:* ohne Therapie schlecht, unter immunsuppressiver Therapie 10-Jahres-Überlebensrate 90%.

5.4.14 (Alkohol-) Toxische Leberschäden

Ursache für 30–50% aller Lebererkrankungen ist Alkoholkonsum. Alkoholverträglichkeit für die Leber abhängig von Vorerkrankungen, Ernährung und Geschlecht. Toxische Grenze bei Männern ungefähr 40 g Äthylalkohol täglich und bei Frauen nur 20 g täglich.

3 Stadien der alkoholtoxischen Leberschädigung (Abb. 5.50) werden unterschieden:

- Stadium I: reine *Fettleber* (Steatosis hepatis) ohne entzündliche Reaktion
- Stadium II: *Fettleberhepatitis* (Steatohepatitis), Fettleber mit entzündlicher Reaktion
- Stadium III: mikronoduläre *Leberzirrhose* („Fettzirrhose", s. Kap. 5.4.15).

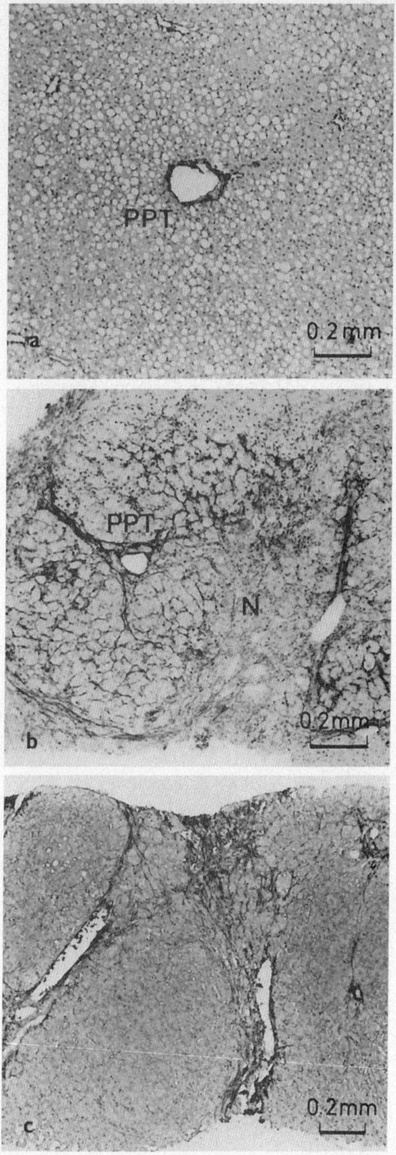

Abb. 5.50 Progression einer alkoholischen Fettleber in Alkoholzirrhose. a) alkoholische Fettleber (60fache Vergr.) b) Alkoholhepatitis mit ausgeprägter Nekrose und starker perizellulärer Fibrose. c) Alkoholzirrhose (gleicher Pat wie b) ein Jahr später) [7].

MEMO BEACHTE

Stadium I und II sind reversibel, Stadium III irreversibel.

Zieve-Syndrom: alkoholtoxischer Leberschaden in Kombination mit Hypertriglyzeridämie und hämolytischer Anämie. Klinik: Übelkeit, Erbrechen, Oberbauchschmerzen, Ikterus, evtl. Symptome einer Pankreatitis. Diagnoseweisend: direktes und indirektes Bilirubin erhöht, zusätzlich laborchemische Zeichen einer Fettleberhepatitis und hämolytischen Anämie.

FETTLEBER

Diffuse Ablagerung von Fettropfen in > 50% aller Leberzellen (bei < 50% Bezeichnung: Leberzellverfettung).

Ätiologie

In erster Linie Alkohol. Weitere Faktoren sind:

- Medikamente (Kortikoide, Zytostatika, Tetracycline), chemische Noxen (z.B. chlorierte Kohlenwasserstoffe)
- Ernährung: Adipositas, Eiweißmangelernährung
- Stoffwechsel- und endokrine Störungen: Diabetes mellitus, Hyperlipoproteinämie, Pubertät, Schwangerschaft.

Klinik

Meist keine Beschwerden, evtl. Druckgefühl im Oberbauch.

TIP

Typischerweise Diskrepanz zwischen Beschwerdefreiheit des Pat. und Hepatomegalie!

Diagnostik

- Anamnese (Noxen) und körperliche Untersuchung (evtl. Hepatomegalie, Leber prall elastisch bis derb palpabel, abgerundeter Leberrand)
- *Labor:* γ-GT, AP und IgA erhöht, evtl. Transaminasen leicht erhöht. CDT (Carbohydrate-Deficient-Transferrin) erhöht bei chronischem Alkoholabusus
- Sonographie der Leber: evtl. homogen verdichtetes Echomuster, Einzelechos oft verbreitert, periphere Venen schlecht darstellbar, Leberdurchmesser vertikal in MCL > 14 cm
- evtl. Leberpunktion: diagnosebeweisend.

Therapie

Einzig wirksame Behandlung ist die Alkoholkarenz bzw. Ausschaltung leberschädigender Faktoren (z.B. bei Adipositas Gewichtsreduktion).

FETTLEBERHEPATITIS

Fettleber mit zusätzlicher entzündlicher Reaktion. Ätiologie wie bei Fettleber v.a. Alkohol.

Klinik

Anfangs oft noch Beschwerdefreiheit. Später Müdigkeit, Abgeschlagenheit, Appetitlosigkeit, Übelkeit, Gewichtsverlust, Schmerzen im re. Oberbauch durch Hepatomegalie, Ikterus und Fieber.

Diagnostik

- Anamnese und körperliche Untersuchung (Leber: derb, druckschmerzhaft und vergrößert)
- *Labor:* Transaminasen (GOT > GPT), γ-GT, direktes Bilirubin, Cholesterin, Triglyzeride und Leukozyten erhöht, Anämie
- *Sonographie* der Leber: Befund wie bei Fettleber, evtl. inhomogene Binnenstruktur.

Therapie

Wie bei Fettleber. Bei schwerem Verlauf evtl. kurzfristige Gabe von Glukokortikoiden.

5.4.15 Leberzirrhose

Syn.: irreversible Zerstörung der Läppchen- und Gefäßstruktur der Leber mit knotigem Umbau als Spätfolge verschiedener Lebererkrankungen (Abb. 5.51). Männer ungefähr doppelt so häufig wie Frauen betroffen. Inzidenz in Europa 250/100 000 Einwohner pro Jahr.

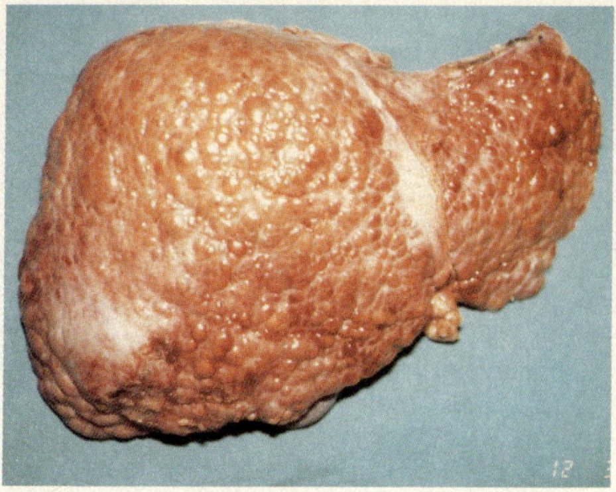

Abb. 5.51 Makroskopische Oberfläche einer Leberzirrhose [7].

Ätiologie

- Alkoholkonsum (ca. 60% der Fälle)
- Virushepatitiden B, C und D (ca. 30%)
- seltenere Ursachen: Autoimmunhepatitis, primär biliäre Zirrhose und primär sklerosierende Cholangitis, Medikamente, chemische Noxen, Stoffwechselkrankheiten (wie Hämochromatose, M. Wilson, α_1-Antitrypsinmangel, Mukoviszidose), Rechtsherzinsuffizienz (kardiale Zirrhose), Budd-Chiari-Syndrom, Tropenerkrankungen.

Klinik

- Allgemeinsymptome: Abgeschlagenheit, Müdigkeit, Leistungsknick, vermehrte Reizbarkeit, Druckgefuhl im re. Oberbauch, Übelkeit, Fieber
- Leberhautzeichen (Abb. 5.52, treten z. T. auch bei anderer Genese auf): Spider naevi, Palmar-, Plantarerythem, Lacklippen, -zunge, Mundwinkelrhagaden, Hautatrophie, Weißnägel, Dupuytrensche Kontraktur, Juckreiz
- Hormonstörungen:
  - bei der Frau: Menstruationsstörungen
  - beim Mann: Potenzstörungen, Libidoverlust, Bauchglatze (Verlust der Sekundärbehaarung), Hodenatrophie, Gynäkomastie.

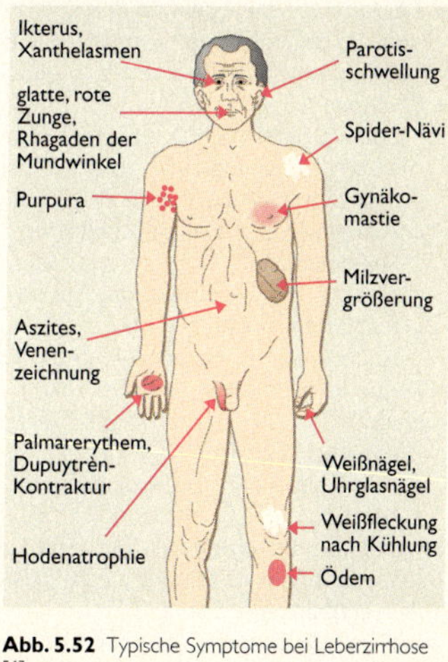

Abb. 5.52 Typische Symptome bei Leberzirrhose [6].

Komplikationen

BEACHTE

Von den Komplikationen hängt die Prognose der Leberzirrhose ab!

Neben Ikterus, hämorrhagischer Diathese, Kachexie sind v.a. von Bedeutung:

- portale Hypertension und ihre Folgen

- hepatische Enzephalopathie und Leberausfallkoma
- primäres Leberzell-Ca (s. Kap. 5.4.16).

Portale Hypertension (Druckerhöhung in der Pfortader > 13 mmHg, Umgehungskreisläufe, Abb. 5.53)

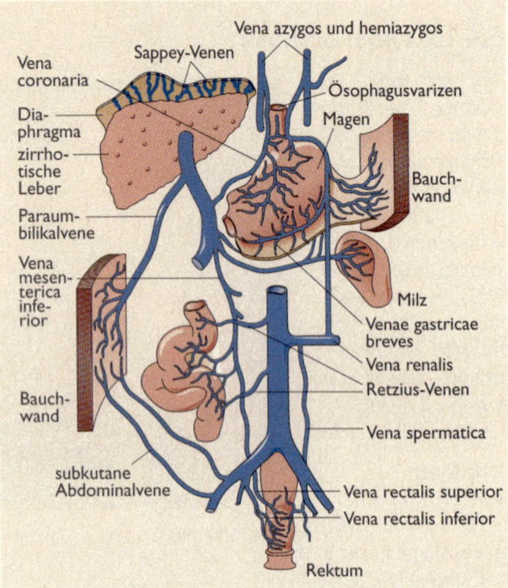

Abb. 5.53 Portosystemische Umgehungskreisläufe bei portaler Hypertension durch Leberzirrhose [7].

- *Klinik:*
  - Ösophagus-, Magenfundusvarizen, Kollateralvenen an der Bauchhaut (Caput medusae), anorektale Varizen
  - hypertensive Gastro- und Kolopathie: ebenfalls häufige Blutungsursache
  - Aszites: nicht allein durch portale Hypertension bedingt, sondern auch durch vermehrte Lymphproduktion, Hypalbuminämie und sekundären Hyperaldosteronismus. Komplikationen des Aszites: Refluxösophagitis, spontane bakterielle Peritonitis (lebensbedrohlich!), erhöhtes Risiko für Varizenblutung, hepatorenales Syndrom (Oligurie bei dekompensierter Leberzirrhose ohne primäre Nierenerkrankung)
  - Splenomegalie mit oder ohne Hypersplenismus
- *Diagnostik:* Anamnese und körperliche Untersuchung, Ösophago-Gastroskopie, abdominelle Sonographie, Farbduplex (Flußverlangsamung oder -umkehr in der Pfortader), transhepatische oder transjugulär-transvenöse Messung des Pfortaderdruckes
- *Therapie:*
  - Primärprophylaxe einer Varizenblutung: nichtselektive β-Blocker, nur indiziert bei erhöhtem Blutungsrisiko (große Varizen mit „red colour signs")
  - Sekundärprophylaxe nach der 1. Varizenblutung: obligat, z.B. durch Varizensklerosierung oder Gummibandligatur oder bei Versagen durch portosystemische Shuntmethoden (z.B. transjugulärer intrahepatischer portosystemischer Stent-Shunt = TIPS(S), portocavale End-zu-Seit-Anastomose = PCA, distaler splenorenaler Shunt = Warren-Shunt)
  - Notfalltherapie bei Varizenblutung (Kap. 5.4.1 und Kap. 2.3.7)
  - Aszitesbehandlung: zunächst Natrium- (< 3 g täglich) und Flüssigkeitsrestriktion, Aldosteronantagonisten (Spironolacton). Bei schweren Fällen zusätzlich Schleifendiuretika (Furosemid). Bei Erfolglosigkeit Parazentese (Aszitespunktion und Infusion kochsalzarmer Albuminlösung), TIPS(S) oder als Ultima ratio Lebertransplantation.

Hepatische Enzephalopathie (Syn. portosystemische Enzephalopathie) entsteht durch mangelnde Entgiftung neurotoxischer Stoffe bei Leberzirrhose oder auch bei Leberversagen anderer Ursache:

- auslösende Faktoren: Ösophagus- oder Fundusvarizenblutungen, eiweißreiches, üppiges Essen, Alkalose, fieberhafte Infektionen, Medikamente (Sedativa, Analgetika)

- *Klinik:*
  - Stadium I: Verlangsamung, Schläfrigkeit, Sprachstörungen, Fingertremor
  - Stadium II: Apathie, Persönlichkeitsveränderungen, Veränderung der Schrift und des EEGs
  - Stadium III: Somnolenz, beginnender Foetor hepaticus (Geruch nach roher Leber)
  - Stadium IV (Leberausfallkoma): keine Reaktion auf Schmerzreize, Reflexe nicht auslösbar, deutlicher Foetor hepaticus
- *Diagnostik:* psychomotorische Tests, EEG, Labor (Ammoniak im Blut > 100 µg/dl, evtl. respiratorische Alkalose)
- *Therapie:* Beseitigung auslösender Faktoren, Absetzen von Diuretika und Sedativa, ausreichende Kalorienzufuhr, Eiweißrestriktion, Reinigung des Darmes von ammoniakbildenden Stoffen, durch z.B. Magnesiumsulfat oral und hohe Darmeinläufe, Gabe von Lactulose und schwer resorbierbaren Antibiotika (z.B. Neomycin), als Ultima ratio Lebertransplantation.

Diagnostik der Leberzirrhose

- *Anamnese:* Alkoholabusus und Vorerkrankungen
- *körperliche Untersuchung:* vergrößerte, verhärtete oder im fortgeschrittenen Stadium verkleinerte Leber, evtl. mit höckriger Oberfläche. Splenomegalie, evtl. Aszites (ausladende Flanken im Liegen, verstrichener Nabel), Leberhautzeichen, Gynäkomastie, Hodenatrophie
- *Labor:* Zeichen der verminderten Syntheseleistung (Erniedrigung von Cholinesterase, Quick, AT III, Albumin), Hypergammaglobulinämie, Thrombozytopenie, bei entzündlichen Schüben Erhöhung von Transaminasen, γ-GT und GLDH
- abdominelle Sonographie: inhomogenes Leberparenchym mit fokalen Veränderungen, knotige Leberoberfläche, evtl. Aszites und Splenomegalie
- Leberpunktion: zur histologischen Sicherung.

BEACHTE

Stadieneinteilung der Leberzirrhose erfolgt nach den Child-Pugh-Kriterien (Tab. 5.8).

Tab. 5.8 Child-Pugh-Kriterien [7].

Parameter	Punktezahl		
	1	2	3
Aszites	kein	wenig	moderat
Enzephalopathie	keine	1–2	3–4
Serumbilirubin (mg/dl) bei primär biliärer Zirrhose	< 2 < 4	2 – 3 4–10	> 3 > 10
Serumalbumin (g/dl)	> 3,5	2,8 – 3,5	< 2,8
Quick-Wert (%)	> 50	30 - 50	< 30
	Klasse	**Punktezahl**	
	A	bis 6	
	B	bis 9	
	C	bis 15	

Therapie

- *Allgemeinmaßnahmen:* ausreichende Kalorien- und Eiweißzufuhr (bei hepatischer Enzephalopathie Eiweißrestriktion), salzarme Ernährung bei Aszites, Substitutionstherapie bei nachgewiesenem Vit.-Mangel (z.B. A, D, E, K, Vit. B_1, B_6, B_{12}), Weglassen aller hepatotoxischen Medikamente
- Behandlung der Grunderkrankung: soweit möglich z.B. Alkoholkarenz, Viruseliminationsversuch bei Virushepatitis, immunsuppressive Therapie bei Autoimmunhepatitis, Aderlässe bei Hämochromatose

- Behandlung von Komplikationen (s. oben)
- Lebertransplantation.

TIP

Regelmäßige sonographische Kontrollen und Kontrolle des AFP zur Früherkennung eines primären Leberzell-Ca.

Prognose

Abhängig von der Genese der Leberzirrhose, dem Vorhandensein von Komplikationen (häufige Todesursachen: Varizenblutung, Leberausfallskoma, primäres Leberzell-Ca) und dem Stadium. Ein-Jahres-Mortalität im Child-Stadium A 0–5%, im Stadium B ca. 15–30%, im Stadium C ca. 50–65%.

5.4.16 Lebertumoren

Die meisten primären Lebertumoren sind benigne.

BENIGNE LEBERTUMOREN

Hämangiom

Häufigster benigner Lebertumor.

- *Klinik:* meist asymptomatisch, sonographischer Zufallsbefund
- *Diagnostik:* abdominelle Sonographie (echoreicher Tumor, Abb. 5.54), Farbduplex, bei unklarem sonographischem Befund evtl. CT, MRT oder Blutpoolszintigraphie
- *Therapie:* operative Entfernung nur bei größeren Hämangiomen mit der Gefahr der Spontanruptur und Blutung.

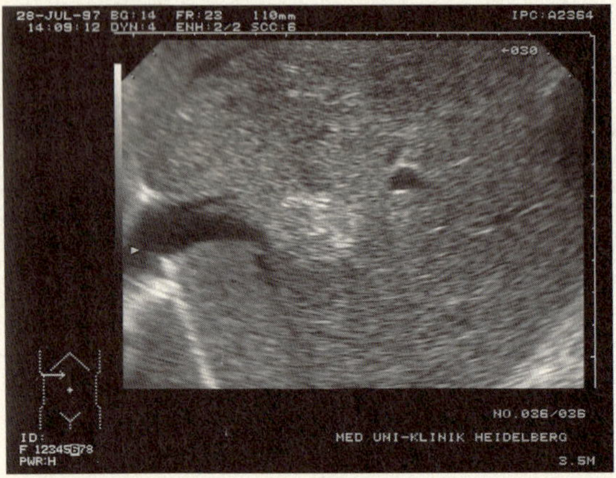

Abb. 5.54 Sonographischer Befund eines Leberhämangioms [7].

Fokal-noduläre Hyperplasie (FNH)

Betrifft v.a. Frauen von 20.–50. LJ. Ätiologie unbekannt, gehäuft jedoch bei Einnahme östrogenhaltiger Kontrazeptiva.

- *Klinik:* meist asymptomatisch, bei größeren Tumoren und Einblutungen Oberbauchbeschwerden, Übelkeit, Erbrechen
- *Diagnostik:* abdominelle Sonographie, CT oder MRT, evtl. hepatobiläre Sequenzszintigraphie
- *Therapie:* Absetzen von Kontrazeptiva, nur bei Symptomatik operatives Vorgehen.

Leberzelladenom

Betrifft v.a. Frauen vom 15.–45. LJ. Ätiologie: langjährige Einnahme östrogenhaltiger Kontrazeptiva.

- *Klinik:* nur die Hälfte der Pat. zeigen Symptome wie Oberbauchbeschwerden, Übelkeit, Erbrechen. Bei Infarzierung starke Oberbauchschmerzen. Lebensbedrohliche Blutungen bei Ruptur des Tumors (10% der Fälle)
- *Diagnostik:* abdominelle Sonographie (echoarmer Herd, bei Einblutung auch stärker echogen), hepatobiläre Sequenzszintigraphie und MRT zur Abgrenzung der FNH
- *Therapie:* stets operative Resektion, wegen des Risikos der malignen Entartung und der Ruptur. Absetzen der Kontrazeptiva.

PRIMÄRES LEBERZELL-CA

BEACHTE

Syn.: hepatozelluläres Ca (HCC). In Europa relativ selten, zu 80% Entstehung auf dem Boden einer Leberzirrhose, seltenere Genese z.B. Aflatoxin B_1 des Pilzes Aspergillus flavus. Häufigkeitsgipfel der Erkrankung 50.–60. LJ.

Das größte Risiko besteht bei Leberzirrhose aufgrund einer chronischen Hepatitis B oder C und bei Hämochromatose.

Klinik

BEACHTE

Oft verdeckt durch ähnliche Symptome von Seiten der Leberzirrhose: Oberbauchschmerzen re., Gewichtsverlust, Appetitlosigkeit, Müdigkeit und evtl. paraneoplastische Symptome wie Fieber oder Zeichen der Polyglobulie.

Bei Diagnosestellung meist schon Metastasierung in Lunge, Zwerchfell, Peritoneum, Skelett, Nebennieren, ZNS!

Diagnostik

- *Anamnese:* Leberzirrhose
- *körperliche Untersuchung:* evtl. tastbarer Oberbauchtumor, Strömungsgeräusche über der Leber, Zeichen eines Aszites, Ikterus, Splenomegalie
- *Labor:* Erhöhung von BKS, Transaminasen, AP, Bilirubin, LDH und AFP (in 90% der Fälle erhöht, > 500 U/ml hochgradig verdächtig), Hepatitisserologie
- *Farbduplex-Sonographie:* oft hypervaskularisierte Herde
- CT oder MRT des Abdomens
- *Staging-Untersuchung:* Rö-Thorax, Knochenszintigramm.

TIP

Keine Feinnadelpunktion bei noch kurativem Befund, wegen der Gefahr der Implantationsmetastasen!

Therapie

BEACHTE

- kurativ nur durch OP: Leberteilresektion und in wenigen Fällen Hepatektomie mit Lebertransplantation
- palliative Lokaltherapie (bei einzelnen Herden): z.B. sonographiegesteuerte Äthanolinjektion, Lasertherapie oder Kryotherapie. Bei Metastasen: palliative Chemotherapie.

Prognose: schlecht, durchschnittliche Überlebenszeit nach Diagnostizierung ca. 6 Mon.!

5.4.17 Cholelithiasis

Syn.: Konkremente in der Gallenblase *(Cholezystolithiasis)* oder/und meist durch Steinwanderung Konkremente im Ductus choledochus *(Choledocholithiasis)*. 10–15% der Bevölkerung, gehäuft Frauen, zunehmende Häufigkeit mit dem Alter.

MEMO

Steinarten (Abb. 5.55):
Cholesterinsteine und cholesterinhaltige Mischsteine in ca. 80% der Fälle und Bilirubin-(Pigment-)Steine in 20% der Fälle.

Ätiologie

Cholesterinsteine und cholesterinhaltige Mischsteine:

- „6-f-Regel": fat, female, forty, fecund, fair, family. Das heißt erhöhtes Risiko für: adipöse und hellhäutige Menschen, Frauen (v.a. in Schwangerschaft und bei Östrogeneinnahme), höheres Alter und bei familiärer Belastung
- Medikamente: z.B. Clofibrate, orale Kontrazeptiva
- Gallensäurenverlust-Syndrom (z.B. bei M. Crohn, Ileumresektion).

Bilirubinsteine: prädisponierend z.B. chronische Hämolysen, rezidivierende Cholangitiden, Leberzirrhose.

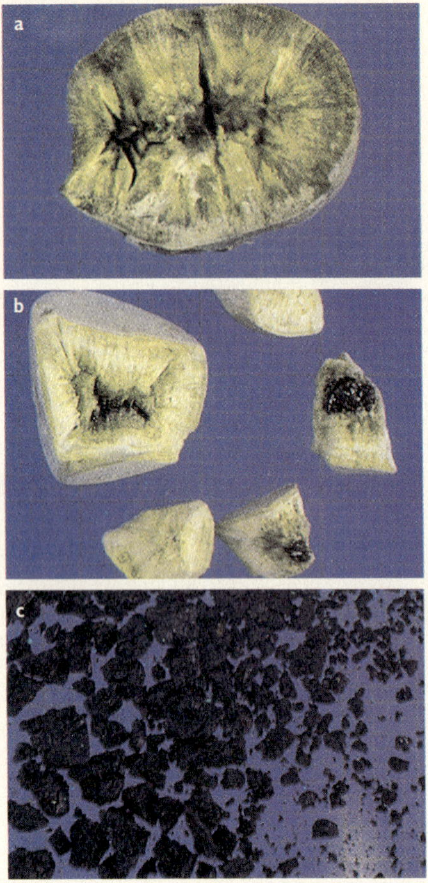

Abb. 5.55 Steinarten: a) Cholesterinstein mit typischer radiärer Struktur der aufgebrochenen Oberfläche. b) gemischter Cholesterinstein mit deutlicher weißlicher Kalkeinlagerung. c) schwarze Pigmentsteine der Gallenblase [7].

Klinik

BEACHTE

In ca. 50–80% der Fälle keine Symptomatik („stumme" Steine)!

Symptomatische Gallensteinträger zeigen entweder akute oder unspezifische chronische Beschwerden:

- *Gallenkolik:* krampfartige Oberbauchschmerzen mit Ausstrahlung in den Rücken und in das re. Schulterblatt, evtl. verbunden mit Übelkeit, Erbrechen und geringem Fieber. Bei Choledochusverschluß nach einigen Stunden Ikterus, Juckreiz, entfärbter Stuhl und dunkler Urin
- unspezifische Oberbauchbeschwerden: postprandiales Druckgefühl, dumpfe Schmerzen im re. Oberbauch. Oft besteht Nahrungsabhängigkeit der Symptomatik, Beschwerden nach Genuß von fetten, gebratenen, blähenden Speisen, Räucherwaren, Kaffee, kalte Getränke.

BEACHTE

- **Komplikationen: akute Cholezystitis oder Cholangitis (s. Kap. 5.4.18), Steinperforation (in Duodenum oder Bauchhöhle), Mirizzi-Syndrom (Kompression oder Stenose des Ductus hepaticus), chronisch-rezidivierende Cholezystitis (mit erhöhtem Risiko für Gallenblasen-Ca), Zystikusverschluß.**
- **Ca. 1–2% aller Gallensteinträger entwickeln ein Gallenblasen-Ca.**

Diagnostik

- *Anamnese:* Nahrungsmittelunverträglichkeit, Familienanamnese
- *körperliche Untersuchung:* Murphy-Zeichen (plötzliches Stoppen der tiefen Inspiration bei Palpation der Gallenblase), Klopfschmerz am Leberrand, Druckschmerz im re. Oberbauch, evtl. Ikterus
- *Labor:* bei Verschluß des Ductus choledochus Erhöhung von γ-GT, AP, LAP und Bilirubin, bei Cholezystitis Erhöhung von BKS, CRP und Leukos
- abdominelle *Sonographie* (Abb. 5.56): bei Lagewechsel flottierende, oft halbmondförmige Reflexe mit dorsalem Schallschatten in der Gallenblase, evtl. Erweiterung der Gallengänge
- Rö-Leeraufnahme des Abdomens oder CT zur Differenzierung verkalkter oder nicht-verkalkter Konkremente. CT-Abdomen auch bei Komplikationen indiziert
- *ERCP:* bei Verdacht auf Gallengangssteine. Falls ERCP nicht möglich, PTC oder Endosonographie.

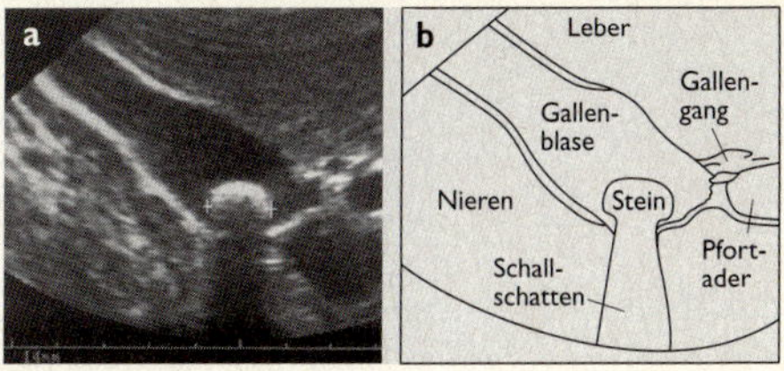

Abb. 5.56 a) Ultraschalluntersuchung der Gallenblase mit Gallenblasenstein (dorsaler Schallschatten, + = Steinbegrenzung).
b) Skizze zum Sonogramm [7].

BEACHTE

Differentialdiagnose: Pankreatitis, Appendizitis, gastroduodenales Ulkus, Nephrolithiasis, Hinterwandinfarkt, Lungenembolie, Gallenblasen-Ca.

Therapie

AKUT

Therapie der Gallenkolik: bei leichter Kolik 1 Zerbeißkapsel Nitrogylcerin und bei stärkerer Kolik Butylscopolamin (z. B. Buscopan®) 20 mg langsam i.v., evtl. zusätzlich Analgetikum, z. B. Pentazocin (z. B. Fortral®) 15–30 mg langsam i.v. oder Pethidin (z. B. Dolantin®) 25–50 mg langsam i.v. Nahrungskarenz für mindestens 24 h Antibiotika bei Verdacht auf Infektion der Gallenwege (z. B. Fluorchinolone). Frühzeitige Cholezystektomie.

TIP

Bei Gallenkolik keine Morphinderivate (außer Pethidin) und keine Choleretika, Kolik wird dadurch verstärkt!

Bei asymptomatischer Cholezystolithiasis keine Therapie, lediglich Ernährungsberatung (fett- und cholesterinarme, kleine Mahlzeiten, Gewichtsreduktion bei Adipositas, aber nicht durch Fasten, sondern durch dauerhafte Ernährungsumstellung). Bei symptomatischer Cholezystolithiasis und bei jeder Form der Choledocholithiasis operative oder konservative Therapie:

- *operative Methoden:*
  - lapraskopische Cholezystektomie: Methode der Wahl. Kürzerer Krankenhausaufenthalt und schnellere Mobilisierung als bei konventioneller Cholezystektomie. *KI:* Gallenblasenempyem, -gangrän, -Ca
  - konventionelle Cholezystektomie: bei KI gegen Lapraskopie

- ERCP mit *Papillotomie*: indiziert bei cholezystektomierten Pat. mit Gallengangssteinen, biliärer Pankreatitis, Verschlußikterus bei Pat. mit hohem OP-Risiko
- *extrakorporale Stoßwellen-Lithotripsie* (ESWL):
  - *Ind.:* 1–3 Steine mit Durchmesser < 20 mm und ohne Verkalkungen
  - *KI:* hämorrhagische Diathese, Aneurysmen in der Stoßwellenachse, akute Infektionen der Gallenwege, Schwangerschaft
  - Erfolgsrate ca. 80%, Rezidivrate: 30–50% nach 5 Jahren
- *medikamentöse Litholyse:*
  - *Ind.:* kleine, nicht-verkalkte Cholesterinsteine bis 10 mm Durchmesser und Steinvolumen < als 30–50% des Gallenblasenvolumens
  - *KI:* häufige Koliken, Infektion der Gallenwege, Lebererkrankungen, chronisch-entzündliche Darmerkrankungen, Niereninsuffizienz, Schwangerschaft
  - *Dos.:* Ursodeoxycholsäure 10 mg/kg KG als Monotherapie oder in Kombination mit Chendesoxycholsäure jeweils 7 mg/kg KG, Kombinationstherapie ist effektiver und zeigt weniger NW
  - Erfolgsrate: nach 12 Mon. sind 80% der Konkremente aufgelöst (Fortsetzen der Medikation noch für 3 Mon.), Rezidivrate: 30–50% nach 5 Jahren.

TIP

Rezidivprophylaxe nach nicht-operativer Therapie: fett- und cholesterinarme Kost, vor dem Ins-Bett-Gehen Milch trinken (Entleerung der Gallenblase), Vermeidung von Übergewicht und östrogen- oder clofibrinsäurehaltiger Medikation.

5.4.18 Entzündungen der Gallenblase und -wege

AKUTE CHOLEZYSTITIS

Syn.: akute bakterielle Entzündung der Gallenblase bei Verlegung des Ductus cysticus oder des Infundibulums. Verursacht zu > 90% durch Gallensteine, selten auch nach Trauma, Verbrennungen und bei Intensiv-Pat. oder Salmonelleninfektion.

Klinik und Komplikationen

Oft kolikartige Schmerzen im re. Oberbauch mit Fieber und Erbrechen.

BEACHTE

Komplikationen: freie oder gedeckte Gallenblasenperforation, bei Perforation in den Darm evtl. Gallensteinileus, cholezysto-enterale Fistel, Gallenblasenempyem, Mirizzi-Syndrom.

Diagnostik

- *Anamnese:* bekanntes Gallensteinleiden
- *körperliche Untersuchung:* druckschmerzhafter Leberrand mit Abwehrspannung, positives Murphy-Zeichen
- *Labor:* Erhöhung von BKS, CRP, Leukos und evtl. von Transaminasen, γ-GT, AP, Bilirubin und Amylase
- abdominelle Sonographie (Abb. 5.57) Konkremente, Gallenblasenwandverdickung mit Dreischichtung, evtl. Flüssigkeitssaum
- evtl. CT bei unklarem Sonographiebefund oder bei Komplikationen.

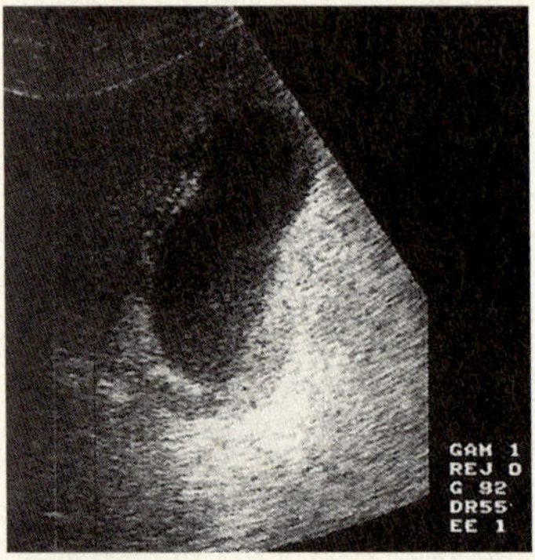

Abb. 5.57 Sonographisches Bild der akuten Cholezystitis: Verbreiterung der Gallenblasenwand (echoarmer Randsaum) und Doppelkontur im Bereich des Gallenblasenbetts [7].

BEACHTE **Differentialdiagnose: Appendizitis, gastroduodenales Ulkus, Pankreatitis, Hinterwandinfarkt, Hepatitis, rechtseitige Pyelonephritis.**

Therapie

- Cholezystektomie: Therapie der Wahl. Falls kurze Anamnese, Früh-OP innerhalb 48 h, ansonsten nach 2–6 Wo.
- konservative Therapie: Nahrungskarenz, Analgesie (Pethidin oder Pentazocin), Antibiotika (z.B. Mezlocillin oder Ceftriaxon, möglichst erst nach Blutabnahme für Blutkultur).

CHRONISCHE CHOLEZYSTITIS

Wiederholte Gallenblasenentzündungen können zur Schrumpfgallenblase führen. Bei Verkalkung der Gallenblasenwand kommt es zu einer sogenannten Porzellangallenblase mit erhöhtem Ca-Risiko.

- *Klinik:* meist asymptomatisch, evtl. unspezifische Oberbauchbeschwerden und Nahrungsmittelunverträglichkeiten
- *Komplikation:* maligne Entartung, akute Cholezystitis
- *Diagnostik:* Sonographie (verdickte, meist echoreiche Gallenblasenwand, verkleinerte Gallenblase)
- *Therapie:* Cholezystektomie.

AKUTE (INFEKTBEDINGTE) CHOLANGITIS

Syn.: bakterielle aszendierende Infektion der Gallenwege bei Galleabflußstörungen. Meist bedingt durch Choledochus- oder Papillenstein, selten ohne Konkremente bei Tumoren, Strikturen nach wiederholten Entzündungen oder Gallengangsanomalien.

Klinik und Komplikationen

- typischerweise *Charcot-Trias* mit Fieber, Ikterus und Koliken
- Komplikationen (oft innerhalb weniger Stunden): akute Pankreatitis, pericholangitische Leberabszesse, Gallensteinperforation, Peritonitis, Sepsis.

Diagnostik

- *Anamnese:* Gallensteine, frühere Koliken
- *körperliche Untersuchung:* Ikterus, häufig vergrößerte und schmerzhafte Leber palpabel
- *Labor:* Erhöhung von CRP, Leukos, γ-GT, AP, Bilirubin und Transaminasen
- *Sonographie:* erweiterte Gallenwege, Cholelithiasis
- *ERCP:* diagnostisch und therapeutisch (Abb. 5.58)

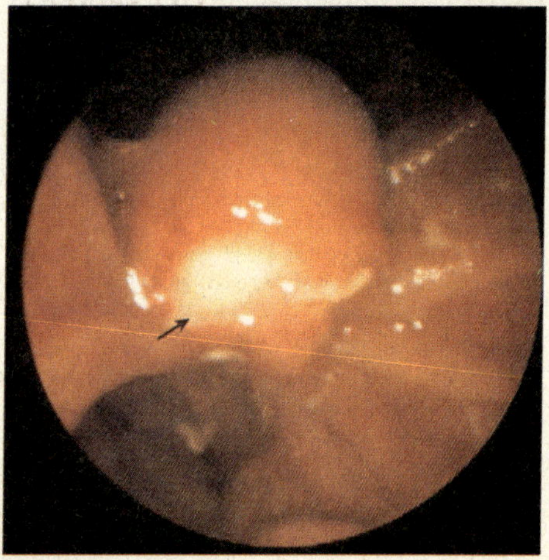

Abb. 5.58 Endoskopisches Bild der Papilla vateri bei Cholangitis: Austritt von Eiter (Pfeil) aus der entzündlich geschwollenen Papille [7].

Therapie

- antibiotische Therapie: nach Blutabnahme für Blutkulturen, Beginn vor ERCP, z.B. Mezlocillin oder Ceftriaxon
- ERCP mit Papillotomie: zur Steinextraktion, Stenteinlage oder Dilation
- konventionelle Cholezystektomie: indiziert bei Versagen der ERCP.

5.4.19 Karzinome der Gallenblase und -wege

GALLENBLASENKARZINOM

Meist Adeno-Ca, selten maligne Entartung eines Papilloms. Zu 70% bei Gallensteinträgern, erhöhtes Risiko auch bei Salmonellen-Dauerausscheidern. Frauen häufiger als Männer betroffen. Häufigkeitsgipfel > 70. LJ.

Klinik

Keine Frühsymptome! Evtl. uncharakteristische Oberbauchbeschwerden. Spätsymptome: Ikterus und Gewichtsverlust!

Diagnostik

- *Anamnese:* Cholelithiasis
- *körperliche Untersuchung:* evtl. tastbarer Tumor im re. Oberbauch
- *abdominelle Sonographie*: Raumforderung evtl. in Kombination mit Cholelithiasis, evtl. Porzellangallenblase
- CT-Abdomen und ERCP bei Gallengangsobstruktion.

Therapie

- Cholezystektomie: nur ausreichend bei T1-N0-M0-Ca (lediglich Infiltration von Mukosa und Muskularis), meist Zufallsbefund im Rahmen einer aus anderen Gründen durchgeführten Cholezystektomie
- Cholezystektomie mit Lebersegmentresektion Segment 4/5: kurativer Ansatz bei fortgeschritteneren lokalen Tumoren ohne LK-Befall oder Fernmetastasen
- palliative Therapie (z.B. Stenteinlage): bei Metastasierung.

BEACHTE

Prognose: sehr schlecht, mittlere Überlebenszeit < 6 Mon.

GALLENGANGSKARZINOM

Syn.: cholangiozelluläres Ca, Cholangio-Ca. Meist Adeno-Ca. Sitz meist an der Hepatikusgabel (sogenannter *Klatskin-Tumor*). Männer häufiger als Frauen betroffen, Häufigkeitsgipfel 50.–60. LJ. Prädisponierend: primär sklerosierende Cholangitis, Choledochussteine, Gallengangsanomalien und parasitäre Gallenwegserkrankungen.

Klinik

Häufig Ikterus ohne Schmerzen, Juckreiz, Gewichtsverlust. Je nach Lokalisation unterschiedliche Symptomatik:

- beim Sitz an der Hepatikusgabel: ausgeprägter Ikterus
- bei peripherem Sitz mit mehreren kleinen Tumoren: Schmerzen, Gewichtsverlust, Fieber, geringer Ikterus.

Diagnostik

- *körperliche Untersuchung:* evtl. *Courvoisier-Zeichen* (schmerzloser Ikterus und vergrößert tastbare Gallenblase)
- *Labor:* Erhöhung von BKS, AP, γ-GT, Transaminasen und CA 19–9
- *abdominelle Sonographie* und *CT:* gestaute Gallengänge, in der Sonographie Primärtumor oft schwer erkennbar
- *ERCP:* Darstellung der Obstruktion
- Endosonographie: zum Tumorstaging.

BEACHTE

Therapie
- kurative Therapie: nur selten möglich, evtl. bei Klatskin-Tumoren Leberteilresektion
- palliative Therapie: z.B. Drainage (Stent) oder biliodigestive Anastomose.

Prognose: ungünstig, ähnlich wie bei Gallenblasen-Ca.

5.4.20 Pankreatitis

AKUTE PANKREATITIS

Syn.: plötzlich einsetzende lokale oder generalisierte Selbstandauung der Bauchspeicheldrüse durch interstitiell freigesetzte Enzyme. Sehr unterschiedlicher Verlauf, nur Pankreasödem oder hämorrhagisch-nekrotisierende Pankreatitis (lebensbedrohlich, Letalität bis zu 50%!).

Ätiologie
- Gallenwegserkrankungen (biliäre Pankreatitis, in 40–45% der Fälle): z.B. Choledochusstein
- Alkoholabusus (35–40%)
- idiopatisch (ca. 15%)
- Infektionen: Mumps, Scharlach, HIV, Hepatitis
- Medikamente: z.B. Glukokortikoide, Azathioprin, Mercaptopurin, Diuretika, β-Blokker, ACE-Hemmer, Antikoagulanzien, manche Antibiotika und Antikonvulsiva, NSAR, Östrogene
- Traumen: Bauchtrauma, postoperativ, nach ERCP
- Stoffwechselstörungen: ausgeprägte Hyperlipidämie, Hyperkalzämie.

Klinik
- typischerweise plötzlich einsetzender, starker, gürtelförmiger Oberbauchschmerz der bis in den Rücken ausstrahlt
- meist verbunden mit Übelkeit, Erbrechen, Meteorismus, Fieber
- frühzeitig Zeichen des hypovolämischen Schocks
- selten Gesichtsrötung, Ikterus und bläuliche Flecken in der Nabel- oder Flankenregion.

Komplikationen
- Kreislaufschock, Verbrauchskoagulopathie, Schocklunge, ANV
- bakterielle Infektion von Nekrosen mit der Gefahr der Sepsis
- Pankreasabszeß
- Magen-Darm-Blutungen durch Arrosion von Gefäßen
- Entwicklung von Pankreaspseudozysten
- endo- und exokrine Pankreasinsuffizienz.

Diagnostik
- *Anamnese:* Cholelithiasis, Alkoholabusus, Medikamente
- *körperliche Untersuchung:* Zeichen des Aszites oder des Pleuraergusses, verminderte Darmgeräusche (paralytischer Subileus)
- *Labor:*
  - Erhöhung Amylase, Lipase und Elastase 1 im S (Diagnose gesichert bei Erhöhung auf das 4–5fache des Normwertes), Anstieg der Amylase mit einer Latenzzeit von 2–5 Std. und der Lipase nach 12–15 Std. Falsch positive Amylase- und Lipaseerhöhung bei Niereninsuffizienz
  - zusätzlich Hypokalzämie: Indikator für Prognose und Schweregrad
  - bei Verdacht auf nekrotisierende Pankreatitis: Erhöhung oder Wiederanstieg von CRP, LDH, PMN-Elastase, TAP (Trypsin-aktiviertes Peptid), PAP (Pankreatitis-assoziiertes Protein)
  - fakultativ erhöht: BZ, Leukos, Harnstoff, Krea, Proteinurie

- *abdominelle Sonographie:* vergrößertes, echoarmes Pankreas, schwer abgrenzbare Organkontur, bei hämorrhagisch-nekrotisierender Form evtl. echoarme oder -freie Areale, evtl. Cholelithiasis, dilatierter Ductus choledochus
- *Rö-Abdomenübersicht:* Verkalkungen
- *CT-Abdomen* (mit KM-Gabe): bei unklaren sonographischen Befunden (Abb. 5.59)
- *ERCP:* bei Verdacht auf biliäre Pankreatitis
- sonographiegesteuerte Feinnadelpunktion bei Verdacht auf nekrotisierende Pankreatitis: Zytologie und Bakteriologie.

BEACHTE

Differentialdiagnose: akuter Schub einer chronischen Pankreatitis, Gallen-, Nierenkolik, perforiertes gastroduodenales Ulkus, mechanischer Ileus, akute Appendizitis, Hinterwandinfarkt, Lungenembolie, Aneurysma-Dissektion.

Therapie

- intensivmedizinische Überwachung (Ausnahme: leichte Begleitpankreatitis z. B. bei Infektionen): ZVD, Magensonde, Blasenkatheter
- parenterale Volumen- und Elektrolysubstitution

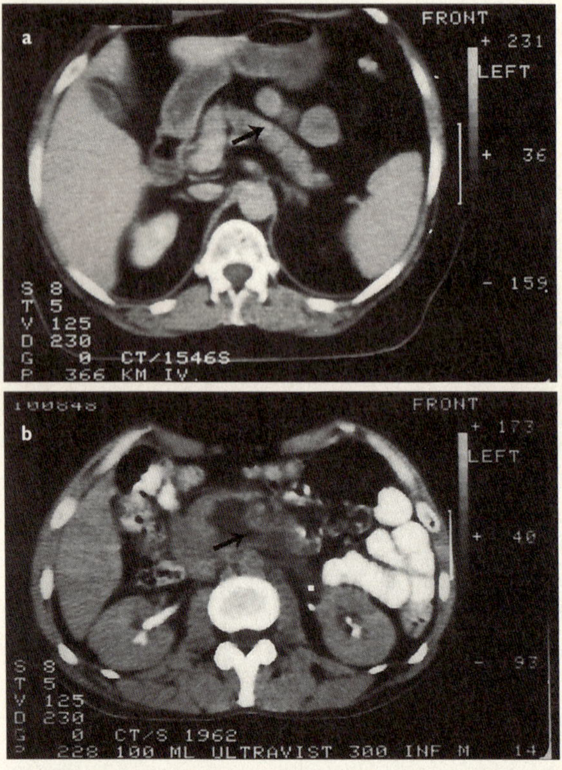

Abb. 5.59 Darstellung des normalen Pankreas (a) und einer akuten Pankreatitis (b) im CT. Das Pankreas liegt bogenförmig über Aorta und Wirbelsäule. In b) sieht man das ödematös aufgetriebene Organ mit einer zentralen Nekrose, die sich im Gegensatz zum noch durchbluteten Gewebe nicht mehr durch KM anfärbt [7].

- Analgetika bei Bedarf: keine Morphinderivate (außer Pethidin)
- Antibiotika (nach Blutabnahme für Blutkultur): bei biliärer Pankreatitis, Cholangitis, Nekrosen und höherem Fieber
- evtl. Insulin bei Hyperglykämie
- Therapie von Komplikationen: z.B. Beatmung bei Schocklunge oder Hämodialyse bei ANV
- invasive Therapie: z.B. endoskopische Papillotomie und Steinentfernung bei Choledochusstein, CT-gesteuerte Punktion von Nekrosen und Einlegen von Drainagen und operative Nekrosektomie (nur noch selten indiziert).

BEACHTE

Prognose: gut bei ödematöser Form, schlecht bei hämorrhagisch-nekrotisierender Form.

CHRONISCHE PANKREATITIS

Syn.: kontinuierlich oder in Schüben, über Jahre oder Jahrzehnte fortschreitende Entzündung des Pankreas mit Organumbau und zunehmender endo- und exokriner Pankreasinsuffizienz. Meist (80%) durch chronischen Alkoholabusus verursacht, in 15% der Fälle idiopatisch, seltenere Ursachen Medikamente (wie bei akuter Pankreatitis), Hyperparathyreoidismus, Hyperlipidämie. Ursache bei Kindern oder Jugendlichen: Mukoviszidose.

Klinik und Komplikationen

- klassischerweise rezidivierende gürtelformige, nicht kolikartige Schmerzen, mit Ausstrahlung in den Rücken, Stunden oder Tage anhaltend
- Nahrungsmittelunverträglichkeit: v.a. auf fette Speisen Übelkeit, Erbrechen, Oberbauchschmerzen
- nach Jahren Zeichen der exokrinen Pankreasinsuffizienz (Gewichtsabnahme, Fettstühle, Diarrhoe, Meteorismus, Mangel an Vit. A, D, E, K) und der endokrinen Pankreasinsuffizienz (Diabetes mellitus)
- *Komplikationen*: Pankreaspseudozysten, -abszeß, -fistel, Duodenal-, und Choledochusstenose, Milzvenen-, Pfortaderthrombose.

Diagnostik

- *Anamnese:* typische Schmerzattacken
- *körperliche Untersuchung:* evtl. tasbare Resistenz im Oberbauch (Pseudozyste)
- *abdominelle Sonographie:* vergröbertes, verdichtetes Echomuster, schlecht abgrenzbare Organkontur, erweiterer Pankreasgang, Pseudozysten
- *Labor:* im Intervall oft normal, evtl. erhöhte Lipase, γ-GT, Triglyzeride und MCV sowie pathologische Glukosetoleranz
- zusätzliche Diagnostik bei unklarem sonographischem Befund oder bei Komplikationen: Endosonographie, ERCP, CT Abdomen
- *Pankreasfunktionsdiagnostik:* indiziert erst bei morpholgischen Organveränderungen. Pankreolauryltest, Chymotrypsin im Stuhl, Stuhlgewicht und -fett.

Therapie

Soweit möglich kausal: Alkoholkarenz, Behandlung einer Hyperlipidämie, keine pankreastoxischen Medikamente. Symptomatisch:

- Therapie akuter entzündlicher Schübe wie bei akuter Pankreatitis
- Therapie der exokrinen Pankreasinsuffizienz: kohlenhydratreiche Kost mit geringem Fettanteil, „normale" Fette durch mittelkettige Fettsäuren (MCT) ersetzen, 6–7 kleine Mahlzeiten, Pankreasferment-Substitution (Dosisanpassung zu den Mahlzeiten, 25 000–50 000 E Lipase/Mahlzeit, Enzymsubstituiton verringert die Schmerzen), Substitution der Vit. A, D, E, K
- Therapie eines insulinpflichtigen Diabetes mellitus
- zurückhaltende Analgesie: Gefahr der Abhängigkeit, keine Morphinderivate

- invasive Therapie bei Komplikationen: z.B. endoskopische Therapie von Pankreasgangsteinen, -stenosen und Pankreaspseudozysten- oder -abszessen, Drainage-OP bei großen Pseudozysten, Pankreasteilresektion bei chronischer Schmerzsymptomatik und bei Pankreasgang-, Choledochus- oder Duodenumstenose.

5.4.21 Pankreas-Ca

Meist Adeno-Ca. Lokalisation zu 70% im Pankreaskopf. Risikofaktoren: Nikotin, Alkoholabusus und chronische Pankreatitis. Inzidenz 10/100 000 Einwohner jährlich. Häufigkeitsgipfel 50.–60. LJ.

Klinik

Meist erst im Spätstadium Beschwerden!
- oft nur uncharakteristische Oberbauchbeschwerden mit Appetitlosigkeit, Übelkeit, Gewichtsverlust
- evtl. Ikterus, v.a. bei Pankreaskopf-Ca
- rezidivierende Thrombosen und Thrombophlebitiden, Thrombophlebitis migrans.

Diagnostik

- Anamnese (uncharakteristisch) und körperliche Untersuchung (evtl. Courvoisier-Zeichen, verhärtete Leber bei Metastasen, selten tastbarer Tumor)
- *abdominelle Sonographie:* unregelmäßig begrenzte Raumforderung, erweiterte Pankreas- und Gallengänge
- *Labor:* nur unspezifische Veränderungen. Tumormarker (CEA, CA 19–9) nur zur Verlaufskontrolle und Nachsorge
- weitere Diagnostik: CT und MRT Abdomen, Endosonographie, ERCP und PET.

BEACHTE

Nur ein Zehntel der Ca sind intraoperativ eindeutig zu diagnostizieren!

Therapie

- kurativ: partielle Duodenopankreatektomie (Whipple-OP) mit Lymphadenektomie beim Pankreas-Ca ohne Fernmetastasen
- palliativ: bilodigestive Anastomose, Gastroenterostomie, endoskopische Stenteinlage oder Drainage bei Ikterus, Schmerztherapie (z.B. durch Blockade des Plexus coeliacus mit 90% Alkohol).

BEACHTE

Prognose: schlecht, selbst nach Resektion eines Tumors < 2 cm und ohne LK-Befall nur 5% 5-Jahres-Überlebensrate.

5.5 Stoffwechselerkrankungen

5.5.1 Diabetes mellitus

Syn.: chronische Erkrankung des Glukosestoffwechsels mit erhöhten BZ-Werten, beruht auf einem absoluten oder relativen Insulinmangel und führt langfristig zu gravierenden Schäden an Blutgefäßen und am Nervensystem.

ÄTIOLOGIE UND KLASSIFIKATION

Neue Einteilung nach WHO und American Diabetes Association (ADA):
- *I. Typ-1-Diabetes:* betrifft < 10% aller Diabetiker, entsteht durch absoluten Insulinmangel aufgrund Zerstörung der β-Zellen des Pankreas durch Auto-AK, Entstehung der Auto-AK wird vermutlich durch Virusinfektionen getriggert
- *II. Typ-2-Diabetes:* > 90% aller Diabetiker. Ätiologie: zunächst verminderte Insulinwirkung (Insulinresistenz) in der Peripherie. Die folgende Hyperglykämie führt zu Hyperinsulinämie, dadurch Überforderung der β-Zellen und relativer Insulinmangel.

Manifestationsfördernd wirken: Überernährung, Adipositas, genetische Prädisposition (höher als beim Typ 1)

- *III. andere Diabetesursachen:*
  - A: genetische Defekte der β-Zellfunktionen
  - B: genetische Defekte der Insulinwirkung
  - C: Erkrankungen des exokrinen Pankreas: chronische Pankreatitis
  - D: Erkrankungen des endokrinen Systems: z.B. M. Cushing, Akromegalie, Hyperthyreose, Phäochromozytom
  - E: Medikamenten-induzierter Diabetes: z.B. Glukokortikoide, Schilddrüsenhormone, Ovulationshemmer, Thiazide, β-Blocker, Nikotinsäurederivate, Diazoxid
  - F: Infektionen
  - G: seltene, immunologisch bedingte Diabetesformen
  - H: genetische Syndrome, die manchmal mit Diabetes assoziiert sind: z.B. Down-, Klinefelter-Syndrom
- *IV. Gestationsdiabetes* (Schwangerschaftsdiabetes): betrifft 1–5% aller Schwangeren, Pathogenese wie Typ-2-Diabetes, zusätzlich begünstigt durch vermehrte Sekretion plazentaren Laktogens.

BEACHTE

Pathologische Glukosetoleranz: erhöhte BZ-Werte nach KH-Belastung, kein sicheres Vorstadium des Diabetes mellitus, nur 10–30% der Betroffenen entwickeln in 5–10 Jahren einen manifesten Diabetes mellitus.

MEMO

Metabolisches Syndrom (Wohlstandssyndrom): gemeinsames Vorkommen von stammbetonter Adipositas, Dyslipoproteinämie (Triglyzeride erhöht, HDL-Cholesterin erniedrigt), Hyperurikämie, essentieller Hypertonie und Glukosetoleranzstörung bzw. Typ-2-Diabetes. Das metabolische Syndrom ist Grundlage für die Entwicklung eines Typ-2-Diabetes.

KLINIK

In 30–50% der Fälle keine oder nur unbedeutende Symtome! Diabetische Spätkomplikationen (s. unten) können als Erstsymptome imponieren.

- Typ-1-Diabetes: junger (meist < 40. LJ), schlanker Pat. mit Polyurie, Polydipsie, Gewichtsverlust und Leistungsminderung. Bei Entwicklung einer diabetischen Ketoazidose (oft Erstmanifestation): allgemeine Verlangsamung und akute Bauchschmerzen (Pseudoperitonitis)
- Typ-2-Diabetes: ältere (meist > 40. LJ), zu 80% adipöser Pat., selten mit spezifischen Symptomen wie Polyurie und -dipsie, sondern meist mit eher unspezifischen Symptomen wie:
  - verstärkte Müdigkeit, Leistungsminderung
  - erhöhte Infektanfälligkeit: z.B. Hautinfektionen (Furunkulose, Balanitis, Mykosen), HWI
  - Symptome durch passagere Hypoglykämien (bei Hyperinsulinismus): Heißhunger, Schwitzen, Kopfschmerzen
  - Symptome durch Elektrolytstörungen: nächtliche Wadenkrämpfe, Sehstörungen
  - Potenzstörungen
  - evtl. Symptome durch vorzeitige Arteriosklerose: Angina pectoris, Claudicatio intermittens.

DIABETISCHE (SPÄT)KOMPLIKATIONEN

- erhöhtes Infektionsrisiko: besonders häufig Mykosen, Furunkel, Phlegmone, Osetomyelitis, Sepsis, Tbc
- diabetische Kardiomyopathie und KHK (selten Angina pectoris, häufig schmerzarmer „stummer“ Infarkt)

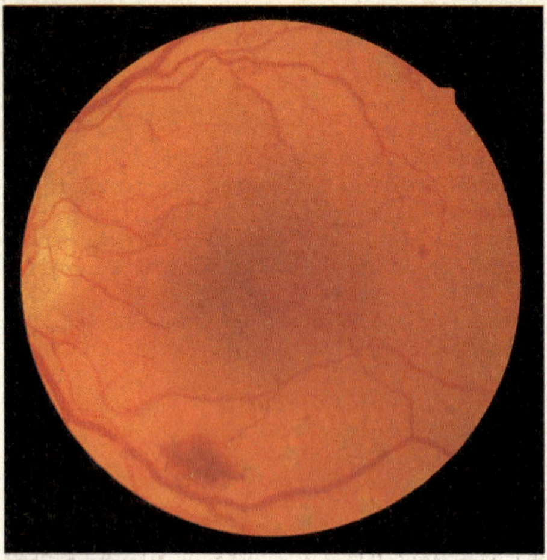

Abb. 5.60 Retinopathia diabetica mit Mikroaneurysmen und kleiner Netzhautblutung [6].

- Zerebralsklerose: meist ischämische Hirninfarkte
- periphere art. Verschlußkrankheit (pAVK): Symptomatik wie bei Nichtdiabetikern, aber mehr peripher lokalisiert (⅔ im Unterschenkel-Fußbereich) und meist schmerzärmer wegen gleichzeitiger Neuropathie
- *diabetische Retinopathie* (Abb. 5.60): Stadium I: Mikroaneurysmen, keine Sehstörungen. Stadium II: kleine Blutungen, keine Sehstörung. Stadium III: Proliferation von Netzhautgefäßen, Glaskörperblutungen, Erblindungsgefahr. Therapie: frühzeitige Laserkoagulation
- Sekundärglaukom und Katarakt
- *diabetische Nephropathie* (Glomerulosklerose, Arterio-, Arteriolosklerose): zunächst nur diskrete Symptome (Mikroalbuminurie, geringe RR-Erhöhung). Spätsymptome (nach 10–15 Jahren): Niereninsuffizienz. Komplikation: aufsteigende HWI, Pyelonephritis
- *diabetische Polyneuropathie:*
  - beidseits distale, vorwiegend sensible, selten sensibel-motorische Polyneuropathie: v.a. nächtlicher Befall der unteren Extremitäten mit Brennen der Fußsohlen, Taubheitsgefühl, gemindertem Vibrations- und Warm-Kalt-Empfinden, Analgesie, fehlende Reflexe (zuerst ASR, dann PSR)
  - autonome Polyneuropathie: Blasenatonie mit Restharn, erektile Impotenz, Gastroparese (führt zu unberechenbarer KH-Resorption und damit zu schwankendem BZ), Diarrhoe, Obstipation, kardiovaskuläre Veränderungen (Ruhetachykardie, Starre der Herzfrequenz, orthostatische Hypotonie)
  - fokale Neuropathien: z.B. Atrophien der Handmuskulatur, einseitige Ophthalmoplegie mit periorbitalen Gesichtsschmerzen
- *diabetisches Fußsyndrom* (Abb. 5.61): Frühsymptome mit Fußödem, rissiger Haut, Hyperkeratosen und Mykosen. Spätsymptome: Abszesse, Ulzera, Phlegmone, Nekrosen, Osteomyelitis, aufsteigende Infektion entlang der Sehnenscheiden, Fieber, Sepsis.

TIP

Wichtigstes Therapieprinzip für alle Komplikationen: optimale Stoffwechseleinstellung nahe der Normoglykämie, RR-Normalisierung, Behandlung der Fettstoffwechselstörung, Nikotin- und Alkoholkarenz.

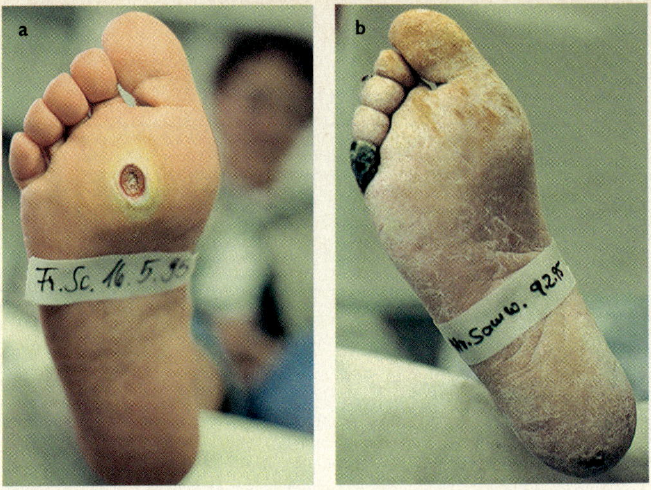

Abb. 5.61 Diabetische Komplikationen. a) mikroangiopathisches Ulkus der Fußsohle. b) mikroangiopathische Zehengangrän [6].

NOTFÄLLE: DIABETISCHES KOMA UND HYPOGLYKÄMISCHER SCHOCK
(Tab. 5.9)

Tab. 5.9 Differentialdiagnose diabetisches Koma/Hypoglykämischer Schock [9].

	Diabetisches Koma • Ketoazidose Typ 1 • hyperosmolares Koma Typ 2 (ohne Ketoazidose)	**Hypoglykämischer Schock**
Ätiologie	Insulinmangel bei: erhöhtem Bedarf, fehlender oder zu niedrig dosierter Medikation (häufig Diabetes-Erstmanifestation)	Insulinüberangebot bei: erniedrigtem Bedarf, verminderter Nahrungsaufnahme, medikamentöser Überdosierung, Alkohol
Vorstadien	Polyurie, Polydipsie, Schwäche, Hypotonie bis zm Kreislaufkollaps, Appetitlosigkeit, Erbrechen, Oberbauchschmerzen, Somnolenz, Kussmaul-Atmung mit Azetongeruch	Heißhunger, Übelkeit, Unruhe, Schweißausbruch, Tachykardie, RR-Anstieg, Tremor, unangemessener Affekt, apoplexartige Ausfälle, Konvulsionen
	Cave: 4–10% aller Hypoglykämien verlaufen unbemerkt. Bes. gefährdet sind Diabetiker mit: Krankheitsdauer > 10 J. bei gleichzeitiger Insulinther., Nephro-, Neuropathie, hohem Alkoholkonsum	
Koma		
Entwicklung	langsam	schnell, in Min.
Muskulatur	hypoton	hyperton, Tremor
Haut	trocken	feucht
Atmung	normal oder Kussmaul-Atmung mit Azetongeruch	normal
Bulbi	weich	normal
Diagnostik	BZ-Streifentest (z.B. Haemo-Glukotest® 20–800). *Cave:* BZ-Grenzen für diabetisches Koma und hypoglykämischen Schock individuell sehr unterschiedlich, deshalb unbedingt klinischen Befund beachten	
	BZ-Spiegel meist > 500 mg/dl (zusätzlich Azetonuriebestimmung mit z.B. Ketostix®)	BZ-Spiegel meist < 40 mg/dl

Tab. 5.9 Fortsetzung.

	Diabetisches Koma • Ketoazidose Typ 1 • hyperosmolares Koma Typ 2 (ohne Ketoazidose)	Hypoglykämischer Schock
Therapie	0,9%ige Kochsalzinfusion (1000 ml/h), 20 IE Normal-Insulin i.m., parallel Krankenhauseinweisung veranlassen	*Durch den Pat.:* 4–8 Stück Würfelzucker, besser 2–4 Täfelchen Traubenzucker, dann 1–2 BE Brot. *Durch Angehörige:* bei Eintrübung Glukagon-Fertigspritze i.m. *Durch Arzt:* 20–50 ml 40%ige Glukoselösung im Nebenschluß zur laufenden Infusion (Ringer-Lösung), ggf. wiederholen. Krankenhauseinweisung bei Kompl.

DIAGNOSTIK

Suchdiagnostik

- *Anamnese:* Diabetes in der Familie, Hinweise auf Gestationsdiabetes (Geburt eines übergewichtigen Kindes), Hypertonus, Hyperlipidämie
- *körperliche Untersuchung:* Hautveränderungen (trockene Haut, Mykosen, Furunkel, trophische Störungen), Strömungsgeräusche über den großen art. Gefäßen, palpable Fußpulse, Hepatomegalie (bei Fettleber), abgeschwächte Reflexe, Stimmgabeltest zur Prüfung der Tiefensensibilität
- *Labor:* Nüchtern-BZ, postprandialer BZ, evtl. BZ-Tagesprofil und oraler Glukosebelastungstest
- bei Diagnosebestätigung folgende Screening-Untersuchungen zusätzlich: Ruhe-, Belastungs-EKG, abdominelle Sonographie, Ophthalmoskopie, Dopplersonographie und evtl. neurologische Untersuchung.

MEMO

Oraler Glukosebelastungstest (OGTT): indiziert bei Grenzwerten sowie bei normalen Werten und klinischem Verdacht auf Diabetes mellitus. Durchführung: Entnahme des Nüchtern-BZ, anschließend 75 g gelöste Glukose oder standardisiertes Oligosaccharidgemisch trinken lassen, nach 2 h erneut Blutabnahme. 2-h-Wert: < 140 mg/dl = normal, 140–200 mg/dl = pathologische Glukosetoleranz, > 200 mg/dl = Diabetes mellitus.

Verlaufdiagnostik

- Ganzkörperstatus: zweimal jährlich mit Berücksichtigung evtl. Spätschäden
- *Labor:*
  - Nüchtern- und 1-h-postprandialer BZ, ggf. BZ-Tagesprofil: Kontrollfrequenz entsprechend der Stoffwechsellage, der Therapie und der Zuverlässigkeit der BZ-Kontrollen des Pat.
  - HbA_1: spiegelt den mittleren BZ-Wert der letzten 1–3 Mon. wieder. Normalwert bis 8% (je nach Labormethode). Falsch niedrig z.B. bei Hämolyse, falsch erhöht z.B. bei Niereninsuffizienz. Kontrollfrequenz: alle 3 Mon.
  - HbA_{1c}: spezifischere Variante des HbA_1, um 1–3% niedrigere Werte
  - Harnzucker: nur sinnvoll, wenn durch mehrfache gleichzeitige BZ- und Harnzuckerbestimmungen die individuelle Nierenschwelle ermittelbar ist, indiziert bei Typ-2-Diabetes
  - Ketonkörper im Urin: bei drohendem diabetischem Koma, v.a. bei Typ-I-Diabetes
  - weitere Kontrolluntersuchungen: 1–2 × jährlich Gesamt-, HDL-Cholesterin, Triglyzeride, Harnsäure, γ-GT, Kreatinin, Kreatinin-Clearance, Urinstatus mit Mikroalbuminbestimmung

- zusätzliche jährliche Kontrolluntersuchungen: Ruhe-, Belastungs-EKG, evtl. 24-h-Langzeit-EKG, abdominelle Sonographie, Ophthalmoskopie, Dopplersonographie, neurologische Untersuchung.

THERAPIE

BEACHTE

Therapie abhängig vom Alter des Patienten, Diabetes-Typ, Krankheitsstadium und der individuellen Lebenssituation des Patienten.

Therapieziel: nahe Normoglykämie. Nüchtern-BZ < 120 mg/dl, 1 h postprandialer BZ < 160 mg/dl, HbA_{1c} < 7,0%. Ausnahme: Pat. über 75 Jahre (1 h postprandialer BZ < 200 mg/dl, HbA_{1c} < 8,5%, Therapieziel Symptomfreiheit).

- *Therapie des Typ-1-Diabetes:* Pat.-Schulung, Diät, körperliche Aktivität, Insulinzufuhr
- *Therapie des Typ-2-Diabetes:* Pat.-Schulung, Diät, körperliche Aktivität, Gewichtsreduktion, falls nicht ausreichend zusätzlich:
  - 1. α-Glukosidasehemmer und/oder Metformin und/oder Glitazone
  - 2. evtl. zusätzlich Sulfonylharnstoffe oder Repaglinide
  - 3. bei Versagen Kombination Sulfonylharnstoffe und Inj. eines Intermediärinsulins am Abend
  - 4. bei wirkungslosen Sulfonylharnstoffen: konventionelle Insulintherapie.

Patientenschulung

- allgemeine Gesundheitsberatung:
  - Vermeiden von Streß und Rauchen
  - Mäßigung im Alkoholkonsum wegen Diabetes-begleitender Fettleber, erhöhter Hypoglykämiegefahr und hohem KH-Gehalt
  - Regelmäßigkeit im Tagesablauf
  - körperliches Training: Ausdauersport wie Spazierengehen, Wandern, Radfahren, Schwimmen, Skilanglauf, Gymnastik. Vor Beginn RR-Kontrolle, Ruhe- und Belastungs-EKG
- Prophylaxe des diabetischen Fußes: richtige Schuhe, vorsichtige Fußpflege, tägliche Fußgymnastik, Vermeiden von Verletzungen
- Stoffwechselselbstkontrollen: Dokumentation der Selbstkontrolle in „Diabetikertagebuch"
  - BZ-Selbstkontrolle: bei allen medikamentös behandelten Pat. zu empfehlen, aber ein absolutes „Muß" bei intensivierter Insulintherapie (3mal/d präprandial und vor dem Schlafengehen) und bei Insulinpumpentherapie (vor jeder Zusatzrate und vor dem Schlafengehen)
  - Harnzuckerselbstkontrolle: indiziert bei allen diätetisch eingestellten Pat. sowie Alternative für Pat., die eine BZ-Selbstkontrolle ablehnen
- spezielle Schulung bei insulinpflichtigen Diabetikern: Einführung in Spritztechnik, Festlegung der Ind. für eigenständige Insulindosisänderungen, Hypoglykämieschulung.

Diabetes-Diät

MEMO

Allgemeine Grundregeln:
Keine (oder wenig) mit Traubenzucker, Saccharose oder Honig gesüßten Speisen und Getränke! Ersatz durch Zuckeraustauschstoffe (Fruktose, Sorbit, Xylit) oder Süßstoffe.

1. Nahrungszusammensetzung: 55% KH, 30% Fette, 15% Eiweiß! Hauptbestandteile der Mahlzeit: Gemüse, Kartoffeln, Obst, Vollkornprodukte, das heißt bevorzugt KH mit hohem Ballaststoffgehalt, wahlweise fettarme Milch und Milchprodukte, hingegen nur wenig Fleisch, Wurst, Käse. Fettzusammensetzung entsprechend den Richtlinien lipidsenkender Diät (s. Kap. 5.5.3). Eiweiße: 50% tierische, 50% pflanzliche.

MEMO

2. 6–7 kleine Mahlzeiten statt 3 große Mahlzeiten.
3. Alkoholrestriktion: weniger als 20 g Alkohol täglich, z.B. Diabetikerbier, trockene Weine, aber keine süßen Liköre. Wegen Hypoglykämiegefahr Alkohol immer zusammen mit KH.

Kalorienberechnete, fettreduzierte Diät:
- *Ind.*: rein diätetisch eingestellter, älterer oder sehr adipöser Pat.
- je nach Alter und Konstitution Broca- oder Idealgewicht anstreben
- Gewichtsreduktion: normaler Kalorienbedarf 20–45 kcal pro kg Normalgewicht, abhängig von der körperlichen Aktivität. Reduktionskost: normaler Kalorienbedarf minus mindestens 500 kcal (meist 1000–1500 kcal).

KH-berechnete Diät:
- *Ind.*: jüngere kooperative Pat., die orale Antidiabetika nehmen oder Insulin spritzen
- als KH-haltige Nahrungsmittel werden in die Rechnung einbezogen: Getreide und Getreideprodukte (Brot, Nudeln), Obst, Kartoffeln, Milchprodukte (außer Käse), Mais.

MEMO

- Berechnung des KH-Anteils in BE oder in KH-Einheiten (= KHE): 1 BE = 12 g KH oder 1 KHE = 10 g KH.
- KH-Anteil gleichmäßig über den Tag verteilen.

- Kostplaninhalt: BE-Anzahl pro Tag und Mahlzeit sowie Fett- und Eiweißmenge in g/d.
- Zusammensetzung der Nahrung bei guter Einstellung wie optimierte Kost Gesunder (fettsparend).

Orale Antidiabetika

BEACHTE

Einsatz beim Typ-2-Diabetiker erst, wenn Gewichtsreduktion und korrekte Diät zu keiner BZ-Normalisierung führen!

α-Glukosidasehemmer, z.B. Acarbose, Miglitol:
- *Wirkung:* Hemmung der intestinalen α-Glukosidase mit verzögerter Resorption von Di- und Polysacchariden im Dünndarm
- *Ind.:* Mittel der Wahl bei Typ-2-Diabetikern, insbesonders bei postprandial erhöhten Werten (Senkung um 20–30%, Nüchternwerte nur um 10%) und zusätzlicher Hypertriglyzeridämie
- *NW:* in den ersten 4–6 Wo. Meteorismus, Flatulenz, Diarrhoe möglich, besonders wenn Diät nicht eingehalten wird. Leberenzymerhöhung
- *KI:* GIT-Erkrankungen mit Diarrhoe, Schwangerschaft
- *Dos.*: inital 50 mg Acarbose (Glucobay®) oder Miglitol (Diastabol®) am Morgen (mit den „ersten Bissen“), in Intervallen von 2–3 Wo. auf max. 3 × 200 mg täglich erhöhen, meist genügen 50–100 mg morgens und abends.

Biguanide, Metformin:
- *Wirkung:* Minderung der Insulinresistenz durch Verbesserung der peripheren und hepatischen Insulinwirkung. Reduzierung der Glukoneogenese. Hemmung der Glukoseresorption im Dünndarm
- *Ind.:* Mittel der Wahl bei Typ-2-Diabetikern mit hohem Nüchtern-BZ und jünger als 65. LJ (Senkung der Nüchternwerte um 20%). Günstig für Gewichtsabnahme, Hypoglykämien treten nicht auf
- *NW:* in 5–20% Übelkeit, Erbrechen, Metallgeschmack, Diarrhoe. Selten Hautallergien, Blutbildungsstörungen. Sehr selten Laktatazidose bei Beachtung der KI (Letalität des laktatazidotischen Komas bis zu 50%)
- *KI:* Lebensalter > 70 Jahre, eingeschränkte Nierenfunktion (Krea > 1,2 mg/dl), Hypoxie, Lebererkrankungen (außer Fettleber), regelmäßiger Alkoholkonsum, Reduk-

tionskost < 1000 kcal, fieberhafte Infektionen, OP, Schwangerschaft. 2 Tage vor bis 2 Tage nach i.v. KM-Untersuchungen Absetzen des Metformins

- *Dos.:* z.B. Meglucon® 1–2 × 500–850 mg täglich nach den Mahlzeiten, mit kleinster Dosis beginnen, jeweils Steigerung nach 1–2 Wo. um 500 mg.

Glitazone, z.B. Rosiglitazon, Pioglitazon, Troglitazon:

- *Wirkung:* „Insulin-sensitizer", höhere Insulinaufnahme in die Zelle durch verbesserte Insulinempfindlichkeit. Wirkungseintritt nach 1–2 Mon.
- *Ind.:* Typ-2-Diabetiker mit Insulinresistenz, wenn Diät und körperliche Aktivität nicht ausreichen
- *NW:* Gewichtszunahme (durch Wassereinlagerung), Hb-Abfall, Lebertoxizität (unter Troglitazon mit Todesfällen!)
- *KI:* Herzinsuffizienz, Lebererkrankungen
- *Dos.:* z.B. Rosiglitazon (Avandia®) 4–8 mg täglich oder Pioglitazon (Actos®) 15–30 mg täglich.

Sulfonylharnstoffe, z.B. Glimepirid, Glibenclamid, Gliquidon, Glibornurid:

- *Wirkung:* Stimulierung der Insulinsekretion
- *Ind.:* Typ-2-Diabetiker mit noch ausreichender Insulineigenproduktion und nach Ausschöpfung der diätetischen Möglichkeiten, Stufe 2 der oralen Antidiabetika (s. oben)
- *NW:* erschwerte Gewichtsabnahme, Verschlimmerung eines metabolischen Syndroms (durch zusätzliche Hyperinsulinämie), Hypoglykämien (erhöhte Gefahr bei Alkoholkonsum, mangelhafte Nahrungsaufnahme, körperliche Aktivität, Niereninsuffizienz). Unter Glibenclamid höchstes Hypoglykämierisiko
- *KI:* Schwangerschaft, schwere Leber-, Niereninsuffizienz, Ketoazidose, Sulfonylharnstoffallergie
- *Dos.:* z.B. Glimepirid (Amaryl®) 1–3 mg täglich, Einmalgabe unmittelbar vor dem Frühstück.

Glinide, z.B. Repaglinid, Nateglinid:

- *Wirkung:* kurzzeitige Steigerung der Insulinfreisetzung, damit Senkung postprandial erhöhter BZ-Werte
- *Ind.:* Typ-2-Diabetiker als Alternative zu Sulfonylharnstoffen, Stufe 2 der oralen Antidiabetika (s. oben)
- *NW:* Hypoglykämien, gastrointestinale Störungen. Selten Transaminasenerhöhung, Allergie, Sehstörungen
- *KI:* wie Sulfonylharnstoffe
- *Dos.:* z.B. Repaglinide (NovoNorm®) 0,5–2 mg vor jeder Hauptmahlzeit, initial kleinste Dosis.

MEMO

Verordnung der oralen Antidiabetika gemäß den Begleiterkrankungen: Acarbose und /oder Metformin: bei Adipositas, Hypertonie, Hypertriglyzeridämie. Acarbose und/oder Sulfonylharnstoffe: Hyperurikämie, Multimorbidität, Lebensalter > 65. LJ.

Insulintherapie (Tab. 5.10)

Tab. 5.10 Wirkungsprofil der wichtigsten Insuline [9].

Insulinart	Wirkungsdauer	Wirkungsbeginn	Handelspräparate
Normal- (Alt-)Insulin	4–6 h	nach 15–30 min	z.B. Insuman Rapid®
Analoginsulin Lispro	1–2(–3) h	sofort	z.B. Humalog®
Verzögerungs- (Intermediär-)Insulin	10–16 h	nach 30–90 min	z.B. Insuman Basal®
Kombinations-Insulin (Mischung aus Normal- u. Verzögerungsinsulin)	je nach Normal-Insulinanteil	nach 30 min	z.B. Insulin Actraphane HM 30/70®

BEACHTE

Grundsätzlich Einstellung mit Humaninsulin. Zwei verschiedene Konzentrationen: U40 (40 IE/ml) für die Injektion mit der Insulinspritze und U100 (100 IE/ml) für Injektionshilfen (Pen) und Insulinpumpen.

Kombinationstherapie Sulfonylharnstoffe plus Insulin:

- *Ind.:* nur beim Typ-2-Diabetiker, bei Sekundärversagen (durchschnittlich nach 10 Jahren Diabetesdauer)
- *Durchführung:* beibehalten der Sulfonylharnstoffdosis, zusätzlich vor dem Frühstück oder vor dem Abendessen Inj. eines Verzögerungs- oder Mischinsulins. Mit 2–6 IE beginnen, wenn mehr als 20 IE notwendig, dann Insulinmonotherapie.

Konventionelle Insulintherapie (CT):

- *Ind.:* insbesonders beim älteren Typ-2-Diabetiker, nach Ausreizen einer oralen Therapie
- *Durchführung:* morgens und abends vor den Mahlzeiten Inj. eines Kombinationsinsulins (z.B. 30% Normal-Insulin und 70% Verzögerungsinsulin), ⅔ der Dosis morgens und ⅓ abends
- *Nachteil:* pünktliche Essenszeiten und feste BE-Anzahl.

Intensivierte konventionelle Insulintherapie (ICT, Abb. 5.62):

- *Ind.:* bei Typ-1- und motivierten Typ-2-Diabetikern und Schwangerschaftdiabetes
- *Durchführung:* morgens und abends Inj. eines Verzögerungsinsulins sowie zusätzlich vor den Hauptmahlzeiten jeweils eine Normal-Insulin-Inj. Normal-Insulindosis entsprechend der geplanten BE-Anzahl und dem gemessenen BZ-Wert. Die zwei morgendlichen Spritzen können bei Verwendung eines mischbaren Verzögerungsinsulins zusammen injiziert werden. NPH-Insulin (Neutral-Protamin-Hagedorn) sind mischbar im Gegensatz zu Zinkinsulinen
- *Vorteil zur CT:* physiologischere Insulinkonzentration, flexiblere Mahlzeiten, keine Zwischenmahlzeiten notwendig
- *Nachteil:* mindestens 3 × täglich BZ-Selbstkontrolle (präprandial und vor der Nachtruhe).

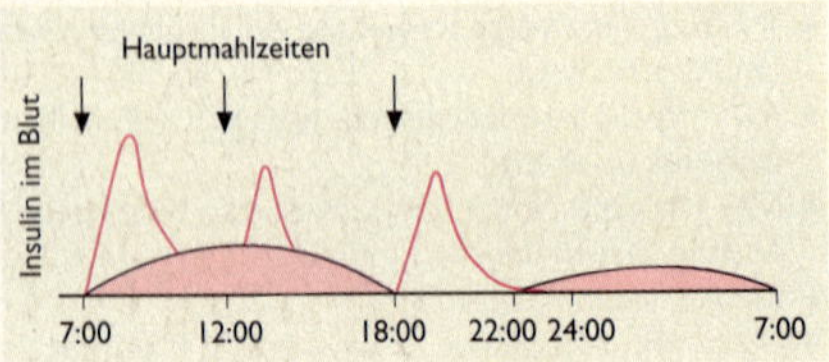

Abb. 5.62 ICT mit morgendlichem und spätabendlichem NPH-Insulin und jeweils zu den Hauptmahlzeiten Normal-Insulin [7].

Insulinpumpe (CSII = kontinuierliche subkutane Insulininj., Abb. 5.63):

- *Ind.:* beim Typ-1-Diabetes, selten bei jüngeren Typ-2-Diabetikern. Voraussetzung: gute Schulung und Erfahrung mit ICT
- *Durchführung:* externe Insulindosiergeräte injizieren Insulin über einen Kunststoffkatheter in das s.c. Fettgewebe. Zusätzlich zur ständigen basalen Normal-Insulin-Abgabe stellt der Pat. nach BZ-Kontrolle präprandial eine Bolusdosis ein
- *Vorteil:* Nachahmung der physiologischen Insulinsekretion
- *Nachteil:* eingehende Schulung und BZ-Selbstkontrolle vor jeder Bolusinf. notwenig, s.-c.-Abszesse durch Pumpenkatheter.

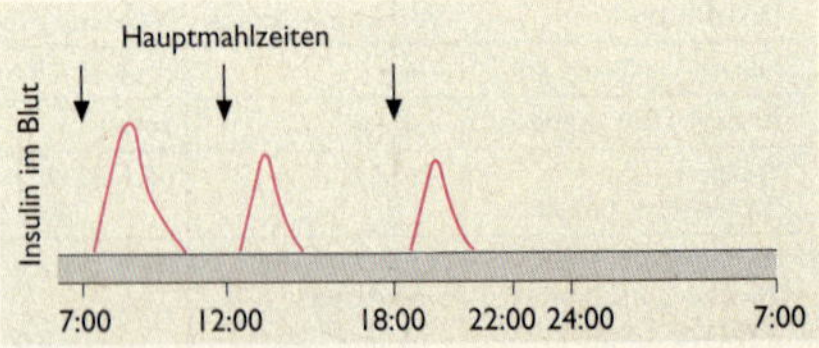

Abb. 5.63 Insulinpumpentherapie mit konstanter Basalratenabgabe von Normal-Insulin und jeweils zu den Mahlzeiten Bolusgaben von Normal-Insulin [7].

TIP

Durchschnittlicher Insulinbedarf: beim Typ-2-Diabetiker geringe Initialdosis, erst nach einigen Tagen Dosissteigerung entsprechend dem BZ-Wert auf durchschnittlich 40 IE täglich. Faustregel beim Typ-1-Diabetiker: 0,7–1,0 IE/kg KG.

BEACHTE

Erhöhter Insulinbedarf: bei Fieber, Hyperthyreose, Medikation mit Glukokortikoiden und hochdosierten Diuretika. Erniedrigter Insulinbedarf: bei Alkoholkonsum und körperlicher Aktivität.

Grundregeln der Insulineinstellung:

- immer nur einen Parameter (BE, Insulindosis, Bewegung) ändern
- Dosisänderung in kleinen Schritten: z. B. um 2 IE oder um 10% der Ausgangsinsulindosis
- keine Änderung beim ersten „BZ-Ausrutscher", Ausnahme: Notfallsituation oder nächtliche Hypoglykämie
- BZ-Einstellung benötigt Zeit, falls keine Stoffwechselentgleisung droht, eine Woche abwarten vor erneuter Therapieänderung
- Spritz-Eß-Abstand optimieren, z. B. bei niedrigem BZ Verkürzung des Spritz-Eß-Abstandes.

Spezialfälle bei der Insulineinstellung:

- *Somogyi-Effekt:* Zu hohe Insulindosen abends lösen zunächst Hypoglykämie und gegenregulatorisch eine Hyperglykämie am Morgen aus. Bei morgendlicher Hyperglykämie deshalb mehrmals nächtliche BZ-Kontrollen und Insulindosis am Abend reduzieren
- *Hyperglykämie-assoziierte Insulinresistenz:* Hohe BZ-Werte senken Insulinwirkung. Normalisieren sich die Glukosewerte wieder, wirkt die gleiche Insulindosis plötzlich stärker
- *Dawn-Phänomen:* konstant erhöhte Nüchtern-BZ-Werte bei morgendlich erhöhtem Insulinbedarf (Morgendämmerungsphänomen).

5.5.2 Hyperurikämie, Gicht

Hyperurikämie: Harnsäurespiegel im Blut > 6,5 mg/dl. Männer weit häufiger als Frauen betroffen (20:1). Ab 9 mg/dl zeigen 90% aller Pat. eine akute Arthritis urica und 40% eine Uratnephrolithiasis.

Ätiologie

- *primäre Hyperurikämie:* 90% aller Fälle, genetische Ursache. Davon zu 99% gestörte renale Ausscheidung, nur 1% vermehrte endogene Harnsäurenproduktion. Manifestationsbegünstigend wirken: Adipositas, purinreiche Ernährung, männliches Geschlecht, höheres Lebensalter, Diabetes mellitus, Hyperlipidämien
- *sekundäre Hyperurikämie:* 10% der Fälle
  - vermehrte Harnsäurenbildung: z. B. bei Leukämien, Polyzythämien, Tumoren, Zytostatika- und Strahlentherapie
  - verminderte renale Harnsäurenausscheidung: z. B. bei Nierenerkrankungen, Hyperlaktat-, Ketoazidosen (Fasten) und durch Medikamente (Thiazid-, Schleifendiuretika, Salizylate, Nicotinsäurederivate, L-Dopa).

Klinik

BEACHTE

Gicht tritt gehäuft zusammen mit den Erkrankungen des metabolischen Syndroms auf (s. Kap. 5.5.1).

- akute Symptomatik:
  - *Monarthritis:* plötzlicher, stark schmerzhafter Beginn mit Rötung, Schwellung, Überwärmung. Evtl. mäßiges Fieber. Bei Erstmanifestation zu 80% im Großzehen-

grundgelenk *(Podagra)*, im späteren Verlauf Befall aller Gelenke sowie der Schleimbeutel, Sehnenscheiden und Weichteile der Endphalangen möglich
  - akute Nierenkolik bei Harnsäurennephrolithiasis (s. Kap. 5.7.7)
- chronische Symptomatik:
  - *Weichteiltophi:* durch Harnsäureablagerungen entstehende kleine, harte, manchmal gelblich schimmernde Knötchen in geröteter Haut, häufig im Bereich der Ohrmuscheln, Hände, Fersen und Streckseiten der Ellbogengelenke
  - *Knochentophi:* Arthrosesymptome v.a. der Großzehengrund- und Fingergelenke, prinzipiell kann jedes Gelenk betroffen sein
  - *Gichtnephropathie:* Uratablagerungen führen zu Hypertonie, Pyelonephritis oder chronischer Niereninsuffizienz.

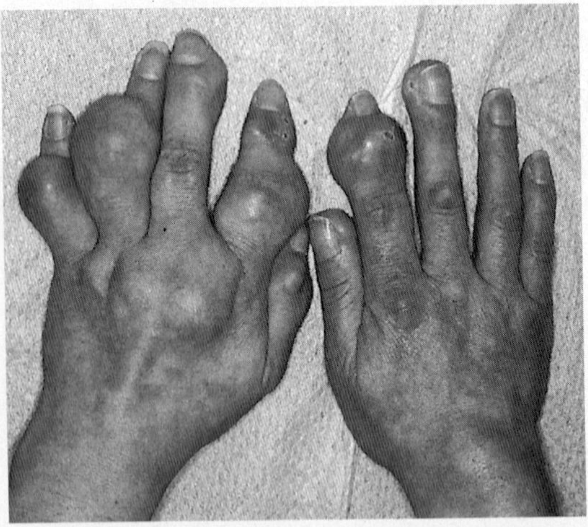

Abb. 5.64 Fortgeschrittenes Stadium einer chronischen Gicht mit durch Gicht-Tophi grotesk deformierten Fingergelenken [7].

MEMO

4 Stadien:

Stadium I:	asymptomatische Hyperurikämie.
Stadium II:	akuter Gichtanfall.
Stadium III:	interkritisches Stadium (asymptomatisches Stadium zwischen 2 Gichtanfällen).
Stadium IV:	chronische Gicht mit Tophusbildungen.

Diagnostik und Differentialdiagnose

- Anamnese (positive Familienanamnese) und typischer Befund bei Monarthritis
- *Labor:* Harnsäure im Nüchternblut. Zusätzlich zum Ausschluß einer Nephropathie: Harnstoff, Krea, Urinstatus
- diagnostischer Einsatz von Colchicin bei akuter Monarthritis (Besserung der Symptomatik unter Colchicin ist beweisend)
- Rö des betroffenen Gelenkes bei chronischer Gicht: Tophi, unregelmäßige gelenknahe Osteolysen, Gelenkmutilationen
- nur bei diagnostischer Unsicherheit Gelenkpunktion
- Sonographie der Nieren und evtl. Urographie bei Uratnephrolithiasis oder Gichtnephropathie.

TIP Auch bei akuter Monarthritis kann der Harnsäurespiegel im Normbereich liegen.

BEACHTE
- **Differentialdiagnose der akuten Monarthritis: akute bakterielle Arthritis, aktivierte Arthrose, Pseudogicht (Chondrokalzinose: Ablagerung von Calciumpyrophosphat-Dihydrat), Gonorrhoe, Weichteilprozesse in Gelenknähe (z.B. Bursitis), Arthritis psoriatica.**
- **Differentialdiagnose der Weichteiltophi: Rheumaknoten bei rheumatoider Arthritis, Heberden-, Bouchard-Arthrosen, Xanthome, Kalkknoten bei Sklerodermie und Dermatomyositis.**

Therapie des akuten Gichtanfalles
- *Allgemeinmaßnahmen:* Ruhigstellung des Gelenkes, kalte Umschläge, absolute Alkoholkarenz
- Mittel der ersten Wahl: NSAR, v.a. Diclofenac und Indometacin (*NW, KI, Dos.* s. Kap. 5.8.1)
- bei diagnostischer Unsicherheit: Colchicin. *NW:* Diarrhoe, Übelkeit, selten Agranulozytose. *KI:* Schwangerschaft. *Dos.:* in ersten 4 h 1 mg/h, dann 0,5–1 mg alle 2 h, maximale Tagesdosis 8 mg, nach Besserung der Beschwerden rasche Dosisreduktion. Optimale Dosis wird von den meisten Pat. wegen gastrointestinalen NW (Diarrhoe) nicht vertragen.

BEACHTE

Langzeittherapie

Allgemeinmaßnahmen: **Normalisierung des KG (aber kein Fasten, denn Fasten führt zu hohen Harnsäurespiegeln), reichliche Flüssigkeitszufuhr, purinarme Kost (keine Innereien, wenig Fleisch und Wurst, am besten fettarme ovolaktovegetabile Kost), kein Alkohol, wenig Kaffee.**

Eine medikamentöse Therapie ist indiziert bei Harnsäurespiegel > 9 mg/dl, wiederholten Gichtanfällen, chronischer Gicht, Gichtnephropathie oder Harnsäuresteinen.
- Allopurinol (z.B. Allopurinol Hexal®): Mittel der Wahl. *Wirkung:* verminderte Harnsäurenbildung. *NW:* insgesamt selten, gelegentlich gastrointestinale Störungen, Leukopenie. Sehr selten, aber mit hoher Letalität (ca. 25%) tritt ab 6. Wo. nach Therapiebeginn die generalisierte Allopurinol-Unverträglichkeit auf (Exanthem, hohes Fieber, zerebrale und gastrointestinale Symptome). *KI:* Niereninsuffizienz (Dosisreduktion), Schwangerschaft. *Dos.:* 100–300 mg täglich
- Urikosurika, z.B. Benzbromaron oder Probenecid: nur bei Allopurinol-Unverträglichkeit. *Wirkung:* Hemmung der tubulären Harnsäurenreabsorption. *NW:* Nephrolithiasis, initial Gichtanfall, allergische Reaktionen, gastrointestinale Störungen. *KI:* Nierenerkrankungen und Schwangerschaft. *Dos.:* Brenzbromaron 80 mg täglich und Probenecid 1 g täglich, einschleichende Dos., reichliche Flüssigkeitszufuhr und Harnalkalisierung auf pH 6,5.

TIP Zu Beginn der Langzeittherapie alle 2–4 Wo. Serumharnsäurenbestimmung, da anfangs gehäuft Gichtanfälle auftreten.

5.5.3 Fettstoffwechselstörungen

BEACHTE

Syn.: Lipidstoffwechselstörungen, Hyperlipidämie, Hyperlipoproteinämie, Dyslipoproteinämie. Mehr als die Hälfte der Bevölkerung über dem 40. LJ zeigt Cholesterinwerte > 200 mg/dl.

Fettstoffwechselstörungen treten oft gemeinsam mit weiteren Symptomen des metabolischen Syndroms auf.

Tab. 5.11 Einteilung der Hyperlipoproteinämien [9].

Cholesterin (mg/dl)	Triglyzeride (mg/dl)	Phänotyp nach Fredrickson	relative Häufigkeit (%)	Serum im „Kühlschranktest"	sekundär bei folgenden Grundkrankheiten
< 260	200–1000	IV	60–65	trübes Serum	Alkohol, Adipositas, Diab. mell., Hypothyreose, Lebererkr., nephrotisches Sy.
< 260	> 1000	I	< 1	Rahmschicht oben, unten klares Serum	Diab. mell., Pankreatitis
< 300	> 1000	V	< 1	Rahmschicht oben, unten trübes Serum	Diab. mell., Pankreatitis, Niereninsuff., Hypothyreose, Alkohol, Adipositas
> 300	< 150	IIa	12–30	klares Serum	Hypothyreose, nephrotisches Sy., M. Cushing
> 300	150–300	IIb	10–12	trübes Serum	wie IIa
350–500	350–500	III	< 1	trübes Serum	

Ätiologie und Einteilung (Tab. 5.11)

- *primäre* Form: genetisch bedingt, bei 3% der Bevölkerung
- *sekundäre* Form: bedingt durch andere Grunderkrankungen (z.B. Adipositas, Diabetes mellitus, Hypothyreose, M. Cushing) oder medikamentös induziert (z.B. Thiazide, Östrogene, Kortikoide), bei 20% der Bevölkerung
- *reaktiv-physiologische* Form: durch Nahrung induzierte Hypercholesterinämie (v.a. fettreiche Ernährung) und Hypertriglyzeridämie (v.a. nach Alkoholkonsum und großen Mahlzeiten).

Klinik

- zunächst asymptomatisch, erst Beschwerden durch vaskuläre Folgeerkrankungen (KHK, pAVK) oder in seltenen Fällen durch akute Pankreatitis bei hohen Triglyzeridwerten (> 1000 mg/dl)
- bei 10% der Pat. plane, tuberöse oder eruptive Hautxanthome in Ellbogen-, Hand-, Kniegelenksbereich. Sehnenxanthome in Achilles-, Patellar-, Fingerstrecksehnen (Abb. 5.65)
- Fettleber, meist ohne Beschwerden.

BEACHTE

Arcus lipoides (Abb. 5.66) nur vor dem 50. LJ bei Männern und 60. LJ bei Frauen wichtiger Hinweis auf Hypercholesterinämie, beginnt inital kranial, tritt auch bei erhöhtem Alkoholkonsum und Diabetes mellitus auf. Xanthelasmen auch bei normalen Lipidwerten möglich.

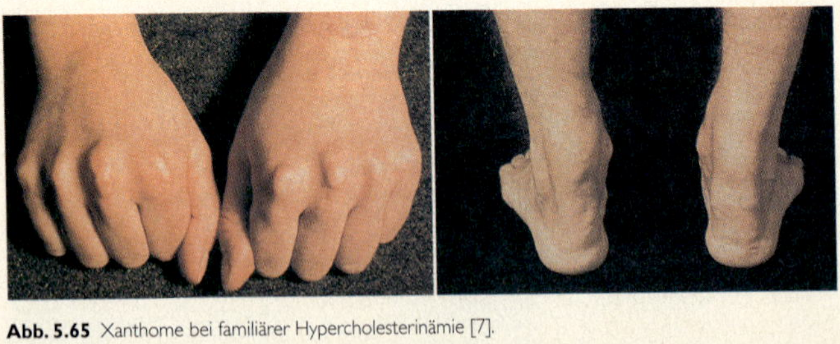

Abb. 5.65 Xanthome bei familiärer Hypercholesterinämie [7].

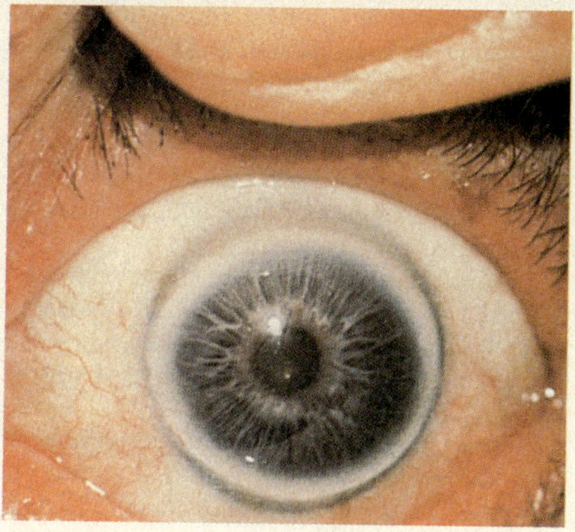

Abb. 5.66 Arcus lipoides cornea bei heterozygoter familiärer Hypercholesterinämie [7].

Diagnostik

- *Anamnese:* Familienanamnese (Herz-Kreislauf-Erkrankungen), Hinweis auf KHK, pAVK oder Zerebralsklerose
- *Labor:*
  - Basisdiagnostik: nach 12 h Nahrungskarenz Bestimmung von Gesamt-, HDL-, LDL-Cholesterin sowie Triglyzeride
  - bei nachgewiesener Hyperlipidämie zur Abgrenzung von sekundärer und reaktiv-physiologischer Form: BZ, Harnsäure, γ-GT, GOT, GPT, Amylase, Lipase, Krea, Urinstatus, TSH basal. Lipidelektrophorese und Bestimmung der Apolipoproteine nur in unklaren Fällen
  - evtl. abdominelle Sonographie zum Ausschluß von Erkrankungen der Leber, Gallenwege und des Pankreas.

MEMO

Normalwerte: Festlegung von Grenzwerten schwierig, da statistisch gesehen das Koronarrisiko mit steigendem Cholesterin sich stetig erhöht.

Faustregel bei Frauen: Cholesterin < 230 mg/dl, HDL-Cholesterin > 45 mg/dl. Bei Männern: HDL-Cholesterin > 40 mg/dl, LDL-Cholesterin < 150 mg/dl, Triglyzeride < 200 mg/dl.

Therapie

Therapieziel ist abhängig von weiteren kardiovaskulären Risikofaktoren (Abb. 5.67):

- niedriges KHK-Risiko: Gesamt-Colesterin < 230 mg/dl, LDL-Cholesterin < 150 mg/dl
- mäßiges KHK-Risiko: Gesamt-Cholesterin < 200 mg/dl, LDL-Cholesterin < 130 mg/dl
- hohes KHK-Risiko: Gesamt-Cholesterin < 180 mg/dl, LDL-Cholesterin < 100 mg/dl.

BEACHTE

Je niedriger das LDL-Cholesterin, desto besser. Zum Beispiel profitieren KHK-Pat. mit normalen Cholesterinwerten von Sekundärprophylaxe mit Lipidsenkern. Auch erhöhte Triglyzeridwerte steigern das KHK-Risiko.

Stufentherapie:

- 1. Behandlung der Ursache der Hyperlipidämie
- 2. Diät, Gewichtsreduktion, körperliche Aktivität

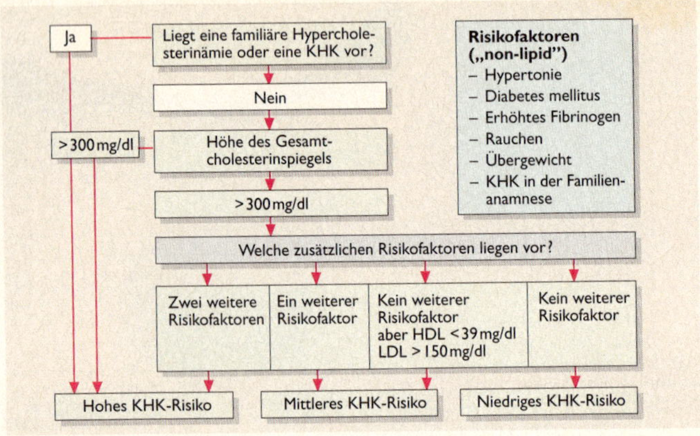

Abb. 5.67 KHK-Risiko und Hypercholesterinämie [9].

- 3. Absetzen lipidsteigernder Medikamente (z.B. Thiaziddiuretika und β-Blocker bei Hypertriglyzeridämie) und Beseitigung zusätzlicher kardiovaskulärer Risikofaktoren (z.B. Nikotinabusus)
- 4. Bei Erfolglosigkeit nach mehreren Mon. und bei vaskulären Komplikationen zusätzlich medikamentöse Therapie:
  - *bei leichter und mäßiger Hypercholesterinämie:* Anionenaustauscher und/oder Fibrate oder β-HMG-Co-A-Reduktasehemmer (evtl. plus Anionenaustauscher)
  - *bei schwerer Hypercholesterinämie* (LDL-Cholesterin > 215 mg/dl, Gesamt-Cholesterin > 300 mg/dl): β-HMG-Co-A-Reduktasehemmer (evtl. plus Anionenaustauscher)
  - *bei Hypertriglyzeridämie:* Fibrate oder Nikotinsäurederivate oder höher dosierte Omega-3-Fettsäuren (6–12 g/d, Fischölpräparate).

Diätgrundregel bei Fettstoffwechselstörungen:

- Normalgewicht anstreben, viel Bewegung
- Nahrungszusammensetzung: 55% KH, weniger als 30% Fett (davon maximal 10% gesättigte Fettsäuren)
- Cholesterinaufnahme maximal 300 mg täglich, cholesterinreiche Lebensmittel meiden (z.B. Eigelb, Butter, Innereien, fettes Fleisch und Wurst, Sahne)
- pflanzliche Öle und Fette mit mehrfach ungesättigten und einfach ungesättigten Fettsäuren
- ballaststoffreiche Nahrungsmittel bevorzugen
- Verzicht auf Zucker und Weißmehlprodukte
- bei Hypertriglyzeridämie zusätzlich Alkoholkarenz
- bei Typ I nach Fredrickson (sehr selten) Fettreduktion unter 30 g täglich und Triglyzeride mit mittelkettigen Fettsäuren (MCT-Fette, z.B. Ceres®) verwenden.

BEACHTE

Konsquente Diät senkt Cholesterinwerte um 10% und verbessert medikamentöse Ansprechrate.

Medikamentöse Therapie:

- β-HMG-Co-A-Reduktasehemmer, z.B. Atorvastatin (Sortis®), Lovastatin (Mevinacor®)
  - *Ind.:* schwere Hypercholesterinämie, LDL-Cholesterinsenkung um 40%, HDL-Cholesterin-Anstieg um 8–10%, Triglyzeridsenkung um 10–20%. Atorvastatin erzielt stärkste Cholesterinsenkung (LDL-Cholesterinsenkung um 54%)

– *NW:* NW-Rate 7–12%, gastrointestinale Störungen, Hautausschlag, Kopfschmerzen, Myalgien, Transaminasenanstieg, Sensibilitätsstörungen an Kopf und Extremitäten. Weltweit 52 Todesfälle durch Rhabdomyolyse nach Einnahme von Cervivastatin (7/01 Vermarktungsstopp), deutlich erhöhte NW-Rate bei gleichzeitiger Einnahme von Gemfibrozil
– *KI:* schwere Lebererkrankung, Schwangerschaft, Stillzeit, gleichzeitige Therapie mit Immunsuppressiva, Fibraten oder Nikotinsäurederivaten (wegen erhöhtem Myopathierisiko)
– *Dos.:* Atorvastin oder Lovastatin 10–20 mg abends, max. 80 mg täglich

- Anionenaustauscher, z. B. Colestyramin (Colesthexal®):
  – *Ind.:* mittlere Hypercholesterinämie, Senkung um 20–25% möglich
  – *NW:* häufig Blähungen, Vollegefühl, Obstipation, verminderte Resorption von oral eingenommenen Medikamenten und von Vit. K, gelegentlich Erhöhung von Triglyzeriden
  – *Dos.:* 1. Wo. 4 g täglich, langsame Dosissteigerung, maximal 3 × 8–12 g täglich, andere Medikamente 2 h vor oder frühestens 4 h nach Anionenaustauscher einnehmen
- Fibrate, z. B. Bezafibrat (Bezacur®):
  – *Ind.:* mittlere Hypercholesterinämie und/oder Triglyzeridämie. Gesamtcholesterinsenkung um 18–20%, HDL-Cholesterin-Anstieg bis 30%, Triglyzeridsenkung um 20–70%
  – *NW:* Übelkeit, Diarrhoe, Myalgien, Cholelithiasis, leichter Krea-Anstieg bei Langzeittherapie, sehr selten Potenzstörungen
  – *KI:* schwere Leberfunktionsstörungen, Schwangerschaft, Stillzeit
  – *Dos.:* 3 × 200 mg täglich oder 400 mg in Retardform abends
- Nikotinsäurederivate, z. B. Acipimox (Olbemox®)
  – *Ind.:* Hypertriglyzeridämie (evtl. in Kombination mit Anionenaustauschern)
  – *NW:* Flush, gastrointestinale Störungen, Kopfschmerzen, Cholelithiasis, Verschlechterung der Glukosetoleranz, Hyperurikämie, selten allergische Reaktion vom Soforttyp
  – *KI:* gastroduodenale Ulzera, Herzinfarkt, Kinder, Schwangerschaft, Stillzeit
  – *Dos.:* morgens und abends je 250 mg, maximal 3 × 250 mg täglich.

BEACHTE

In der Regel wird die lipidsenkende Medikation für viele Jahre oder für das ganze Leben durchgeführt, deshalb differenzierte Ind. und ausführliche Aufklärung des Pat.

TIP

In den ersten Mon. nach Therapiebeginn alle 4–6 Wo. Transaminasen- und CK-Kontrolle. Generell bei Therapie mit β-HMG-Co-A-Reduktasehemmern auf NW wie Muskelschmerzen, Fieber, Erbrechen und dunkler Urin achten.

5.6 Endokrine Organe

5.6.1 Schilddrüsenerkrankungen

STRUMA

Jede Schilddrüsenvergrößerung unabhängig von Ätiologie, Funktionslage und Dignität wird als Struma oder Kropf bezeichnet. In der BRD zeigen ca. 50% der Erwachsenen und der Kinder im Pubertätsalter eine zu große Schilddrüse. Ätiologie: in 95% der Fälle endemische Jodmangelstruma, seltener Autoimmunerkrankungen (wie M. Basedow oder Hashimoto-Thyreoiditis), maligne Schilddrüsentumoren, funktionelle Autonomie, Hypothyreose und strumigene Medikation (z. B. Lithium, Thyreostatika).

Klinik

Zunächst häufig keine oder nur minimale Beschwerden, wie Globus- oder Engegefühl im unteren Halsbereich. Erst bei ausgeprägter Schilddrüsenvergrößerung Dyspnoe evtl. mit Stridor, Schluckbeschwerden. Selten Hypo- oder Hyperthyreose-Symptome. Sehr selten Heiserkeit durch Rekurrensparese (Differentialdiagnose: Malignom).

Diagnostik

MEMO

WHO-Klassifikation der Struma:

Grad Ia: tastbare, aber nicht sichtbare Struma.
Grad Ib: tastbare und bei Reklination des Kopfes sichtbare Struma.
Grad II: bei normaler Kopfhaltung sichtbare Struma.
Grad III: schon auf Entfernung sichtbare Struma mit Kompressionszeichen.

BEACHTE

Schilddrüsenvolumen wird nach dieser Klassifikation bei kräftiger Halsmuskulatur eher überschätzt und bei retrosternalen Anteilen eher unterschätzt.

- *Anamnese:* Familienanamnese, strumigene Medikation, Phase hormoneller Umstellung (z.B. Pubertät, Schwangerschaft, Menopause)
- *körperliche Untersuchung:* Inspektion (Zeichen der oberen Einflußstauung), Palpation der Schilddrüse (Größe, Knoten, Konsistenz, Schluckverschieblichkeit, Schwirren, Temperatur) und Palpation der Hals-LK
- *Labor:* obligat TSH basal (Screeningtest). Fakultativ je nach Verdacht oder pathologischem TSH basal: fT_4 bei Hypothyreoseverdacht, fT_4, fT_3 oder Gesamt T_3 bei Hyperthyreoseverdacht, Schilddrüsen-Auto-AK bei Verdacht auf Autoimmungenese, BSG und Leukos bei Verdacht auf akute/subakute Thyreoiditis
- *Schilddrüsensonographie* (Abb. 5.68): obligat zur Bestätigung und Quantifizierung der Struma. Beurteilung der Echostruktur: homogen, echoreiche, -arme oder -freie Knoten
- evtl. Schilddrüsenszintigraphie bei sonographisch nachgewiesener Parenchymveränderung, palpable Knoten, Hyperthyreose, Verdacht auf retrosternale Struma oder dystopes Schilddrüsengewebe
- Feinnadelpunktion der Schilddrüse bei Verdacht auf Schilddrüsen-Ca, -Entzündung oder zur Entlastung von großen Zysten.

BEACHTE

Erhöhtes Malignitätsrisiko bei: jüngeren, männlichen Pat., solitärem Knoten, raschem Knotenwachstum (außer Zyste), sonographisch echoarmem Knoten insbesondere bei unscharfer Randbegrenzung (Ca- Häufigkeit 10–20%), szintigraphisch kaltem Knoten (Ca-Häufigkeit 3–5%), Z.n. Hochvolt-Bestrahlung der Halsregion, LK-Vergrößerung, Heiserkeit, Horner-Syndrom, fehlende Schluckverschieblichkeit.

Therapie

- *medikamentöse Therapie:*
  - drei Alternativen: alleinige Jodidgabe (Erwachsenen 200–400 µg täglich oder 1 ×/Wo. 1,5 mg), alleinige T_4-Medikation (z.B. Eferox®, einschleichende Dos. 25–50 µg täglich, mittlere Dosis 75–150 µg täglich) oder kombinierte Gabe von T_4 und Jodid (T_4 75–150 µg zusätzlich 100–200 µg Jodid, z.B. Thyronajod®)
  - *Ind.:* kindliche, jugendliche Struma, diffuse Struma bis etwa 40. LJ
  - Therapieziel: Reduktion des Schilddrüsenvolumens innerhalb eines Jahres, anschließend Rezidivprophylaxe mit Jod.

TIP

Bei Pat. > 40. LJ oder Pat. mit knotigen Strumen ist eine medikamentöse Ther. häufig nicht effektiv. Wenn keine zwingende Ind. (z.B. Tracheaeinengung) zur Radiojodtherapie oder OP besteht, kann eine medikamentöse Therapie trotzdem versucht werden. Bei erfolgloser Medikation: abwartende Haltung unter Verlaufskontrolle.

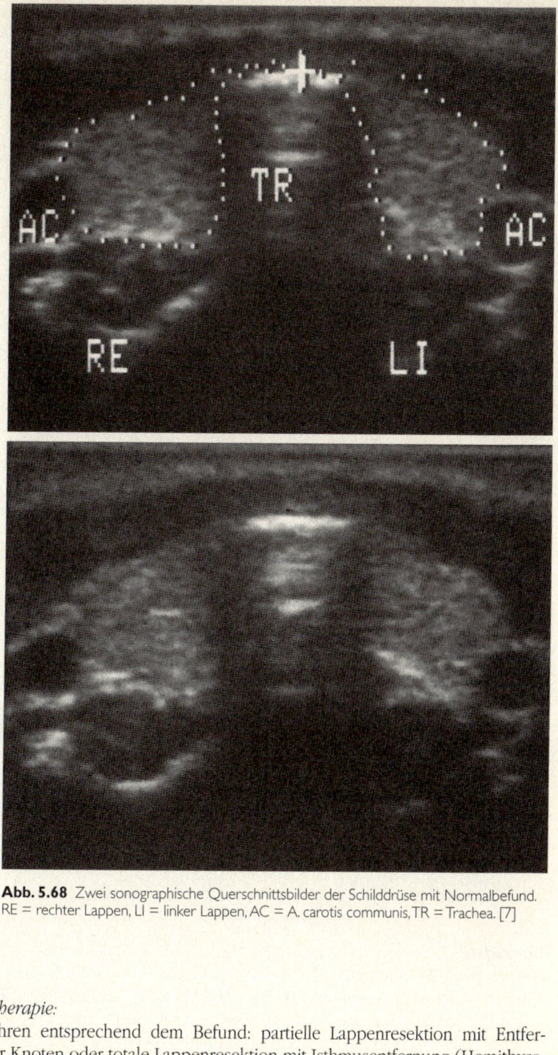

Abb. 5.68 Zwei sonographische Querschnittsbilder der Schilddrüse mit Normalbefund. RE = rechter Lappen, LI = linker Lappen, AC = A. carotis communis, TR = Trachea. [7]

- *operative Therapie:*
  - OP-Verfahren entsprechend dem Befund: partielle Lappenresektion mit Entfernung aller Knoten oder totale Lappenresektion mit Isthmusentfernung (Hemithyreoidektomie) bei Malignomverdacht
  - *Ind.:* obligat bei Komplikationen mit deutlichen Beschwerden (z.B. Tracheomalazie mit Atemwegsstenose oder bei Ösophaguseinengung) oder bei Malignomverdacht. Fakultativ bei erfolgloser medikamentöser Strumatherapie mit subjektiven Beschwerden und/oder weiterer Wachstumstendenz
  - Struma-Rezidivprophylaxe nach OP abhängig von Größe des Schilddrüsenrestes und von der Stoffwechsellage: entweder nur Jodid oder zusätzlich T_4-Substitution

- *Radiojodtherapie:*
  - Durchführung: stationär in nuklearmedizinisch eingerichteten Isolierstationen, Quarantäne für mindestens 48 h, in der Regel 5–14 Tage
  - *Ind.:* große Knotenstrumen bei älteren Pat. mit erhöhtem OP-Risiko, große Rezidivstruma, Autonomie
  - *NW:* in 5–10% Hypothyreose, selten Strahlenthyreoiditis.

BEACHTE

Strumaprophylaxe: generelle Verwendung von Jodsalz und jodhaltigen Lebensmitteln (Meeresfrüchte und Milchprodukte). Ind. für Jodtbl.: Pubertät, Schwangere, stillende Mütter, familiäre Strumadisposition, Z.n. erfolgreicher Strumatherapie. *Dos.:* Erw. und Kinder > 13. LJ 200 µg täglich oder 1,5 mg einmal pro Wo. Kinder: 7–13 Jahre 150 µg, 4–7 Jahre 120–150 µg und 1–4 Jahre 100–120 µg täglich. NW: keine. *KI:* nachgewiesene Autonomie.

HYPERTHYREOSE

Syn.: Meist bedingt durch funktionelle Autonomie (30–50% der Fälle) oder M. Basedow (40% = Multisystemerkrankung immunogener Genese bei genetischer Prädisposition), seltener iatrogen durch Jod- oder Schilddrüsenmedikation, passager bei Thyreoiditis oder bei Schilddrüsenmalignomen.

Klinik

Zunehmende Nervosität, Schlaflosigkeit, psychische Labilität, Gewichtsverlust trotz Heißhunger, Wärmeintoleranz (Schweißausbrüche, subfebrile Temperatur), Diarrhoe und Myopathie.

AKUT

Thyreotoxische Krise: hochgradige Tachykardie, hohes Fieber, Durchfall, Erbrechen, zunächst hochgradige Erregung, später Desorientiertheit und Halluzinationen. Sofortige Krankenhauseinweisung und intensivmedizinische Therapie erforderlich (hohe Letalität)!

Diagnostik

- *körperliche Untersuchung:* in 70–90% Struma, gelegentlich mit „Schwirren" bei der Auskultation, evtl. endokrine Augensymptome (Oberlid-Retraktion, seltener Lidschlag, Zurückbleiben des Oberlides beim Blick nach unten, Augenmuskellähmungen, Exophthalmus), feinschlägiger Fingertremor, Sinustachykardie, Extrasystolen, Vorhofflimmern, große Blutdruckamplitude, schneller auslösbare Reflexe mit verbreiterten Reflexzonen
- *Labor:* TSH basal (< 0,1 mU/l oder bei älteren Menschen < 0,7 mU/l), fT_4 und fT_3 erhöht, evtl. TRH-Test (bei grenzwertigem TSH basal und normalem fT_4 und fT_3)
- Schilddrüsen-Sonographie und -Szintigraphie (Abb. 5.69, evtl. mit Suppression).

BEACHTE

Differentialdiagnose: vegetative Dystonie. Pat. ebenfalls nervös, aber kalte Hände, Neigung zur Obstipation und stärkerer subjektiver Leidensdruck.

Therapie

Entsprechend der Ätiologie:

- bei funktioneller Autonomie: keine Jodexposition, Radiojodtherapie (Mittel der Wahl), operative Therapie (*Ind.:* Schwangerschaft, lokale mechanische Komplikationen), Thyreostatika (zur Vorbereitung auf Radiojodtherapie oder OP)
- bei M. Basedow: symptomatische Therapie mit Thyreostatika (z.B. Thiamazol, initial 10–20 mg täglich) für 6–18 Mon., bei Rezidiven Radiojodtherapie
- bei Malignomen: s. unten.

HYPOTHYREOSE

Syn.: häufig *primäre Hypothyreose:* iatrogen nach Strumaresektion, Radiojod- oder thyreostatischer Therapie oder entzündlich bei Hashimoto-Thyreoiditis oder Thyreoiditis

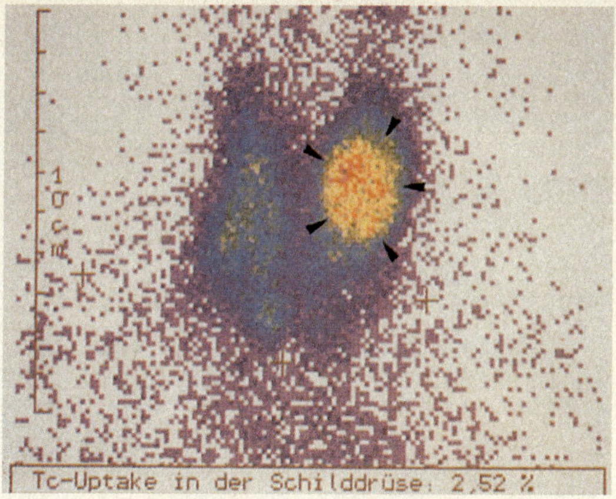

Abb. 5.69 Technetium-Szintigraphie der Schilddrüse bei dekompensierter unifokaler Autonomie. Verminderte Technetium-Aufnahme im re. Lappen, intensive Speicherung im Bereich des Knotens im li. Lappen [7].

de Quervain. Selten *sekundäre Hypothyreose,* z. B. bei Tumoren des Hypophysenvorderlappens.

Klinik

Oft schwer zu erkennen! Schleichender Beginn und geringe Symptomausprägung: Antriebsarmut, Konzentrations- und Gedächtnisschwäche, Kälteempfindlichkeit, Kribbelparästhesien der Hände und Füße, distale Muskelschwäche ohne Muskelatrophien, Obstipation, Menstruationsstörungen, Libidoverlust, depressive Stimmungslage.

AKUT

Hypothyreotes Koma: verstärkte Hypothyreosesymptome, Somnolenz bis Koma, Hypothermie, Hypoglykämie, Hypoventilation, Krampfanfälle. Sofortige Krankenhauseinweisung und intensivmedizinische Therapie!

Diagnostik

- *körperliche Untersuchung:* schuppende, blaßgelbe, teigige Haut *(Myxödem),* Augenlidödem, brüchige Haare und Nägel, Bradykardie, Kardiomegalie, verlangsamter ASR
- *Labor:* TSH basal erhöht, fT_4 und fT_3 erniedrigt oder noch im Normbereich bei latenter Hypothyreose. Evtl. BSG, Diff.-BB, AK bei Verdacht auf Hashimoto-Thyreoiditis (Tab. 5.12). Hypothyreose-typische Laborparameter: GOT-, LDH-, CK-, LDL-Cholesterin- und Triglyzeriderhöhung sowie Anämie, Leuko- und Thrombopenie
- Schilddrüsensonographie und EKG (Nierdervoltage)
- evtl. Schilddrüsen-Szintigraphie und Feinnadelpunktion.

BEACHTE

- **Klinischer Schweregrad und T_4-Spiegel korrelieren meist nicht miteinander!**
- **Häufigste Fehldiagnose ist die Altersdepression, insbesonders bei mono- oder oligosymptomatischem Verlauf.**

Therapie

Substitution von Schilddrüsenhormonen bei manifester primärer Hypothyreose, bei latenter Hypothyreose ist die Substitution umstritten. Bei sekundärer Genese vor Substitutionstherapie Ausgleich der Nebenniereninsuffizienz. *Dos.:* 100–200 µg T_4 täglich (z. B. Eferox®, einschleichende Dos. mit 12,5 µg täglich bei älteren Pat. mit kardialen Begleiterkrankungen oder lange bestehender Hypothyreose). *Therapieziel:* TSH basal im Normbereich, T_4 im hochnormalen oder leicht erhöhten Bereich.

Tab. 5.12 Thyreoiditiden [9].

Thyreoiditiden		Akute Thyreoiditis	Subakute Thyreoiditis (de Quervain)	Chronische/lymphozytäre Thyreoiditis (Hashimoto)
Ätiologie		meist bakt. Entzündung	fragliche Virusgenese	Autoimmunerkrankung
Klinik		erhebliche Lokalsymptome: Schmerzen, Druckempfindlichkeit, Schluckbeschwerden, LK-Schwellungen, Fieber	meist einseitige, derbe Schilddrüsenschwellung mit starkem Druckschmerz, Müdigkeit, Abgeschlagenheit, Fieber; derber Tastbefund	zu Beginn Beschwerdefreiheit, ggf. leichte Struma. Später Hypothyreose-Zeichen
Diagnostik	Labor	BSG ↑, Leukozytose mit Linksverschiebung. Euthyreose, selten Hyperthyreose	BSG-Beschleunigung, normale Leukozahl, CRP ↑. Häufig initiale Hyperthyreose, gefolgt von Hypothyreose	Euthyreose bis Hypothyreose. In 90% AK gegen mikrosomales Antigen (MAK), in 40–70% Thyreoglobulin-AK (TAK)
	Sono	unscharf begrenzte, echoarme Bezirke	echoarme konfluierende Areale	variables Volumen (↑, ↓), homogen echoarme Struktur
	Szintigraphie / Feinnadelpunktion	Überweisung an den Facharzt zur Szintigraphie und Feinnadelpunktion (bakteriologische Untersuchung des Aspirats)	Überweisung an den Facharzt zur Szintigraphie und ggf. zur Feinnadelpunktion	nur in unklaren Fällen Überweisung an den Facharzt zur Szintigraphie und Feinnadelpunktion
Therapie		Antibiotikum entsprechend dem bakteriologischen Ergebnis, ggf. Krankenhauseinweisung	Antiphlogistikagabe. Nach 3 bis 6 Mon. spontane Abheilung; in schweren Fällen Glukokortikoide	Hormonsubstitution bei Hypothyreose

SCHILDDRÜSENKARZINOM

Syn.:ca. 2–6 Fälle/100 000 Einwohner in Europa. Prognose relativ günstig.

Klinik und Einteilung

Unspezifisch, wie bei Struma. Schluckbeschwerden und Heiserkeit sind Spätsymptome. Auch bei Jugendlichen und jungen Erwachsenen möglich (papilläres Ca).

MEMO

Histologische Einteilung der Schilddrüsen-Ca in: papilläre (45% der Fälle), follikuläre (15%), undifferenzierte (= anaplastische, 10–20%), medulläre (5%, familiär gehäuft, Ca der Calcitonin-bildenden C-Zellen) und sonstige (z. B. Plattenepithel-Ca). Stadieneinteilung nach TNM-Klassifikation.

Diagnostik

- *Anamnese:* meist unauffällig (evtl. rasche Zunahme des Halsumfanges), evtl. frühere maligne Erkrankung mit Bestrahlung des Halses, C-Zell-Ca in Familie
- *körperliche Untersuchung:* Solitärer Schilddrüsenknoten? Schluckverschieblichkeit der Schilddrüse? Vergrößerte Hals-LK? Horner-Syndrom?
- Schilddrüsen-Sonographie, -Szintigraphie, -Feinnadelpunktion und CT oder MRT der Halsregion.

BEACHTE

Die differenzierten Schilddrüsenmalignome wachsen meist sehr langsam, deshalb sind auch länger bestehende Knoten mit nur geringer Größenzunahme Ca-verdächtig.

Therapie

- operative Therapie: totale Thyreoidektomie mit selektiver LK-Dissektion und evtl. modifizierter Neck-Dissektion
- Radiojodtherapie: postoperativ nur bei differenziertem Ca

- Schilddrüsenhormontherapie: erst nach OP und Radiojodtherapie. Ziel: vollständige TSH-Suppression, deshalb hohe T_4-Dosis (außer bei medullärem und anaplastischem Ca).
- perkutane Bestrahlung und Chemotherapie nur in fortgeschrittenen Fällen und bei Lokalrezidiven oder nicht Radiojod-speichernden Metastasen.

BEACHTE

Prognose: abhängig von Histologie und Stadium. 5-Jahres-Überlebensrate bei papillärem Ca 90%, bei follikulärem 70%, bei medullärem 70% und bei undifferenziertem 10%.

5.6.2 Erkrankungen der Nebennieren

CUSHING-SYNDROM

Syn.: Hyperkortisolismus.

Ätiologie

Am häufigsten iatrogen durch Langzeittherapie mit Glukokortikoiden oder ACTH. Nicht-iatrogene Ursachen:

- hypothalamisch-hypophysäre Fehlsteuerung: 70% der nicht-iatrogenen Ursachen, sogenannter *M. Cushing* oder *zentrales Cushing-Syndrom,* meist Mikroadenom des Hypophysenvorderlappens
- Adenome oder Ca der NNR: 20% der Fälle
- paraneoplastische ACTH-Produktion: 10% der Fälle.

Klinik

- anfangs meist unspezifische Symptome: Müdigkeit, Leistungsabfall, WS-, Kopfschmerzen, Gewichtszunahme, psychische Veränderungen (meist Depressionen), Hypertonie und erhöhte Infektanfälligkeit
- später *spezifische Symptome* (Abb. 5.70): Vollmondgesicht mit Plethora, Stammfettsucht, Muskelschwäche v.a. der proximalen Extremitäten, Hyperkyphose durch Osteoporose, Coxalgie bei Hüftkopfnekrosen, Hautveränderungen (Striae, Akne), Oligo- oder Amenorrhoe bei Frauen und Potenzverlust bei Männern durch Hypogonadismus.

Diagnostik

- Anamnese (Medikation), Ganzkörperstatus
- *Labor:* Plasmakortisol (8 und 17 Uhr), freies Kortisol im 24-h-Sammelurin, niedrig-dosierter Dexamethason-Hemmtest. Zur weiteren Differenzierung: CRH-Test, hochdosierter Dexamethason-Hemmtest
- Lokalisationsdiagnostik: bei Verdacht auf M. Cushing Röntgenaufnahmen, CT oder MRT der Sella und bei Verdacht auf NNR-Tumor Sonographie, CT oder MRT des Abdomens.

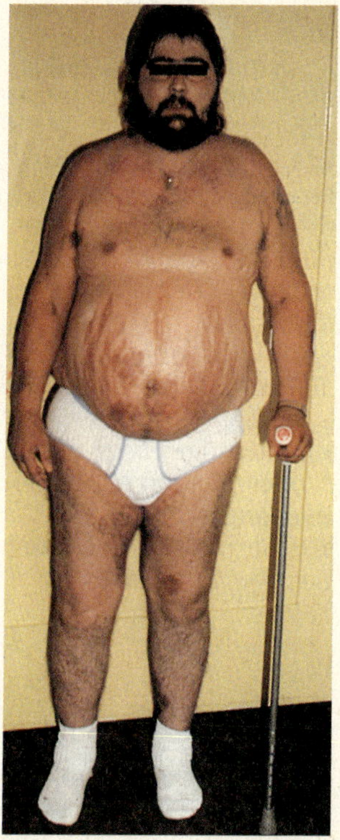

Abb. 5.70 Stammfettsucht, abdominelle Striae rubrae und Mondgesicht eines Pat. mit M. Cushing [7].

Therapie

Ensprechend der Ätiologie:

- iatrogene Genese: Reduktion der Kortikoidmedikation
- M. Cushing: transsphenoidale Hypophysenadenomentfernung, alternativ Hypophysenbestrahlung
- NNR-Tumor: Adrenalektomie mit postoperativer, passagerer Kortikoidsubstitution.

HYPOKORTISOLISMUS

Syn.: NNR-Insuffizienz.

Ätiologie

- *primär:* Zerstörung der NNR durch Autoimmunprozesse (= *M. Addison*, oft verbunden mit anderen Autoimmunerkrankungen, sogenannte polyendokrine Autoimmunsyndrome) oder durch Ca-Metastasen, Infektionskrankheiten (z.B. TBC, HIV) und NNR-Aplasie
- *sekundär:* durch verminderte ACTH-Sekretion z.B. bei Hypophysenvorderlappen- oder Hypothalamusinsuffizienz oder bei Langzeitbehandlung mit Kortikosteroiden.

Klinik

MEMO

Vier Leitsymptome der manifesten NNR-Insuffizienz:
Rasche Ermüdbarkeit, Hyperpigmentation der Haut (auch an nicht sonnengebräunten Stellen), Gewichtsverlust, Hypotonie. Zusätzlich: gastrointestinale Beschwerden und Verlust der Sekundärbehaarung bei der Frau.

Bei unerkannter latenter NNR-Insuffizienz besteht die Gefahr einer akuten Dekompensation (Addison-Krise), wenn außergewöhnliche Belastungen (z.B. Infektionen, OP) auftreten.

AKUT

Addison-Krise: zusätzlich zu den Symptomen der NNR-Insuffizienz Exsikkose, Schock, Oligurie, Pseudoperitonitis, Durchfälle und Erbrechen, Hypoglykämie, anfangs Hypothermie, Delir, Koma. Sofortige Klinikeinweisung und sofortiger Therapiebeginn nach Blutabnahme (für Cortisol und ACTH) mit 0,9% NaCl-Infusion, 50 ml 40%iger Glucoselösung sowie 100 mg Hydrokortison i.m. Kaliumhaltige Lösungen sind kontraindiziert.

Diagnostik

- *Labor:* ACTH-Test, Bestimmung von Plasma-ACTH, NNR-Auto-AK
- Sonographie und CT der Nebennieren.

Therapie

Substitution von Gluko- und Mineralkortikoiden, z.B. Hydrokortison 10–15 mg morgens und 5–10 mg nachmittags sowie Fludrokortison 50–200 µg (entsprechend der Plasmareninaktivität).

TIP

Erhöhung der Glukokortikoiddosis bei Belastungen (auf das 2–5fache der normalen Dosis)!

HYPERALDOSTERONISMUS

Ätiologie

- *primär:* durch Mehrproduktion von Aldosteron in der NNR *(M. Conn)*, meist (80%) bei solitärem NNR-Adenom, seltener durch bilaterale Hyperplasie oder Ca
- *sekundär:* durch Überstimulation des Renin-Angiotensin-Systems (z.B. bei Nierenarterienstenose, reninproduzierendem Nierentumor) oder durch verminderten Aldosteronmetabolismus bei z.B. renalen Ödemen.

Klinik
- Hypertonie mit Kopfschmerzen
- Hypokaliämiesymptome: Muskelschwäche, Obstipation, Polyurie, Polydipsie, Parästhesien (Tetanie).

Diagnostik
- *Labor:* metabolische Alkalose, Hypokaliämie, Plasmaaldosteron- und Plasmareninbestimmung
- Lokalisationsdiagnostik: Sonographie und CT der Nebennieren.

Therapie

Bei solitärem NNR-Adenom operative Exstirpation und bei Hyperplasie Dauertherapie mit Spironolacton oder Triamteren. Bei sekundärer Genese Ursachenbehandlung.

PHÄOCHROMOZYTOM

Meist gutartiger katecholaminproduzierender Tumor, zu 85% im Nebennierenmark lokalisiert, zu 15% im Bereich des abdominellen oder thorakalen Grenzstranges. Ursache für 0,1–0,3% der Hypertonien.

Klinik
- paroxysmale oder persistierende Hypertonie
- v.a. während der Blutdruckkrise Kopfschmerzen, Schwitzen, Herzklopfen, innere Unruhe, Tremor, Leibschmerzen
- zusätzlich: blasse Haut, Gewichtsverlust, Obstipation.

Diagnostik

BEACHTE **Palpation der Nebenniere kann hypertensive Krise auslösen!**

- *Labor:* Katecholamine, Gesamt-Metanephrine und Vanillinmandelsäure im 24-h-Sammelurin
- Sonographie, CT oder MRT des Abdomen und evtl. des Thorax
- evtl. Szintigraphie oder **S**ingle-**P**hotonen-**E**missions-**CT** zur Diagnostizierung extraadrenaler Phäochromozytome.

Therapie

Tumorexstirpation unter präoperativer α-Blockade mit Phenoxybenzamin.

5.6.3 Erkrankungen der Nebenschilddrüse

PRIMÄRER HYPERPARATHYREOIDISMUS

Syn.: Erkrankung der Nebenschilddrüse (Epithelkörperchen) mit vermehrter Parathormonbildung (Pathophysiologie Abb. 5.71). Ursache: meist (80%) solitäre Adenome der Nebenschilddrüse, in 15% der Fälle bedingt durch Hyperplasie, selten durch Ca der Nebenschilddrüse oder paraneoplastische Genese.

Klinik

MEMO Leitsymptome: „Stein-, Bein-, Magenpein". Nephrolithiasis oder seltener Nephrokalzinose mit Polyurie und Polydipsie, Osteopenie und gastrointestinale Störungen (Appetitlosigkeit, Übelkeit, selten Ulzera oder Pankreatitis).

AKUT **Bei zusätzlich prädisponierenden Faktoren Gefahr der hyperkalzämischen Krise: Polyurie, Polydipsie, Erbrechen, Exsikkose, Adynamie, psychotische Erscheinungen, Somnolenz, Koma!**

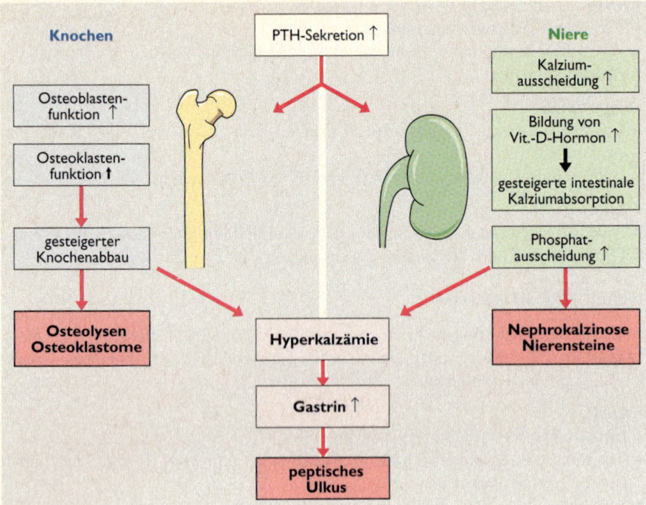

Abb. 5.71 Pathophysiologie beim ausgeprägten primären Hyperparathyreoidismus. Hyperkalziurie und gesteigerte Osteoklastentätigkeit führen zu renalen und ossären Komplikationen [7].

Diagnostik

- *Labor:* Hyperkalzämie, Parathormonerhöhung
- Lokalisationsdiagnostik: Sonographie meist ausreichend, evtl. CT oder MRT.

BEACHTE

Differentialdiagnose: sekundärer Hyperparathyreoidismus (adäquate Erhöhung des Parathormons bei Hypokalzämie z.B. bei chronischer Niereninsuffizienz oder bei Malassimilationssyndrom).

Therapie

Bei Adenom isolierte Epithelkörperchenentfernung und bei Hyperplasie totale Entfernung aller Epithelkörperchen mit simultaner autologer Transplantation von Epithelkörperchenresten z.B. in den M. brachioradialis.

HYPOPARATHYREOIDISMUS

Unterfunktion der Epithelkörperchen mit Mangel an Parathormon. Häufigste Ursache Hals-OP (z.B. Strumektomie), selten idiopathisch oder Aplasie.

Klinik

- *hypokalzämische Krise:* Krampfanfälle, Parästhesien, Pfötchenstellung, Stimmritzenkrampf
- positives Chvostek- und Trousseau-Zeichen
- Haar-, Nagelwuchsstörungen, Kataraktbildung, Osteosklerose
- depressive Stimmungslage.

Diagnostik und Therapie

- *Labor:* Erniedrigung von Parathormon, Kalzium, Magnesium, Erhöhung von Phosphat. Im Urin: vermindert Kalzium, Phosphat, cAMP
- Langzeitbehandlung: hochdosiert Vit. D und Kalzium oral.

AKUT

Bei hypokalzämischer Krise: langsam 20 ml 10% Kalziumglukonatlösung i.v.

5.6.4 Erkrankungen der Hypophyse

HYPOPHYSENINSUFFIZIENZ

Syn.: Hypopituitarismus, bei Ausfall aller Funktionen des Hypophysenvorderlappens Bezeichnung als Panhypopituitarismus *(M. Simmonds)*. Ätiologie: Hypophysentumoren, Z.n. Hypophysen-OP, -Bestrahlung, postpartale Nekrose des Hypophysenvorderlappens *(Sheehan-Syndrom)*, Autoimmunhypophysitis, Granulome (bei Tbc, Sarkoidose).

Klinik

- chronische Hypophysenvorderlappeninsuffizienz gekennzeichnet durch Hormonmangelsyndrome:
  - Mangel an GH (growth hormon): beim Erwachsenen: z.B. Zunahme der Fettmasse, Abnahme der Muskelmasse
  - Mangel an Gonadotropinen: Amenorrhoe, Libido-, Potenzverlust, Verlust der Sekundärbehaarung
  - TSH-Mangel: Apathie, Zeichen der Hypothyreose
  - ACTH-Mangel: Adynamie, Gewichtsabnahme, Hypotonie
  - Mangel an melaninstimulierendem Hormon: alabasterfarbene Blässe
  - Mangel an Prolaktin: Agalaktie bei stillenden Müttern
- akute Insuffizienz oder *hypophysäres Koma:* Hypotonie, -thermie, -glykämie, -ventilation, Bradykardie.

Diagnostik

- *Labor:* erniedrigte Hypophysenvorderlappenhormone und ungenügender Anstieg nach Gabe der Releasing-Hormone (z.B. TRH, CRH, GRH, LHRH)
- *Lokalisationsdiagnostik:* MRT oder CT der Hypothalamus-Hypophysenregion.

Therapie

Hormonsubstitution und kausale Therapie (z.B. operative Tumorentfernung).

AKROMEGALIE

Syn.: Hyperpituitarismus. Adenom des Hypophysenvorderlappens mit Überproduktion von Wachstumshormon (growth hormon = GH = somatotropes Hormon = STH).

Klinik

Im Erwachsenenalter kommt es zu Akro- und Viszeromegalie: Vergröberung der Gesichtszüge (Abb. 5.72) Vergrößerung der Hände, Füße, Akren, Vergröße-

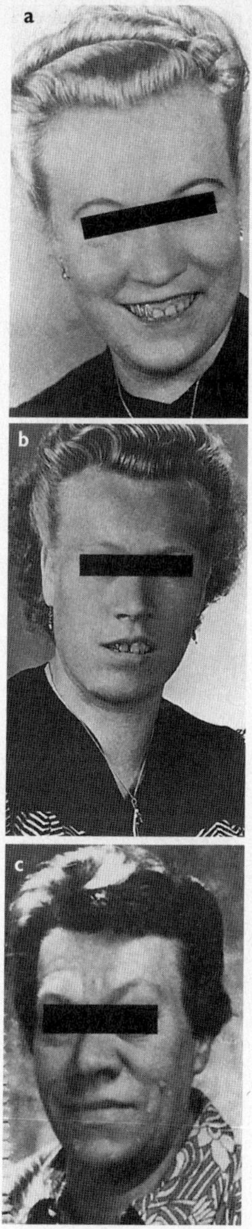

Abb. 5.72 Veränderung der Gesichtszüge einer Pat. mit Akromegalie im Verlauf von 15 Jahren. Das Wachstum der Kieferknochen kann sich bereits früh in der Erweiterung der Interdentalspalten zeigen (b) [7].

rung der Zunge (kloßige Sprache), Vergrößerung der inneren Organe. Zusätzlich evtl. Kopfschmerzen, Sehstörungen, Karpaltunnel-Syndrom, Hypertrichosis, -hidrosis.

Diagnostik

- *Labor:* Serum-GH-Erhöhung im Tagesprofil und fehlende Suppression nach oralem Glukosetoleranztest
- Lokalisationsdiagnostik: CT oder MRT des Schädels.

Therapie

Transphenoidale Resektion als Methode der Wahl. Falls nicht möglich, Bestrahlung oder medikamentöse Hemmung der GH-Sekretion mit Bromocriptin (nur in 20% der Fälle erfolgreich).

5.7 Erkrankungen der Niere und Harnwege

5.7.1 Harnwegsinfektionen (HWI)

Syn.: Anwesenheit von Erregern im Harntrakt und entzündliche Reaktion der betroffenen Harnwege. Zweithäufigste Infektionskrankheit nach respiratorischen Infekten.

MEMO

Klinik der Harnwegsinfektionen:

- asymptomatische (signifikante) Bakteriurie: nachgewiesene Bakteriurie ohne subjektive Beschwerden, keine antibiotische Therapie außer bei schwangeren Frauen, Kindern, Diabetikern und bei vorhandener Obstruktion der Harnwege. Akute Zystitis: s. unten
- rezidivierende, chronische oder komplizierte HWI: s. unten
- Pyelonephritis: s. unten
- *Urosepsis:* entsteht durch Keiminvasion gramnegativer Erreger in die Blutbahn bei akuten aszendierenden oberen HWI. Prädisponierend wirken Harnaufstau, Zystennieren, Schwangerschaft, Diabetes mellitus, Dauerkatheter. Lebensbedrohliches Krankheitsbild, intensivmedizinische Therapie!
- Eine isolierte *Urethritis* (Infektion der Pars anterior urethrae distal vom Sphincter urethrae internus) wird von Infektionen der höher gelegenen Harnwegen abgegrenzt, häufig verursacht durch Chlamydia trachomatis (40–80% der Fälle) oder Ureaplasma urealyticum (20%) sowie durch Gonokokken.

AKUTE ZYSTITIS

Aszendierende, meist bakterielle Infektion (zu 80–90% E. coli). Jede 2. Frau mindestens einmal im Leben betroffen.

BEACHTE

Prädisponierende Faktoren: Diabetes mellitus, Analgetikaabusus, immunsuppressive Therapie, neurogene Erkrankungen mit Blasenentleerungsstörungen, Dauerkatheter. Bei Frauen zusätzlich anatomische Nähe zur Genital-Anal-Region, sexuelle Aktivität, Schwangerschaft, Geburt. Bei Männern: meist Obstruktion, z.B. Prostataadenom, Harnröhrenstriktur, Phimose. Bei Kindern: Fehlbildungen des urogenitalen Systems, in 40% der Fälle vesikourethraler Reflux.

Klinik

Pollakisurie, Dysurie, Nykturie, Unterbauchschmerzen (besonders bei Kindern), gelegentlich Makrohämaturie. Nur selten Fieber (Differentialdiagnose: Pyelonephritis).

Diagnostik

- *Anamnese:* Miktionsverhalten, Schmerzen, Medikamenteneinnahme, vorausgegangene HWI

- *körperliche Untersuchung:* suprapubischer Druckschmerz, kein druckdolentes Nierenlager, bei Männern Palpation der Genitale und Prostata
- *Urinuntersuchung:* Urinstatus (Leukos, Erys und Nitrit positiv, Harn alkalisch), Urinsediment (Abb. 5.73), Urinkultur evtl. mit Antibiogramm.

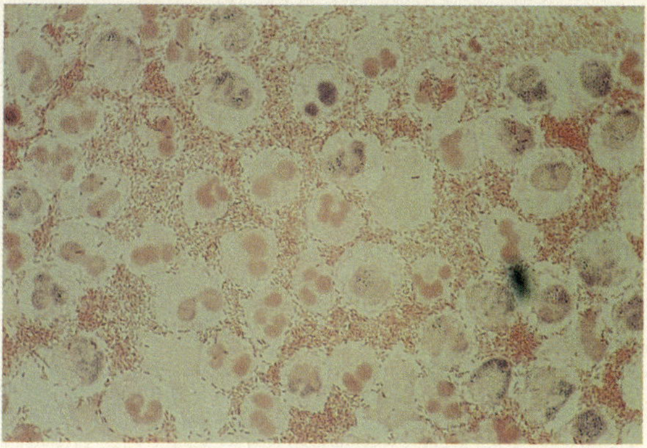

Abb. 5.73 Urinsediment, gefärbt nach Gram. Man erkennt neben Leukozyten massenhaft gramnegativ gefärbte Stäbchen [7].

MEMO

Signifikante Bakteriurie ab 10^5 Keime/ml.

TIP

Bei erstmaligem HWI bei Frauen kann auf weitere Diagnostik verzichtet werden. Bei Kindern und Männern weitere urologische Abklärung erforderlich.

Differentialdiagnose

- *Reizblase:* unklare Ätiologie, meist Frauen zwischen 20.–50. LJ mit Beschwerden wie bei Zystitis, aber unauffälligem Urinbefund. Ausschlußdiagnose
- spezifische Urethritis und Zystitis: Gonorrhoe, Tb, Trichomoniasis
- Prostatitis
- akute Vaginitis
- Pyelonephritis.

BEACHTE

Ursachen für Leukozyturie bei sterilem Urin: anbehandelte HWI, interstitielle Nephritis, Gonorrhoe, Tb, Trichomoniasis, Candida-, Mykoplasmen-Infektion, Reiter-Syndrom, Prostata-, Harnblasen-Ca.

Therapie

- *Allgemeinmaßnahmen:* mindestens 3 l Flüssigkeitszufuhr, „Blasentees", warme Kleidung
- bei Obstruktion Behandlung des Grundleidens
- falls kein Fieber besteht: Versuch mit Einzeittherapie: 1 × 1920–2880 mg Cotrimoxazol (z.B. Cotrimhexal forte) oder 1 × 3 g Amoxicillin (z.B. Amoxihexal®), besserer Erfolg bei Therapie über 3 Tage
- bei rezidivierender bakterieller Zystitis, bei Fieber, bei Schwangeren, bei Diabetikern: Antibiose über 7 Tage, z.B. Amoxicillin oder Gyrasehemmer (nicht bei Schwangeren).

REZIDIVIERENDE, CHRONISCHE ODER KOMPLIZIERTE HWI

Rezidivierende HWI: symptom- und keimfreie Intervalle. *Chronische HWI:* ständig Erreger nachweisbar. *Komplizierte HWI:* bei Obstruktion, neurologischer Blasenstörung oder bei Rezidiven mit Erreger-Persistenz.

Ätiologie

- Reinfektion insbesonders bei prädisponierenden Faktoren: Obstruktion der ableitenden Harnwege, Nierenanomalien, Zystozele bei älteren Frauen, Urolithiasis, vesikoureteraler Reflux
- Auftreten von resistenten Keimen
- nicht ausreichend behandelte akute Zystitis.

BEACHTE

Bei jüngeren Frauen häufig keine Ursache nachweisbar.

Klinik

Unterschiedlich von asymptomatisch (z.B. bei Dauerkatheter-Trägern) bis zu Symptomen wie bei akuter Zystitis oder beginnender Pyelonephritis.

Diagnostik

- Anamnese (vorangegangene HWI oder andere Erkrankungen des Urogenitaltraktes) und körperliche Untersuchung
- *Labor:* Urinstatus, -sediment, -kultur mit Antibiogramm
- Sonographie der Nieren und ableitenden Harnwege
- evtl. i.v. Urogramm und Zystoskopie.

Therapie

- Beseitigung der Ursache, wenn möglich
- antibiotische Therapie entsprechend dem Antibiogramm über mindestens 7 Tage.

BEACHTE

Bei komplizierten HWI kann eine Antibiotikatherapie über 4–6 Wo. erforderlich sein. Bei rezidivierenden HWI in kurzen Zeitabständen ist gelegentlich eine niedrig dosierte antibiotische Prophylaxe empfehlenswert (z.B. mit Trimethoprim).

AKUTE PYELONEPHRITIS

Syn.: Entzündung des Nierenbeckens und nachfolgend des Parenchyms bei gleichzeitiger Bakteriurie. Lebensbedrohliche Erkrankung bei obstruktiver Ursache (Urosepsisgefahr!). Ätiologie: meist aszendierende Infektion (v.a. E. coli) infolge Obstruktion oder Reflux in den ableitenden Harnwegen. Weitere prädisponierende Faktoren ähnlich wie bei Zystitis.

BEACHTE

Ohne pathologischen Befund in den ableitenden Harnwegen kommt die Erkrankung fast nur bei Frauen vor!

Klinik

Akutes Krankheitsbild mit Abgeschlagenheit, reduziertem AZ, Fieber > 38 °C (teilweise mit Schüttelfrost), „Rücken"- und Flankenschmerzen, Übelkeit sowie Erbrechen. Evtl. paralytischer Ileus, Oligurie und Dysurie.

BEACHTE

Komplikationen: Urosepsis bei akutem Verlauf, Pyonephrose bei unerkanntem, schleichendem Verlauf. Nur bei Harnwegsobstruktionen oder anderen Harnabflußstörungen Übergang in chronische Pyelonephritis.

Diagnostik

- *Anamnese:* zystische Beschwerden vor Beginn der akuten Erkrankung, Miktionsbeschwerden in der Kindheit oder Schwangerschaft, Medikamente

- *körperliche Untersuchung:* klopfschmerzhaftes Nierenlager, Abwehrspannung des Abdomens, verminderte Darmgeräusche
- *Labor:* Urinstatus, -sediment, -kultur mit Antibiogramm. BKS, BB, CRP, Krea
- Sonographie der Nieren und ableitenden Harnwege
- i.v. Urogramm nach Normalisierung der Nierenretentions- und Entzündungswerte
- evtl. gynäkologische Untersuchung bei Abflußstörung.

BEACHTE

Differentialdiagnose: Glomerulonephritis, Urosepsis, Pankreatitis, Cholezystitis, Appendizitis, akute Lumbago.

Therapie

- *Allgemeinmaßnahmen:* Bettruhe (meist stationär), hohe Flüssigkeitszufuhr
- Antibiose:
  - bei ambulant erworbener Pyelonephritis: Amoxicillin (z.B. Amoxihexal®) 3 × 2 g täglich i.v. oder Cotrimoxazol (z.B. Cotrimhexal forte) oral oder i.v. oder Ciprofloxacin (z.B. Ciprohexal®) als Kurzinfusion
  - bei nosokomialer Pyelonephritis: Kombination eines Cephalosporins und Aminoglykosids.

5.7.2 Akutes Nierenversagen (ANV)

Syn.: sich in Stunden bis Tagen entwickelndes, potentiell rückbildungsfähiges Syndrom aufgrund einer Abnahme der glomerulären Filtration.

Ätiologie

- *prärenales ANV* (80% der Fälle): am häufigsten bei septischem Schock, seltener bei Kreislaufschock, Dehydratation, Herzinsuffizienz, Lungenembolie, Elektrolytstörungen, Hämolyse, Rhabomyolyse, Medikamente
- *renales ANV:* interstitielle Nephritis, Hantavirusinfektion, akute Tubulusnekrose (postischämisch, medikamentös, Hämolyse, Myolyse, septischer Abort), akute Glomerulonephritis und Systemerkrankungen (z.B. SLE, Plasmozytom). In Kindheit häufig durch hämolytisch-urämisches Syndrom verursacht, z.B. durch enterohämorrhagische E. coli (EHEC) oder neuraminasebildende Pneumokokken
- *postrenales ANV:* Abflußstörungen, z.B. durch Steine, Tumorkompression und Prostataerkrankungen.

BEACHTE

- **Nephrotoxische Medikamente: Antibiotika (z.B. Aminoglykoside, Cephalosporin, Gyrasehemmer, Sulfonamide, Amphotericin B), NSAR (ASS, Indometacin), Zytostatika, ACE-Hemmer (bei Nierenarterienstenose und in Kombination mit NSAR oder Diuretika)**
- **Auch zahlreiche Chemikalien (z.B. Cadmium, Tetrachlorkohlenstoff, Benzin), Röntgenkontrastmittel (v.a. bei Pat. mit vorgeschädigten Nieren), Pilze, Tiergifte, Alkohol-, Drogenintoxikation können zu nephrotoxisch bedingtem ANV führen.**

Klinik

Vier Stadien des ANV werden unterschieden:

- 1. Schädigungsphase der Niere: meist asymptomatisch oder Symptome der Grunderkrankung im Vordergrund
- 2. Oligurische oder anurische Phase (nach Stunden oder Tagen, maximal bis 10 Wo.): Gefahr der Hyperhydratation (Linksherzinsuffizienz, Lungenödem, Hirnödem), Hyperkaliämie, metabolische Azidose, Urämie
- 3. Polyurische Phase (Tage bis Wo.): Rückgang der Urämiesymptome, Gefahr der Dehydratation (Tachykardie, Hypotonie, Krämpfe, Fieber)
- 4. Restitutionsphase: dauert meist 1–3 Mon.

BEACHTE

In ca. 15% der Fälle verlaufen ANV normo- oder polyurisch!

Diagnostik

- *Anamnese:* Vorerkrankungen (bekannte Nierenerkrankung, Infektionen, Hypertonie), Medikamenteneinnahme
- *körperliche Untersuchung:* Hautturgor, Palpation des Nierenlagers und der ableitenden Harnwege (Blasenhochstand), rektale und vaginale Untersuchung
- *Labor:* Diuresemenge, Urinstatus, -sediment, spezifisches Gewicht, Urinosmolalität, Elektrolyte und Harnstoff im Urin. Serum: Krea, Harnstoff, Elektrolyte, BGA, BB, Elektrophorese, Harnsäure, LDH, CK, Amylase, Lipase
- *abdominelle Sonographie:* Nierengröße, Harnaufstau, typische Markpyramiden
- *EKG:* Herzrhythmusstörungen, Niedervoltage bei urämischem Perikarderguß
- *Rö-Thorax:* Herzgröße, Hinweis auf Pleura-, Perikarderguß oder Lungenödem
- weitere Diagnostik entsprechend dem klinischen Verdacht: z.B. Angiographie bei Verdacht auf Nierengefäßthrombose, Nierenbiopsie bei Verdacht auf rapid-progressive Glomerulonephritis.

Therapie

Kausale Therapie: Behandlung der Grunderkrankung. Symptomatische Therapie:

- Flüssigkeits- und Elektrolytbilanzierung: bei Hyperkaliämie Gabe von Anionenaustauschern, bei metabolischer Azidose Natriumbikarbonatpuffern
- Steigerung der Diurese durch Furosemid bei prärenalem oder renalem ANV
- ausreichende Kalorienzufuhr
- Infektionsprophylaxe
- Dialyse: indiziert bei Serumharnstoff > 150 mg/dl, Oligurie < 300 ml Urin/24 h, täglicher Harnstoffanstieg > 60 mg/24 h, nicht medikamentös einstellbare Hyperkaliämie oder metabolische Azidose, zunehmende Überwässerung.

BEACHTE

Prognose: abhängig von der Grunderkrankung. Septisch bedingtes ANV schlechte Prognose.

5.7.3 Chronische Niereninsuffizienz

Syn.: über Mon. und Jahre progredienter, irreversibler Verlust an funktionsfähigen Nephronen. 40–60/100 000 Einwohner werden jährlich terminal niereninsuffizient. Ätiologie: diabetische Nephropathie (35%), art. Hypertonie (25%), chronische Glomerulonephritis (10%), seltener interstitielle Nephritis, chronische Pyelonephritis, Zystennieren, SLE, Vaskulitiden, Plasmozytom.

Klinik

MEMO

Stadieneinteilung der chronischen Niereninsuffizienz:

- *Stadium der vollen Kompensation:* normales Krea, Einschränkung der Krea-Clearance, keine klinischen Symptomatik bis auf evtl. Hypertonie und Hyperparathyreoidismus
- *Stadium der kompensierten Retention:* Krea > 1,2 mg/dl (> 0,1 mmol/l), keine Urämiesymptome, höchstens uncharakteristische Beschwerden wie Leistungsschwäche und Müdigkeit, häufig normochrome Anämie
- *Stadium der dekompensierten Retention:* Krea meist > 6 mg/dl (> 0,5 mmol/l). Anfall der harnpflichtigen Substanzen übersteigt Ausscheidungsfähigkeit der Nieren mit der Folge einer beginnenden Urämiesymptomatik
- *Stadium der terminalen Niereninsuffizienz:* massive urämische Symptome trotz adäquater Therapie, erfordern sofortige Nierenersatztherapie (Dialyse).

Urämiesymptome:

- allgemeine Symptome: Schwäche, Gewichtsverlust, Foetor uraemicus, erhöhte Infektanfälligkeit

- Herz-Kreislauf: Hypertonie, Perikarditis, Perikarderguß, Hyperhydratation
- Lunge: Lungenödem, Pleuritis
- GIT: Übelkeit, Erbrechen, Diarrhoe, Gastroenteritis
- ZNS: Polyneuropathie, Konzentrationsschwäche, Wesensveränderung, Verwirrtheit, zerebrale Krampfanfälle, Bewußtlosigkeit
- Haut: Pruritus, Cafe-au-lait-Farbe, Ekchymosen
- Knochen *(renale Osteopathie)*: radiologisch bei 30–40% der Pat. nachweisbar, aber klinisch klagen nur 5–10% der Pat. über Knochen-, Muskelschmerzen oder Spontanfrakturen.

Diagnostik

- *Anamnese:* Vorerkrankungen (Tonsillitis, rezidivierende HWI, Nephrolithiasis, Hypertonie, Diabetes mellitus, Plasmozytom), Medikamente (Analgetikaabusus)
- *körperliche Untersuchung:* Hautkolorit, Foetor, Perikadreiben, Pleuraerguß, klopfschmerzhaftes Nierenlager, abgeschwächte Sehnenreflexe, periphere Ödeme, RR
- *Labor:* Krea, Harnstoff, Elektrolyte, AP, BB, spezifisches Uringewicht und -osmolalität, Harnstoff im Urin
- *Sonographie* der Nieren: evtl. Schrumpfnieren mit unregelmäßiger Oberfläche, Steine, Nierenbeckenstauung, Zystennieren.

Konservative Therapie

- Behandlung der Grunderkrankung, denn selbst im Stadium der dekompensierten Retention ist noch eine Zurückführung in das Stadium der kompensierten Retention möglich
- richtige Nahrungs- und Flüssigkeitszufuhr:
  - Eiweißrestriktion vermindert den anfallenden Harnstoff: optimal 0,8 g/kg KG täglich. Lediglich bei höhergradiger Einschränkung der Nierenfunktion: 0,6 g/kg KG, streng eiweißarme Diät jedoch umstritten
  - normaler Salzgehalt der Nahrung mit Ausnahme bei Hypertonie und Ödemen (5–7 g täglich), bei Salzverlustsyndrom sogar Kochsalzzulagen erforderlich. Kochsalzmangel ist die häufigste Ursache für einen Diureserückgang!
  - phosphatarme Nahrung: keine Nüsse, kein Milchpulver oder Kondensmilch, keine Linsen, Bohnen, Pilze und Salzhering. Phosphatzufuhr ist meist an Eiweißzufuhr gekoppelt, deshalb entspricht eiweißarme Kost gleichzeitig einer Prophylaxe der renalen Osteopathie!
  - Kaliumreduktion bei Hyperkaliämie: wenig Obst, Gemüse, Säfte, Fleisch
  - kalziumreiche Kost: Milch und Milchprodukte wie Käse, Joghurt, Quark
  - reichliche Flüssigkeitszufuhr (erhöht Ausscheidung von Harnstoff): ca. 2–2,5 l täglich, bei Einlagerung von Flüssigkeit Zufuhr einschränken oder medikamentöse Diureseförderung (s. unten).

TIP Durch gute Diätberatung können Medikamente eingespart werden!

- symptomatische medikamentöse Therapie:
  - Diuretika, wenn Diurese < 2,5 l täglich oder bei Wassereinlagerungen: Krea < 2 mg/dl Thiaziddiuretika, Krea > 2 mg/dl Furosemid (bis maximal 2 g täglich), evtl. auch Kombination von Thiazid- und Schleifendiuretika, jedoch keine kaliumsparende Diuretika (Hyperkaliämie!)
  - Elektrolytausgleich bei Elektrolytstörungen: z.B. Ionenaustauscher (z.B. Resonium® A) bei Hyperkaliämie, Natriumbicarbonat bei metabolischer Azidose
  - Kalziumphosphathaushalt: bei Hyperphosphatämie Kalziumkarbonat oder -acetat, keine aluminiumhaltige Phosphatbinder wegen der Gefahr der Aluminiumintoxikation. Bei Hypokalziämie: Therapie erst nach Normalisierung der Phosphatkonzentration, da sonst Gefahr der Ausfällung von Kalziumphosphat in den Organen, Kalzium oral 1000–2000 mg täglich (z.B. Calcium 500/1000 Hexal®)

- Therapie und Prophylaxe von Komplikationen:
  - konsequente Behandlung einer Hypertonie (s.a. Tab. 5.1 u. Abb. 5.74): Zielwert 120/80 mmHg, Einstellung bevorzugt mit ACE-Hemmern (renoprotektive Wirkung, Nachteil: Gefahr der Hyperkaliämie)
  - Prophylaxe einer Osteopathie: diätetische und medikamentöse Phosphatreduktion, Substitution von Calcitriol (z.B. Rocaltrol® 0,125 µg täglich) oder Alfacalcidol, Substitutionstherapie verhindert Parathormonanstieg
  - Therapie der renalen Anämie: indiziert bei symptomatischen Pat. mit Hb < 9–10 g%, Gabe von rekombinantem humanem Erythropoetin 2–3 ×/Wo. s.c. 24–30 IE/kg KG, meist für 6–8 Wo. bis Hkt 30–35%. Bei Ferritinspiegel < 200 µg/l orale Eisensubstitution
  - Therapie des Pruritus: selektive Fototherapie und Antihistaminika.

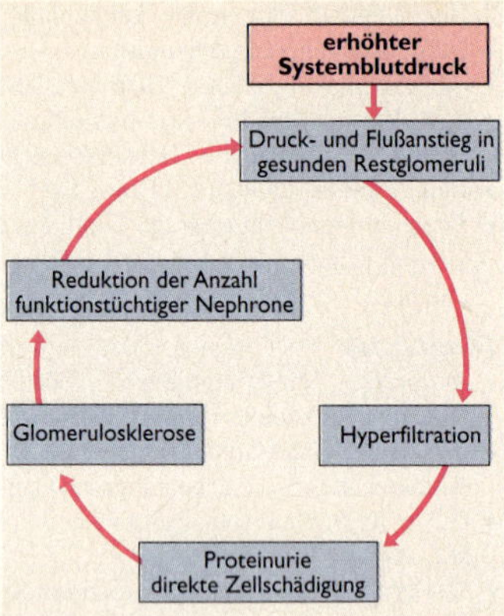

Abb. 5.74 Progredienz der chronischen Niereninsuffizienz durch die art. Hypertonie [7].

Beachte

Durch adäquate konservative Therapie kann die chronische Niereninsuffizienz lange Zeit im kompensierten Stadium stehenbleiben. Jedoch sollte frühzeitig vor dem Auftreten von Urämiesymptomen Kontakt mit einem Dialysezentrum aufgenommen werden, um den Pat. vorbereiten zu können.

Nierenersatztherapie

(Dialyse und -formen, Tab. 5.13 u. Abb. 5.75)

Ind. zur Nierenersatztherapie bei chronischer Niereninsuffizienz: konservativ nicht beherrschbaren urämischen Symptomen (wie Perikarditis, Perikarderguß), schwer einstellbare Hypertonie, medikamentös nicht einstellbare Hyperkaliämie oder metabolische Azidose, schwere Hyperphosphatämie, Krea im S. > 8–10 mg/dl und Harnstoff im S. > 160–200 mg/dl.

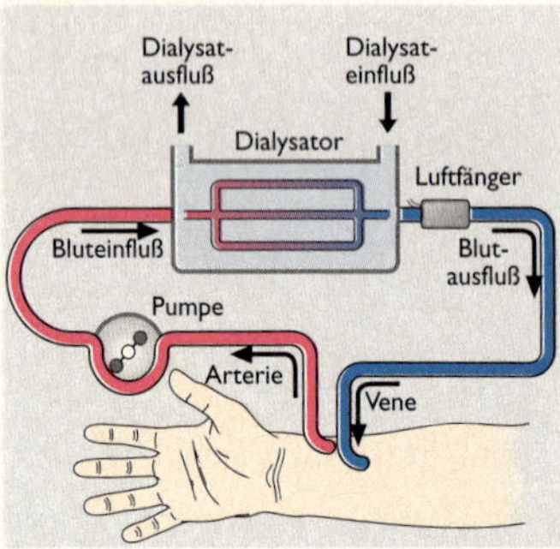

Abb. 5.75 Schematische Darstellung der Hämodialyse. Über einer Rollerpumpe wird arterialisiertes Blut dem Pat. entzogen und dem Dialysator zugeführt. Dort erfolgt der eigentliche Stofftransport in das Dialysat, welches in die Gegenrichtung strömt. Das Dialysat wird verworfen, das entgiftete Blut dem Pat. via Luftfänger reinfundiert [7].

Nierentransplantation

- *Ind. zur Nierentransplantation:* chronische dialysepflichtige Niereninsuffizienz bei fehlenden KI zur Transplantation
- *KI:* Malignome, chronische Infektionen (z.B. HIV-Infektion), schwere psychiatrische Erkrankungen, arteriosklerotische Komplikationen (z.B. KHK), florides gastroduodenales Ulkus, biologisches Alter > 55–60 Jahre

Tab. 5.13 Übersicht der Dialyseformen [9].

Dialyse-Form	kurze Erklärung	Vorteil	Nachteil
Hämodialyse in Dialysezentrum	Blut des Pat. wird über Shunt (Brescia-Cimino-Fistel) der Dialysemaschine zugeführt. Stoffaustausch im Dialysator (Kapillar- oder Plattendialysator) zwischen Blut- und Dialysatseite über eine semipermeable Membran. Bikarbonathaltiges Dialysat hat das früher verwendete Azetat-Dialysat weitgehend abgelöst	Seit über 20 J. Erfahrung mit diesem Verfahren. Dialyse unter ärztlicher Kontrolle	große Kreislaufbelastung während der Dialyse und durch den Shunt. Auftreten von Shuntthrombosen: Heparinisierung erforderlich. Strenge Diät und restriktive Flüssigkeitszufuhr. Bindung an ein Dialysezentrum mit hohem zeitlichen Aufwand (3 x/Wo. für 4–5h)
Heimhämodialyse	prinzipiell Durchführung wie in Dialysezentrum	zeitlich flexibler	Partner mit Fachkompetenz und räumliche Gegebenheiten (mit spez. Wasserzufuhr) notwendig
Hämofiltrationsverfahren	ähnlich der Hämodialyse, Substanzen mit mittl. Molekulargewicht werden besser eliminiert	weniger kreislaufbelastend als Hämodialyse	teurer, gute Shuntfunktion notwendig
CAPD (continuierlich ambulante Peritonealdialyse)	Peritoneum dient als Dialysemembran. Harnpflichtige Substanzen werden über das Peritoneum in Dialyseflüssigkeit in der Bauchhöhle ausgeschieden. 4 x tägl. Wechsel des Dialysats, Dauer ca. 30–60 Min.	Kreislaufschonend, größere Unabhängigkeit, meist geringere Ernährungs- und Flüssigkeitseinschränkungen als bei Hämodialyse. Keine Heparinisierung	Gefahr einer Peritonitis und der Inf. der Katheteraustrittsstelle. KI: Z.n. mehrfachen Abdominal-OPs und chron. Darmerkr. Baden und Schwimmen wegen hoher Inf.-Gefahr vermeiden; kosmetische Probleme: herausragender Katheter; hohe Eigenverantwortung
CCPD (continuierliche cyklische Peritonealdialyse)	Modifikation der CAPD. Pat. schließt sich nachts an ein Gerät an, das automatisch eine eingestellte Zahl von Beutelwechseln durchführt	große Flexibilität; während des Tages entfällt der Beutelwechsel oder kann auf 1–2 reduziert werden	gestörter Schlaf, teuer

- *Vorgehen:* Auswahl einer Spenderniere über Eurotransplantat-Zentrum in Holland unter Berücksichtigung der Histokompatibilität. Transplantation extraperitoneal in die li. oder re. Fossa iliaca und anschließende immunsuppressive Therapie (langfristig mit Cyclosporin A)
  - *Komplikationen* nach Transplantation: lokale Komplikationen (Nierenruptur, Blutungen, Thrombosen der Nierengefäße), Abstoßungsreaktionen (perakut, akut oder chronisch), NW der Immunsuppressiva
  - *Prognose:* Ein-Jahres-Überlebensrate 95%. Nach 10 Jahren funktionieren noch ca. 50% der Transplantatnieren. Erhöhtes Risiko für kardiovaskuläre Erkrankungen, Infektionen und Malignome.

5.7.4 Glomerulonephritis (GN)

Syn.: nicht-infektiöse Erkrankung der Glomeruli, entweder isolierter Befall der Glomeruli (= *primäre* GN) oder im Rahmen einer System- oder Infektionskrankheit (= *sekundäre* GN). Ursache für 10% der chronischen Niereninsuffizienz.

MEMO

Einteilung nach dem klinischen Verlauf:

- *mono- oder oligosymptomatisches GN-Syndrom*: oft Zufallsbefund, Erythrozyturie mit/ohne geringere Proteinurie, normale Nierenfunktion, gute Prognose
- *akutes GN-Syndrom*: unterschiedliche Verlaufsformen von unkompliziert (mit Hämaturie und leichter Proteinurie) bis nephrotisches Syndrom oder ANV
- *chronisch-progredientes GN-Syndrom*: Erythrozyturie, Proteinurie, Hypertonie und langsam zunehmende Niereninsuffizienz.

Basisdiagnostik

- *Anamnese:* vorausgegangener Infekt, Hypertonie, Miktion (Oligurie, Makrohämaturie), Medikation
- *körperliche Untersuchung:* Ödeme, RR, klopfschmerzhaftes Nierenlager
- *Labor:* BB, BSG, CRP, Krea, evtl. Kreatinin-Clerance (bei normalem Krea), Harnstoff, Elektrolyte, Gesamteiweiß, Serumelektrophorese. Urinstatus, -sediment, quantitative Eiweißbestimmung im 24-h-Sammelurin
- *abdominelle Sonographie:* evtl. Schrumpfniere bei chronischer GN (Abb. 5.76), bei akuter GN keine sicheren sonographische Hinweise.

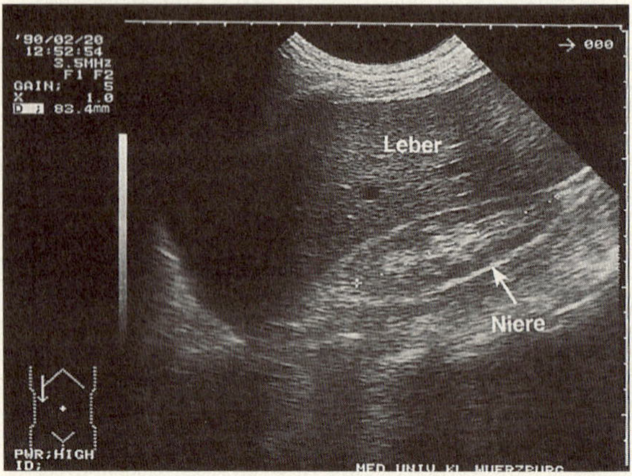

Abb. 5.76 Schrumpfniere bei chronischer GN. Verkleinerter Längsdurchmesser mit Verschmälerung und Strukturverdichtung des Parenchymsaums [7].

AKUTE POSTSTREPTOKOKKEN-GN

BEACHTE

Syn.: vor allem nach Infekten mit β-hämolysierenden Streptokokken der Gruppe A auftretende Immunkomplexnephritis mit Ablagerung von Immunkomplexen an der Außenseite der Basalmembran (endokapilläre diffuse proliferative GN).

Klinik und Diagnostik

In 50% der Fälle keine subjektiven Symptome!

- 1–2 Wochen nach Streptokokkeninfekt Auftreten einer Mikrohämaturie und Proteinurie (obligate Symptome) und evtl. Ödeme, Hypertonie, Makrohämaturie, Kopf-, Gliederschmerzen und Fieber

- *Labor:* BKS erhöht, CRP oft normal, ASL-Titer (in 50% der Fälle) und Anti-DNAse-B-Titer (90%) erhöht, Komplement C_3 in der 1. Woche oft erniedrigt, evtl. leichter Anstieg von Krea und Harnstoff.

TIP

Häufige Krea-Kontrollen, bei Anstieg Nierenbiopsie (Differentialdiagnose rapid-progressive GN).

Therapie
- *Allgemeinmaßnahmen:* Bettruhe, körperliche Schonung, salzarme Kost, Flüssigkeitsbilanzierung
- bei nachgewiesenem Streptokokken-Infekt bis 10 Tage Penizillin oder Erythromycin.

BEACHTE

Prognose: Bei Kindern in 90% Ausheilung, bei Erwachsenen nur in 50% der Fälle. Häufig über Jahre bleibende Mikrohämaturie und Proteinurie.

IGA-NEPHROPATHIE

Häufigste GN bei Erwachsenen, mit glomerulärer IgA-Ablagerung und Mesangiumproliferation. Unklare Ätiologie.

Klinik und Diagnostik
- wenige Tage nach respiratorischem Infekt Makro- oder Mikrohämaturie (mit/ohne Proteinurie). In 30–50% der Fälle Hypertonie und in 10% Entwicklung eines nephrotischen Syndroms
- *Labor:* erhöhter IgA-Spiegel im S.

Therapie

Nur symptomatische Therapie: bei Auftreten einer Hypertonie Behandlung mit ACE-Hemmer und bei Proteinurie (> 1 g/24 h) mit fortschreitender Niereninsuffizienz Gabe von Fischöl und Kombinationstherapie von Kortikosteroiden mit Cyclophosphamid.

BEACHTE

Prognose: nach 10 Jahren sind 10% der Pat. dialysepflichtig.

RAPID-PROGRESSIVE GLOMERULONEPHRITIS

Syn.: GN mit rasch fortschreitender Einschränkung der Nierenfunktion, Nierenversagen innerhalb von Wo. oder maximal 6 Mon. (ohne Therapie). Histologie: extrakapilläre proliferiende GN mit Halbmondbildungen.

Einteilung
- Typ I (10% der Fälle): Antibasalmembran-rapid-progressive GN: AK gegen glomeruläre Basalmembran, meist mit Lungenbeteiligung *(Goodpasture-Syndrom)*, betrifft v.a. Männer < 40. LJ
- Typ II (20%): Immunkomplex-rapid-progressive GN. Glomeruläre Ablagerung von Immunkomplexen in granulärer Form. Ätiologie: IgA-Nephropathie, postinfektiöse GN, SLE
- Typ III (70%): Pauci-immun-rapid-progressive GN (ANCA-assozierte GN): z.B. bei M. Wegener, Churg-Strauss-Syndrom.

Klinik und Diagnostik
- subfebrile Temperaturen, Leistungsknick, Kopf- und Gliederschmerzen, Blässe
- Hypertonie, oft mit Proteinurie, evtl. mit nephrotischem Syndrom
- rasch zunehmende Niereninsuffizienz mit urämischen Symptomen
- bei Goodpasture-Syndrom zusätzlich : Hämoptysen, Dyspnoe, Lungenblutungen.
- Diagnostik: rasch ansteigendes Krea und Harnstoff, immunologische Diagnostik (zirkulierende Anti-GBM-AK bei Typ I, zirkulierende Immunkomplexe bei Typ II und cANCA oder pANCA bei Typ III), Nierenbiopsie mit Histologie.

BEACHTE

Therapie
- Typ I: Plasmaseparation und Immunsuppressiva (Kortikosteroide und Cyclophosphamid)
- Typ II und III: Kortikosteroide und evtl. Cyclophosphamid.

Prognose: Bei rechtzeitiger Therapie kann sich die Nierenfunktion in ca. 60% der Fälle bessern!

5.7.5 Nephrotisches Syndrom

MEMO

Syndrom mit Proteinurie (> 3–3,5 g/d), Hypoproteinämie und Hyperlipoproteinämie (Erhöhung von Cholesterin und Triglyzeriden), unterschiedlichster Ätiologie.

Ätiologie
- GN (80% der Fälle):
  - *minimal-change-GN* (minimal proliferierende interkapilläre GN): häufigste Ursache des nephrotischen Syndroms im Kindes- und Jugendalter. Histologie: elektronenmikroskopisch Verlust der Podozyten an der Basalmembran. Ätiologie: unklar, sekundär bei malignen Erkrankungen, NSAR-Einnahme
  - *fokal-segmental sklerosierende GN:* Histologie: lichtmikroskopisch erkennbare Hyalinisierung und Sklerosierung eines Teils der Kapillarschlingen. Ätiologie: idiopathisch, sekundär z. B. bei HIV-Infektion, malignen Lymphomen, Leukämien
  - *membranöse GN:* häufigste Ursache des nephrotischen Syndroms bei Erwachsenen. Immunkomplex-vermittelte GN, lichtmikroskopisch erkennbare Verdickung der glomerulären Basalmembran, elektronenoptisch „Spikes" an der Außenseite der Basalmembran, entsprechend den Ablagerungen von Komplement und IgG. Ätiologie: idiopathisch und sekundär bei Tumoren, Infektionen und Medikamenten (z. B. Penizillamin)
  - *membranoproliferative GN:* mit diffusen Basalmembranverdickungen und Mesangiumproliferationen, 3 Typen werden unterschieden. Ätiologie: idiopathisch und sekundär bei Hepatitis B und C, HIV-Infektionen, Kollagenosen
- diabetische Nephropathie
- seltenere Ursachen: Amyloidose, Plasmozytom, Nierenvenenthrombose, Infektionen (z. B. Malaria), Medikamente (z. B. Captopril, Gold), chronische Nierentransplantatabstoßung.

Klinik
- Zeichen der Hypoproteinämie: Lid-, Gesichts- und Unterschenkelödeme mit Gewichtszunahme, später generalisierte Ödeme mit Aszites, Pleuraergüsse, Lungenödem
- erhöhte Infektanfälligkeit durch IgG-Mangel
- zunehmende Thomboseneigung durch Verlust an Antithrombin III
- art. Hypertonie durch Hypervolämie und Aktivierung des Renin-Angiotensin-Aldosteron-Systems
- Symptome der Grunderkrankung und evtl. einer zunehmenden Niereninsuffizienz.

Diagnostik
- *Anamnese:* Vorerkrankungen, Medikamente
- *körperliche Untersuchung:* RR, Ödeme
- *Labor:* Urinstatus, -sediment, quantitative Eiweißbestimmung im 24-h-Sammelurin. Blut: BB, Krea, Harnstoff, Elektrolyte, Gesamteiweiß, Elektrophorese (Albumin und γ-Globuline erniedrigt), Triglyzeride und Cholesterin, Antithrombin III (erniedrigt)
- Sonographie der Nieren
- Nierenbiopsie mit Histologie: notwendig für Therapie.

MEMO

Unterscheidung zwischen selektiver (= niedermolekularer) Proteinurie und nicht-selektiver Proteinurie (= Ausscheidung von Proteinen mit hohem Molekulargewicht).

Therapie

- Therapie der Grunderkrankung soweit möglich
- *Allgemeinmaßnahmen:* körperliche Schonung, eiweiß- und kochsalzarme Diät, Flüssigkeitsbilanzierung, Thromboseprophylaxe, Impfung gegen Pneumokokken und Influenzavirus
- symptomatische medikamentöse Therapie:
  - vorsichtige diuretische Therapie: Thiazide und kaliumsparende Diuretika oder Thiazide mit Schleifendiuretika bei Ödemen
  - Antibiotika und Immunglobulinsubstitution bei bakteriellen Infekten
  - Therapie einer Hypercholesterinämie mit HMG-Co-A-Reduktasehemmer
  - Therapie einer Hypertonie mit ACE-Hemmer (Ausnahme: fortgeschrittene Niereninsuffizienz relative KI für ACE-Hemmer), Zielwert 120/80 mmHg
- spezielle Therapie bei GN:
  - Kortikosteroide bei minimal-change-GN (Erfolgsrate 80%, v.a. bei Kindern), fokal-segmental sklerosierender GN (Erfolgsrate 25%) und bei membranoproliferativer GN bei Kindern
  - Kortikosteroidpulstherapie im Wechsel mit Chlorambucil bei membranöser GN
  - ASS und Dipyridamol bei membranoproliferativer GN der Erwachsenen.

BEACHTE

Prognose: abhängig von der Grunderkrankung und der GN-Form. Bei der minimal-change-GN z.B. ist eine spontane Ausheilung möglich, und es kommt nur selten zur terminalen Niereninsuffizienz, bei der fokal-segmental sklerosierenden GN zeigen 50% der Pat. nach 5–10 Jahren eine terminale Niereninsuffizienz und bei der membranoproliferativen GN 60% der Pat. nach 10 Jahren.

5.7.6 Interstitielle Nephritiden (IN)

Syn.: heterogene Gruppe akuter oder chronischer Erkrankungen, die v.a. das Niereninterstitium und den Tubulusapparat betreffen und weniger die Glomeruli oder die Nierengefäße (Abb. 5.77). Schäden des Interstitiums führen zur Zerstörung der Gewebestruktur und verschlechtern die Nierenfunktion.

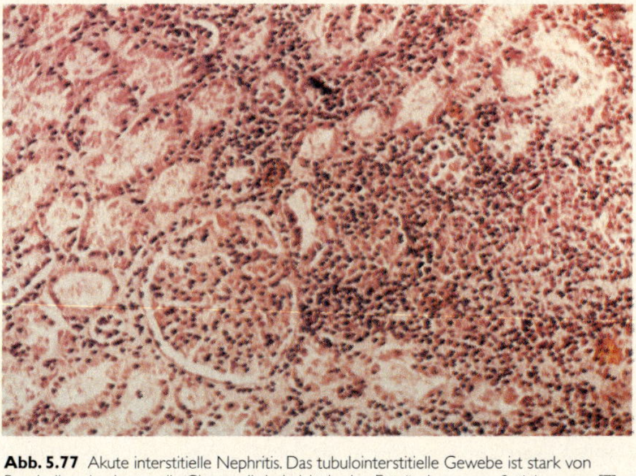

Abb. 5.77 Akute interstitielle Nephritis. Das tubulointerstitielle Gewebe ist stark von Rundzellen durchsetzt, die Glomeruli sind nicht in den Entzündungsprozeß einbezogen [7].

BEACHTE

Verwendung der Begriffe oft irreführend: tubulointerstitielle Nierenerkrankung oft Syn. für IN oder nur für abakterielle IN. Akute oder chronische bakterielle IN werden auch als Pyelonephritis bezeichnet (s. Kap.5.7.1).

Ätiologie

- infektiös: Bakterien (z. B. E. coli, Enterokokken, Pseudomonas, Proteus), Viren (z. B. Hantavirus)
- parainfektös bei bakteriellen Infektionen (z. B. bei Streptokokkeninfekt)
- allergische und toxische Medikamentenschäden: v.a. Analgetika (s. u.), Antibiotika (z. B. Penicillin G, Ampicillin, Sulfonamide, Aminogylkoside), Diuretika
- Chemikalien: z. B. Blei, Cadmium
- Stoffwechselstörungen: Hyperurikämie, Hyperkalzämie, Hypokaliämie, Oxalatnephrose
- Malignome: z. B. Plasmozytom, Lymphome, Leukämien
- Immunologische Erkrankungen: z. B. Amyloidose, Sjörgen-Syndrom
- vaskuläre Erkrankungen: z. B. Arteriosklerose, arterielle Embolie, akute Tubulusnekrose
- hereditäre Erkrankungen: z. B. polyzystische Nierenerkrankung

Klinik

- Symptome sehr variabel durch die ursächliche Erkrankung
- meist lange Zeit asymptomatisch fortschreitende Niereninsuffizienz. Polyurie, Nykturie, evtl. Koliken durch abgehende Papillennekrosen, Anämie durch Erythropoetinmangel, art. Hypertonie
- rezidivierende HWI.

Diagnostik

- Anamnese (Vorerkrankungen, Medikamente) und Ganzkörperstatus
- *Labor:* Urinstatus, -sediment, -kultur (sterile Leukozyturie als Frühsymptom), quantitative Eiweißbestimmung im 24-h-Sammelurin. BB, Diff.-BB, CRP, Krea, Harnstoff, Elektrolyte
- Sonographie der Nieren: verkalkte Papillen
- evtl. Nierenbiopsie.

Therapie

Soweit möglich Behandlung der Grunderkrankung bzw. der auslösenden Noxen (z. B. Absetzen der Medikation) und symptomatische Therapie der Niereninsuffizienz.

MEMO

Analgetikanephropathie:

- *Ätiologie:* Abusus von Mischanalgetika (z. B. ASS plus Paracetamol plus Coffein), phenazetin- oder paracetamolhaltiger Analgetika oder NSAR
- *Klinik:* anfangs meist symptomlos, evtl. Kopfschmerzen, Müdigkeit, Anämie. Später Koliken durch abgehende Papillennekrosen, Hämaturie, zunehmende Niereninsuffizienz
- *Spätkomplikation:* erhöhtes Risiko für Urothel- und Mamma-Ca
- *Diagnostik:* Bestimmung des N-Azetyl-Paraaminophenol im Urin bei Verschweigen eines Phenazetinabusus
- *Therapie:* Absetzen der Medikation, symptomatische Therapie der Niereninsuffizienz
- *Prognose:* bei rechtzeitigem Absetzen der Analgetika (Krea < 3 mg/dl im S.) kein Fortschreiten der Niereninsuffizienz.

5.7.7 Urolithiasis (Tab. 5.14)

Syn.: Uro- (= allgemeiner) statt Nephrolithiasis. Steinbildung im Hohlsystem der Nieren *(Nephrolithiasis)*, im Harnleiter, in der Harnblase oder selten in der Harnröhre. 2,5 Mio. in BRD, Männer doppelt so häufig wie Frauen betroffen, Häufigkeitsgipfel 30.–60. LJ.

Tab. 5.14 Die häufigsten Steinarten und ihre Ätiologie [9].

Steinart	Häufigkeit	Farbe, Konsistenz	Ätiologie
Kalzium-oxalat	65–70%	gelblich bis schwarz	• Störungen des Kalziumstoffwechsels (z. B. Hyperparathyreoidismus, Immobilisation, Knochenmetastasen) • enterale Hyperabsorption von Oxalat z. B. bei M. Crohn, Colitis ulcerosa, Leberzirrhose • massive Vit.-C-Zufuhr (Hyperoxalurie)
Kalzium-phosphat	9–10%	grauweißlich, weich	Hyperparathyreoidismus, M. Cushing
Harnsäure	ca. 15%	gelbbraun bis rostbraun, glatt und rundlich	• Gicht (z. B. Überangebot an Nahrungs-purinen, Alkoholbelastung, Tumorzerfall) • Medikamente (Urikosurika)
Infektsteine	5–15%	schmutziggrau, mörtelartig	HWI durch ureasebildende Bakterien, v.a. Proteus-Spezies (E. coli gehört nicht dazu)
Zystinsteine	0,5–1%	gelblich, hart	autosomal rezessiv vererbter Defekt

MEMO

Prädisponierende Faktoren der Urolithiasis:

- pathologische Nierenmorphologie (z. B. polyzystische Nierendegeneration) und Nierenanomalien (z. B. Hufeisenniere)
- gestörter Harnfluß: z. B. Ureterabgangsstenosen, Harnröhrenstriktur, funktionelle Dyskinesie (z. B. im Rahmen einer Immobilisation oder einer Schwangerschaft)
- rezidivierende HWI: HWI und Urolithiasis begünstigen sich gegenseitig!
- disponierender Harn-pH-Wert: eiweißreiche Kost
- erhöhter Flüssigkeitsverlust: Heiße und trockene Gegenden sind endemische Steingebiete.

BEACHTE **Urolithiasis fast immer multifaktorielles Geschehen!**

Klinik

- häufig symptomlos bei Nephrolithiasis
- kolikartige Schmerzen bei Mobilisation des Steines: schlagartig beginnende, wellenförmig krampfartig wiederkehrende, stärkste Schmerzen, häufig mit Erbrechen, Stuhl- und Windverhalt. Pat. ist unruhig und geht umher. Während der Kolik geht nur wenig Urin ab: in 30% Makrohämaturie, in 70% Mikrohämaturie
- selten dumpfer Dauerschmerz, meist bei länger bestehender Obstruktion der ableitenden Harnwege, z. B. bei festsitzendem Harnleiterstein.

BEACHTE **Nierenkoliken gehören zu den am intensivsten empfundenen Schmerzen!**

Diagnostik

- *Anamnese:* Vorerkrankungen (Gicht, HWI, Z.n. Harnwegs-OP), sonstige prädisponierende Faktoren, familiäre Urolithiasis
- *körperliche Untersuchung:* dolentes Nierenlager, Blasenhochstand, palpabler Tumor, verminderte Darmperistaltik (Subileus)
- *Labor:* Urinstatus, -sediment, -kultur, abgegangene Steine zur Steinanalyse. Serum: Kalzium, Harnsäure, Krea. Bei Steinrezidiven erweitere Diagnostik: im 24-h-Sammelurin Kalzium, Phosphat, Harnsäure, Oxalat, Zystin, spezifisches Gewicht. Im Serum: BB, Elektrolyte, Phosphat, Gesamteiweiß, evtl. Parathormon
- *Sonographie* der Nieren und ableitenden Harnwege: evtl. Steinschatten und Harnaufstau (Abb. 5.78)
- *Rö-Abdomenleeraufnahme:* 80% der Steine sind schattengebend mit Ausnahme der Harnsäure- und Zystinsteine
- evtl. i.v. *Urogramm* (nicht während einer Kolik): Harnaufstau, KM-Aussparungen (Differentialdiagnose: Tumor oder Blutkoagel).

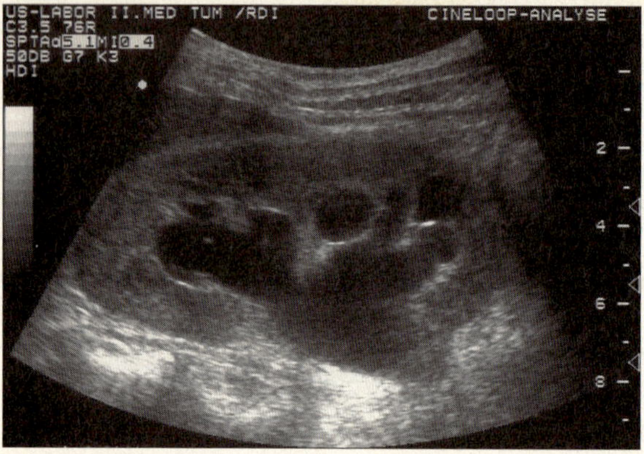

Abb. 5.78 Harnstauungsniere Grad II–III. Das Hohlsystem ist echofrei erweitert, und die Kelchhälse sind aufgebraucht [6].

BEACHTE MEMO

Schmerzausstrahlung als Hinweis auf Steinlokalisation:

- Schmerzen in Nierengegend: Stein evtl. in Nierenbecken, -kelch
- Schmerzen im Rücken bis Unterbauch: Stein im Bereich des Harnleiterabganges oder dem Pyelon
- Unterbauchschmerzen bis in Blase, Labien oder Hoden: Stein in Harnleitermitte oder prävesikal.

Differentialdiagnose: Kolik durch abgehende Blutkoagel bei Tumor, Niereninfarkt (im Labor hohe LDH), Gallenkolik, Mesenterialinfarkt, mechanischer Ileus.

Therapie

AKUT

Nierenkolik: viel trinken, Bewegung (Hüpfen), Spasmolyse mit N-Butlyscopolaminbromid (z.B. Buscopan®) 20 mg langsam i.v., Analgesie mit Metamizol (z.B. Metalgin®) 1–2 g i.v. oder Pethidin (z.B. Dolantin®) 50 mg i.v., Infusion mit isotonischer NaCl-Lsg. Spontanen Steinabgang abwarten, bei Komplikationen (z.B. Infektion, Obstruktion durch Stein) invasive Therapie.

Invasive Therapie:

- extrakorporale Stoßwellenlithotripsie (ESWL): nach sonographischer oder röntgenologischer Steinlokalisation erfolgt die Fokussierung der Stoßwelle auf den Stein. Erfolgsrate 90%. Voraussetzung: keine Harnabflußstörung
- Ureteroskopie bei Harnleitersteinen und Steinextraktion z.B. mittels Dormia-Fangkörbchen oder Schlinge
- perkutane Nephrolithotomie: unter sonographischer Steuerung perkutane endoskopische Steinentfernung
- operative Steinentfernung: nur noch selten erforderlich.

Konservative Therapie:

- medikamentöse Litholyse nur bei Harnsäuresteinen möglich: Harnneutralisierung auf pH 6,5–7 (vegetarische Ernährung, Uralyt U®) und evtl. täglich 100–300 mg Allopurinol (Allopurinol Hexal®).

Rezidivprophylaxe durch hohe Flüssigkeitszufuhr, wenig tierische Eiweiße und salzarme Kost sowie zusätzlich bei:

- kalziumhaltigen Steinen: evtl. Verordnung von Thiaziddiuretika (senken renale Kalziumausscheidung), jedoch keine kalziumarme Kost

- Oxalatsteine: Magnesium- und Zitratkombinationen
- Infektsteine: Ansäuerung des Harns, z.B. durch Methionin oder/und ansäuerndes Mineralwasser
- Harnsäuresteine: Harnneutralisierung s. oben
- Zystinsteine: Alkalisierung des Harns, z.B. durch Tiopronin.

TIP

Bei kalzium- und phosphathaltigen Steinen immer Hyperparathyreoidismus ausschließen!

BEACHTE

Prognose: Rezidivhäufigkeit ohne Prophylaxe 50–70%, mit Prophylaxe weniger als 5%!

5.7.8 Nierenzellkarzinom

Syn.: Hypernephrom, Grawitz-Tumor. 2% aller Ca. Risikofaktoren: Zigarettenrauchen, Cadmium- und Trichloethylenexposition, erworbene Nierenzysten bei Dialysepat., Genmutation (MET, 7q13) beim papillären Nierenzell-Ca. Häufigkeitsgipfel > 50. LJ.

Klinik

- meist Spätsymptome: schmerzlose Hämaturie (65%), Flankenschmerz (60%), palpabler Tumor (35%), Kolikschmerz durch Blutkoagel, unklares Fieber, Nachtschweiß, Gewichtsverlust, Leistungsknick, Varikozele des li. Hodens (durch Tumoreinbruch in die li. V. renalis)
- paraneoplastische Syndrome: Hypertonie (Renin), Polyglobulie oder Hyperkalzämie
- Symptome durch Metastasen in Leber, Lunge, Knochen und LK im Nierenhilus sowie paraaortal, selten Metastasen im Gehirn.

BEACHTE

Initialsymptome sind oft gleichzeitig Spätsymptome! 50% der Pat. haben bei Diagnosestellung schon Metastasen. Viele Nierenzell-Ca werden zufällig sonographisch entdeckt bei asymptomatischen Pat.

Diagnostik

- Anamnese (meist unauffällig) und Ganzkörperstatus (evtl. palpabler Tumor)
- Sonographie (Abb. 5.79) CT oder MRT des Abdomens
- *Staging-Untersuchungen:* Rö-Thorax, Skelettszintigraphie, CT-Schädel.

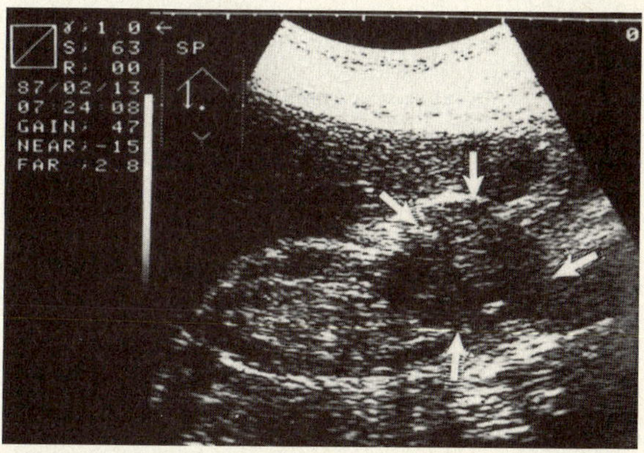

Abb. 5.79 Sonographisches Bild eines soliden Nierentumors re. mit polyzyklischer Begrenzung am unteren Nierenpol, Binnenechos und fehlender Schallverstärkung auf der Rückseite des Tumors [7].

BEACHTE

Differentialdiagnose: benigner Nierentumor (nur 20% der Nierentumoren sind benigne!).

Therapie

- nur operative Therapie erfolgversprechend: Nephrektomie (Ausnahme: kleine, in der Nierenrinde gelegene Tumoren, dann evtl. nierenerhaltende Tumorresektion), Adrenalektomie, Entfernung des Harnleiters, der Spermatika-/Ovarikagefäße, Resektion aller parakavalen und paraaortalen LK
- operative Entfernung solitärer Fernmetastasen in Lunge und Leber
- Chemo- und Strahlentherapie ohne wesentlichen Erfolg
- *Nachsorge:* zunächst vierteljährlich Anamnese und abdominelle Sonographie, Rö-Thorax halbjährlich, Skelettszintigraphie nur bei entsprechender Klinik.

BEACHTE

Prognose: 5-Jahres-Überlebensrate 55–80% bei Tumoren ohne Fern- und LK-Metastasen, 10–20% bei Einbruch in die V. renalis oder bei LK-Metastasen.

5.7.9 Harnblasenkarzinom

Syn.: korrekter Harnblasen-Ca statt Urothel-Ca, da einige Harnblasen-Ca auch Plattenepithel-Ca etc. sind. Häufigstes Ca des Harntraktes. Meist Urothel-Ca (90%), seltener Plattenepithel-Ca (3–5%), Adeno-Ca (< 2%) und selten Urachus-Ca. Häufigkeitsgipfel 50.–60. LJ Männer dreimal so häufig wie Frauen betroffen.

Ätiologie

Prädisponierend wirken: industrielle Karzinogene (z.B. aromatische Amine), Analgetikaabusus (Phenacetinmetabolite), Rauchen, nitrosaminhaltige Nahrungsmittel, chronische Entzündungen, Bilharziose.

MEMO

Papillomatose der Harnblase gilt als Präkanzerose!

Klinik

- oft asymptomatisch
- Leitsymptom: schmerzlose Hämaturie (bei 80% der Pat. das erste Symptom)
- zystitische Beschwerden (30%): Brennen beim Wasserlassen, Pollakisurie, suprapubische Beschwerden
- *Spätsymptome:* Rückenschmerzen durch Stauungsnieren, Schwellung der unteren Extremitäten durch Lymphabflußstörungen, Tumorkloake (Ansammlung von Stuhl und Urin durch Fistelbildung)
- Symptome durch Metastasen in Lunge, Knochen sowie LK des kleinen Beckens.

Diagnostik

- Anamnese (prädisponierende Faktoren) und Ganzkörperstatus (oft unauffällig)
- *Labor:* Urinstatus, -sediment (Hämaturie), BB, BSG, Krea, AP, Elektrolyte
- *Sonographie* der Harnblase: zu 70% Tumorlokalisation an Hinter- und Seitenwand
- Zystoskopie mit Spülzytologie und Biopsie
- *Staging-Untersuchungen:* Rö-Thorax, CT und Sonographie des Abdomens, Skelettszintigraphie.

Therapie

Abhängig vom Stadium:

- bei oberflächlichen Tumoren: transurethrale Resektion (TUR), evtl. mit anschließender Chemo- oder Immuntherapie
- beim infiltrierenden Ca: Zystektomie nach vorheriger pelviner Lymphadenektomie mit möglichst kontinenter supravesikaler Harnableitung, evtl. adjuvante Chemotherapie. Gelegentlich vor radikaler Zystektomie Strahlentherapie, bei begrenzten Tumoren auch als lokale Radiotherapie z.B. mit Radium

BEACHTE

- Bei fortgeschrittenem, metastasierendem Ca: systemische Chemotherapie, zum Teil mit guten Ansprechraten.

Prognose: abhängig von Invasion und Metastasierung, z.B. 5-Jahres-Überlebensrate bei oberflächlichem Ca. 80–100%, bei organüberschreitendem Wachstum weniger als 30%.

5.8 Rheumatologie

5.8.1 Rheumatoide Arthritis (RA)

Syn.: chronische Polyarthritis, c. P. Häufigste rheumatische Erkrankung, die durch eine chronische Synovitis zu Gelenk-, Schleimbeutel- und Sehnenscheidenentzündungen führt, zusätzlich kann es zu extraartikulären Manifestationen kommen. Meist schubweiser Verlauf. Häufigkeitsgipfel: 30.–50. LJ. Circa 2% der Bevölkerung sind betroffen, Frauen drei- bis viermal so häufig wie Männer.

Ätiologie: nicht geklärt, durch unbekannte Faktoren (fraglich Virus-, bakterielle Infektion) ausgelöste Autoimmunreaktion an der Gelenkschleimhaut bei entsprechender genetischer Disposition (zu 70% mit HLA-Antigen DR4 assoziert).

Klinik

BEACHTE

In 20% der Fälle atypischer Befall der großen Gelenke und in 5% Mono- oder Oligoarthritis!

- *Allgemeinsymptome* (oft Frühsymptome): Abgeschlagenheit, Appetitlosigkeit, Gewichtsverlust, Nachtschweiß, subfebrile Temperaturen, Myalgien
- *Polyarthritis:* typischerweise oft schleichender Beginn mit Morgensteifigkeit einzelner Finger, meist symmetrischer Befall, Schwellung und Bewegungsschmerzen der Fingergrund- und proximalen Interphalangealgelenke, gleichzeitig oder später entsprechende Beschwerden auch an den Zehen. Über Jahre zentripetal fortschreitender Befall v.a. der Finger- und Zehengelenke, seltener auch der Hand-, Knie-, Ellbogen-, Sprung- und Hüftgelenke
- *periartikuläre Manifestationen:*
  - Synovitis: meist im Handbereich, kann zu Karpaltunnelsyndrom führen bei Befall der Sehnenscheiden unter dem Ligamentum carpi
  - Bursitis: z.B. im Bereich des Schulter- und Ellbogengelenks
  - Synovialzysten: z.B. Bakerzyste im Kniegelenk
  - Muskelatrophien (v.a. der Hand) und Myalgien (häufig im Hals-Schulter-Bereich)
- *Rheumaknoten* (in Sehnen und subkutan, v.a. an den Streckseiten der Gelenke) und evtl. Nagelveränderungen (subunguale Blutungen, rötliche Halbmonde im Nagelbett)
- *extraartikuläre Organmanifestationen:* selten Perikarditis, Myokarditis, Lungenfibrose, Pleuritis, Keratokonjunktivitis sicca, digitale Vaskulitis.

MEMO

Rheumatische Deformitäten (nach jahrelangem Verlauf, Abb. 5.80): Schwanenhals- und Knopflochdeformität der Finger, Daumendeformierung (90°/90°-Deformität), Handskoliose, Ulnardeviation der Langfinger, Caput-ulnae-Syndrom (Dorsalluxation des destruierten Caput ulnae durch Radial-Palmar-Dislokation der Handwurzel), Ankylosierung von Gelenken.

BEACHTE

Komplikationen: Gelenkdestruktionen, reaktive sekundäre Amyloidose, selten lymphoproliferatives Syndrom (mit Lymphozytose und Granulozytopenie), NW der Antirheumatika (z.B gastroduodenale Ulzera).

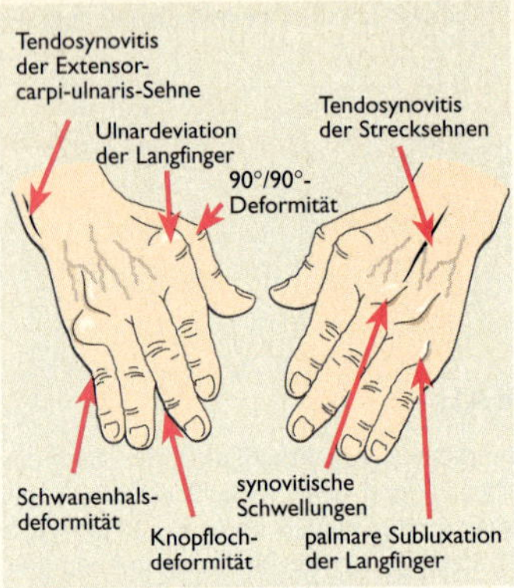

Abb. 5.80 Rheumatische Handdeformität [7].

Sonderformen der rheumatoiden Arthritis

- juvenile chronische Arthritis: 5 Subtypen, z.B. M. Still (systemische juvenile RA)
- Felty-Syndrom: schwere Form bei Erwachsenen mit Milz- und LK-Schwellung
- Caplan-Syndrom: Silikose und RA
- Alters-RA: Pat. > 60. LJ, oft untypischer mono- oder oligoartikulärer Gelenkbefall
- maligne Verlaufsform der RA: stark erhöhte Entzündungsparameter, rasche Gelenkdestruktionen und extraartikuläre Organmanifestationen.

Diagnostik

- *Anamnese:* rheumatische Erkrankungen in der Familie, Morgensteifigkeit und Schwellung der Gelenke
- *körperliche Untersuchung:* z.B. Gaenslen-Zeichen (schmerzhafter Händedruck = Querdruckschmerz der Fingergrundgelenke), Faustschlußdefizit, Muskelatrophien, Hand- und Fußdeformität, Gelenkschwellungen
- *Labor:*
  - Erhöhung von BKS, CRP, Komplement C3, C4, α-/β-Globulinen, Serumkupfer und evtl. Leukos sowie Thrombos
  - normo- oder hypochrome Anämie
  - RF positiv in 70–80% der Fälle, ANA (= antinukleäre AK) in ca. 35% und zirkulierende Immunkomplexe in ca. 50%
- Rö aller betroffenen Gelenke bei Erstvorstellung: anfangs oft nur gelenknahe Osteoporose, kleine Usuren, gelenknahe Zysten, später zusätzlich beginnende Knorpel- und Gelenkdestruktionen, Subluxationen, Gelenkzerstörungen, Ankylosen
- *Arthrosonographie:* z.B. Pannusbildung, Gelenkerguß und Synovialzysten nachweisbar
- *MRT:* Gelenk- und Knorpelveränderungen gut sichtbar
- evtl. Skelettszintigraphie.

MEMO

Diagnosekriterien der RA (nach American College of Rheumatology): Eine RA liegt vor, wenn der Pat. 4 Kriterien erfüllt!
- Morgensteifigkeit der Gelenke für mindestens 1 h, mindestens 6 Wo. anhaltend. Schwellung von mindestens 3 Gelenkregionen, mindestens für 6 Wo.
- Arthritis der Handwurzel-, Fingergrund- oder proximalen Fingermittelgelenke, für mindestens 6 Wo.
- symmetrische Arthritis für mindestens 6 Wo.
- Rheumaknoten
- Nachweis von RF
- typische röntgenologische Veränderungen.

BEACHTE

Differentialdiagnose: HLA-B27-assoziierte Spondylarthritiden (M. Bechterew, enteropathische Arthritis, Reiter-Syndrom, Psoriasis-Arthritis), rheumatisches Fieber, Kollagenosen, infektiöse Arthritis, Gicht, aktivierte Arthrose, Lyme-Arthritis, Fibromyalgie-Syndrom.

Therapie

- physikalische Therapie: Krankengymnastik, Ergotherapie, Thermo-, Kryo-, Elektrotherapie, Massagen
- symptomatische medikamentöse Therapie: indiziert im akuten Schub zur Schmerzreduktion und zur Unterstützung der Mobilisation
  - unselektive Cyclooxygenase-Hemmer (COX-1/2-Inhibitor): z.B. Ibuprofen (Ibuhexal®) 800–2400 mg täglich, Diclofenac (Diclac®) 50–150 mg täglich, Indometacin (AMUNO®) 50–150 mg täglich. *NW:* v.a. gastrointestinale Störungen in 30% der Fälle (z.B. 4faches Risiko für gastroduodenale Ulzera, Sodbrennen, Magenschmerzen, Darmentzündung, -blutung), Zystitis, zentralnervöse Störungen (wie Schwindel, Kopfschmerzen), Leber-, Nierenschäden, Blutbildungsstörungen. *KI:* gastroduodenale Ulzera, Leber-, Nierenfunktionsstörungen, Blutbildungsstörungen, Schwangerschaft
  - selektive COX-2-Inhibitoren: z.B. Rofecoxib (Vioxx®) 12,5–25 mg täglich, Celecoxib (Celebrex®) 200 mg täglich. *NW* und *KI:* wie unselektive COX-1/2-Inhibitoren, aber mit weniger gastrointestinalen NW
  - Glukokortikoide: z.B. Prednisolon (Decortin H®) 20–30 mg täglich mit stufenweiser Reduktion, evtl. auch längerfristige niedrige Dos. mit 5 mg täglich. *NW:* s. Kap. 6.9. *KI:* gastroduodenale Ulzera, Osteoporose, Psychosen, Infektionen, Glaukom, rezidivierende Thrombosen oder Embolien.

BEACHTE

Deutlich erhöhtes Risiko für gastroduodenale Ulzera unter NSAR-Therapie bei gleichzeitiger Kortikosteroid- oder Antikoagulanzientherapie, Ulkus in Anamnese und hoher Dos. der NSAR. In diesen Fällen prophylaktische Verordnung von Protonenpumpenhemmern oder Misoprostol.

- Basistherapeutika: frühzeitiger Einsatz indiziert, da oft die ersten 2 Jahre über den weiteren Krankheitsverlauf der RA bestimmen. Im Prinzip Dauertherapie. Erfolgsrate der Basistherapeutika 50–70%. Wirkungseintritt erst nach 2–3 Mon., Ausnahme: Methotrexat wirkt oft schon nach 1 Mon.
  - Chloroquin (z.B. Resochin®): *Ind.:* nur bei leichten Fällen, wirksam in 50% der Fälle. *NW:* Augenschäden (1×/Jahr augenärztliche Kontrolle), gastrointestinale Störungen, Neuropathie, Kardiomyopathie, hämolytische Krisen bei Glukose-6-Phosphat-Dehydrogenase-Mangel. *KI:* Retinopathie, Myasthenia gravis, Niereninsuffizienz, Glukose-6-Phosphat-Dehydrogenase-Mangel. *Dos.:* 250 mg täglich
  - Sulfasalazin (z.B. Azulfidine RA®): *Ind.:* nur bei leichten Fällen. *NW:* BB-Veränderungen, gastrointestinale Störungen, Kopfschmerzen, Hepatitis, Cholestase. *KI:* Niereninsuffizienz, Sulfonamid-Allergie. *Dos.:* 500–2000 mg täglich, einschleichende Dos.
  - Methotrexat (z.B. MTX Hexal®): *Ind.:* mittelgradige bis schwere Verläufe. *NW:* gastrointestinale Störungen, Stomatitis, Leberschäden, Blutbildungsstörungen, Haarausfall, Lungenfibrose, Arthralgien, Myalgien. Insgesamt aber relativ gut verträglich. *KI:* Leber-, Nierenfunktionsstörungen, akute Infektionen, gastroduodenale Ulzera, Schwangerschaft, hämatologische Erkrankungen. *Dos.:* 7,5–20 mg einmal pro Wo. 12–24 h nach Methotrexateinnahme Gabe von Folsäure (5–10 mg), um Methotrexat-NW zu reduzieren
  - Goldverbindungen: *Ind.:* Reservemittel, falls Methotrexat kontraindiziert. *NW* (> 30%): Dermatitis (Frühsymptom: Juckreiz), Stomatitis (Frühsymptom: Metallgeschmack), Leber-, Nieren-, Knochenmarkschädigung, Sehstörungen. *KI:* Schwermetallallergie, schwere Leber-, Nierenerkrankungen, Blutbildungsstörungen, Schwangerschaft. *Dos.:* z.B. Auranofin (Ridaura®) 2 × 3 mg täglich
  - sonstige Medikamente: D-Penizillamin (hohe NW-Rate, deshalb kaum noch indiziert), Azathioprin oder Cyclophosphamid (beides Reservemittel, falls Methotrexat nicht anspricht oder kontraindiziert), evtl. Kombination von Methotrexat und Hydroxychloroquin bei schweren Verläufen

- intraartikuläre Injektionen: Steroidinj. bei Mono- und Oligoarthritiden. Chemische Synoviorthese und Radiosynoviorthese (Inj. eines β-Strahlers) bei persistierender Synovitis, KI zur OP und bei postoperativen Rezidiven
- arthroskopische oder chirurgische Synovektomie: radikale Entfernung der Gelenkinnenhaut. Frühsynovektomie: nach erfolgloser medikamentöser Basistherapie vor Beginn einer Gelenkdestruktion. Spätsynovektomie: bei bereits röntgenologisch erkennbaren Gelenkveränderungen zur Beseitigung von Schmerzen
- weitere operative Verfahren: Arthroplastik bei hochgradiger Destruktion und Fehlstellung, Arthrodese zur Funktionsbesserung, Endoprothese bei schweren Gelenkdestruktionen.

BEACHTE

Prognose: Beteiligung vieler Gelenke, hoher RF-Titer, hohe BKS und CRP verschlechtern die Prognose. Nach 15 Jahren ist nur noch die Hälfte der Pat. arbeitsfähig. Lebenserwartung kann durch Komplikationen erniedrigt sein.

5.8.2 Spondylitis ankylosans (M. Bechterew)

Syn.: Spondylitis anklyopoetica. Eine Form der seronegativen Spondylarthritiden: chronische Gelenkentzündung v.a. der Intervertebral- und Iliosakralgelenke mit der Neigung zur Fibrosierung und Versteifung. Ätiologie nicht bekannt, jedoch genetische Komponente (90% der Pat. HLA-B27 positiv). Deutlich erhöhtes Erkrankungsrisiko bei Verwandten von M.-Bechterew-Pat. Erstmanifestation 20.–40. LJ Circa 1% der Bevölkerung betroffen, Männer dreimal so häufig wie Frauen.

MEMO

Seronegative Spondylarthritiden sind chronisch-entzündliche Erkrankungen, v.a. der WS und der Iliosakralgelenke mit HLA-B27-Assoziation und negativem RF (seronegativ).
- Leitsymptome: Spondylitis, Spondylarthritis, Sakroiliitis, asymmetrische Oligoarthritis, Entzündung des Sehnenansätze und evtl. extraartikulärer Befall (z.B. Iritis oder Iridozyklitis)
- 5 Typen: Spondylitis ankylosans, reaktive Arthritis und M. Reiter, Psoriasisarthritis, enteropathische Arthritiden mit Sakroiliitis (v.a. bei chronisch entzündlichen Darmerkrankungen) und undifferenzierte Spondylarthritis.

Klinik

- Frühssymptome: unspezifische Allgemeinsymptome, Morgensteifigkeit und zunehmende Kreuzschmerzen mit Ausstrahlung in die Beine, Besserung während des Tages und bei Bewegung, Schmerzen im Bereich des Achillessehnenansatzes (entzündliche Enthesiopathie), rezidivierende Monarthritis, Iritis
- Symptome im weiteren Verlauf: zunehmende Bewegungseinschränkung der Wirbelsäule und des Thorax bis zur BWS-Kyphose und LWS-Steilstellung, Beteiligung der peripheren Gelenke (v.a. der großen Gelenke der unteren Extremitäten), selten Organbeteiligung (Lungenfibrose, Aortitis mit Aorteninsuffizienz, Reizleitungsstörungen, Amyloidose, IgA-Nephritis)
- Endstadium: komplette Versteifung der WS und des Thorax mit fixierter Kyphose, Muskelkontrakturen, Osteoporose. Schmerzen lassen oft nach.

Diagnostik

- *Anamnese:* rheumatische Erkrankungen in der Familie
- *körperliche Untersuchung* (Abb. 5.81) positives *Mennell-Zeichen* (Kreuzschmerzen, wenn in Seitenlage das untere Bein maximal gebeugt und das obere Bein retroflektiert wird), Einschränkung des Finger-Fußboden-Abstandes, des ex- und inspiratorischen Thoraxumfanges (normal > 6 cm), des Hinterhaupt-Wand-Abstandes, der

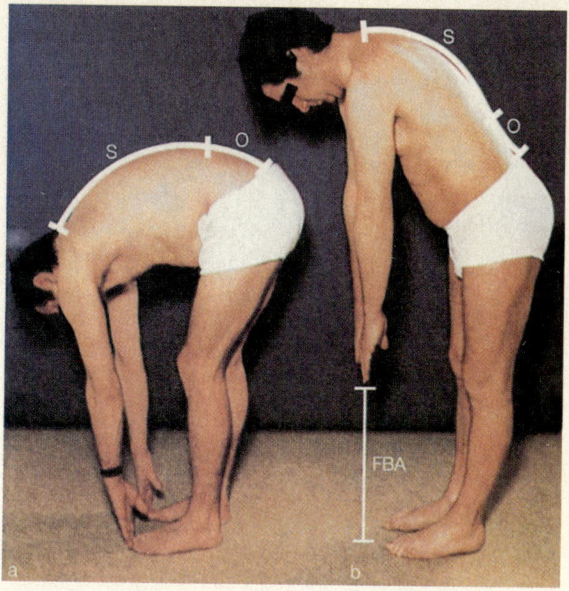

Abb. 5.81 Schober-Zeichen (O) und Ott-Zeichen (S) beim Gesunden und beim Pat. mit Spondylitis ankylosans. FBA = Finger-Boden-Abstand [7].

Kinn-Sternum-Distanz, des Schober- (normal mindestens 4 cm) und Ott-Zeichens (normal mindestens 2 cm). S. Kap. 1.4.

- *Labor:* HLA-B27 zu 90% positiv, evtl. BKS und CRP erhöht
- *Rö* der Ileosakralgelenke (Abb. 5.82): zunächst Pseudodilatation und verwaschene Gelenkstruktur, später Erosionen, Sklerosierung und Ankylose
- *Rö* der LWS und BWS: Syndesmophyten (Differentialdiagnose M. Forestier), Spondylarthritis, Verkalkungen des vorderen und hinteren Längsbandes, Endstadium „Bambus-WS"
- evtl. bei unklaren Befunden CT, MRT und Skelettszintigraphie.

MEMO

Positives HLA-B27 ist kein Diagnosekriterium, da 8% der Normalbevölkerung ebenfalls positiv sind.

Differentialdiagnose: Ca-bedingte WS-Veränderungen, bakterielle Spondylitis oder Spondylodiszitis (z.B. Tb), andere seronegative Spondylarthritiden.

Therapie

BEACHTE

Kausale Behandlung nicht möglich. Wichtigste Maßnahme ist die Krankengymnastik, um einer Versteifung vorzubeugen. Unterstützend werden NSAR und evtl. Kortikosteroide bei akuten entzündlichen Schüben eingesetzt.

Prognose: sehr variabel. Stillstand der Erkrankung möglich. In 5% der Fälle sehr schwere Verläufe.

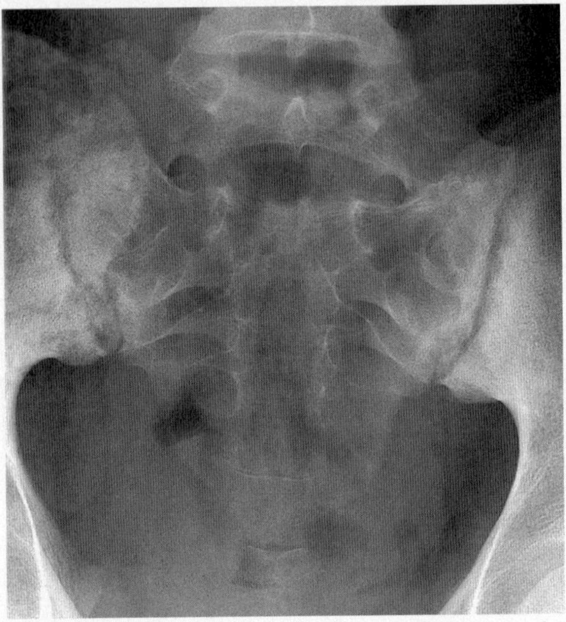

Abb. 5.82 Beidseitige Sakroiliitis mit verwaschenem, teils girlandenförmig erweitertem Gelenkspalt, perlschnurartigen Erosionen und subchondraler Spongiosasklerose [6].

5.8.3 Psoriasisarthritis

Syn.: Gelenkbefall bei Pat. mit Psoriasis vulgaris, betrifft ca. 5–10% der Psoriasis-Pat.

Klinik

- Haut- und Nagelveränderungen: Hautbefall meist vor Ausbruch einer Arthritis, v.a. an Streckseiten der Gelenke und Extremitäten sowie am behaarten Kopf scharf begrenztes erythematöses, schuppendes Exanthem. Nägel: Tüpfelung, Ölflecken, Querrillen und Oncholysen
- 3 Arthritisformen:
  - asymmetrische Arthritis (50% der Fälle), v.a. der distalen und proximalen Interphalangealgelenke, meist ist ein Strahl betroffen („Wurstfinger")
  - symmetrische Arthritis (25%): ähnlich wie bei RA
  - Spondylitis und Sakroiliitis
- Enthesiopathien.

Diagnostik

- Anamnese (bekannte Psoriasis) und Ganzkörperstatus (Haut-, Nagel- und Gelenkveränderungen)
- *Labor:* HLA-B27 positiv, RF negativ, evtl. Entzündungsparameter erhöht
- *Rö der schmerzhaften Gelenke* (Abb. 5.83): Nebeneinander von Knochenab- und anbau, Auftreibung des Phalanxschaftes, Ankylosen und evtl. Parasyndesmophyten der WS
- evtl. Skelettszintigraphie zum Nachweis subklinischen Gelenkbefalls.

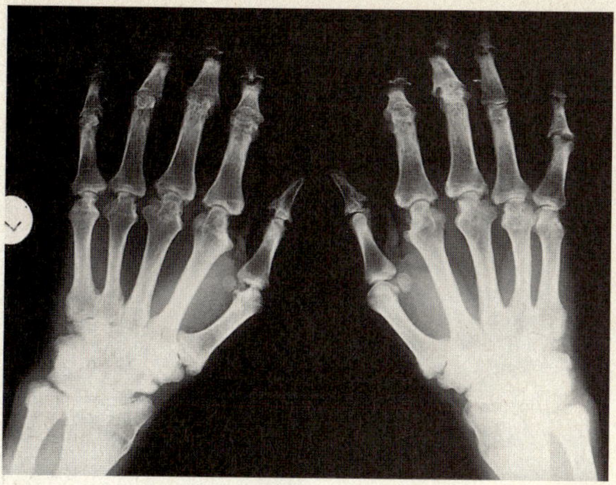

Abb. 5.83 Psoriasisarthritis mit Beteiligung der Metakarpophalangeal-, der proximalen und auch der distalen Interphalangealgelenke [7].

Therapie

Krankengymnastik und physikalische Therapie. Medikamentöse Therapie entsprechend der Symptomatik:

- NSAR: Mittel der 1. Wahl bei leichtem Verlauf
- Azulfidine als Basistherapeutikum bei persistierender Symptomatik
- Methotrexat in schweren Fällen.

5.8.4 Reaktive Arthritis und Reiter-Syndrom

Syn.: sekundär nach gastrointestinalen oder urogenitalen bakteriellen Infekten auftretende aseptische Gelenkentzündung (es können keine vitalen Bakterien im Gelenkpunktat nachgewiesen werden, jedoch Genombestandteile der Bakterien). Genaue Ätiologie nicht geklärt, genetische Prädisposition besteht (80% der Pat. haben HLA-B27). Häufigkeitsgipfel 20.–40. LJ.

BEACHTE

Pathogenetisch handelt es sich auch beim rheumatischen Fieber um eine reaktive Arthritis (s. Kap. 5.1.7).

Klinik

- 2–6 Wo. nach bakterieller Infektion des GIT oder des Urogenitaltraktes symmetrische Mono- oder Oligoarthritis v.a. der unteren Extremitäten
- evtl. zusätzlich mit Urethritis, Konjunktivitis oder Iritis und Hautveränderungen (z. B. Balanitis circinata, aphthenähnliche Mundschleimhautläsionen, hyperkeratotische Veränderungen der Hand- und Fußflächen, (Abb. 5.84)
- Gelegentlich mit Begleitsymptomen wie Fieber, Enthesiopathien, Sakroiliitis, selten Karditis, Pleuritis.

MEMO

Als *Reiter-Syndrom* wird das Vollbild der reaktiven Arthritis bezeichnet mit der Trias Arthritis, Urethritis, Konjunktivitis, fakultativ können zusätzlich Hautveränderungen auftreten (Reiter-Tetrade).

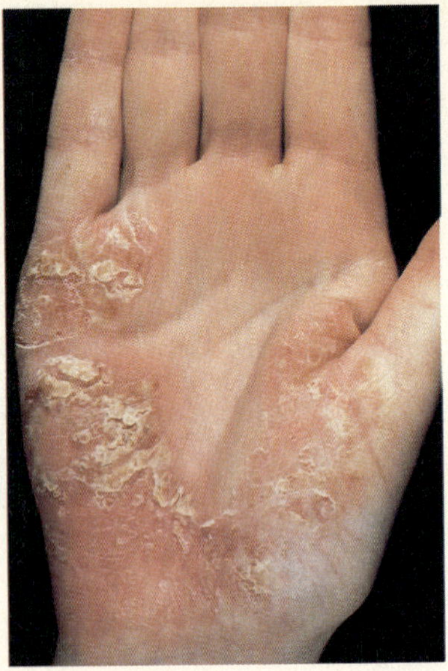

Abb. 5.84 Keratodermie bei reaktiver Arthritis [7].

Diagnostik

- Anamnese (vorausgegangener Infekt) und körperliche Untersuchung
- *Labor:* Erhöhung von CRP und BKS, HLA-B27 positiv (nicht beweisend), RF negativ, Titerverlauf von IgA, ELISA und/oder Immunfluoreszenz auf AK gegen mögliche Erreger, möglicherweise Erreger-DNA-Nachweis mittels PCR (Polymerase-Ketten-Reaktion). Kulturen aus Stuhl oder Urethralabstrich meist negativ.

BEACHTE **Differentialdiagnose: andere Spondylarthritiden (s. Kap. 5.8.2), Lyme-Arthritis, rheumatisches Fieber, Gonokokkeninfektion.**

Therapie

Physikalische Therapie und entsprechend der Klinik NSAR oder bei hochakutem Verlauf Kortikosteroide. Falls Erreger nachgewiesen werden: Antibiose.

BEACHTE **Prognose: Heilung in 80% der Fälle nach 12 Mon.**

5.8.5 Infektiöse (eitrige) Arthritiden

Syn.: Gelenkentzündung, verursacht in 90% der Fälle durch Staphylo-, Strepto- oder Gonokokken und bei Kindern häufig durch Hämophilus, entweder direkte Infektion (z.B. durch unsterile Punktion oder Trauma) oder indirekt durch hämatogene Streuung oder benachbarte Osteomyelitis.

BEACHTE **Prädisponierend wirken: immunsuppressive Therapie, Diabetes mellitus, HIV-Infektion, Autoimmunerkrankungen, Alkoholismus, Gelenkprothesen.**

Klinik

- starke Schmerzen in meist nur einem, seltener in mehreren großen Gelenken. Am häufigsten sind Hüft-, Knie- und Sprunggelenk betroffen
- bei tuberkulöser Arthritis zusätzlich Sakroiliitis und Spondylodiszitis
- Allgemeinsymptome: evtl. subfebrile bis septische Temperaturen
- *Komplikationen:* Sepsis, hämatogene Streuung (z.B. petechiale Hautblutungen, zerebrale Ischämien).

Diagnostik

- *körperliche Untersuchung:* Schwellung, Rötung, Überwärmung und Funktionseinschränkung eines oder mehrerer Gelenke, evtl. mit flukturierendem Gelenkerguß
- Gelenkpunktion mit Erregernachweis (Gramfärbung und Kultur) und Synovialanalyse (Leukos > 50/nl, BZ < 50% der Serumkonzentration)
- Arthrosonographie: zur Beurteilung des Therapieerfolges
- evtl. Rö des betroffenen Gelenkes und Skelettszintigraphie (zur Diagnostizierung weiterer Gelenkbeteiligungen).

Therapie
- sofortige Entlastungspunktion und evtl. Spülung des Gelenkes mit physiologischer Kochsalzlsg.
- kalkulierte Antibiose bis zum Erhalt des Antibiogramms: Aminoglykosid (z. B. Gentamyicin Hexal®) 240 mg täglich i.v. oder bei septischem Verlauf Imipenem (z. B. Zienam®) 3 × 1000 mg täglich i.v.
- erregerspezifische Antibiose nach Vorliegen des Antibiogramms, Antibiose mindestens für 4 Wo.
- *Allgemeinmaßnahmen:* Ruhigstellung des Gelenkes für 3–5 Tage, anschließend Bewegungsschiene mit zunächst passiven Bewegungsübungen, lokale Kryotherapie, Analgetika oder NSAR bei Bedarf, Thromboseprophylaxe
- evtl. operative Sanierung oder arthroskopische Spülung.

5.8.6 Lyme-Borreliose

Syn.: durch Borrelia burgdorferi hervorgerufene Infektionskrankheit mit fakultativ multipler Organbeteiligung. Übertragung meist durch den Biß der Zecke Ixodes ricinus.

Klinik

Es werden 3 Stadien unterschieden, wobei jedes Stadium Erstmanifestation der Erkrankung sein kann und Stadien übersprungen werden können.
- *Stadium I* (nach ca. 1–6 Wo.): Allgemeinsymptome wie Müdigkeit, Fieber, Appetitlosigkeit und Gliederschmerzen. Zusätzlich in 70% der Fälle Erythema migrans (Ausbildung eines Erythemringes, der ein weißliches Zentrum umgibt), evtl. mit Juckreiz, fakultativ regionale LK-Schwellung. Selten Konjunktivitis, Rhythmusstörungen, Arthralgien
- *Stadium II* (nach Mon.): neurologische Manifestationen (Meningitis, Neuritis der Hirnnerven, Meningopolyneuritis, Chorea), Herzbeteiligung (Myokarditis, Perikarditis, Rhythmusstörungen), unspezifische Exantheme, Lyme-Arthritis (Mon-/Oligoarthritis, v.a. des Knie- und Sprunggelenkes)
- *Stadium III* (nach Mon. bis Jahre): Acrodermatitis chronica atrophicans (livide Verfärbung und schlaffe Atrophie von Haut und Weichteilgewebe), Polyneuropathie, Enzephalomyelitis.

Diagnostik
- Anamnese (Zeckenbiß) und körperliche Untersuchung (Hautveränderungen)
- *Labor:* Nachweis von AK gegen Borrelia burgdorferi im Serum (je nach Stadium IgG, IgM), Suche mit ELISA, evtl. Bestätigung im Western-Blot. Borrelien-DNA-Nachweis aus Urin, Synovia oder Haut.

Therapie
- im Stadium I: Doxycyclin (z. B. Doxyhexal®) 2 × 100 mg täglich über 3–4 Wo., bei Kindern Amoxicillin
- ab Stadium II: z. B. Ceftriaxon, Cefotaxim oder Penizillin G jeweils i.v. für 2–4 Wo.
- bei Lyme-Arthritis zusätzlich: NSAR, evtl. Kortikosteroide intraartikulär.

BEACHTE

Prognose: umso besser, je früher die antibiotische Therapie einsetzt.

TIP

Prophylaxe: Schutz vor Zeckenbissen (Kleidung, die möglichst viel Hautfläche bedeckt, keine Aufenthalte im Gebüsch oder hohem Gras, Inspektion des Körpers nach Aufenthalt im Freien) und richtige Entfernung der Zecke nach Zeckenbiß (so schnell wie möglich Zecke entfernen, kein Quetschen der Zecke bei der Entfernung aus der Haut, Desinfektion der Bißstelle, keine Verwendung von Ölen bei der Entfernung).

5.8.7 Systemischer Lupus erythematodes (SLE)

Syn.: Lupus erythematodes disseminatus. Autoimmunerkrankung unbekannter Ätiologie, betrifft v.a. das Gefäßbindegewebe und die Haut. Frauen sind wesentlich häufiger als Männer betroffen (Frauen : Männer = 9 : 1). Häufigkeitsgipfel um 30. LJ

MEMO

Drei Formen werden unterschieden: SLE, kutaner LE (betrifft nur die Haut) und medikamentös-induzierter LE (reversibel).

Klinik

- Allgemeinsymptome (in 95% der Fälle): Fieber, Leistungsabfall, Gewichtsabnahme
- Arthritiden (in 90% der Fälle): kein typischer Befall, oft polyartikulär-symmetrische Arthritis, aber auch asymmetrische Oligoarthritis möglich
- Hautveränderungen (in 75%): schmetterlingsförmiges Erythem der Wangen und des Nasenrückens (Abb. 5.85), diskoider Lupus (leuchtend rote, schuppende Papeln mit follikulärer Hyperkeratose), oronasale Ulzerationen, Sonnenempfindlichkeit der Haut, Livedo retikularis (bläulichnetzförmige Hautveränderung), Raynaud-Symptomatik mit akralen Nekrosen
- Organveränderungen: Nierenbefall (Nephritiden, nephrotisches Syndrom, Niereninsuffizienz), kardiopulmonale Veränderungen (Pleuritis, Perikarditis, Libman-Sacks-Endokarditis), neurologische Veränderungen (Psychosen, epileptische Anfälle, Hirnnervensyndrome), GIT-Beteiligung (Erbrechen, Diarrhoe).

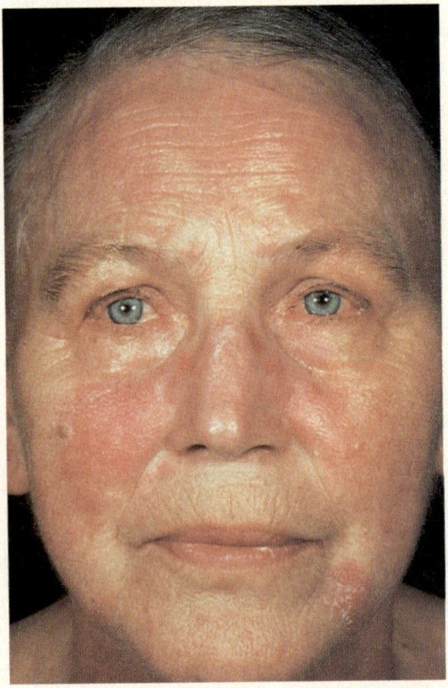

Abb. 5.85 Schmetterlingserythem und Alopezie bei SLE [7].

Diagnostik

- Anamnese (Medikamente) und körperliche Untersuchung (z. B. Hautveränderungen)
- *Labor:* Erhöhung von BKS und CRP. Leuko-, Lympho- und Thrombopenie, Anämie. Nachweis von ANA (in 95% der Fälle), AK gegen doppelsträngige DNS (60–90%), seltener Antiphospholipid-AK und Sm-AK, zirkulierende Immunkomplexe
- Rö-Thorax (Lungeninfiltrate, Pleuraerguß) und Rö der Hände und Füße (meist keine Knorpel- und Knochendestruktionen)
- *abdominelle Sonographie:* z. B. Hepatosplenomegalie, Pleuraerguß, Nierenveränderungen
- *EKG und Echokardiographie:* evtl. Zeichen einer Myo- oder Perikarditis
- MRT oder CT des Schädels bei neurologischen Symptomen.

MEMO

Diagnose-Kriterien des American College oft Rheumatology: Ab 4 Kriterien wird die Diagnose SLE wahrscheinlich.

- Schmetterlingserythem
- Photosensibilität
- Arthritis
- Nierenbeteiligung
- hämatologische Beteiligung
- ANA: (erhöhter Titer ohne auslösende Medikamente)
- diskoider Lupus
- orale Ulzera
- Serositis
- ZNS-Beteiligung
- immunologische Befunde: AK gegen doppelsträngige DNS, Sm-AK, Antiphospholipid-AK

Therapie

Allgemeinmaßnahmen: Lichtschutz, bei immunsuppressiver Therapie frühzeitige antibiotische Behandlung von Infekten, physikalische Therapie bei Gelenkbefall. Medikamentöse Therapie entsprechend der Klinik:

- bei leichten Fällen ohne Organbeteiligung: NSAR (aber Ibuprofen ist kontraindiziert) und evtl. Kortikosteroide niedrigdosiert
- in mittleren Fällen ohne Organbeteiligung: zusätzlich Azathioprin, alternativ Methotrexat
- bei schweren Fällen mit Organbeteiligung: hochdosierte Prednisolon-Stoßtherapie und/oder Immunsuppressiva (z.B. Cyclophosphamid-Bolustherapie oder Azathioprin).

MEMO

Prognose: abhängig vom Organbefall. 10-Jahres-Überlebensrate ca. 90%.

5.8.8 Progressive systemische Sklerose

Syn.: Sklerodermie, systemische Sklerose. Systemerkrankung mit Kollagenanhäufung und Fibrose von Haut, inneren Organen und der Gefäße. Ätiologie: unklar. Betrifft Frauen viermal so häufig wie Männer. Erkrankungsbeginn v.a. 30.–50. LJ.

Klinik

- Hautveränderungen: beginnen meist an den Händen (geschwollene, verhärtete, derbe Finger mit gespannter Haut = *Sklerodaktylie*, Abb. 5.86). Weiterhin Raynaud-

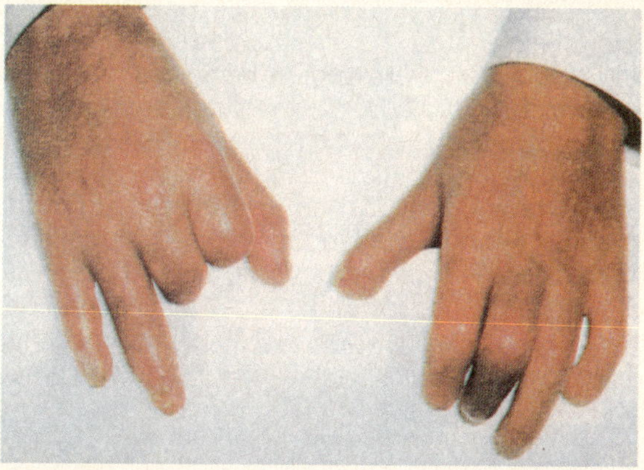

Abb. 5.86 Finger bei progressiver systemischer Sklerose [7].

Symptomatik (anfallsweises Weißwerden der Finger), Gesichtsbefall mit zunehmender mimischer Starre, Mikrostomie und radikulärer Faltenbildung um den Mund *(„Tabaksbeutelmund")*, Beugekontrakuren infolge Hautschrumpfung, gelegentlich Ulzerationen und Nekrosen der Fingerspitzen *(„Rattenbißnekrosen")*, Pigmentverschiebungen, Teleangiektasien

- Symptome durch Organbefall: GIT (Sklerosierung des Zungenbändchens, Schluckstörungen), Lunge (Dyspnoe durch Fibrose), Herz (Myokardfibrose, Perikarditis), Niere (renale Hypertonie, Niereninfarkte)
- Arthritiden und Akroosteolysen an den Fingerendphalangen.

MEMO

2 Verlaufsformen:
- diffuse Verlaufsform: generalisiertes Ödem und Sklerose mit Beteiligung der inneren Organe, Nachweis von Anti-SCL-70 (= Antitopoisomerase 1)
- CREST-Syndrom: Sonderform mit besserer Prognose. Calcinosis (subkutane Kalzifizierung), Raynaud-Symptomatik, Ösophagusmotilitätsstörung und Teleangiektasien. Nachweis von ACA (= anticentromere AK) in 70% der Fälle, aber kein Nachweis von Anti-SCL-70.

Diagnostik
- Anamnese (Raynaud-Symptomatik) und Ganzkörperstatus (Hautveränderungen)
- *Labor:* ANA (in 90% der Fälle), Anti-SCL-70 oder ACA
- Hautbiopsie in unklaren Fällen, typische Veränderungen jedoch nur vor Therapiebeginn
- Rö der Hände und Füße: evtl. Akroosteolysen
- *Rö-Thorax:* Zeichen der Lungenfibrose
- *Ösophagusbreischluck:* Wandstarre.

BEACHTE

Differentialdiagnose: zirkumskripte Sklerodermie (lediglich Hautveränderungen, keine Organbeteiligung), Mischkollagenosen, Acrodermatitis chronica atrophicans.

Therapie
Kausale Therapie nicht bekannt.
- *Allgemeinmaßnahmen:* physikalische Therapie zur Vermeidung von Kontrakturen, Prophylaxe der Raynaud-Symptomatik (Kälteschutz, Nifedipin oral, Nitrosalben), symptomatische Therapie bei Ösophagusspasmus (z.B. Nitrospray), Hypertonie (ACE-Hemmer)
- in schweren Fällen mit Beteiligung der inneren Organe: Immunsuppressiva oder D-Penizillamin.

BEACHTE

Prognose: abhängig von der Organbeteiligung. 10-Jahres-Überlebensrate bei diffusem Verlauf ca. 70%.

5.8.9 Poly-/Dermatomyositis

Syn.: seltene, systemische Autoimmunerkrankung entweder nur mit Beteiligung der Skelettmuskulatur (Polymyositis) oder zusätzlicher Hautbeteiligung (Dermatomyositis). Verlauf der Dermatomyositis oft schwerwiegender. Ätiologie: nicht bekannt, gehäuftes Vorkommen von HLA-B8 und HLA-DR3, in 10% der Fälle paraneoplastisch. Frauen doppelt so häufig wie Männer betroffen.

Klinik
- *Allgemeinsymptome:* Leistungsabfall, Müdigkeit, Fieber
- *Muskelsymptome:* zunächst Schwäche der proximalen Beinmuskulatur und der Schultermuskulatur, Muskelschmerzen auf Druck und Bewegung, bei Befall der

Pharynx- und Larynxmuskulatur häufiges Verschlucken und Heiserkeit. Später Muskelatrophie und Neigung zu Kontrakturen
- *Hautveränderungen:* fliederfarbenes Erythem im Gesicht-, Hals- und Brustbereich (an lichtexponierten Stellen, Abb. 5.87), sogenannter lilac ring um die Augen, livide Erytheme an den Streckseiten der Arme, Nagelveränderungen (Teleangiektasien, Megakapillaren)

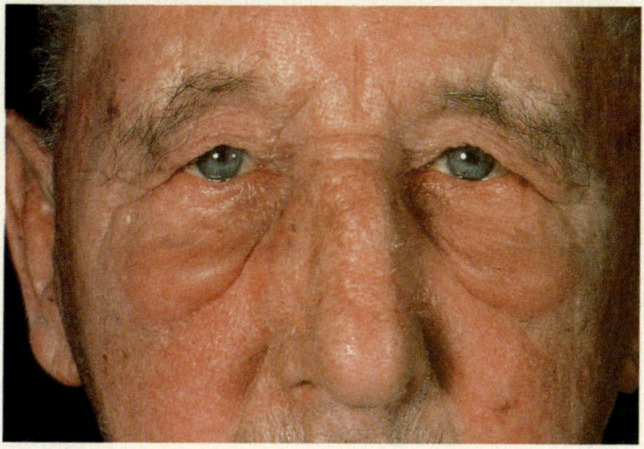

Abb. 5.87 Lila-rötliches Erythem und ödematöse Schwellung bei Dermatomyositis [7].

- fakultative Organbeteiligung: Myokarditis, Ösophagusbeteiligung mit Schluckstörungen
- Sonderform mit AK gegen Histidyl-Transfer-RNA-Synthetase (= Anti-Jo 1): Myositis, Raynaud-Symptomatik, Arthritis und Lungenfibrose.

Diagnostik
- Anamnese (typische Symptomatik) und Ganzkörperstatus
- *Labor:* Erhöhung von BKS, Leukos, CRP, CK, Aldolase, LDH, GOT und RF. Nachweis von ANA (in 50% der Fälle) und evtl. von Anti-Jo 1. Myoglobinurie
- EMG: typische Veränderungen für Myositis
- Muskelbiopsie mit Histologie: lymphozytäre Infiltration, Faserdegeneration
- weitere Diagnostik zum Tumorausschluß.

TIP

Typische Laborparameter können auch normal sein!

BEACHTE

Differentialdiagnose: Polymyalgia rheumatica, Myasthenia gravis, sekundäre Myositis (z.B. durch Medikamente).

Therapie

Physikalische Therapie zur Vorbeugung von Kontrakturen und abhängig von der Symptomatik medikamentöse Therapie mit Steroiden oder in schweren Fällen mit Immunsuppressiva (Azathioprin, Methotrexat und Cyclophosphamid). Evtl. auch i.v. Gabe von hochdosierten Immunglobulinen bei therapierefraktären Fällen. Bei paraneoplastischer Poly-/Dermatomyositis Tumorentfernung.

BEACHTE

Prognose: Paraneoplastische Formen sind voll reversibel nach Tumorentfernung, ansonsten 5-Jahres-Überlebensrate > 80%.

5.8.10 Mixed Connective Tissue Disease (MCTD)

Syn.: Mischkollagenosen, Sharp-Syndrom, Overlapping-Syndrom. Relativ gutartig verlaufende Erkrankung mit „gemischten“ Symptomen der SLE, progressiven systemischen Sklerose, Polymyositis und RA. Meist Frauen betroffen.

Klinik und Diagnostik

- Allgemeinsymptome: subfebrile Temperaturen, Leistungsabfall, Gewichtsverlust
- obligat Raynaud-Symptomatik
- variable Symptome der SLE, progressiven systemischen Sklerose, Polymyositis und RA: häufig sklerodermieartige Hautveränderungen mit geschwollenen Händen, selten Befall von Herz, Nieren und ZNS
- Laborbefunde: Erhöhung von BKS, CRP. Anämie und Leukopenie. Typischerweise Nachweis von ANA mit U1-RNP-AK (AK gegen Ribonukleinprotein).

Therapie

Therapie entsprechend dem vorherrschenden Krankheitsbild. Medikamentöse Therapie meist nur mit NSAR und niedrigdosierten Kortikosteroiden. Immunsuppressiva nur selten erforderlich.

BEACHTE

Prognose: oft Übergang in progressive systemische Sklerodermie, seltener in SLE.

5.8.11 Vaskulitiden

Syn.: Gefäßentzündungen unterschiedlicher Genese und Symptomatik.

MEMO

Klassifikation der *primären* Vaskulitiden (nach Chapel Hill Consensus Conference 1992):

- Vaskulitis kleiner Gefäße: Wegenersche Granulomatose, Churg-Strauss-Syndrom, mikroskopische Panarteriitis, Schönlein-Henoch-Purpura, Vaskulitis bei essentieller Kryoglobulinämie, kutane leukozytoklastische Angiitis
- Vaskulitis mittelgroßer Gefäße: klassische Panarteriitis, M. Kawasaki
- Vaskulitis großer Gefäße: Riesenzellarteriitis, Takayasu-Arteriitis.

Sekundäre Vaskulitiden treten z.B. bei der RA, Kollagenosen, HIV-Infektion oder medikamentös bedingt auf.

RIESENZELLARTERIITIS

Syn.: Polymyalgia arteriitica. Unter diesem Begriff werden zwei Krankheitsbilder zusammengefaßt: die *Polymyalgia rheumatica* und die *Arteriitis temporalis* (Syn. M. Horton). Häufigste Vaskulitis. Ätiologie unbekannt. Meist Frauen > 50. LJ betroffen.

Klinik

- *Polymyalgia rheumatica:* akuter Beginn innerhalb weniger Tage mit muskelkaterähnlichen Schmerzen v.a. nachts im Schulter- und Beckengürtelbereich. Außerdem Morgensteifigkeit und Druckschmerzhaftigkeit der Oberarme
- *Arteriitis temporalis:* frontal und temporal lokalisierte Kopfschmerzen, Augenschmerzen, Sehstörungen und Amaurosis fugax. Es besteht Erblindungsgefahr!
- *Allgemeinsymptome* bei beiden Krankheitsbildern: Abgeschlagenheit, Fieber, Gewichtsverlust, Depressionen.

Diagnostik

- Anamnese und körperliche Untersuchung (Pulslosigkeit und Verdickung der Temporalarterien, Abb. 5.88)
- *Labor:* typischerweise extreme BKS-Erhöhung (mindestens > 40 m in der 1. h). Erhöhung von CRP und Leukos. Anämie

- augenärztliche Untersuchung: ischämischer Fundus
- Biopsie der A. temporalis: Riesenzellen in allen Wandschichten der Arterie
- positiver Therapieversuch: sofortige Wirkung von Kortikosteroiden.

BEACHTE

Differentialdiagnose: Poly-/Dermatomyositis, RA, Fibromyalgie, TIA bei Amaurosis fugax.

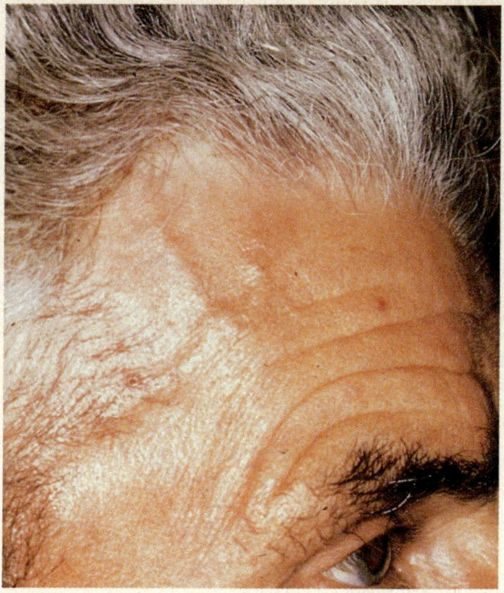

Abb. 5.88 Temporalarterienschwellung bei Riesenzellarteriitis [7].

Therapie

Initial je nach Klinik 30–100 mg täglich Prednisolon. Stufenweise Reduktion auf 5–10 mg täglich für ca. 2 Jahre. Bei erneuter Symptomatik Erhöhung der Dos. Zusätzlich prophylaktische Osteoporosetherapie mit Vit. D und Kalzium. Kombination mit Immunsuppressiva nur in Ausnahmefällen (z.B. refraktärer Verlauf) erforderlich.

KLASSISCHE PANARTERIITIS

Syn.: cPAN. Vaskulitis der mittleren und großen Gefäße ohne Glomerulonephritis, im Gegensatz zur mikroskopischen Panarteriitis nodosa (betrifft v.a. kleine Gefäße und Nierenbeteiligung). Ätiologie: in 30% mit Hepatitis B assoziiert, ansonsten nicht bekannte Ursachen. Männer dreimal so häufig wie Frauen betroffen.

Klinik

- Allgemeinsymptome wie Fieber, Gewichtsverlust, Nachtschweiß
- Symptomatik insgesamt sehr variabel und abhängig vom Gefäßbefall: Angina pectoris, Herzinfarkt (besonders bei jüngeren Pat.), abdominelle Schmerzen, evtl. Darminfarkte, Apoplex bei jüngeren Pat., Muskel- und Gelenkschmerzen, Polyneuropathie.

Diagnostik

- Erhöhung von BKS, CRP, Leukos, Thrombos. ANCA (antineutrophile cytoplasmatische AK) negativ, evtl. positive Hepatitis-B-Serologie
- Biopsie der betroffenen Gefäße: Vaskulitis mit granulomatösen Veränderungen.

Therapie

- bei Hepatitis-B-assoziierter Form: Interferon und evtl. Lamivudin
- in leichten Fällen: NSAR und Glukokortikoide
- in schweren Fällen zusätzlich Cyclophosphamid.

MIKROSKOPISCHE PANARTERIITIS

Syn.: mPAN. Vaskulitis der kleinen Gefäße und fakulativ zusätzlich der größeren Gefäße, geht mit Nierenbeteiligung einher. Symptome ähnlich wie bei der Wegenerschen Granulomatose, histologisch aber keine Granulome. Ätiologie nicht bekannt.

Klinik

- schwere Allgemeinsymptome mit Fieber, Gewichtsverlust, Nachtschweiß, Leistungsabfall
- Glomerulonephritis mit der Gefahr der Entwicklung einer renalen Hypertonie und einer Niereninsuffizienz
- Hämoptysen und Dyspnoe durch Lungenbeteiligung
- Hautveränderungen: v.a. der unteren Extremitäten, subkutane Papeln, palpable Purpura.

Diagnostik

- *Labor:* Erhöhung von CRP, BKS, Leukos. Nachweis von pANCA (antineutrophile cytoplasmatische AK mit perinukleärem Fluoreszenzmuster)
- abdominelle Sonographie: Nierenveränderungen
- Nierenbiopsie
- *Rö-Thorax:* diffuse Infiltrationen.

Therapie

Kortikosteroide und Cyclophosphamid nach dem Fauci-Schema, evtl. zusätzlich Cotrimoxazol. Nach Erreichen einer Teilremission Fortsetzung mit niedrig-dosiertem Cyclophosphamid oder Methotrexat.

BEACHTE

Prognose: unter Therapie in 90% der Fälle langfristige Remission.

WEITERE VASKULITIDEN

Wegenersche Granulomatose

Nekrotisierende granulomatöse Vaskulitis mit Befall v.a. des Respirationstraktes und der Niere.

- *Ätiologie:* unbekannt
- *Klinik:* initial lokal begrenzte Manifestationen, z.B. Sinusitis, Otitis, Bronchitis. Im generalisierten Stadium schwere Allgemeinsymptome (Fieber, Nachtschweiß, Gewichtsverlust, Arthralgie, Myalgie), chronische Bronchitis mit Hämoptysen, Glomerulonephritis (evtl. rapid-progressive Form), ZNS-Symptome, palpable Purpura der Haut, Augensymptome (z.B. Episkleritis)
- *Diagnostik:* Nachweis von cANCA (= ANCA mit cytoplasmatischem Fluoreszenzmuster), Biopsie und Histologie aus befallener Region (Granulome), Rö-Thorax (Abb. 5.89), Spiegelung der NNH, MRT/CT des Schädels, evtl. Renovasographie
- *Therapie:* im Initialstadium Cotrimoxazol. Bei Generalisation: Kortikosteroide und Cyclophosphamid nach dem Fauci-Schema
- *Prognose:* unter Therapie 5-Jahres-Überlebensrate > 85%, ohne Therapie schlechte Prognose.

Churg-Strauss-Syndrom

Systemische granulomatös nekrotisierende Vaskulitis mit Befall v.a. der Lunge und Haut.

- *Ätiologie:* idiopathisch und medikamentös induziert
- *Klinik:* meist vorangehende allergische Diathese (allergische Rhinitis, Asthma bronchiale), anschließend vaskulitischer Befall der Lunge mit Dyspnoe und palpabler Purpura der Haut, seltener Polyneuropathie und Myokarditis. Zusätzlich Allgemeinsymptome wie Fieber
- *Diagnostik*: Eosinophilie im Blut und den befallenen Organen, ANCA (in 30–40% der Fälle), Biopsie und Histologie aus den betroffenen Geweben
- *Therapie*: entsprechend der Klinik, nur Kortikosteroide oder zusätzlich Cyclophosphamid. Erhaltungstherapie nach Remission evtl. mit Methotrexat
- *Prognose*: 5-Jahres-Überlebensrate ca. 90%.

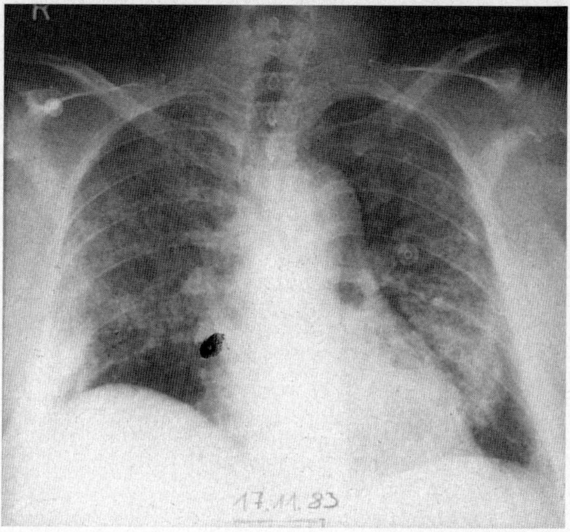

Abb. 5.89 Einschmelzender Rundherd bei der Wegenerschen Granulomatose [7].

Purpura Schoenlein-Henoch

Hypersensitivitäts-Vaskulitis der kleinen Gefäße, tritt v.a. bei Kindern nach viralen Infekten des oberen Respirationstraktes auf.

- *Klinik:* palpable Purpura an den Streckseiten der Extremitäten und am Gesäß, Glomerulonephritis (in 50% der Fälle), Arthralgien, Bauchschmerzen und blutig-schleimige Stühle
- *Diagnostik:* Erhöhung von BKS, Thrombos, IgA, zirkulierenden Immunkomplexen. Hämaturie und Proteinurie. Zur weiteren Abklärung evtl. Hautbiopsie
- *Therapie:* symptomatisch, evtl. Kortikosteroide, bei schwerem Verlauf zusätzlich hochdosiert Immunglobuline.

Essentielle Kryoglobulinämie

Nekrotisierende Vaskulitis durch Ausfällung von kältelabilen Plasmaproteinen (meist IgM-IgG-Komplexe).

- *Ätiologie:* in 80% chronische Hepatitis C
- *Klinik:* Purpura v.a. an den Akren, Glomerulonephritis, Arthralgien, Neuropathie
- *Diagnostik:* Leukozytose, Eosinophilie, positive Hepatitis-C-Serologie, RF häufig positiv. Biopsie des betroffenen Gewebes
- *Therapie:* Behandlung der Hepatitis C und bei schwerer Verlaufsform Immunsuppressiva und evtl. Plasmaseparation
- *Prognose:* abhängig von der Grunderkrankung.

Kutane leukozytoklastische Angiitis

Auf die Haut begrenzte Hypersensitivitätsangiitis.

- *Ätiologie:* Medikamente, Infektionen, paraneoplastisch
- *Klinik:* palpable Purpura, Juckreiz, makulopapulöses Exanthem der Haut
- *Diagnostik:* evtl. Hautbiopsie (Gewäßwandinfiltration durch Granulozyten)
- *Therapie:* der Grunderkrankung, ansonsten symptomatisch
- *Prognose:* gut.

M. Kawasaki

Häufigste Vaskulitis bei Kindern (< 5 Jahre).

- *Ätiologie:* nicht bekannt
- *Klinik:* septisches Fieber, Konjunktivitis, Stomatitis, Palmarerythem, Exantheme, Schwellung der Hals-LK. Komplikation: Aneurysmen der Herzkranzgefäße, Herzinfarkt
- *Diagnostik:* Erhöhung von BKS, CRP, Leukos, Thrombos und α_2-Globulinen. Nachweis von AECA (= Endothelzell-AK)
- *Therapie:* hochdosiert Immunglobuline i.v. und ASS oral.

Takayasu-Arteriitis

Sehr seltene Riesenzellarteriitis der großen, von der Aorta abgehenden Arterien. Betrifft meist jüngere Frauen.

- *Klinik:* Schmerzen der Arme, evtl. „Subclavian-steal"-Phänomen, Pulsabschwächung oder Pulslosigkeit der A. brachialis, große Blutdruckdifferenz der Arme, allgemeines Kranheitsgefühl, Fieber
- *Diagnostik:* Erhöhung von BKS, CRP. Dopplersonographie, Echokardiographie, Aortenbogenangiographie
- *Therapie:* Kortikosteroide über ca. 2 Jahre, evtl. zusätzlich Cyclophosphamid oder Methotrexat. Gelegentlich Bypass-OP notwendig
- *Prognose:* günstig unter Therapie.

5.8.12 Arthrosen

Syn.: degenerative Gelenkveränderungen entweder primär durch statische Belastung oder sekundär durch Traumen, rheumatische oder sonstige Vorerkrankungen des Gelenkes. V.a. an den tragenden Gelenken der unteren Extremitäten. 80% der Bevölkerung > 70 Jahre sind betroffen, oft jedoch asymptomatisch.

Klinik

- typischerweise nur wenige Min. dauernder Anlaufschmerz oder Steifigkeit morgens oder nach Ruhephase sowie unter Belastung zunehmende Schmerzen
- Funktionseinschränkung des Gelenkes
- evtl. Knorpelreiben hör- oder fühlbar
- reizlose Verdickung des Gelenkes.

BEACHTE

Aktivierte Arthrose: z.B. nach Überlastung kommt es zu Schwellung, Rötung, Überwärmung und Erguß des Gelenkes.

Diagnostik

- Anamnese (Vorerkrankung des Gelenkes) und körperliche Untersuchung (Inspektion, Palpation, aktive und passive Funktionsprüfung)
- *Labor:* unauffällig, bei aktivierter Arthrose leichte BKS-Erhöhung. Differentialdiagnostisch Ausschluß entzündlicher und metabolischer Ursachen: BKS, CRP, Leukos, RF, ANA und Harnsäure
- Rö des betroffenen Gelenkes: asymmetrische Gelenkverschmälerung, subchondrale Sklerosierung, Osteophyten, Gelenkdeformierung
- bei speziellen Fragestellungen evtl. Gelenksonographie, MRT, CT, Knochenszintigramm.

TIP

Keine enge Korrelation zwischen Rö-Befund und Symptomatik!

Therapie

- *Allgemeinmaßnahmen:* Übergewicht abbauen, Krankengymnastik zum Muskelaufbau, geeigneter Sport (ohne maximale Belastung), physikalische Therapie entsprechend der Symptomatik (normalerweise Wärmeanwendungen, aber bei aktivierter

Arthrose Kälteapplikation), Vermeidung von Kälte und Nässe, orthopädietechnische Versorgung (soweit möglich)
- bei Bedarf (z.B. Ruheschmerzen, aktivierte Arthrose): NSAR (s. Kap. 5.8.1) und Analgetika, evtl. Kortikosteroide intraartikulär
- bei Erfolglosigkeit der konservativen Therapie: Endoprothese oder sonstige operative Maßnahmen.

COXARTHROSE

Ätiologie
- *primär*: Ursache nicht bekannt, meist beidseitiger Beginn
- *sekundär*: angeborene Hüftdysplasie, M. Perthes, Epiphysiolysis capitis femoris, Traumen, Frakturen, rheumatische Erkrankungen.

Klinik
- Schmerzen in der Hüft-, Leisten- und Glutäalregion, zunächst z.B. beim Aussteigen aus dem Auto und beim Treppensteigen, später auch in Ruhe und bei minimalster Belastung
- zunehmendes Bewegungsdefizit.

Diagnostik
- Gelenkuntersuchung: Schon-, Verkürzungs- oder Schmerzhinken, Duchenne-Zeichen, Muskelatrophie, Trochanterklopfschmerz. Frühzeitige Einschränkung der Innenrotation und Abduktion, im Spätstadium Beuge-, Adduktions- und Außenrotationskontraktur. Kompensatorische Hyperlordose der LWS
- Rö-Beckenübersicht.

TIP

Immer benachbarte Gelenke mituntersuchen. Schmerzen bei Coxarthrose werden oft in das Kniegelenk projiziert!

BEACHTE

Differentialdiagnose: z.B. LWS-Syndrom, Hüftkopfnekrose, Koxitis, Sakroiliitis, Leistenhernie.

Therapie
- s. oben
- Geeignete Sportarten: Radfahren, Schwimmen, gezielte Gymnastik
- evtl. Umstellung im Beruf: Wechsel zwischen Sitzen, Stehen, Gehen
- operative Therapie: hüftnahe Femurkorrekturosteotomien, Totalendoprothese oder Hemiendoprothese (ohne künstliche Pfanne).

GONARTHROSE

Häufigste Arthrose (neben Spondylarthrose). Gelenkverschleiß bevorzugt medial, lateral, femuropatellar *(Retropatellararthrose)* oder Verschleiß aller Gelenkanteile *(Panarthrose)*.

Ätiologie
- *primär*: idiopathisch
- *sekundär*: Achsenfehlstellungen (Genu vara oder valga), Meniskusverletzungen, Trauma (Fraktur, Kapselbandverletzung), Stoffwechselstörungen (Gicht, Chondrokalzinose), bakterielle oder rheumatische Entzündungen.

Klinik
- zunächst Gangunsicherheit, Wetterfühligkeit, Knieschmerzen v.a. beim Abwärtsgehen
- bei fortgeschrittener Arthrose Ruheschmerzen sowie Streck- und Beugedefizit.

BEACHTE

Diagnostik
- Gelenkuntersuchung: Gangbild, Fehlstellung, Oberschenkelmuskelatrophie, Schwellung des Gelenkes, Druckschmerz am Gelenkspalt, Patellarreiben, Beweglichkeit
- Rö der Kniegelenke in 2 Ebenen: z.B. Raubersches Zeichen (Ausziehung an den Tibiakonsolen), s. oben.

Differentialdiagnose: Meniskusläsion, RA, Hüftgelenkserkrankung, Gicht, Osteochondrosis dissecans, M. Ahlbäck.

Therapie
- s. oben
- operative Therapie: arthroskopische Spülung, Gelenktoilette, gelenknahe Osteotomie, Endoprothese (mono- oder bikondyläre Prothese, Schlittenprothese).

OMARTHROSE

Schultergelenksarthrose entsteht selten primär, da keine statische Belastung. Sekundär nach Traumen, Luxationen, Osteonekrosen oder nach rheumatischen Erkrankungen.

Klinik und Diagnostik
- bewegungsabhängige Schmerzen, Krepitationen, später aktive und passive Bewegungseinschränkung
- Gelenkuntersuchung: Muskelatrophien (M. supra-, infraspinatus, M. deltoideus), Bewegungsdefizit in alle Richtungen, v.a. aber eingeschränkte Rotation und Abduktion
- Rö des Schultergelenkes: Gelenkspaltverschmälerung, subchondrale Sklerosierung, Osteophyten, Entrundung des Kopfes.

BEACHTE

Differentialdiagnose: Akromioklavikulargelenksarthrose, Omarthritis, Periarthropathia humeroscapularis (z.B. Supraspinatus-, Biceps-longus-Syndrom, Bursitis subacromialis).

Therapie
- S. oben
- Operative Maßnahmen sind selten indiziert: Doppelosteotomie, Arthrodese in Funktionsstellung, Endoprothese.

TIP

Immobilisation vermeiden, führt rasch zur Schultersteife!

FINGERPOLYARTHROSEN

Rhizarthrose
- Arthrose des Daumensattelgelenkes, meist im Rahmen einer Polyarthrose, überwiegend idiopathisches Auftreten, betrifft v.a. Frauen nach der Menopause
- *Klinik:* anfangs nur belastungsabhängige Schmerzen, z.B. bei Opposition des Daumens beim Schlüsseldrehen, dann zunehmende Ruheschmerzen und Bewegungsdefizit mit Adduktionskontraktur des Metacarpale I
- Rö: Arthrosezeichen und Subluxation des Metacarpale I nach dorso-radial
- Therapie: konservativ (s. oben, Ergotherapie), selten operativ (Arthrodese des Sattelgelenkes, alleinige Resektion des Trapeziums, Trapeziumresektion und Interposition von eigenem Sehnengewebe oder Silikon-Kautschuk).

Bouchard-Arthrose
- Arthrose der Fingermittelgelenke, meist idiopathisches Auftreten, gehäuft Frauen
- *Klinik:* verdickte, druckschmerzhafte Fingermittelgelenke und später Streckdefizit
- Differentialdiagnose: RA, Psoriasisarthritis
- Therapie: meist konservativ (s. oben, Ergotherapie). Operativ: Synovektomie (bei Synovitis) oder Arthrodese.

Heberden-Arthrose

- Arthrose der Fingerendgelenke, häufiger als Bouchard-Arthrosen. Genetische Disposition, v.a. Frauen nach der Menopause betroffen
- *Klinik:* schubweise zunehmende schmerzhafte Schwellung der Gelenke mit späterem Streckdefizit und radialer Achsenabweichung
- Rö (Abb. 5.90) oft erst sehr spät Arthrosezeichen sichtbar
- Differentialdiagnose: Psoriasisarthritis
- Therapie: meist konservativ, selten Arthrodese.

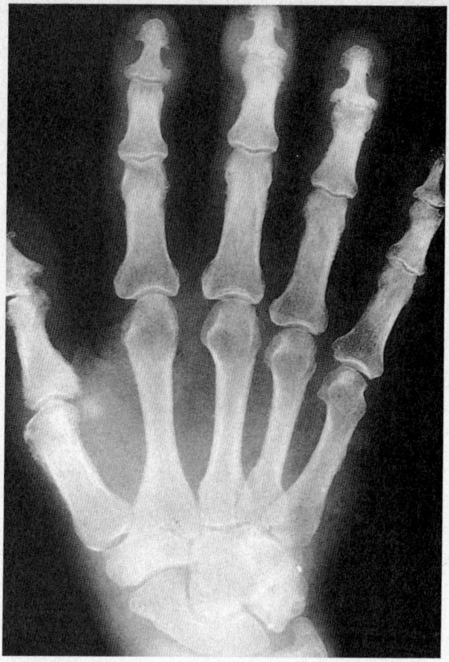

Abb. 5.90 Röntgenbefund bei Heberden-Arthrose. Man erkennt Gelenkspaltverschmälerungen, reaktive subchondrale Sklerosen und Weichteilschwellungen im Bereich der Fingerendgelenke [7].

5.8.13 Degenerative Wirbelsäulenveränderungen

Syn.: Sammelbezeichnung für Beschwerden, die durch degenerative Erkrankung der Bandscheiben, Wirbelkörper, kleinen Wirbelgelenke (Spondylarthrose) und Unkovertebralgelenke ausgelöst werden.

MEMO

Rö-Befunde bei degenerativen WS-Veränderungen:

- Chondrose: meist nur reaktionslose Höhenabnahme des Zwischenwirbelraumes, evtl. Vakuumphänomen
- Osteochondrose: subchondrale Sklerosierung der benachbarten Deck- und Bodenplatten
- Spondylose: ventrale und laterale Osteophyten an den Deck- und Bodenplatten
- Spondylarthrose: Gelenkspaltverschmälerung, subchondrale Sklerosierung, unregelmäßige Gelenkflächen der kleinen Wirbelgelenke
- Retro-, Antelisthesis: Verschiebung eines Wirbelkörpers nach dorsal oder ventral.

DEGENERATIVES HWS-SYNDROM

Einteilung, Klinik und Differentialdiagnose

Einteilung entsprechend der Schmerzlokalisation und -projektion:

- *lokales* HWS-Syndrom: Schmerzen im HWS-Bereich ohne Ausstrahlung, Bewegungseinschränkung der HWS, Myogelosen der Schulter-Nacken-Muskulatur. Differentialdiagnose: Fehlhaltung, -belastung (Sport, Beruf), Erkrankungen der BWS/LWS, Insertionstendinopathien der Quer- und Dornfortsätze, Metastasen, M. Bechterew, Spondylodiszitis

- *pseudoradikuläres oberes HWS-Syndrom*: Schmerzausstrahlung in den Hinterkopf, Kopfschmerzen, Schwindelattacken (ausgelöst durch Hyperextension und Rotation der HWS), gelegentlich Übelkeit, betrifft v.a. Frauen zwischen dem 30.–60. LJ Differentialdiagnose: Trauma (HWS-Schleudertrauma), Migräne, Insuffizienz der A. vertebralis, Herzrhythmusstörungen
- *pseudoradikuläres unteres HWS-Syndrom* (Syn.: Zervikobrachialsyndrom, Schulter-Arm-Syndrom): dermatomübergreifende Brachialgie, Kribbelparästhesien und Taubheitsgefühl in den Fingern. Differentialdiagnose: Akromioclavikulargelenks-Arthrose, Epikondylitis, Erkrankungen des Schultergelenkes
- *radikuläres unteres HWS-Syndrom*: durch Bandscheibenprolaps bedingter dermatombezogener Schmerz (s. Kap. 5.10.6). Differentialdiagnose: Karpaltunnelsyndrom und andere Nervenkompressionssyndrome.

Diagnostik

- Anamnese (Begleitsymptome) und körperliche Untersuchung (Funktionsprüfung, Schmerzpunkte, Reflexe und Sensibilität)
- Rö der HWS in 2 Ebenen und Schrägaufnahmen bei Verdacht auf Einengung der Foramina, evtl. Densspezialaufnahmen bei pseudoradikulärem oberen HWS-Syndrom
- CT oder MRT bei Verdacht auf Bandscheibenprotrusion oder -prolaps.

Therapie

- physikalische Therapie: v.a. Wärmeapplikationen
- Krankengymnastik: z.B. Traktionen, manuelle Lösungen von Blockierungen, isometrische Übungen zum Muskelaufbau
- medikamentöse Therapie: NSAR und Muskelrelaxanzien (z.B. Tethexal®)
- Triggerpunktinfiltrationen mit s.c. Applikation von Lokalanästhetika
- Therapie bei zunehmender radikulärer Symptomatik (s. Kap. 5.10.6).

DEGENERATIVES BWS-SYNDROM

Einteilung und Klinik

- *lokales BWS-Syndrom*: lokale Schmerzen im BWS-Bereich, die bei körperlicher Belastung zunehmen
- *pseudoradikuläres* BWS-Syndrom: atemabhängige Schmerzen, evtl. auch weit von der BWS entfernt, z.B. am sternalen Rippenknorpel, oft interkostaler Druckschmerz
- *radikuläres BWS-Syndrom*: selten, im Dermatom verlaufender Schmerz.

Diagnostik

- Anamnese und körperliche Untersuchung (Fehlhaltungen, Muskelasymmetrie, Myogelosen, Klopfschmerz, Funktionsprüfung, Ott-Zeichen)
- Rö der BWS in 2 Ebenen
- bei speziellem Verdacht: Knochenszintigraphie, CT oder MRT.

BEACHTE

Differentialdiagnose: funktionelle Störungen (chronische Fehlhaltung, muskuläre Dysbalance, Gefügestörung, Bänderschwäche), seltener Tumoren, rheumatische Erkrankungen (z.B. Spondylitis ankylosans), Osteoporose, Spondylodiszitis.

Therapie

Physikalische Therapie, Krankengymnastik und medikamentöse Therapie ähnlich wie bei HWS-Syndrom.

DEGENERATIVES LWS-SYNDROM

Einteilung und Klinik

- *akutes lokales LWS-Syndrom:* lokale Schmerzen im LWS-Bereich, evtl. mit Schonhaltung (Rumpfvorneigung) und Bewegungsdefizit
- *pseudoradikuläres LWS-Syndrom:* akut oder chronisch auftretende Schmerzen im LWS-Bereich mit Ausstrahlung in das Gesäß, Leiste oder in die Oberschenkel (nicht auf ein Dermatom bezogen)
- *radikuläres LWS-Syndrom:* meist akute Schmerzen im LWS-Bereich mit Ausstrahlung in das Versorgungsgebiet der betroffenen Wurzel (s. Kap. 5.10.6), verbunden mit Sensibilitätsstörungen und evtl. mit Paresen.

Diagnostik

- *Anamnese:* Schmerzausstrahlung, Sensibilitätsstörungen, Auslösefaktoren
- *körperliche Untersuchung:* Körperhaltung, Beckengeradstand, Muskelhartspann, Klopfschmerz, Funktionsprüfung (auch der Hüftgelenke), Finger-Boden-Abstand, Reflexe, Nervendehnungsschmerzen
- Rö der LWS in 2 Ebenen
- evtl. CT bei Verdacht auf Bandscheibenvorfall.

BEACHTE

Differentialdiagnose: muskuläre Dysbalance, Facettensyndrom (Funktionsstörung der Facettengelenke durch Degeneration oder Blockade), Fehlstellungen der WS, ISG-Blockierung, Kox-, Gonarthrose, urologische oder gynäkologische Erkrankungen, Erkrankungen des GIT, Leistenhernie.

Therapie

- bei akuter Symptomatik: lokale Thermotherapie, physikalische Therapie, Krankengymnastik, manuelle Therapie, Stufenbettlagerung, lokale Injektionen, NSAR, Muskelrelaxanzien, Analgetika. Bei Verdacht auf Bandscheibenvorfall (s. Kap. 5.10.6)
- bei chronischer Symptomatik: Krankengymnastik, Rückenschule, evtl. Änderung des Arbeitsplatzes, Gewichtsreduktion, NSAR bei Bedarf.

BEACHTE

Prognose: LWS-Syndrome sind der häufigste Grund zur Berentung!

5.8.14 Fibromyalgie-Syndrom

Syn.: Fibrositissyndrom, generalisierte Tendomyopathie. Chronisches Schmerzsyndrom mit Schmerzlokalisation in verschiedenen Körperregionen und typischen schmerzhaften Druckpunkten, von vegetativen Symptomen begleitet. Psychosomatischer Hintergrund. Meist Frauen zwischen 30.–60. LJ

Ätiologie

- *primär:* Ursache nicht bekannt, familiäre Häufung
- *sekundär:* z.B. bei Spondylarthritiden sowie bei rheumatischen, infektiösen oder malignen Erkrankungen.

Klinik und Diagnostik

MEMO

Diagnosekriterien nach American College of Rheumatology:

- Schmerzen in mindestens 3 Körperregionen für mindestens 3 Mon. mit mindestens 11 schmerzhaften Druckpunkten (insgesamt 18 getestete und definierte tender points = extraartikuläre an Muskeln und Sehnenansätzen gelegene Schmerzpunkte)
- vegetative Beschwerden: z.B. Tremor, Hyperhidrosis, trockener Mund
- funktionelle Beschwerden: z.B. Müdigkeit, Schlafstörungen, Parästhesien, Atem-, Herzbeschwerden, gastrointestinale Störungen (Reizdarm), Dysmenorrhoe.

BEACHTE

- *Labor:* Normalbefund
- Rö und evtl. Knochenszintigramm zum Ausschluß anderer Erkrankungen.

Differentialdiagnose: degenerative Gelenk- und WS-Erkrankungen, Polymyalgia rheumatica, Polymyositis, Virusinfektionen, Psychosen.

Therapie

- Behandlung der Grunderkrankung bei sekundärer Fibromyalgie
- ganzheitliche Therapie entsprechend der Symptomatik: z.B. physikalische Therapie, körperliche Bewegung, Maßnahmen zum Streßabbau, Psychotherapie, evtl. Antidepressiva.

BEACHTE

Prognose: Chronifizierung bei Therapieresistenz. Ab dem 60. LJ oft Besserung der Beschwerden.

5.8.15 Osteoporose (s. Kap 1.15.2)

Syn.: Knochenerkrankung mit Minderung der Knochenmasse und Verschlechterung der Knochenstruktur, führt zu gehäuften Frakturen. Betrifft zu 80% Frauen in der Postmenopause.

Ätiologie

- *primäre Form:* 95% aller Fälle
  - Typ I: postmenopausale Osteoporose bei Frauen
  - Typ II: senile Osteoporose bei Frauen und Männern
  - selten idiopathische Osteoporose bei jüngeren Menschen
- *sekundäre Form:* 5%
  - endokrine Erkrankungen: z.B. Cushing-Syndrom, Hyperthyreose, Hyperparathyreoidismus, Hypogonadismus
  - Malabsorptionssyndrom, Mangelernährung
  - Immobilisation
  - Niereninsuffizienz und Leberzirrhose
  - Medikamente: Heparin, Schilddrüsenhormone, Laxanzien
- seltene hereditäre Erkrankungen: z.B. Marfan-Syndrom, Ehlers-Danlos-Syndrom.

MEMO

Risikofaktoren für primäre Form: zunehmendes Alter, weibliches Geschlecht, familiäre Disposition, Östrogenmangel (frühe Menopause, Nullipara), körperliche Inaktivität, Untergewicht, niedrige Kalziumaufnahme, Nikotinabusus.

Klinik der generalisierten Osteoporose

- lange Zeit asymptomatisch
- zunächst chronische Rückenschmerzen, später zunehmende BWS-Kyphose, Verlust der Körpergröße, Abdomenvorwölbung und tannenbaumartige Hautfalten am Rücken
- Frakturen v.a. des Schenkelhalses, Vorderarmes und der Wirbelkörper ohne adäquates auslösendes Trauma (Abb. 5.91)

MEMO

Lokalisierte Osteoporose: im Rahmen eines Sudeck-Syndroms, bei RA, Kollagenosen und malignen Knochenerkrankungen.

Abb. 5.91 Einfluß von Lebensalter und Knochendichte auf das Auftreten von Frakturen [7].

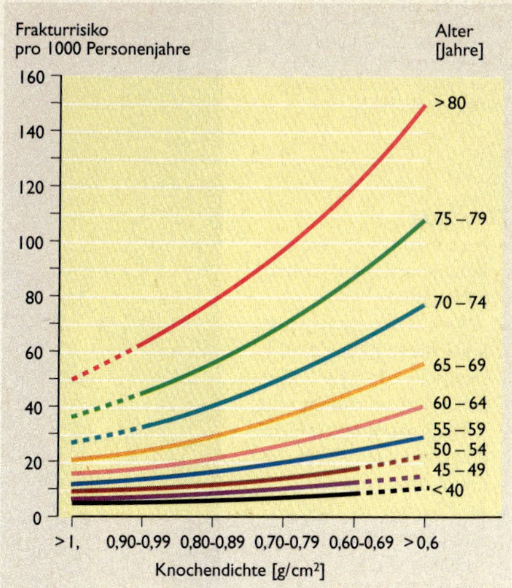

Diagnostik

MEMO

High-turnover-Osteoporose:
Verlust an trabekulärer Knochendichte > 3,5%/Jahr, tritt typischerweise in den ersten 10 Jahren nach der Menopause auf.

Low-turnover-Osteoporose:
Verlust an trabekulärer Knochendichte < 3,5%/Jahr, typischerweise erst nach 10 Jahren nach der Menopause.

- Anamnese und körperliche Untersuchung (z.B. Stauchungs- und Bewegungsschmerz der WS, Myogelosen der Rückenmuskulatur)
- Rö der BWS und LWS in 2 Ebenen: erhöhte Strahlentransparenz (erst ab ca. 30% verminderter Knochenmasse erkennbar), Rahmenkonturierung der Wirbelkörper, später Fisch- und Keilwirbel, Abb. 5.92
- Knochendichtemessung (Densitometrie): mittels quantitativem CT (QCT), dualer Röntgen-Absorptionsmessung (DEXA, DCA) oder quantitativer Ultrasonometrie (QUS). Erniedrigung der Knochendichte nicht spezifisch für Osteoporose, z.B. auch bei Osteomalazie
- *Labor:* BKS, Diff.-BB, Kalzium, Phosphat, AP, Krea, Elektrophorese, Urinstatus
- Bei unklaren Befunden evtl. Knochenszintigramm oder Beckenbiopsie.

BEACHTE TIP

Knochendichtemessung nur ein Mosaikstein der Diagnostik! Verlaufskontrolle aussagekräftiger als Einzelmessung!

Differentialdiagnose: Osteomalazie, Plasmozytom, maligne Lymphome, Leukämien, Metastasen.

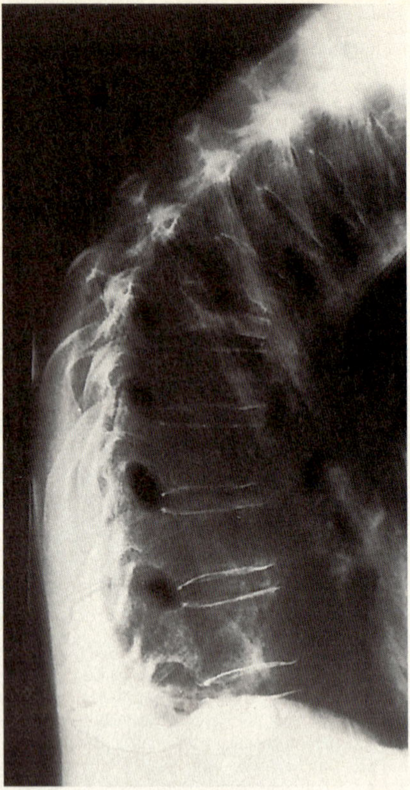

Abb. 5.92 Seitliche Röntgenaufnahme der WS einer Pat. mit postmenopausaler Osteoporose. Man erkennt Deckplatteneinbrüche, Keilwirbelbildung und vollständig kollabierte Wirbel [7].

Therapie

- bei sekundärer Genese: Behandlung der Grunderkrankung
- *Allgemeinmaßnahmen:* körperliche Aktivität, physikalische Therapie, reichliche Kalziumzufuhr mit der Ernährung (Milch-, Käseprodukte), kein Alkohol, kein Nikotin
- *medikamentöse Therapie:*
  - Kalzium 1000–1500 mg täglich (z.B. Calcium 500/1000 Hexal Brausetbl.®)
  - Substitution bei Vit.-D-Mangel: 500–1000 IE Cholecalciferol (z.B. Vigantoletten®) täglich
  - Bisphosphonate: indiziert besonders bei High-turnover-Osteoporose, z.B. zyklische Therapie mit Etidronsäure (Didronel®), kontinuierliche Therapie mit Alendronsäure (Fosamax®)
  - Calcitonin: indiziert bei High-turnover-Osteoporose, parenterale (z.B. Calcitoninhexal 50/100) oder nasale Applikation, 100 IE täglich, maximal für 12 Wo./Jahr. *NW:* Übelkeit, Diarrhoe, Flush, Tachykardie, allergische Reaktion
  - Fluoride: indiziert bei Low-turnover-Osteoporose, z.B. Natriumflorid 50–80 mg täglich oder Monofluorphosphat 75–150 mg täglich, maximal für 3 Jahre, Therapiepause von 1 Mon. nach 3monatiger Einnahme. *NW:* gastrointestinale Störungen, Sprunggelenksschwellung, Fluorose bei Überdosierung
- symptomatische Schmerztherapie mit NSAR, Analgetika und Korsettversorgung.

TIP

Prophylaxe: Östrogentherapie in Kombination mit Gestagenen (Ausnahme nach Hysterektomie: ohne Gestagene) bei Risikopat. in der frühen Postmenopause (NW: u.a. Anstieg des Mamma-Ca-Risikos). Raloxifen (selektiver Östrogen-Modulator) senkt Risiko für Wirbelfrakturen, aber bisher keine Minderung der Schenkelhalsfrakturen nachgewiesen.

5.9 HIV-Infektion und Aids

Syn.: *Human Immunodeficiency Virus* (= HIV, gehört zu RNS-haltigen Retroviren, Abb. 5.93) führt durch Befall der T-Helfer-Zellen durchschnittlich nach 8–12 Jahren zur erworbenen Immunschwäche Aids (= *acquired immunodeficiency syndrome*). Es existieren 2 Typen des HIV: HIV-1 (häufigster Typ, mit 3 Hauptgruppen und mehrfachen Subtypen) und HIV 2 (mit 6 Subtypen). Im Jahr 2000 waren weltweit ca. 50 Mio. Menschen infiziert. Rapide Ausbreitung v.a. in Afrika und Südostasien. In Afrika häufigste Todesursache!

MEMO

Übertragung: sexuelle Kontakte (hohes Risiko bei Promiskuität und ungeschütztem Geschlechtsverkehr), vertikale Übertragung von Mutter auf das Kind während Schwangerschaft, bei der Geburt und beim Stillen, parenteral durch infiziertes Blut, Blutprodukte, Pleuraerguß, Aszites, Spenderorgane.

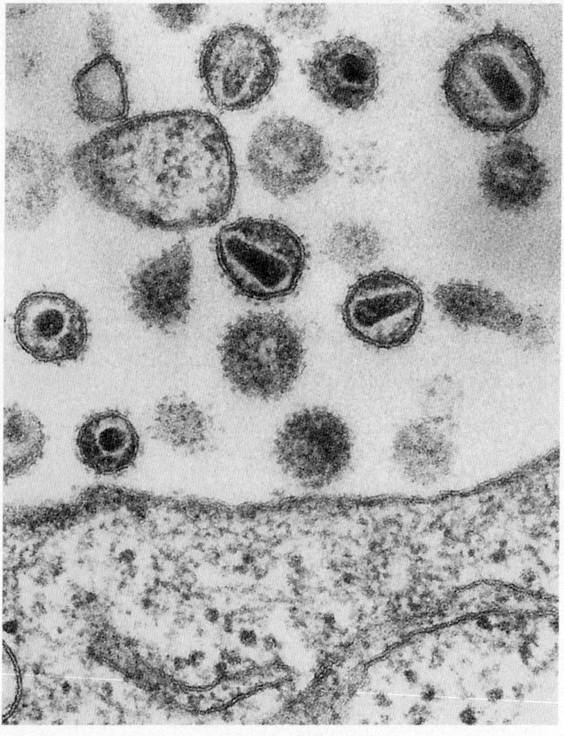

Abb. 5.93 HIV im elektronenmikroskopischen Bild. Gut erkennbar ist die Virushülle mit den knopfartig erscheinenden Oberflächenantigenen, die an den $CD4^{+}$-Rezeptor anbinden können, ferner das zylinderförmige Viruskapsid [7].

5.9.1 Stadien, Diagnostik, Therapie der HIV-Infektion

Stadieneinteilung und Klinik

BEACHTE

***Serologische Inkubationszeit* = Zeitspanne zwischen Infektion und Auftreten von HIV-AK im Serum, durchschnittlich 1–3 Mon. *Klinische Inkubationszeit* = Zeitspanne zwischen Infektion und Auftreten von Aids, durchschnittlich 8–12 Jahre (bei Kindern und Unterernährung verkürzt).**

Die *CDC-Klassifikation* (= Klassifikation des Centers for Disease Control) von 1993 orientiert sich an klinischen und immunologischen Parametern (Tab. 5.15).

Tab. 5.15 Die CDC-Klassifikation (1993) der HIV-Infektion [7].

klinische Kategorien / **Zahl der CD4-positiven T-Lymphozyten**	**(A)** • akute HIV-Krankheit • asymptomatisch • persistierende, general. Lymphadenopathie	**(B)** • symptomatisch (weder A noch C) • HIV-assoziierte Erkrankungen (Aids-related complex)	**(C)** • Aids-definierende Erkrankung
(1) ≥ 500/µl oder ≥ 29%	A1	B1	C1
(2) 200–499/µl oder 14–28%	A2	B2	C2
(3) < 200/µl oder 14%	A3	B3	C3

Nach dem klinischen Verlauf werden unterschieden:

- *akute HIV-Krankheit:* bei ca. 10–20% der Infizierten, 6 Tage bis 6 Wo. nach Infektion grippeähnliche Erkrankung mit Fieber, Gliederschmerzen, LK-Schwellungen, makulösem Exanthem *(Mononucleosis-like-illness)*. Symptome bilden sich spontan wieder zurück. HIV-AK-Test meist negativ
- *asymptomatische Infektion:* Latenzphase mit Vermehrung des Virus im lymphatischen Gewebe. Dauer der Phase bis zu 10 Jahren. Entweder ohne pathologische Laborwerte oder mit Lympho-, Granulo-, Thrombozytopenie und T_H/T_S-Quotient normal oder erniedrigt. Bei ca. 40% der Infizierten generalisierte LK-Schwellungen *(persistierende generalisierte Lymphadenopathie = PGL, Lymphadenopathie-Syndrom = LAS)*
- *HIV-assoziierte Erkrankungen:* Auftreten von Erkrankungen, die auf eine Immunschwäche hinweisen, aber keine Aids-definierende Erkrankungen sind *(Aids-Related Complex = ARC)*, z. B. Nachtschweiß, Fieber, Diarrhoe, ungewollter Gewichtsverlust, Infektionen (z. B. orale oder genitale Candida-Infektion, orale Haarleukoplakie, Herpes zoster, Listeriose), periphere Neuropathien, bei Frauen Zervixdysplasie oder Ca in situ, idiopathische thrombozytopenische Purpura
- *Aids-definierende Erkrankungen:* neurologische Manifestationen (z. B. HIV-assoziierte Enzephalopathie, Lymphome des ZNS), opportunistische Infektionen (s. Kap. 5.9.2), Malignome (s. Kap. 5.9.3), wasting syndrome (Gewichtsverlust, chronische Diarrhoe, Leistungsschwäche).

Diagnostik

- Anamnese und körperliche Untersuchung (z. B. Haut-, Schleimhautveränderungen, LK-Schwellungen, neurologischer Status)
- *Labor:* HIV-AK (zunächst ELISA Suchtest, Bestätigung mittels Westernblot). Bei Erstvorstellung und entsprechend den klinischen Symptomen in regelmäßigen Abständen: HIV-Virusload (bester Marker zum Krankheitsmonitoring und zur Diagnostik bei unklarer Serologie), $CD4^+$- und $CD8^+$-Lymphozyten, BKS, Diff.-BB, Eiweiß, LDH, Immunelektrophorese, Transaminasen, Gerinnung, Krea

- weitere Untersuchungen bei Erstuntersuchung: Multitest CMI, Tuberkulintestung, EKG, abdominelle Sonographie, Rö oder CT-Thorax, Fundoskopie, gynäkologische Untersuchung.

Therapie

Allgemeinmaßnahmen: gesunder Lebenstil, Meidung von resistenzmindernden Faktoren, Prophylaxe vor opportunistischen Infektionen, psychologische Unterstützung.

TIP

Medikamentöse (antiretrovirale) Therapie immer in enger Zusammenarbeit mit spezialisiertem Zentrum!

Antiretrovirale Therapie:

- *Ziel:* Reduktion der Viren unter die Nachweisgrenze, Verlangsamung des Krankheitsverlaufes, vermindertes Auftreten von Aids-assoziierten Erkrankungen
- *Ind.:* Zeitpunkt umstritten. Dringende Behandlungsind.: Aids- oder HIV-assoziierte Symptome oder Immunthrombozytopenie, Viruslast > 30 000 Kopien/ml Plasma oder kurzfristige Zunahme der Viruslast > 1 log, $CD4^+$-Zellen < 350 µl oder kurzfristige Abnahme der $CD4^+$-Zellen > 25%. Fakultative Ind.: Viruslast 10 000–30 000 Kopien/ml, 350–500 $CD4^+$-Zellen/µl
- *Therapieprinzipien:*
  - meist Kombination aus 3 retroviralen Medikamenten (Tab. 5.16), senkt das Resistenzrisiko
  - Beginn der Therapie gleich mit 3 Medikamenten
  - bei Therapieversagen: Änderung von mindestens 2 Medikamenten
  - regelmäßige Kontrolluntersuchungen: Virusload, BB, Krea, GPT
  - keine reduzierte Dosis, wegen erhöhter Resistenzgefahr
  - Pat.-Compliance unabdingbar
- *mögliche Kombinationen:* z.B. AZT, 3TC und Indinavir (oder Ritonavir oder Saquinavir) oder D4T, DDI und Nevirapin

Tab. 5.16 Übersicht über antiretrovirale Substanzen und ihre NW [7].

Substanz	Nebenwirkungen, Probleme
Nukleosidanaloga	
Zidovudin = 3′Azido-2′, 3′-Deoxythymidin (Azidothymidin, AZT)	Anämie, Leukopenie, Übelkeit, Exantheme, Kopfschmerzen
Didanosin = 2′, 3′-Dideoxyinosin (DDI)	Pankreatitis, Polyneuropathie, Diarrhoe
Zalcitabin = 2′, 3′-Dideoxycytidin (DDC)	Polyneuropathie, aphthöse Ulzera, Pankreatitis
Stavudin = 2′, 3′-Didehydro-3′-Deoxythymidin (D4T)	Polyneuropathie, Pankreatitis
Lamivudin = [-]-2′, 3′-Dideoxy-3′-Thiacytidin (3TC)	selten: Blutbildstörungen
Proteinase-Inhibitoren	
Saquinavir	Diarrhoe, Übelkeit; geringe Bioverfügbarkeit
Ritonavir	Nebenwirkungen insgesamt häufig: Diarrhoe, Übelkeit, metallischer Geschmack, Transaminasenanstieg, Anstieg von Triglyzeriden und Cholesterin; ausgeprägte Interaktionen mit anderen Arzneimitteln
Indinavir	Billirubinanstieg, Bildung von Nierensteinen
Nelfinavir	gastrointestinale Störungen
Nicht-Nukleosidanaloga	
Nevirapin	allergische Hautreaktionen, Stevens-Johnson-Syndrom
Delavirdin	allergische Hautreaktionen in bis zu 50%, Transaminasenerhöhungen

- *Vorgehen bei Schwangeren:* AZT ab 33. Schwangerschaftswoche, bei Wehen ab 37. Schwangerschaftswoche Sectio, AZT-Prophylaxe des Neugeborenen für 6 Wo., Verzicht auf Stillen.

BEACHTE

Ungünstige Prognosefaktoren sind: hohe Viruslast, Anstieg der Viruslast, Abfall der T-Helferzellen, Anstieg der β_2-Mikroglobuline, Progredienz der Klinik. Symptomfreiheit und normale $CD4^+$-Zellzahl nach 12 Jahren nur bei 5% der HIV-Infizierten.

5.9.2 Opportunistische Infektionen

Syn.: Infektionen durch Erreger, die erst durch eine Immunschwäche zu pathogenen Erregern werden (deshalb Bezeichnung opportunistische Infektionen). Am häufigsten treten auf: Infektionen der Haut, Mundhöhle, GIT, Lunge und des Nervensystems.

Pneumocystis-carinii-Pneumonie

Häufigste Pneumonieform, Inzidenz neuerdings geringer durch Primärprophylaxe, oft Erstmanifestation von Aids, hervorgerufen durch das Protozoon Pneumocystis carinii.

- *Klinik:* hohes Fieber, trockener Husten, Belastungsdyspnoe, in schweren Fällen Ruhedyspnoe, reduzierter AZ
- *Diagnostik:* uncharakteristische körperliche Untersuchung, Leukozytose, LDH-Erhöhung, Erregernachweis im Sputum, BAL, evtl. transbronchiale Lungenbiopsie
- *Therapie:* Cotrimoxazol, alternativ bei *KI:* Pentamidin-Infusion (NW: Nieren-, Leber-, Knochenmarksschädigung, Hypotonie, Hypoglykämie)
- *Prophylaxe:* Cotrimoxazol oder Mittel der 2. Wahl Pentamidin-Inhalationen. Primär spätestens bei Absinken der T-Helferzellen < 200/µl und sekundär bei Rezidiv
- *Prognose:* Mortalität 20%.

Toxoplasmose

Meist Reaktivierung einer früher durchgemachten Infektion, v.a. bei schwer reduziertem Immunstatus ($CD4^+$-Zellen < 100/µl), am häufigsten ZNS-Toxoplasmose.

- *Klinik:* Fieber, Kopfschmerzen, Verschlechterung des AZ, neurologische Ausfälle und Krampfanfälle. Selten generalisierter Befall mit z. B. Pankreatitis und Retinitis
- *Diagnostik:* CT (Abb. 5.94) oder MRT des Schädels, Liquordiagnostik nicht erforderlich, positive Serologie
- *Therapie:* Pyrimethamin und Sulfonamid oder Clindamycin. Zusätzlich Antikonvulsiva
- *Prophylaxe:* primär bei Absinken der T-Helferzellen < 100/µl Prophylaxe mit Cotrimoxazol. Sekundär nach überstandener Toxoplasmose Dauertherapie mit Pyrimethamin-Sulfonamid-Kombination.

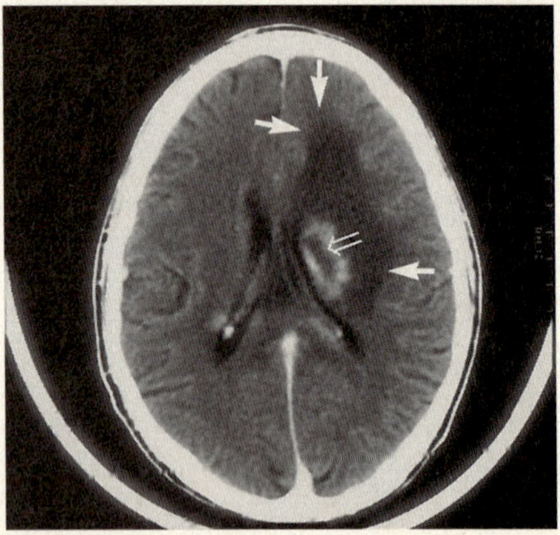

Abb. 5.94 CT des Schädels eines Pat. mit zerebraler Toxoplasmose nach KM-Gabe [7].

Kryptosporidien-Infektion

Kryptosporidien sind Diarrhoe-auslösende Protozoen, bei Immunkompetenten nur milde, selbstheilende Diarrhoe. Übertragung v.a. durch kontaminiertes Wasser.

- *Klinik:* schwerste wäßrige Durchfälle mit der Folge einer Kachexie. Komplikationen: Cholangitis, Cholezystitis
- *Diagnostik:* mikroskopischer Nachweis der Kryptosporidien-Zysten im Stuhl oder histologischer Erregernachweis im Darmepithel
- *Therapie:* wirksame Therapie nicht bekannt, gelegentlich Besserung durch Paromomycin oder Azithromycin, ansonsten symptomatische medikamentöse Therapie (z. B. mit Loperamid, Octreotid) sowie Flüssigkeits- und Elektrolytersatz.

Candida-Infektion

Orale und genitale Candida-Infektion sind nicht Aids-definierend, jedoch der Befall des GIT, am häufigsten ist der Ösophagus betroffen:

- *Klinik der Candida-Ösophagitis:* schwere Dysphagie, retrosternales Brennen, Übelkeit, gleichzeitig meist auch Beläge der Mundschleimhaut
- *Diagnostik:* Ösophagoskopie mit mikrobiologischem und histologischem Candida-Nachweis (Abb. 5.95)
- *Therapie:* Fluconazol 100–400 mg täglich oral, bei Resistenzen evtl. Amphotericin B
- *Prophylaxe:* wegen drohender Resistenzentwicklung möglichst keine Prophylaxe. Bei Rezidiven: Fluconazol 100 mg täglich.

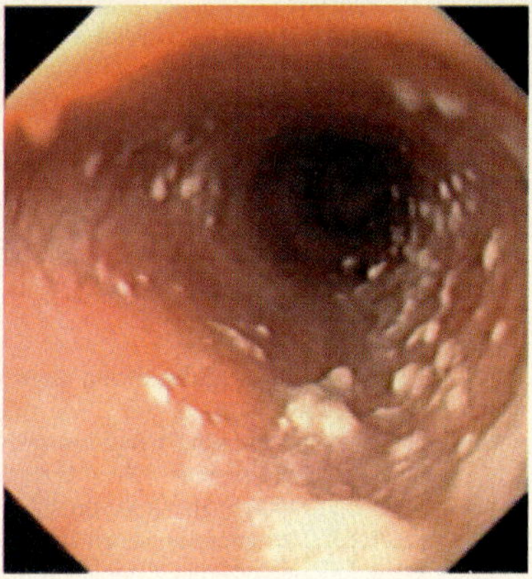

Abb. 5.95 Typischer endoskopischer Befund bei Candida-Ösophagitis [6].

Kryptokokkose

Infektion durch den Cryptococcus neoformans, ein bekapselter Hefepilz. Häufigste Ursache für eine Meningitis.

- *Klinik:* über Wo. progrediente Kopfschmerzen und Fieber, evtl. Persönlichkeitsveränderungen und fokale neurologische Symptome. Bei Befall der Lunge: subfebrile Temperaturen, Nachtschweiß, allgemeines Krankheitsgefühl, Auswurf, Zeichen einer Pleuritis. Gelegentlich auch Befall der Haut und der inneren Organe
- *Diagnostik:* Kryptokokken-Antigen im S., Liquorpunktion, BAL bei pulmonalem Befall
- *Therapie:* Amphotericin B und Fluconazol, evtl. bei schwerer Meningitis zusätzlich Flucytosin
- *Prophylaxe:* lebenslange Erhaltungstherapie mit Fluconazol erforderlich (Pilz kann aus Erregerreservoir = Prostata nicht eliminiert werden).

Tuberkulose

HIV-Infizierte zeigen deutlich höheres Risiko für eine Tb-Reaktivierung (Tb, s. Kap. 5.3.6). 30% der Aids-Todesfälle durch Tb. Besonderheiten bei an Tb-erkrankten HIV-Infizierten:

- *Klinik:* unspezifische Beschwerden stehen im Vordergrund (Fieber, Nachtschweiß, Gewichtsverlust)

- *Diagnostik:* Tine-Test oft unzuverlässig, deshalb Mendel-Mantoux-Intrakutantest. *Rö-Thorax:* oft untypische Infiltrate. Keimnachweis je nach Befall im Sputum, Magensaft, Urin, Punktaten oder Liquor
- *Therapie:* Drei- oder Vierfachkombination für 2–4 Mon., Weiterbehandlung mit Zweierkombination für 6–10 Mon.
- *Prophylaxe:* primär INH-Monotherapie für 9–12 Mon. Sekundärprophylaxe nicht notwendig.

Infektionen durch atypische Mykobakterien

Häufigste Erreger Mykobakterium avium und intracellulare. Eine der häufigsten und schwersten Infektionen bei HIV-Pat. im Spätstadium ($CD4^+$-Zellen < 50/µl), fast immer disseminierte Infektion.

- *Klinik:* Fieber, Nachtschweiß, Gewichtsverlust, Diarrhoe, LK-Schwellungen, Bauchschmerzen, Hepatosplenomegalie
- *Diagnostik:* Erregernachweis in Blutkultur, KM-, LK-Punktat, Urin, Stuhl, Liquor, Sputum, BAL
- *Therapie:* verschiedene Therapieschemata, meist Kombinationstherapie, z.B. Clarithromycin und Ethambutol, evtl. zusätzlich Rifabutin
- *Prophylaxe:* in USA wird Primärprophylaxe empfohlen, in BRD nicht. Sekundärprophylaxe entspricht der Therapie
- *Prognose:* Überlebenszeit ohne Therapie ca. 6 Mon.

Zytomegalie (CMV)

Entsteht immer durch eine Reaktivierung einer latenten Infektion, meist im HIV-Endstadium ($CD4^+$-Zellen < 50/µl).

- *Klinik:* zunächst unspezifische Symptome wie allgemeines Krankheitsgefühl, Fieber, Nachtschweiß, Gewichtsverlust. Später disseminierter Befall:
  - Augen: Retinitis, häufige Manifestation, führt unbehandelt zur Erblindung
  - Nebennieren: oft symptomlos, selten ähnliches Krankheitsbild wie M. Addison
  - GIT: gastroduodenale Ulzera, Ösophagitis, Enteritis, Kolitis, Pankreatitis
  - Lunge: interstititelle Pneumonie
  - Nervensystem: Enzephalitis, Radikulitis
  - KM: Panzytopenie
- *Diagnostik:* CMV-Nachweis im Blut (PCR oder pp65-Antigen), Fundoskopie, Gastroskopie mit Histologie, evtl. Liquordiagnostik
- *Therapie:* Ganciclovir und/oder Foscarnet, zentraler Katheter oder Port zur i.v. Gabe empfehlenswert
- *Prophylaxe:* keine Primärprophylaxe. Lebenslange Dauertherapie in niedriger Dos. als Sekundärprophylaxe.

Herpes zoster

Nicht-Aids-definierende Infektion. Oft in Frühstadien der HIV-Infektion

- *Klinik:* typische Bläschen mit zentraler Delle, Schmerzen oft Dermatom-übergreifend. Selten mit interstitieller Pneumonie oder Enzephalitis einhergehend
- *Diagnostik:* Inspektion, evtl. Virusnachweis aus Bläschenflüssigkeit
- *Therapie:* Aciclovir i.v. für 10 Tage und Lokaltherapie.

MEMO

Außer den genannten Infektionen treten z.B. noch folgende auf:

- Sepsis durch Pneumokokken, Salmonellen, A-Streptokokken, Pseudomonas aeruginosa
- Pneumonie durch Pneumokokken, Haemophilus influenzae, Staphylokokken, gramnegative Erreger und Aspergillus

MEMO

- progressive multifokale Leukenzephalopathie durch Papova-Viren
- Diarrhoe durch Lamblien, Amöben, Salmonellen, Yersinien und entheropathogene Coli-Stämme, Mikrosporidien (sporenbildene Protozoen, Klinik wie bei Kryptosporidien-Infektion)
- Hautveränderungen: durch Herpes-simplex-Infektion und sonstige Virusinfektionen (Mollusca contagiosa, Condylomata acuminata), bakterielle Infektionen (Pyodermien, bazilläre Angiomatose)
- anal-genitale Infektionen: Gonorrhoe, Lues.

5.9.3 HIV-assoziierte Malignome

In einem Fünftel der Fälle Diagnosestellung Aids erst beim Auftreten von charakteristischen Malignomen (Kaposi-Sarkom, Non-Hodgkin-Lymphom, Zervix-Ca).

KAPOSI-SARKOM

Maligne Erkrankung v.a. mit Befall der Haut. Ätiologie: Herpesvirus HHV 8. Tritt gehäuft bei homosexuellen Männern auf.

Klinik

- rötlich-livide, erhabene indolente Knoten (Abb. 5.96), bevorzugt im Bereich der Spaltlinien der Haut liegend, multifokales Auftreten, an den Beinen oft auch flächenhafte Ausbreitung. *Komplikation:* Rhagaden, Tumornekrosen, Blutungen, bakterielle Superinfektion
- blau-rote Knoten am Gaumen
- Befall der LK mit Lymphödem
- seltener Befall des GIT (meist asymptomatisch) und der Lunge (Dyspnoe, Husten, kann innerhalb weniger Mon. zum Tode führen).

BEACHTE

Hauterkrankungen sind charakteristisch für Aids und damit eine große psychische Belastung für den Pat.

Diagnostik und Stadieneinteilung

- Inspektion der Haut (Hautläsion mit Glasspatel nicht wegdrückbar)
- Diagnosesicherung durch Biopsie mit histologischer Untersuchung.

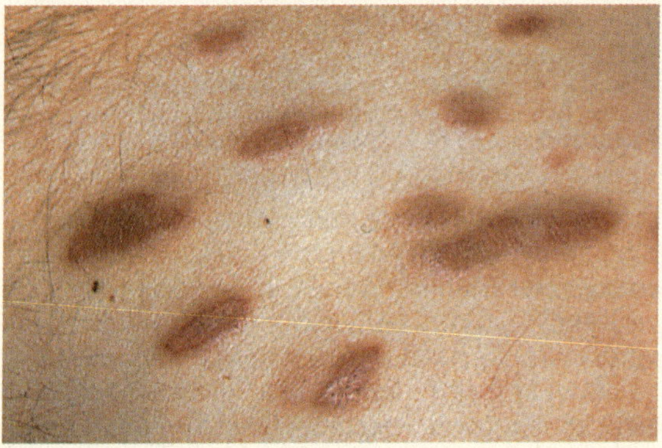

Abb. 5.96 Multiple Kaposi-Sarkome der Haut [7].

MEMO

Stadien des Kaposi-Sarkoms:
I: weniger als 10 Herde der Haut und Begrenzung auf eine anatomische Region.
II: disseminierter (> 10 Herde) Hautbefall.
III: Befall des GIT, der Lunge und der LK.
IV: viszeraler und kutaner Befall.
A: jeweils ohne Allgemeinsymptome.
B: mit Fieber und/oder Gewichtsverlust.

Therapie

Bei wenigen und kleinen Sarkomen keine Therapie, lediglich antiretrovirale Therapie zur Verbesserung der Immunitätslage, evtl. Wechsel der antiretroviralen Therapie.

- Lokaltherapie (bei kosmetisch störenden Sarkomen): Kryo-, Laser-, Radiotherapie, Infiltrationen mit Vincristin. Keine Exzisionen (rasches Rezidiv)
- falls $CD4^+$-Zellen < 200/µl, evtl. Interferontherapie
- bei progredientem Verlauf (und viszeralem Befall): Mono- oder Dreifachtherapie mit Adriamycin, Vincristin, Bleomycin oder Dauno-/Doxorubicin.

BEACHTE

Prognose: Heilung nicht möglich! Prognose insgesamt indivduell sehr verschieden.

NON-HODGKIN-LYMPHOME (NHL)

Meist B-Zell-Lymphome von hohem Malignitätsgrad. Betrifft v.a. Männer, 5–15% der HIV-Pat. erkranken an einem NHL.

Klinik

Abhängig vom Befallsmuster:

- fast immer Fieber, Nachtschweiß
- LK-Schwellungen
- Symptome durch ZNS-Befall (z.B. Persönlichkeitsveränderungen): in 30% der Fälle
- Bauchschmerzen bei GIT-Befall
- klinische Zeichen der Panzytopenie bei KM-Befall.

Diagnostik

- Anamnese und Ganzkörperstatus
- *Labor:* $CD4^+$-Zellen oft < 50/µl
- Diagnosesicherung: LK-, KM-Biopsie, Liquorpunktion, MRT des Schädels.

Therapie

Abhängig vom Immunstatus, Allgemeinzustand und NHL-Stadium. Therapie am besten im Rahmen von kontrollierten Studien. Evtl. Chemotherapie nach CHOP-Schema. Bei ZNS-Lymphom: Radiotherapie des Schädels, Dexamethason, intrathekale Chemotherapie mit Methotrexat. Nutzen einer Chemotherapie aufgrund der infektiösen NW oft sehr fraglich.

BEACHTE

Prognose: abhängig von Tumorausbreitung und Stadium der HIV-Infektion.

ANDERE MALIGNE TUMOREN

BEACHTE

Bei HIV-infizierten Frauen tritt als häufigster maligner Tumor ein Zervix-Ca auf. Gehäuft werden auch Plattenepithel-Ca der Analregion und Hodgkin-Lymphome beobachtet.

→ ***Verhalten nach akzidentieller HIV- Inokulation siehe Kap. 1.10.***

5.10 Ausgewählte neurologische Krankheitsbilder

5.10.1 Migräne

Syn.: intermittierende Kopfschmerzattacken, verbunden mit vegetativer Symptomatik und evtl. neurologischen Symptomen *(Migräne mit Aura)*. Ätiologie nicht bekannt, familiäre Häufung. Beginn 15.–25. LJ Frauen viermal so oft wie Männer betroffen. Häufigkeit 2–6% der Bevölkerung.

BEACHTE

Auslösende Faktoren: Streß, Nachlassen des Stresses (Wochenendmigräne), Menstruation, Ovulationshemmer, Schlafdefizit, Hunger, bestimmte Nahrungsmittel (Schokolade, Milchprodukte, Käse), Alkohol und Nikotin.

Klinik

- in 20% Beginn mit neurologischen Symptomen, hauptsächlich visuellen Erscheinungen: Lichtblitze, (Flimmer-)Skotome, Sensibilitätsstörungen, Hemianopsie, Aphasie, Schwindel, Ataxie, Paraparesen. Verschwinden oft mit Auftreten der Kopfschmerzen
- anfallsweise einsetzender, einseitiger Kopfschmerz mit Licht- und Geräuschempfindlichkeit
- vegetative Symptome: Übelkeit, Erbrechen, seltener Schwitzen, Durchfall, Tachykardie
- Dauer: 4–72 h, Verstärkung durch körperliche Anstrengung.

Diagnostik

- Anamnese (bekannte Migräne) und körperliche Untersuchung (neurologischer Status)
- bei diagnostischer Unsicherheit oder beim ersten Auftreten: CT-Schädel, evtl. Liquorpunktion, Labor (BKS, BB, BZ, Gerinnung, Elektrolyte).

Differentialdiagnose

MEMO

Spannungskopfschmerz:
- *Klinik:* meist bilateraler, oft ringförmiger Schmerz, Verstärkung abends, selten vegetative Symptome, keine neurologischen Ausfälle
- *Akuttherapie:* Streßabbau, Entspannungstechniken, ASS oder Paracetamol
- *Prophylaxe:* Amitriptylin oder Doxepin jeweils 25–75 mg täglich, einschleichende Dosierung.

- Analgetika-Kopfschmerz: diffuser, drückender Schmerz ohne freie Intervalle nach mehrmonatiger Analgetikaeinnahme. *Therapie:* meist stationär, abrupter kompletter Analgetikaentzug
- Cluster-Kopfschmerzen (Syn. Bing-Horton-Kopfschmerz): episodische oder chronische, streng einseitige, orbitale oder retroorbitale Schmerzen, häufig 2–3 h nach dem Einschlafen, evtl. ipsilateral Tränenfluß, konjunktivale Injektion, Rhinorrhoe, evtl. Horner-Syndrom. *Akuttherapie:* 7 l Sauerstoff/min über Gesichtsmaske, bei Erfolglosigkeit Ergotamin-Aerosol
- Gesichtsschmerzen: Trigeminusneuralgie, myofasziales Schmerzsyndrom des Kiefergelenkes, atypischer Gesichtsschmerz
- sonstige Erkrankungen (v.a. bei erstem Auftreten): intrazerebrale Blutung, Meningitis, Arteriitis temporalis, Sinusitis, Hypertonie, Glaukomanfall, Tumor.

Therapie

- *Allgemeinmaßnahmen:* bekannte auslösende Faktoren meiden, Anfallskalender führen, regelmäßiger Tagesablauf, Entspannungsübungen
- Prophylaxe:
  - *Ind.:* regelmäßig mindestens 2–3 Attacken/Mon., längerdauernde Attacken (> 48 h), schwere neurologische Symptome

- β-Blocker, z. B. Metoprolol (Metohexal®) 2–3 × 50 mg täglich, *NW:* Hypotonie, Bradykardie
- Pizotifen (z. B. Sandomigran®) 3 × 0,5 mg täglich oral, einschleichende Dos. *NW:* Müdigkeit, Gewichtszunahme, Depressionen.

BEACHTE

Erfolg der prophylaktischen Medikation erst nach 2–3monatiger regelmäßiger Einnahme beurteilbar. Bei Erfolg Therapie über ca. 6–9 Mon. durchführen, danach ausschleichend absetzen.

AKUT

Akuttherapie: **Reizabschirmung in abgedunkeltem, geräuscharmen Raum. Zusätzlich bei leichter Attacke: Antiemetika, z. B. Metoclopramid (MCP Hexal®) 10–20 mg oral oder Analgetika, z. B. ASS (ASS 500 Hexal) 1000 mg oral oder Paracetamol (Paracetamol 500 Hexal) 1000 mg oral. Bei mittelschweren bis schweren Attacken: Metoclopramid 10–20 mg i.v. und ASS 500–1000 mg i.v. Alternativ: Dihydroergotamin 1 mg s.c., i.m., i.v. (*NW:* Übelkeit, Erbrechen, bei häufiger Anwendung Ergotamin-Kopfschmerz. *KI:* KHK, Hypertonie) oder Sumatriptan 6 mg s.c. (*NW:* Schwindel, Müdigkeit. *KI:* KHK).**

BEACHTE

Prognose: sehr unterschiedlicher Verlauf, meist Besserung der Migräne in der Schwangerschaft (bei 80% der Frauen) und Pubertät (50% der Kinder sind für immer beschwerdefrei).

5.10.2 Meningitis

Syn.: Infektion der weichen Hirn- und Rückenmarkshäute über den Blutweg, direkt (offenes SHT) oder per continuitatem (vom Nasen-/Rachenraum ausgehend). Bei gleichzeitiger Beteiligung des angrenzenden Hirnparenchmys Bezeichnung als *Meningoenzephalitis*. Meldepflicht bei eitrigen und tuberkulösen Meningitiden.

AKUT

Erreger-abhängige lebensbedrohliche Erkrankung!

Ätiologie

- Bakterien: Erregerspektrum abhängig vom Lebensalter. Kinder: v.a. Haemophilus influenzae, Jugendliche: Meningo- und Pneumokokken, Erwachsene: Pneumo-, Meningo-, Staphylokokken, Listerien, Pseudomonas aeruginosa, Borrelien
- Viren: Enteroviren, FSME-Virus, Myxoviren, Herpes-simplex-Virus Typ I
- Pilze (bei Immunschwäche): Kryptokokken, Aspergillen, Candida
- Parasiten: Toxoplasma gondii, Taenia solium
- sonstige Vorerkrankungen: Tumoren, Sarkoidose, SLE.

Klinik

BEACHTE

Abhängig von der Ursache langsam zunehmende Beschwerden über Tage und Wo. oder innerhalb von Stunden lebensbedrohliches Krankheitsbild (z. B. bei der eitrigen Meningitis).

- Kopf-, Rückenschmerzen, Meningismuszeichen, Erbrechen, Lichtscheu, evtl. hohes Fieber bei der bakteriellen Meningitis
- in schweren Fällen zusätzlich Hirnnerven-Ausfälle, Sensibilitätsstörungen, Paresen, RR- und Pulsveränderungen
- bei Meningokokkenmeningitis: Exanthem, petechiale Blutungen, Gelenkschwellungen
- bei begleitender Enzephalitis: Bewußtseinstörungen, hirnorganisches Durchgangssyndrom, epileptische Anfälle
- *Komplikationen:* Hirnödem, Hydrocephalus, Hirnabszeß, septische Sinusvenenthrombose, Hörschäden, Waterhouse-Friedrichsen-Syndrom bei Meningokokkensepsis.

BEACHTE

Atypischer, evtl. oligosymptomatischer Verlauf bei Kindern, älteren Menschen und Alkoholikern!

Diagnostik

- *körperliche Untersuchung:* Meningismuszeichen (Kernig-, Brudzinski-, Lasègue-Zeichen)
- *Labor:* BB, CRP, Krea, Elektrolyte, Gerinnung, BZ, Blutkulturen
- CT des Schädels mit/ohne KM
- Liquorpunktion (Tab. 5.17)
- im weiteren Verlauf Fokussuche: HNO-Untersuchung, Echokardiographie, abdominelle Sonographie, Rö-Thorax.

Tab. 5.17 Typische Liquorbefunde bei Meningitis [7].

	akute eitrige	**nicht-eitrige**	**TB**	**Normalbefunde**
Zellzahl (in „Drittelzellen")*	> 3000/3 pro µl	100–3000/3 pro µl	100–3000/3 pro µl	< 12/3 pro µl
Zellart	Granulozyten	initial gemischt, dann lymphoplasmozytär	gemischt, vorwiegend lymphozytär	Lymphozyten Monozyten
Liquoreiweiß	> 100 mg/dl	< 100 mg/dl	> 100 mg/dl	15–45 mg/dl
Glukose (Liquor-Serum-Quotient)	< 50%	> 50%	> 50%	> 50%
Laktat	> 3,5 mmol/l	< 3,5 mmol/l	> 3,5 mmol/l	1,5–2,0 mmol/l

*Wegen der geringen Zellzahl werden 3µl in der Fuchs-Rosenthal-Zählkammer ausgezählt, die Angabe der Zellen pro µl erfolgt dann in der oben aufgeführten Schreibweise.

BEACHTE

Differentialdiagnose: meningitische Reizung, z.B. bei Urämie, Leberkoma, Meningeosis carcinomatosa, Subarachnoidalblutung, Sonnenstich, intrathekale Medikamentenapplikation.

Therapie

TIP

Blutkultur und Liquorpunktion vor Antibiose!

- Beginn der Antibiose vor genauer Kenntnis des Erregers: bei Erwachsenen mit Cefotaxim 4 × 25 mg/kg KG täglich i.v., bei Immunschwäche zusätzlich Fosfomycin und bei nosokomialen Infektionen als 3. Antibiotikum Gentamycin. Therapiedauer je nach Klinik für 2–3 Wo.
- Herpes-simplex-Virus Typ I: Aciclovir 3 × 10 mg/kg KG täglich i.v.
- bei tuberkulöser Meningitis: Isoniazid 10 mg/kg KG plus Rifampicin 10 mg/kg KG plus Pyrazinamid 2 × 17,5 mg/kg KG jeweils täglich i.v. Für 3 Mon. meist Dreierkombination, dann für 9 Mon. Zweierkombination
- Kortikosteroide nur bei erhöhtem Hirndruck.

BEACHTE

Medikamentöse Prophylaxe der engen Kontaktpersonen bei Meningokokken- und Hämophilus-influenzae-Typ-B-Meningitis mit Rifampicin 600 mg täglich oral über 4 Tage.

5.10.3 Polyneuropathien (PNP)

Syn.: Erkrankung der peripheren Nerven unterschiedlichster Genese mit sensiblen, motorischen und vegetativen Störungen.

Ätiologie

- Stoffwechselerkrankungen: Diabetes mellitus (30% der PNP-Fälle), Porphyrie, Speicherkrankheiten

- Intoxikationen: Alkoholabusus (25% der Fälle), Medikamente (z.B. Sulfonamide, Aminoglykoside, Metronidazol, Ergotaminderivate, Indometacin, Phenytoin, Vincristin), Schwermetalle (Blei, Quecksilber), Lösungsmittel
- Infektionen: Lyme-Borreliose (5%), HIV-Infektion, Zytomegalie, Lepra
- hereditäre Formen: 5%, z.B. hereditäre motorisch-sensible Neuropathie (HMSN)
- paraneoplastische/paraproteinämische Erkrankungen: 3%, Plasmoyztom, kleinzelliges Bronchial-Ca, Amyloidosen
- sonstige Faktoren: Urämie, Lebererkrankungen, endokrinologische Störungen (z.B. Hypo-, Hyperthyreose, Hyperparathyreoidismus), Mangelernährung, Malabsorptionssyndrom, Kollagenosen (z.B. SLE, progressive systemische Sklerose)
- idiopathisch: Guillain-Barré-Syndrom (aufsteigende, schlaffe Lähmung der Beine, später der Arme).

BEACHTE

25% der PNP-Fälle sind nicht klassifizierbar!

Klinik

- Parästhesien: Kribbeln, Ameisenlaufen, Pelzigkeitsgefühl, Wärme- oder Kältemißempfindungen, Überempfindlichkeit auf Berührungsreize, meist symmetrisch und distal betont, oft strumpf- oder handschuhförmig, zunächst bevorzugter Befall der unteren Extremitäten
- Spontanschmerzen: meist distal symmetrisch
- *Burning-feet-Syndrom:* unangenehme brennende Schmerzen an den Füßen, selten an den Händen, mit Verstärkung in Ruhe und in der Nacht
- Muskelschwäche (schlaffe Paresen), Muskelkrämpfe. Auch meist eher an den unteren Extremitäten
- vegetative Störungen: Hyper-, Anhidrosis, Zyanose, Hyperkeratose, trophische Störungen mit Ulzera. Besonders beim Diabetes mellitus autonome Neuropathie (s. Kap. 5.5.1).

Diagnostik

- *Anamnese:* bekannte Vorerkrankungen
- *neurologische körperliche Untersuchung:* Inspektion (Muskeln, trophische Störungen), Kraftprüfung, Reflexe (v.a. distal vermindert), Stimmgabeltest zur Überprüfung des Vibrationsempfindens (oft erstes Zeichen für PNP), Überprüfen des Schmerz-, Temperatur- und Berührungsempfindens, Romberg-Versuch, Prüfung der Hirnnerven
- *Ganzkörperstatus:* zur Klärung der Ätiologie
- *Labor:* BKS, BB, Elektrophorese, BZ, Leberenzyme, Elektrolyte, Krea, RF, antinukleäre AK, B-Vitamine und Folsäure, Borrelien-AK, HIV-AK, TSH basal
- *EMG:* frühzeitiger Nachweis von Denervationen
- *NLG*: Verlängerung der motorischen und sensiblen Nervenleitgeschwindigkeit
- Liquoruntersuchung
- *Nerven- und Muskelbiopsie:* nur selten indiziert
- evtl. *Tumorsuche*: Rö-Thorax, abdominelle Sonographie.

BEACHTE

Differentialdiagnose: arterielle Durchblutungsstörungen, Wurzelkompressionssyndrome, multiple Sklerose, Myopathien, Psychosen.

Therapie

- *Allgemeinmaßnahmen:* physikalische Therapie bei Muskelschwäche mit Kontrakturprophylaxe
- *Behandlung der Grunderkrankung* oder der auslösenden Noxe, soweit möglich, z.B.:
  - Diabetes mellitus: strenge BZ-Einstellung
  - Alkoholismus: Alkoholentzug, Vit.-Substitution
  - Lyme-Borreliose: Ceftriaxon 2 g i.v. täglich für 2–3 Wo.
  - HIV-Infektion: Ziduvudin 6 × 200–300 mg täglich
  - Urämie: Besserung unter Dialyse

- *symptomatische Schmerz- und Parästhesietherapie:*
  - α-Liponsäure (z. B. Neurium®) 300–600 mg in 250 ml NaCl-Lsg. als Kurzinfusion für 2–3 Wo. jeweils täglich. Bei Erfolg Fortsetzung als orale Therapie. *NW:* reversible Cephalgien und Atembeklemmungen, allergische Reaktionen
  - Carbamazepin (z. B. Carbium®) zunächst 200 mg täglich, dann wöchentliche Steigerung um 200 mg auf 2 × 400–600 mg täglich. *NW:* Müdigkeit, Doppelbilder, Schwindel, Nystagmus, Übelkeit, Leberfunktionsstörungen
  - Neuroleptika: z. B. Levopromazin (Neurocil®) 3 × 5 mg täglich. *NW:* z. B. Dyskinesien, vegetative Störungen, Parkinson-Syndrom
- Antidepressiva: z. B. Amitryptilin (Amineurin®) 25–50 mg abends und in schweren Fällen Clomipramin (z. B. Anafranil®) als Infusion. *NW:* anticholinerge Wirkungen, Blutdruckabfall, Pulsveränderungen
  - Bei Wadenkrämpfen: z. B. Chinin (Limptar®) 200 mg abends. *NW:* gastrointestinale Beschwerden, Hautveränderungen, Kopfschmerzen, Tinnitus.

5.10.4 Parkinson-Syndrom

Syn.: Erkrankung mit gestörten willkürlichen und unwillkürlichen Bewegungsabläufen durch absoluten oder relativen Dopaminmangel. Häufigkeitsgipfel 70.–80. LJ.

Ätiologie

- idiopathisch (= *M. Parkinson*): ca. 70–90% aller Erkrankten. Degeneration dopaminproduzierender Zellen in der Substantia nigra aus ungeklärter Ursache, daraus folgt ein Dopaminmangel in den Stammganglien
- medikamentös-induziert: z. B. durch Neuroleptika, Reserpin, Metoclopramid, Antihistaminika, Methyldopa
- vaskulär: subkortikale arteriosklerotische Enzephalopathie
- infektiös: nach Enzephalitis, bei HIV-Infektion, Lues oder bei Creutzfeldt-Jakob-Erkrankung
- posttraumatisch
- metabolisch: M. Wilson, Hypoparathyreoidismus
- toxisch: Mangan, Kohlenmonoxid, Cyanid, MPTP (Verunreinigung synthetischer Heroine).

Klinik

BEACHTE **Anfangs oft unspezifische Symptome wie Muskelschmerzen, Parästhesien, depressive Stimmungslage und einseitige Akinese, Rigor oder Tremor.**

- *Hypokinesie* (Abb. 5.97): Starthemmung von komplexen Bewegungen (z. B. plötzliches Losgehen nicht möglich), Verlangsamung und Verminderung von Willkürbewegungen, fehlendes Mitschwingen der Arme, kleinschrittiger Gang, Hypomimie (Maskengesicht), monotones, stimmloses Sprechen, verminderte Feinmotorik, Verkleinerung des Schriftbildes (Mikrographie)
- *Rigor:* Steifigkeitsgefühl, wächserner Muskeltonus in allen Gelenkstellungen, sogenanntes Zahnradphänomen (ruckartiges Nachgeben der Muskeln beim passiven Bewegen v.a. im Hand- und Ellbogengelenk)

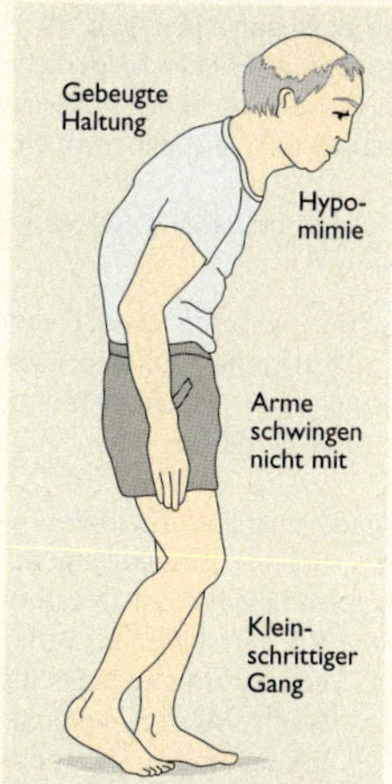

Abb. 5.97 M. Parkinson [2].

- *Tremor:* Ruhetremor (Pillendrehen), unter psychischer Belastung zunehmend, später auch Haltetremor
- vegetative Störungen: Hypotonie, seborrhoische Dermatitis (Salbengesicht), Hyperhidrosis, Blasenfunktions-, Erektionsstörungen, Obstipation, Dysphagie
- psychische Veränderungen: depressive Stimmungslage, selten Demenz.

MEMO

Verlaufsformen: akinetischer-rigider Typ (früher Erkrankungsbeginn, meist beidseits), Tremordominanz-Typ (oft einseitiger Beginn, bessere Prognose als akinetisch-rigider Typ), Äquivalenz-Typ (alle 3 Leitsymptome gleich ausgeprägt).

AKUT

Akinetische Krise: im fortgeschrittenen Stadium durch Infektionen, Abbruch der Medikamenteneinnahme oder durch Neuroleptika ausgelöst. *Klinik:* Bewegungsunfähigkeit, ausgeprägter Rigor, Dysphagie, Aphonie, Blutdruckanstieg, Tachykardie, Hyperthermie, -hidrose. *Therapie:* Amantadin 200 mg in 500 ml physiologischer NaCl-Lsg. über 3–4 Std., maximal 3 × täglich.

Diagnostik

- *Anamnese:* Vorerkrankungen, Medikamenteneinnahme
- *körperliche Untersuchung:* internistischer und neurologischer Status
- zum Ausschluß sekundärer Parkinson-Formen: CT oder MRT des Schädels (Atrophien, Tumor, multiple Sklerose?), Liquoruntersuchung (v.a. bei jüngeren Pat.), Labor (Kupfer im S. und im 24-h-Sammelurin, Coeruloplasmin)
- L-Dopa Test: 1 Tag Domperidon 3 × 20 mg, am nächsten Tag Nüchterneinnahme von L-Dopa 250 mg, nach 30–60 min deutliche Besserung der Symptomatik. Bei fehlendem oder geringem Ansprechen: eher symptomatische Form
- PET: einzige direkte Nachweismethode.

BEACHTE

Im Anfangsstadium ist die Diagnosestellung schwierig. Häufige Fehldiagnosen: Depression, „höheres Lebensalter", rheumatische Erkrankungen.

Therapie

Allgemeinmaßnahmen: physikalische Therapie, Krankengymnastik (aktive und passive Bewegungsübungen zur Vorbeugung von Gelenkkontrakturen, Gangschulung), regelmäßige leichte körperliche Bewegung, Logopädie, eiweißarme Kost (eiweißreiche Kost führt zu Resorptionsschwankungen von L-Dopa), psychosoziale Betreuung, Anschluß an Selbsthilfegruppen.

TELEFON

Deutsche Parkinsonvereinigung, Moselstr. 31, 41464 Neuss, Tel.-Nr.: 02131/41016.

TIP

Prinzipien der medikamentösen Therapie: einschleichende Dos., frühe Kombinationstherapie, um Dopa-Wirkungsschwankungen hinauszuzögern, immer nur Änderung eines Medikamentes, kein abruptes Absetzen der Medikation (Gefahr der akinetischen Krise).

Medikamentöse Therapie:

- *L-Dopa:* Basismedikament, mit Decarboxylasehemmer (z.B. Carbidopa, Benserazid) kombiniert, sonst Decarboxylierung vor Eintritt ins Gehirn
  - *NW:* Dyskinesien, orthostatische Hypotonie, Tachykardie, Herzrhythmusstörungen, gastrointestinale Störungen, Inkontinenz, Schlafstörungen
  - relative *KI:* bei dekompensierten Nieren-, Leber-, Herz- und endokrinologischen Erkrankungen, Ulcus duodeni, Glaukom
  - Probleme v.a. bei Langzeittherapie: On-Off-Phasen (schneller Wirkungseintritt oder -verlust), Off-Phasen-Dystonie (Nachlassen der L-Dopa-Wirkung mit teilweise

schmerzhaften dystonen Krämpfen in akinetischen Phasen), Peak-dose-Dyskinesien (choreatische Hyperkinese durch kurzzeitige hohe L-Dopa-Konzentration), L-Dopa-Psychose (Halluzinationen, akute Verwirrtheit)
  - *Dos.:* z.B. Levocomp® initial 100–200 mg, langsame Steigerung um 50 mg bis maximal 600 mg täglich, Einnahme 30 min vor oder 90 min nach dem Essen. Ab 400 mg täglich oder spätestens nach 3 Mon. zusätzlich Dopamin-Agonisten
- *Dopaminagonisten:* dient der Dosiseinsparung von L-Dopa, stimuliert periphere und zentrale Dopamin-Rezeptoren
  - *NW:* gastrointestinale Störungen, Hypotonie, Schlafstörungen, Verstärkung von Dyskinesien, Hypotonie, Libidosteigerung, Mundtrockenheit, psychische Störungen
  - relative *KI:* wie L-Dopa
  - *Dos.:* Bromocriptin (z.B. Bromocrel®) initial 1,5–2,5 mg täglich mit langsamer Dosissteigerung auf maximal 30 mg täglich. Lisurid (z.B. Dopergin®) initial 0,1 mg täglich, maximal 0,5 mg. Pergolid (z.B. Parkotil®) initial 0,05 mg täglich, mittlere Tagesdosis in Kombinationstherapie bei 3 mg
- *MAO-Hemmer:* hemmt L-Dopa-Abbau, vermindert Wirkungsschwankungen von L-Dopa, soll Progredienz der Erkrankung verlangsamen
  - *NW:* gastrointestinale Störungen, Schlaflosigkeit, Dyskinesien, Halluzinationen, Hypotonie
  - relative *KI:* Hyperthyreose, Herz-, Lebererkrankungen, Hypertonie, Prostataadenom, Glaukom, Demenz
  - *Dos.:* z.B. Selegin (Selegam®) mittlere Tagesdosis 10 mg, wöchentliche Dosissteigerung um 2,5 mg
- *Anticholinergika:* indiziert v.a. bei vegetativen Störungen, Tremordominanz-Typ, Unverträglichkeit dopaminerger Medikamente
  - *NW:* hohes Psychoserisiko, Mundtrockenheit, Obstipation, Akkommodationsstörungen, Harnverhalt, Tachykardie
  - relative *KI:* Prostatahypertrophie, Engwinkelglaukom, Tachykardie, Demenz
  - *Dos.:* Biperiden (z.B. Norakin®N) 3–12 mg täglich, Metixen (z.B. Tremarit®) 7,5–30 mg täglich, Trihexyphenidyl (z.B. Parkopan®) 1–10 mg täglich
- *Amantadin:* parenteral Mittel der Wahl bei akinetischer Krise, oral nur schwach wirksam
  - *NW:* hohes Psychoserisiko, Schlaflosigkeit, gastrointestinale Beschwerden, Hypotonie
  - relative *KI:* Leber-, Nierenerkrankungen, Demenz, Epilepsie, Glaukom
  - *Dos.:* z.B. Aman® initial 100–200 mg täglich mit Steigerung auf 400–500 mg täglich.

TIP

Keine Neuroleptika, Metoclopramid, Reserpin, Guanethidin und kein Clonidin bei Parkinson-Pat., da sie die Symptomatik verschlechtern!

Operative Therapie:
- stereotaktische OP: nur selten indiziert, z.B. bei jungen Pat., die auf medikamentöse Therapie nicht mehr ansprechen, Ausschaltung des Nucleus ventro-oralis thalami
- Hochfrequenzstimulation mittels implantierter Elektroden
- Apomorphinpumpen-Implantation: in schweren Fällen.

Therapie von Begleitsymptomen:
- Harninkontinenz (imperativer Harndrang durch Detrusorhyperaktivität): Imipramin
- Depressionen: z.B. morgens Imipramin, abends Amitryptilin
- Schlafstörungen: bei Akinese L-Dopa abends vor dem Schlafengehen, bei Psychosen z.B. Clozapin
- Starthemmung: Überwinden durch visuelle oder akustische Reize (Schrittmarkierung auf dem Boden oder Mitzählen).

BEACHTE Prognose: Lebenserwartung unter Therapie kaum reduziert. Ohne Therapie 30% der Pat. nach 5 Jahren schwerst behindert oder verstorben. Jedoch auch unter Therapie langsame Progredienz der Erkrankung.

5.10.5 Epileptische Anfälle

Syn.: Krampfanfälle unterschiedlichster Genese aufgrund einer abnormen Erregungsentstehung und -ausbreitung im Gehirn. Epilepsien sind chronisch rezidivierende epileptische Anfälle. Häufigkeit: 0,5–1% der Bevölkerung.

BEACHTE Jeder Mensch kann einen Gelegenheitsanfall bekommen, z.B. durch Schlafentzug, Fieber (v.a. Kinder), Medikamente und Alkoholentzug. Ca. 5% der Bevölkerung haben mindestens einen Gelegenheitsanfall.

Ätiologie

- *genuine oder idiopathische Epilepsie:* ca. 50% aller Fälle, Ursache nicht erkennbar, Auftreten erstmals meist vor dem 20. LJ
- *symptomatische Epilepsie:* z.B. durch perinatale Schädigung, SHT, Hirntumoren, -abszesse, Apoplex, Enzephalitis, Intoxikationen, Medikamente, Alkoholabusus.

Klinik und Klassifizierung

- *einfache fokale Anfälle:* ohne Bewußtseinsstörungen, aber mit motorischen, sensorischen, vegetativen oder psychischen Symptomen
  - *Jackson-Anfall:* ausgehend von motorischen oder sensiblen Cortexbezirken kommt es zu tonisch-klonischen Muskelkrämpfen oder zu Par-, Hypästhesien und Schmerzen auf der kontralateralen Körperseite. Ausbreitungstendenz meist von distal nach proximal bis zur Generalisierung (march of convulsion)
  - *Adversiv-Anfälle:* ausgehend von der prämotorischen Rinde, kontralaterale tonische Kopf- und Blickwendung zur Seite
- *komplexe fokale (partielle) Anfälle:* mit Bewußtseinsstörung. Beginn oft mit Aura (z.B. Wärmegefühl oder unbestimmtes Gefühl), dann Verharren, fehlende Kontaktfähigkeit, oft Automatismen (z.B. Nesteln an der Kleidung, Schmatzen). Dauer meist 1–3 min, aber auch Stunden möglich. Zusätzlich auch manchmal psychische Störungen (z.B. Halluzinationen, affektive Störungen). Selten vegetative Symptome (Brady-, Tachykardien). Amnesie für den Anfall
- *generalisierte Anfälle:*
  - *Grand-Mal-Anfälle (tonisch-klonischer Anfall):* Initialschrei, tonische Phase (Dauer ca. 20–30 s) mit Verkrampfung der Extremitätenmuskulatur (Streckung der Beine, Beugung oder Streckung der Arme), Bewußtseinsstörung und Apnoe. Dann klonische Phase (ca. 30 s–5 min) mit rhythmischen Zuckungen von Armen und Beinen, Zungenbiß, Schaum vor dem Mund, Urinabgang. Nach dem Anfall Desorientiertheit oder Terminalschlaf. Amnesie für den Anfall
  - *Absencen (Pyknolepsie, Petit-Mal-Anfall):* mehrmals täglich, plötzlich beginnende und endende Bewußtseinspausen für ca. 10 s, begleitet oft von Myoklonien und Automatismen. Beginn meist 6.–10. LJ, häufig genetische Ursache
  - *myoklonische Anfälle (Impulsiv-Petit-Mal-Anfall):* kurze Muskelkontraktionen einzelner oder mehrerer Muskelgruppen für ca. 2–3 s, oft morgens, keine Bewußtseinsstörung, gute Prognose, oft auch bei Erkrankungen nichtepileptischer Genese.

Diagnostik

- *Anamnese:* Anfallsbeschreibung (Fremdanamnese oder Erinnerung des Pat. soweit möglich), Familienanamnese, auslösende Faktoren, Vorerkrankungen
- Ganzkörperstatus
- *Labor:* BZ, CK (v.a. bei Alkoholentzug), Prolaktin, BB, Leberenzyme, Krea, Gerinnungsstatus
- *EEG:* in anfallsfreier Phase oft normales EEG, während des Anfalles meist typische

Graphoelemente wie Spike-wave-Komplexe. EEG auch mit Provokation durch Hyperventilation, Flackerlicht, Schlafentzug
- *Langzeit-EEG:* Erfassung nächtlicher Ereignisse
- CT oder MRT des Schädels
- Liquoranalyse.

BEACHTE

Differentialdiagnose: Synkopen, psychogene Anfälle (unkoordinierte Bewegungen ohne die charakteristische Stereotypie epileptischer Anfälle, keine lateralen Zungenbisse, Prolaktinmessung 15–20 min nach dem Anfall), Hyperventilations-Syndrom, extrapyramidale Störungen, Strecksynergismen (z.B. bei Hypoxie oder akutem Basilarisverschluß).

Therapie

AKUT

Akuttherapie bei Einzelanfall und im epileptischen Status (= über 15–30 min anhaltende epileptische Anfälle): s. Kap. 3.1.12.

Allgemeinmaßnahmen: regelmäßiger Schlaf-Wach-Rhythymus, Streßvermeidung, kein Alkohol, anfallsauslösende Faktoren meiden, frühzeitige Fiebersenkung, Anschluß an Selbsthilfegruppen.

TELEFON

Deutsche Epilepsievereinigung (Zusammenschluß der Selbsthilfegruppen):
Zillestr. 102, 10585 Berlin, Tel.-Nr.: 030/3424414
Informationszentrum Epilepsie:
Prof. H.-J. Schwager, Herforder Str. 5–7, 33602 Bielefeld, Tel.-Nr.: 0521/124117

Prinzipien der medikamentösen Dauertherapie:
- indiziert ab 2 epileptischen Anfällen in 6 Mon.
- immer erst Monotherapie: langsame Dosissteigerung bis zur Anfallsfreiheit, Wirkungseintritt oft erst nach 8–10 Wo.
- erst bei Versagen der Monotherapie Kombination mit einem 2. Medikament: langsame Dosissteigerung des 2. Medikaments bis zur Anfallsfreiheit und dann langsame Dosisreduktion des 1. Medikaments
- möglichst nur 1–2 Tagesdosen
- Spiegelkontrollen der Medikamente: anfangs wöchentlich, später alle 3 Mon.
- vor Therapiebeginn Laborkontrolle: BB, BZ, Elektrolyte, Leberenzyme, AP, Krea, Gerinnung, Amylase, Lipase, Bilirubin, Gesamteiweiß, Elektrophorese, Cholesterin, Triglyzeride, Urinstatus
- Therapieende: nach 2–3jähriger Anfallsfreiheit, falls normaler EEG-Befund.

MEMO

Auswahl der Medikation entsprechend dem Anfallstyp:
- fokale Anfälle: 1. (= Mittel der 1. Wahl): Carbamazepin. 2. (= Mittel der 2. Wahl): Phenytoin, Valproinsäure, Vigabatrin
- Abscencen: 1. Valproinsäure. 2. Ethosuximid
- myoklonische Anfälle: 1. Valproinsäure. 2. Ethosuximid, Phenobarbital
- Grand-Mal-Anfälle: 1. Valproinsäure. 2. Phenobarbital, Clobazam.

- *Carbamazepin:* z.B. Carbium®, Tegretal®
  - *NW:* Müdigkeit, Allergie, gastrointestinale Störungen, Tremor, Schwindel, Ataxie, Doppelbilder, Cephalgien, Leuko-, Thrombopenie, aplastische Anämie, Hyponatriämie, Osteopathie
  - *KI:* bekannte Allergie (auch gegen trizyklische Antidepressiva), AV-Block, Myasthenie, Glaukom, schwere Leberfunktionsstörung
  - *Dos.:* mittlere Tagesdosis des Erwachsenen 600–1200 mg täglich, Dosissteigerung alle 3 Tage um 200 mg
  - therapeutischer Serumspiegel: 4–10 µg/ml

- *Phenytoin:* z.B. Phenhydan®
  - *NW:* Allergie, Tremor, Nystagmus, Ataxie, Dysarthrie, Verschwommensehen, Doppelbilder, Müdigkeit, Gingivahyperplasie, Polyneuropathie, Hypertrichose, Akne
  - *KI:* bekannte Allergie, hepatische Porphyrie, myoklonische Anfälle, höhergradiger AV-Block, Schwangerschaft
  - *Dos.:* mittlere Tagesdosis des Erwachsenen 300 mg täglich, Dosissteigerung um 100 mg alle 3 Tage
  - therapeutischer Serumspiegel: 14–23 µg/ml
- *Phenobarbital:* z.B. Luminal®
  - *NW:* allergische Hautreaktionen, Schwindel, Nystagmus, Ataxie, Müdigkeit, Antriebslosigkeit, Schlaflosigkeit, Potenzstörungen, Dupuytrensche Kontraktur, megaloblastäre Anämie, Leukopenie. Bei Kindern: Ruhelosigkeit, Hyperaktivität
  - *KI:* bekannte Allergie, Schwangerschaft, hepatische Porphyrie
  - *Dos.:* mittlere Tagesdosis des Erwachsenen 200 mg täglich, Dosissteigerung um 50 mg/Wo.
  - therapeutischer Serumspiegel: 15–30 µg/ml
- *Valproinsäure:* Valprolept®
  - *NW:* Erbrechen, Müdigkeit, Tremor, allergische Reaktionen, Reye-Syndrom, Gewichtszunahme, Haarausfall, Gerinnungsstörungen, Leukopenie
  - *KI:* Leber-, Pankreaserkrankungen, hämorrhagische Diathese, bekannte Allergie, hepatische Porphyrie, Schwangerschaft
  - *Dos.:* mittlere Tagesdosis des Erwachsenen 1200 mg täglich, Dosissteigerung alle 2 Tage um 150 mg
  - therapeutischer Serumspiegel: 50–100 µg/ml
- *Ethosuximid:* z.B. Petnidan®
  - *NW:* Übelkeit, Appetitlosigkeit, allergische Hautreaktionen, Müdigkeit, Cephalgien, Schwindel, Singultus, psychotische Symptome
  - *KI:* psychotische Vorerkrankungen, aplastische Anämie, Schwangerschaft
  - *Dos.:* mittlere Tagesdosis des Erwachsenen 1000 mg täglich, alle 1–2 Wo. Steigerung um 250 mg
  - therapeutischer Serumspiegel: 40–100 µg/ml
- *Vigabatrin:* z.B. Sabril®, nur in Kombination mit anderen Medikamenten
  - *NW:* Schwindel, Cephalgien, irreversible Gesichtsfelddefekte, Müdigkeit, Nervosität, paranoide Psychosen, Depressionen, Nystagmus
  - *KI:* psychotische Vorerkrankungen, kleine generalisierte Anfälle
  - *Dos.:* mittlere Tagesdosis des Erwachsenen 2000–4000 mg täglich, Dosissteigerung alle 3 Tage um 500 mg
  - therapeutischer Serumspiegel: nicht wichtig
- *Clobazam:* z.B. Frisium®
  - *NW:* Müdigkeit, Verlangsamung, Gereiztheit, Atemdepression, Verschwommensehen, Appetitlosigkeit, Cephalgien, Muskelhypotonie, Abhängigkeitsentwicklung
  - *KI:* bekannte Abhängigkeit, andere Suchterkrankungen, tonische Anfälle, Myasthenie, hepatische Porphyrie
  - *Dos.:* mittlere Tagesdosis des Erwachsenen 20–40 mg täglich, alle 4 Tage Dosissteigerung um 10 mg
  - therapeutischer Serumspiegel: nicht bekannt.

BEACHTE

Prognose: 20–30% der Pat. erleiden trotz guter medikamentöser Einstellung weitere Anfälle. Das Rezidivrisiko ist nach Absetzen der Medikation besonders hoch bei komplexen fokalen Anfällen, myoklonischen Anfällen und längerer Krankheitsdauer bis zur Anfallsfreiheit. Letalität des Status epilepticus 5–10%.

5.10.6 Wurzelkompressionssyndrome

Syn.: durch mechanischen Druck auf die Spinalnervenwurzel ausgelöste Störungen der segmentalen Motorik und Sensibilität. Unterscheidung zwischen zervikalem und lumbalem Wurzelkompressionssyndrom. Thorakal nur selten Wurzelkompressionserscheinungen.

Ätiologie

- meist degenerative WS-Veränderungen mit Einengung des Foramen intervertebrale
- Bandscheibenprotrusio (Vorfall, aber intakter Anulus fibrosus) oder -prolaps (Austritt des Gallertmaterials)
- selten Nerven- oder Knochentumoren, Hämatome, Abszesse
- begünstigend wirken ein enger Spinalkanal und Traumen.

ZERVIKALES WURZELKOMPRESSIONSSYNDROM

Besonders durch degenerative Veränderungen der unteren HWS (HWK 5–7) verursacht, seltener durch Bandscheibenprotrusion oder -prolaps (an der HWS 100 × seltener als an der LWS). Meist nur Schädigung einer Wurzel.

Klinik

- Schmerzen im HWS-Bereich mit Ausstrahlung in den Arm, verbunden mit Par- oder Hypästhesien in meist einem Dermatom (Tab. 5.18)
- schmerzhaft verminderte Beweglichkeit oder Fixation der HWS
- nur inkomplette Paresen, vom Pat. oft nur als Kraftlosigkeit wahrgenommen.

Tab. 5.18 Zervikale Wurzelkompressions-Syndrome [9].

Wurzel (Segment)	Schmerzlokalisation	Sensibilitätsstörungen	Parese	Funktionsausfall	Reflex
C5 (C4/5)	zwischen Schulterblättern, Oberarmaußenseite	Hautareal über M. deltoideus	M. deltoideus	Abduktion im Schultergelenk 30–90°	BSR abgeschwächt
C6 (C5/6)	Schulter, Oberarm-Unterarm radial, Finger I	radiale Unterarmseite, Finger I, II	M. biceps brachii, M. brachio-radialis	Flexion im Ellenbogengelenk	BSR abgeschwächt, RPR abgeschwächt
C7 (C6/7)	gesamter Arm mit Ausstrahlung in die Finger II–IV	Finger II–IV volar und dorsal, insbesondere Finger III	M. pectoralis major, M. triceps brachii, M. opponens pollicis	Abduktion im Schultergelenk, Extension im Ellenbogengelenk, Daumenopposition	TSR abgeschwächt
C8 (C7/Th1)	Arm, Unterarm ulnar, Finger IV, V	Finger IV, V	M. flexor carpi ulnaris, M. abductor digiti V, Mm. interossei	Volarflexion mit ulnarer Abduktion im Handgelenk, Kleinfingerabduktion, Fingerspreizung	TSR abgeschwächt

Diagnostik

- *Anamnese:* Dauer der Beschwerden, auslösende Faktoren
- *körperliche Untersuchung:* verspannte Paravertebralmuskulatur, Muskelatrophien (erst nach mehreren Wo.), klopfschmerzhafte HWS, Steilstellung der HWS, Funktionsprüfung der HWS, Sensibilitätsprüfung, Reflexe (BSR, TSR)
- *Rö-HWS* in 4 Ebenen
- *CT der HWS*
- bei unklarem CT-Befund evtl. Myelographie mit anschließendem Myelo-CT.

BEACHTE

Differentialdiagnose: pseudoradikuläres HWS-Syndrom, andere periphere Nervenläsionen (z.B. Karpaltunnelsyndrom), Schultergelenkserkrankungen (z.B. Periarthropathia humeroscapularis), selten Neuropathien (z.B. bei Diabetes mellitus).

Therapie

- zunächst Ruhigstellung der HWS mit Halskrawatte
- je nach Klinik Kälte- oder Wärmeanwendungen
- Antiphlogistika, z.B. Diclofenac, Indometacin, Ibuprofen, Rofecoxib (s. Kap. 5.8.1) und Analgetika, z.B. Paracetamol
- Muskelrelaxanzien: z.B. Tetrazepam oder Diazepam
- operative Therapie: nur selten indiziert, bei progredienten motorischen Ausfällen, medullären Symptomen, schwersten radikulären Schmerzen bei degenerativen Veränderungen. Methoden: Foraminotomie, ventrale Diskektomie.

BEACHTE

Nach Abklingen der akuten Schmerzen regelmäßige krankengymnastische Übungen! Chirotherapie ist kontraindiziert!

LUMBALE WURZELKOMPRESSIONSSYNDROME

Meist durch Bandscheibenprolaps verursacht, besonders oft im Bereich LWK 4/5 und LWK 5/S 1. Häufigkeitsgipfel: 40.–50. LJ, Männer häufiger als Frauen betroffen.

Klinik

- plötzliche Schmerzen in einem Bein mit/ohne Schmerzen im LWS-Bereich, evtl. zunehmende Schmerzen beim Husten, Niesen oder Pressen
- häufig dermatombezogene Par-, Hypästhesien
- evtl. Paresen, akut oder langsam sich ausbildend (Tab. 5.19).

Tab. 5.19 Lumbales Wurzelkompressionssyndrom [9].

Wurzel	Reflexausfall	Kennmuskel	Eingeschränkte Funktion	Dermatome
L4	PSR	M. tibialis anterior	Streckung im Kniegelenk und Fußhebung (Dorsalflexion), Fersenstand	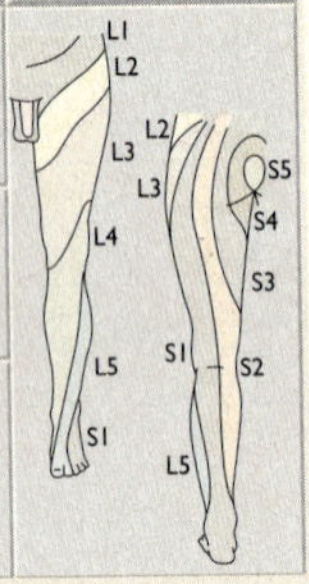
L5	–	M. extensor hallucis longus	Großzehenhebung, Hebung des medialen Fußrandes, Fersenstand	
S1	ASR	M. triceps surae	Hebung des lateralen Fußrandes, Zehenstand, Hüftabduktion, Plantarflexion	

Kaudasyndrom:

- Ausfälle der sakralen Nervenwurzeln meist durch akuten Massenprolaps
- *Klinik:* Sensibilitätsstörungen in der Analgegend und an der Oberschenkelinnenseite (Reithosenanästhesie), Blasen-, Mastdarmlähmung mit Harn- und Stuhlinkontinenz, Potenzstörungen, bilaterale Parese des M. triceps surae, der kleinen Fußmuskeln und meist auch der Gesäßmuskulatur
- *Therapie:* sofortige operative Dekompression, ansonsten irreversible Schäden.

Diagnostik

- *Anamnese:* Hebetrauma, vorbestehende LWS-Beschwerden, bekannte Tumorerkrankung
- *körperliche Untersuchung:* Funktionsprüfung der LWS, Lasègue-Zeichen, Bragrad-Handgriff, Reflex- und Sensibilitätsprüfung, Zehen-, Fersenstand, Muskelatrophie erst nach länger bestehenden Paresen
- *Rö-LWS in 2 Ebenen:* z.B. enger Spinalkanal, degenerative Veränderungen (s. Kap. 5.8.13), Osteolysen
- *CT der LWS:* zum Nachweis einer Bandscheibenprotrusion, -prolaps
- in unklaren Fällen Myelographie und Myelo-CT.

BEACHTE

Differentialdiagnose: pseudoradikuläres LWS-Syndrom, Wirbelgelenksarthrose, Cox-, Gonarthrose, Tumoren, neurologische Erkrankungen (Polyneuropathie, periphere Nervenläsion).

Konservative Therapie

- zunächst Bettruhe in Stufenbettlagerung oder flacher Rückenlage
- je nach Klinik Kälte- oder Wärmeanwendungen
- medikamentöse Therapie: Antiphlogistika, z. B. Diclofenac, Indometacin, Ibuprofen, Rofecoxib (s. Kap. 5.8.1), Analgetika, z. B. Paracetamol, Muskelrelaxanzien z. B. Tetrazepam oder Diazepam
- lokale Wurzelinfiltrationen
- bei zunehmender Besserung der Symptomatik: Bewegungsbad, krankengymnastische Übungen zur Kräftigung der Rückenmuskulatur, Haltungsschulung, Erlernung neuer Hebetechniken, regelmäßiger Sport (z. B. Rückenschwimmnen).

Operative Therapie

- absolute *Ind.*: zunehmende neurologische Ausfälle v.a. mit Blasen-, Mastdarmstörungen, akute motorische Ausfälle
- relative *Ind.*: anhaltende therapierefraktäre Schmerzen bei Nachweis eines Bandscheibenprolaps, chronisch rezidivierende Wurzelirritationen
- OP-Verfahren: Chemonukleolyse (enzymatische Andauung des Nucleus pulposus durch Chymopapain nach Inj. unter Bildwandlerkontrolle), perkutane lumbale oder offene Nukleotomie
- postoperative Nachbehandlung: frühzeitig vorsichtige Krankengymnastik mit Erlernen der richtigen Aufsteh- und Tragetechniken, körperliche Schonung für ca. 6 Mon., v.a. kein schweres Heben oder Tragen.

BEACHTE

Prognose: in 70% der Fälle durch konservative Therapie deutliche Besserung der Symptomatik. OP-Erfolg abhängig von richtiger Indikationsstellung, Pat.-Alter, Anamnesedauer, Klinik (monoradikulär). Re-OP in 6–10% der Fälle erforderlich. Chronisches Schmerzsyndrom sowohl nach konservativer als auch nach operativer Therapie möglich.

5.10.7 Schlafstörungen

Behandlungsbedarf besteht, wenn:

- die Leistungsfähigkeit am Tage reduziert ist
- starker subjektiver Leidensdruck besteht
- mindestens 3 ×/Wo. eine Schlafstörung auftritt.

MEMO

Einteilung der Schlafstörungen:

- *Dyssomnien:* gestörtes Einschlafen, gestörte Schlafdauer, vermehrte Müdigkeit am Tage. 3 Typen: Insomnie, Hypersomnie, Störung des Schlaf-Wach-Rhythmus
- *Parasomnien:* während des Schlafes auftretende ungewöhnliche Verhaltensweisen, v.a. bei Kindern häufig: Schlafwandeln, Pavor nocturnus (aus tiefsten Schlafstadien auftretende Aufwachstörung, v.a. bei Kindern 5.–7. LJ), Alpträume, Enuresis nocturna.

INSOMNIEN

Ein-, Durchschlafstörungen und/oder schlechte Schlafqualität. Einschlafstörung: Einschlafzeit > 30 min. Durchschlafstörung: vorzeitiges Aufwachen nach Schlafzeit < 6 h. Mindestens 3 ×/Wo. Ca. 30% der Erwachsenen sind betroffen, zunehmende Häufigkeit mit dem Alter.

Ätiologie

- organische Erkrankungen (ca. 40% der Fälle): Schlafapnoesyndrom, Herzrhythmusstörungen, Lungenerkrankungen, Niereninsuffizienz, chronische Schmerzsyndrome, Stoffwechselstörungen
- pychiatrische Erkrankungen (ca. 30%)
- primär psychologische Ursachen (ca. 20%)
- medikamenten- oder sonstiger Suchtmittelabusus (ca. 10%)
- zeitlich begrenzte externe Ursachen: z.B. Schichtarbeit, „Jetlag".

Klinik

Leistungsminderung, Konzentrationsschwäche, Müdigkeit am Tage, psychische Labilität, Cephalgien, leichtes Frieren.

Diagnostik

- *ausführliche Anamnese:* z.B. Verifizierung der Schlafstörung (Einschlaf-, Durchschlafdauer, gesamte Schlafzeit), körperliche oder vegetative Begleitsymptome, Leistungsfähigkeit am Tage, Abendgestaltung, aktuelle soziale, berufliche, psychische Situation, Vorerkrankungen, bisherige Therapie
- körperliche und evtl. psychiatrische Untersuchung
- weitere Diagnostik auch zum Ausschluß organischer Erkrankungen: Lufu, EKG, EEG, CT des Schädels
- Polysomnographie im Schlaflabor.

Therapie

- *Allgemeinmaßnahmen:* ausgeglichene Ernährung, körperliche Bewegung, Koffein-, Alkohol-, Nikotinkarenz, kohlenhydratreiche Kost, regelmäßige Schlafzeiten, entspannende Abendgestaltung (keine Reizüberflutung), kein Tagesschlaf, kein zu frühes Ins-Bett-Gehen, Schlafprotokoll
- Behandlung der Grunderkrankung bei organischen Ursachen
- nicht-medikamentöse Therapieformen: Entspannungsübungen, Verhaltenstherapie, aufdeckende Psychotherapie, kognitive Therapie
- medikamentöse Therapie (Kap. 6.7).

HYPERSOMNIEN

Syn.: keine nächtlichen Schlafstörungen aber extreme Schläfrigkeit am Tage oder extrem verlängerte Übergangszeiten vom Schlaf zum richtigen Aufwachen. Ca. 4% der Bevölkerung betroffen.

Ätiologie

- organische Ursachen: Schlafapnoe-Syndrom (40% der Hypersomnien), Restless-legs-Syndrom (z.B. bei CVI, Polyneuropathie), Hirnschädigung
- Narkolepsie: 25% der Hypersomnien, tägliche Einschlaf- oder kataleptische Attacken.

MEMO

> *Schlafapnoe-Syndrom:* zentrale Atemantriebs-Störung meist in Kombination mit obstruktiver Störung. Mehr als 30 Apnoephasen über 0,1–2 min innerhalb von 1–2 h. Klinik: unregelmäßiges, lautes Schnarchen unterbrochen von Atempausen.

Diagnostik

- Anamnese, körperliche Untersuchung, apparative Diagnostik wie bei Insomnien
- evtl. zusätzlich psychodiagnostische und leistungsdiagnostische Tests
- Schlaflabor zur weiteren Differenzierung bei erfolgloser Therapie.

Therapie

- Allgemeinmaßnahmen wie bei Insomnie
- medikamentöse Therapie: selektive MAO-A-Hemmer, z.B. Moclobemid 150–300 mg täglich oder Psychostimulanzien, z.B. Pemolin 20 mg morgens.

STÖRUNG DES SCHLAF-WACH-RHYTHMUS

Diskrepanz zwischen individuellem und sozial erforderlichem Schlaf-Wach-Rhythmus. Seltener als die anderen Dyssomnien.

Ätiologie

- meist externe Ursachen: z.B. Schichtarbeit
- selten endogene Ursachen :
  - „Delayed sleep phase syndrome“: endogen längere tägliche Zeitstruktur (ca. 27-h-Rhythmus), meist liegen Einschlaf- und Aufwachzeiten später als sozial gefordert
  - „Advanced sleep phase syndrome“: ca. 21-h-Rhythmus, eher bei älteren Menschen, frühe Einschlafzeit (18–20 Uhr) und Aufwachzeit um 1–3 Uhr.

Klinik und Diagnostik

- Leistungsminderung, Müdigkeit, Antriebsmangel am Tage, verminderte Belastbarkeit, vorzeitiger Energieverlust am Abend
- Diagnostik: wie bei Insomnien.

Therapie

Dosierte therapeutische Lichtexposition. Schlaf-, Wachphasen langsam verschieben.

6 Tabellen zur Arzneimitteltherapie

6 Tabellen zur Arzneimitteltherapie

6.1 Schwangerschaft und Stillperiode (Tab. 6.1)

AKUT

Die größte Gefahr für kindliche Fehlbildungen besteht in der Phase der Embryo- und Organogenese, besonders 15–60 Tage nach Konzeption. Da eine Schwangerschaft häufig erst während dieser kritischen Phase erkannt wird, muß bei der Verordnung teratogener Medikamente an Frauen im gebärfähigen Alter stets an die Möglichkeit einer bisher unerkannten Schwangerschaft gedacht werden!

Tab. 6.1 a) Anwendbare Arzneimittel in der Schwangerschaft und Stillperiode [31].

Schwangerschaft	Stillzeit
Analgetika/Antirheumatika	
Paracetamol, Ibuprofen (*cave* ab 30. Woche)	Paracetamol, Acetylsalicylsäure (Einzeldosen) Ibuprofen
Antazida	
Magaldrat, Hydrotalcit, Sucralfat	Magaldrat, Hydrotalcit, Sucralfat
Anthelmintika	
Pyrviniumembonat, Mebendazol, Niclosamid	Pyrviniumembonat, Mebendazol, Niclosamid
Antiasthmatika	
β_2-Sympathomimetika (per inhal.), Glukokortikoide (per inhal. ggf. auch systemisch) Cromoglicinsäure, Theophyllin	β_2-Sympathomimetika (per inhal.), Glukokortikoide, Cromoglicinsäure
Antibiotika	
Penicilline, Cephalosporine, Erythromycin	Penicilline, Cephalosporine, Erythromycin } *Cave:* Sensiblisierung des Kindes möglich!
Antidiabetika	
Insulin	Insulin
Antiemetika/Antiallergika/erprobte Antihistaminika wie	
Dimenhydrinat, Diphenhydramin, Clemastin, Meclozin	Dimetinden, Triprolidin, Meclozin, Cetirizin
Antihypertonika	
Dihydralazin, α-Methyldopa, Metoprolol, Propanolol, ggf. andere β-Rezeptoren-Blocker	Dihydralazin, α-Methyldopa, Metoprolol, Oxprenolol, Propanolol, Labetalol
Antikoagulanzien	
Heparin	Heparin
Antituberkulotika	
Ethambutol	Ethambutol
Antitussiva	
Dextromethorphan, Codein	Dextromethorphan, Codein (in Einzeldosen)
Hormone	
Thyroxin (L-), Insulin (humanes)	Thyroxin (L-), Insulin (humanes)
Impfungen	
Poliomyelitis (Auffrischimpfung)	
Kardiaka	
Digoxin/Digitoxin	Digoxin/Digitoxin
Laxanzien	
Quellmittel (Agar, Leinsamen), salinische Abführmittel, Lactulose	Quellmittel (Agar, Leinsamen), salinische Abführmittel, Lactulose
Lokalanästhetika (z. B. zahnärztliche Behandlung)	

Tab. 6.1 a) Fortsetzung.

Schwangerschaft	**Stillzeit**
Malariaprophylaxe Chloroquin, Proguanil	Chloroquin, Proguanil
Migränemittel Paracetamol (+ Codein), Dihydroergotamin, Dimenhydrinat	Paracetamol (+ Codein), Dihydroergotamin, Dimenhydrinat
Mineralien Kalzium	
Mukolytika Acetylcystein	Acetylcystein
Sedativa erprobte Antihistaminika wie Diphenhydramin, Diazepam (kurzzeitig, *cave* sub partu)	Diphenhydramin, Lormetazepam (kurzzeitig)

Tab. 6.1 b) Arzneimitteltherapie während Schwangerschaft und Stillperiode [31].

Arzneimittel	**bis 12. SW**	**12. bis 28. SW**	**ab 28. SW**	**mögliche Störungen oder Schädigung des Kindes**	**Stillperiode**
Analgetika/Antirheumatika					
Acetylsalicylsäure, Indometacin und andere nichtsteroidale Antiphlogistika			–	Wehenhemmung, Blutungsneigung	–
Paracetamol	+	+	+		(–)
Opiate	–	–	–	Atemdepression, Entzugserscheinungen post partum	–
Goldpräparate	(–)	(–)	(–)		
D-Penicillamin	(–)	(–)	(–)		
Antiasthmatika					
Cromoglycinsäure	–	(–)	(–)		
Ephedrin	+	+	+		
β_2-Sympathomimetika	+	+	(–)	Wehenhemmung kurz vor der Entbindung	
Theophyllin	(–)	(–)	(–)	keine Fehlbildungs-, aber Intoxikationsgefahr	
Glukokortikoide (vorzugsweise per inhalationem)	+	+	+		
Antibiotika und Chemotherapeutika					
a) *Antibakterielle Mittel*					
Aminoglykoside	–	–	–	Schädigung des VIII. Hirnnervs; Nephrotoxizität, Skelettanomalien	
Cephalosporine	+	+	+	Stillzeit: Sensibilisierung des Kindes möglich	+
Chinolone (Gyrasehemmstoffe)	–	–	–	Knorpelschädigung bei juvenilen Versuchstieren	–
Chloramphenicol	(–)	(–)	–	Grey-Syndrom	–
Erythromycin	+	+	+		(–)
Metronidazol	(–)	(–)	(–)		(–)
Penicilline	+	+	+	Stillzeit: Sensibilisierung des Kindes möglich	+
Sulfamethoxazol/ Trimethoprim	(–)	(–)	–	Kernikterus; die Kombination gilt als relativ sicher auch in der Frühschwangerschaft	–
Tetracycline	–	–	–	Zahnschäden; Hemmung des Knochenwachstums	–

Tab. 6.1 b) Fortsetzung

Arzneimittel	bis 12. SW	12. bis 28. SW	ab 28. SW	mögliche Störungen oder Schädigung des Kindes	Stillperiode
Antibiotika und Chemotherapeutika (Fortsetzung)					
b) *Antimykotika*					
Amphotericin B	(–)	(–)	(–)		
Flucytosin	–	–	–		
Griseofulvin	–	–	–	im Tierversuch teratogen	
Ketoconazol	–	(–)	(–)		
Miconazol	(–)	(–)	(–)		
Nystatin	+	+	+		
Fluconazol	–	–	–	Stillperiode: falls system. Th. unumgänglich, sollte Fluconazol gewählt werden.	
c) *Antiparasitäre Mittel*					
Chinin	–	–	–		
Chloroquin	(–)	(–)	(–)	bisher kein Anhalt für teratogenes Risiko bei der für Malariaprophylaxe empfohlenen Dosierung	+
Mebendazol	–			im Tierversuch teratogen	
Niclosamid	+	+	+		
Praziquantel	+	+	+		+
Pyrantel	+	+	+		
Pyrimethamin	–	(–)	(–)	bisher kein Anhalt für teratogenes Risiko bei der für Malariaprophylaxe empfohlenen Dosierung	(–)
d) *Antituberkulotika*					
Ethambutol	(–)	(–)	(–)		
Isoniazid	(–)	(–)	(–)		(–)
Rifampicin	(–)	(–)	(–)	im Tierversuch teratogen	(–)
e) *Antivirale Mittel*					
Aciclovir	(–)	(–)	(–)		
Amantadin	–	–	–		
Vidarabin	(–)	(–)	(–)		
Antidiabetika					
Sulfonylharnstoffe	–	–	–	im Tierversuch z. T. teratogen; neonatale Hypoglykämien	
Insulin	s. Hormone				
Antiemetika					
H_1-Rezeptorenblocker (z. B. Meclozin)	(–)	+	+		
Metoclopramid	(–)	+	+		–
Phenothiazine	s. Psychopharmaka				
Antihypertonika					
α-Methyldopa	+	+	+		+
β_1-Rezeptorenblocker (z. B. Acebutolol, Atenolol, Metoprolol)	+	+	(–)	Bradykardie beim Neugeborenen	(–)
Captopril	–	–	–	erhöhte fetale Mortalität im Tierversuch	+
Dihydralazin	+	+	+		
Diuretika	(–)	(–)	(–)	Verminderung der uteroplazentaren Durchblutung; Geburtsgewicht herabgesetzt	
Nifedipin	–	–	–	embryotoxisch im Tierversuch	
Reserpin	(–)	(–)	–	Somnolenz, Atemstörungen, Hypersekretion beim Neugeborenen	–

Tab 6.1 Fortsetzung

Arzneimittel	bis 12. SW	12. bis 28. SW	ab 28. SW	mögliche Störungen oder Schädigung des Kindes	Still-periode
Antikoagulanzien					
Cumarinderivate	–	–	–	intrauterine Blutungen, Absterben des Fetus, fetale Blutungen, Mikrozephalus, Hypoplasie der Röhrenknochen, Amaurose	+
Heparin	(–)	(–)	(–)	Heparin passiert die Plazentaschranke nicht; die Häufigkeit von Früh- und Totgeburten war jedoch erhöht	+
Antikonvulsiva/Antiepileptika					
Barbiturate, Ethosuximid, Phenytoin, Primidon, Trimethadion, Valproinsäure	(–)	(–)	(–)	fetales Antikonvulsivasyndrom, insbesondere bei Kombinationstherapie (multiple Fehlbildungen, geistige und körperliche Retardierung)	(–)
Benzodiazepine	s. Psychopharmaka				
Hormone					
Androgene, Gestagene, Anabolika	–	–	–	Virilisierung weiblicher Feten, vorzeitige Skelettreifung, Verminderung des Geburtsgewichts	
Glukokortikoide	(–)	(–)	(–)	bei einigen Tierarten teratogen; nach Langzeittherapie vermindertes Geburtsgewicht	(–)
Insulin	+	+	+		(–)
Levothyroxin	+	+	+		
Östrogene	(–)	(–)	(–)		
Immunsuppressiva					
Methotrexat	–	–	–		
Azathiopin	(–)	(–)	(–)		
Laxanzien (Anthrachinonderivate, Bisacodyl, Phenolphthalein)	(–)				
Psychopharmaka					
Benzodiazepine	–	(–)	–	teratogenes Risiko kann insbesondere bei hoher Dosis nicht ausgeschlossen werden; Muskelrelaxation, Schläfrigkeit, Atemdepression bei Gabe kurz vor der Geburt	–
Neuroleptika (Butyrophenone, Phenothiazine)	(–)	(–)	(–)	im Tierversuch wurden Verhaltensstörungen beobachtet	–
Lithiumsalze	–	(–)	(–)	kardiovaskuläre Fehlbildungen; intrauterine Strumabildung	–
Thyreostatika	(–)	(–)	(–)	Kropfbildung	–
Varia					
Alkohol	–	–	–	embryofetales Alkoholsyndrom (Fehlbildungen, Minderwuchs, psychomotorische Entwicklungsstörungen)	–

Tab 6.1 Fortsetzung

Arzneimittel	bis 12. SW	12. bis 28. SW	ab 28. SW	mögliche Störungen oder Schädigung des Kindes	Still-periode
Varia (Fortsetzung)					
Tabakrauchen	–	–	–	erhöhte Abortrate und Mortalität der Feten; Minderwuchs	–
Vitamine					
A-Vitamine (hohe Dosen)	–	–	–	multiple Fehlbildungen	
Vitamin-B-Komplex	+	+	+		+
D-Vitamine (hohe Dosen)	–	–	–	multiple Fehlbildungen	
Vitamin K_1	+	+	+		
Zytostatika	–	–	–		

+ vermutlich ohne Risiko (–) bei strenger Indikation bedingt anwendbar
– kontraindiziert keine Kennzeichnung: bisher keine Schäden bekannt

6.2 Niereninsuffizienz

Bei der medikamentösen Behandlung von Patienten mit eingeschränkter Nierenfunktion ist stets zu prüfen, ob eine Dosisreduktion erforderlich ist. Dies gilt insbesondere für Medikamente mit vorwiegend renaler Elimination. Im Stadium der terminalen Niereninsuffizienz (Urämie) kann es aufgrund urämischer Stoffwechselstörungen jedoch auch zu Veränderungen extrarenaler Eliminationsmechanismen kommen.
Zur Arzneimitteltherapie bei Niereninsuffizienz siehe Tabelle 6.2.

Tab. 6.2 Arzneimitteltherapie bei Niereninsuffizienz (nach [24]).

Substanz	Dosisreduktion bzw. Kontraindikation bei Niereninsuffizienz (CrCl in ml/min)			dialysabel
	> 50	10–50	< 10	
Acebutolol	keine	verringern	verringern	nein
Aciclovir	keine	DI 12–24 h	50 % alle 24 h	ja
Allopurinol	150-300 mg/d	100–200 mg/d	50–100 mg/d	Oxypurinol: in geringem Umfang
Amantadin	100 mg 2 ×/d	100 mg/d (40–50 ml/min), 200 mg 2 ×/Woche (10–40 ml/min)	100–200 mg/ Woche	in geringem Umfang, 67 ml/min
Amikacin	s. spezielle Angaben des Beipackzettels, Dosisreduzierung entsprechend der jeweiligen Nierenfunktion			ja, 22–38 ml/min
Amilorid	keine	nicht anwenden	nicht anwenden	
Amino-glutethimid	keine	evtl. reduzieren	reduzieren	
Amiodaron	400–600 mg/d	keine	keine	nein
Amoxicillin	keine	DI 6–12 h	DI 12–24 h	in geringem Umfang
Amphotericin B	keine	keine	DI 24–48 h	in geringem Umfang
Ampicillin	keine	DI 6–12 h	DI 12–18 h	in geringem Umfang
Amrinon	2–4 mg/kg KG 2–3 ×/d	2–4 mg/kg KG 2–3 ×/d	reduzierte Dosis 25–50%	

Tab. 6.2 Fortsetzung.

Substanz	Dosisreduktion bzw. Kontraindikation bei Niereninsuffizienz (CrCl in ml/min)			dialysabel
	> 50	10–50	< 10	
Atenolol	keine	25–37,5 mg	10–15 mg	in geringem Umfang
Azathioprin	keine	keine	wenig verringern	in geringem Umfang
Azlocillin	keine	100% alle 6–8 h	50% alle 8 h	in geringem Umfang 14–30 ml/min
Aztreonam	keine	50% alle 8–12 h	25% alle 8–12 h	in geringem Umfang
Bacampicillin	keine	50% alle 12 h	50% alle 12–24 h	in geringem Umfang
Bleomycin	keine	< 40 ml im Verhältnis zur GFR reduzieren	< 40 ml im Verhältnis zur GFR reduzieren	in geringem Umfang
Bromocriptin	titrieren	titrieren	titrieren	
Captopril	keine	keine	verringern	in geringem Umfang
Carbamazepin	keine	keine	keine	in geringem Umfang
Carbenicillin	keine	50–75% alle 6–8 h	50–75% alle 12–24 h	in geringem Umfang
Carboplatin	keine	anpassen an GFR	anpassen an GFR	
Cefaclor	keine	50–100 % alle 8 h	25–50% alle 8–12 h	in geringem Umfang 20 ml/min
Cefadroxil	100% alle 12–24 h	50–100% alle 12–24 h	50–100% alle 24–48 h	in geringem Umfang 18 ml/min
Cefalexin	keine	alle 12 h	alle 24 h	in geringem Umfang
Cefamandol	keine	50% alle 6–8 h	25–50% alle 12–24 h	in geringem Umfang 30–40 ml/min
Cefalotin	keine	keine	100% alle 12 h	in geringem Umfang
Cefazolin	100% alle 8 h	50% alle 12 h	50% alle 24 h	in geringem Umfang
Cefixim	keine	keine	verringern 50%	nein
Cefoperazon	keine	keine	verringern bei begleitender Lebererkrankung	in geringem Umfang
Cefotaxim	keine	50–100% alle 8–12 h	50% alle 8–12 h	in geringem Umfang
Cefotetan	keine	50–100% alle 12–24 h	25–50% alle 24 h	in geringem Umfang
Cefoxitin	DI 4–6 h	50% alle 8 h	25% alle 12–24 h	in geringem Umfang 18–25 ml/min
Ceftazidim	keine	50% alle 12–24 h	25–50% alle 24 h	ja
Ceftizoxim	keine	50% alle 12–24 h	25–50% alle 24 h	in geringem Umfang
Ceftriaxon	keine	keine	verringern bei gleichzeitiger Leberstörung	nein
Cefuroxim	keine	50–75% alle 8–12 h	25–50% alle 24 h	in geringem Umfang
Chinidin	DI 6 h	keine	keine	in geringem Umfang
Chloralhydrat	DI 24 h	nicht anwenden	nicht anwenden	ja

Tab. 6.2 Fortsetzung.

Substanz	Dosisreduktion bzw. Kontraindikation bei Niereninsuffizienz (CrCl in ml/min)			dialysabel
	> 50	10–50	< 10	
Chloramphenicol	keine	keine	ggf. verringern	in geringem Umfang
Chlordiazepoxid	DI 6–8 h	alle 6–8 h	alle 12 h	in geringem Umfang
Chloroquin	keine	verringern 25–50%	verringern 50–75%	nein
Chlorpromazin	keine	keine	mit Vorsicht gebrauchen	nein
Chlortalidon	keine	keine	nicht anwenden	
Ciclosporin	keine	keine	keine	nein
Cilastatin	keine	50–75% alle 8–12 h	25–50% alle 12 h	in geringem Umfang
Cimetidin	400 mg alle 12 h (p.o.) 300 mg alle 8 h (i.v.)	verringern 25%	verringern 50%	in geringem Umfang
Ciprofloxacin	keine	50–75% alle 12 h	50–75% alle 24 h	in geringem Umfang
Cisplatin	keine	verringern 25%	verringern 50%	Hämofiltrations-dialyse: in geringem Umfang
Clavulansäure	keine	DI 8 h	DI 12–24 h	ja
Clindamycin	keine	keine	keine	nein
Clofibrat	DI 6–12 h	DI 12–24 h	DI 24–48 h	nein
Clonidin	keine	verringern	verringern	nein
Codein	keine	verringern 25%	verringern 50%	
Colchicin	keine	verringern	verringern	nein
Cyclo-phosphamid	keine	keine	wahrscheinlich verringern	in geringem Umfang
Cytarabin	keine	keine	keine	
Daunorubicin	keine	keine	keine	nein
Diazepam	DI 8 h	DI 8 h	DI 8 h	nein
Diazoxid	keine	keine	keine	
Dicloxacillin	keine	keine	keine	nein
Digitoxin	keine	keine	keine	nein
Digoxin	keine	verringern 50%	verringern 75%	nein; K^+-Spiegel kontrollieren
Diphenhydramin	keine	keine	keine	
Disopyramid	DI 6–8 h	DI 12–24 h	DI 24–48 h	nein
Dobutamin	keine	keine	keine	
Doxorubicin	keine	keine	keine	nein
Doxycyclin	keine	keine	keine	nein
Enalapril	keine	verringern	verringern	in geringem Umfang
Erythromycin	keine	keine	keine	in geringem Umfang
Ethambutol	keine	verringern 50 %	verringern 75%	in geringem Umfang 80–90 ml/min
Ethosuximid	keine	keine	verringern 25%	in geringem Umfang
Etoposid	keine	keine Richtlinien	keine Richtlinien	nein

Tab. 6.2 Fortsetzung.

Substanz	Dosisreduktion bzw. Kontraindikation bei Niereninsuffizienz (CrCl in ml/min)			dialysabel
	> 50	10–50	< 10	
Famotidin	40 mg abends	verringern 50%	verringern 75%	nein
Flecainid	DI 12 h	DI 12–24 h	DI 24 h	nein
Fluconazol	keine	verringern 50%	verringern 75%	in geringem Umfang
Flucytosin	DI 6 h	DI 12–24 h	DI 24–48 h	ja
Fluorouracil	keine	keine	keine	
Flurazepam	jeden Abend	keine	keine	nein
Furosemid	keine	keine	keine	nein
Ganciclovir	CrCl > 80: 5 mg/kg KG alle 12 h CrCl 50–80: 2,5 mg/kg KG alle 12 h	1,25–2,5 mg/kg KG alle 24 h	1,25 mg/kg KG alle 24 h	ja
Gentamicin	s. spezielle Angaben in den Beipackzetteln, Dosisreduzierung entsprechend der jeweiligen Nierenfunktion			ja: 26–48 ml/min
Griseofulvin	keine	keine	keine	
Guanethidin	keine	verringern	verringern	nein
Heparin	keine	keine	keine	nein
Hexobarbital	DI 8 h	DI 8 h	DI 8 h	nein
Hydralazin	keine	verringern	verringern	
Hydrochlorothiazid	keine	keine	nicht anwenden	
Ibuprofen	keine	keine	keine	nein
Ifosfamid	keine	evtl. verringern	evtl. verringern	
Imipenem	keine	50–75% alle 8–12 h	25–50% alle 12 h	in geringem Umfang
Indometacin	keine	keine	keine	
Isoniazid	keine	keine	verringern	ja
Isosorbiddinitrat	10–60 mg alle 4–6 h	keine	keine	
Ketoconazol	keine	keine	keine	nein
Levodopa	titrieren	titrieren	titrieren	
Lidocain	keine	keine	keine	nein
Lithium	variabel (titrieren nach Serumspiegel)	verringern 25–50%	verringern 50–75%	ja in geringem Umfang
Lorazepam	DI 8 h	DI 8 h	DI 8 h	in geringem Umfang
Mebendazol	keine	keine	keine	nein 9 ml/min
Meprobamat	DI 6 h	DI 12 h	DI 12–24 h	in geringem Umfang
Mercaptopurin	keine	keine	evtl. verringern	
Methadon	DI 6 h	DI 8 h	DI 8–12 h	nein
Methaqualon	DI 24 h	nicht anwenden	nicht anwenden	in geringem Umfang
Methenamin	keine	vermeiden (Azidose!)	vermeiden (Azidose!)	

Tab. 6.2 Fortsetzung.

Substanz	Dosisreduktion bzw. Kontraindikation bei Niereninsuffizienz (CrCl in ml/min)			dialysabel
	> 50	10–50	< 10	
Methotrexat	keine	anpassen gemäß Serum-konzentration	anpassen gemäß Serum-konzentration	in geringem Umfang
Methyldopa	keine	keine	verringern	in geringem Umfang
Metolazon	keine	keine	keine	
Metoprolol	keine	keine	keine	Metaboliten ja
Metronidazol	keine	keine	DI 8–12 h	ja 30–35 ml/min
Mexiletin	DI 8–12 h	keine	DI 12–24 h	nein
Mezlocillin	DI 4–6 h	DI 6–8 h	DI 8–12 h	nicht dialysabel
Miconazol	keine	keine	keine	nein
Minocyclin	keine	keine	nicht anwenden	nein
Minoxidil	keine	keine	keine	
Mitomycin	keine	keine	evtl. verringern	
Mitoxantron	keine	keine	keine	
Morphin	keine	verringern 25%	verringern 50%	nein
Nadolol	keine	verringern	verringern	nicht anwenden
Nalidixinsäure	keine	nicht anwenden	nicht anwenden	
Naloxon	keine	keine	keine	
Naproxen	keine	keine	keine	nein
Netilmicin	s. spezielle Angaben in den Beipackzetteln, Dosisreduzierung entsprechend der jeweiligen Nierenfunktion			ja
Nifedipin	keine	keine	keine	
Nitrofurantoin	keine	nicht anwenden	nicht anwenden	
Nitroglycerin	keine	keine	keine	
Nitroprussid-natrium	keine	keine	keine ?	Thiocyanat-aktive Metabo-liten: ja
Norfloxacin	keine	DI 12–24 h	DI 24 h	nein
Nortriptylin	keine	keine	keine	nein, keine Daten für Metaboliten
Oxacillin	keine	keine	keine	nein
Oxazepam	DI 8 h	DI 8 h	DI 8 h	nein
Paracetamol	DI 4–6 h	DI 4–6 h	DI 4–6 h	in geringem Umfang
Penicillin G	keine	50–100% alle 8–12 h	25–50% alle 12 h	in geringem Umfang 30–50 ml/min
Pentamidin	keine	keine	100%/d bis jeden 2. Tag	
Pentazocin	keine	verringern 25%	verringern 50%	
Pentobarbital	DI 8–24 h	DI 8–24 h	DI 8–24 h	in geringem Umfang
Phenobarbital	keine	keine	wenig verringern	in geringem Um-fang/ja

Tab. 6.2 Fortsetzung.

Substanz	Dosisreduktion bzw. Kontraindikation bei Niereninsuffizienz (CrCl in ml/min)			dialysabel
	> 50	10–50	< 10	
Phenytoin	keine	keine	keine	nein
Pindolol	keine	keine	keine	
Piperacillin	DI 4–6 h	DI 6–8 h	50–75% alle 8 h	in geringem Umfang
Prazosin	keine	keine	keine	nein
Prednisolon	keine	keine	keine	in geringem Umfang
Primidon	keine	wenig verringern	nicht anwenden	in geringem Umfang
Procainamid	DI 3–6 h	DI 6–12 h	DI 12–24 h	in geringem Umfang
Propafenon	150–300 mg alle 8 h	150 mg alle 8 h	150 mg alle 8–12 h	nein
Propan-thelinbromid	keine	keine	Verminderung?	
Propranolol	keine	keine	keine	nein
Propylthiouracil	keine	verringern 25%	verringern 50%	
Pyrvinium-embonat	keine	keine	keine	
Ranitidin	300 mg abends	verringern 2%	verringern 50%	in geringem Umfang
Rifampicin	keine	keine	keine	wahrscheinlich nein
Salicylate	DI 4 h	DI 4–6 h	nicht anwenden	ja
Spironolacton	keine	vermeiden	nicht anwenden	
Streptomycin	DI 24 h	DI 24–48 h	DI 48–96 h oder vermeiden	in geringem Umfang/ja, 17 ml/min
Sulbactam	DI 4–6 h	DI 6–12 h	DI 12–24 h	in geringem Umfang
Sulindac*	keine	keine	verringern	
Tamoxifen	keine	keine	keine	
Temazepam	DI 12 h	DI 12 h	DI 12 h	
Tetracyclin	DI 6 h	nicht anwenden	nicht anwenden	in geringem Umfang
Theophyllin	keine	keine	keine	ja; 90 ml/min
Thiopental-Natrium	keine	keine	verringern 25%	?
Ticarcillin	keine	50–75% alle 6–8 h	50–75% alle 12 h	in geringem Umfang
Timolol	keine	keine	keine	nein
Tobramycin	s. spezielle Angaben in den Beipackzetteln, Dosisreduzierung entsprechend der jeweiligen Nierenfunktion			ja; 50–60 ml/min
Tocainid	DI 8 h	DI 8–12 h	DI 12–24 h	in geringem Umfang
Triamteren	keine	nicht anwenden	nicht anwenden	
Triazolam	DI 12 h	DI 12 h	DI 12 h	
Trimethoprim	keine	DI 12–24 h	DI 24 h	in geringem Umfang
Valproinsäure	keine	keine	wenig verringern	in geringem Umfang
Vancomycin	s. spezielle Angaben in den Beipackzetteln, Dosisreduzierung entsprechend der jeweiligen Nierenfunktion			konventionelle Hämodialyse: nein; High Flux: in geringem Umfang
Verapamil	keine	keine	verringern	nein

Tab. 6.2 Fortsetzung.

Substanz	Dosisreduktion bzw. Kontraindikation bei Niereninsuffizienz (CrCl in ml/min)			dialysabel
	> 50	10–50	< 10	
Vidarabin	keine	verringern	verringern	in geringem Umfang (ARA-HX-Metabolit)
Vinblastin	keine	keine	keine	
Vincristin	keine	keine	keine	
Warfarin	keine	keine	keine	nein
Zidovudin	keine	keine	verringern?	nein

CrCl = Kreatininclearance

DI = Dosierungsintervall

* nur über int. Apotheke

TIP Um ausreichende Wirkspiegel zu gewährleisten, muß im allgemeinen die normale Initialdosis verabreicht werden. Anschließend muß bei verlängerter Eliminationshalbwertszeit entweder das Dosierungsintervall verlängert oder die Erhaltungsdosis vermindert werden.

Tab. 6.3 Risiko der Arzneimittelüberdosierung bei Patienten mit Lebererkrankungen. (die Handelsnamen sind Beispiele, nach [31]).

Art der Medikamente	**Hohes Risiko:** bei parenteraler Gabe Initialdosis unverändert, Reduktion der Erhaltungsdosis; bei oraler (rektaler) Gabe Reduktion von Initial- und Erhaltungsdosis auf ½–¼, ggf. noch weniger der üblichen Dosis
Analgetika/Antirheumatika	Pentazocin (Fortral®) Pethidin (Dolantin®) Fentanyl (Fentanyl-Hexal®)
Sedativa/Psychopharmaka	Clomethiazol (Distraneurin®) Imipramin (Tofranil®) Nortriptylin (Nortrilen®) Desimipramin (Pertofran®)
Kardiaka/Antihypertensiva	Glyzeroltrinitrat (Nitrolingual®) Verapamil (Isoptin®, Verahexal®) Propranolol (Dociton®) Alprenolol (Aptin®) Metoprolol (Beloc®, Metohexal®) Oxyprenolol (Trasicor®) Prazosin (Minipress®)
Antibiotika	Clindamycin (Sobelin®, Clindahexal®)

6.3 Leberinsuffizienz

Anders als bei der Niereninsuffizienz, bei der das Serumkreatinin einen weitgehend verläßlichen Anhaltspunkt für die Medikamentendosierung darstellt, gibt es für die Medikamentendosierung bei Leberfunktionsstörungen kein solches Kriterium.
In Tabelle 6.3 sind häufig gebrauchte Medikamente nach ihrem Risiko der Überdosierung bei Patienten mit Leberinsuffizienz aufgeführt. Ein hohes Risiko der Überdosierung bergen Medikamente mit hoher „first-pass"-Elimination; ein mittleres Risiko Medikamente mit niedriger „first-pass"-Elimination, aber vorwiegend hepatischer Metabolisierung. Ein niedriges Risiko Medikamente, die vorwiegend unverändert renal ausgeschieden werden. Dennoch können erhebliche individuelle Abweichungen auftreten, z.B. durch das Alter des Patienten, eine mögliche Enzyminduktion (z.B. chronischer Alkoholabusus, Rauchen) oder Enzymhemmung (z.B. akute Alkoholintoxikation).

BEACHTE

Die Arzneimitteltherapie bei Leberinsuffizienz erfordert daher stets eine strenge Indikationsstellung und die sorgfältige Überwachung der Patienten im Hinblick auf die Medikamentenwirkungen und -nebenwirkungen!

Mittleres Risiko: bei parenteraler und oraler Gabe unveränderte Initialdosis, Reduktion der Erhaltungsdosis (Anhaltspunkte dafür Serumalbumin und Quick-Wert)	**Niedriges Risiko:** bei parenteraler und oraler Gabe übliche Dosierung unter sorgfältiger Kontrolle
Paracetamol (ben-u-ron®, Paracetamol Hexal®), besser vermeiden Metamizol (Metalgin®)	Naproxen (Naproxen-Hexal®) Kolchizin (Colchicum-Dispert®)
Phenobarbital (Luminal®) Diazepam (Valium®) Chlordiazepoxid (Librium®)	Oxazepam (Noctazepam®) Lorazepam (Tavor®)
Beta-methyldigoxin (Lanitop®) Digitoxin (Digimerck®) Procainamid (Procainamid Duriles®) Chinidin (Chinidin-Duriles®)	Beta-acetyldigoxin (Novodigal®) Digoxin (Lanicor®) Furosemid (Lasix®, Furorese®) Spironolacton (Spironolacton Hexal®)
Ciprofloxacin (Ciprohexal®) Mezlocillin (Baypen®) Ceftriaxon (Rocephin®) Sulfonamide Rifampicin (Rimactan®) Cefoperazon (Cefobis®) Chloramphenicol (Paraxin®)	Penicillin G Ampicillin (Binotal®) Cefoxitin (Mefoxitin®) Gentamicin (Refobacin®, Gentamicin Hexal®) Isoniazid (Isozid®)

Tab. 6.3 Fortsetzung.

Art der Medikamente	Hohes Risiko:
	bei parenteraler Gabe Initialdosis unverändert, Reduktion der Erhaltungsdosis; bei oraler (rektaler) Gabe Reduktion von Initial- und Erhaltungsdosis auf ½–¼, ggf. noch weniger der üblichen Dosis
andere	Ritodrin (Pre-par®) Pyridostigmin (Mestinon®) Domperidon (Motilium®) langwirksame Insuline („Basalinsuline") Glibenclamid (Euglucon®, Glibenhexal®)

* bei schwerer Leberinsuffizienz allerdings hohes Risiko.

6.4 Alte Patienten

Bei älteren Patienten sind oftmals die Pharmakokinetik und -dynamik verändert (Tab. 6.4). Hinzu kommt, daß im Alter – bedingt durch die Multimorbidität – häufig Mehrfachverschreibungen vorgenommen werden, was die Gefahr von Arzneimittelinteraktionen steigert. Daher sind folgende Grundsätze besonders zu beachten:

- So wenig Arzneimittel wie nötig (strenge Indikationsstellung, Verwendung von Retardpräparaten) und so einfache Dosierungsschemata wie möglich (ausgeschriebener Verordnungsplan für Patienten, Dosette), um eine gute Compliance zu gewährleisten und Arzneimittelinteraktionen rasch zu identifizieren

Tab. 6.4 Praxisrelevante Veränderungen der Pharmakokinetik und Empfindlichkeit auf Pharmaka und sich daraus ergebende Veränderungen der Arzneimitteltherapie im Alter (aus [31]).

Arzneimittel	altersabhängige Veränderung (→ Folgezustand)	Maßnahme
ACE-Hemmer	Verschlechterung der Nierenfunktion, Neigung zur Hyperkaliämie, gesteigerte hypotensive Wirkung	Dosis ↓ Nierenfunktion und Serumkalium kontrollieren
Nicht-opioide Analgetika/Antiphlogistika		
Acetylsalicylsäure Paracetamol Diclofenac Ibuprofen Ketoprofen	keine wesentlichen Veränderungen	übliche Dosierung
Indometacin Phenylbutazon	ZNS-Toxizität ↑	Anwendung vermeiden
Opioid-Analgetika		
Morphin Pentazocin Pethidin	Empfindlichkeit ↑, hepatische Elimination z.T. ↓ (Obstipation, Orthostase, Sedierung ↑)	Dosis ↓
Antibiotika		
Aminoglykoside		
Gentamicin Streptomycin	renale Elimination ↓	Dosis ↓
Penicilline	renale Elimination ↓	keine, da große therapeutische Breite

Mittleres Risiko: bei parenteraler und oraler Gabe unveränderte Initialdosis, Reduktion der Erhaltungsdosis (Anhaltspunkte dafür Serumalbumin und Quick-Wert)	Niedriges Risiko: bei parenteraler und oraler Gabe übliche Dosierung unter sorgfältiger Kontrolle
Theophyllin (Euphyllin®) Phenytoin (Zentropil®) Heparin* mittellang wirksame Insuline (z.B. Depot H Insulin Hoechst®) Glipizid (Glibenese®)	Prednison (Decortin®) Prednisolon (Decortin®-H) Valproinsäure (Valprolept®) Tolbutamid (Rastinon®) Cimetidin (Tagamet®, Cimehexal®) Omeprazol (Antra®) Zidovudin (Retrovir®) kurzwirksame Insuline („Normalinsuline")

- Beginn mit möglichst niedrigen Dosierungen, ggf. allmähliche Dosissteigerung
- engmaschige Kontrollen der Medikamentenwirkungen und -nebenwirkungen sowie der Compliance (z. B. durch kurzfristige Verschreibungen)

Tab. 6.4 Fortsetzung.

Arzneimittel	altersabhängige Veränderung (→ Folgezustand)	Maßnahme
Antidepressiva	KHK (Tachykardie, Kontraktilität ↓, Orthostaseneigung)	Dosis ↓ stärker anticholinerge Substanzen wie Amitriptylin vermeiden
Antidiabetika (orale)	Hypoglykämiewarnsymptome ↓ Nierenfunktion ↓ (Hypoglykämie [Sulfonylharnstoffe], Laktatazidose, Nierenfunktion ↓ [Biguanide]) bei Pat. > 70 J. kontraindiziert	Dosis möglichst niedrig wählen, engmaschige Kontrollen
Barbiturate	Empfindlichkeit verändert (paradoxe Wirkung), hepatische Elimination ↓	Anwendung vermeiden
β-Blocker	Empfindlichkeit ↓, hepatische Elimination ↓ (Herzinsuffizienz, AV-Block, Depression)	Dosis ↓
Diuretika	Diabetes (Glukosetoleranz ↓) Veränderungen des Wasser-Elektrolythaushaltes Harndrang (Auftreten von Inkontinenz)	Dosis ↓ engmaschige Kontrollen der Symptome
Herzglykoside, Antiarrhythmika		
Digoxin	Empfindlichkeit ↑, renale Elimination ↓	Dosis ↓
Digitoxin	Empfindlichkeit ↑	Dosis ↓
H_2-Rezeptorenblocker	Plasmahalbwertszeit ↑ (Verwirrtheit)	Dosis ↓ Anpassung an Nierenfunktion
Levodopa	Empfindlichkeit ↑ (Verwirrtheit, Herzrhythmusstörungen)	Dosis ↓, initial, möglichst stationär

Tab. 6.4 Fortsetzung.

Arzneimittel	altersabhängige Veränderung (→ Folgezustand)	Maßnahme
Psychopharmaka		
Benzodiazepine		
Diazepam Nitrazepam Flurazepam	(Beeinträchtigung der kognitiven Funktionen, Verwirrtheit, Stürze)	Anwendung bei geriatrischen Patienten möglichst vermeiden; statt dessen kurzwirksame Benzodiazepine verwenden
Oxazepam Lorazepam	keine	keine
Antidepressiva	KHK (Tachykardie, Kontraktilität ↓, Orthostaseneigung)	Dosis ↓ stärker anticholinerge Substanzen wie Amitryptilin vermeiden
Amitriptylin Imipramin Nortriptylin	hepatische Elimination ↓ (Tachykardie, Kontraktilität ↓, Orthostaseneigung)	Dosis ↓ stärker anticholinerge Substanzen wie Amitryptilin vermeiden
Barbiturate	Empfindlichkeit verändert (paradoxe Wirkung), hepatische Elimination ↓	Anwendung vermeiden

6.5 Arzneimittel bei Kindern

Die Arzneimitteltherapie bei Kindern darf nicht einfach nach einem Schema für „kleine Erwachsene" erfolgen. Vielmehr erfordern die noch heranreifenden Stoffwechsel- und Organfunktionen und zahlreiche durch das Lebensalter bestimmte pathophysiologische Besonderheiten besondere Berücksichtigung. Sie bestimmen u.a. den anders verlaufenden Konzentrationsaufbau des Pharmakons im kindlichen Organismus und damit seine Wirkung.
Aus diesem Grund ist dem Beipackzettel und allen darin aufgeführten Nebenwirkungen, Interaktionen und Kontraindikationen besondere Aufmerksamkeit zu schenken und bei Unklarheiten immer ein erfahrener Kollege oder Pädiater zu befragen.
Bevorzugte Applikationsart für Arzneimittel ist im Kindesalter die orale Verabreichung. Säfte haben den Vorzug vor Tabletten oder Kapseln. Einschränkungen gelten für Neugeborenenspezifisch eingeschränkte glomeruläre Filtrations- und tubuläre Sekretionsleistung. Auch das wesentlich größere extrazelluläre Flüssigkeitsvolumen ist für die Ausscheidungsminderung von Bedeutung.
Neben pharmakokinetischen Besonderheiten sind Neugeborenenperiode und junges Säuglingsalter zusätzlich durch Rezeptoreigenheiten gegenüber einer Vielzahl von Wirkstoffen charakterisiert. Diese bedingen zum Beispiel die notwendige alterspezifische Dosierung von Digitalispräparaten, die starke atemdepressive Wirkung von Opiaten oder auch die altersspezifische Reaktion der Bronchialmuskulatur auf Betastimulation.
Die Vielzahl möglicher Faktoren, die vor allem in den ersten 3 Monaten die Konzentrationsverläufe von Medikamenten im kindlichen Organismus beeinflussen können, relativieren die Empfehlung zu einer gewichts- und körperoberflächebezogenen Medikamentendosierung in diesem Lebensalter. Vor allem Pharmaka mit geringer therapeutischer Breite sollten deshalb zusätzlich individuell überwacht werden (drug monitoring) und ggf. eine Dosisanpassung erfahren.

Applikationsmodus

Die intravenöse Medikamentengabe ist der sicherste Weg, um bei Kindern aller Altersgruppen möglichst rasch eine wirksame und persistierende Wirkstoffkonzentration aufzubauen. Entschließt man sich zur peroralen Medikation, dann müssen folgende

Unsicherheitsfaktoren mit berücksichtigt werden, welche die angestrebte Wirkstoffkonzentration erheblich mindern können. Genannt seien die individuelle Abneigung und die Abwehrreaktionen von Kindern gegen schlecht schmeckende Medikamente, Verweigerung des Schluckens von Tabletten und Kapseln, unpräzise Dosierung (Benutzung unterschiedlich großer Tee-, Eß-, oder Meßlöffel), Unterlassung des notwendigen Aufschüttelns von Suspensionen vor der Einnahme und Resorptionsstörungen nach Vermischen von Medikamenten mit Breinahrung oder Milch.

Da die orale Medikation nicht durch den Arzt kontrolliert werden kann, sondern vorwiegend durch die Eltern garantiert werden muß, kommen dem vertrauensvollen Arzt-Eltern-Verhältnis und einer sorgfältig auszuführenden Anleitungs- und Aufklärungspflicht besondere Bedeutung zu. Die Eltern benötigen genaue Instruktionen darüber, wie oft und wie lange ein Medikament zu verabreichen ist und zu welcher Tages- oder Nachtzeit es gegeben werden muß. Der Neigung der Eltern, Medikamente sofort nach Abklingen der Symptome abzusetzen, muß mit ausführlicher Aufklärung und exakten Therapieanweisungen begegnet werden.

Tab. 6.5 Beispiele für Arzneimitteltherapie im Kindesalter (KK = Kleinkind, SK = Schulkind).

Indikation	Wirkstoff	Dosierung	Applikation/ Besonderheiten
akute, chronische Diarrhoe, Enterokolitis	Saccharomyces boulardii	1–2 Kps.	p.o., 3 × tgl. mit reichlich Flüssigkeit
chronische Obstipation (habituell)	Gylcerol	Sgl. ½–1 KK 1 SK 2	rektal (Rektiole, Supp.)
	Lactulose	Sgl. 5–15 ml/d KK 20–30 ml/d SK 30–90 ml/d	p.o. 2–3 × tgl.
Gastritiden	Almasilat Aluminiumhydroxid	20–40 ml/d	4 × tgl. 1–2 h nach der Mahlzeit
Meteorismus	Simethicon	Sgl. 15 Tr./Flasche KK 20–30 Tr. SK 30–40 Tr.	p.o., 4 × tgl.
Fieber, Schmerzen	Acetylsalicylsäure Paracetamol	10–15 mg/kg KM 10–15 mg/kg KM	3–4 × tgl., p.o., rektal 3–4 × tgl., p.o., rektal
Übelkeit, Erbrechen	Metoclopramid	0,1 mg/kg KM	p.o., i.v.

6.6 Schmerztherapie

Nach der Definition der International Association for the Study of Pain handelt es sich bei Schmerz um „ein unangenehmes Sinnes- oder Gefühlserlebnis, das mit aktueller oder potentieller Gewebsschädigung verknüpft ist oder in Begriffen einer solchen beschrieben wird". Schmerzen bilden also keine nosologische Einheit, sondern können als Folge unterschiedlichster organpathologischer Veränderungen auftreten.

Ziel sollte – wo immer möglich – die kausale Schmerzbehandlung sein. Dies gilt für akute Schmerzen, Schmerzen bei degenerativen oder anderen chronischen Erkrankungen sowie auch für Tumorschmerzen (z.B. durch Operation, Bestrahlung, Hormon- und Chemotherapie). Bei chronifizierten Schmerzphänomenen können allerdings organpathologische Veränderungen die von den Patienten als unerträglich beschriebenen Schmerzzustände häufig nicht erklären. Eine monokausale Therapie ist hier oft nicht ausreichend.

Die medikamentöse Schmerzbehandlung wird am Beispiel der Tumorschmerzen erläutert, die auch auf spezifische Schmerzsyndrome nicht-maligner Ursache mit vergleichbaren pathophysiologischen Veränderungen übertragbar ist. Die systemische Schmerztherapie erfolgt nach folgenden Grundregeln:

- Die Reihenfolge der verabreichten Analgetika richtet sich nach dem *WHO-Stufenplan* (Abb. 6.1 u. Tab. 6.6–6.8): Abhängig von der Schmerzstärke erfolgt die Gabe von Nichtopioid-Analgetika (Stufe I) oder – fakultativ diese in Kombination mit – schwächeren (Stufe II) oder stärkeren Opioiden (Stufe III). Adjuvante Therapeutika werden auf allen Stufen, abhängig von der jeweiligen Indikation, eingesetzt.
- *Einnahme der Analgetika prophylaktisch in regelmäßigen Zeitabständen* und ausreichender Dosierung, so daß der Patient kontinuierlich schmerzfrei ist. Die Analgetikagabe „nach Bedarf" ist nur bei leichten, intermittierenden Schmerzen annehmbar.
- *Priorität der oralen Therapie!* Sie gewährleistet die größtmögliche Unabhängigkeit des Patienten bei geringstem logistischen Aufwand. Daneben ist sie oft nebenwirkungsärmer als die parenterale Therapie.

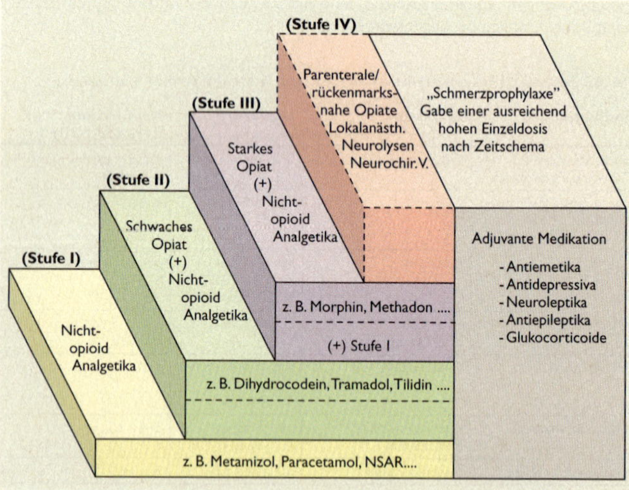

Abb. 6.1 WHO-Stufenschema der Tumorschmerztherapie.

Tab. 6.6 Nichtopioid-Analgetika der Stufe I (Auswahl; aus [29]).

Substanz (Handelsname)	**Einzeldosis** (Tagesmaximaldosis)	**Dosisintervall** (h)	**Applikation**	**Anmerkungen**
Metamizol (z. B. Metalgin®)	500–1000 mg (TMD 5 g)	4–6	oral, i. v.	sehr gute spasmolytische Eigenschaften
Paracetamol (z. B. ben-u-ron®, Paracetamol Hexal®)	500–1000 mg (TMD 4 g)	4–6	oral, rektal	in höherer Dosierung hepatotoxisch
ASS (z. B. Aspirin®, ASS Hexal®)	500–1500 mg (TMD 3 g)	4–6	oral, i. v.	*cave* Blutungszeitverlängerung
Ibuprofen (z. B. Ibuhexal®)	200–800 mg (TMD 2400 mg)	4–6	oral, rektal	
Naproxen (z. B. Naproxen Hexal®)	250–500 mg (TMD 1250 mg)	8–12	oral, rektal	gastrointestinale Unverträglichkeit, prophylaktisch Magenschutz!

Tab. 6.6 Fortsetzung.

Substanz (Handelsname)	**Einzeldosis** (Tagesmaximaldosis)	**Dosis-intervall** (h)	**Appli-kation**	**Anmerkungen**
Diclofenac (z. B. Voltaren®, Diclac®)	25–100 mg (TMD 150 mg)	6–8 8–12	oral, rektal oral retard	
Indometacin (z. B. Amuno®, Indo-paed®)	25–100 mg (TMD 200 mg)	6–8 8–12	oral, rektal oral retard	} häufige ZNS-Effekte
Meloxicam (z.B. Mobec®)	7,5–15 mg (TMD 15 mg)	24stdl.	oral	präferentieller COX-2-Anatgonist
Rofecobix (z.B. Vioxx®)	12,5–25 mg	24stdl.	oral	COX-2-Hemmer Osteoarthrose
Celecobix (z.B. Celebrox®)	100–200 mg	12stdl.	oral	COX-2-Hemmer Osteoarthrose
Flupirtin (z.B. Katadolon®)	100 mg	8stdl.	oral, rektal	NMDA-Antagonist muskelrelaxierend

Tab. 6.7 Schwach zentral wirksame Analgetika der Stufe II (Auswahl; aus [24]).

Substanz (Handelsname)	**Äquivalenz-faktor zu Morphin** (parenteral)	**Einzel-dosis** (Tagesmaxi-maldosis)	**Dosis-intervall** (h)	**Appli-kation**	**Anmerkungen**
Codein (z. B. Talvosilen-forte®, Combaren®)	1/10	30–100 mg	6	oral, rektal	Dosierung von 10–20 mg ist antitussiv wirksam
Dihydrocodein (DHC® 60/90/120)	1/10	30–180 mg (TMD 360 mg)	8–12	oral retard	
Tramadol (z. B. Tramal®, Tramadolor®)	1/10	50–100 mg (TMD 400 mg)	4–6	oral, rektal, i. v., s. c.	Schwitzen (20%)
Tilidin + Naloxon (Valoron N®, Tilidalor®)	1/10	50–100 mg (TMD 400 mg)	4–6	oral	Agonist/Antagonist

Tab. 6.8 Stark zentral wirksame Analgetika der Stufe III (Auswahl; aus [29]).

Substanz (Handelsname)	**Äquivalenz-faktor zu Morphin** (parenteral)	**Einzel-dosis** (Tagesmaxi-maldosis)	**Dosis-intervall** (h)	**Appli-kation**	**Anmerkungen**
Morphin-Tropfen	1/3	5–200 mg	4	oral	gut steuerbar, große therapeutische Breite; meist Mittel der 1. Wahl
Morphin-Tablette (Sevredol®)	1/3		2–4	oral	
Morphin-Zäpfchen (MSR® 10/20/30)	1/3		4	rektal	
Morphin-Retard-tbl. (z. B. MST® 10/30/60/100/200, M-dolor® 10/30/60/100 Retardtabletten)	1/3		8–12	oral retard	
Morphin-Ampullen (z. B. MSI® 10/20/100/200)	1		2–4	i. v., s. c.	
Buprenorphin (Temgesic®)	30	0,2–0,4 mg 0,3 mg	6–8 6	sublingual, i. v., s. c.	„ceiling"-Effekt bei spätestens 4 mg/d

Tab. 6.8 Fortsetzung.

Substanz (Handelsname)	**Äquivalenzfaktor zu Morphin** (parenteral)	**Einzeldosis** (Tagesmaximaldosis)	**Dosisintervall** (h)	**Applikation**	**Anmerkungen**
Levomethadon (L-Polamidon®)	2	2,5–5 mg	6–12	oral, i.v., s.c.	*cave* Kumulation bei term. Eliminations-HWZ von 15–60 h
Hydromorphon (Dilaudid®, Dilaudid-Atropin Supp.®)	6 3	0,5–2 mg	4–5	i.v., i.m., s.c., rektal	gut geeignet für subkutane Gabe
Fentanyl (Fentanyl transdermal)	100	25–150 µg/h	bis zu 72	transdermal	

TIP

Für die Ermittlung der erforderlichen Opiatdosis („Titration") eignen sich Präparate mit schnellem Wirkungseintritt und kurzer Wirkdauer (ca. 4 h; z.B. Morphin-Tropfen, -Tabletten, -Zäpfchen). Anschließend können Morphin-Retardtabletten im Verhältnis 1:1 verabreicht werden. Veränderte Einnahmezeiten beachten!
Die Dosisberechnung beim Wechsel zwischen verschiedenen Opiaten erfolgt auf der Grundlage des Äquivalenzfaktors, der für parenteral verabreichtes Morphin gleich „eins" gesetzt wird. Zusätzlich muß der ausgeprägte „first-pass"-Effekt bei oral verabreichtem Morphin berücksichtigt werden: Nur etwa ein Drittel des oral verabreichten Morphins wird systemisch wirksam!

Adjuvante Medikation

Die adjuvante Medikation kann durch eine bessere und nebenwirkungsärmere Unterdrückung des Schmerzes zur Einsparung von Opiaten beitragen. Bei opiatresistenten Schmerzen ist sie integraler Bestandteil der Schmerztherapie.

- *trizyklische Antidepressiva*: Doxepin (Aponal®, Doneurin®) und Amitriptylin (Saroten®, Amineurin®) werden als dämpfende Substanzen abends in einer Anfangsdosierung von 10–25 mg verabreicht, langsame Steigerung auf max. 100 mg/d (z.B. bei neurogenen Schmerzen). Antriebssteigernde Substanzen (z.B. Desipramin, Pertofran®; Imipramin, Tofranil®) werden morgens, ggf. auch mittags verabreicht. Relative Kontraindikationen: Herzinsuffizienz, Rhythmusstörungen, Miktionsstörungen bei Prostatahypertrophie, Glaukom
- *Antikonvulsiva*: bei neuropathischen (einschießenden, lanzierenden) Schmerzen. Einschleichende Dosierung! Mittel der 1. Wahl: Carbamazepin (400–1000 mg/d, Serumspiegelmessungen! BB-Kontrollen, Absetzen bei Leukos < 3500/µl). 2. Wahl: Phenytoin (100–300 mg/d). Ausweichmedikament: Clonazepam (2–4 mg/d)
- *Bisphosphonate*, Calcitonin: bei Skelettmetastasen und Hyperkalzämiesyndrom. Pamidronat (15–90 mg i.v. alle 4 Wochen), Clodronat (300 mg/d i.v. über 10 Tage, anschließend Erhaltungstherapie 1600 mg/d p.o.), Calcitonin (z.B. Calci®, 100 bis 200 IE alle 6 h s.c. od. i.m.)
- *Spasmolytika*: Metamizol im oberen Dosisbereich wirkt spasmolytisch, bei KI oder unzureichender Wirkung → Butylscopolamin (bis zu 5 × 10 mg/d).

Nebenwirkungen der Schmerztherapie

- *GI-Blutungen*: bei Tumorpatienten Gabe von NSAR nur unter Magenschutz, z.B. Ranitidin (Ranitic®, 1 × 300 mg abends) oder Misoprostol (Cytotec®, 2–3 × 200 mg/d). Bei Patienten mit Ulkusleiden sind NSAR kontraindiziert!
- *Obstipation*: andauernde Nebenwirkung der Opiattherapie, erfordert prophylaktische Gabe von Laxanzien. Kombination mehrerer Wirkprinzipien: Gleitmittel (Obsti-

nol mild®, 1 Eßl. abends; Glycerin, 1 Supp./Klistier morgens), Laktulose (z.B. Bifiteral®, 2–3 Meßb./d), darmstimulierende Substanzen (z.B. Laxoberal®, 10 Tr. abends; Dulcolax®, 2 Drg. abends). Kann der Patient dennoch nicht abführen, muß an jedem 3. Tag ein Klistier/Einlauf appliziert werden

- *Übelkeit*: vergeht meist 1–2 Wochen nach Beginn der Opiattherapie. Antiemetika: Haloperidol (2–3 × 0,5 mg/d), Metoclopramid (3[–6] × 10 mg/d), Dimenhydrinat (4[–6] × 50–100 mg/d), Cisaprid bei Magenentleerungsstörungen (3 × 5–10 mg/d) u.a.
- *Miktionsstörungen, Harnverhalt*: selten, bei vorbestehender Miktionsstörung. Therapieversuch mit Carbachol (Doryl®)

BEACHTE

Die Atemdepression als Opiatnebenwirkung ist bei Tumorpatienten äußerst selten! Einerseits stehen ihr zentrale Erregungsabläufe bei Schmerzen entgegen, andererseits unterliegt der atemdepressorische Effekt von Opiaten einer schnellen Toleranzentwicklung.

6.7 Schlafmittel

Für die kurzfristige, symptomatische Therapie von Schlafstörungen stehen Benzodiazepine unterschiedlicher Wirkdauer zur Verfügung (Tab. 6.9). Aufgrund ihres Abhängigkeitspotentials sind sie für die Therapie chronischer Schlafstörungen weniger geeignet. Wegen möglicher Entzugserscheinungen müssen Benzodiazepine ausschleichend abgesetzt werden. Medikamentöse Alternativen:

- niedrigdosierte sedierende Antidepressiva, z.B. Amitriptylin (Saroten®, Amineurin®) oder Doxepin (Aponal®, Doneurin®)
- niedrigdosierte Neuroleptika, z.B. Promethazin (Atosil®)
- Antihistaminika, z.B. Doxylaminsuccinat (Hoggar®N)

Im Mittelpunkt der Behandlung chronischer funktioneller Schlafstörungen sollten jedoch Aufklärung und Beratung, Entspannungstechniken, psychotherapeutische Verfahren zur Aufdeckung und Beseitigung psychosomatischer Ursachen von Schlafstörungen sowie ein gesundes Schlafumfeld stehen (s. Kap. 5.10.7).

Tab. 6.9 Auswahl von Benzodiazepinen zur Kurzzeittherapie von Schlafstörungen.

Substanz	Handelsnamen (Beispiele)	Wirkdauer	Indikation, Besonderheiten	Dosierung
Flunitrazepam	Rohypnol®, Fluninoc®	mittellang	rasch einsetzende Wirkung, Einnahme unmittelbar vor dem Schlafengehen	0,5–2 mg
Lormetazepam	Noctamid®, Loretam®, Ergocalm®	mittellang	Ein- und Durchschlafstörungen	0,5–2 mg
Nitrazepam	Mogadan®, imeson®	lang	Durchschlafstörungen. Cave: Tagesrestwirkungen!	2,5–5 mg

TIP

Pflanzliche Präparate, z.B. Baldrian oder Hopfen, weisen kaum Nebenwirkungen auf (cave: Alkoholgehalt der Tinktur). Sie sind daher besonders geeignet für Patienten mit Medikationswunsch und geringem Leidensdruck.

6.8 Antibiotika

Einen Überblick über die wichtigsten Antibiotika bietet Tab. 6.10.

Tab. 6.10 Wichtige Antibiotika, ihre Handelsnamen (Beispiele) und Dosierungen (modifiziert nach [31]).

Substanzname	Handelsname	Dosierung
Aminoglykoside		allg.: Dosis nach Spiegelkontrolle anpassen (schmale therapeut. Breite)
Amikacin	Biklin®	15 mg/kg/d, in der Regel also 1 g/d i.m., i.v., auf 2–3 Dosen/d verteilt, auch als Einzeldosis
Netilmicin	Certomycin®	1× 4–6 mg/kg i.v. über 30 Min., ggf. bis zu 7,5 mg/kg
Tobramycin	Gernebcin®	minimal 8stdl. 40 mg i.v., i.m., maximal initial 6 mg/kg/d, dann 3 mg/kg/d, bei Erw. auch einmalige Tagesdosis
Gentamicin	Refobacin® Gentamicin Hexal® SF	Initialdosis: 1,5 mg/kg i.v. über 30 Min., dann 3(–5) mg/kg in 1–3 Dosen/Tag über je ca. 30 Min. i.v.
Carbapeneme		
Imipenem + Cilastatin	Zienam®	0,5–1 g i.v. alle 6–8 h
Meropenem	Meronem®	0,5–1 g i.v. alle 8 h
Cephalosporine		
1. Generation		
Cefaclor	Panoral®, CEC®	3 (–4) × 0,5–1,0 g p.o.
Cefadroxil	Bidocef®, Cedrox®	1,0 g 12stdl.
Cefalexin	Oracef®	3 (–4) × 0,5–1,0 g p.o.
Cefazolin	Gramaxin®	1,5 (–4) g/d i.v.
2. Generation		
Cefamandol	Mandokef®	1–2 g 8stdl.
Cefotiam	Spizef®	3 × 1–2 g/d
Cefotiam-Hexetil	Spizef-Tabletten®	0,2–0,4 g 8–12stdl.
Cefoxitin	Mefoxitin®	1–2 g 8stdl.
Cefuroxim	Zinacef®, Cefuhexal®, Cefuroxim Hexal	1–2 g 8stdl.
Cefuroxim-Axetil	Elobact®, Zinnat®	0,25–0,5 g 12stdl.
3. Generation		
Cefepim	Maxipim®	2 g 12stdl. i.v.
Ceftazidim	Fortum®	3 × 1–2 g i.v.
Cefetamet-Pivoxyl	Globocef®	2 × 0,5 g p.o.
Cefixim	Cephoral®	1(–2) × 0,2–0,4 g p.o.
Cefmenoxim	Tacef®	1–2 g 12stdl.
Cefotaxim	Claforan®, Cefotaxim®	3 × 1–2 g i.v.
Cefpodoxim	Podomexef®	1–2 × tgl. 0,2 g p.o.
Ceftibuten	Keimax®	1 × 0,4 g p.o.
Ceftriaxon	Rocephin®	1–2 g/d i.v.
5. Generation		
Cefoxitin	Mefoxitin®	3 (–4) × 1–2 g i.v.
Chloramphenicol	Paraxin®	3 × 1 g p.o., i.v. oder i.m.
Clindamycin	Sobelin®, Clindahexal®	150–300 mg 4 ×/d p.o. ; 4 × 600 mg oder 3 × 900 mg i.v./d
Fosfomycin	Fosfocin®	2–3 × 3–5 g/d i.v.
Fusidinsäure	Fucidine®	3 × 0,5–1 g/d p.o.

Tab. 6.10 Fortsetzung.

Substanzname	Handelsname	Dosierung
Fluorchinolone		
Gruppe I		
Norfloxacin	Barazan®	2× 400 mg/d p.o.
Gruppe II		
Ciprofloxacin	Ciprobay®, Ciprohexal®	2× 250–750 mg/d p.o.
Enoxacin	Gyramid®	400–600 mg/d p.o.
Ofloxacin	Tarivid®, Oflohexal®	2× 200 mg/d p.o. oder 2× 100–200 mg/d i.v.
Fleroxacin	Quinodis®	200–400 mg/d p.o.
Gruppe III		
Sparfloxacin	Zagam®	1. Tag 400 mg, 2. und folgende 200 mg/d p.o.
Levofloxacin	Tavanic®	1× tgl. 250–500 mg p.o.; 1–2 × 500 mg/d i.v.
Gruppe IV		
Moxifloxacin	Avalox®	1× tgl. 400 mg p.o.
Makrolide		
Azithromycin	Zithromax®	500 mg/d für 3 Tage
Clarithromycin	Cyllind®, Klacid®	2 × 250 (–500) mg/d p.o.
Erythromycin	Erycinum®, Erythrocin®, Eryhexal® u.a.	8stdl. 500 mg p.o. oder i.v.
Roxithromycin	Rulid®, Roxihexal®	1–2 × 150–300 mg/d p.o.
Metronidazol	Clont®, Flagyl®, Metront® 400	(bei Anaerobierinfektionen) 2–3 × 200–400 mg/d p.o. oder 3 × 0,5 g/d i.v.
Monobactame		
Aztreonam	Azactam®	0,5–1 g alle 8–12 h
Nitrofurantoin	Furadantin® RP	zur Prophylaxe harntäckiger HWI 50 mg abends
Penicilline		
Penicillin G	Penicillin	3–30 Mio. I.E./d i.v.
Penicillin V	Isocillin®, Penhexal®	3 × 1 Mega p.o.
Propicillin	Baycillin®	700 mg = 1 Tbl. alle 8 h
Isoxazolyl-(Staphylokokken-)Penicilline		
Oxacillin	Stapenor®	4 × 500 mg/d p.o.; 4 × 1–2 g i.v.
Flucloxacillin	Staphylex®	
Dicloxacillin	Dichlor-Stapenor®	
Ampicillin		
Amoxicillin	Amoxypen®, Clamoxyl®, Amoxihexal® u.a.	3 × 0,75–1 g p.o.
Ampicillin	Amblosin®, Binotal®, Penbristol® u.a.	3 × 1–3 g i.v.
Breitband-Penicilline		
Apalcillin	Lumota®	3 × 2–3 g/d i.v.
Azlocillin	Securopen®	3 × 2 g/d i.v.; max. 4 × 5 g/d i.v.
Mezlocillin	Baypen®	3 × 2 g/d i.v.; max. 4 × 5 g/d i.v.
Piperacillin	Pipril®, Piperacillin Hexal®	3 × 2–4 g/d i.v.
Penicilline + Betalactamase-Inhibitoren		
Amoxicillin + Clavulansäure	Amoclav 500/-875 Plus®	3 × 1 Tbl. zu 500 mg Amoxicillin + 125 mg Clavulansäure; 3 × 2,2 g i.v.

Tab. 6.10 Fortsetzung.

Substanzname	Handelsname	Dosierung
Penicilline + Betalactamase-Inhibitoren (Fortsetzung)		
Ticarcillin + Clavulansäure	Betabactyl®	3–4 × 1 Amp./d Betabactyl® zu 5 g Ticarcillin + 200 mg Clavulansäure
Piperacillin + Tazobactam	Tazobac®	3 × 1 Amp. Tazobac® zu 4 g Piperacillin + 400 mg Tazobactam
Ampicillin + Sulbactam	Unacid®	2 (–4) × 2 g Ampicillin/1 g Sulbactam i.v.
Spectinomycin	Stanilo®	Einmaltherapie der Gonorrhö: 2–4 g tief i.m. auf zwei Injektionsstellen verteilt
Tetracycline		
Doxycyclin	Vibramycin®, Doxyhexal®	1–2 × 100 mg od. 1 × 200 mg/d p.o. (oder i.v.)
Minocyclin	Klinomycin®	2 × 100 mg/d
Trimethoprim/ Sulfamethoxazol (TMP/SMZ, Co-trimoxazol)	Bactrim®, Eusaprim® Cotrimoxazol forte	2 × 1 Tbl. TMP 160 mg/SMZ 800 mg p.o. oder 2 × 2 Amp. s.o. i.v.
Glukopeptid-Antibiotika		
Vancomycin	Vancomycin, Vancomycin Lilly Enterocaps	2 × 1 g/d langsam infundieren; 4 × 1 Kps. zu 250 mg/d p.o.
Teicoplanin	Targocid	1. Tag 400 mg, dann 1 × 200–400 mg/d i.v. oder i.m.

Grundsätzliches

- Möglichst vor Beginn der Antibiotikatherapie bakteriologisches Material (z. B. Blutkulturen, Trachealsekret, Urin, Liquor, Wundabstriche) zum Erregernachweis und zur Resistenzprüfung gewinnen!
- Antibiotika sind keine Antipyretika! Sie verursachen – mitunter schwere – Nebenwirkungen und fördern die Selektion resistenter Keime. Daher stellt Fieber allein, ohne weitere Anzeichen einer Infektion, keine Indikation zur Antibiotikatherapie dar!
- Die „kalkulierte Antibiotikatherapie" mit breitem Wirkspektrum (Tab. 6.11) muß nach Erhalt des Antibiogramms durch die „gezielte Antibiotikatherapie" ersetzt werden!
- Die Antibiotikatherapie sollte nicht unnötig lange fortgesetzt werden, ein Kriterium für das Absetzen von Antibiotika ist die Normalisierung der Infektionsparameter (z. B. Fieber, BSG, CRP, Leukos im Blut bzw. Urin bei HWI, Keimzahl im Mittelstrahlurin, Thorax-Röntgenbefund, bakteriologische Befunde aus Sputum, Trachealsekret, Wundabstrich oder Liquor). Als Anhaltspunkte für die Therapiedauer kann gelten: Endocarditis 2–4–6 Wochen, Osteomyelitis 6 Wochen, HWI 3 Tage bis eine Woche, Pyelonephritis 2 Wochen, Menigitis eine Woche, Pneumonie bis zu 3 Tagen nach Entfieberung, atyp. Pneumonie 2–3 Wochen.
- Folgende Ursachen müssen in Betracht gezogen werden, wenn die Therapie nach Antibiogramm auch nach 2–3 Tagen keinen klinischen Erfolg zeigt:
  - der angezüchtete und der die Infektion verursachende Erreger sind nicht identisch (z. B. bakterielle Kontamination bei der Entnahme des Untersuchungsmaterials, Fehlinterpretation des Kulturbefunds)
  - das Antibiotikum erreicht am Infektionsort keine ausreichende Konzentration, wurde unterdosiert, oder es wurden nur zeitweise ausreichende Hemmkonzentrationen erzielt
  - der Patient hat das Antibiotikum nicht eingenommen
  - das Ergebnis der Resistenzbestimmung entspricht nicht der klinischen Realität: In-vitro-Empfindlichkeit bei In-vivo-Unwirksamkeit.
  - Vorliegen einer Pilz- oder Virusinfektion.

Tab. 6.11 Empfehlungen zur kalkulierten Antibiotikatherapie (in Anlehnung an die Empfehlungen der Paul-Ehrlich-Gesellschaft, 1999)* [31].

	Häufigkeit verschiedener Keime	Initialtherapie
Harnwegsinfektionen		
Unkompliziert	1. E. coli > 90% 2. Proteus < 10% 3. Klebsiellen	Trimethoprim/Sulfamethoxazol oder Trimethoprim allein alternativ: Fluorchinolon
Harnwegsinfektionen kompliziert	1. E. coli 2. Enterokokken 3. Pseudomonaden	Fluorchinolon oder Aminope plus Binhib alternativ: Ceph 2 oder 3a
Urosepsis	1. E. coli 2. Andere Enterobakterien	Ceph 3 plus Aminoglykosid oder Fluorchinolon alternativ: Carbapenem oder Pip/Tazobactam
Akute Exazerbation der chronischen Bronchitis		
Schweregrad I und II	H. influencae, Pneumokokken K. pneumoniaae, Staphylokokken	Ceph 2 oder Aminope plus Binhib oder Makrolid
Schweregrad III oder bei Bronchiektasen	wie bei I und II sowie Pseudomonas, Proteus spp., weitere Enterobakterien	Ceph 3a/b oder Pip/Tazo oder Fluorchinolon 3 oder 4 oder Carapenem
Pneumonie		
Ambulant erworben, < 60 Jahre ohne Nebenerkrankungen	1. Pneumokokken 2. Mykoplasmen 3. Chlamydien	Makrolid oder Aminopen plus Binhib oder Ceph 2 oder alternativ: Fluorchinolon 3 oder 4 Ceph 3a
Mit Nebenerkrankungen	1. Pneumokokken 2. H. influencae 3. gramneg.	Ceph 2 oder 3a
Mit Nebenerkrankungen Schwere Pneumonie	1. Pneumokokken 2. H. influencae 3. S. aureus 4. Legionellen	Ceph 3a plus Makrolid oder Pip/Tazo plus Makrolid oder Fluorchinolon 3 oder 4 oder Carbapenem plus Makrolid
Nosokomiale Pneumonie		
Ohne Risikosituation, bis 5. Tag nach Aufnahme	Hauptkeime: S. pneumoniae, Klebsiella pneumoniae, S. aureus, E. coli, H. influencae, Proteus spp., Serratia marcescens	Ceph 2 oder 3a oder Tip/Tazo alternativ: Fluorchinolon 4
Risikosituation: Störung des Schluckaktes	Hauptkeime + Anaerobier	Pip/Tazo oder Carbapenem alternativ: Fluorchinolon 4
Antibiotische Vorbehandlung, langer Intensivaufenthalt	Hauptkeime + Pseudomonas aeruginosa	Ceph 3b oder Pip/Zazo oder Carbapenem plus Fluorchinolon oder Aminoglykosid
Hohe Cortisondosis hämatologische Grunderkrankung	Hauptkeime + Legionellen	Ceph 2/3a oder Pip/Tazo oder Fluorchinolon 4 plus Makrolid (evtl. zusätzlich Rifa)
Neurochirurgische Eingriffe, Nierenversagen, Diabetes mellitus	Hauptkeime + S. aureus. MRSA endemisch	Ceph 2/3a oder Pip/Tazo oder Fluorchinolon 4 plus Glykopeptid
Schwere Pneumonie unabhängig von Verweildauer	Haupterreger: Pseudomonas aeruginosa, Acinetobacter spp., Stenotrophomonas maltophilia	Ceph 3b oder Pip/Tazo oder Carbapenem plus Fluorchinolon oder Aminoglykosid
Sinusitis		
(mit Komplikationen)	S. aureus, Pneumokokken, H. influencae, Anaerobier (häuf. Mischinfektionen)	Aminopen./Binhib oder Ceph 3a plus Clindamycin

Tab. 6.11 Fortsetzung.

	Häufigkeit verschiedener Keime	Initialtherapie
Erysipel	A-Streptokokken	Pen G oder V oder Ceph 1 oder 2 alternativ: Clindamycin
Diabetischer Fuß	Staphylokokken Enterobakterien Pseudomonaden Anaerobier	Pip/Tazo oder Fluorchinolon 2 oder 3 plus Clindamycin oder Ceph 2 oder 3 plus Clindamycin alternativ: Fluorchinolon 4 oder Carbapenem
Meningitis	Neisseria meningitidis Streptococcus pneumoniae Listerien H. influencae	Ampicillin plus Ceftriaxon evtl. plus Netilmicin
Endokarditis		
Nativklappe akuter Verlauf	S. aureus	Ceph 2 plus Aminoglykosid oder Isoxazolylpen. plus Aminoglykosid alternativ: Glykopeptid oder Carbapenem
Endokarditis, Nativklappe, subakuter Verlauf	Viridans-Streptokokken Enterokokken	Pen G plus Aminoglykosid oder Ceftriaxon plus Aminoglykosid oder Ampicillin plus Aminoglykosid oder alternativ: Glykopeptid oder Carbapenem
Endokarditis Kunstklappe early onset	S. epidermidis S. aureus	Glykopeptid plus Ceph 3 alternativ: Glykopeptid plus
Kunstklappe late onset	Aerobe gramneg. Stäbchen Viridans Streptokokken Enterokokken	Carbapenem oder Glykopeptid plus Fluorchinolon 2
Cholangitis	Enterobakterien Enterokokken	Pip/Tazo oder Aminopen plus Binhib oder Ceph 2 oder 3 oder Fluorchinolon oder Carbapenem
Bißverletzungen	Anaerobier Streptokokken Staphylokokken	Aminopen/Binhib
Sepsis (unbekannter Infektionsherd)	Viele verschiedene	Ceph 3a/b plus Aminoglykosid oder Pip/Tazo oder Carbapenem
Sepsis (vermutet: Lunge)	Streptococcus pneumoniae S. aureus	Ceph 2 oder 3 oder Aminopen/Binhib oder Carbapenem plus Glykopeptid oder Clindamycin
Sepsis (vermutet: Divertikulitis, Peritonitis)	Aerobe/anaerobe Mischinfektion	Pip/Tazo, Ceph 3 plus Metronidazol oder Fluorchinolon 2 plus Metronidazol oder Carbapenem
Sepsis (vermutet: Gallenwege)	Enterobakterien Enterokokken	Pip/Tazo oder Ceph 2 oder 3 oder Fluorchinolon oder Carbapenem
Sepsis (vermutet: Harnwege)	Enterobakterien	Fluorchinolon oder Ceph 2 oder 3 oder Pip/Tazo
Sepsis (vermutet: Haut- und Weichteile)	S. aureus Hämolysierende Streptokokken	Ceph 2 oder Aminopen/Binhib oder Clindamycin alternativ: Carbapenem
Sepsis (vermutet: intravenöse Katheter)	S. aureus Koagluasenegative Staphylokokken	Clindamycin oder Glykopeptid oder Carbapenem
Mittelschwere **Weichteilinfektionen**	Staphylokokken Streptokokken	Aminopen/Binhib oder Ceph 1 oder 2 oder alternativ: Clindamycin

Tab. 6.11 Fortsetzung.

	Häufigkeit verschiedener Keime	**Initialtherapie**
Schwere **Weichteilinfektion**	Mischinfektionen durch Non-A-Streptokokken Staphylokokken Pneumokokken Anaerobier Enterobakterien	Pip/Tazo oder Ceph 3a plus Metronidazol oder Clindamycin oder Fluorchinolon 2 oder 3 plus Metronidazol oder Clindamycin oder Carbapenem Fluorchinolon 4
Streptococcal toxis shock syndrome	A-Streptokokken	Pen G plus Clindamycin
Osteomyelitis	Staphylokokken Streptokokken Pseudomonas Enterobakterien	Ceph 3a/b plus Clindamycin oder Fluorchinolon 2 plus Clindamycin oder Fluorchinolon 3 oder 4 plus Rifa oder alternativ: Cabapenem

*Wegen unterschiedlicher Literaturangaben und unterschiedlicher Resistenzlage in verschiedenen Kliniken kann die Tabelle nur Anhaltspunkte geben.
Abkürzungen: Aminopen = Aminopenicilline, Binhib = Betalaktamaseinhibitoren, Ceph = Cephalosporine der Gruppe 1 – 4, Pip/Tazo = Piperacillin plus Tazobactam, Pen G,V = Penicillin G oder V

6.9 Steroide

Indikationen

Die Steroidtherapie ist keine kausale, sondern immer eine symptomatische Therapie. Grundsätzlich bestehen 3 Hauptindikationen (Tab. 6.12):

- Substitutionstherapie bei NNR-Insuffizienz
- Suppressionstherapie bei AGS
- schwere, nicht infektiös bedingte Entzündungsprozesse, die auf andere Maßnahmen nicht ausreichend ansprechen (z. B. NSAR und Basistherapeutika bei RA).

Tab. 6.12 Wichtige Indikationen der Steroidtherapie (die Tabelle ist nicht vollständig; Indikationen immer genau prüfen) [29].

Nebennierenrindeninsuffizienz	
Glukokortikoidresistenz	
Adrenogenitales Syndrom	
Blutkrankheiten	akute lymphatische Leukämie Plasmozytom Hodgkin- und Non-Hodgkin-Lymphome idiopathische thrombozytopenische Purpura immunhämolytische Anämie
Systemkrankheiten	Lupus erythematodes Polymyositis Dermatomyositis Arteriitis temporalis, Riesenzellarteriitis
Rheumatische Erkrankungen	rheumatoide Arthritis Polymyalgia rheumatica seronegative Spondylarthritiden
Gastrointestinale Erkrankungen	Morbus Crohn Colitis ulcerosa eosinophile Gastroenteritis Autoimmunhepatitis
Pulmonale Erkrankungen	Asthma bronchiale Sarkoidose interstitielle Lungenerkrankungen fetale Lungenreifung

Tab. 6.12 Fortsetzung.

Nierenkrankheiten	Glomerulonephritiden nephrotisches Syndrom
Hyperkalzämie	
Endokrine Orbitopathie	
Infektionskrankheiten (zur Beeinflussung schwerer Verlaufsformen)	
Neurologische Erkrankungen	perifokales Hirnödem Multiple Sklerose Myasthenia gravis
Allergische Erkrankungen	Serumkrankheit Urtikaria allergische Rhinitis Medikamentenallergie Insektenstiche
Hauterkrankungen	Kontaktdermatitis Neurodermitis Mycosis fungoides
Inhalative Noxen	
Organtransplantation (Unterdrückung der Organabstoßung)	

Dosierung

- Die *Dosierung der Steroide* erfolgt nach keinem starren Schema, sondern muß darauf ausgerichtet sein, die Krankheitsaktivität bei tolerablen Nebenwirkungen zu kontrollieren. So können z.B. bei schweren Schockzuständen 1–2 g Prednison-Äquivalent i.v. verabreicht werden. Bei hochentzündlichen Prozessen (z.B. systemische Vaskulitis) beträgt die Dosierung 1–3 mg/kg KG/d i.v., bei subakuten Prozessen (z.B. Sarkoidose) 40–50 mg Prednisolon-Äquivalent pro Tag.
- Glukokortikoide sollen – dem zirkadianen Rhythmus der endogenen Cortisolsekretion entsprechend – *möglichst in ungeteilter* Dosis morgens zwischen 6.00 und 8.00 h verabreicht werden. Ausnahmen: z.B. bedrohliche Krankheitszustände, bei denen die Tagesdosis initial auf mehrere Einzeldosen aufgeteilt werden kann, und Asthma bronchiale, bei dem durch die Dosisaufteilung (⅔ morgens, ⅓ abends) nächtliche Asthmaanfälle reduziert werden können.
- Die *therapeutisch eingesetzten* Glukokortikoide unterscheiden sich erheblich hinsichtlich ihrer gluko- und mineralokortikoiden Wirkungsstärke, ihrer Halbwertszeit und Äquivalenzdosen (sog. „Cushing-Schwellendosis", Tab. 6.13).
- Bei langfristiger Verabreichung von Glukokortikoiden, insbesondere bei Überschreitung der Äquivalenz- bzw. Grenz- oder Cushing-Schwellendosen, kommt es zu *zahlreichen Nebenwirkungen*, die durch regelmäßige ärztliche Kontrollen erfaßt werden müssen (Tab. 6.14 u. Tab. 6.15).

Beendigung der Steroidtherapie

Aufgrund der hemmenden Wirkung exogener Steroide auf den Hypothalamus-Hypophysen-NNR-Regelkreis sind sowohl beim Absetzen als auch in Streßsituationen, die mit einem erhöhten Steroidbedarf einhergehen, besondere Regeln zu beachten:

- Eine wenige Tage dauernde Steroidtherapie kann – auch bei Verabreichung hoher Dosen – abrupt beendet werden. Allerdings empfiehlt sich eine stufenweise Reduktion über etwa 1 Woche, wenn mehrere Einzeldosen pro Tag verabreicht wurden.
- Nach einer Behandlungsdauer von max. 2 Monaten erfolgt die Dosisreduktion schrittweise zunächst alle 2–3 Tage, im Dosisbereich unter 10 mg Prednison-Äquivalent alle 4 Tage (z.B. 75 mg → 60 mg → 50 mg → 40 mg → 30 mg → 25 mg → 20 mg → 15 mg → 12,5 mg → 10 mg → 7,5 mg → 5 mg → 2,5 mg). Alternativ kann zunächst eine alternierende Behandlung erfolgen, die nachfolgend schrittweise reduziert wird.

Tab. 6.13 Gebräuchliche Steroide, gluko- und mineralkortikoide Wirkungsstärke, Halbwertszeit, Rezeptoraffinität und Äquivalenzdosis im Vergleich zu Cortisol [29].

Glukokortikoid	Handelsname (Auswahl)	Glukokortikoidwirkung	Mineralokortikoidwirkung	Halbwertszeit (min)	Rezeptoraffinität	Äquivalenzdosis (mg)
Cortisol	Hydrocortison-Hoechst® Hydrocortison-Upjohn®	1,0	1,0	80–120	1,0	30
Cortison*	Cortison-Ciba®	0,5–0,8	0,5–0,8	*	*	50
Prednisolon	Hostacortin®, Predni-H-Tablinen®, Decortin-H®, Scherisolon®, Ultra-corten-H®	3,5–5,2	0,25–0,8	120–300	1,7–2,4	7,5
Prednison*	Decortin®, Predni-Tablinen®, Ultracorten®	3,5–5,2	0,25–0,8	*	*	7,5
Fluocortolon	Ultralan®	4	0,25	90	6,5	7,5
Deflazacort*	Calcort®	2,5–3,3	–	90	1,7–2,4	10
Cloprednol	Syntestan®	2,2–4,3	–	120	–	7,5–10
6-Methylprednisolon	Medrate®, Urbason®	5	0–0,5	120–210	4,3	6
Triamcinolon	Delphicort®, Volon®	5	0	460	1,0–1,9	6
Dexamethason	Decadron® Fortecortin® Dexahexal®	17–154	0	150–270	7,1–11,1	1,5
Betamethason	Betnesol®, Celestan®	25–30	0	130–420	5,4–6,3	1,5

Die angegebenen Intervalle sind Ausdruck unterschiedlicher Untersuchungsergebnisse. Die angegebenen Äquivalenzdosen dürfen nur als Groborientierung verstanden werden und entsprechen in etwa der Dosis, die zur Substitution der körpereigenen Glukokortikoidproduktion eingesetzt werden muß.

* Glukokortikoidwirksamkeit erst nach Konversion zu Cortisol bzw. 21-Desacetyldeflazacort bzw. Prednisolon

Tab. 6.14 Nebenwirkungen der Steroidtherapie [29].

Stoffwechsel	Diabetes mellitus, Hyperlipidämie, Eiweißkatabolismus
Bewegungsapparat	Osteoporose, Myopathie, aseptische Knochennekrosen (Femur u. Humeruskopf), Minderwuchs
Haut	Wundheilungsstörung, Atrophie, Striae rubrae, Lanugobehaarung, Ekchymosen
Auge	Katarakt, Glaukom
Psyche	Euphorie, Depression, Gereiztheit
Gastrointestinaltrakt	Ulkuskrankheit (bei Komb. mit NSAR), Pankreatitis
Elektrolyte	Hypokaliämie, Natriumretention, Hyperkalziurie
kardiovaskuläres System	arterielle Hypertonie, Thrombose, Ödeme
Sonstiges	NNR-Insuffizienz, Infektionsneigung, Fettumverteilung, Allergie, Reaktivierung einer Tbc, Sexualfunktionsstörungen, Vaskulitis

Tab. 6.15 Checkliste zur Überwachung des Patienten unter Steroidtherapie [29].

monatlich:	
– Cushing-Fazies? Plethora?	– Rückenschmerzen?
– Gewichtszunahme?	– Elektrolyte?
– arterielle Hypertonie?	– Glukosurie?
– Fieber? Infektionen?	– Dosisreduktion möglich?
– Ulkussymptome? Teerstuhl?	
vierteljährliche Kontrollen:	
– Urinsediment, Urinkultur	– ophthalmologische Untersuchung
– BSG, Blutbild	
jährliche Kontrolle:	
– Rö-Thorax (bei Tbc-Anamnese 1. Kontrolle nach 6 Monaten)	
Sonstiges:	
– gezielte Zusatzuntersuchungen bei Verdacht auf weitere Nebenwirkungen (z. B. Gastroskopie, Rö-LWS, Rö- bzw. NMR-Hüftgelenke)	

- Nach einer Langzeittherapie oberhalb der Grenzdosen darf das Ausschleichen der Steroide unterhalb eines Prednisolon-Äquivalents von 7,5–10 mg nur sehr langsam und in kleinsten Schritten erfolgen (Dosisreduktion ca. 1 mg/Monat). Hier empfiehlt sich die Überprüfung der endogenen Cortisolproduktion nach CRH-Stimulation.

Komplikationen bei Beendigung der Steroidtherapie

- *Nebennierenrindeninsuffizienz*: eine NNR-Insuffizienz tritt erst nach mehrwöchiger Steroidgabe oberhalb der Schwellendosis auf. Allerdings kann sie auch noch Monate nach Beendigung einer langfristigen Steroidtherapie in Belastungssituationen (Infekte, Traumen, Operationen) auftreten!
- *Steroidentzugssyndrom*: Antriebslosigkeit, depressive Verstimmung, Übelkeit, Kopfschmerzen, Fieber, Myalgien, Arthralgien. Die Symptome des Steroidentzugssyndroms werden gelegentlich als Exazerbation der Grunderkrankung fehlgedeutet. Bei V. a. Steroidentzugssyndrom erneute Erhöhung der Steroiddosis und dann langsamere Reduktion
- *Reaktivierung der Grunderkrankung*: Während der Dosisreduktion müssen die klinische Symptomatik und die Aktivität der Grunderkrankung anhand objektiver Parameter erfaßt werden. Um eine Exazerbation zu vermeiden, muß die Dosisreduktion ggf. auch im höheren Dosisbereich in kleineren Schritten und längeren Intervallen erfolgen.

6.10 Antikoagulation

- *Thrombozytenaggregationshemmer und Antikoagulanzien*: Substanzen, welche die Plättchenfunktion bzw. das plasmatische Gerinnungssystem hemmen und bei arteriellen oder venösen Gefäßverschlüssen Anwendung finden; z. B. Heparin, Vitamin-K-Antagonisten, Acetylsalicylsäure, Ticlopidin. *KI* s. Tabelle 6.16
- *Fibrinolytika*: die enzymatische Fibrinspaltung bewirkende Substanzen, die zur Auflösung (Lyse) bestehender arterieller oder venöser Gefäßverschlüsse eingesetzt werden; z. B. Streptokinase, Urokinase, r-TPA (Actilyse®), Streptokinase (Streptase®), Urokinase. *KI* s. Tabelle 6.16
  - *Systemische Lyse*: i.v. Bolusgabe oder Dauerinfusion des Fibrinolytikums
  - *Lokale Lyse*: Plazieren eines Katheters und Infusion des Fibrinolytikums vor den Thrombus oder Injektion in den Thrombus (z. B. bei Shuntthrombose, akutem peripheren arterielle nGefäßverschluß).

Tab. 6.16 Allgemeine Kontraindikationen bei antithrombotischer und fibrinolytischer Therapie [31].

Kontraindikationen	Bemerkungen
Hämorrhagische Diathesen	Hohes Blutungsrisiko. Koagulopathien, Thrombozytopathien und -penien, vaskuläre Hämostasestörungen
Erkrankungen mit Gewebsdefekten: Intestinale Ulzera Tumornekrosen Floride Lungen-Tbc Akute Pankreatitis Nierensteine	Lokales Blutungsrisiko. Keine Fibrinolysetherapie, auch Vitamin-K-Antagonisten kontraindiziert. ASS insbesondere bei intestinalen Ulzera kontraindiziert. Therapie der Grundkrankheit. Low-dose-Heparintherapie ggf. erwägen
Direkt vorangegangene ärztliche Eingriffe und nach Partus	Low-dose-Heparingabe möglich. Karenzzeit für Fibrinolyse mindestens 2–3 Wochen, je nach Eingriff
Schwere Hepatopathien	Verstärkung des Hämostasedefekts
Floride Endokarditis	Blutungs- und Embolierisiko
Dissezierendes Aortenaneurysma Hirnarterienaneurysma	Rupturrisiko
Epilepsie	Sturzrisiko
Intraokulare Blutungen und Blutungen in das ZNS	Absolute Kontraindikation für alle gerinnungshemmenden Substanzen und Fibrinolytika
Arterieller Bluthochdruck (RR über 180/100 mmHg)	Intrakranielles Blutungsrisiko
Hoher Antistreptokinasetiter nach Streptokinasetherapie oder Streptokokkeninfekt	Kontraindikation für Streptokinasetherapie, Urokinasebehandlung und Antikoagulanzientherapie möglich
Gravidität und Laktation	Absolute Kontraindikation für Vitamin-K-Antagonisten. Fibrinolyse nicht im I. Trimenon, ASS nicht im I.–III. Trimenon, Heparinbehandlung möglich, aber kein niedermolekulares Heparin oder Heparin-DHE
Allergische Reaktionen nach früherer Antikoagulanzientherapie	Ggf. Ausweichen auf anderes Mittel, z. B.: Falithrom® statt Heparin, Urokinase statt Streptokinase

BEACHTE **Nach der Rekanalisation von Gefäßverschlüssen – sei es durch Operation, PTA/PTCA, Fibrinolyse oder Vollheparinisierung – wird der Patient im allgemeinen über weitere 2–6 Tage in therapeutischer Dosis heparinisiert. Anschließend erfolgt die Rezidivprophylaxe, für die bei arteriellen Gefäßverschlüssen Thrombozytenaggregationshemmer, bei venösen Verschlüssen Vitamin-K-Antagonisten bzw. die Low-dose- oder niedermolekulare (nm-) Heparintherapie bevorzugt werden.**

6.10.1 Heparin

BEACHTE **Bei erworbenem oder angeborenem AT-III-Mangel ist Heparin erst nach AT-III-Substitution (Kybernin®) wirksam! Heparin hemmt die plasmatische Gerinnung, indem es die AT-III-vermittelte Neutralisation der aktivierten Gerinnungsfaktoren Thrombin und Xa sowie zusätzlich XIIa, XIa IXa beschleunigt (Heparin-AT-III-Komplex). Sogenannte niedermolekulare Heparine hemmen in erster Linie Faktor Xa; ihre Aktivität wird in sog. Anti-FXa-Einheiten angegeben.**

- *Indikationen und Dosierung* (Tab. 6.17)
- *Nebenwirkungen* (Tab. 6.18)

- *Therapiekontrolle:*
  - Bei normalem Gerinnungsstatus *vor* Therapiebeginn ist die subkutane Low-dose-Heparintherapie (Standard- oder niedermolekulares Heparin) nicht kontrollbedürftig (nm-Heparine, z.B. Fragmin P® oder Clexane®).
  - Die intravenöse Heparinapplikation erfordert mindestens halbtägliche bis tägliche PTT-Kontrollen (Zielwert: 2- bis 3fache der Norm).
  - Sowohl bei der Low-dose, als auch bei der Vollheparinisierung sollte wegen der Gefahr einer *heparininduzierten Thrombozytopenie* engmaschig die Thrombozytenzahl kontrolliert werden.
- Antidot: Protaminsulfat (z.B. Protamin ICN®) 10 mg Protaminsulfat neutralisieren ca. 1000 IE Heparin; Maximaldosis 50 mg.

Tab. 6.17 Indikationen der Heparintherapie und Dosierungsvorschläge [31].

Indikationen	Dosierung
Perioperative Thromboseprophylaxe, Thromboseprophylaxe in der konservativen Medizin	Sog. Low-dose-Heparinisierung mit Standardheparin: 2–3× tgl. 5000 IE s.c.; alternativ niedermolekulares Heparin: 1× tgl. 2500 Anti-FXa-IE
Prophylaxe der Verbrauchskoagulopathie	Standardheparin: 300–500 IE pro Std. i.v.
Rezidivprophylaxe nach Fibrinolysetherapie oder Gefäßoperationen	500–1500 IE pro Std. i.v.; PTT-abhängig (Zielwert: 1,5–2faches der Norm)
Gerinnungshemmung bei Hämodialyse	methodenabhängig
Gerinnungshemmung bei extrakorporalem Kreislauf (Herz-Lungen-Maschine)	methodenabhängig
Therapie bei tiefen Venenthrombosen und Lungenembolie, falls keine operative Behandlung oder Fibrinolyse ausgeführt werden kann	Vollheparinisierung mit Standardheparin: Nach Bolus PTT-gerechte Dosierung (2–3fache d. Norm, entsprechend etwa 1000–2000 IE pro Std. i.v.) Therapiedauer 5–10 d
Initialbehandlung thromboembolischer Erkrankungen zur sofortigen Thromboseprophylaxe	5000–10000 E i.v. als Bolus. Danach Entscheidung über weiteres Vorgehen (Operation, Fibrinolyse, therapeutische Heparingabe)
Als Alternative zur Behandlung mit Vitamin-K-Antagonisten, falls diese nicht möglich ist	Standardheparin: 3× tgl. 5000 IE s.c. oder alternativ 500–1000 IE pro Std. i.v.
Gerinnungshemmung von Blutkonserven bei Austauschtransfusion	2500 E pro 500 ml Blut

Tab. 6.18 Heparin-Nebenwirkungen und klinische Konsequenzen [31].

Art der Nebenwirkung	Häufigkeit	Klinische Konsequenz/Therapie
Blutung	häufig	Sofortiges Absetzen der Therapie; bei Überdosierung Gabe von Protaminsulfat; Prävention: engmaschige PTT-Kontrollen
Anaphylaktische Reaktionen: Kopfschmerzen, Übelkeit, Pruritus, Urtikaria, auch abdominelle Koliken, Asthma bronchiale, Quincke-Ödem	selten	Reaktionen meist innerhalb der 1. Stunde nach Heparingabe. Verschwinden der Symptome nach Absetzen des Heparins. Eine Therapie ist meist nicht erforderlich; in ausgeprägten, klinisch relevanten Fällen: Absetzen des Heparins, symptomatische Therapie. Evtl. Wechsel des Heparinpräparats; Umsetzen auf Vitamin-K-Antagonisten ist zu erwägen.
Transaminasenanstieg	häufig	Meist nur geringfügiger Transaminasenanstieg mit Gipfel am 5.–8. Tag, danach trotz Fortsetzung der Heparintherapie wieder Abfall der Fermente. – Abbruch der Heparintherapie im allgemeinen nicht erforderlich.

Tab. 6.18 Fortsetzung.

Art der Nebenwirkung	Häufigkeit	Klinische Konsequenz/Therapie
Thrombozytopenie Typ I	häufig	*Typ I:* leichte vorübergehende Thrombozytopenie (100 000–150 000/µl) bei Behandlungsbeginn, i.d.R. spontane Rückbildung ohne th. Konsequenz; Thrombozytenkontrolle
Typ II	selten	*Typ II:* antikörpervermittelte Thrombozytopenie unter 80 000/mm³. Innerhalb 6–14 d nach Therapiebeginn bei nicht Sensibilisierten Abfall der Thrombozyten unter 50% des Ausgangswerts, selten mit arteriellen oder venösen lebensbedrohlichen Thromben und/oder Verbrauchskoagulopathie verbunden. Therapie: Absetzen des Heparins, Antikoagulation mit Orgaran® (erhältlich über internat. Apotheken). Ggf. Wechsel auf Vitamin-K-Antagonisten, wenn dies die Thrombozytenzahl erlaubt.
White-Clot-Syndrom	Einzelfälle	Dramatische Entwicklung einer Thrombozytopenie des Typs II mit Mikro- und Makrothrombosen in der Anfangsphase der Therapie (nekrotisierende Hautveränderungen oder fulminante Thrombose). Absetzen der Heparinbehandlung, ggf. Thrombektomie
Osteoporose	gtl. unter Heparintherapie > 6 Monate	Begrenzung der Heparinlangzeittherapie auf 6–8 Monate. Bei Osteoporosepatienten grundsätzlich Vitamin-K-Antagonisten erwägen, aber nicht bei Schwangerschaftsosteoporose. Absetzen der Heparintherapie
Haarausfall	gelegentlich	Nach Absetzen der Heparintherapie wieder Restitution des Haarwuchses

6.10.2 Vitamin-K-Antagonisten

- *Indikationen und Behandlungsdauer* (Tab. 6.19)
- *Dosierung*: nach dem angestrebten INR- bzw. Quick-Wert, der für verschiedene Indikationen zwischen 3,0/20% und 2,0/40% liegt (Tab. 6.20). Die Initialdosis beträgt für Phenprocoumon (Marcumar®, Falithrom®) 12–15 mg (entsprechend 4 bis 5 Tabletten à 3 mg), die mittlere Erhaltungsdosis nach Erreichen des therapeutischen Bereichs 1,5–3 mg/d (Tab. 6.21). Die Umstellung von der Vollheparinisierung auf Vitamin-K-Antagonisten soll überlappend erfolgen (Tab. 6.25)
- *Therapiekontrolle*: in den ersten 5 Tagen tägliche, bei überlappender Umstellung ggf. sogar zweimal tägliche Kontrollen des INR- bzw. Quick-Wertes. Bei gleichbleibend guter Einstellung 2- bis 4wöchentliche, ansonsten der klinischen Situation entsprechend häufigere Kontrollen. Ausstellung eines Antikoagulanzienausweises; Bestimmung durch Patientenselbstmessung nach Schulung möglich (CoaguCheck®). Cave: bei INR/Quick-Wert < 4,5/< 15% erhöhte Blutungsgefahr!
- *Nebenwirkungen* (Tab. 6.22)
- *Antidot*:
  - (Absetzen des Vitamin-K-Antagonisten)
  - Vitamin K_1 (Konakion®) 5–10 mg p.o. oder i.v. wirkt langsam, Wirkeintritt nach 6–24 h; Prothrombinkomplex (PPSB, z.B. Beriplex®)/Fresh Frozen Plasma (FFP): zur sofortigen Hebung der hämostatischen Konzentrationen an Prothrombinkomplex (Faustregel: 1 IE pro kg KG PPSB i.v. hebt Quick-Wert um 1%)
- OP-Vorbereitung bei Patienten unter Cumarin-Therapie (Tab. 6.23).

Tab. 6.19 Indikationen und Empfehlungen zur Behandlungsdauer mit Vitamin-K-Antagonisten [31].

Indikationen	**Behandlungsdauer/Bemerkungen**
Mitralklappenstenose und Vorhofflimmern	Unbegrenzt
Vorhofflimmern und abgelaufene Embolie	24 Monate bis unbegrenzt, solange Thrombennachweis im TEE – Vorhofflimmern ohne Thrombennachweis ist eine relative Indikation
Bei aufgetretenem Vorhofflimmern (> 48 h) und beabsichtigter Kardioversion	Wegen Embolierisiko Phenprocoumon für 3–4 Wo. oder auch Low-dose-Heparinisierung. Thrombusausschluß durch TEE. Nach erfolgter Rhythmisierung (Methode der Wahl: elektrische Kardioversion) weitere Nachbehandlung für mind. 4–6 Wo.
Nachbehandlung eines akuten Myokardinfarkts, besonders nach Fibrinolysetherapie und/oder Angioplastie: unkomplizierter Infarkt	Primär Thrombozytenaggregationshemmer Phenprocoumon bei Z. n. großem Infarkt (ca. 3 Mon.) sowie bei LV-Thromben und bei ausgedehnter Wandbewegungsstörung ohne Thrombus (dauerhaft)
Nach Herzklappenersatz: Kunststoff-/Metallprothesen	Unbegrenzt; Aortenklappenersatz: Zielwert: 25% Quick; Mitralklappenersatz: Zielwert: 20% Quick
Nach Bioprothesen	½ Jahr postoperativ
Periphere arterielle Verschlußkrankheit	Primär Thrombozytenaggregationshemmer; Phenprocoumon (Einzelfallentscheidung) ggf. bei schwerer komplizierter pAVk und bei Z. n. rekonstruktiver Bypass-OP
Lungenembolie	Erstergebnis: 6–12 Mon.; Rezidiv: 1 J. bis unbegrenzt (Kontrolle: Lungenszintigramm)
Thrombosen tiefer Venen	Passageres Risiko (z. B. postoperativ): 6 Wochen; ansonsten: Unterschenkelthrombose: 3 Monate; Mehretagenthrombose 12 Monate. Persistierende Risikofakt. (AT-III-, Protein-C- oder Protein-S-Mangel): unbegrenzt
Thromboserezidiv	Unbegrenzt, ggf. bis Ursachenbeseitigung

Tab. 6.20 Therapeutische Bereiche der Antikoagulanzientherapie mit Falithrom® [12].

Therapeutischer Bereich	**INR (Internationale Normalisierte Ratio)**	**Quick-Wert**
unterer therapeut. Bereich: (ältere Patienten)	1,5–2,0	etwa 40–30%
mittlerer therapeut. Bereich: (Herzklappen-Bioprothesen, Z. n. Lungenembolie, Absolute Arrhythmie)	2,0–3,0	etwa 30–20%
oberer therapeut. Bereich: (mechanische Herzklappenprothesen, rezidivierte Thromboembolien)	3,0(–4,5)	etwa 20(–12)%

Tab. 6.21 Dosierung der Antikoagulanzientherapie mit Falithrom® [12].

INR	**Quick-Wert vor Behandlungsbeginn**	**Dosis**	
		1. Tag	**2. Tag**
1,0	100%	5 Tbl.	4 Tbl.
	90%	5 Tbl.	3 Tbl.
	80%	4 Tbl.	3 Tbl.
	70%	4 Tbl.	2 Tbl.
	60%	3 Tbl.	2 Tbl.
Am 3. Tag Quick-Wert bestimmen			

Tab. 6.21 Fortsetzung.

INR	Liegt der Quick-Wert	Dosis 3. Tag	4. Tag
	> 30%	1 ½ Tbl.	½ –1 Tbl.
2,5–3,0	zw. 30–25%	1 Tbl.	1 Tbl.
> 3,0	zw. 25–20%	½ Tbl.	1 Tbl.
	zw. 20–15%	–	½ Tbl.
>4,5	zw. 15–10%	–	–
	< 10%	5–10 mg Konakion® = 5–10 Tr. p.o.	

Erhaltungsdosis: ½–1–1 ½ Tbl./d je nach INR/Quick-Wert
Therapeutischer Bereich: s. Tab. 6.20

Tab. 6.22 Nebenwirkungen der Vitamin-K-Antagonisten [31].

Nebenwirkungen	Häufigkeit	Bemerkungen
Blutung	häufig	z. B. als Mikrohämaturie oder Zahnfleischbluten bzw. gtl. als Epistaxis oder GI-Blutung. Lebensbedrohl. im Bereich von ZNS, Nebenniere, Perikard u. Pleura (Gegenmaßnahme s.o.)
Cumarinnekrose der Haut	selten	Zu Therapiebeginn auftretende lebensbedrohliche Infarzierung der Haut vorwiegend an Hüfte, Gesäß, Oberschenkel und Mammae (fragl. passagere Hyperkoagulabilität). Zum Thromboseschutz Heparintherapie überlappend mit Vit.-K-Antagonisten geben
Urtikaria, Dermatitis, Alopecia diffusa	selten	Absetzen der Therapie, ggf. Umstellung auf Heparinbehandlung. Haarausfall ist nach Beendigung der Vitamin-K-Antagonisten-Medikation reversibel
Transaminasenanstieg, Ikterus, Kumarin-Hepatitis	sehr selten	In der Regel kein Ausdruck einer bleibenden Leberschädigung, meistens spontane Rückbildung – nur in seltenen Fällen Absetzen des Antikoagulans nötig
Fetale Schäden I. Trimenon: Einbettungsstörungen Blutungen in den Trophoblasten Teratogene Schäden (Chondrodystrophia punctata) II. Trimenon: Wachstumsanomalien (Mikrozephalie, Optikusatrophie, Nasenhypoplasie) III. Trimenon: Blutungen (Purpura cerebri)	Einzelfälle	Die genannten fetalen Schäden wurden insbesondere bei Anwendung von Warfarin (Coumadin®) beobachtet (fetal warfarin syndrome). Dennoch sind alle Vitamin-K-Antagonisten während der Gravidität kontraindiziert, zumal in der Neugeborenenperiode ohnehin K-Hypovitaminosen bekannt sind. Daher empfehlen auch viele Frauen- und Kinderärzte die prophylaktische Vitamin-K-Gabe

Tab. 6.23 Empfehlungen zur Vorbereitung auf operative Eingriffe bei Pat. die mit Vitamin-K-Antagonisten behandelt werden (Quick-Werte bei Thrombokinase mit ISI = 1,12) [31].

Eingriffe	Vorbereitung	Angestrebt INR	TPZ %
Zahnextraktion	2–3 Tage Therapiepause	2,0–2,5	35–30
Kleine Operationen, Arteriographie	3–6 Tage Therapiepause	< 2,0	> 35
Größere Operationen, translumbale Aortographie	3–8 Tage Therapiepause	< 1,5	> 60
Endoskopie und Biopsie	3–8 Tage Therapiepause	< 1,5	über 60
Sofort notwendige Operation	1000–2000 E PPSB-Konzentrat oder FFP + 5–10 mg Konakion	je nach Maßnahme	

6.10.3 Thrombozytenaggregationshemmer

Indikationen: arterielle Gefäßerkrankungen und erhöhte Thrombozytenaggregation (z.B. Koronarsklerose, pAVK, Thrombozytosen). *Präparate, Dosierungen und Nebenwirkungen* siehe Tabelle 6.24.

Tab. 6.24 Thrombozytenaggregationshemmer – Präparate, Dosierungen und Nebenwirkungen.

Substanz	Handelsnamen (Beispiele)	Dosierungen	Nebenwirkungen
ASS	Aspirin®, Colfarit®, ASS Hexal	0,1 (–0,3) g/d	erhöhte Blutungsneigung, evtl. GI-Ulzera, Asthma bronchiale, allergische Hautreaktionen
Ticlopidin	Tiklyd®, Ticlopidin Hexal®	2 × 250 mg/d	dosisabhängige GI-Beschwerden, Hautausschlag, selten BB-Veränderungen
Clopidogrel	Plavix®	1 × 75 mg/d	Kopfschmerzen, GI-Beschwerden, gelegentl. Blutungen, sehr selten schwere Neutropenie
Dipyridamol + ASS	Asasantin®	3 × 1 Tbl./d	Kopfschmerzen, GI-Beschwerden, reversible Transaminasenerhöhung

6.10.4 Streptokinase und Urokinase

- *Indikationen und Dosierungen* (Tab. 6.25 u. 6.26)
- *Kontraindikationen* (Tab. 6.16)
- *Therapiekontrolle*:
  - vor Therapieeinleitung: Thrombozyten, PTT, Quick, TZ, Fibrinogen
  - Tag 1 nach 2 und 6 h: PTT, TZ, Fibrinogen
  - später alle 8–12 h, situationsabhängig auch häufigere Kontrollen
- *Antidot*:
  - (Abbruch der Fibrinolytikainfusion)
  - Fibrinolysehemmer: ε-Aminokapronsäure (4–8 g/d); Tranexamsäure (Anvitoff®); Proteinaseinhibitoren (Trasylol®, Antagosa®). Cave: Bei Blutungen der Nieren und Harnwege sind Fibrinolysehemmer kontraindiziert (Ureter-/Blasentamponade)!
  - evtl. Fresh Frozen Plasma oder Fibrinogen
- *Nebenwirkungen:* bei Streptokinase besonders bei wiederholter Behandlung und nach Streptokokkeninfekten Gefahr allergischer Reaktionen bis zum Schock, Fieber, RR-Abfall, gelegentlich Thrombozytenabfall. Bei Urokinase gelegentlich gesteigerte Thrombozytenaggregation.

BEACHTE

Streptokinase führt zur Antikörperbildung und wird daher über längstens 5–6 Tage verabreicht. Vor einer Wiederholung der Streptokinasetherapie nach frühestens 3–6 Monaten sowie nach vorausgegangenem Streptokokkeninfekt empfiehlt sich die Durchführung eines Streptokinase-Resistenz-Tests. Bei hohem Antistreptolysin-Titer kann Urokinase anstelle von Streptokinase eingesetzt werden.

Tab. 6.25 Indikationen und Dosierungshinweise zur Anwendung von Fibrinolytika [31].

Erkrankung	Fibrinolytika	Dosierung/Anmerkungen
Thrombosen tiefer Venen	Streptokinase Urokinase	Systemische Lyse über Tage Standard- oder individuelle Dosis, auch ultrahohe Dosis
Lungenembolie	Urokinase r-tPA	4000–4400 IE/kg KG in etwa 10 min i.v., Erhaltungsdosis: 2000–4400 IE/kg KG/h über 12–24 h als Infusion 100 mg über 120 min
Shuntthrombosen bei Dialysepatienten	Streptokinase Urokinase	Lokale Lyse Lokale Lysedosis (z.B.: 10 000 bis 20 000 E Urokinase in 20 ml NaCl-Lösung lokal über ½–2 h instillieren)
Akuter Koronargefäßverschluß (nicht älter als 6 Stunden)	Streptokinase Urokinase Alteplase Reteplase Anistreplase (APSAC)	1,5 Mio. E als Infusion in 60 min i.v. 1,0–1,5 Mio. E als Bolus i.v., danach 1,0–1,5 Mio. E über 90 min als Infusion 100 mg über 90 min als i.v. Infusion Zwei Kurzapplikationen über 2 min von 10 E im Abstand von 30 min 30 mg i.v. über 5 min
Akuter peripherer arterieller Gefäßverschluß	Streptokinase Urokinase	Systemische Lyse über Tage Standard- oder individuelle Dosis. Auch lokale Lyse: 5000–20 000 E SK oder UK intraarteriell infundieren oder als Bolus in den Thrombus geben. Maßnahme unter angiographischer Kontrolle bis zur Gefäßeröffnung wiederholen bzw. fortführen. (cave: Embolierisiko!)

Tab. 6.26 Schema der Fibrinolysetherapie und Anschlußbehandlung mit der i.v. Standarddosierung von Streptokinase oder Urokinase [31].

	Initialdosis	Erhaltungsdosis	Anschlußtherapie	Nachbehandlung
Streptokinase	250 000 E innerhalb 20–30 min.	100 000 E/h	300–1000 E Heparin/h als Infusion in Abhängigkeit von dem Wert der aPTT (Zielwert: 2–4faches der Norm der aPTT, Reptilasezeit normalisiert sich bei abklingender Fibrinolyse)	Falithrom®: überlappend mit der Heparintherapie. Anfangsdosis: 2–3 Tbl./Tag, Dosis entsprechend des INR-Wertes oder der TPZ anpassen. Beträgt die INR ≥ 2,5 (TPZ ≈ 30%) Heparintherapie absetzen
	als i.v. Infusion/Perfusor Keine Zusatzmedikation!			
Urokinase	mind. 250 000 E bis 600 000 E innerhalb 20 min.	80 000–100 000 E/h als i.v. Infusion/Perfusor Zusätzlich: 600–1000 E Heparin/h als Infusion/Perfusor je nach aPTT (Zielwert: 2–4faches der Norm)		
Dauer der Behandlung	Bis zum Lyseerfolg: Streptokinase: Urokinase:	4–8 Tage 1–6 Tage 1–14 Tage		minimal ½–1 Jahr, je nach klinischer Situation
Labortechnische Minimalkontrolle	Thrombinzeit, aPTT:	Unter Fibrinolyse: 2–4faches der Norm, kurzfristig auch höher. Unter Heparingabe: Zielwert 2–4faches der Norm nicht überschreiten!		INR 2,0–3,0 (TPZ 35–25%)
	Fibrinogen:	100-mg%-Grenze auf längere Zeit nicht unterschreiten		
	Reptilasezeit:	Ist während Fibrinolyse erhöht und normalisiert sich bei alleiniger Heparinbehandlung		

6.11 Glykosidtherapie

- *Indikationen*:
  - *Herzinsuffizienz (NHYA-Stadium III und IV) mit Linksherzvergrößerung* (z.B. auf dem Boden einer KHK, Aorten-, Mitralinsuffizienz)
  - *Vorhofflimmern oder -flattern mit absoluter Arrhythmie und klinischen Herzinsuffizienzzeichen*
- *Glykosidauswahl*: meist Digoxin und verwandte Glykoside, die aufgrund ihrer relativ kurzen Wirkdauer gut steuerbar sind. Bei Niereninsuffizienz besser Digitoxin, das gastrointestinal und hepatisch eliminiert wird (Tab. 6.27). Die Therapieüberwachung ist am klinischen Gesamtbild orientiert (Rückgang der Herzinsuffizienzsymptome).
- *Nebenwirkungen*:
  - Störungen des K^+-Haushalts: K^+-Verarmung unter Dauertherapie mit Digitalis (cave: Diuretika!), Hyperkaliämie bei akuter Digitalisintoxikation
  - Herzrhythmusstörungen jeder Art
  - GI-Nebenwirkungen: Übelkeit, Erbrechen, Diarrhoe
  - zentralnervöse Nebenwirkungen: Schwindel, Kopfschmerz, Depressionen, psychotische Störungen
  - Sehstörungen: Farben-(Gelb-)Sehen, unscharfes Sehen, Doppeltsehen, (Flimmer-)Skotome
- *Therapie der Nebenwirkungen*
  - bei nicht bedrohlichen Nebenwirkungen Dosisreduktion oder mehrtägige Digitalispause, Ausgleich einer evtl. Hypokaliämie
  - bei vollständigem AV-Block ohne SM keine K^+-Zufuhr, sondern Diphenylhydantoin (Phenhydan®, Epanutin®), bei AV-Block und Bradykardie ggf. temporärer SM
  - bei bedrohlicher Vorhoftachykardie Diphenylhydantoin, evtl. Elektrokardioversion mit kleinen Energiemengen (10–50 Ws)
  - bei Digitalisintoxikation mit Digoxin: FAB-Antikörper; mit Digitoxin: Colestyramin

Tab. 6.27 Vorschläge zur Digitalisierung und Erhaltungstherapie [31].

Glykosid	Sättigung rasch	Sättigung mittelschnell	Sättigung langsam	Erhaltungsdosis	Bemerkungen
Digitoxin*	1.Tag 3× 0,4 mg 2.Tag Erh.dosis	1.Tag 5× 0,1 mg 2.Tag 4× 0,1 mg 3.Tag 3× 0,1 mg	5 Tage 0,3 mg dann Erh.dosis	0,07–0,1 mg	Achtung: volle Wirkung verzögert, u.U. erst nach 2–3 Wochen!
Digoxin*	1.Tag 3× 0,5 mg 2.Tag Erh.dosis	1.Tag 2× 0,5 mg 2.Tag 2× 0,25 mg 3.Tag Erh.dosis	Erh.dosis	0,25–0,375 mg p.o. 0,125–0,25 mg i.v.	bei Nierenerkrankungen Erh.dosis halbieren!
Acetyldigoxin	1.Tag 3× 0,4 mg 2.Tag Erh.dosis	1.Tag 4× 0,2 mg 2.Tag 2× 0,2 mg 3.Tag Erh.dosis	Erh.dosis	0,2–0,3 mg p.o oder i.v.	sehr gute Resorption, im übrigen wie Digoxin
Methyldigoxin	1.Tag 4× 0,3 mg 2.Tag 2× 0,2 mg 3.Tag Erh.dosis	1.Tag 4× 0,1 mg 2.Tag 4× 0,1 mg 3.Tag 4× 0,1 mg	Erh.dosis	0,1–0,2 mg p.o. oder i.v	sehr gute Resorption, im übrigen wie Digoxin
Lanatosid C	1.Tag 4× 0,5 mg 2.Tag Erh.dosis	1.Tag 3× 0,5 mg 2.Tag 2× 0,5 mg 3.Tag Erh.dosis	Erh.dosis	2×0,25 mg	Erh.dosis in 2–3 Tagesdosen
Strophanthin	1.Tag 3×0,25 mg 2.Tag Erh.dosis	1.Tag 2× 0,25 mg 2.Tag 3×0,125 mg	Erh.dosis	2–3×0,125 mg i.v.	rasche Sättigung innerhalb 3–4 h möglich

* Plasmaspiegel im therapeutischen Bereich: 10–20 ng/ml (Digitoxin), 0,5–2 ng/ml (Digoxin). Werte abhängig von der Bestimmungsmethode. Örtlich gebräuchliche Methode berücksichtigen!

6.12 Nomogramm – Körperoberfläche

Bestimmung der Körperoberfläche aus Größe und Gewicht (nach der Formel von Du Bois und Du Bois): Größe und Gewicht werden mit einer Geraden verbunden, die Körperoberfläche am Schnittpunkt mit der mittleren Skala abgelesen (Abb. 6.2).

6.13 Arzneimittelwechselwirkungen

Mit „Arzneimittelwechselwirkung" oder „-interaktion" wird die Abschwächung oder Verstärkung, Verkürzung oder Verlängerung der Wirkung eines Pharmakons durch ein oder mehrere weitere, gleichzeitig verabreichte Pharmaka bezeichnet. Tabelle 6.28 gibt einen Überblick über Arzneimittelwechselwirkungen häufig verordneter Pharmaka. Weitere Informationen finden sich im Anhang der Roten Liste.

BEACHTE

Arzneimittelwechselwirkungen können den Patienten erheblich gefährden!

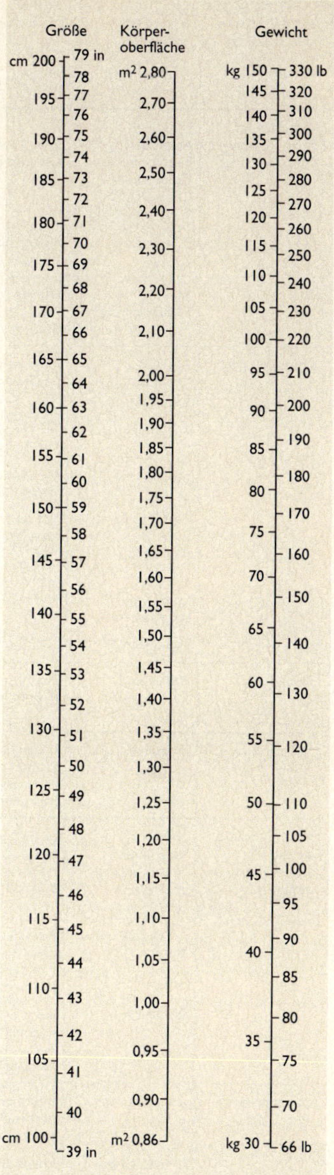

Abb. 6.2 Normogramm.

Tab. 6.28 Klinisch relevante Arzneimittelinteraktionen: Veränderungen der Wirkung des 1. Pharmakons durch das 2. Pharmakon [31].

1. Pharmakon	2. Pharmakon	Mechanismus	Effekt	empfohlene Maßnahme
Antibiotika Aminoglykoside	Amphotericin B Methoxyfluran Ciclosporin A Cisplatin Etacrynsäure	synergistische toxische Effekte	Nephrotoxizität ↑	Dosisreduktion Nierenfunktion überwachen
	Furosemid	synergistische toxische Effekte	Ototoxizität ↑	Kombination vermeiden
Tetracycline	Antazida Eisenpräparate	Bildung schwer resorbierbarer Komplexe	verminderte Tetracyclinwirkung	gleichzeit. Gabe vermeiden, mind. 3 h Abstand
Gyrasehemmer	Antazida (Mg-, Al-, Ca-haltig)	Absorptionshemmung	Wirkung ↓	gleichzeit. Gabe vermeiden, mind. 3 h Abstand
	Theophyllin	Theophyllinabbauhemmung	Theophyllinwirkung ↑	Theophyllindosis ↓
	Coffein	Konzentrationssteigerung	Coffeinwirkung ↑	Coffein ↓
	Fenbufen (NSAR) (nicht ASS)	Konzentrationssteigerung	Fenbufenwirkung ↑ Krampfbereitschaft ↑	
	orale Antikoagulanzien		Antikoagulanzienwirkung ↑	Cumarin ↓
	Ciclosporin	S-Kreatinin ↑		
Doxycyclin	Phenytoin	beschleunigter hepatischer Abbau	verminderte Doxycyclinwirkung	anderes Antibiotikum
Penicilline	Probenecid	kompetitive Hemmung der aktiven tubulären Sekretion	Wirkungsverstärkung	Penicillindosis ↓
Antidiabetika, orale (Sulfonylharnstoffe)	orale Antikoagulanzien Phenylbutazon Sulfonamide	Hemmung des enzymatischen Abbaus der Sulfonylharnstoffe	zunehmende Hypoglykämie	S-Glukose kontrollieren, Dosisanpassung
	β-Rezeptorenblocker	Hemmung der Glykogenolyse Maskierung der Warnsymptome	zunehmende Hypoglykämie	S-Glukose kontrollieren, Patienten informieren
	Rifampicin	beschleunigter enzymatischer Abbau von Tolbutamin	blutzuckersenkende Wirkung abgeschwächt	S-Glukose kontrollieren, Patienten informieren
parenterale (Insuline)	Äthanol	Hemmung der hepatischen Glykogenolyse	Hypoglykämie	größere Alkoholmengen meiden
	β-Rezeptorenblocker	Hemmung der Sympathikusaktivierung	Hypoglykämiewarnsymptome ↓	größere Alkoholmengen meiden

Tab. 6.28 Fortsetzung.

1. Pharmakon	2. Pharmakon	Mechanismus	Effekt	empfohlene Maßnahme
Antikoagulanzien, orale	Allopurinol Cimetidin Disulfiram Metronidazol Phenylbutazon Sulfinpyrazon	Hemmung des enzymatischen Abbaus der Antikoagulanzien	verstärktes Blutungsrisiko	Prothrombinzeit überwachen Kombination vermeiden
	anabole Steroide Clofibrat Levothyroxin Salicylate (> 2 g/d)	Synthese↓ oder Umsatz↑ von Gerinnungsfaktoren		Kombination vermeiden
	Indometacin Salicylate	Hemmung der Thrombozytenfunktion		Kombination vermeiden
	Amiodaron	Hemmung von Cytochrom P450 2C9		Kombination vermeiden
	Barbiturate Carbamazepin Phenytoin Rifampicin	beschleunigter Abbau der Antikoagulanzien	Abschwächung der Antikoagulanzienwirkung	Kombination vermeiden
	Colestyramin	enterale Resorption ↓	abgeschwächt	Kombination vermeiden; in 6-h-Abstand PTZ-Kontrollen
	Gyrasehemmer	s. Antibiotika		
Antikonvulsiva/ Antiepileptika Phenytoin	orale Antikoagulanzien Cimetidin Chloramphenicol Disulfiram Isoniazid	Hemmung des enzymatischen Abbaus von Phenytoin	Plasmakonzentration von Phenytoin ↑; Toxizität von Phenytoin ↑;	Phenytoinplasmaspiegel kontrollieren
Carbamazepin	Isoniazid	Hemmung des enzymatischen Abbaus von Carbamazepin	Toxizität von Carbamazepin ↑	Prothrombinzeit überwachen
Äthanol (Alkohol)	zentral wirksame Substanzen wie Antihistaminika, Hypnotika, Neuroleptika, Transquillanzien, Antidepressiva	Synergismus	Verstärkung der zentral dämpfenden Wirkungen	Kombination vermeiden
	Cephalosporine (Cefamandol, Cefmenoxim, Cefoperazon, Latamoxef) Disulfiram Metronidazol Sulfonylharnstoffe	Hemmung der Aldehyddehydrogenase (?)	„Disulfiram-Alkohol-Reaktion“: Flush, Kopfschmerzen, Erbrechen, Schwitzen, Blutdruckabfall, Tachykardie	Kombination vermeiden, Patienten informieren größere Mengen von Alkohol vermeiden
	Salicylate	Schädigung der Mukosa additiv	gastrointestinale Blutungen	größere Mengen von Alkohol vermeiden

Tab. 6.28 Fortsetzung.

1. Pharmakon	2. Pharmakon	Mechanismus	Effekt	empfohlene Maßnahme
Benzodiazepine	Cimetidin orale Kontrazeptiva	Hemmung des enzymatischen Abbaus von Diazepam, Chlordiazepoxid (nicht Oxazepam, Lorazepam, Temazepam)	Wirkung der Benzodiazepine verlängert und verstärkt	Benzodiazepindosis ↓, klinischen Status überwachen
β-Rezeptorenblocker	Cimetidin	Hemmung des enzymatischen Abbaus von Propranolol	Verstärkung der Propranololwirkung	Propranololdosis ↓, Herzfunktion überwachen
	Diltiazem Gallopamil Verapamil	synergistische kardiodepressorische Wirkungen	Bradykardie, AV-Block, negativ inotrope Wirkung	Herzfunktion überwachen
	Indometacin	unbekannt (Hemmung der Prostaglandinsynthese?)	Abschwächung der antihypertensiven Wirkung von Propranolol und Pindolol	RR überwachen
Chinidin	Barbiturate Phenytoin Rifampicin	beschleunigter enzymatischer Abbau von Chinidin	Chinidinwirkung ↓	Chinidinplasmaspiegel überwachen
	Cimetidin	Hemmung der hepatischen Elimination von Chinidin	Chinidinwirkung ↑	Chinidinplasmaspiegel überwachen
Diuretika Schleifendiuretika Thiaziddiuretika	Indometacin (u.a. NSAR)	Hemmung der Cyclooxygenase	saluretische und antihypertensive Wirkung der Diuretika abgeschwächt	Kombination vermeiden, sonst RR und Diurese überwachen
Glukokortikoide	Phenytoin Rifampicin	beschleunigter enzymatischer Abbau der Glukokortikoide	Glukokortikoidwirkung ↓	Plasmaspiegel kontrollieren, ggf. Dosis ↑
Heparin	Salicylate	Hemmung der Thrombozytenfunktion	erhöhtes Blutungsrisiko	Kombination vermeiden
Herzglykoside	Kalzium i.v.	synergistische Wirkung	Glykosidwirkung ↑	Ausgleich des Kaliummangels durch K^+-Substitution
	Thiazid- und Schleifendiuretika Amphotericin B	Glykosidtoxizität durch K^+ ↓ und Mg^{++} ↓	Hypkokaliämie Hypomagnesiämie	K^+- und Mg^{++}-Kontrollen
	Amiodaron Chinidin Verapamil	Verringerung der renalen Digoxinelimination		Digoxinplasmaspiegel kontrollieren
	Colestyramin Colestipol Metoclopramid Zytostatika	enterale Resorption ↓ (verringerte Bioverfügbarkeit)	Glykosidwirkung ↓	Digoxinplasmaspiegel kontrollieren
	Phenylbutazon Rifampicin	beschleunigter enzymatischer Abbau von Digitoxin		Digitoxinplasmaspiegel kontrollieren

Tab. 6.28 Fortsetzung.

1. Pharmakon	2. Pharmakon	Mechanismus	Effekt	empfohlene Maßnahme
Immunsuppressiva Azathioprin	Allopurinol	Hemmung des Abbaus von 6-Mercaptopurin	Zytotoxizität↑	Azathioprindosis↓
Ciclosporin	Aminoglykoside	additive Nephrotoxizität	Nephropathie↑	Kombination vermeiden
Glukokortikoide	s. dort			
Mycophenolatmofetil	Antazida	Absorptionsverminderung	Wirkung↓	H_2-Blocker bzw. Protonenpumpenhemmer geben
	Cholestyramin	Verminderung der Bioverfügbarkeit	Komb. vermeiden	Cholestyramin im Intervall geben
Tacrolismus	NSAR	Konkurrenz um PEB	kumulative Toxizität	Gabe von NSAR im Intervall, Spiegelkontrolle von Tacrolismus
	Orale Kontrazeptiva	Konkurrenz um PEB	Blutspiegelbeeinträchtigung	Spiegelkontrolle von Tacrolismus andere kontrazeptive Maßnahmen
	allg.: aufgrund der vielfältigen Interaktionen jeweils im Beipackzettel nachsehen			
Kontrazeptiva (oral)	Barbiturate Griseofulvin Phenytoin Rifampicin	beschleuniger enzymatischer Abbau von Sexualhormonen	kontrazeptive Wirkung ↓	Kombination vermeiden; bei Epileptikern andere kontrazeptive Maßnahmen
	Tetracycline	enterohepatische Zirkulation von Östrogen ↓ (?)	kontrazeptive Wirkung ↓	während der Therapie andere kontrazeptive Maßnahmen wählen
Levomethadon	Phenytoin Rifampicin	beschleunigter enzymatischer Abbau von Levomethadon	Auslösung von Entzugssymptomen bei Abhängigen	Patienten auf Entzugssymptome untersuchen
Lithiumsalze	Diuretika	renale Lithium-Clearance herabgesetzt	Lithiumtoxizität ↑	Lithiumplasmaspiegel kontrollieren
NSAR	Antazida	renale Clearance ↑ bzw. Absorption ↓	analgetischer Effekt↓	klinischer Effekt nicht gesichert
	Aldosteronantagonisten	Natriurese ↓	diuretischer Effekt↓ Hyperkaliämie	Kombination vermeiden
	Antidiabetika (orale)	Plasmaproteinbindung ↓ bzw. -elimination ↓	hypoglykämischer Effekt ↑	präparateabhängig; Einzelfallentscheidung
	Antihypertensiva	Na^+- und H_2O-Retention ↑	antihypertensiver Effekt ↓	RR-Kontrolle
	Antikoagulanzien (orale)	Thromboxansynthese ↓ Plasmaproteinbindung ↓	Thrombozytenaggregation ↓ hypothrombinämischer Effekt ↑	Prothrombinzeitkontrolle, Kontrolle auf okkultes Blut im Stuhl und Urin

Tab. 6.28 Fortsetzung.

1. Pharmakon	2. Pharmakon	Mechanismus	Effekt	empfohlene Maßnahme
NSAR (Fortsetzung)	Kortikosteroide	additiv an der Magenschleimhaut	ulzerogener Effekt ↑	auf Symptome achten, ggf. Endoskopie
	Diuretika	renale Clearance ↑ Na^+- und H_2O-Retention ↑ (Hemmung der renalen Prostaglandinsynthese)	analgetischer Effekt ↓ diuretischer Effekt ↓ antihypertensiver Effekt ↓	RR-Kontrolle, Diurese kontrollieren
	K^+-sparende Diuretika	K^+-Retention ↑ (s. o.)	Hyperkaliämie	Kombination vermeiden
	Lithium	renale Clearance ↓	Toxizität ↑ Plasmaspiegel ↑	Lithiumplasmaspiegel kontrollieren
	Methotrexat	renale Clearance ↓ bzw. Plasmaproteinbindung ↓	Toxizität ↑ Plasmaspiegel ↑	Kombination vermeiden
	Phenytoin	Plasmaproteinbindung ↓	Plasmaspiegel ↑	Phenytoinplasmaspiegel kontrollieren
	Urikosurika	renale Clearance ↓ Plasmaproteinbindung ↓	analgetischer Effekt ↑ urikosurischer Effekt ↓	klinische Wirkung beobachten
Theophyllin	Cimetidin Erythromycin	Hemmung des enzymatischen Abbaus	Theophyllinwirkung ↑	Theophyllinplasmaspiegel kontrollieren
	Carbamazepin Phenytoin Tabakrauchen	beschleunigter enzymatischer Abbau	Theophyllinwirkung ↓	s. o.
	Gyrasehemmer	Abbauhemmung	Theophyllinwirkung ↑	s. o.
trizyklische Antidepressiva	Cimetidin Neuroleptika	Hemmung des enzymatischen Abbaus der Antidepressiva	Toxizität der Antidepressiva ↑	Plasmaspiegel kontrollieren
	Barbiturate	Beschleunigung des enzymatischen Abbaus der Antidepressiva	Wirkung der Antidepressiva ↓	Kombination vermeiden
Urikosurika Probenecid Sulfinpyrazon	Salicylate	Konkurrenz um renale Sekretions- und Resorptionsmechanismen	urikosurische Wirkung abgeschwächt	Kombination vermeiden

Tab. 6.28 Fortsetzung.

1. Pharmakon	2. Pharmakon	Mechanismus	Effekt	empfohlene Maßnahme
Zytostatika				
Azathioprin 6-Mercapto-purin	Allopurinol	Hemmung des Abbaus von 6-Mercaptopurin	Zytotoxizität ↑	Azathioprindosis ↓
Methotrexat	Salicylate	Hemmung der renalen Elimination von Methotrexat	Toxizität von Methotrexat ↑	Kombination vermeiden

6.14 Notfallmedikamente (Tab. 6.29)

Tab. 6.29 Notfallmedikamente und Antidote in alphabetischer Reihenfolge der Freinamen.

Substanz (Freiname)	Präparat (Beispiel)	Indikation	Dosierung
Acetylsalicyl-säure	**Aspisol®** 0,5 g/Fl.	Schmerzzustände bei internistischen Notfall-patienten, Herzinfarkt, ischäm. Insult	0,5–1,0 g
Adenosin	**Adrekar®** 1 Inj.-Fl. à 2 ml = 6 mg	paroxysmale supraventrikuläre Tachykardie	3 mg als Bolus, ggf. Wiederholung mit jeweils 6, 9 und 12 mg
Adrenalin	**Suprarenin®** 1 mg/ml	Kreislaufstillstand, Orci-prenalin-resistente Brady-kardie, anaphylaktischer Schock	1 mg verdünnt (1:10) (Kinder: 0,1–1,0 ml/kg KG) i.v. (entspricht 0,1 mg/kg KG) 1 mg auf 10 ml H_2O ver-dünnen, bei endobron-chialer Applikation 2–3 mg auf 10 ml Aqua dest. (nicht wiederholt). Erste Dosis 1 mg i.v. als Bolus, kann alle 2–3 min wiederholt werden; nach 3. Dosis ohne Wirkung Steigerung auf 3–5 mg i.v. als Bolus
Ajmalin	**Gilurytmal®** 50 mg/2 ml	paroxysmale Tachykardien und salvenartige Extrasystolien, Kammer-tachykardie, Präexzita-tionssyndrom bei Vor-hofflimmern, Prophylaxe bei akutem Myokardinfarkt	25–30 mg (max. 2,5 bis 10 mg/min) unter EKG-Kontrolle
Amiodaron	**Cordarex®** 150 mg/1 ml Amp.	maligne Herzrhythmus-störungen	5 mg/kg KG über 3 min
Apomorphin	**Apomorphin** 10 mg/ml	Auslösen von Erbrechen bei Vergiftungen (z. B. Alkohol, Pilze)	5 mg = 0,5 ml
Atropin	**Atropinsulfat** 0,5 mg/ml	Vagusdämpfung, Bradykardien, Vergiftung durch Alkyl-phosphate	0,5–1 mg, evtl. nach 5 min wiederholen 2 mg, Wiederholungsdosen bis Wirkungseintritt, Kinder: 0,02 mg/kg KG i.v. Einzeldosis, minimal 0,1 mg, endobronchiale Gabe 1–2 mg verdünnt auf 10 ml mit isotonischer Koch-salzlösung
Butyl-scopolamin	**Buscopan®** 20 mg/1 ml Amp.	Koliken, spastische Schmerzzustände	20 mg i.v.
Cafedrin/ Theodrenalin	**Akrinor®** 200 mg/2 ml	Hypotonie	0,5–1 ml

Wirkung	Nebenwirkung	Kontraindikation/ Bemerkungen
peripher wirkendes Schmerzmittel antipyretisch Thrombozytenaggregations-hemmung	Thrombozytenaggregations-hemmung, Magenblutung, Bronchospasmen	Magen-Darm-Ulzera, Blutungsstörungen
Antiarrhythmikum	kurzfristig: Stenokardie, Flush, Dyspnoe, Bronchospasmus, Übelkeit	unter Monitorkontrolle! Reanimationsbereitschaft!
α- und β-Rezeptoren-Stimulierung, Hebung der Kontraktilität, Frequenz, HZV, art. Mitteldruck, Blutdruckamplitude, periphere Vasokonstriktion Senkung der elektr. Reizschwelle, Broncholyse	Tachykardie, Extrasystolie bis Kammerflimmern	im Notfall keine
Erregungsdämpfung, Verlängerung der Refraktärzeit bei Hemmung der AV-Überleitung	Hemmung der Reizleitung, deshalb EKG, Puls- und RR-Kontrolle, Noradrenalin bereithalten	AV-Block, Schenkelblock, kardiogener Schock
membranstabilisierend	anaphylakt. Reaktion, Bronschospasmus, Schweißausbruch, Hypotension	Bradykardie < 55/min, AV-Block II. u. III. Gr., Hypotonie, Herzinsuffizienz
zentralemetische Wirkung	Hypotonie – Kombination mit Novadral® (Mischspritze) erforderlich	Schock, Einschränkung des Bewußtseins
Dämpfung der vagalen Reflexe, Hemmung der muskarinähnlichen Giftwirkungen (Bronchospasmus, Darmkoliken, Sekretionssteigerung)	Tachykardie, trockener Mund, Mydriasis	im Notfall keine
parasympatholytisch, spasmolytisch an der glatten Muskulatur	Tachykardie, Akkommodationsstörungen, Mundtrockenheit	nicht bei Subileus/Ileus
Tonisierung des Venensystems, RR-Steigerung ohne Zunahme des peripheren Widerstands, Erhöhung des HZV	Tachykardie, selten Bradykardie, Angina pectoris	Volumenmangel, koronare Herzerkrankung

Tab. 6.29 Fortsetzung.

Substanz (Freiname)	**Präparat (Beispiel)**	**Indikation**	**Dosierung**
Chloralhydrat	**Chloralhydrat-Rectiole®** 0,6 g/3 ml Miniaturklistier	Fieberkrämpfe, Sedierung bei Kindern	1–3 Rektiolen, je nach Alter
Clemastin	**Tavegil®** 1 Amp. = 5 ml = 2 mg	Allergie, anaphylaktische Reaktionen	2–4 mg langsam i.v.
Dexamethason	**Fortecortin®** 8 mg/2 ml, 40 mg/5 ml, 100 mg/10 ml	Hirnödem, Zustand nach Schädel-Hirn-Trauma, Therapie von Überempfindlichkeitsreaktionen	16–24 mg bzw. 50–100 mg Kinder: 0,5 mg/kg KG i.v. Einzeldosis
Dexamethason-Spray	**Auxiloson®-Spray** 0,125 mg/Hub	inhalatorische Intoxikationen, toxisches Lungenödem, Reizgasinhalation, Brandgase	initial: 2–5 Hübe, alle 10 min 5 Hübe wiederholen
Diazepam	**Diazepam Desitin® rectal tube** 5/10 mg/2,5 ml Miniaturklistier	Fieberkrämpfe, Sedierung bei Kindern	1–2 Rektiolen, je nach Alter Kinder bis 15 kg 5 mg; über 15 kg 10 mg
Diazepam	**Valium®** 10 mg/2 ml	nichtpsychotische Angst-, Spannungs- und Unruhezustände, Abstinenzsymptome, Epilepsie, Krampfanfälle, Sedierung und Relaxation zur Notintubation	5–10(–20) mg (und nach Wirkung) Kinder: 0,3–0,5 mg/kg KG
Digitoxin	**Digimerck®** 0,1/0,25 mg/ml	supraventrikuläre, tachykarde Arrhythmie, insbesondere bei Niereninsuffizienz (ältere Patienten)	0,1–0,25 mg
Digoxin	**Lanitop®** 0,2 mg/2 ml	hämodynamische Herzinsuffizienz, insbesondere tachykarde Formen, absolute Tachyarrhythmie	0,2–0,4 mg
4-Dimethylaminophenol	**4-DMAP** 1 Amp. = 5 ml = 250 mg	Vergiftung durch Blausäure, Zyanide, Nitrite, Rauchgase	1–3–4 mg/kg KG i.v., danach Natriumthiosulfat
Dimeticon	**sab simplex® Susp.** 1 Fl. à 30 ml	orale Vergiftung mit schaumbildenden Substanzen	10–30 ml p.o.
Dimetinden	**Fenistil®** 1 Amp. = 4 ml = 4 mg	Allergie, anaphylaktische Reaktionen	ca. 1 ml/10 kg KG langsam i.v.
Dobutamin	**Dobutamin Hexal®** 250 mg/5 ml	Herzversagen bei Kardiomyopathien, Myokardinfarkt, akut dekompensierte Herzinsuffizienz, kardiogener Schock	Verdünnung in 500 ml 5%iger Glukoselösung oder Ringer-Laktat-Lsg. – Dosierung nach klinischer Wirkung 2,5–40 µg/kg KG/min, Titration nach Herzfrequenz, die nicht um mehr als 10 % zunehmen sollte
Dopamin	**Dopamin Giulini®** 50 mg/5 ml 200 mg/10 ml	kardiozirkulatorische Insuffizienz, kardiogener Schock, drohendes Nierenversagen	100 mg in 500 ml Ringer-Laktat-Lsg. 3–20 µg/kg KG/min, nach Wirkung. Niedrigdosis: 1–5 µg/kg KG/min, mittlere Dosis: 5–10 µg/kg KG/min, höhere Dosis: 10–20 µg/kg KG/min (vasopressorische Dosis)

	Wirkung	Nebenwirkung	Kontraindikation/ Bemerkungen
	zentral sedierend und krampfhemmend		
	H_1-Antagonist	Wirkungsverstärkung zentral wirksamer Pharmaka	
	Beeinflussung der Ödemausbreitung bei sofortiger Gabe, Stabilisierung der Zellmembran	NN-Depression, Blutzuckererhöhung, Pruritus	im Notfall keine
	lokale Kortikosteroidwirkung, Sekretionsminderung, Zellmembranstabilisierung, Bronchodilatation		
	zentral sedierend und krampfhemmend	Atemdepression, Blutdruckabfall	Ateminsuffizienz
	schlaffördernd, Muskelrelaxation durch Angriff am ZNS, krampflösend, Sedierung, Anxiolyse	gelegentlich paradoxe Reaktionen bei älteren Patienten, Atemdepression, RR-Abfall	Myasthenia gravis, Ateminsuffizienz
	negativ dromotrop/ positiv inotrop	bei Überdosierung: Übelkeit, Erbrechen, Schwindel, Kopfschmerz, unscharfes und Doppelsehen, Skotome, Bradykardie, Rhythmusstörungen, Kammerflimmern bei Hypokaliämie	Bradykardie, AV-Block 2. u. 3. Grades
	Förderung der Muskelkontraktion, positiv inotrop/ negativ dromotrop	Extrasystolie, Bradykardie, Kammerflattern, -flimmern, AV-Block	Bradykardie, Vollsättigung mit Glykosiden, Vorsicht bei Niereninsuffizienz
	Met-Hb-Bildner	Hämolyse	Antidot: Tolonium. Endgült. Gifteliminat. nur durch anschließende Gabe von Natriumthiosulfat
	Entschäumer	keine	
	H_1-Antagonist	atropinartig: Tachykardie, Müdigkeit, Übelkeit	bei Kleinkindern sehr vorsichtig dosieren (Erregungszustände!)
	Stimulation der β_1-Rezeptoren des Herzens, Steigerung der Kontraktilität, Erhöhung des Schlagvolumens, Senkung des peripheren Widerstands, Steigerung des arteriellen Mitteldrucks	bei vorbestehender Hypertonie starker RR-Anstieg, Tachykardie Extrasystolie, Angina pectoris	keine Mischung mit $NaHCO_3$ oder anderen alkalischen Lösungen
	α- und β-Sympathomimetikum, Vasodilatation der Nieren- u. Mesenterialgefäße, periphere Vasokonstriktion, Zunahme des HZV u. der Koronardurchblutung, RR-Anstieg	Tachykardie, Rhythmusstörungen, Angina pectoris	Tachykardie Volumenmangel

Tab. 6.29 Fortsetzung.

Substanz (Freiname)	Präparat (Beispiel)	Indikation	Dosierung
Epinephrin-HCL	**Infectokrupp Inhal®**	akute Atemnot durch Schwellung d. Schleimhaut im Bereich der Luftwege, Krupp, stenos. Laryngotracheitis, allerg. Reaktion	2 Sprühstöße
Etilefrin	**Effortil®** 10 mg/ml	Hypotonie	10 mg
Etomidat	**Hypnomidate®** 2 mg/ml	Kurzhypnotikum Intubation	0,15–0,3 mg/kg KG (= 7–10 ml i.v.)
Fenoterol	**Berotec®-Dosier-Aerosol** 1 Hub/0,2 mg	bronchospastische Zustände, Asthma bronchiale, Wehenhemmung	2–3 Hübe
Fentanyl	**Fentanyl Hexal®** 0,1 mg/2 ml	schwere Schmerzzustände	1–2 ml (= 0,05–0,1 mg)
Flumazenil	**Anexate®** 1 Amp. = 5 bzw. 10 ml = 0,5 bzw. 1 mg	schwere Benzodiazepinintoxikation	0,2 mg (= 2 ml) initial als Bolus i.v., dann 0,1 mg/min, bis Pat. wacher wird. Max. 1–2 mg!
Furosemid	**Lasix®, Furorese®** 20 mg/2 ml	Lungenödem, Förderung der renalen Giftelimination, Oligurie	20–80 mg Kinder: 0,5–1,0 mg/kg KG i.v. Einzeldosis
Glukose	**Glucose 20–40 %** 10 ml	Hypoglykämie	10–40 ml nach Wirkung Kinder: Glukose 20 % 1–2 ml/kg KG i.v.
Glycerolnitrat	**Nitrolingual®-Spray** 0,4 mg/Hub Kapsel 0,8 mg	Angina pectoris, Koronarspasmus, hypertensive Krise, akute Linksherzinsuffizienz, kardiales Lungenödem	Kapsel zerkauen (bis zu 3 Kps.), Inhalt in den Mund spritzen, 1–2 Hübe sublingual in 5minütigen Abständen
Haloperidol	**Haloneural®** 2–10 mg/ml	Alkoholintoxikation, psychotische, Erregungszustände, schwere Agitiertheit, besonders bei alten Patienten, Hyperkinesien	5 mg, bei akuten alkoholbedingten Unruhezuständen 5–10 mg
Ipecacuanha-Sirup	**Orpec-Sirup-Ipecac®**	Intox. mit oral aufgen. Giften (nicht bei Intox. mit Säuren oder Basen, mit Kohlenwasserstoffen, mit Schaumbildnern)	1–1,5 Jahre: 10 ml 1,5–2 Jahre: 15 ml 2–3 Jahre: 20 ml über 3 Jahre: 30 ml Erwachsene: 40 ml
Ketamin S-Ketamin	**Ketanest®** 10/50 mg/ml **Ketanest S** 5/25 mg/ml	Mononarkotikum, Einleitung einer Narkose, Kombination mit Tranquilizer Analgetikum	i.m.: 6–10 mg/kg KG, Wirkungsdauer 12–25 min, i.v.: 2 mg/kg KG, langsam injizieren, Wirkungsdauer 2–5 min 0,25–0,5 mg/kg KG, S-Ketamin immer in der halben Dosierung vergl. z. Ketamin
Laevomepromazin	**Neurocil®** 25 mg/ml	Psychosen, affektive Verstimmungen, Schmerzbekämpfung	25–50 mg

	Wirkung	Nebenwirkung	Kontraindikation/ Bemerkungen
	abschwellende Wirkung durch Vasokonstriltion broncho-dilatatorisch	Herzklopfen, Herzrhythmus-störungen, RR-Anstieg	Hyperthyreose, Tachyarrhythmie, KHK
	arterielle Vasokonstriktion		Hypothyreose, dekompensierte Herzerkrankung
	keine analgetische Wirkung, Abfall des Kortikoidspiegels	Myoklonien, Atemdepression, starke Venenreizung	nur unter Intubations-bereitschaft
	β-Stimulator, Broncholyse, Tokolyse	Tachykardie (selten), Blutdruckabfall	Tachykardie, Tachyarrhythmie, koronare Herzerkrankung
	zentrale Hemmung der Schmerzempfindung, Sedierung	Atemdepression	nicht beeinflußbare respir. Insuffizienz
	kompetitiver Antagonist des Benzodiazepinrezeptors	Übelkeit, Erbrechen, Puls ↑, Angstgefühle	
	Verhinderung der Na-Rückresorption der Niere, dadurch Wasserausscheidung, Reduktion des Preload	Übelkeit, Erbrechen, Tachykardie, evtl. RR-Abfall	Oligo-/Anurie nach Schädigung durch nekrotisierende Substanzen
	Anhebung des Blutzuckerspiegels	Venenreizung	
	Senkung des pulmonalen Mitteldrucks, Abnahme des Aortendrucks u. des peripheren Widerstands, Vasodilatation, Abnahme des systolischen u. enddiastolischen Drucks im li. Ventrikel, Senkung des Preload, Senkung des O_2-Verbrauchs des Myokards	Tachykardie, Hypotonie, Kopfschmerzen, Übelkeit, RR-Abfall	Hypotonie, Volumenmangel
	sehr stark antipsychotisch wirkend, zentrale Sedierung, ausgeprägte Antiemesis	extrapyramidal-motorische Dys- und Hyperkinesien, Erhöhung der Krampfbereitschaft	organische Hirnerkrankung, Vorsicht bei Epileptikern bei gleichzeitiger Gabe v. Barbituraten und Opiaten
	Emetikum		nach Sirupgabe reichlich Flüssigkeit trinken lassen, Wirkungseintritt nach ca. 15–20 min
	dissoziative Anästhesie mit tiefer Analgesie, Spontanatmung und pharyngeale Reflexe vorhanden	temporärer Puls- und RR-Anstieg (20 %), zu rasche Injektion führt zu Atemdepression, Alpträumen, Hypersalivation	Angina-pectoris-Patienten, bei denen ein RR-Anstieg eine Gefährdung bedeutet, Eklampsie, Schädel-Hirn-Trauma (außer unter adäquater Beatmung)
	Dämpfung der psychomotor. Erregbarkeit, zentrale Schmerzhemmung, kein antidepressiver Effekt, schlafanstoßend		akute Alkohol- und Schlafmittelvergiftung, Herz- und Kreislaufinsuffizienz

Tab. 6.29 Fortsetzung.

Substanz (Freiname)	Präparat (Beispiel)	Indikation	Dosierung
Lidocain	**Xylocain® 2%** 100 mg/5 ml	Kammerarrhythmien, Kammertachykardien bei Infarkt, gehäufte oder salvenartige ventrikuläre ES, defibrillationsresistentes Kammerflimmern	langsam i.v. 1 mg/kg KG, Dauertropf (500 mg auf 500 ml 5%ige Glukose, davon 20–100 Tr./min [= 1–5 mg/min]); Kinder: 1 mg/kg KG i.v. Einzeldosis
Metamizol	**Novalgin®** 2,5 g/5 ml	Schmerzzustände aller Art	3–5 ml (10–20 mg/kg KG)
Methohexital	**Brevimytal®-Natrium** 0,5 mg Trockenampulle	Kurznarkose, Intubation	1 mg/kg KG
Methylprednisolon	**Urbason® solubile forte** (250 mg) **solubile forte 1000** (1 g)	Status asthmaticus, verschiedene Schockformen	initial 250 mg bis 1 g; evtl. Wiederholung nach 4–8 h
Metoclopramid	**Paspertin®, MCP Hexal®** 1 Amp. = 2 ml = 10 mg 1 Amp. = 10 mg = 50 mg	Übelkeit, Erbrechen, Störungen der Magenmotilität	10 mg i.v., bei Kindern vorsichtige Dosierung
Midazolam	**Dormicum®** 1 Amp. V5/5 ml = 5 mg; 1 Amp. 5/1 ml = 5 mg; 1 Amp. 15/3 ml = 15 mg	Unruhe, Krämpfe, Sedierung vor Intubation, Narkoseeinleitung	Sedierung: 0,05–0,1 mg/kg KG, z. B. 2,5–5–10 mg langsam i.v. Narkoseeinleitung: 0,15–0,2 mg/kg KG, z. B. 10–15 mg i.v.
Morphin	**Morphinum hydrochloricum Amphiolen®** 10 mg/1 ml	schwerste Schmerzzustände, speziell akuter Myokardinfarkt, kardiale Ischämie	5–10 mg Kinder: 0,05–0,1 mg/kg KG i.v./s.c. Einzeldosis
Naloxon	**Narcanti®** 0,4 mg/1 ml **Narcanti® Neonatal** 0,04 mg/2 ml	schwere Heroin-(Opioid-)Intoxikation	initial 0,4–1 mg, kann mehrmals wiederholt werden
Natrium-Thiosulfat	**Natrium-Thiosulfat** 10 ml Amp. = 1000 mg	Vergiftung durch Zyanide, Blausäure	100 mg/kg KG, z. B. 50–100 ml i.v.
Nifedipin	**Adalat®, Nifehexal®** Kps. 10 mg	hypertensive Krise, Angina pectoris	1–2 Kps. zerbeißen lassen u. schlucken od. anstechen u. sublingual ausdrücken; Kinder: 0,5–1 µg/kg KG i.v. Einzeldosis
Orciprenalin	**Alupent®** 0,5 mg/ml alternativ: **Itrop®** 0,5 mg/ml (Ipratropiumbromid)	atropinresistente Bradykardie, AV-Block (2. Grades), Adams-Stokes-Anfälle, Antidot bei rel. u. absoluter Überdosierung von β-Blockern, therapieresistenter Status asthmaticus	0,25–0,5 mg 1:10 verdünnt, initial 0,05–0,1 mg (= 1–2 ml); Kinder: 10 µg/kg KG i.v. Einzeldosis
Phenytoin	**Phenhydan®** 250 mg/5 ml	Epilepsie, Tic douloureux	1 mg/kg langsam i.v.

	Wirkung	Nebenwirkung	Kontraindikation/ Bemerkungen
	Verlangsamung des Ionenaustausches durch die Zellmembran, Verzögerung der Bildung und Fortleitung von Reizen	Sinusarrest, AV-Block, RR-Abfall, Bradykardie, Asystolie, Krämpfe	totaler AV-Block, Bradykardie, kardiogener Schock
	periphere Hemmung der Schmerzempfindung, zentral wirkendes Schmerzmittel	evtl. allergische Reaktionen, gelegentl. RR-Abfall, Schwitzen, Mundtrockenheit, Übelkeit	Pyrazolon-Allergie Cave: Agranulozytose!
	am stärksten und am kürzesten wirksames Barbiturat	Atem- und Kreislaufdepression, Steigerung der Rachen- und Larynxreflexe	Anwendung nur bei der Möglichkeit einer künstlichen Beatmung
	Hemmung der Schock- und Ödemmediatoren, antiobstruktiv	passagere Hemmung der NNR, Blutzuckeranstieg	im Notfall keine
	Antiemetikum, zentral wirksam	Müdigkeit, extrapyramidale Störungen	gastrointest. Blutung, mech. Ileus, Epilepsie, Parkinson
	Schlafförderung, Sedierung, leichte Muskelrelaxation, keine Analgesie	Atemdepression (selten), RR-Abfall, paradoxe Reaktion, Laryngospasmus	Alkoholintox., Schwangerschaft, Säuglinge bis 4. Lebensmonat, Myasthenia gravis NW: retrograde Amnesie
	zentral wirkendes Schmerzmittel, sedierend, euphorisierend	Atemdepression, evtl. Hypotonie, Frequenzanstieg, Übelkeit, Erbrechen	
	spezifischer Opiatantagonist	Entzugssymptome bei Opiatabhängigen	
	wandelt Zyanid zu Rhodanid. langsame Wirkung		Applikation nach Gabe von 4-DMAP
	periphere Vasodilatation, Senkung des myokardialen O_2-Verbrauchs	Kopfschmerzen, Flush, Wärme, überschießende RR-Senkung	Schock
	β_1- + β_2-Stimulation, Herabsetzung der elektr. Reizschwelle, Senkung des periph. Widerstands	Tachykardie bis Kammerflimmern, Extrasystolie, RR-Abfall, pektanginöse Beschwerden, hohes Arrhythmiepotential	Tachykardie, Tachyarrhythmie, Extrasystolie
	krampflösend	bei Überdosierung zerebelläre Ataxie, Schwindel, Nystagmus, Erbrechen, kardiale Nebenwirkungen	

Tab. 6.29 Fortsetzung.

Substanz (Freiname)	Präparat (Beispiel)	Indikation	Dosierung
Paracetamol	**ben-u-ron®, Paracetamol Hexal®**	Fieber, leichte bis mäßige Schmerzen	10 mg/kg KG rektal/p.o. Einzeldosis
Prednisolon	**Solu-Decortin®-H** 250 mg Trockenampulle	Endotoxin-, anaphylaktischer Schock, Status asthmaticus	bis 30 mg/kg KG
Promethazin	**Atosil®** 50 mg/2 ml	Sedativum, Tranquilizer, Antihistaminikum, Antiemetikum	25–50 mg Kinder: 0,5–1 mg/kg KG i.v. Einzeldosis
Terbutalin	**Bricanyl®** 0,5 mg/1 ml	Asthma bronchiale	Säuglinge und Kleinkinder bis zu 2 Jahren: 0,05–0,1 mg = 1–2 ml der Verdünnung 1 Amp. auf 9 ml NaCl 3–6 Jahre: 0,1 mg 7–14 Jahre: 0,15 mg Erwachsene: 1/2–1 Amp. s.c.
Theophyllin	**Euphyllin®** 0,24 g/10 ml alternativ: **Bronchoparat®** 0,2 g/10 ml	Asthma bronchiale; bronchospastische Zustände, Lungenödem	5 Hübe 0,12–0,24 g, bei schweren bronchospastischen Zuständen 0,72 g in 250 ml NaCl-Lsg. langsam i.v. Kinder: 3–8 mg/kg KG i.v. Einzeldosis
Thiopental	**Trapanal®** 0,5 g Trockenampulle	Kurznarkose, Intubation	125–350 mg Kinder: 3–5 mg/kg KG i.v. Einzeldosis
Tramadol	**Tramal®** **Tramadolor®** 1 ml = 50 mg 2 ml = 100 mg	Schmerzzustände aller Art	50–100 mg (1,5 mg/kg KG)
Triflupromazin	**Psyquil®** 1 Amp. = 10 bzw. 20 mg	Erregungs- und Unruhezustände, Psychose, Singultus	2,5–5–10 mg
Uradipil	**Ebrantil®** 25 mg/5 ml 50 mg/10 ml	hypertensiver Notfall	10–50 mg Lsg. i.v.
Verapamil	**Verahexal®** Inj.-Lsg. 5 mg/2 ml	paroxysmale supraventrikuläre Tachykardien und Extrasystolie, ventrikuläre Tachyarrhythmie bei Vorhofflimmern und -flattern (trotz Digitalis), Vorhoftachykardie mit wechselnder Überleitung, hypertensive Krise	2,5–5 mg langsam (Erwachs. 0,1 mg/kg KG), Kinder 0,75–2 mg (= 0,3–08 ml) unter EKG-Kontrolle, evtl. fraktioniert; genaue Dosierung bei Säuglingen und Kindern s. Beipackzettel!

Wirkung	Nebenwirkung	Kontraindikation/ Bemerkungen
antipyretisch, analgetisch		Vorsicht bei Leberschäden
antiödematös	NN-Depression, Blutzuckererhöhung	im Notfall keine
Sedierung, Vagolyse, Antihistamineffekt, Potenzierung des Dämpfungseffekts anderer Neuroleptika, Verhinderung von deren allergischen extrapyramidalmotorischen u. vegetativen Nebenwirkungen	Müdigkeit, Tachykardie, RR-Abfall, neurologisches Syndrom, Dyskinesien, Mundtrockenheit	akute Alkohol-, Opiat- und Schlafmittelintoxikation
β_2-Sympathomimetikum, Bronchodilatation, Aktivierung des Flimmerepithels, Inhibierung der antigeninduzierten Histaminliberation	Frequenzsteigerung bis Tachykardie, Tremor	Myokardinfarkt, Hyperthyreose, Aortenstenose, tachykarde Arrhythmien
Broncholyse, Stimulation des Atemzentrums	zentrale Erregung, Unruhe, Tachykardie, Blutdruckabfall, Übelkeit	frischer Herzinfarkt, Schock, Epilepsie, tachykarde Arrhythmie, schwere Hypertonie
Narkotikum	Venenwandschädigung bei zu hoher Konzentration, ventrikuläre Arrhythmien bei Überdosierung, RR-Abfall, Atemdepression	akute Intoxikation mit zentral dämpfenden Pharmaka u. Alkohol, Schock
	Übelkeit, Erbrechen	
Sedierung, antipsychotisch, antiemetisch, schmerzhemmend am ZNS	Blutdruckabfall, extrapyramidale Dyskinesien, Tachykardie	Hypotonie, Epilepsie, akute Schlafmittel- und Alkoholintoxikation
zentrale Sympatholyse, peripheres α-Sympatholytikum	Folgen der Blutdrucksenkung, Angina pectoris	Schock
Kalziumantagonismus, antiarrhythmische Wirkung, Senkung des myokardialen O_2-Bedarfs, Verlängerung der Refraktärzeit im AV-Knoten – periphere Gefäßerweiterung	AV-Block bis Asystolie, RR-Senkung, Bradykardie	kardiogener Schock, manifeste Herzinsuffizienz, AV-Block, WPW-Syndrom, gleichzeitige Anwendung von β-Blockern, evtl. Bronchospasmus, frischer Myokardinfarkt, Tachykardie mit breiten Kammerkomplexen. Anwendung nur unter EKG-Monitoring! Negativ inotrop

7 Anhang

7.1 Abkürzungsverzeichnis

§§ Paragraphen
↓ erniedrigt, verringern
↑ erhöht, erhöhen
∅ Durchmesser

α_1-AT α_1-Antitrypsin
A./Aa. Arteria/Arteriae
a.p. anterior-posterior
AAT α_1-Antitrypsin
ACC Acetylcystein
ACE Angiotensin-I-Converting-Enzym
ACTH adrenokortikotropes Hormon
ADH antidiuretisches Hormon
AF Atemfrequenz
AFP α-Fetoprotein
AGS adrenogenitales Syndrom
AHB Anschlußheilbehandlung
AHG-Serum Anti-Humanglobulin-Serum
Aids Acquired Immunodeficiency Syndrome
AK Antikörper
ALAT Alaninaminotransferase
ALL akute lymphatische Leukämie
ALP alkalische Leukozytenphosphatase
ALS amyotrophische Lateralsklerose
ALTE Apparent Life Threatening Event
AMA antimitochondriale Antikörper
AML akute myeloische Leukämie
Amp. Ampulle
AMV Atemminutenvolumen
ANA antinukleäre Antikörper
ANCA antineutrophile zytoplasmatische Antikörper
ANF antinukleärer Faktor
ANP alkalische Neutrophilenphosphatase
ant. anterior
Anti-GBM-AK Antikörper gegen glomeruläre Basalmembranen
Anti-HBs Hepatitis-B-surface-Antikörper
Anti-HCV-AK Hepatitis-C-Antikörper
ANV akutes Nierenversagen
AP Angina pectoris, arterieller Blutdruck, alkalische Phosphatase
ARDS Acute/Adult Respiratory Distress Syndrome
art. arteriell
AS Aminosäuren
ASAT Aspartataminotransferase
ASL Antistreptolysin
ASR Antistreptolysin-Reaktion, Achillessehnenreflex
ASS Acetylsalicylsäure
AST Antistreptolysin-Titer, Aspartataminotransferase
AT III Antithrombin III
AUG Ausscheidungsurogramm
AV atrioventrikulär, arteriovenös
AZ Allgemeinzustand
AZV Atemzugvolumen/Atemhubvolumen

B-Mode zweidimensionale Sonographie
BAL bronchoalveoläre Lavage
BB Blutbild
bds. beidseits
BE Base Excess
BGA Blutgasanalyse
BKS Blutkörperchensenkungsgeschwindigkeit
BMI Body Mass Index
BSG Blutkörperchensenkungsgeschwindigkeit
BSR Bizepssehnenreflex
BtM Betäubungsmittel
BtMVV Betäubungsmittel-Verschreibungsverordnung
BVT Beinvenenthrombose
BWK Brustwirbelkörper
BWS Brustwirbelsäule
BZ Blutzucker

C1–C8 Zervikalsegment 1–8
Ca Karzinom
CA Cancer-Antigen
Ca/Ca^{2+}/Ca^{++} Kalzium
C_aO_2 arterieller Sauerstoffgehalt

CCT	kraniale Computertomographie
CDT	Carbohydrate-Deficient-Transferrin
CEA	karzinoembryonales Antigen
Ch	Charrière
ChE	Cholinesterase
CI	Cardiac Index = Herzindex
CK	Kreatinkinase
CK-BB	gehirnspezifische Kreatinkinase
CK-MB	herzmuskelspezifische Kreatinkinase
CK-MM	muskelspezifische Kreatinkinase
Cl	Chlorid
CLL	chronische lymphatische Leukämie
CML	chronische myeloische Leukämie
CMV	Zytomegalievirus, kontrollierte maschinelle Beatmung
CO	Cardiac Output, Kohlenmonoxid
CO_2	Kohlendioxid
COPD	chronisch obstruktive Lungenerkrankung
CPAP	Continuous Positive Airway Pressure
CPK	Kreatinphosphokinase
CPPV	Continuous Positive Airway Pressure Ventilation
CPR	kardiopulmonale Reanimation
CrCl	Kreatinin-Clearence
CRH	Kortikotropin-Releasing-Hormon
CRP	C-reaktives Protein
CT	Computertomographie
CVI	chronisch venöse Insuffizienz
CVP	Central Venous Pressure
D+	Rhesusfaktor positiv
d-	Rhesusfaktor negativ
D.	Ductus
DAT	Demenz vom Alzheimer-Typ
DI	Dosisintervall
diast.	diastolisch
DIC	disseminierte intravasale Gerinnung
DIF	direkte Immunfluoreszenz
Diff.-BB	Differentialblutbild
dist.	distal
Doppler	Doppler-Sonographie
DSA	digitale Subtraktionsangiographie
dyn	Dyn (alte Einheit der Kraft)
E	Einheit
EBK	Eisenbindungskapazität
EBV	Epstein-Barr-Virus
ECCO	Extracorporal CO_2 Elimination
ECMO	Extracorporal Membran Oxygenation
EDTA	Ethylendiamintetraazetat
EEG	Elektroenzephalogramm
EEM	Erythema exsudativum multiforme
EF	Ejektionsfraktion, Ejection Fraction
EK	Erythrozytenkonzentrat
EKG	Elektrokardiogramm
EKZ	extrakorporale Zirkulation
ELA	Extracorporal Lung Assistence
ELISA	Enzyme-Linked Immunoabsorbent Assay
EMG	Elektromyogramm
ERCP	endoskopische retrograde Cholangiopankreatikographie
Erys	Erythrozyten
ES	Extrasystole
EV	Energieverbrauch
EZ	Ernährungszustand
Fe	Eisen
FEST	Funktionserfassungs-Stadieneinteilung
FFP	Fresh Frozen Plasma
FiO_2	inspiratorische Sauerstoff-Sättigung
FKJ	Feinnadelkatheterjejunostomie
FRC	funktionelle Residualkapazität
FSP	Fibrinogenspaltprodukte
fT3	freies Trijodthyronin
fT4	freies Thyroxin
FUO	Fever of Unknown Origin
γ-GT	γ-Glutamyltranspeptidase
GE	Gesamteiweiß
GFR	glomeruläre Filtrationsrate
GGT	γ-Glutamyltranspeptidase
GI	gastrointestinal
GIT	Gastrointstinaltrakt
GKV	gesetzliche Krankenversicherung

GLDH	Glutamatdehydrogenase
GnRH	Gonadotropin-Releasing-Hormon
GOT	Glutamat-Oxalacetat-Transaminase
GPT	Glutamat-Pyruvat-Transaminase
Gr.	Größe
h	Stunde
H_2O	Wasser
H_2O_2	Wasserstoffperoxid
HA	Hepatitis A
HAES	Hydroxyäthylstärke
HAV	Hepatitis-A-Virus
HB	Hepatitis B
Hb	Hämoglobin
Hb A/ Hb A_{1c}	glykolisiertes Hämoglobin
HBDH	Hydroxybutyratdehydrogenase
HBsAg	Hepatitis-B-surface-Antigen
HBV	Hepatitis-B-Virus
HCG	humanes Choriongonadotropin
HCl	Salzsäure
HCO_3^-	Bikarbonat
HF	Herzfrequenz
Hg	Quecksilber
HI	Herzindex
HIV	Human Immunodeficiency Virus
Hk, Hkt	Hämatokrit
HLA	humane Leukozytenantigene
HMV	Herzminutenvolumen
HNO	Hals-Nasen-Ohren(-Arzt)
HR	Heart Rate
HST	Hormonsubstitution
HSV	Herpes-simplex-Virus
HT	Herzton
HWI	Harnwegsinfekt
HWK	Halswirbelkörper
HWS	Halswirbelsäule
HWZ	Halbwertszeit
Hz	Hertz
HZV	Herzzeitvolumen
i.c.	intrakutan
i.m.	intramuskulär
i.S.	im Sinne, im Serum
i.v.	intravenös
ICD	International Classification of Diseases
ICP	intrazerebraler Druck
ICT	intensivierte konventionelle Insulintherapie
ICR	Interkostalraum
IE	Internationale Einheiten
Ig (-A, -E, -G, -M)	Immunglobulin (A, E, G, M)
IIF	indirekte Immunfluoreszenz
ILD	Interstitielle Lungenerkrankungen
IMV	Intermitted Mandatory Ventilation
Ind.	Indikationen
inf.	inferior
Inj.	Injektion
INR	internationale normalisierte Rate
int.	internus, interna
IPPV	Intermitted Positive Pressure Ventilation
IPSS	Internationaler Prostata-Symptomen-Score
IRV	Inversed Ratio Ventilation
ITP	idiopathische thrombozytopenische Purpura
J	Joule
jug.	jugularis
K/K^+	Kalium
KBR	Komplementbindungsreaktion
kcal	Kilokalorie
KG	Körpergewicht
KH	Kohlenhydrate
KHK	koronare Herzkrankheit
KI	Kontraindikationen
KK	Kleinkinder
KKE	Kolon-Kontrasteinlauf
KM	Knochenmark, Kontrastmittel
KO	Körperoberfläche
Kolon-KE	Kolon-Kontrasteinlauf
kPa	Kilopascal
Kps.	Kapseln
Krea	Kreatinin
kV	Kilovolt
L1–L5	Lumbalsegment 1–5
LA	Lokalanästhetikum
LAH	linksanteriorer Hemiblock
LAP	linker Vorhofdruck
lat.	lateralis
LDH	Laktatdehydrogenase
LE	Lupus erythematodes
Leukos	Leukozyten

li.	links
Lig./Ligg.	Ligamentum/Ligamenta
LJ	Lebensjahr
LK/Lk	Lymphknoten
LPH	linksposteriorer Hemiblock
LSB	Linksschenkelblock
Lsg.	Lösung
Lufu	Lungenfunktionsprüfung
LVEDV	linksventrikuläres enddiastolisches Volumen
LVESV	linksventrikuläres endsystolisches Volumen
LVP	linksventrikulärer Druck
LWK	Lendenwirbelkörper
LWS	Lendenwirbelsäule
M-Mode-Echo	eindimensionale Echokardiographie
M.	Morbus, Mykobakterium
M./Mm.	Musculus/Musculi
m.A.	mit Adrenalin
mA	Milliampere
MAO	Monoaminooxidase
MAP	arterieller Mitteldruck
mbH	mit beschränkter Haftung
MCH	mittlerer kopuskulärer Hämoglobingehalt
MCHC	mittlere korpuskuläre Hämoglobinkonzentration
MCL	Medioklavikularlinie
MCT	mittelkettige Triglyzeride
MCV	mittleres korpuskuläres Volumen
MDP	Magen-Darm-Passage
Met-Hb	Methämoglobin
Mg/Mg^{2+}/Mg^{++}	Magnesium
MHS	Mittelhirnsyndrom
MHz	Megahertz
min	Minute
Mio.	Millionen
MKP	Mitralklappenprolaps
mmHg	Millimeter Quecksilbersäule
Mon.	Monate
mot.	motorisch
MRAP	mittlerer rechter Vorhofdruck
MRT	Magnetresonanztomographie
MS	Multiple Sklerose
ms	Millisekunde
mV	Millivolt
mval	Millival
N	normal, Newton
N./Nn.	Nervus/Nervi
Na/Na^+	Natrium
NaCl	Natriumchlorid (= Kochsalz)
NaF	Natriumfluorid
$NaHCO_3$	Natriumbikarbonat
NAP	Nervenaustrittspunkte
neg.	negativ
ng	Nanogramm
NG	Neugeborene
NH_3	Ammoniak
nm-Heparin	niedermolekulares Heparin
NMR	Nuclear Magnetic Resonance = MRT
NN	Nebenniere
NNH	Nasennebenhöhlen
NNR	Nebennierenrinde
NO	Stickoxid
NO_2	Stickstoffdioxid
NSAR	nicht-steroidale Antirheumatika
Nü-BZ	Nüchtern-Blutzucker
o.A.	ohne Adrenalin
OA	Oberarzt
ÖGD	Ösophagogastroduodenoskopie
OMP	Outer Membrane Protein
OP	Operation, Operationssaal, Originalpackung
Oxy-Hb	oxygeniertes Hämoglobin
P	Phosphat
p.a.	posterior-anterior
p.o.	per os
PAK	Pulmonalarterienkatheter
p_aO_2	Sauerstoff-Partialdruck
Pat.	Patient
pAVK	periphere Arterienverschlußkrankheit
PBM	Peak Bone Mass
pCO_2	Kohlendioxid-Partialdruck
PCWP	pulmonal-kapillärer Verschlußdruck = Wedge-Druck
PDA	Periduralanästhesie
PDS	Polydioxanon
PE	Probeexzision
PEB	Plasmaeiweißbindung
PEEP	positiver endexspiratorischer Druck
PEG	perkutane endoskopische Gastrostomie

PET	Positronenemissionstomographie
PG E_1	Prostaglandin E_1
pO_2	Sauerstoff-Partialdruck
Po_{sm}	Plasma-Osmolarität
PPSB	Prothrombinkomplex
präop.	präoperativ
prim.	primär
Proc.	Processus
PSA	prostataspezifisches Antigen
PSR	Patellarsehnenreflex
PTA	perkutane transluminale Angioplastie
PTC	perkutane transhepatische Cholangiographie
PTCA	perkutane transluminale Koronarangioplastie
PTT, PTZ	partielle Thromboplastinzeit
PVC	Polyvinylchlorid
PVE	periphervenöse Ernährung
QF	Querfinger
R./Rr.	Ramus/Rami
RA	rheumatoide Arthritis
re/re.	rechts
rel.	relativ
resp.	respiratorisch
ret.	retard, retardiert
RF	Rheumafaktoren
RG	Rasselgeräusche
Rh, Rh pos.	Rhesusfaktor positiv
rh, rh neg.	Rhesusfaktor negativ
RKZ	Rekapillarisierungszeit
Rö	Röntgen
Rp.	Rezept
RPR	Radiusperiostreflex
RR	Blutdruck nach Riva-Rocci
RR_{art}	arterieller Blutdruck
RR_{diast}	diastolischer Blutdruck
RR_{syst}	systolischer Blutdruck
RSB	Rechtsschenkelblock
RVP	rechtsventrikulärer Druck
s	Sekunde
S	Serum
s.c.	subkutan
SA	sinu-atrial
SAB	Subarachnoidalblutung
S_aO_2	arterielle Sauerstoffsättigung
SD	Schilddrüse
SE	Synovialektomie
sec	Sekunde
sek.	sekundär
Sgl.	Säugling
SHT	Schädel-Hirn-Trauma
SIADH	Syndrom der inadäquaten ADH-Sekretion
SIDS	Sudden Infant Death Syndrome
SIG	Standard-Immunglobulin
SIMV	Synchronisited Intermitted Mandatory Ventilation
SIRS	Systemic Inflammatory Response Syndrome
SLE	systemischer Lupus erythematodes
SM	Schrittmacher
SMZ	Sulfmethoxazol
SP	saure Phosphatase
SPECT	Single-Photon-Emissions-Computertomographie
spez.	spezifisch
SS	Schwangerschaft
SSW	Schwangerschaftswoche
Std.	Stunde
STIKO	Ständige Impfkommission
sup.	superior
Supp.	Suppositorium
Susp.	Suspension
SV	Schlagvolumen, Stroke Volume
SVES	supraventrikuläre Extrasystole
S_vO_2	gemischtvenöse Sauerstoffsättigung
SW	Schwangerschaftswoche
Syn.	Synonym
syst./ systol.	systolisch
t-PA	Gewebe-Plasminogenaktivator
T3	Trijodthyronin
T4	Thyroxin
Tab.	Tabelle
Tb, Tbc	Tuberkulose
Tbl.	Tabletten
TEBK	totale Eisenbindungskapazität
TEE	transösophageale Echokardiographie
term.	terminal
Th1–Th12	Thorakalsegement 1–12
TIA	transitorische ischämische Attacke
TIG	Tetanus-Immunglobulin

TIPS transjugulärer intrahepatischer portosystemischer Shunt
TM-Echo time-motion-Echokardiographie
TMD Tagesmaximaldosis
TMP Trimethoprim
TPHA Treponema pallidum-Hämagglutination
TPR totaler peripherer Widerstand
Tr. Tropfen
TRH TSH-Releasing-Hormon
TSH Tyreoidea stimulierendes Hormon
TSR Trizepssehnenreflex
TZ Plasmathrombinzeit

U Unit
UKG Echokardiogramm
U_{osm} Urin-Osmolarität

V./Vv. Vena/Venae
VC Vitalkapazität
VD vaskuläre Demenz
VES ventrikuläre Extrasystole
Vit. Vitamin
vs. versus

W Watt
WHO World Health Organization
Wo. Wochen
WPW-Syndrom Wolff-Parkinson-White-Syndrome
Ws Wattsekunde
WS Wirbelsäule

Z.n. Zustand nach
ZNS Zentralnervensystem
ZVD zentraler Venendruck
ZVE zentravenöse Ernährung
ZVK zentraler Venenkatheter
zykl. zyklisch

7.2 Quellenverzeichnis

1. Arzneiverordnungen. Hrsg. von den Mitgliedern der Arzneimittelkommission der deutschen Ärtzteschaft. 17. Aufl. Deutscher Ärzte-Verlag, Köln 1992.
2. Bierbach, E. (Hrsg.): Naturheilpraxis heute. Urban & Fischer, München-Jena 2000.
3. Bohlscheid, V., J. Bohlscheid: Kardiologie. Urban & Schwarzenberg, München–Wien–Baltimore 1996.
4. Braun, J., A. Dormann (Hrsg.): Klinikleitfaden Innere Medizin. 8. Aufl. Urban & Fischer, München-Jena 2001.
5. Braun, J., R. Preuss (Hrsg.): Klinikleitfaden Intensivmedizin. 4. Aufl. Gustav Fischer, Lübeck-Stuttgart-Jena-Ulm 1998.
6. Classen, M., V. Diehl, K.-M. Koch, K. Kochsiek, D. Pongratz, P. C. Scriba (Hrsg.): Differentialdiagnose Innere Medizin. Urban & Schwarzenberg, München–Baltimore 1998.
7. Classen, M., V. Diehl, K. Kochsiek (Hrsg.): Innere Medizin. 4. Aufl. Urban & Schwarzenberg, München-Wien-Baltimore 1998.
8. Füsgen, I. (Hrsg.): Der ältere Patient. 2. Aufl. Urban & Schwarzenberg 1996.
9. Gesenhues, St., R. Ziesche (Hrsg.) : Praxisleitfaden Allgemeinmedizin. Urban & Fischer, München-Jena, 2001.
10. Halhuber, C. Kirchmair: Notfälle in der Inneren Medizin. Hrsg. von M. Harloff. 11. Aufl. Urban & Schwarzenberg 1993.
11. Harms, D.: Pädiatrie (Memorix). Chapman & Hall, London-Glasgow-Weinheim-New York-Melbourne-Madras 1993.
12. Heidemann, E. (Hrsg.): Therapieschemata Onkologie. 4. Aufl. Urban & Schwarzenberg, München-Wien-Baltimore 1997.
13. Hopf, R., M. Kaltenbach (Hrsg.): Therapieschemata Kardiologie. 2. Aufl. Urban & Schwarzenberg, München-Wien-Baltimore 1996.
14. Kirschnick, O: Kompendium Rettungsdienst. Urban & Schwarzenberg, München-Wien-Baltimore 1997.
15. Krapf, F.E., W.P. Bieger, F.W. Tiller: Labordaten-Buch. Urban & Schwarzenberg, München-Wien-Baltimore 1995.
16. Kretz, F.J., Th. Beushausen (Hrsg.): Das Kinder-Notfall-Intensiv-Buch. Urban & Schwarzenberg, München-Wien-Baltimore 1997.
17. Larsen, R.: Anästhesie. 5. Aufl. Urban & Schwarzenberg, München-Wien-Baltimore 1995.
18. Layer, P., U. Rosien, H. Goebell (Hrsg.): Praktische Gastroenterologie. Urban & Schwarzenberg, München-Wien-Baltimore 1996.
19. McRae, R.: Klinisch-orthopädische Untersuchung. 3. Aufl. Gustav Fischer, Stuttgart-Jena-New York 1995.
20. MSD-Manual der Diagnostik und Therapie. Hrsg. von MSD Sharp/Dohme GmbH München. 5. Aufl. Urban & Schwarzenberg, München-Wien-Baltimore 1993.
21. Planta, M. von (Hrsg.): Innere Medizin (Memorix). 4. Aufl. Chapman & Hall, London-Glasgow-Weinheim-New York-Melbourne-Madras 1996.
22. Pongratz, D.E. (Hrsg.): Klinische Neurologie. In: Gerok, W., F. Hartmann, H.-P. Schuster (Hrsg.): Innere Medizin der Gegenwart; Bd. 12. Urban & Schwarzenberg, München-Wien-Baltimore 1992.
23. Rationelle Diagnostik und Therapie in der Inneren Medizin. Deutsche Gesellschaft für Innere Medizin in Zusammenarbeit mit dem Berufsverband Deutscher Internisten und M. Classen, R. Dierkesmann, H. Heimpel, J.R. Kalden, K.-M. Koch, J. Meyer, F.A. Spengel, R. Ziegler (Hrsg.). Urban & Schwarzenberg, München-Wien-Baltimore. April 1997.
24. Risler, T. G.A. Müller, W. Rosendahl: Therapieschemata Nephrologie. 2. Aufl. Urban & Schwarzenberg, München-Wien-Baltimore 1997.
25. Savic, B: Allgemeine klinische Untersuchung. Springer-Verlag, Berlin-Heidelberg-New York 1978.
26. Schäffler, A., N. Menche (Hrsg.): Pflege konkret, Innere Medizin. Jung-

johann bei G. Fischer, Ulm-Stuttgart-Jena-Lübeck 1996.

27. Schölmerich, J., R.H. Straub, D. Elsner, B.K. Krämer (Hrsg.): Hexal Memomed Innere Medizin. Urban & Schwarzenberg, München-Wien 1999.
28. Sefrin, P., R. Schua: Notfall-Manual. 2. Aufl. Urban & Schwarzenberg, München-Wien-Baltimore 1995.
29. Therapie-Handbuch. Hrsg. von Domschke, W., W. Hohenberger, T. Meinertz, D. Reinhardt, R. Tölle, W. Wilmanns. Urban & Schwarzenberg, München-Wien-Baltimore. Juni 1997.
30. Vander Salm, T.J., Cutler, B.C., H. Brownell Wheeler (Hrsg.): Invasive Techniken am Krankenbett. Ed. Medizin, VCH, Weinheim-Basel-Cambridge-New York 1991.
31. Wolff, H. P., T. R. Weihrauch (Hrsg.): Internistische Therapie. 13. Aufl. Urban & Fischer, München-Jena, 2000.

7.3 Arzneimittelverzeichnis

Chemische Kurzbezeichnung	Handelsname
Acebutolol	Neptal®, Prent®
Acetylcystein	ACC®, Fluimucil®
Acetylsalicylsäure	Aspirin®, Aspisol®, ASS Hexal, Colfarit®
Aciclovir	Acic®, Zovirax®
Adenosin	Adrekar®
Adrenalin	Suprarenin®
Ajmalin	Gilurytmal®
Aktivkohle	Kohle-Compretten®
Alfuzosin	Urion®
Allopurinol	Zyloric®, Allohexal®
Almasilat	Simagel®
Alprenolol	Aptin®
Amantadin	Pk-Merz®, Aman®
Ambroxol	Ambrohexal®, Mucosolvan®
Amikacin	Biklin®
Amilorid	Moducrin®
Aminoglutethimid	Orimeten®
Amiodaron	Cordarex®
Amitryptilin	Amineurin®, Saroten®
Amoxicillin	Amoxihexal®, Amoxypen®, Clamoxyl®
Amoxicillin + Clavulansäure	Augmentan®, Amoclav®
Amphotericin B	Ampho-Moronal®
Ampicillin	Amblosin®, Binotal®, Penbristol®
Ampicillin + Sulbactam	Unacid®
Amrinon	Wincoram®
Antithrombin III	Kybernin®
Apalcillin	Lumota®
Apomorphin	Apomorphin®
Aprotinin	Antagosan®, Trasylol®
Asparaginase	Asparaginase medac®
Atenolol	Atehexal®, Tenormin®
Atropin	Atropinsulfat®
Azathioprin	Imurek®
Azithromycin	Zithromax®
Azlocillin	Securopen®
Aztreonam	Azactam®
Bacampicillin	Penglobe®

Chemische Kurzbezeichnung	Handelsname
Beta-Acetyldigoxin	Novodigal®
Beta-Methyldigoxin	Lanitop®
Betamethason	Betnesol®, Celestan®
Biperidenlaktat	Akineton®
Bisacodyl	Dulcolax®
Bisoprolol	Concor®, Biso-hexal®
Bleomycin	Bleomycinum Mack®, Bleomycin Hexal®
Bromazepam	Bromazanil®, Lexotanil®
Bromhexin	Bisolvon®
Bromocriptin	Pravidel®, Bromocrel®
Brotizolam	Lendormin®
Budenosid	Pulmicort®, Budes®
Bupivacain	Carbostesin®
Buprenorphin	Temgesic®
Butylscopolamin	Buscopan®
Cafedrin/ Theoadrenalin	Akrinor®
Calcitonin	Calci®, Calcihexal®
Captopril	Lopirin®, Captohexal®
Carbachol	Doryl®
Carbamazepin	Tegretal®, Carbium®
Carbocistein	Mucopront®
Carboplatin	Carboplat®, Carboplatin Hexal®
Cefaclor	CEC®, Panoral®
Cefadroxil	Bidocef®, Cedrox®
Cefalexin	Oracef®
Cefamandol	Mandokef®
Cefatamet-Pivoxyl	Globacef®
Cefazedon	Refosporin®
Cefazolin	Cefazolin Hexal®, Gramaxin®
Cefepim	Maxipim®
Cefixim	Cephoral®
Cefmenoxim	Tacef®
Cefodizim	Modivid®
Cefoperazon	Ceobis®
Cefotaxim	Claforan®, Cefotaxim Hexal®
Cefotetan	Apatef®
Cefotiam	Spizef®
Cefoxitin	Mefoxitin®
Cefpirom	Cefrom®

Chemische Kurzbezeichnung	Handelsname
Cefpodoxim	Podomexef®
Cefradin	Sefril®
Ceftazidim	Fortum®
Ceftibuten	Keimax®
Ceftizoxim	Ceftix®
Ceftriaxon	Rocephin®
Cefuroxim	Zinacef®, Cefuroxim Hexal®, Cefuhexal®
Cefuroxim-Axetil	Elobact®, Zinnat®
Celecoxib	Celebrex®
Certoparin	Mono-Embolex®
Chinidin	Chinidin Duriles®
Chinin	Limptar N®
Chloralhydrat	Chloralhydrat-Rectiole®
Chloramphenicol	Paraxin®
Chlordiazepoxid	Librium®
Chloroquin	Resochin®
Chlorprocain	Nescain®
Chlorpromazin	Propaphenin®
Chlorprothixen	Truxal®
Chlortalidon	Hygroton®
Ciclosporin	Sandimmun®, Ciclo-ral®
Cilastatin	Zienam®
Cimetidin	Cimehexal®, Tagamet®
Ciprofloxacin	Ciprobay®, Cipro-hexal®
Cisplatin	Cisplatin Hexal®, Platinex®
Clarithromycin	Cyllind®, Klacid®
Clemastin	Tavegil®
Clindamycin	Clindahexal®, Sobelin®
Clobazam	Frisium®
Clodronsäure	Ostac®
Clofibrat	Regelan®
Clomethiazol	Distraneurin®
Clomipramin	Anafranil®
Clonazepam	Rivotril®
Clonidin	Catapresan®
Clopidogrel	Iscover®
Cloprednol	Syntestan®
Clozapin	Leponex®
Co-trimoxazol (Trimethoprim + Sulfamethoxazol)	Bactrim®, Cotrim-hexal forte, Eusaprim®
Codein	Combaren®, Talvosilen-forte®

Chemische Kurzbezeichnung	Handelsname
Coffein	Autonic®
Cofoxitin	Mefoxitin®
Colchizin	Colchicum-Dispert®
Colestipol	Colestid®
Colestyramin	Quantalan®, Colesthexal®
Cortisol	Hydrocortison Hoechst®
Cortison	Cortison-Ciba®
Cromoglycinsäure	Allergocrom®, Cromohexal®
Cumarin	Venalot® mono Liniment
Cyclophosphamid	Endoxan®
Cytarabin	Alexan®
Dactinomycin	Lyovac-Cosmegen®
Dalteprin	Fragmin®
Dantrolen	Dantamacrin®
Daunorubicin	Daunoblastin®
Deflazoacort	Calcort®
Desipramin	Pertofran®
Desmopressin	Minirin®
Dexamethason	Auxiloson®, Decadron®, Dexahexal® Fortecortin®
Dextran	Promit®
Dextran 40	Onkovertin®, Rheofusin®, Rheomakrodex®, 10%
Dextran 60	Macrodex®, 6% Onkovertin®, 6%
Dextropropoxyphen	Develin retard®
Diazepam	Diazepam Desitin®, Valium®
Diazoxid	Hypertonalum®
Diclofenac	Diclac®, Voltaren®
Dicloxacillin	Dichlor-Stapenor®
Digitalis-Antidot	Digitalis-Antidot BM®
Digitoxin	Digimerck®
Digoxin	Lanicor®
Dihydralazin	Nepresol®
Dihydrocodein	DHC®
Diltiazem	Diltahexal®
4-Dimethylaminophenol	4-DMAP®

Chemische Kurzbezeichnung	Handelsname
Dimetinden	Fenistil®
Diphenhydramin	Benadryl®
Diphenylhydantoin	Epanutin®, Phenhydan®
Dipyridamol + Acetylsalicylsäure	Asasantin®
Disopyramid	Rythmodul®
Disulfiram	Antabus®
Dobutamin	Dobutrex®, Dobutamin Hexal®
Domperidon	Motilium®
Dopamin	Dopamin Guilini®, Dopamin®
Doxazosin	Cardular®, Doxacor®
Doxepin	Aponal®, Doneurin®
Doxorubicin	Adriblastin®
Doxycyclin	Doxyhexal®, Vibramycin®
Doxylamin	Gittalun®
Doxylaminsuccinat	Hoggar® N
Droperidol	DHB®
Enalapril	Pres®, Enahexal®
Enoxacin	Gyramid®
Enoxaparin	Clexane®
Erythromycin	Erycinum®, Eryhexal®
Esmolol-HCl	Brevibloc®
Etacrynsäure	Hydromedin®
Ethambutol	Myambutol®
Ethosuximid	Suxinutin®
Etidocain	Duranest®
Etilefrin	Effortil®
Etomidat	Hypnomidate®
Etoposid	Vepesid®
Faktor XIII-Konzentrat	Fibrogammin®
Famotidin	Pepdul®
Felodipin	Modip®, Felocor®
Fenoterol	Berotec®
Fentanyl	Fentanyl®, Fentanyl Hexal®
Flecainid	Tambocor®
Fleroxazin	Quinodis®
Flucloxacillin	Staphylex®
Fluconazol	Diflucan®
Flucytosin	Ancotil Roche®
Flumazenil	Anexate®
Flunarizin	Sibelium®
Flunitrazepam	Fluninoc®, Rohypnol®

Chemische Kurzbezeichnung	Handelsname
Fluocortolon	Ultralan®
Fluorouracil	Efudix®
Flupentixol	Fluanxol®
Fluphenazin	Dapotum®, Lyogen®
Flupirtin	Katadolon®
Flurazepam	Dalmadorm®
Formoterol	Oxis®
Fosfomycin	Fosfocin®
Furosemid	Furorese®, Lasix®
Fusidinsäure	Fucidine®
g-Strophanthin	Strodival®
Gallopamil	Procorum®
Ganciclovir	Cymeven®
Gelatine	Gelifundol®, Haemaccel®, 3,5%
Gentamicin	Gentamicin Hexal ST®, Refobacin®
Glibenclamid	Euglucon®, Glibenhexal®
Glipizid	Glibenese®
Glucagon	GlucaGen®
Glycerin	Glycilax®
Glyceroltrinitrat	Nitrolingual®, NitroPohl®
Griseofulvin	Likuden®
Guanethidin	Esimil®
Haloperidol	Haldol®, Haloneural®
Heparin	Heparin®
Hydrochlorothiazid	Esidrix®, HCT Hexal®
Hydrocortison	Hydrocortison®
Hydromorphon	Dilaudid®
Hydromorphon + Atropin	Dilaudid-Atropin®
Ibuprofen	Ibuhexal®
Ifosfamid	Holoxan®
Imipenem + Cilastin	Zienam®
Imipramin	Tofranil®
Indinavir	Crixivan®
Indometacin	Amuno®, Indo-paed®
Ipecacuanha-Sirup	Orpec-Sirup-Ipecac®
Iprantropiumbromid	Itrop®
Isoniazid	Isozid®
Isoprenalin	Bellasthman®
Isopropylalkohol	Desmaderm®, Desmanol®, Sterillium®

Chemische Kurzbezeichnung	Handelsname
Isosorbiddinitrat	Isoket®, ISDN Hexal®
Isradipin	Vascal®
Kaliumchlorid	Kalium®
Karottenpulver	Infectodyspept®
Ketamin	Ketanest®
Ketoconazol	Nizoral®
Ketoprofen	Spondylon®
Laktulose	Bifiteral®, Lactulose Hexal® Sirup
Lansoprazol	Lanzor®
Lamivudin	Epivir®
Levodopa	Dopaflex®
Levofloxacin	Tavanic®
Levomepromazin	Neurocil®, Levium®
Levomethadon	L-Polamidon®
Levothyroxin-Natrium	Euthyrox®, L-Thyroxin®
Lidocain	Lidoject®-Sine Xylocain®
Lithium	Hypnorex ret.®, Lithium Duriles®
Lomefloxacin	Maxaquin®
Loracarbef	Lorafem®
Lorazepam	Tavor®
Lormetazepam	Ergocalm®, Loretam®, Noctamid®
Mannitol	Eufusol M 20®
Maprotilin	Ludiomil®, Maprolu®
Mebendazol	Vermox®
Meclozin	Bonamine®
Meloxicam	Mobec®
Melperon	Eunerpan®, Melneurin®
Mepivacain	Meaverin®, Mepihexal®, Scandicain®
Meprobamat	Visano®
Merbromin	Mercuchrom®
Mercaptopurin	Mercap®, Puri-Nethol®
Meropenem	Meronem®
Metamizol	Novalgin®, Metalgin®
Methacrylnitril	VisanoCor®
Methenamin	Mandelamine®
Methohexital	Brevimytal®, Natrium
Methotrexat	Farmitrexat®, MTX Hexal®
Methyldopa	Dopegyt®, Presinol®

Chemische Kurzbezeichnung	Handelsname
Methylprednisolon	Medrate®, Urbason®
Metoclopramid	MCP Hexal®, Paspertin®
Metolazon	Zaroxolyn®
Metoprolol	Beloc®
Metronidazol	Clont®, Flagyl®, Metront® 400
Mexiletin	Mexitil®
Mezlocillin	Baypen®
Mianserin	Mianeurin®, Tolvin®
Miconazol	Daktar®, Fungur M®
Midazolam	Dormicum®
Minocyclin	Klinomycin®
Minoxidil	Lonolox®
Misoprostol	Cytotec®
Mitomycin	Mito-medac®
Mitoxantron	Novantron®
Montelukast	Singulair®
Mophin-Amp.	MSI®
Morphin	Morphinum hydrochloricum Amphiolen®
Morphin ret.	M-dolor®, MST®
Morphin-Supp.	MSR®
Morphin-Tbl.	Sevredol®
Moxifloxacin	Avalox®
Nadolol	Solgol®
Nadroparin	Fraxiparin®
Naloxon	Narcanti®, Narcanti Neonatal®
Nandrolon-	Deca-Durabolin® Decanoat
Naproxen	Proxen®, Naproxen Hexal®
Natriumpicosulfat	Laxoberal®
Natriumthiosulfat	Natrium-Thiosulfat®
Netilmicin	Certomycin®
Niclosamid	Yomesan®
Nifedipin	Adalat®, Nifehexal®
Nimodipin	Nimotop®
Nisoldipin	Baymycard®
Nitrazepam	imeson®, Mogadan®, Novanox®
Nitrendipin	Bayotensin®, Nitrepress®
Nitrofurantoin	Furadantin®, RP
Nitroprussid-Natrium	nipruss®
nm-Heparin	Clexane®, Fragmin®, P

Chemische Kurzbezeichnung	Handelsname
Noradrenalin	Arterenol®
Norfenefrin	Novadral®
Norfloxacin	Barazan®
Nortryptilin	Nortrilen®
Nystatin	Moronal®
Obidoxim	Toxogonin®
Octreotid	Sandostatin
Ofloxacin	Tarivid®, Oflohexal®
Omeprazol	Antra®, Omep®
Orciprenalin	Alupent®
Oxacillin	Stapenor®
Oxazepam	Adumbran®, Noctazepam®
Oxyprenolol	Trasicor®
Pamidronsäure	Aredia®
Paracetamol	ben-u-ron®, Paracetamol Hexal
Paraffin	Obstinol mild®
Penbutolol	Betapressin®
Penicillamin	Metalcaptase®
Penicillin G	Penicillin®
Penicillin V	Isocillin®, Penhexal®
Pentamidin	Pentacarinat®
Pentazocin	Fortral®
Pergolid	Parkotil®
Perozin	Taxilan®
Pethidin	Dolantin®
Phenobarbital	Luminal®
Phenprocoumon	Marcumar®, Falithrom®
Phenylbutazon	Butazolidin®
Phenytoin	Phenhydan®, Zentropil®
Physostigmin	Anticholium®
Phytomenadion	Konakion®
Pindolol	Visken®
Pioglitazon	Actos®
Pipamperon	Dipiperon®
Piperacillin	Pipril®, Piperacillin Hexal
Piperacillin + Tazobactam	Tazobac®
Piritramid	Dipidolor®
Pizotifen	Sandomigran®
Polysiloxan	Sab simplex®
Polyvidon-Iod	Betaisodona®
Prajmaliumbitartrat	Neo-Gilurytmal®
Prazepam	Demetrin®
Praziquantel	Cysticide®
Prazosin	Minipress®

Chemische Kurzbezeichnung	Handelsname
Prednisolon	Hostacortin®, Prednihexal®, Solu-Decortin®-H
Prednison	Decortin®, Ultracorten®
Prilocain	Xylonest®
Primidon	Mylepsinum®
Probenecid	Probenecid®
Procain	Novocain®
Procainamid	Procainamid Duriles®
Progesteron	Progestogel®
Promethazin	Atosil®
Propafenon	Prorynorm®, Propafenon Hexal®, Rytmonorm®
Propicillin	Baycillin®
Propranolol	Dociton®
Prostaglandin E1	Prostavasin®
Pyrantel	Helmex®
Pyridostigmin	Mestinon®
Pyridoxin	Hexobion®
Pyrimethamin	Daraprim®
Pyrviniumembonat	Molevac®
Ranitidin	Ranitic®
Repaglinid	NovoNorm®
Reproterol	Bronchospasmin®
Rifampicin	Rimactan®
Ritodrin	Pre-par®
Ritonavir	Norvir®
Rosiglitazon	Avandia®
Rofecoxib	Vioxx®
Roxithromycin	Rulid®, Roxihexal®
Salbutamol	Sultanol®, Salbuhexal®
Salmeterol	Serevent®
Saquinavir	Invirase®
Selegilin	Selegam®
Silibinin	Legalon®
Simethicon	Lefax®
Sotalol	Sotahexal®, Sotalex®
Sparfloxacin	Zagam®
Spectinomycin	Stanilo®
Spironolacton	Aldactone®, Spironolacton Hexal®
Streptokinase	Kabikinase®
Streptokinase + Streptodornase	Varidase®, N
Streptomycin	Streptomycin „Grünenthal"®
Succinylcholin	Lysthenon®

Chemische Kurzbezeichnung	Handelsname
Sulbactam	Combactam®
Tacrolimus	Prograf®
Tamoxifen	Tamoxifen Hexal®
Teicoplanin	Targocid®
Temazepam	Pronervon®
Temocillin	Temopen®
Terazosin	Flotrin®
Terbutalin	Bricanyl®
Tetanus-Antitoxin	Tetagam®
Tetanus-Toxoid	Tetanol®
Tetracain	Pantocain®
Tetracyclin	Achromycin®
Theophyllin	Bronchoparat®, Euphyllin®
Thiopental	Trapanal®
Ticarcillin	Betabactyl®
Ticlopidin	Tiklyd®, Ticlopidin Hexal®
Tilidin + Naloxon	Tilidalor®, Valoron N®
Tinzaparin	Innohep®
Tobramycin	Gernebcin®
Tocainid	Xylotocan®
Tolbutamid	Rastinon®
Tramadol	Tramadolor®, Tramal®

Chemische Kurzbezeichnung	Handelsname
Tranexamsäure	Anvitoff®
Triamcinolon	Delphicort®, Triamhexal®, Volon®
Triamteren	Jatropur®
Triazolam	Halcion®
Triflupromazin	Psyquil®
Trimethoprim	Trimanyl®, Trimono®
Urapidil	Ebrantil®
Urokinase	Actosolv®
Valproinsäure	Ergenyl®, Valprolept®
Vancomycin	Vancomycin Lilly Enterocaps®
Vecuroniumbromid	Norcuron®
Verapamil	Isoptin®, Verahexal®
Vidarabin	Vidarabin Thilo®
Vigabatrin	Sabril®+
Vinblastin	Velbe®, Vinblastin R P ®
Vincristin	Vincristin Bristol®, Vincristinsulfat Hexal®
Warfarin	Coumadin®
Zidovudin	Retrovir®

Handelsname	Chemische Kurzbezeichnung
ACC® inject	Acetylcystein
Achromycin®	Tetracyclin
Acic®	Aciclovir
Actos®	Pioglitazon
Actosolv®	Urokinase
Adalat®	Nifedipin
Adrekar®	Adenosin
Adriblastin®	Doxorubicin
Adumbran®	Oxazepam
Akineton®	Biperidenlaktat
Akrinor®	Cafedrin/ Theoadrenalin
Aldactone®	Spironolacton
Alexan®	Cytarabin
Allergocrom®	Cromoglycinsäure
Alupent®	Orciprenalin
Amblosin®	Ampicillin
Ambrohexal®	Ambroxol
Amineurin®	Amitryptilin
Amoxihexal®	Amoxicillin
Amoxypen®	Amoxicillin
Ampho-Moronal®	Amphotericin B
Amuno®	Indometacin
Anafranil®	Clomipramin
Ancotil Roche®	Flucytosin
Anexate®	Flumazenil
Antabus®	Disulfiram
Antagosan®	Aprotinin
Anticholium®	Physostigmin
Antra®	Omeprazol
Anvitoff®	Tranexamsäure
Apatef®	Cefotetan
Apomorphin®	Apomorphin
Aponal®	Doxepin
Aptin®	Alprenolol
Aredia®	Pamidronsäure
Arterenol®	Noradrenalin
Asasantin®	Dipyridamol + Acetylsalicylsäure
Asparaginase medac®	Asparaginase
Aspirin®	Acetylsalicylsäure
Aspisol®	Acetylsalicylsäure
ASS Hexal®	Acetylsalicylsäure
Atehexal®	Atenolol
Atosil®	Promethazin
Atropinsulfat®	Atropin
Augmentan®	Amoxicillin + Clavulansäure
Autonic®	Coffein
Auxiloson®	Dexamethason
Avalox®	Moxifloxacin
Avandia®	Rosiglitazon
Azactam®	Aztreonam
Bactrim®	Co-trimoxazol (Trimethoprim + Sulfamethoxazol)
Barazan®	Norfloxacin
Baycillin®	Propicillin
Baymycard®	Nisoldipin
Bayotensin®	Nitrendipin
Baypen®	Mezlocillin
Bellasthman®	Isoprenalin
Beloc®	Metoprolol
ben-u-ron®	Paracetamol
Benadryl®	Diphenhydramin
Berotec®	Fenoterol
Betabactyl®	Ticarcillin
Betaisodona®	Polyvidon-Iod
Betapressin®	Penbutolol
Betnesol®	Betamethason
Bidocef®	Cefadroxil
Bifiteral®	Laktulose
Biklin®	Amikacin
Binotal®	Ampicillin
Bisolvon®	Bromhexin
Bleomycinum Mack®	Bleomycin
Bonamine®	Meclozin
Brevibloc®	Esmolol-HCl
Brevimytal® Natrium	Methohexital
Bricanyl®	Terbutalin
Bromazanil®	Bromazepam
Bronchoparat®	Theophyllin
Bronchospasmin®	Reproterol
Buscopan®	Butylscopolamin
Butazolidin®	Phenylbutazon
Calci®	Calcitonin
Calcort®	Deflazoacort
Camoxyl®	Amoxicillin
Captohexal®	Captopril
Carbium®	Carbamazepin
Carboplat®	Carboplatin
Carbostesin®	Bupivacain
Cardular®	Doxazosin
Catapresan®	Clonidin
CEC®	Cefaclor
Cedrox®	Cefadroxil
Cefazolin 2.0 Hexal	Cefazolin

Handelsname	Chemische Kurzbezeichnung
Cefrom®	Cefpirom
Ceftix®	Ceftizoxim
Cefuhexal®	Cefuroximaxetil
Celebrex®	Celecoxib
Celestan®	Betamethason
Ceobis®	Cefoperazon
Cephoral®	Cefixim
Certomycin®	Netilmicin
Chinidin Duriles®	Chinidin
Chloralhydrat-Rectiole®	Chloralhydrat
Cicloral®	Ciclosporin
Cimehexal®	Cimetidin
Ciprobay®	Ciprofloxacin
Ciprohexal®	Ciprofloxacin
Cisplatin Hexal®	Cisplatin
Claforan®	Cefotaxim
Clexane®	nm-Heparin
Clindahexal®	Clindamycin
Clont®	Metronidazol
Colchicum-Dispert®	Colchizin
Colesthexal®	Colestyramin
Colestid®	Colestipol
Colfarit®	Acetylsalicylsäure
Combactam®	Sulbactam
Combaren®	Codein
Concor®	Bisoprolol
Cordarex®	Amiodaron
Cortison-Ciba®	Cortison
Cotrimhexal®	Co-trimoxazol = Trimethoprim + Sulfamethoxazol
Coumadin®	Warfarin
Crixivan®	Indinavir
Cromohexal®	Cromoglycinsäure
Cyllind®	Clarithromycin
Cymeven®	Ganciclovir
Cysticide®	Praziquantel
Cytotec®	Misoprostol
Daktar®	Miconazol
Dalmadorm®	Flurazepam
Dantamacrin®	Dantrolen
Dapotum®	Fluphenazin
Daraprim®	Pyrimethamin
Daunoblastin®	Daunorubicin
Deca-Durabolin®	Nandrolon-Decanoat
Decadron®	Dexamethason
Decortin®	Prednison
Decortin®-H	Prednisolon
Delphicort®	Triamcinolon
Demetrin®	Prazepam
Desmaderm®	Isopropylalkohol
Desmanol®	Isopropylalkohol
Develin retard®	Dextropropoxyphen
Dexahexal®	Dexamethason
DHB®	Droperidol
DHC®	Dihydrocodein
Diazepam Desitin®	Diazepam
Dichlor-Stapenor®	Dicloxacillin
Diclac®	Diclofenac
Diflucan®	Fluconazol
Digimerck®	Digitoxin
Digitalis-Antidot BM®	Digitalis-Antidot
Dilaudid-Atropin®	Hydromorphon + Atropin
Dilaudid®	Hydromorphon
Diltahexal®	Diltiazem
4-DMAP®	4-Dimethylaminophenol
Dipidolor®	Piritramid
Dipiperon®	Pipamperon
Distraneurin®	Clomethiazol
Dobutamin Hexal®	Dobutamin
Dobutrex®	Dobutamin
Dociton®	Propranolol
Dolantin®	Pethidin
Doneurin®	Doxepin
Dopaflex®	Levodopa
Dopamin Guilini®	Dopamin
Dopamin®	Dopamin
Dopegyt®	Methyldopa
Dormicum®	Midazolam
Doryl®	Carbachol
Doxacor®	Doxazosin
Doxorubicin Hexal®	Doxorubicin
Doxyhexal®	Doxycyclin
Dulcolax®	Bisacodyl
Duranest®	Etidocain
Ebrantil®	Urapidil
Eferox®	Levothyroxin Natrium
Effortil®	Etilefrin
Efudix®	Fluorouracil
Elobact®	Cefuroxim-Axetil
Enahexal®	Enalapril
Endoxan®	Cyclophosphamid
Epanutin®	Diphenylhydantoin
Epivir®	Lamivudin

Handelsname	Chemische Kurzbezeichnung
Ergenyl®	Valproinsäure
Ergocalm®	Lormetazepam
Erycinum®	Erythromycin
Eryhexal®	Erythromycin
Erythrocin®	Erythromycin
Esidrix®	Hydrochloro-thiazid
Esimil®	Guanethidin
Eufusol M 20®	Mannitol
Euglucon®	Glibenclamid
Eunerpan®	Melperon
Euphyllin®	Theophyllin
Eusaprim®	Co-trimoxazol = Trimethoprim + Sulfamethoxazol
Euthyrox®	Levothyroxin-Natrium
Falithrom®	Phenprocoumon
Farmitrexat®	Methotrexat
Felocor®	Felodipin
Fenistil®	Dimetinden
Fentanyl®	Fentanyl
Fentanyl Hexal®	Fentanyl
Fibrogammin®	Faktor XIII-Konzentrat
Flagyl®	Metronidazol
Flotrin®	Terazosin
Fluanxol®	Flupentixol
Fluimucil®	Acetylcystein
Fluninoc®	Flunitrazepam
Fortecortin®	Dexamethason
Fortral®	Pentazocin
Fortum®	Ceftazidim
Fosfocin®	Fosfomycin
Fragmin® P	nm-Heparin
Fraxiparin®	Nadroparin
Frisium®	Clobazam
Fucidine®	Fusidinsäure
Fungur M®	Miconazol
Furadantin® RP	Nitrofurantoin
Furorese®	Furosemid
Gelifundol®	Gelatine
Gentamicin Hexal®	Gentamicin
Gernebcin®	Tobramycin
Gilurytmal®	Ajmalin
Gittalun®	Doxylamin
Glibenese®	Glipizid
Glibenhexal®	Glibenclamid
Globacef®	Cefatamet-Pivoxyl
GlucaGen®	Glucagon
Glycilax®	Glycerin

Handelsname	Chemische Kurzbezeichnung
Gramaxin®	Cefazolin
Gyramid®	Enoxacin
Haemaccel® 3,5%	Gelatine
HAES®-steril 10%	Hydroxyäthylstärke
Halcion®	Triazolam
Haldol®	Haloperidol
Haloneural®	Haloperidol
HCT Hexal®	Hydrochlorothiazid
Helmex®	Pyrantel
Heparin®	Heparin
Hexobion®	Pyridoxin
Hoggar® N	Doxylaminsuccinat
Holoxan®	Ifosfamid
Hostacortin®	Prednisolon
Hydrocortison Hoechst®	Cortisol
Hydrocortison Upjohn®	Cortisol
Hydrocortison®	Hydrocortison
Hydromedin®	Etacrynsäure
Hygroton®	Chlortalidon
Hypertonalum®	Diazoxid
Hypnomidate®	Etomidat
Hypnorex ret.®	Lithium
Ibuhexal®	Ibuprofen
imeson®	Nitrazepam
Imurek®	Azathioprin
Indo-paed®	Indometacin
Infectodyspept®	Karottenpulver
Innohep®	Tinzaparin
Invirase®	Saquinavir
Iscover®	Clopidogrel
ISDN Hexal®	Isosorbiddinitrat
Isocillin®	Penicillin V
Isoket®	Isosorbiddinitrat
Isoptin®	Verapamil
Isozid®	Isoniazid
Itrop®	Iprantropium-bromid
Jatropur®	Triamteren
Kabikinase®	Streptokinase
Kalium®	Kaliumchlorid
Katadolon®	Flupirtin
Keimax®	Ceftibuten
Ketanest®	Ketamin
Klacid®	Clarithromycin
Klinomycin®	Minocyclin
Kohle-Compretten®	Aktivkohle
Konakion®	Phytomenadion
Kybernin®	Antithrombin III

Handelsname	Chemische Kurzbezeichnung	Handelsname	Chemische Kurzbezeichnung
L-Polamidon®	Levomethadon	Metalgin®	Metamizol-Natrium
Lactulose Hexal Sirup	Lactulose	Mexitil®	Mexiletin
		Metohexal®	Metoprolol
Lanicor®	Digoxin	Metront® 400	Metronidazol
Lanitop®	β-Methyldigoxin	Mianeurin®	Mianserin
Lanzor®	Lansoprazol	Minipress®	Prazosin
Lasix®	Furosemid	Minirin®	Desmopressin
Laxoberal®	Natriumpicosulfat	Mito-medac®	Mitomycin
Lefax®	Simethicon	Mobec®	Meloxicam
Legalon®	Silibinin	Modip®	Felodipin
Lendormin®	Brotizolam	Modivid®	Cefodizim
Leponex®	Clozapin	Moducrin®	Amilorid
Levium®	Levopromazin	Mogadan®	Nitrazepam
Lexotanil®	Bromazepam	Molevac®	Pyrviniumembonat
Librium®	Chlordiazepoxid	Mono-Embolex®	Certoparin
Lidoject®-Sine	Lidocain	Moronal®	Nystatin
Likuden®	Griseofulvin	Morphinum hydrochloricum Amphiolen®	Morphin
Limptar N®	Chinin		
Lithium Duriles®	Lithium		
Lonolox®	Minoxidil	Morphin®	Morphin
Lopedium®	Loperamid	Motilium®	Domperidon
Lopirin®	Captopril	MSI®	Mophin-Amp.
Lorafem®	Loracarbef	MSR®	Morphin-Supp.
Loretam®	Lormetazepam	MST®	Morphin ret.
Ludiomil®	Maprotilin	MTX Hexal®	Methotrexat
Luminal®	Phenobarbital	Mucopront®	Carbocistein
Lumota®	Apalcillin	Mucosolvan®	Ambroxol
Lyogen®	Fluphenazin	Myambutol®	Ethambutol
Lyovac-Cosmegen®	Dactinomycin	Mylepsinum®	Primidon
Lysthenon®	Succinylcholin	Naproxen Hexal®	Naproxen
M-dolor®	Morphinsulfat	Narcanti Neonatal®	Naloxon
Macrodex® 6%	Dextran 60	Narcanti®	Naloxon
Mandelamine®	Methenamin	Natrium-Thiosulfat®	Natriumthiosulfat
Mandokef®	Cefamandol	Neo-Gilurytmal®	Prajmalium-bitartrat
Maprolu®	Maprotilin		
Marcumar®	Phenprocoumon	Neo-Plasmagel®	Gelatine
Maxaquin®	Lomefloxacin	Nepresol®	Dihydralazin
Maxipim®	Cefepim	Neptal®	Acebutolol
MCP Hexal®	Metoclopramid	Nescain®	Chlorprocain
Meaverin®	Mepivacain	Neurium®	α-Liponsäure
Medrate®	Methylprednisolon	Neurocil®	Levomepromazin
Mefoxitin®	Cefoxitin	Nifehexal®	Nifedipin
Meglucon®	Metformin	Nimotop®	Nimodipin
Melneurin®	Melperon	nipruss®	Nitroprussid-Natrium
Mepihexal®	Mepivacain		
Mercap®	Mercaptopurin	Nitrepress®	Nitrendipin
Mercuchrom®	Merbromin	Nitrolingual®	Glyceroltrinitrat
Meronem®	Meropenem	NitroPohl®	Glyzeroltrinitrat
Mestinon®	Pyridostigmin	Nizoral®	Ketoconazol
Metalcaptase®	Penicillamin	Noctamid®	Lormetazepam

Handelsname	Chemische Kurzbezeichnung
Noctazepam®	Oxazepam
Norakin® N	Biperiden
Norcuron®	Vecuroniumbromid
Nortrilen®	Nortryptilin
Norvir®	Ritonavir
Novadral®	Norfenefrin
Novalgin®	Metamizol
Novanox®	Nitrazepam
Novantron®	Mitoxantron
Novocain®	Procain
Novodigal®	Beta-Acytyldigoxin
NovoNorm®	Repaglinid
Obstinol mild®	Paraffin
Oflohexal®	Ofloxacin
Onkovertin®	Dextran 40
Onkovertin® 6%	Dextran 60
Oracef®	Cefalexin
Orgaran®	Danaparoid
Orimeten®	Aminoglutethimid
Orpec-Sirup-Ipecac®	Ipecacuanha-Sirup
Ostac®	Clodronsäure
Oxis®	Formoterol
Panoral®	Cefaclor
Pantocain®	Tetracain
Paracetamol Hexal®	Paracetamol
Paraxin®	Chloramphenicol
Parkopan®	Trihexylphenidyl
Parkotil®	Pergolid
Paspertin®	Metoclopramid
Penbristol®	Ampicillin
Penglobe® 800	Bacampicillin
Penhexal®	Penicillin-V-Kalium
Penicillin®	Penicillin G
Pentacarinat®	Pentamidin
Pentohexal®	Pentoxifyllin
Pepdul®	Famotidin
Pertofran®	Desipramin
Phenhydan®	Phenytoin
Piperacillin Hexal®	Piperacillin
Pipril®	Piperacillin
Pk-Merz®	Amantadin
Plasmasteril® 6%	Hydroxyäthylstärke
Platinex®	Cisplatin
Plavix®	Clopidogrel
Podomexef®	Cefpodoxim
Pravidel®	Bromocriptin
Pre-par®	Ritodrin
Predni-H-Tablinen®	Prednisolon
Prednihexal®	Prednisolon
Predni-Tablinen®	Prednison

Handelsname	Chemische Kurzbezeichnung
Prent®	Acebutolol
Presinol®	Methyldopa
Pres®	Enalapril
Probenecid®	Probenecid
Procainamid Duriles®	Procainamid
Procorum®	Gallopamil
Progastrit®	Aluminium-, Magnesiumhydroxid
Progestogel®	Progesteron
Prograf®	Tacrolimus
Promit®	Dextran
Pronervon®	Temazepam
Proneurin®	Promethazin
Propaphenin®	Chlorpromazin
Propulsin®	Cisaprid
Propafenon Hexal®	Propafenon
Prostavasin®	Prostaglandin E_1
Proxen®	Naproxen
Psyquil®	Triflupromazin
Pulmicort®	Budenosid
Puri-Nethol®	Mercaptopurin
Quantalan®	Colestyramin
Quilonum®	Lithium
Quinodis®	Fleroxazin
Ranitic®	Ranitidin
Rastinon®	Tolbutamid
Rectodelt®	Prednison
Refobacin®	Gentamicin
Refosporin®	Cefazedon
Regelan®	Clofibrat
Resochin®	Chloroquin
Retrovir®	Zidovudin
Rheofusin®	Dextran 40
Rheomakrodex® 10%	Dextran 40
Rimactan®	Rifampicin
Rivotril®	Clonazepam
Rocephin®	Ceftriaxon
Rohypnol®	Flunitrazepam
Rulid®	Roxithromycin
Rythmodul®	Disopyramid
Rytmonorm®	Propafenon
Sabril®	Vigabatrin
Sab simplex®	Polysiloxan
Salbuhexal®	Salbutamol
Sandimmun®	Ciclosporin
Sandomigran®	Pizotifen
Sandostatin®	Octreotid
Saroten®	Amitryptilin

Handelsname	Chemische Kurzbezeichnung
Scandicain®	Mepivacain
Scherisolon®	Prednisolon
Securopen®	Azlocillin
Sefril®	Cefradin
Selegam®	Selegilin
Sembrina®	Methyldopa
Serevent®	Salmeterol
Sevredol®	Morphin-Tbl.
Sibelium®	Flunarizin
Simagel®	Almasilat
Singulair®	Montelukast
Sobelin®	Clindamycin
Solgol®	Nadolol
Solu-Decortin®-H	Prednisolon
Sotahexal®	Sotalol
Sotalex®	Sotalol
Spizef®	Cefotiam
Spondylon®	Ketoprofen
Stanilo®	Spectinomycin
Stapenor®	Oxacillin
Staphylex®	Flucloxacillin
Sterillium®	Isopropylalkohol
Streptomycin „Grünenthal"®	Streptomycin
Strodival®	g-Strophanthin
Sultanol®	Salbutamol
Suprarenin®	Adrenalin
Suxinutin®	Ethosuximid
Syntestan®	Cloprednol
Tacef®	Cefmenoxim
Tagamet®	Cimetidin
Talvosilen-forte®	Codein
Tambocor®	Flecainid
Tamoxifen Hexal®	Tamoxifen
Targocid®	Teicoplanin
Tarivid®	Ofloxacin
Tavanic®	Levofloxacin
Tavegil®	Clemastin
Tavor®	Lorazepam
Taxilan®	Perozin
Tazobac®	Piperacillin + Tazobactam
Tegretal®	Carbamazepin
Temgesic®	Buprenorphin
Temopen®	Temocillin
Tenormin®	Atenolol
Tetagam®	Tetanus-Antitoxin
Tetanol®	Tetanus-Toxoid
Tethexal®	Tetrazepam

Handelsname	Chemische Kurzbezeichnung
Thiotepa „Lederle"®	Thiotepa
Ticlopidin Hexal®	Ticlopidin
Tiklyd®	Ticlopidin
Tilidalor®	Tilidin + Naloxon
Tofranil®	Imipramin
Tolvin®	Mianserin
Toxogonin®	Obidoxim
Tramadolor®	Tramadol
Tramal®	Tramadol
Trapanal®	Thiopental
Trasicor®	Oxyprenolol
Trasylol®	Aprotinin
Triam Hexal®	Triamcinolon
Triarese®	Triamteren + Hydrochlorothiazid
Trimanyl®	Trimethoprim
Trimono®	Trimethoprim
Truxal®	Chlorprothixen
Ultracorten-H®	Prednisolon
Ultracorten®	Prednison
Ultralan®	Fluocortolon
Unacid®	Ampicillin + Sulbactam
Urbason®	Methylprednisolon
Urion	Alfuzosin
Valium®	Diazepam
Valoron N®	Tilidin + Naloxon
Vancomycin Lilly Enterocaps®	Vancomycin
Varidase® N	Streptokinase + Streptodornase
Vascal®	Isradipin
Velbe®	Vinblastin
Venalot®	Cumarin
Vepesid®	Etoposid
Verahexal®	Verapamil
Vermox®	Mebendazol
Vibramycin®	Doxycyclin
Vidarabin Thilo®	Vidarabin
Vioxx®	Rofecoxib
Vinblastin R P ®	Vinblastin
Vincristin Bristol®	Vincristin
Visano®	Meprobamat
VisanoCor®	Methacrylnitril
Visken®	Pindolol
Vitaferro® Fe	Eisen-II-gluconat
Volon®	Triamcinolon
Voltaren®	Diclofenac
Wincoram®	Amrinon
Xylocain®	Lidocain

Xylonest®	Prilocain	Zienam®	Imipenem + Cilastin
Xylotocan®	Tocainid	Zinacef®	Cefuroxim
Yomesan®	Niclosamid	Zinnat®	Cefuroxim-Axetil
Zagam®	Sparfloxacin	Zithromax®	Azithromycin
Zaroxolyn®	Metolazon	Zovirax®	Aciclovir
Zentropil®	Phenytoin	Zyloric®	Allopurinol

7.4 Register

E

F

H

L

M

N

O

P

S

U

Notizen